HOLISTIC INTEGRATIVE MEDICINE
THEORY & PRACTICE

整合医学
——理论与实践④

主编 樊代明

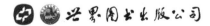

西安 北京 上海 广州

图书在版编目(CIP)数据

整合医学:理论与实践.④/樊代明主编. —西安:世界图书出版西安有限公司,2018.4
ISBN 978-7-5192-4394-4

Ⅰ.①整… Ⅱ.①樊… Ⅲ.①医学—研究 Ⅳ.①R

中国版本图书馆CIP数据核字(2018)第053717号

书　　名	整合医学——理论与实践④ Zhenghe Yixue　Lilun Yu Shijian
主　　编	樊代明
责任编辑	马可为
装帧设计	新纪元文化传播
出版发行	世界图书出版西安有限公司
地　　址	西安市北大街85号
邮　　编	710003
电　　话	029-87233647(市场营销部) 029-87235105(总编室)
传　　真	029-87279675
经　　销	全国各地新华书店
印　　刷	西安市建明工贸有限责任公司
开　　本	787mm×1092mm　1/16
印　　张	38.75
字　　数	780千字
版　　次	2018年4月第1版　2018年4月第1次印刷
国际书号	ISBN 978-7-5192-4394-4
定　　价	175.00元

医学投稿　xastyx@163.com ‖ 029-87279745　87284035

☆如有印装错误,请寄回本公司更换☆

编委名单

主　编　樊代明　中国工程院院士、副院长　空军军医大学西京消化病医院院长

编　委（按姓氏笔画排序）

王广基　中国工程院院士　中国药科大学学术委员会主席
王　辰　中国工程院院士　中国医学科学院院长/北京协和医学院校长
王威琪　中国工程院院士　复旦大学生物医学工程研究所所长
刘昌孝　中国工程院院士　天津药物研究院名誉院长
阮长耿　中国工程院院士　江苏省血液研究所所长
李大鹏　中国工程院院士　浙江中医药大学教授
杨宝峰　中国工程院院士　哈尔滨医科大学校长
吴以岭　中国工程院院士　河北省中西医结合医药研究院院长
张伯礼　中国工程院院士　中国中医科学院院长/天津中医药大学校长
陈香美　中国工程院院士　解放军总医院肾脏内科教授
郎景和　中国工程院院士　北京协和医院妇产科教授
赵继宗　中国科学院院士　首都医科大学附属北京天坛医院教授
顾　瑛　中国科学院院士　解放军总医院激光医学科主任
徐建国　中国工程院院士　中国疾病预防控制中心传染病所所长
高润霖　中国工程院院士　中国医学科学院阜外医院心内科首席专家
黄璐琦　中国工程院院士　中国中医科学院常务副院长
程　京　中国工程院院士　清华大学医学院教授
谢立信　中国工程院院士　山东省眼科研究所所长
樊代明　中国工程院院士、副院长　空军军医大学西京消化病医院院长

丁荣晶　北京大学人民医院心血管内科副主任

马　乐　北京妇产医院男科主任

马建仓　西安交通大学第二附属医院普外科副主任

王文辉　兰州大学第一医院介入科主任

王东文　山西医科大学第一医院院长

王　朴　上海交通大学医学院瑞金医院康复科副教授

王坤杰　四川大学华西医院泌尿外科主任

王拥军　首都医科大学附属北京天坛医院副院长、神经内科主任

王建昌　空军总医院主任医师

王胜煌　宁波大学附属第一医院大内科主任兼心内科副主任

王洪武　煤炭总医院副院长

王海波　山东省立医院院长

王海涛　北京协和医学院医院管理处处长

王继光　上海交通大学医学院附属瑞金医院高血压研究所所长

王琛琛　美国波士顿塔夫茨大学医学院教授

王敬军　陕西省疾病预防控制中心研究员

牛轶瑄　解放军总医院健康管理研究院主管医师

毛　颖　复旦大学华山医院副院长

方　艺　复旦大学中山医院肾脏内科教授

尹新华　哈尔滨医科大学附属第一医院心内科副主任

艾辉胜　解放军307医院全军血液病研究所所长

卢光明　解放军南京总医院医学影像科主任

申昆玲　首都医科大学儿科学院副院长

申宝忠　哈尔滨医科大学附属第四医院院长

田成林　解放军总医院神经内科副主任

田　捷　中国科学院分子影像重点实验室主任

田嘉禾　解放军总医院医学影像中心主任

史长河　郑州大学第一医院神经内科副主任

史伟浩　复旦大学华山医院普外科副主任医师

代　毅　陕西省人民医院血管外科主任

冯力民　首都医科大学附属北京天坛医院妇产科主任

冯　华　陆军军医大学西南医院神经外科主任

冯爱成　华东疗养院工会主席

冯　骏　西安交通大学第一附属医院血管外科副主任医师

冯颖青　广东省人民医院心内科主任医师

曲乐丰　海军军医大学长征医院血管外科主任

朱蜀秦　西安迪康网络医疗服务研究院副院长

华清泉　武汉大学人民医院耳鼻咽喉头颈外科主任

向　阳　北京协和医院妇产科教授

庄百溪　中国中医科学院西苑医院周围血管病科主任

庄佩耘　厦门大学附属中山医院耳鼻喉科主任医师

庄　建　广东省人民医院院长

刘长庭　解放军总医院呼吸内科主任医师

刘　争　华中科技大学同济医院副院长

刘学东　空军军医大学西京医院神经内科教授

刘建林　西安交通大学第一附属医院血管外科主任

刘朝晖　空军军医大学唐都医院康复科主任

许传亮　海军军医大学长海医院泌尿外科主任

孙宁玲　北京大学人民医院心内科副主任

孙　新　空军军医大学西京医院儿科主任

李玉玮　天津市人民医院肛肠科主任

李玉明　武警后勤学院院长

李永奇　空军军医大学西京医院体检中心主任

李　红　福建省立医院副院长

李时悦	广州呼吸病研究所副所长
李松林	中国民用航空局民用航空医学中心（民航总医院）院长
李建勇	江苏省人民医院血液科主任
李俊男	重庆医科大学附属一院副主任医师
李　勇	复旦大学华山医院心内科副主任
李勇强	江苏省人民医院钟山分院副院长
李莹辉	中国航天员科研训练中心副总师
李晓东	宁夏医科大学总医院心脏大血管外科主任
李晓康	空军军医大学西京医院院长
李惠玲	苏州大学护理学院院长
李　锋	空军军医大学西京医院中医科主任
李　雷	清华大学第一附属医院血管外科主任
李满祥	西安交通大学第一附属医院呼吸与危重症医学科主任
杨　林	西安交通大学第一附属医院血管外科主治医师
肖小河	解放军302医院中西医结合中心主任/全军中医药研究所所长
肖　振	鞍山市汤岗子医院副院长
肖颖彬	陆军军医大学新桥医院心血管外科主任
吴开春	空军军医大学西京消化病医院副院长
吴雄志	天津市肿瘤医院教授
吴　皓	上海交通大学医学院附属第九人民医院院长
吴　毅	复旦大学附属华山医院康复科主任
何志嵩	北京大学第一医院泌尿外科主任医师
何　耀	解放军总医院流行病学教研室主任
余会平	乐山市人民医院心身医学科主任
宋岩峰	解放军福州总医院妇产科主任
宋　勇	解放军南京总医院呼吸内科主任
张长杰	中南大学湘雅二医院康复科主任

张文宏	复旦大学附属华山医院感染科主任
张亚卓	首都医科大学附属北京天坛医院神经外科教授
张革化	中山大学第三医院耳鼻喉科主任
张俊廷	首都医科大学附属北京天坛医院神经外科主任
张望德	首都医科大学附属北京朝阳医院血管外科主任
张路霞	北京大学第一医院肾脏内科教授
陆信武	上海交通大学附属第九人民医院血管外科主任
陆清声	海军军医大学长海医院血管外科副主任
陈必良	空军军医大学西京医院妇产科主任
陈　捷	福建中医药大学附属人民医院党委副书记
陈耀龙	兰州大学 GRADE 中国中心主任
范建中	南方医科大学南方医院康复科主任
林天歆	中山大学孙逸仙纪念医院院长
林仲秋	中山大学附属二院妇产科主任
易　凡	山东大学基础医学院院长
易定华	空军军医大学西京医院心脏外科教授
罗永昌	空军航空医学研究所所长
罗光楠	深圳大学罗湖医院妇产科教授
金发光	空军军医大学唐都医院呼吸内科主任
金　毕	华中科技大学同济医学院附属协和医院血管外科主任
金　洁	浙江大学附属第一医院血液科主任
金润铭	华中科技大学协和医院儿科主任
周红俊	中国康复研究中心脊髓康复科主任
周利群	北京大学第一医院泌尿外科主任
周新民	中南大学湘雅二医院胸心外科主任
庞　宇	北京回龙观医院副院长
郑　伟	浙江大学附属二院妇产科主任

封志纯	陆军总医院附属八一儿童医院院长
赵正言	浙江大学医学院附属儿童医院院长
赵　刚	宁夏医科大学总医院血管外科主治医师
赵纪春	四川大学华西医院大外科副主任、血管外科主任
胡文东	空军军医大学航空航天医学系研究员
查定军	空军军医大学西京医院耳鼻咽喉头颈外科主任
闻大翔	上海交通大学医学院附属仁济医院副院长
姜鸿彦	海南省人民医院副院长
秦海强	首都医科大学附属北京天坛医院主任助理
袁　丽	四川大学华西医院护理部副主任
袁时芳	空军军医大学西京医院血管内分泌外科副主任
袁建林	空军军医大学西京医院泌尿外科主任
耿庆山	广东省人民医院党委书记
聂志余	同济大学附属同济医院神经内科主任
聂绍平	北京安贞医院心内科主任
桂永浩	复旦大学副校长兼儿科医院院长
夏志军	中国医科大学附属盛京医院盆底中心科主任
夏　寅	首都医科大学附属北京天坛医院耳鼻喉科主任
顾建钦	河南省人民医院院长
倪兆慧	上海交通大学医学院附属仁济医院肾脏内科主任
徐丹枫	上海交通大学医学院附属瑞金医院泌尿外科主任
徐桂华	南京中医药大学副校长
徐　飚	复旦大学公共卫生学院流行病学教研室副主任
高　下	南京鼓楼医院耳鼻咽喉头颈外科主任
郭连瑞	首都医科大学附属北京宣武医院血管外科副主任
郭佑民	西安交通大学第一附属医院医学影像科主任
陶　凌	空军军医大学西京医院心内科主任

黄东锋　中山大学康复治疗系主任
黄晓军　北京大学血液病研究所所长
黄教悌　美国杜克大学医学院病理系主任
曹广文　海军军医大学流行病学教研室主任
曹文东　山西大医院血管外科主任
龚树生　首都医科大学附属北京友谊医院耳鼻咽喉头颈外科主任
常光其　中山大学第一附属医院血管外科主任
阎锡新　河北医科大学第二医院呼吸内科主任
梁志青　陆军军医大学西南医院妇产科主任
梁繁荣　成都中医药大学教授
韩　林　海军军医大学长海医院胸心外科副主任
韩　萍　中国健康促进基金会健康管理所副所长
禄韶英　西安交通大学第一附属医院血管外科副主任
谢　青　上海交通大学医学院瑞金医院康复科主任
雷凯荣　同济大学附属杨浦医院超声科主任
詹思延　北京大学公共卫生学院流行病与卫生统计学系主任
蔡　军　中国医学科学院阜外医院高血压中心主任
廖维靖　武汉大学中南医院康复科主任
潘伯申　复旦大学附属中山医院检验科主任

序言

HOLISTIC INTEGRATIVE MEDICINE
Preface

这已是整合医学的第 4 卷，与第 3 卷同时面世。还有人在问我医学与科学间的关系。不容置疑，科学本身没有问题，而且在推动医学发展中起了不可磨灭，甚至无与伦比的重要作用。但人体是一个复杂可变的系统，且与外界交流，还随时间发生变化。医学为之服务，所以也是一门极其复杂的学问，其间充满了科学，但还有很多不属于科学，甚至比科学更加重要的学问，比如哲学、心理学、人文学……如果去掉这些知识，只把医学当成科学看，或只用简单人为规定的科学方法研究复杂可变的人体，会失之偏颇，"有懈可击"。因为科学在医学中有很大局限性，其不足需要靠其他相关知识来弥补。

谈到科学，我们想到了牛顿。1665 年，因为英国暴发鼠疫，他从剑桥大学获得学士学位后，回到家乡住了一年半。在此期间，观察苹果砸到头上，发现了万有引力。回到剑桥大学后他发现了力学的第一、第二和第三定律。按现代人看，这是三个成果，其实不是，它们是一个对一个的补充，一个对一个的完善。因为定律随时间、空间即条件的变化而变，条件一变定律就不成"定律"了，难怪乾隆皇帝说"天高地下皆易理"，天底下全是"道理"，但随条件而变。

库仑是研究微观的，他发现微观世界的情况不能用牛顿的万有引力定律来解释，比如氢原子的电子受到质子的静电力是万有引力的 10^{39} 多倍。这么大的引力，能算过来吗？所以在一个细胞见到一个分子，见到一个抗原，通常代表不了一种疾病，更代表不了一个人。比如近10年来，基础研究在组织细胞发现了约15万个与疾病相关的标志物或靶点，最后验证不足50个在临床上有些用处。我们在医学研究中，在临床实践中屡屡失败，很多原因就在这里，微观代表不了宏观。

马赫是研究宏观的，他发现在宏观世界中也有不一样的规律，比如太阳对地球的吸引力有多大呢？一根直径相当于地球直径的钢缆都要被拉断。人生活在地球上，我们的分子、细胞和组织当然会受此影响。但这么大的引力我们为何体会不到呢？因为我们的身体作为一个整体适应了。

到爱因斯坦，发现天底下道理太多，他归纳一下，对于你我对，对于我他对……总会有一个对，这就是相对论。事物都是相对的"对"，没有绝对的"对"。但爱因斯坦发现还有很多看不见摸不着的东西，可它确实存在，世界上的暗物质占到宇宙物质总量的90%以上，但我们看不见暗物质，看不见就是唯心主义吗？现在的量子力学对万有引力提出了挑战，这里一个量子发生振动，可以引起千里以外若干量子同时振动。这里一只蜜蜂展翅，可引起千里以外的一次海啸。不认识的东西不能一概否定其存在，比如眼看见光亮、耳听到声响、手摸到物体。看不见、听不到、摸不到就不存在吗？背后一束 γ 射线照过来，你要否定它的存在，肯定把你照死。但是，爱因斯坦的相对论提出后，听说全世界8年只有12个人懂，或只有12个人赞同。可见一个固化了的脑袋，一个自以为是的脑袋，要改变他的观念有多难。

魏尔啸是杰出的病理学家，但他有一个结论是错的，他认为人体得病是人体某些组织细胞得了病，没有全身性的疾病，这对吗？这是当时科学的局限性。科赫是伟大的病原学家，霍乱弧菌是他发现的，但他有一个结论也是错的。他说人体得病是外来一个病因作用在人体某些局部的结果，人体自己内部没有祸害自己的病因，这对吗？胆固醇高了不是引起冠心病吗？这也是当时科学的局限性。

科赫提出病原学的三条定律可谓名扬四海,被旁征博引。就是要证实二者是否为因果关系:①A和B要同时存在;②由A引起B;③A取消B要消失。目前评价论文包括CNS(国际三大顶级期刊的简称,即《细胞》《自然》《科学》)都是这三条标准,缺什么就要补试验。但这三条只对外来病因是对的,一个病因引起一种病,比如传染病,一个抗生素、一个疫苗,甚至切断一个传播途径就可治愈一种病。但对慢性疾病则不一样,比如抽烟、喝酒、吃肥肉、精神紧张,既是高血压、冠心病、糖尿病的病因,又是肿瘤的病因,每个病因在其中占多少比例,而且因人、因地、因时而变。所以,简单的抽样的循证医学方法求平均数、卡方检验、标准差、标准误的方法已分析不出来结果,也得不到正确结论,必须要大样本的真实世界或模拟真实世界研究才能得出正确的结论。

培根是伟大的哲学家,他说科学技术是万能的,无所不能,所有问题都能搞定。他的观点也有片面性。其实,科学包括技术只是天底下的一种方法学或思维方式,一种方法学或思维方式不可能解决天下所有的事情。他说知识就是力量,不是团结才是力量吗?知识不是力量,离力量还有很多中间过程,比如图书馆里装的全是知识,那都是力量吗?不!那是重量,是压迫下一层楼的重量。举个例子,临床遇到一个非常复杂的包块,B超、CT、磁共振、PET-CT、三维成像、分子影像……搞得定吗?又比如难治性癌细胞,我当住院医生时,只有5种抗癌药,现在全世界据说已有快1000种抗癌药,药品越多,说明越没有好药。有的癌细胞不但对抗癌药无效,反而不加点抗癌药它不长了,成瘾了、依赖了。全国整合医学大会开完后,有几个白血病专家观察过这样的病例,都是白血病,都用一种化疗方案,但一组用心理干预,一组不用,结果给心理干预的那组多活半年。心理学是科学吗?有人说心理学也叫心理科学,Psychological Sciences,那是心理学问。我认为Sciences指的是学问,Science才是科学。同然,Medical Sciences是医学学问,

Medical Science 才是医学科学。Agriculture Sciences 是农业学问，Agriculture Science 才是农业科学。

再谈谈笛卡儿，他是科学方法学的杰出代表，他将科学方法引入医学研究，为我们规定了很多清规戒律。老师这样教我，我这样教学生，学生再教学生。对不对？有对的，但错误也突显出来。至少有三个方面。一是身心二元论，把身与心分开，这对医学脱离神学起了作用，但一个人的细胞放在体外和体内是一样的吗？不完全一样，从而导致医学界开展了一系列脱离了生命、剥夺了生命的体外研究来代表人体。为何全世界基础医学研究只有约 3% 的 SCI 论文对临床有参考价值，其他 97% 很难看到参考价值，就属于这种纯离体的研究。二是"我识我在"，原话是只有被自己证实了的才承认是真理。于是一个本已成为事实的事实，还花大量时间、大量经费去证实。板蓝根治疗感冒十分有效就是找不到活性成分。又比如针灸有效，全世界都认可，但无理，因为找不到经络。找不到经络就是无理吗？这种经络或许是电子流、离子流，或者活体有，死亡后就没有；或瞬间形成，功能完成就消失。你能找到吗？这三条过多少年后，至少有一条正确，说不定三条都正确。因为有效已成事实，至于是否有理是人类现实认识事物的局限性造成的。三是研究人体要像科学一样，把复杂分解到最简单，从最简单开始，得到结果加起来就是整体。于是医学研究人体也从宏观到微观，我们用解剖刀把整体变成了器官，用显微镜把器官变成了细胞，用分子刀把细胞变成了分子，然后游刃在分子之间不能自拔，回不去了。这种研究方法对科学是正确的，就像小孩拼图一样，所有部分拼起来就是一个整体。医学不是这样，所有部分加起来不是一个整体，因为医学的整体一定要有生命，有生命的整体才叫整体，没有生命的整体叫尸体。

世界上至少有三个重要的球形体与人体及生命相关。宏观是太阳，介观是地球，微观是细胞。西医站在地球上，用显微镜观察细胞，越细越好，但把自己作为一个整体忘了。中医用望远镜看太阳,越大越好,但忘记了自己是由细胞分子组成的,也忘了把自己作为一个整体。更主要的是人站在地球上,人不动地球在动,地球转一圈我们叫一天,地球围着太阳转一圈,我们叫一年。所以人体未动,地球在动。人体整个形体未动,但内部心脏、呼吸、消化、血液在动,所以在一个小时前拿到一个指标,不能作为一个小时后治病的绝对根据。

科学是若干因素在最短时间内得到的结果,只要条件不变放之四海而皆准。而医学是发现一条规律,比如链霉素治疗结核病,但放到不同人、不同地、不同时间效果不一样。科学,白就是白,黑就是黑,非黑即白,黑白分明;医学是白中有黑,黑中有白,我们工作在"灰"里面。科学只有 Yes 或 No 两种结果,即 0 或 100%,而医学是从 0 至 100% 的中间找可能性,任何可能性都可以存在,如果这种可能性 >50%,我们叫有意思;<50% 我们叫没意思;正好 50% 我们问啥意思?所以科学只有一种可能性,而医学有 100 种可能性,还有 0.1%、0.01%,也可能有 1000 种、10 000 种,甚至无穷大的可能性,其他科学领域不需求 P 值,而医学必须求 P 值,也就是求可能性。所以,医学老是出现例外和意外,客观地讲,什么是好医生,一个能处理例外和意外的医生才是好医生。

科学研究的是物,医学研究的是人。人和物有什么区别?物是简单的,人是复杂的;物是静止的,人是可变的;物不能再生,人可以再生;物没有灵魂,人有思想……所以,把简单的人为规定的科学方法放到复杂可变的人体研究及临床实践中是会遇到问题的,我没有反对用科学方法做医学研究,但必须正视由此获得的结果。

科学是不断地否定自己,到头来一生只剩一个最好。医学是不断地肯定自己,医生通过实践而经验越积越多。科学是选哪种办法治疗病人,医学是考虑病人需用哪种疗法。

樊代明
2018 年 2 月 18 日

目录 HOLISTIC INTEGRATIVE MEDICINE
Contents

理论篇

整合医学教育之我见 　　　　　　　　　　　　　　　　樊代明/002

医学与文学 　　　　　　　　　　　　　　　　　　　　郎景和/012

医学与工程 　　　　　　　　　　　　　　　　　　　　程　京/015

中医与西医 　　　　　　　　　　　　　　　　　　　　张伯礼/018

实践篇

整合儿科学

中国儿科学的发展现状 　　　　　　　　　　　　　　　桂永浩/022

整合医学在解决儿科面临问题中的作用 　　　　　　　　赵正言/026

从整合医学角度看"中国儿童哮喘行动计划"的制订及实施　申昆玲/030

儿童哮喘诊治的整合医学思考 　　　　　　　　　　　　孙　新/035

儿童重症学科建设中的整合医学思维 　　　　　　　　　封志纯/040

中西医整合治疗儿童血液病 　　　　　　　　　　　　　金润铭/044

整合耳鼻咽喉-头颈外科学

从整合医学角度看颅底手术的入路和并发症 　　　　　　赵继宗/048

先天性耳聋三级防控体系的建立 　　　　　　　　　　　吴　皓/051

从整合医学理念看慢性鼻-鼻窦炎的发病机制 　　　　　 刘　争/054

耳鸣诊治中的整合医学思维和实践 　　　　　　　　　　龚树生/059

耳鼻咽喉科整合医学之我见 　　　　　　　　　　　　　高　下/061

颈动脉体瘤手术治疗的整合医学思考 　　　　　　　　　华清泉/063

i

侧颅底外科手术的整合医学经验	王海波/065
整合医学思维在嗓音损伤病因鉴别中的应用	庄佩耘/068
复杂内耳疾病的整合医学诊治	姜鸿彦/071
耳鼻喉科与神经外科整合治疗复杂病例的体会	夏　寅/074
整合医学在围术期诊疗中的重要性	张革化/076
颞骨岩部胆脂瘤手术策略中的整合医学思考	查定军/079

整合妇产科学

妇产科学与临床病理学的整合	向　阳/082
外阴癌手术治疗中的整合医学思维	林仲秋/087
从整合医学角度看"罗湖系列"手术的发明	罗光楠/090
宫腔镜治疗子宫内膜疾病中的整合医学	冯力民/093
手术快速康复过程中的整合医学思维	陈必良/097
医工整合：超声聚焦在妇产科疾病治疗中的应用	郑　伟/100
胎儿医学：名副其实的整合医学	李俊男/103

整合呼吸病学

整合呼吸病学之我见	王　辰/107
肺癌的整合治疗策略	王洪武/111
从整合医学角度看肺癌的免疫治疗	宋　勇/114
良性气道狭窄的整合治疗	李时悦/117
肺部病变影像学诊断中的整合医学思维	郭佑民/119
哮喘治疗中临床症状与局部炎症间的关系	李满祥/121
亚急性肺曲霉菌病诊疗中的整合医学思考	阎锡新/123
肺小结节诊断的整合医学研究	金发光/127

整合护理学

从护理文化变迁看整合护理学	李　红/129
中医的整体观念和辨证护理	徐桂华/133
生命周期健康管理和人文关怀	李惠玲/138
对整合心理护理的认识与实践	袁　丽/142

综合医院的心身整合诊疗模式　　　　　　　　　　　　　　余会平 / 145
从心理学角度看整合护理学　　　　　　　　　　　　　　庞　宇 / 147

整合检验医学

从整合医学角度看心肌肌钙蛋白检测的价值　　　　　　　潘伯申 / 150
肝炎检测指标的整合医学分析　　　　　　　　　　　　　张文宏 / 154
肠道菌群失调的整合医学研究　　　　　　　　　　　　　吴开春 / 159

整合康复医学

从整合医学角度看激光医学的现状和未来　　　　　　　　顾　瑛 / 164
略谈整合康复医学　　　　　　　　　　　　　　　　　　黄东锋 / 168
颅脑损伤的精准诊疗与整合康复　　　　　　　　　　　　吴　毅 / 171
整合康复治疗学要从最基本做起　　　　　　　　　　　　李勇强 / 174
脊髓损伤国际分类标准的变迁在诊断康复中的应用　　　　周红俊 / 176
辅具技术整合解决重症病人的肌肉痉挛　　　　　　　　　范建中 / 178
放射式体外冲击波治疗脑卒中肢体痉挛的体会　　　　　　谢　青 / 181
颅脑损伤后肌痉挛药物治疗的整合医学思路　　　　　　　张长杰 / 184
神经专科重症康复的整合理念　　　　　　　　　　　　　廖维靖 / 186
肌痉挛物理治疗的整合医学思维　　　　　　　　　　　　刘朝晖 / 188
脊髓损伤后肌痉挛治疗的整合医学思考　　　　　　　　　王　朴 / 192
整合医学临床研究之我见　　　　　　　　　　　　　　　陈耀龙 / 194

整合疗养康复学

心脏康复与整合医学　　　　　　　　　　　　　　　　　丁荣晶 / 198
健康管理、疗养康复的整合医学思考　　　　　　　　　　韩　萍 / 204
糖尿病及其并发症的物理治疗　　　　　　　　　　　　　肖　振 / 209
综合医院的心身问题和整合诊疗　　　　　　　　　　　　牛轶瑄 / 214
从整合医学角度看"五位一体"整体保健　　　　　　　　冯爱成 / 219

整合泌尿外科学

保留肾单位与肾癌的整合医学治疗　　　　　　　　　　　许传亮 / 221

肾癌并静脉瘤栓治疗的整合医学思考 　　　　　　　　　周利群/ 224
分子病理学时代对前列腺癌的整合医学思考 　　　　　　黄教悌/ 226
技术整合在腹腔镜肾脏手术中的应用 　　　　　　　　　王东文/ 229
前列腺癌手术治疗理念的变迁与整合医学 　　　　　　　袁建林/ 231
前列腺癌的整合医学治疗 　　　　　　　　　　　　　　何志嵩/ 234
整合医学理念在肾细胞癌诊断中的应用 　　　　　　　　徐丹枫/ 237
基因临床整合的膀胱癌转移预测模型 　　　　　　　　　林天歆/ 239
生物输尿管的整合医学研究 　　　　　　　　　　　　　王坤杰/ 241

整合盆底医学

从整合医学角度看盆底功能障碍的诊治 　　　　　　　　陈　捷/ 244
盆底器官脱垂评估和手术治疗中的整合医学思考 　　　　宋岩峰/ 247
从整合医学理念看盆底器官脱垂的诊治 　　　　　　　　夏志军/ 251
直肠前突所致出口梗阻型便秘手术的适应证 　　　　　　李玉玮/ 256
腹腔镜下盆底结构与功能异常的诊治 　　　　　　　　　梁志清/ 259
从整合医学理念看膀胱过度活动症的诊治 　　　　　　　马　乐/ 262
盆底超声在整合医学中的临床应用 　　　　　　　　　　雷凯荣/ 266

整合神经病学

脑血管病的现状与展望 　　　　　　　　　　　　　　　王拥军/ 268
神经系统遗传性疾病的研究现状和发病趋势 　　　　　　史长河/ 273
卒中早期规范药物治疗与卒中后管理质量的改进 　　　　聂志余/ 275
卒中血压管理中的困惑 　　　　　　　　　　　　　　　田成林/ 280
脑血流储备分数研究的整合医学思考 　　　　　　　　　秦海强/ 283

整合肾脏病学

代谢性肾损害诊治的整合医学思考 　　　　　　　　　　陈香美/ 285
从整合医学角度论狼疮性肾炎治疗新策略 　　　　　　　倪兆慧/ 291
急性肾损伤的整合防治及其他 　　　　　　　　　　　　方　艺/ 302
糖尿病肾病的整合医学研究 　　　　　　　　　　　　　易　凡/ 307
健康医疗大数据与整合肾脏病学 　　　　　　　　　　　张路霞/ 310

整合心血管外科学

中国先天性心脏病的诊治现状	庄　建	/ 314
心脏病微创治疗的整合医学思考	易定华	/ 317
从整合医学思维看继发性三尖瓣关闭不全的治疗	肖颖彬	/ 319
急性冠状动脉综合征的整合医学思考	周新民	/ 321
生物瓣膜临床应用的整合医学评估	韩　林	/ 324

整合心脏病学

心血管病介入治疗创新中的整合医学实践	高润霖	/ 327
抗栓治疗发生出血的整合医学诊疗共识	聂绍平	/ 333
从整合医学角度看高血压指南的变化和发展	王继光	/ 338
从重症心血管病救治看整合医学的重要性	陶　凌	/ 342

整合血管外科学

主动脉夹层分期对TEVAR术的意义	常光其	/ 347
腹主动脉瘤破裂整合救治的体会	赵纪春	/ 350
激光原位开窗技术中的细节	陆信武	/ 353
术中瘤腔内聚焦治疗腹主动脉瘤	陆清声	/ 355
CEA的争议热点与整合医学思考	曲乐丰	/ 357
主动脉夹层逆撕的整合治疗策略	王文辉	/ 360
一站式杂交技术对弓部主动脉夹层的整合治疗体会	刘建林	/ 362
Kommerell憩室合并迷走右锁骨下动脉的手术及腔内治疗	禄韶英	/ 364
颈动脉狭窄内膜切除术须知	史伟浩	/ 366
颈动脉支架术后扩的整合医学实践	李　雷	/ 369
体外开窗治疗急性主动脉夹层的整合医学实践	李晓东	/ 371
椎动脉颅外、颅内段重度狭窄的评估与治疗	冯　骏	/ 373
溶栓在下肢动脉硬化闭塞治疗中的作用	张望德	/ 375
下肢腔内治疗的选择	庄百溪	/ 377
糖尿病足治疗的几个误区	郭连瑞	/ 379
颈动脉体瘤外科治疗的整合医学思考	袁时芳	/ 381

静脉血栓栓塞的整合治疗	金　毕 /	383
锥形支架治疗颈动脉狭窄	杨　林 /	385
仿生支架在国内应用的体会	曹文东 /	387
下肢深静脉血栓的腔内治疗	赵　刚 /	388
下肢动脉粥样硬化闭塞症的治疗策略	代　毅 /	390
下肢静脉曲张的微创治疗	马建仓 /	392

整合血液病学

整合医学与出血性疾病初探	阮长耿 /	394
从整合医学角度看单倍体骨髓移植的成功与争议	黄晓军 /	397
骨髓增生异常综合征的整合医学治疗	金　洁 /	400
慢性淋巴细胞白血病治疗中的整合医学思路	李建勇 /	404
老年髓性白血病治疗的整合医学思考	艾辉胜 /	407

整合医院管理学

协和之整合	王海涛 /	409
多学科整合医疗的探索和实践	闻大翔 /	415
物联网医院助力整合医学发展	李晓康 /	419
医学人文在整合医院管理学中的地位和作用	耿庆山 /	422
整合医学在"互联网＋医学检验"实践中的应用	朱蜀秦 /	426
分级诊疗实践过程中整合医学的思考	顾建秦 /	428
医学模式转变中的整合医学	李永奇 /	430

整合预防医学

从整合医学角度看猪链球菌的多点平行传播模式	徐建国 /	432
从整合医学角度看老年预防医学的发展	何　耀 /	437
队列的协调整合	詹思延 /	441
从出血热的研究看整合预防医学	王敬军 /	445
耐药结核病的流行和控制	徐　飚 /	447
从整合医学理念看癌症的进化和发生	曹广文 /	452

整合神经外科学

复杂性脑血管病需整合医学研究　　　　　　　　　　赵继宗 / 454

从眼科学现状看整合医学发展　　　　　　　　　　　谢立信 / 457

"脑计划"研究需要整合医学思维　　　　　　　　　　张亚卓 / 460

脑胶质瘤的分子分型是一种整合医学实践　　　　　　毛　颖 / 463

从整合医学角度看岩斜区脑膜瘤的切除技巧　　　　　张俊廷 / 466

中国颅脑创伤救治的挑战和机遇　　　　　　　　　　冯　华 / 470

整合医学影像学

从超声医学看现代科学对医学发展的支撑　　　　　　王威琪 / 473

分子影像研究及应用中的整合医学思维　　　　　　　申宝忠 / 476

影像组学中的整合医学观　　　　　　　　　　　　　田嘉禾 / 479

从整合医学角度看肿瘤影像组学的发展　　　　　　　田　捷 / 482

医学影像学的发展离不开多学科整合研究　　　　　　卢光明 / 486

整合中医药学

整合中医药学之我见　　　　　　　　　　　　　　　吴以岭 / 488

中药研究需要整合医学思维　　　　　　　　　　　　李大鹏 / 494

从整合医学看分子生药学的研究　　　　　　　　　　黄璐琦 / 498

从针灸治疗功能性消化不良看整合医学的重要性　　　梁繁荣 / 503

阳明病诊治中的整合医学思考　　　　　　　　　　　吴雄志 / 507

整合医学助力中医药国际化　　　　　　　　　　　　王琛琛 / 513

整合中医药学的发展前途光明　　　　　　　　　　　李　锋 / 515

整合药学

整合药学之我见　　　　　　　　　　　　　　　　　杨宝峰 / 518

从整合医学角度看目前药物研发现状　　　　　　　　刘昌孝 / 523

整合药学大有可为　　　　　　　　　　　　　　　　王广基 / 529

络病诊治理论及药物开发中的整合医学思维　　　　　吴以岭 / 535

从整合药学理念看中药安全性研究　　　　　　　　　肖小河 / 541

进展期帕金森病的治疗　　　　　　　　　　　　　　刘学东 / 546

整合高血压病学

我国高血压管理中的整合医学思考	孙宁玲 / 549
高血压合并血脂异常病人血压的整合管理	蔡　军 / 555
从整合医学角度看妊娠期高血压疾病	李玉明 / 559
难治性高血压合并 OSA 的整合诊治策略	冯颖青 / 563
第三代钙拮抗剂拉西地平对高血压疗效的再评价	尹新华 / 567
高血压合并肾功能不全的整合医学研究	蔡　军 / 572
冠心病合并高血压的整合医学观	王胜煌 / 576

整合航空航天医学

整合航空航天医学发展之我见	罗永昌 / 581
整合医学体系下的航空航天临床医学实践	王建昌 / 582
航天环境适应性共性特征的整合医学研究	李莹辉 / 585
整合医学在民航医学中的重要性	李松林 / 589
空间微生物学的整合医学研究	刘长庭 / 592
关于整合技术解决航空医学问题的思考	胡文东 / 594

HOLISTIC INTEGRATIVE MEDICINE

理论篇

整合医学教育之我见

◎ 樊代明

整体整合医学（Holistic Integrative Medicine HIM；简称整合医学）的发展可以说是如火如荼，为的是不断解决现代医学发展和临床实践遇到的难题，即专业过度细化（over specialization）、专科过度细划（over division）和医学知识碎片化（fragmented knowledge），我们称之为"2O1F"或"O2F1"。美国近期已将过去的"精准医学计划"改成了"全民整体健康计划"。世界卫生组织最近成立了整合医学处。国内已成立了6个全国性的整合医学分会，各省的也在成立之中。不过，即使大家对整合医学的发展有了共识，但现在学校培养出来的医学生全部都偏向"O2F1"，这是很难改变的现状。于是，中国医学教育协会整合医学教育分会近期在重庆召开了首届中国整合医学教育大会，有113所医学高校的校长、副校长、教学管理人员和专家教授近1000人参会。会上我也做了这篇报告，其中的数据和文献大概花了我们小组5年时间。

一、医学教育的重要性

谈到医学教育，不能忘了教育。谈到教育，不能忘了教育的重要性。可能大家觉得教育的重要性谁都懂，但事实上可能宏观的都会说，具体的不一定。老说重要就是还没有真正认识到重要性，老说重要就是还没有把"重要"做好。

我非常欣赏1962年日本学者汤浅光朝写的一本书叫《解说科学文化史年表》，曾经被翻译成中文。书中提出了"世界科技中心"的概念，并分析了1540年后的400多年世界科技中心转移的情况、机制和规律。其定义是某国科技成果占世界科技成果总数25%的时期。世界科技中心依次从意大利（1540—1616）、英国（1660—1730）、法国（1770—1830）、德国（1810—1920）转移到美国（1920—），每次转移时间平均为80年。目前世界科技中心仍在美国，已近

100年。

根据世界科技中心的概念,又提出了"世界高等教育中心"的概念,即某国教育家占世界教育家总数20%的时期,或某国知名大学占世界知名大学总数25%的时期。根据这个概念分析,从1410年后的近600年来,世界高等教育中心的转移依次从意大利(1410—1530)、英国(1600—1750)、法国(1650—1830)、德国(1770—1830)转移到美国(1830—),每次转移时间平均为130年,目前世界高等教育中心仍在美国,已近200年。

科技中心转移的内在机制有:①科技发展的连续性、超前性与政治改革的间断性、滞后性之间出现矛盾,导致科技衰退和科技中心转移;②原中心衰退后出现多中心并存,平等竞争,从而产生新的科技中心;③科技中心转移是各国经济腾飞、政治改革、思想解放三大因素较量的结果。

从世界科技中心与世界高等教育中心二者转移的规律看,一般是先有教育中心转移,后有科技中心转移;谁先失去教育中心,谁就先失去科技中心。由此可见,教育在科技乃至整个社会、经济发展中的重要作用不言而喻。世界高等教育中心的标准正如前述,是按某国教育家占世界总数20%或某国知名大学占世界知名大学总数25%的时期来标定。但教育家的标准很难界定,知名大学的标准也很难界定,怎么办?近年对世界高等教育中心的定义有比较具体的标准,大致有5条:①该国教育规模宏大,学术研究生机勃勃;②能独立解决本国经济、社会、科技重大理论和实践问题;③培养并吸引大批优秀人才;④创造世界领先水平的科研成果,为人类进步、世界文明、全球经济做出巨大贡献;⑤引领世界高等教育发展方向,成为各国学习的范本。

二、世界高等教育的发展特征

世界大学发展的规模、性质和作用大概经历了三个时期。

第一时期称之为教育型大学。这一时期以传授知识为重,比如早期的意大利博洛尼亚大学、早期的英国牛津大学和剑桥大学、早期的法国巴黎大学等。

第二时期称之为教育研究型大学。这一时期不仅传授知识,而且开展科学研究创造知识。最开始是德国在柏林大学开展研究生教育,并授予博士学位,继之美国约翰·霍普金斯大学也开始举办教育研究型大学。

第三时期称之为教育研究开发型大学。这一时期不仅传授知识、创造知识,还应用知识来创造生产力。最为突出的是一部分有创新理念及能力的学者从牛津大学出来办成了剑桥大学,剑桥的部分学者出来办成了哈佛大学,哈佛大学的部分学者出来办成了耶鲁大学。这种从传授知识到创造知识到应用知识的模式成了现代大学最具先进性、最有影响、最受人们尊崇的模式,凡是这样的大学一般都成了世界知名大学。我国目前这样的大学如果有也是屈指可数。我国实施"科教兴国"战略还不到30年,但已取得了很大成绩,有目共睹。然而,这项国策在有的地方有些部门落实得还不够坚决、不够全面、不够彻底。比如我国高校在校生人数2008年突破了2021万，首次超过俄罗斯、印度和美国，但科研实力、一流大学数量、国际化水平与世界一流大学还相差甚远。我们可以毫不夸张地说中国是教育大国，但还不能说是教育强国。我们也可以毫不夸张地说中国是人力资源大国，但还不能说是人力资源强国。

三、医学教育史的总体回顾

虽然医学教育有其特殊性，但总体来讲，也应纳入世界教育发展史中去评估分析。医学教育史可分为西方医学教育史和中国医学教育史。如果将二者重叠分析，其特点是向前找不到头，向后看不到尾，其间在漫长岁月的实践中有无数浪花可用来分析，从中找到借鉴。医学教育在数千年中，中西方发展都很缓慢，而且有无数曲折，只是在最近100年才高速奋进。统计1900—2016年世界公开发表的教育论文共14万余篇，其中主要集中在如下六大方面，依次为：①医教模式的设计与设施；②学习方法；③医教模式的标准；④医学教育方法；⑤医学模式发展趋势；⑥医学教育史。其特点是研究微观的多，宏观的少；研究战术层面的多，研究战略层面的少。绝大多数都集中在怎么教和怎么教好，怎么学和怎么学好，怎么考和怎么考好。对于教育理论的提升、教学内容的优化、教育者能力的提高，以及与接轨社会应用等诸方面涉及太少。

中国的医学教育与西方的医学教育相比，还存在明显差别。普遍存在以下三点差别：①国内注重理论，国外注重实践；②国内注重应试，国外注重能力；③国内注重模仿，国外注重创新。

四、医学教育方式的变迁及优缺点

回顾从古到今，从国外到国内的教育方式，大概可分为五类。

1. 以师徒培训为基础（apprenticeship-based curriculum model，ABCM） 在1871年前基本以这种方式为主。由这种师带徒的办法也培养出不少名医，传为佳话。比如先秦名医扁鹊就是师从长桑君的徒弟，汉代名医张仲景就是师从张伯祖的徒弟……这是一种从人到人的传授方式。为了保密，甚至只有同家族相传，父传子、传男不传女，这种方式的传承必须要一代跟一代一样聪明，甚至更加聪明才能传下去，否则将是"上下不能贯通"，家业终会夭折，事实每每如此。

2. 以学科为基础（principle-based curriculum model，PBCM 或 dscipline-based curriculum model，DBCM） 从1871年起，多数医学院校都采用这种教育方法。先学医学基础课，然后临床专业课，再进入临床实习，这种教学方法力图保证医学知识传授的系统性、逻辑性和连贯性。是一种从前至后的过程，但经常遇到的问题是"前言不搭后语"。为什么？医学生在进入临床课之前完全学的是静止的知识。从尸体解剖到细胞、分子，知识碎片化。等到了临床，见到整体的有生命的人，知识联系不起来，基础课考了高分但用不到实际中，甚至全都忘了。前后脱节，造成"前言不搭后语"。为解决这个问题，国外提出了转化医学，包括在医学研究中也提倡把研究结果转化到临床应用中去，但美国搞了19年转化医学，结果发现"进展缓慢，收获甚微"。为什么？大量脱离了生命的基础研究，一味深入到微观水平的研究，拿到临床要不用不上，要不不能用，因为前面只是生米，难成熟饭。

3. 以器官系统为基础（organ-system-based curriculum model，OS BCM） 这也是从1951年开始的一种教学方式。其做法是：①以器官为切入点，连贯各学科的结构与功能；②以系统为目标，将正常功能、功能失调、临床表现、诊治方法拉近施教；③将医学与其他学科相整合。有点像一个一个系统竖着来，是从左向右的过程，容易造成系统专科之间隔离，各管一亩三分地，人本身是一个整体，但分成系统或器官来治了。目前消化科主任抢救不了心脏急症，呼吸科主任抢救不了血液急症，一个病人在医院先后转诊好几个科室不知该哪个科负责。这种从左到右，不识上下、不管前后的做法，通常是不仅没有整体的观念，连自己左右都互不搭理。

4. 以问题为基础（problem-based curriculum model，PBCM） 从1971年起，开始以问题为基础的教学，即PBL。最先由加拿大麦克马斯特大学的巴罗斯提出。2015年美国70%的医学院采用PBL教学，但其中40%的医学院中只有15%的内容采用了PBC，只有10%的学校有超过一半的内容用PBL方法传授。说明还是存在很多问题，比如：①问题是否找准，即问题的典型性，病人怎么能标准？②问题是否找全，学生到临床没有见过的问题怎么办？③还有很多医学解释不了的问题或解释不了的医学问题怎么办？另外，这种教学方法总是向后推理，难以培养批判性思维，所实施的小组讨论效果取决于教师水平，同一问题的答案不尽相同。这种教学方法由于存在问题找不全、找不准，以及找到的问题医学解释不了等，所以近年来美国提出了"精准医学"，即医生治病要像反恐一样擒贼先擒王，其实绝大多数慢性疾病根本没有"王"，没有确切病因，是一种状态的改变。说精准诊断、精准手术也许还可以，把医学分为精准与不精准，本身就是离奇的脱离医学本质的说法。所以以问题为基础，事实上是以点带面，要精准到点，由于疾病缺乏这样的点，所以通常是"点面无的放矢"。

5. 以临床表现为基础（clinical presentation-based curriculum model，CBCM）从1991年开始，为了克服前述几种教育方法的不足，提出了以临床表现为基础的教学方法。但临床表现千奇百怪、千变万化，不是一种临床表现代表一种疾病，也不是一组临床表现就可以代表一种疾病。病因之多，诱因之多，发病机制之多，诊断方法之多，治疗药品之多，这些表面现象经常代表不了病人内部疾病的实质，有时"表（面）内（部）本末倒置"。为了解决这个问题，有人把数学的方法公式引入医学建立了循证医学，但是人是复杂的、变化的，人算不如天算，医学通常是定性比定量重要，经常性质变了量没变，局部量变不一定会导致整体质变。综上所述，五种常见的教学方法各有其优势，但劣势也显而易见，比如从上到下，上下不能贯通；从前到后，前言不搭后语；从左到右，左右互不搭理；从点到面，点面无的放矢；从外到内，外内本末倒置。怎么解决这个问题？我们建议将五种方法的优势加以整合，整合的过程本身就能去除劣势。除此之外，再引进或创立新的教育方式，弥补其中的不足，由此形成新的带有明显整合医学性质的医学教育体系。要建立新的整合医学教育体系，切入点在哪里？首先应找到目前医学教育和医学实践中存在的问题。

五、中国医学教育的现存问题

1. **医学知识空前暴涨** 有人统计过，在未来的20年，仅医学知识的进展量就将相当于人类过去2000年的知识总和，说这句话时是10年前，其实现在比这速度更快。还有人粗略统计，人类的知识翻番在18世纪花了50年，在19世纪花了10年，在20世纪上半叶只花了5年，下半叶只花了2～3年，在21世纪初，每年的知识量都将翻番，在上述知识进展中医学知识尤为突出。这些浩如烟海的知识或数据，让人目不暇接。实现去伪存真、去粗取精，这本身就给人类造成了困难。大数据如果成了数据大，不仅对医学发展帮助不大，反而会将医学引向歧途。这些零散的碎片化的知识，不仅不能为临床所用，而且也不能随意传授给医学生。

2. **专业之间严重隔绝** 专业细化、专科细划越演越烈，各专科隔河相望老是不相往来，医生只能处理自己专科的疾病，抢救不了属于其他学科的急重症，有时科室内都需要会诊。但病人是一个整体，各系统各器官肯定相互联系，又相互影响。尽管现在正在对应届毕业生实行"规培"，各科轮转，但带教老师全都专业化、专科化，不能将临床医学知识从整体角度相联系，学生学到的依然是碎片化的临床知识，专职化的技术，难以胜任对病人的整体诊疗。

3. **基础临床隔河相望** 基础过于强调微观知识的教学或研究，与临床实际应用严重脱节。更为可怕的是有些临床医生或临床研究生不从临床问题着手，一味注重脱离临床、脱离病人的微观研究，使得医学研究离科学越近，离病人越远。比如大量的基础研究论文甚达90%以上并无临床参考价值，被束之高阁。近10年国内外医学基础研究发现的超过15万个自称有潜在价值的靶分子，只有不到50个在临床上显示有实用价值。

4. **病谱亡谱急剧改变** 随着社会经济、城镇化和老龄化出现，疾病谱和死亡谱发生了广泛、深刻、复杂和急剧的变化，50年前中国人主要以急性传染病为主，现在80%以上的发病和死亡都是慢性病。急性传染病有明确病因，可有的放矢，一个疫苗、一个抗生素，或切断一个传播途径就可以治愈，但非传染性的慢性病，病因不清，发病机制不明，属多阶段、多病因，迁延不愈，每每造成恶性循环，无论是预防和治疗都十分困难。

5. **教育资源分配不均** 我国教育资源，包括硬件资源和师资力量在不同地区的分布严重失衡，不仅表现在高等教育中，在小学或中等教育中也十分严重，"北上广"等大城市及东部发达区域的资源丰富，甚至供过于求，而中西部，广大农村优质教育资源匮乏，供少于求。很多医科大学没有足够的尸体解剖，只能用动物尸体代替，还有的学校只能上百人围着看多媒体。

6. **行业之间各自为战** 一个病人有5个病，分成5个科分别诊治。一个病有5种治法也分5个科分别诊治。好治的都治，不好治的都不治，不仅增加病人费用，这种各自为战其实是对病人的严重伤害。病人在一个医院各科来回转悠，转了多个科最后又回到最先那个科，病人苦不堪言。现在不是病人病了在医院找不到合适的医生，而是不知看哪个科的医生合适。

7. **人才数质严重不足** 医学人才数量和质量都出现了青黄不接。报考医学院校的高中毕业生大幅减少，很多医科大学收不满名额，过去是4个人报名收1个，现在是招4个只有1个报名，而且分数线在多个医科大学一降再降。今年内地的近30个高考状元，只有一个报名学医，而香港7个最高分有6个报名学医。

8. **考评机制不尽完善** 本科过多强调应试教育，忽视了能力培养和素质养成。研究生过多强调发表SCI论文，这种考评机制使得医学毕业生到了临床看不了病。对老师的要求也是重科研轻临床，把医生当成科学家培养。考评的错误导向使医学人才培养走偏了路。

9. **教育实践明显脱节** 理论教育与临床实践脱节，学非所用，现有医学教科书中有很大一部分内容相互间重复，而且过于重视理论教育及层层考试，忽视了临床能力的培养。

10. **公众期盼逐年增加** 健康越来越受到政府和民众的关注及重视，医疗需求数量越来越大，需求质量越来越高。对医学的价值和医生的能力有误解，民众认为有病就要治，病是治好的，治病需求与10年前比，中国的病人数量增加了33亿人次，忽视了疾病的预防和康复，把一切精力及经费都用到治病上，最终效果不好。

除了以上这10个方面的问题，还可以举出一些。这些现状不是单个孤立发生，是环环相扣的，牵一发而动全局。要采用整合医学的方法综合分析，全局应对，不然大量的问题摆在面前，剪不断、理还乱。医学教育改革是一个系统工程，拆东墙、补西墙，治标不治本，换汤不换药，单方面的改，单因素的改，局部的改，短时效的改，不仅对全局系统改革无助，可能还是伤害。

六、医学教育面临的改革任务

医学教育改革，怎么抓住主要矛盾，牵住牛鼻子，从而纲举目张，是当前政府、医学高等院校面临的迫切任务。

1. **教育理论的形成和引导** 任何一项改革，顶层设计是十分重要的，帅志不明将士苦。过去 100 年，医学教育研究颇多，但在医学教育理论顶层设计这方面研究甚少。当下要结合教育现状、教师现状、学生现状并总结历史、洞察未来，提出鲜明的办学理论和办学实践。在这方面要下大功夫，不能"一招鲜"，换一届领导出一套主意。

2. 教育目标的制订与实践　俗话说"站得高看得远""依规矩才能成方圆"。医科院校不仅要面向世界、面向未来，更要面向目前医学、医院、医生方面的需求制订自己的培养目标。各个高校应有自己的特点，不能千篇一律、千校一面，要百花齐放、百家争鸣，八仙过海各显神通。这样才能培养出面向世界、面向未来、面向社会需求的合格的医学人才。

3. 教育机构的改革与重视　教育机构特别是管理机构对中国的医学教育起着重要的甚至是航标灯的作用。过去医科院校独立办学，由卫生行政部门领导，走过几十年路程，是很成功的。由于医科院校与综合大学合并，综合大学有的领导对医学教育不够重视，又因医学教育有其特殊性，比如基础课由不熟悉人体及疾病的教师上课，造成目前医学教育水平严重下滑的状态。要想改变这种状态，一定要加强医科大学在综合大学中的作用和地位。最好是独立办学，最好由国家卫生行政部门领导。医学研究机构及研究项目也要独立运行，其评价机制也应和其他科学研究有别。

4. 教师队伍的培养　医学教育的师资队伍目前很不稳定，特别是教基础课的队伍后继无人。基础师资要克服唯论文考评及教育、研究与临床脱节的现象。要有殊殊政策稳定激励基础和临床师资队伍。严防青黄不接、后继乏人。

5. 教材教具的改革和创新　现在的教材普遍偏旧，跟不上形势，而且有大量重复，有很大一部分课堂上并不讲授。而且重理论轻实践，重研究轻人文，重考试轻能力，要在全国总体大纲基础上，发挥各个院校中的特点特长，编写出适应临床需要，适应医学前沿发展，不仅课堂上有用而且进入临床工作更有用的整合医学教材。教具要适应教学内容和目标要求，大力研发教具，以充分提高教学能力。

6. 教育环境的改善与维护　近十几年，中央及地方政府在新修校园方面给予大力投入和支持，校园越修越大，大楼越盖越高，强调校园园林化、公园化，但学习气氛、文化氛围不强，有一种"山区农民富起来"的感觉。培育文化深邃的教育环境，使学生耳濡目染，受到潜移默化的影响，自然养成良好的人文素养，这是学校管理者需做的一篇大文章。

7. 教育经验的交流与集成　教育是一个漫长的过程，各个学校大量教师在教学过程中积累了大量经验，当然也有教训，适时适地开展教育经验的交流，互学互帮，教学相长，相得益彰，不失为一种共推共进螺旋上升的好方式。

8. 评价机制的制订和政策　教考相竞、考评结合是评价教学效果、提升教学水平的重要方法，也是实现教育理念和教学目标的根本保证。正确适时适人的评价机制是教育活动的重要导向。必须对现今的考评机制和考评方法进行大幅度改革，其目标导向是重实践、重能力、重创新。

9. **就业渠道的畅通与开拓**　目前医校毕业生的去向出现供求矛盾的怪象，一方面农村缺乏医学人才，另一方面城市医院人才过剩。很多医学毕业生，特别是中医药大学的毕业生，因为找不到工作，又不愿到农村去，只好到医药公司去当医药代表，甚至忍痛割爱，放弃医学专业从事别的工作。这个问题必须尽快解决。

10. **医务人员的质量及待遇**　这是一个老生常谈又始终未得到解决的难题。质量和待遇相辅相成，人才质量高待遇应好，当然待遇好、有竞争，质量才会高起来。医学教育历时长，工作风险高而且劳动强度大，所以要与社会平均待遇拉开差距，鼓励或激励青年人才学医从医。

七、整合医学教育是未来医学教育的发展方向

面对医学教育的高标准、高需求，面对目前中国医学教育的十大问题，面对中国医学教育的十大改革任务，方方面面，林林总总，唯一的办法就是提倡整合医学教育，以实践医学教育的整体性。医学整合教育的呼声源自20世纪50年代。历经五六十年的"求合"，一直进展缓慢，另一方面"求分"的潮流却势不可当，严重影响了医学整合教育的进程。医学的整合教育模式"强调整体医学观念，打破学科专业界线，增加医学教育内容，培养学生学习能力"。美国教育学家詹姆斯·比恩认为教育整合分狭义及广义两种，狭义专指课程整合，而广义整合除课程整合外，还包括知识整合、经验整合和社会整合。中国医科大学孙宝志教授把课程整合定义为：①把内在逻辑、价值关联、现已分开的课程相整合；②消除各类知识之间的界线，培养世界整体性及全息观念；③养成对知识深刻理解和灵活应用的能力，从而整合解决现实问题；④克服课程间内容重复的缺陷，增强前后衔接，加强横向联系。

我们认为前述的整合理念都是难能可贵的，但真正要做到医学的整合教育需要具体实践。面对医学乃至全民健康的新要求，特别要解决"O2F1"的状况，我们认为未来的健康教育，包括医学教育应立足于至少以下10个方面。

1. **医-医整合**　医-医整合包括西医各专业知识的有机整合，包括中医西医的有机整合，甚至还包括世界上传统医学与现代医学的整合。比如人体组织纤维化可发生在若干脏器，但多发于肝脏、肾脏、肺脏、皮肤及骨髓等，目前是各自研究属于自己领域的器官，其实它是人体的一个病，应该将这些学科整合起来，基础与临床、内科与外科、医学与药学……大家集中研究这种病理变化，教学也应该如此进行。又比如血栓性疾病，现在是各分一段，脑血管栓塞属神经内外科，肺栓塞属呼吸内外科，心肌梗死属心血管内外科，腹腔血管出了问题属消化内外科，其实应该集中研究，教学也应该如此。关于中医西医的整合，应从整体健康角度，取各自的优势，比如对一个疾病的发生，需要手术或用抗生素可能西医

西药显效来得快，疗效会更好，但对于这类疾病特别是慢性病的预防和康复可能中医药有其优势。把有关人体结构和功能的知识整合起来为人体健康服务，这就是医学内部整合的根本目的。目前国内已有8所大学成立了整合医学研究院，以此为基础，2017年10月18日在浙江大学树兰国际医院成立了"中国整合医学研究院联盟"，各项研究工作正在逐步展开。

2. **医-药整合** 自古医药不分家，现在医界药界分得很厉害，或是很彻底。医药之间应该自然渗透，当医生必须懂药，当药师必须懂医。广东药科大学成立了"中国整合药学联盟"，旨在带领全国同道用整合药学理念来研究药品，开展教学。

3. **医-护整合** 自古有"三分治疗、七分护理"之说，说明护理工作对治疗疾病、加快康复十分重要。近期将由潍坊护理学院牵头成立"中国医护整合联盟"，旨在从理论、实践、教学诸方面加强医疗护理之间的协作和配合，并形成医护整合的理论体系和实践指南，从而提高治疗疾病、加快康复的能力。

4. **医-工整合** 近几十年医学，特别是临床医学的巨大发展，得益于检验医学和影像医学的发展和帮助，这两个领域好比临床医生的两只慧眼。当医生的眼睛和双手的能力有限时，工科为我们发展了机器人、内窥镜……使看不见的看见了，去不到的去到了，缝不上的缝上了，切不掉的切掉了。医工整合，医学提出要求，工科去研究，反过来再由医生去应用，反复实践，螺旋上升，最后成为医学的得力帮手。近期在北航的医工学院将成立"中国医工整合联盟"，负责组织全国这方面的合作研究。

5. **医-防整合** 预防在保障人民健康中的作用人所尽知。目前在疾病预防方面遇到的重大难题是慢病发生越来越多，应用过去在传染病总结的经验对慢病防控难以奏效。甚至过去倡导的很多医学研究方法都需完善补充，对多病因、多阶段、非单一病原的慢病的研究可能需要创建另外的统计学方法，这是摆在流行病学或公共卫生专业和专家面前的严峻任务，近期正在筹备成立"中国医防整合联盟"，以组织全国的专家来共同开展相关的研究。

6. **医-体整合** 体育锻炼可增强体质，达到强身健体的目的。但目前我国的体育管理相关部门还主要在抓竞技体育，未能真正指导全民正确的健康运动。由国家体育总局相关研究所牵头，近期将成立"中国医体整合联盟"，一方面研究医学-体育整合训练体系，包括基础理论和正确实践，一方面开展有利全民健康的实践活动。

7. **医-艺整合** 艺术能使人赏心悦目，提高心理适应性，对增强体质、加快康复具有重要作用。著名医学家奥斯勒说"医学是不确定的科学和可能的艺术"。加快加强医学与艺术的整合，利用一切可利用的资源来为健康服务是未来发展的方向，也是人类走向现代文明的标志。

8. **医-文整合** 医学与文化的整合。希波克拉底说，医生治疗疾病三大法宝——语言、药品、手术刀。药品和手术刀是不得已而为之，常言道"好话一句三冬暖，恶语伤人六月寒"。医学有三个不同的境界，即真善美：真是求真务实，用科学方法来研究和从事医学，用什么药治什么病，但科学方法本身有很大局限性，要靠人文来补充；善是医生对病人的呵护，病人对医生的尊重；美是把医术当艺术做，医生上班搞艺术去了，病人住院享受艺术来了。现在有多少医院，多少医生做到了善与美呢？善与美是医学的本质和灵魂，是人性的体现，如果医生忽略了善与美，那就是忽略了病人作为人的人性，也忽略了自己作为人的人性，只知用科学方法治病，缺少了医学的温度那就是在治动物。

9. **医－心整合** 目前心理疾病越来越多，有人估计目前的人类疾病 1/3 是心理病，不到 1/3 是器质病，还有 1/3 是器质病合并的心理病。因此，适时开展心理治疗，有助于前 1/3 和后 1/3 疾病的恢复。现在医生要学会识别心理疾病，并及时给予治疗。在治疗心理疾病、增强心理适应能力中，宗教信仰在其中起了十分重要的作用。比如佛教是修心，崇尚一个"净"字，人要做到干净，抛弃私心杂念不易；道教是养生，崇尚一个"静"字，人要做到安静，处变不惊的确不易。儒教是治国，崇尚一个"敬"字，人要做到相互尊敬，敬畏自然、敬畏社会、敬畏法律等，也是不易的，这些思想信念和现代心理学实践一样对保持人的心理和身体健康也很重要。

10. **医－养整合** 养身即回归自然，服从自然，让身心与环境、社会、人群相适应，其中也包括良好的饮食起居、生活习惯等。2017 年 11 月 19 日在浙江丽水市成立了"中国医养整合联盟"，全国有很多学校、企业的学者参加，制订了全国各地的养生计划并逐渐付诸实施，以总结经验，推广提高。

上述这十个因素与医的整合，及其相互之间的整合，构成了保障人身健康的复杂网络。两个因素加好了会大于二，若干因素相加会出现无限的结果。整合医学注重每一个因素，但不局限在某一两个因素，要的是整合后无限的结果。不仅医学研究如此，医学教育也应该这样。要求把学到的知识整合起来，不要碎片化的结果。教育者更应该这样。就像外出拍电影，镜头很多，但最终是剪辑、整合，再配音，才能形成美妙无穷、意义深刻、令人赏心悦目、回味无穷的优秀作品。这就是整合医学，也是整合医学教育所提倡、所追求的目标。

医学与文学

◎郎景和

整合医学不仅要把医学的各个学科整合起来，形成一种新的医学体系，还应该包括哲学、文学、艺术等，当然也要有其他有关医学的技术，以及社会、政治和人文等。我不是文学家，但我试图把医学和文学整合起来，讲讲医学中的文学和文学中的医学，讲讲医学的叙事和叙事的医学，讲讲医生和作家与作家和医生。最后谈谈一个医生不仅应该是文学的读者，也应该是文学的作者。

关于医学与文学。从很多经典的医学名著《黄帝内经》《汤头歌》里，我们可以体会到文字之美、文学之功和文化之妙。我们也可以从经典的文学名著中体会到它们散发的医药之仁、医药之善和医药之味。《黄帝内经》讲女性生理，讲有"七七"："二七"天癸至（14岁月经来了）；"七七"天癸竭，"地道不通，形坏而无子也"。多好的文字！讲男子生理，讲有"八八"：男子最好的时候是"四八"，32岁的时候筋骨隆盛，肌肉满壮；到了"六八"（48岁），"发鬓颁白"（头发就斑白了）。多好的文字！再比如《方剂歌诀》中对"生化汤"的描述"产后止痛温经效亦彰"，以及《药性赋》中的"菊花能明目而清头风，栀子凉心肾、鼻衄最宜"等，语言非常简洁清楚。多少年过去了，我们还清楚记得《汤头歌》中的"肚腹三里留，腰背委中求，头项寻列缺，面口合谷收"。我们都不会忘掉，这是医学，也是文学。

关于文学与医学。看《红楼梦》，不只是了解故事情节，我们不仅可以编一本红楼梦的食谱，还可以编一本红楼梦的药方。《红楼梦》里讲感冒，知道什么是下了重药，"保"和"健"非常之美妙，"茉莉粉替去蔷薇硝，玫瑰露引来茯苓霜"，显现中国语言文字之美。可以说作者对医学的理解，对医学语言的运用非常准确。医学有了文学的风韵，意味无穷；文学有了医学的内涵，神情温润。有一次我问大家，"月经"有多少种说法？我查了英文没几个，中文却很多：例假、倒霉、有事、大姨妈、月事，文雅地说有不便、不适、天癸、有疾。皇上要宠幸谁，正好来月经，就说有疾，有点不舒服，后来这个疾不太好，你跟皇上说有病不太好，后来就改成了"有姬"，非常好的语言。医学对文学一个重要的挑战就是色情文学，我不愿意叫色情文学，其实我查了词典是两种概念：一种叫色情文学，一种叫情色文学。我现在讲情色文学，就是以性活动为中心的文艺作品、电影、电视、诗歌、小说，你可以说是诲淫诲盗，也可以说是非常好的文艺文学，也可以说是非常好的科普。这是一个非常难辨的问题，主要看对文学、医学，对性学、科学的把握，要根据不同的国家、民族、习俗、观念等来看待这一问题。

下面所列的这些书，比如《金瓶梅》，它是一个自然的问题还是艺术？是色情还是科普？是动机还是效果？实际是清者自清，浊者自浊。还有一本很好的书，叫《性爱之道》，作者是方及，方及就是我。这里面对性的描述非常雅致，我说：性，生之桥；性，爱之链。我讲贞操，讲处女膜，贞操不是解剖学，是伦理学概念。我说性是给予、是接受、是分享，是不是很雅？所以，我们说这些不是色情，不是诲淫诲盗。有一首词很好，大家应该去看，据说是白居易的弟弟写的，叫《天地阴阳交欢大乐赋》，非常华丽，非常漂亮。文学和艺术如此的密切，用得好就漂亮。

关于叙事的医学和医学的叙事。有一个新的概念叫"叙述医学"，就是具有叙事能力的医学实践，或由叙事能力所实践的医学。它让我们能够吸收、解释、回应，并有被病痛的故事所感动的能力，这应该是一个医生要掌握的。叙事医学更人道、更人性、更人文，更有理、更有情、更有效。我们避免了乏情化、碎片化、冷漠化、技术化、机械化和沙漠化。应该说叙事医学消除了医患之间的分歧，弥平了医患之间的沟壑，它是一座桥，我们可以和病人共同来决策。现在可以形成一种新的病历，叫"平行病历"，即采用所谓的反思性协作，成为双轨的临床模式，用非教科书式的、非艰涩的术语来描述对病人的了解、诊断和治疗。这样的平行病历是人文关怀，也是普及，是医患沟通、仁爱表达，是一种真诚对话和感情记述。而到现在为止好像还没有铺展开来一个叙事医学的平行病历。这种平行病历让一个医生会讲故事，当然不完全是讲故事。我有一本书叫《一个医生的故事》，150个病例，150个故事，所有的名字都是假的，但所有的故事都是真的。一个医生确实要会讲故事，讲好故事，好好讲故事。我认为讲这些东西实际是让医生和病人开展合唱的医学和文学的交响。

关于医生和作家，作家和医生。大家知道鲁迅、郭沫若开始都是学医的，但后来都没有当医生。鲁迅认为要治疗人的精神。郭沫若听力不好，当医生大概不适合。契诃夫是俄罗斯的医生作家，他在家乡的村庄里一直当医生，但是他的作品非常丰富，我们可以看出一个医生的影子。布尔加科夫是一个脱离了医生的专职作家。日本的渡边淳一，是非常伟大的医生作家，他一辈子写了很多书，写了一辈子医学科普。这些都应该是我们可以借鉴和学习的。现代的医生作家有毕淑敏、余华、池莉、冯唐等。也就是说医生和作家是可以联合起来的。下面这句话很有意思：作家，你们是把感动与崇拜积累，你们是上天或外星派来专门收获我们眼泪和鼓励共鸣的智者；医生，你们是把仁爱与慈悲奉献，你们是佛与神派来专门慰藉心灵和擦拭眼泪的善人。如果我问，他又是医生又是作家，该如何呢？

这里必须讲一个非常有名的医生作家，叫阿图·葛文德，一个年轻的副教授，写了非常多的书。我认为公众和医生都应该看，他对医学的看法、对医疗的看法、对病人的看法都非常重要。而且从这些书可以看出来他是用医学来提问，用文学来回答，每一部小说都惊心动魄，都是一部推理小说，但里面的道理非常深刻。阿图给我们很好的借鉴，我们要学习阿图，公众应该读，我认为这是最好的科普。

医生应该是文学的读者，也应该是文学的作者。"其实每个人都有文学的一面"，这是雨果说的。阅读文学可以弥补人生的不足，学习艺术可以激发人的想象、心境的和谐与美的熏陶，学习伦理与法律可以界定各种关系、语言和行为，这都是非常重要的，这也是医生应有的修养。所以，一个医生应该有哲学的理念、文学的情感、音乐的梦幻、诗歌的意境、字画的神韵。这些一定会给医生疲惫及枯燥的生活带来清醒、灵性，带来智慧、巧慧和美妙。一个医生除了看病，还要写病历、报告、讲稿、书，我们能和文字和文学脱离关系吗？当然不能！所以一个医生应该是文学和文字的作者。

一个医生应该阅读的东西很多，不仅是医学的读者，还应该是文学的读者、哲学的读者、人性的读者、生活的读者。我们的修养同样包括文字、文学和其他，所以首先要阅读。我针对阅读写过一首诗，这首诗里强调，阅读是在观察世界，阅读是在了解社会、认识别人，阅读让我们知道这个世界、这些人，以及我们做的事情和别人的事情。同样，一个医生也应该是一个写作者，写作实际上是必需、必备的能力，写作是与自己的对白，写作是自我感验的程序，包括写病历，就是对这个病人的手术进行重新的谈话。写作也是一种考验，是一种锻炼，写作是在自我评判、自我检阅。写作是一种庄严的仪式，在写作中我们认识自己、反省自己。我曾写过几部医学人文图书，汇成了"一个医生的系列"，包括《一个医生的哲学》《一个医生的故事》《一个医生的序言》《一个医生的人文》《一个医生的悟语》。所以，当医生要会写，要会说，当然也要做得更好。

我们应该写出好的文字，不一定是好的文学；不一定是好的字，至少应该是好的文。除了医学和医术，我们还有诗和远方。

医学与工程

◎ 程 京

医学与工程在我的生涯中是一对纠缠不清的冤家。我从小在医学世家长大，我的外祖父学中医，妈妈、姑姑、嫂子都是西医，所以上大学时，他们要求我学医，十个志愿全部都填医科大学，我发誓坚决不学医，独自把志愿全部改了，所以上大学来到了上海铁道学院。我以为逃离了医学这个圈子，但造化弄人。出国后，我把学到的光机电技术慢慢用到哪儿了呢？刚开始是做 DNA 指纹，之后就用到医学诊断中了，再后来逐渐又用到了医疗方面。我想，工程将会伴随我一生。工程之于医学：一是把勤快人变懒，二是把聪明人变笨，三是为残障人去残；第四个不好讲，因为樊院长要求在报告中不能做广告。

第一，"把勤快人变懒"。我讲的都是我做的事情。我们面对越来越多的病人，中国有限的临床医生其实早就不堪重负。鉴于这种情况，我一直在思考，回国的前十年，我做的都与疾病诊断相关，最近这几年开始进入疾病预防领域。我们要把健康管理权交到每个人手里，就需要全新的技术手段，要做到智能化和自动化。我们设计了一款像扇子一样的芯片，是傻瓜型的，配合我们研发的一款便携式检测仪器，只要一滴指尖血，就可以做很多的检测，而不仅是简单的血糖检测。我们对芯片的设计，从工程角度来讲，真的是一个非常精致的玩具，这么小的东西里面有那么多设计，机关重重，就是要做到从样品到结果全自动完成。通过若干次的设计验证后已经达到了要求。通过高速旋转中的拍摄，我们可以看到就这么小一张芯片，血液吸进来后自动完成了血浆和细胞的分离，再由稀释液进行稀释混合，这些都是在无人操作下自动完成的。前面这些在高速旋转中完成的操作结束后，它会自动停下来，通过虹吸自动触发下一步。反应液又被送到终端末梢的圆孔，进行最终检测，检测结果会通过内置蓝牙自动显示在用户的手机终端或自动上传到云端。整个检测过程都是程控，按时按点按量完成，递送的过程迅速，完成整个过程只需要几分钟。非常快速，无人操作，很受欢迎。其实这和只有少数人会用专业级的相机是一个道理，而傻瓜相机人人会用，所以大部分人买的其实就是一个傻瓜机。

第二，"把聪明的人变笨"。这和中医有关系。我最近在努力地学习和了解中医，中医把人的眼白分成14个区域，分别对应我们人体的心、肝、脾、肺、肾等14个重要器官和部位。当眼白部分血管出现变化，譬如血管的生成、颜色发生变化，或出现色斑、包块等，这些变化在一定程度上会提示我们身体出现了疾病。看到这样的理论，学工程的人一看就懂，马上就可以开始研究。于是我组织了一个光机电软件一体化的班子开始研发，两年下来从无到有，完成了眼象健康成像系统。这个系统弥补了中医靠眼睛看，靠大脑去思考和记忆的不足，是利用人工智能的方式拍摄眼象、自动生成分析报告，去年这个仪器获得了中国工业设计最高奖——红星奖。对于眼象，普通人可能看不懂，但在医学上，通过中国传统医学多年的实践证明，它是有意义的。比如糖尿病，眼白不同部位出现什么样的特征，提示是什么样的病况，过去中医对此是有所观察的，但是我们认为不够。我们要做的事情就是把这样的数据提取出来，进行人工智能的识别、处理，看到的不再是眼睛的本色，而是血管相对于眼球的位置、色斑、血管形状等，而这些表象背后的含义，就需要我们对临床大量的病人和数据进行分析、总结、归纳、提炼。我们和上海第六人民医院合作，现在已经做了近400例糖尿病前期病人眼象资料的提取、数据分析，我们发现糖尿病前期和糖尿病发病时的病人，他们的眼白在对应脾、胃和心脏的三个区域会出现浅黄色色斑。糖尿病进展之后，同样在这三个部位，色斑从浅黄变成深黄，亮度变弱。在肿瘤或心血管疾病等的检测中，有些大医院的大专家已开始用这个系统。经过多年对更多临床数据的积累，对细节的特征进行分析，我相信高度智能的眼象系统会出现在我们面前。

第三，"为残障人去残"。我父亲做过三次脑部手术，每次住院，我们都要去照顾看护。最简单的一个事，你得扶他站起来，扶他坐下去，不管是坐床上还是进卫生间，都要随时伺候。我当时想，这么简单的事情却要把人拴在这里重复劳动，我就想去买一把椅子，能让老人自动坐下或站起来，却没有找到，都说没见过也没听说过。于是我买了一把椅子，这把椅子本来是不能动的，我叫工程师自己改造，成功了，就是这么一个动作，引发了很多人的兴趣，当时我父亲试用时还要求我加做这个、加做那个，都是自动的，最后功能就越加越多了。我们要了解我国的老龄化趋势，老年人的问题是全社会的问题，所以，我们正式立项启动了这个项目，以便认真地做工程和工业设计的研究。老人面临的问题，最常见的就是腰腿不好，且不同年龄段出现的生理衰退是不一样的。我们进入家庭去了解，他们的日常起居是在什么样的状态下进行，有些什么样的姿态，我们怎么样才能帮助他们。你劝老人别做饭了，他们说不行，只要自己还能动，就得进厨房。老年人的心理特征也需要我们关注，我们进社区了解后发现，很多老人和我们并不认识，但什么都和我们讲。第一是自卑，一把残疾人的椅子，他说你送给我我都不要，因为我坐上去就等于承认自己是一个废人。第二是孤独，虽然在儿女面前说不孤独，但他们告诉我他们很孤独，一天不知道干什么。第三是老年人的肌力变化，他们的直立行走过程，老年男性或女性基本情况不尽相同，需要认真地去了解。然后，对人机工程学进行分析，请各种疾患的老年人来试坐椅子，请他们提出批评性的建议。

　　日常生活中我们看到的椅子，很多其实是反人类学的，它们对我们的脊柱非常不友好。于是我们开始做概念性的各种各样的发散设计，再将调研结果汇总，然后考虑从工程上能否实现，最后方案形成后定型。重新设计后的椅子再没有残疾人的符号，老年人坐在上面不会感到自卑；把网络功能添加进去后还有娱乐功能；生理上能够帮助他们做到平时想做但做不到的事。我们在第一代的椅子上加上了起、坐、憩、行、乐五大功能，在最新一代椅子上又加上了生命信息监控功能。老年人借助椅子可以实现自主站立和坐下，可以把子女解放出来。腰腿不好是老人自然衰退的过程，很多人日常生活都要人搀扶，这不太现实，有了这把椅子后，问题就解决了。这把椅子充电一次可以巡航18千米。到花园去，阳光好可以躺下来休息，头部有收音机，该吃药时能切断所有娱乐，提醒你该吃药了。老年人有2/3的时间坐在这把椅子上，坐久了还有按摩功能。最初我们并没有想加按摩功能，但75%的老人都说要加。中国未来95%的老人靠居家养老，家里没有这样智能化的设备，让老人居家养老是非常不人性化的，这也是我们做这件事情的初衷。我们今年做了一个养老样板间，全部做到无障碍和智能化的生命监控。老年人坐上了这把椅子，在样板间里一天24小时都能实现无障碍通行和智能化检测。起床后把床自动收起来，瞬间卧室变客厅，可以通畅地在房间里移动。进厨房，操作台只要合适，可以做菜，进卫生间也无障碍。天花板上有吊着的设备，地上有嵌入的设备，这些都是辅助机能增强和生命信息采集的装置。最重要的就是，在卫生间洗漱的地方，我们打造了生命监控的集成化系统，这里的检测装置都是实物化的，可以检测老人血压、血脂、体脂、心律、血糖、三酰甘油、胆固醇、高密度脂蛋白、低密度脂蛋白等参数，包括呼吸的空气质量也会自动检测。最后所有的监测数据都会显示在一面镜子上，这面镜子平时就是一个穿衣镜，但手一触摸就变成显示器，所有关于生命信息的监测结果和分析结果，都会以数字形式显示在上面，还会通过不同颜色来区分脏器的健康状态。这就可以快速、直观地知道每天的健康状态，一旦出现异常就有健康管理师帮老人预约好医生。这样的设计，是我们社会必需的，而且是中西医并重才能推动的，更需要医学与工程的完美整合。

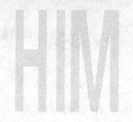

中医与西医

◎ 张伯礼

"2017中国整合医学大会"的召开我觉得应该是整合医学的一个新阶段,如果说我们过去谈整合医学是技术层面的整合,今天才真正地谈到了医学和人文科学的整合,这是更深层次的整合,使医学有了温度和情感,也将引领未来医学的发展方向。在世界医学史中,坚持天人合一、整体观念的中医药学,历史悠久,她的很多观念历久弥新,至今仍有重要指导意义。整合医学离开了中医在中国是不行的,在世界上也是不行的。

医学发展面临诸多困难和挑战,20世纪在全球医学界就有了共识,现代医学虽然取得了很多成绩,但也从未像今天这样遭遇困惑和挑战。医学发展的方向出了偏差,忽视了医学本有的宗旨,把病人变成消费者和修理的机器,忽视了人的心理、社会和自然的整体关系。世界卫生组织(WHO)提出,21世纪的医学不应该以疾病为主要研究领域,应当以人类的健康作为医学的主要方向。健康是人的基本权利,医学的目的是发现和发展人的自我健康能力。

中医药学有几千年的历史,是中国古代文明的瑰宝,也是打开中华文明宝库的钥匙。深入研究和发扬中医药学,对丰富世界医学事业、推进生命科学发展具有重要意义,所以整合医学离不开中医学。中医学虽然古老,但它的理念并不落后,包括中医的天人合一、整体观念、辨证论治、养生保健、复方治疗,都不同程度体现了现代医学发展的前沿,符合先进医学的发展方向。西方学界也认为,未来医学的发展应该从东方医学中寻找智慧、寻找思想,这是有道理的。

中医和西医到底有什么不同?从文化背景、哲学思维、理论方法、诊疗技术等方面均有很多不同,但根本目的相同,就是要解除病痛、维护健康,中医、西医都应如此。屠呦呦研究员发现青蒿素获得诺贝尔生理学或医学奖,给我们很多启示,也让我们更深刻认识到医学研究的最根本目标是解决病痛、挽救生命、维护健康。屠呦呦教授领导的团队将一种古老的中医疗法转化为最强有力的抗疟药物，在全球，特别是发展中国家，挽救了数亿人的生命，不管中医还是西医，能治病就是好医生，疗效才是硬道理。

中医药学也要与时俱进，不断发展，积极吸收其他学科的技术方法为我所用，推动中医药发展。中医药现代化战略实施20年来，取得了突出成就，在《中药现代化二十年》专著中有较全面的论述。中医药学作为一个传统的学科领域与现代科学技术交汇融合，开拓了一条传承创新发展之路，形成了显著的学科优势，引领了生命科学和健康产业的发展，产生了重大社会效益和经济效益。近20年来，我们的实验条件和国外的实验室可以相比，更可贵的是我们的研究效率也不比国外低。比如，传统医药领域发表的高层次的研究论文，在20年前我国只占全球的4%，到2013年占了34%，同期美国占比从33%降到17%，日本韩国变化不大。中药工业产值从20年前的235亿元增长到现在的8600亿元，同时还培育形成了一个大健康产业，包括养生保健、治疗、康复、养老、旅游、医药、国际服务贸易及其他相关产业，产业规模近2万亿元。

WHO曾经提出，世界要以开放的态度接受传统医药，而传统医药要被广泛接受依赖于肯定的疗效，其中的关键环节在于研究方法的科学性。中医药学有几千年的历史，丰富的经验积淀是个知识宝库，但需要整理发掘，特别是在疗效方面，需要用符合当代研究通则和标准的研究数据加以证明，才能让中医药在更广泛的领域得到认可。近10多年来，一系列中医药研究成果在高水平期刊发表，产生了广泛的国际影响。例如，《美国科学院院报》发表了陈竺院士团队的研究成果，证明了复方黄黛片在白血病治疗中的作用，揭示了复方作用的分子机制，特别是证实了中药方剂君臣佐使配伍的合理性。在应对甲型H1N1流感方面，王辰院士评价了传统中药汤剂"银翘散＋麻杏石甘汤"的疗效，以西药达菲作为对照，研究结果发表在美国《内科学年鉴》上，证明了中药标准汤剂的效果与达菲相当，且价格只是西药的1/8。再如，针刺治疗老年难治性便秘，治疗后每周自然排便的次数显著增加，研究在2016年《内科学年鉴》上发表，这些结果改变了国外相关临床指南，把针刺治疗老年难治性便秘纳入治疗选择。中药海外注册也取得进展，如复方丹参方制剂（T89）等一批中药在美国完成了II期临床试验，显示了中药的疗效。一批中药标准被美国药典和欧美药典采纳。20多年来中医药国际化取得了长足进展，中医药针灸在180多个国家得到了应用，WHO有103个会员国使用针灸，29个国家设立了法规，18个国家将针灸纳入了医保体系。

西医药我们要紧跟世界前沿，而中医药是中国原创，这方面我们可以引领世界。近20年来我们一直向西方植物药的研究方法标准学习，而国外专家认为20年来他们一直在向东方靠拢。我说东西方、中西医是互相在学习，在碰撞中融合，最后产生两方都认同的中药国际注册技术体系，包括法规、科技、产业、市场的标准。现在我们有更多的共同语言，双方能够就中医药发展坐下来谈了，互相理解，这是20年来的突出进步。20年前国际上的中医教育都是以个体形式存在，教材、教学内容和方法都不一致，甚至是混乱。为了提高国际中医教育水平，2006年成立了世界中医药学会联合会中医药教育专业委员会，组织全球专家制订了国际中医教育标准，组织编写了核心教材，中文版已经完成，英文版也正在翻译之中，今后还要启动中医药国际师资培训，考核认证，保障中医药国际教育能够健康发展。

中医药面临重大的需求和发展机遇。中医药现代化取得了突出成绩，将中医药原创思维与现代科技整合，将产生原创性成果，将开拓新的研究领域，将引领世界生命科学的发展，为用中国式办法解决世界医改难题做出贡献。我常说，中医学虽然古老，但其理念不落后。然而，在技术层面，中医和现代的科技结合不够。所以我们说，中医药的原创思维非常宝贵，但一定要和现代科技结合，才会产生原创性成果，为人类健康服务。

陈竺院士为《生命时报》写的新年贺辞里有一段话和整合的理念非常吻合，"科学家应该逐步突破中西医学之间的壁垒，建立融中西医学思想于一体的21世纪新医学，这种医学兼取两长，既高于现在的中医，也高于现在的西医，值得我们为之努力和奋斗"。我想整合医学已经奠基，它在中国之所以进展这么快，受到大家的如此重视，就是因为符合实际需求，简单讲就是有用，因为它代表未来医学的发展方向，特别是融入中医学理念，中国的整合医学更加丰满，发展将更加迅速。整合医学大有希望！

HOLISTIC INTEGRATIVE MEDICINE

实践篇

整合儿科学

中国儿科学的发展现状

◎桂永浩

2015 年中国 5 岁以下儿童死亡率是 2.9‰，日本和韩国是 2.7‰，印度是 47.7‰。而来自北欧、南欧和北美地区发达国家的死亡率很低。但我们必须说，中国 5 岁以下儿童死亡率在过去 30 年中，下降速度是惊人的，得到了世界卫生组织高度的赞扬。如果细分一下，中国 5 岁以下的儿童死亡率在 2000 年还相当高，到 2012 年开始出现一个相对平稳状态，即出现下降稳态。但城市与农村相比，农村情况不容乐观。2016 年城市 5 岁以下儿童死亡率是 5.9‰，但农村是 14.2‰；东部地区与中西部地区比较，差距非常大，西部地区达 17‰，而东部地区只有 5.0‰～5.6‰。所以把中国放在世界看，情况还可以；但中国自身不同地区比较，问题相当严重。问题的严重性主要表现在贫困边远地区与发达地区，以及农村与城市之间的差异性。这是今后全国儿科同道必须给予高度关注的一个问题。

2000—2015 年全国新生儿的死亡率基本出现一个相同走势，到 2012 年趋于平稳。从国家总体看，新生儿死亡率相对来讲比较乐观，但是农村是 6.4‰，城市为 3.3‰，大概相差 1 倍；东部地区为 2.6‰，西部地区为 8.2‰，相差非常大。如果能够把西部地区、农村地区的死亡率再下降 50％，我国早已达到世界卫生组织提出的《千年发展纲要》里的 2015 年目标。所以差距现在还是国家资源分布不平衡造成的地区间差距。

在儿童人数与儿科医生的比值上，我国与世界发达国家相比差距还很大。我国大概是 0.2‰，上海地区是 1‰，但美国、德国、日本都在 2.5‰～3‰，我们处在一个相对较差的地位。现在在卫生计生委登记注册的有儿科处方权的人数大概是8.5万人。媒体曾报道我国有20万名儿科医生的缺口，但何止缺20万，如果说缺20万合格、经过良好训练、层次比较高的儿科医生，可能这个数字大概差不多。中国缺少儿科专业护理和医疗人才，但从政府和社会层面，还无法给予一个明确的解决方案，现状不容乐观。

21世纪临床医学的新挑战正在发生。我觉得可从两个方面看，我国现在儿科医学从两条战线在同时战斗。一是感染性疾病，包括传染性疾病，即传统的严重危害儿童身心健康的疾病，仍然是严重威胁，而这些威胁又出现了一些新情况：比如细菌耐药菌株的广泛产生和扩散，特别是滥用抗生素造成的一系列后果；昆虫媒介和动物源性疾病的传播，尤其是血液制品广泛使用后造成的问题；孕期和新生儿感染性疾病，特别是在特殊人群和流动人口的传染病。现在还有特殊人群的传染病，包括艾滋病、结核病都有明显的反弹。这些都造成了严峻挑战。二是由于经济社会发展不平衡，困难儿童和特殊人群需要的医疗和健康照顾；还有环境因素和社会因素造成的影响儿童健康的重大疾病；以及意外伤害造成的医疗需求。

更重要的是，除生理健康外，还有很多心理问题，已经成为严重困扰儿童健康和生长发育的重要因素，特别是焦虑、抑郁、注意力缺陷、多动性障碍、睡眠障碍。在儿童的睡眠障碍中，有相当一部分儿童不是晚上睡不着，而是没有时间睡，睡不好，严重影响儿童的生长发育，导致一系列心理问题发生，我国的发生率已接近发达国家。这些正好是儿科医生在传统医学教育中比较缺乏的一部分，也就说，我们的骨干力量对此还没有太多办法，因为没有受过严格训练。

医学教育领域有很多有识之士，特别是国际医学教育委员会的专家提出了一些重要的理念。医学教育全球公益委员会2016年在《柳叶刀》上发表过一篇非常重要、到今天还在产生重大影响的文章，就是面向新世纪的卫生人才实行转化教育，强化相互依存的卫生体系。其中强调了以下几点。第一，医生是健康的提供者。治病救人是我们的天职。第二，医生是医疗的决策者。医疗决策不仅是诊断、治疗、预防、预后、对发病高危因素的干预，这五大要素医生要参与，同时，减少医疗费用、延长病人的生命、提高质量及降低社会负担，也都是医疗决策的重要问题，但医生往往缺乏这方面的培训，也没有主动参与的机会。第三，医生是心理上的交流者。我深深感到，即使在中国一流的大学，对学生心理交流能力的培养还是很差的。这么多的医患冲突和医疗健康教育中的缺陷分不开，所以现在提倡全系统、全流程的通识教育，可能会解决部分问题。第四，医生是社区的领导者、组织者和管理者。医生未来除了在医疗诊所里提供合格的高质量的医疗外，还应该具备到社区进行组织和管理的能力。如果缺乏这些能力，整个医疗体系建设过程中就会出现资源的浪费和相对的供应不足。很多专业及医疗机构的人士在20世纪90年代就对21世纪可能出现的问题，提出了警示性的意见或者建议。这些建议和意见形成了很多思考，由于中国的体系比较复杂，人比较多，所以现在医疗体制改革大家还不满意，但可以这么说，全世界没有一个国家的医疗改革老百姓是很满意的，说明了这个问题的复杂性。在医疗教学中，如何贯穿人文精神的培养已经成为非常重要的不可缺少的内容。整合医学教育、整合医疗实践呼唤医疗中的人文关怀，这牵扯到很多问题，比如价值观问题、宗教信仰问题，这些问题如果不能得到很好关注，我们在临床实践中就会碰到很多无法克服的障碍。在新的形势和背景下，光提倡科学精神不够，应该高度地把科学和人文情怀、人文关怀整合在一起，让科学精神求真、进取、协作，特别是包容，将理性的判断和怀疑的精神整合在一起。通过我们的整合，使人文精神相互渗透、融合和统一，把医学事业的技术和科技的发展紧密整合在一起。

近几十年来，全世界医学教育有三个过程，也就是三个里程碑。20世纪90年代初期，医学教育主要是以学科为基础，学科的课程设置以大学的课堂为主要授课基地，是一个学院式的、以学科为基础的教育。到了20世纪90年代的中期或中后期，以问题为基础的医学教育应运而生。随着社会时代的发展，单纯以学院和教师为基本的教育已经无法满足社会的整个需要。在这个情况下，出现了基于问题的学习（PBL，后来又变成CBL）。所以学术课堂已不单在学校，它以学术为中心，包括大学教师、实验室、研究基地和社会的相关组织。到了90年代末期，因为社会对医疗资源的需求和我们能提供的能力之间的差距，所以，以胜任岗位能力为导向，涉及全球化、社会性的基础教育，把社区、医院、学校等各个方面串联起来的系统化教育成了新一轮医学教育改革非常重要的内容。

三个根本性改变主要表现在整合信息化用于决策这一转化过程。岗位胜任能力取代了专业文凭，不是为了学习而学习，团队合作得到了很好的提倡。从教育模式的转变，创造性利用全球资源解决地区的问题，医学教育全球化的思路非常宽。我参加了几本儿科学教材的编写，采用全球化的数据非常多，把中国问题和全球问题间的关系相联系，这就是今天讲到的整合医学。如何以胜任能力为导向进行教育，可能是今后每个人都要思考的。要具备利用全世界经验、因地制宜解决自己问题的能力。另外，要开展跨专业、跨行业的交流，现在在医学院已经能够通过公共卫生、护理学、临床医学、技术医学专业之间的跨越，培育一个非传统的、交叉学科打造的、以前不可能实现的教育体系。增强教育资源，重点在师资队伍的建设，要形成全新的职业规范。因此，整合医学教学教育的改革非常迫切和重要。

要进行课程设置的改革，这是在21世纪面临的卫生问题胜任能力的必需要求。我国提供的医疗服务应该是分层的医疗服务。我在和国外学者讨论交流中，大家公认的就是中国有两个问题急需解决。第一，中国人口基数大，地区差别大，医疗资源存在绝对不足的现象，就是说总的病床数、医生人数或护士人数从人均数上是不够的。第二，比较严重的问题是东部地区和西部地区、农村地区和城市地区医疗资源分布很不均衡，在绝对不平衡和短缺情况下，还造成了相对的资源浪费。两个问题之间相互交错。为了更好推进整合医学和基本医疗服务，在四五年前，就有很多专家提出了"4P"概念，即个性化治理、专业化治理、公共化治疗和基于人群基础的治疗，其实这四个问题应该很好对接和整合起来，就是整合医学在基本医疗服务中一个非常好的实践。此外，我们应该考虑能不能把三级、四级已经分碎的学科回归形成一个整合的学科，也就是说形成一个新一代的整合医学的运行模式，来提供整体的、整合式的医疗氛围。

整合医学强调个体化、综合性、持续性、全生命周期"四维"的临床和医疗保障，比如从心理到社会、到生物是一个维度；从健康到疾病、到恢复是一个维度；从生到死、到人的生命终止是一个维度。所以健康、疾病、生死、社会和心理，多个维度相互间形成了一个重要的整体。

整合医学教育模式非常适合儿科学发展，我们要积极响应，把整合医学的理论和实践在我们儿科落地，从而全面提高儿科的学术水平。

整合医学在解决儿科面临问题中的作用

◎赵正言

本文主要探讨儿科整合医学中两个重要的方面：第一，中国儿科整合医学面临的问题；第二，中国儿科整合医学重点应关注哪些问题。

整合医学是将医学各领域最先进的知识理论和临床各专科最有效的实践经验分别加以有机地整合，并根据社会、环境、心理的现实进行修正、调整，使之成为更加符合、更加适合人体健康和疾病治疗的一个新的医学体系。整合医学包括3个重要观念：一是整体观，人是一个整体，临床行医，不管是什么专科的，一定要把人看成一个整体；二是整合观，要把临床收集到的数据、事实、经验和技术加以不断实践，不断提升，形成新的医学知识体系；三是医学观，医学不是纯粹的科学，也不是单纯的哲学，医学充满了科学和哲学，并涵盖有社会学、人学、艺术学、心理学等。

我这里还要讲一个观点，对于儿童时期，我们必须有生长发育这个概念。从新生儿到成年人，18岁起就是成年人，每一个生命过程都有特殊性，都有发育的特点。

西方医学发展经历了3个时期：18世纪和19世纪主要是通科医生时代；20世纪70年代前是专科化时代；到20世纪70年代后，专科与全科协调发展，到现在进入整合医学时代。

我认为整合医学要解决几个方面问题：一是医学的高度专科化，西医强调专科训练，将疾病和病人分割，病人机体的局部和整体分割，病人的生理和心理分割，生物学因素和社会学因素分割，病人和环境分割，这是专科化的弊端；二是医学的科学化，西医学强调仪器的作用。医院管理者千方百计增购设备，甚至增购很多对提升医疗质量没有作用的设备，部分医生完全依靠仪器指导整个治疗；

三是人文精神与医患矛盾，现在儿科医学也面临这样一个问题，儿科医患矛盾比其他专业更尖锐。

这些就是中国儿科整合医学需要去解决的问题。中国儿科整合医学将来怎么发展？怎么整合？

第一，应该关注儿科住院医师的培养。这是关系到将来医学发展的一个很大的问题。现在中国的儿科医生少，缺口不止20万。在美国，每1000个儿童的儿科医生数达到了1.46名，一般西方国家大概都是这个数字；我国2015年只有0.53名，2016年才达到0.6名。此外，招不到儿科医生。我们每年招生，儿科医生都比计划的少。儿科医生在就业前经过规范化培训的比例很低，国家真正开始官方培训从2013年才开始。临床医学专业毕业生，以住院医师身份在国家认证的培训基地接受系统性规范化培训，以提高临床技能，是造就高水平儿科与儿童保健医生的必由之路，也是提高医生队伍素质和医疗水平的根本之策。

为什么西方国家在整个医疗方面做得非常有序？因为他们的分级医疗非常好，无论是家庭医生还是城市大医院的医生，病人都信任。美国住院医师的培训，一是高水平，二是城镇化，3年下来再加上后面的专科培训，他们在大医院工作或做家庭医生工作，水平差不多，家长都把家庭医疗选为最初的治疗。这在中国做不到，因为中国医生的水平相差太远，而且基层很多没有儿科医生。大医院的医生，临床水平比较高，所有医生都往大城市跑，儿童医院人满为患，住院难、看病难、求药难、检查难成了难以解决问题。

到2020年，我国儿童可能达到2.92亿，按照每1000个儿童0.69名儿童医生测算，到2020年，还差86 000多名儿童医生，而这几年要培养8万多名儿科医生，几乎不可能。现在国家卫计委联合其他机构提出到2020年每1000名儿童床位数增加到2.2张，每1000名儿童儿科执业（助理）医师数达到0.69名，每个乡镇卫生院和社区卫生服务机构至少有1名全科医师提供规范的儿童基本医疗服务，我认为真正落地还有很大困难。

第二，要关注儿科服务能力的建设。整合医学要整合不同的专业，要动员社会很多资源来关注这一问题。现在的服务能力其实严重不足，门诊人次儿科是最多的，儿童医院病床的周转次数和病床利用率都是最高的。

在死亡之前的服务是比较差的。中国2015年5岁以下儿童死亡在家里的有31.5%，死亡在就医途中的有10.4%，两个相加达41.9%，也就是近一半儿童死亡在路上或家中。当然家中这部分可能是在医院不行了，回到家里，这是中国的传统观念造成的。在西方国家，除了意外死亡，其他都在医院死亡。

2015年中国5岁以下儿童死亡前治疗情况构成比：没有经过门诊治疗的大概是8.4%，死亡前没有任何治疗的有12.2%，当然有意外死亡，意外死亡前不可能去治疗，两个相加达20.6%。1/5儿童死亡前没有接受过任何治疗，意外死亡如果在发达国家，可以很快送到医院去接受治疗，我国在这方面的应对能力急需提升。

2015年在死亡前没有诊断过的级别构成比：村一级诊所诊断的大概占1%，乡一级诊断的占5.6%。这些孩子的死亡数字说明医院把持医疗或者说根本没有治疗，所以儿科服务能力总体还比较差。应该逐步提高。

第三，要加强常见病的防治。进一步降低儿童死亡率，特别是婴儿和新生儿死亡，重点是提高农村医疗卫生机构新生儿的急救技术和儿童常见病诊治，特别是现场急救，以及危重病患儿的处理与诊治能力。整合医学应该放在基层关注这些问题，我国常见病的病种和世界卫生组织报告的发展中国家相似。世界卫生组织报告的新生儿的死亡大概占到5岁以下儿童死亡的49%。我国新生儿死亡大概占到51%，我国死亡的疾病和世界卫生组织报告的类似。

第四，要关注出生缺陷的防治。我国每年大概有90万出生缺陷儿出生，发生率达5.6%，出生缺陷发生率居中等国家行列。我国是一个出生缺陷大国。我国2000—2013年先天性心脏病的发生率趋势确在上升。

因出生缺陷死亡中占婴儿死亡的百分比，在2004年前大概是12.5%，到2011年涨到19.1%。出生缺陷死亡在婴儿死亡中占的比例在不断升高。临床儿科没法防治，只能做一小部分，出生缺陷防治牵扯到很多专业，还包括整个社会的治理、自然环境的治理，我们还需要妇产科、法医学等。整个怀孕过程中，不同的时间，受到不同因素的影响，都可造成儿童畸形。

我国在新生儿遗传代谢病的筛查方面，30年来也做了大量工作，进行了大量筛查。我们医院建立了一个比较好的网络筛查系统，应该是中国最好的。有5个系统：一是管理系统，二是CPA系统，三是实验室检测系统，四是避孕的随访系统，五是信息系统。5个系统组成了一个大平台，一天能诊查45种病，每年筛查60万~70万新生儿，这几年大概有5000多例苯丙酮尿症病人需要筛查，从筛查的138万新生儿中，发现了26种遗传代谢病，遗传代谢病发病率大概1/5268。另外还做了跨学科遗传病的人脸识别。

第五，要关注儿童早期发展。儿童早期发展是帮助儿童降低死亡，充分发挥儿童潜能的一个重要手段。儿童早期发展，强调的是生命的1000天，开始的1000天非常重要，它是发育的关键时期，这个时期的营养、环境、心理行为关乎孩子一生的健康。消除贫困对降低孕妇死亡率、儿童死亡率、降低儿童的发病率都非常重要，对营养的投入可以增加每年2%~3%的GDP，其影响是持久的，改善婴幼儿营养可以保障和促进下一代的健康和成长。营养不良对体重、生长等都有影响。

第六，成人期疾病在生命早期的预防。早期的预防需要各个学科共同参与。中国高血压人口到2020年可达1.6亿~1.7亿，高血脂人口达1亿多，糖尿病接近1亿。因此，成年期的疾病要通过早期预防，通过胎儿时期、生命早期来预防。

1984年，英国的Barker教授在调查全英成人心血管病的死亡时发现，当时生活水平较差的西北部地区，成人心血管患病率比富裕的东南部高，与同一地区以往新生儿的死亡率成正比。我们的一般观念是越富裕的人患病率最高，但他发现是穷的地区高。他发现在西部地区早期时，新生儿和婴儿的死亡率高，因为新生儿和婴儿的死亡主要是营养不良造成的，是地区环境造成的，所以他得出"成年疾病胎儿学说"这一概念。现在很多研究发现，很多新生儿指标都和成年的高血压、冠心病、糖尿病有关，和很多精神疾病如抑郁症、精神分裂症也有关。而且生命早期的营养不良或其他不良因素，可以影响三代人的健康。

第七，脑科学的研究。大脑发育在儿童是关键时期。我们在一个县做了1500多例的前瞻性研究，发表了一些文章，并与美国的大学开展了合作。

第八，要关注医学人文建设。医学有科学之真、人文之善、艺术之美。当医生不能把病人当成一个病，要当成一个人，要学会倾听，要关怀、帮助他。有些医生受不良因素影响，对病人不尊重。人文精神的建设在儿科非常重要，非常需要重视。人文素养的建设是医学专业精神的核心价值，我们做得不够。

从整合医学角度看"中国儿童哮喘行动计划"的制订及实施

◎申昆玲

整合医学是未来医学发展的必然方向和必由之路,它是从人体出发,整合现有的基础知识、临床知识和临床经验,整合社会、环境等因素,最终形成一种新的医学知识体系,以解决目前临床上广泛存在的专科细划、专业细化和医学知识碎片化带来的问题。我觉得在整合医学过程中,在建立整个体系过程中,很重要的是用什么样的手段。尤其是在互联网发展时代,怎样用新的手段来进行整合?还有一个很重要的内容,就是慢病管理的整合医学研究,这应该是整合医学的重要组成部分。

本文主要讲物联网时代"中国儿童哮喘行动计划"。物联网是物物相连的互联网,概念比较虚。它的十大特色或内容包括数据分析、虚拟现实、人工智能、可穿戴产品、视频消费、无人机、移动支付、智能汽车、3D打印和智能家居,无处不在,我们都生活在其中。现在中国已有能在高速上行程2000千米的无人驾驶汽车。英国正在打造所谓的智能小镇,在小镇里所有汽车都是无人驾驶的。中国的移动支付全球领先。物联网的这些内容大家都在探索怎样用到医学实践中,包括医疗、科研、培训等。比如现在用可穿戴产品通过蓝牙直接传入信息中心或数据中心,可以在很短时间内获得很多人参与的血压、心率检测的大数据。

儿童的急性呼吸系统疾病主要是呼吸道感染,慢性病主要是支气管炎、哮喘。很多成人的呼吸系统疾病实际上在儿童的早期就有起源,即儿童时期的呼吸道感染、支气管炎、哮喘是增加成年后的慢性阻塞性肺疾病和支气管哮喘的重要危险因素。

中国儿童哮喘呈显著增加趋势。现在全国的患病率是3%,上海达到7%,香港为10%,台湾是10%。可以想象,中国0~10岁的儿童现在是3.2亿,竟有3%、

7%或者10%是哮喘。哮喘是慢性病，需要长期的管理。哮喘的本质是一种以慢性气道炎症和气道高反应性为特征的异质性疾病。我们过去曾有三版的《中国儿童支气管哮喘防治指南》，2016年我们又更新了指南，其中有以下几个更新亮点。

第一，增加了小于6岁儿童哮喘诊断的线索。比如孩子具有多于每月1次的频繁发作性喘息，活动诱发的咳嗽和喘息，非病毒感染导致的间歇性夜间咳嗽，喘息症状持续至3岁后，抗哮喘治疗有效，停药后又复发。如果有全部特点或部分特点，要考虑哮喘。

第二，增加了实验性治疗。如果怀疑哮喘，不要等待，尽可能早地用哮喘治疗方案开始实验性治疗，抗哮喘治疗4~6周后进行评估，根据疗效决定下一步治疗方案，或者进一步探索造成反复喘息的原因。

第三，吸入糖皮质激素的地位要提升。现在国际上公认的是吸入糖皮质激素是治疗儿童和成人气管哮喘的一线用药。

第四，增加了"中国儿童哮喘行动计划"。它实际上是由医生给患儿和家长制订的，用于哮喘状态的评估，以及在这个状态下相应给予治疗建议。国际上哮喘行动计划都是采取交通信号灯的形式，也就是绿、黄、红形式，分别代表哮喘的不同状态。哮喘是慢性的气道炎症，最大的特点就是反复发作的喘息、咳嗽、气促和胸闷。在慢性气道炎症没被控制时，或者是在病毒、运动、过敏原暴露时，可使气道炎症加重，从而引起症状的反复。

哮喘治疗有一个重要原则，在急性发作时，需要在第一时间给予及时治疗，哮喘发作的第一时间常常不是在医院里，而是在非医疗机构，比如家中、学校、商场、公园。第一时间给予恰当治疗非常重要，比较著名演员邓丽君和梅葆玖，他们均死于哮喘急性发作，第一时间没有得到恰当治疗，死在家里或死在去医院的路上，所以哮喘急性发作的处理是一个关键问题。哮喘和所有的慢性病一样，它的管理需要评估，评估后需要治疗，观察治疗反应，然后再调整治疗。慢性病需要周而复始经过这三个过程，最终达到哮喘治疗的目的。哮喘治疗的目的是维持症状不加重，达到维持无症状，维持正常活动，维持正常肺功能，预防哮喘急性发作，避免哮喘药物导致的不良反应，预防哮喘导致的死亡。

在慢性病管理中很重要的问题是建立合作伙伴关系，在哮喘，尤其在儿童哮喘中，要建立家长、医生、患儿的合作伙伴关系。现在国际上公认的，在哮喘管理方面建立合作伙伴关系的一个重要纽带就是"哮喘行动计划"。1991年美国国立卫生院（NIH）提出的哮喘行动计划，要为每一个小病人制订哮喘行动计划。GINA指南提出，要为所有病人提供与哮喘控制和文化程度相应的书面的哮喘行动计划。可以减少症状，提高病人对病情控制的满意度，提高对疾病治疗的依从性，减少非计划就医或急诊。

我最早接触哮喘行动计划是1998年在澳大利亚时。澳大利亚的哮喘行动计划，是采取交通信号灯的形式，即绿、黄、红。左侧代表哮喘的控制状态，右侧是采取的措施。可以是书面的,也可以是电子的,所有都包括哮喘状态,以及需要采取的措施。绿区代表控制良好,绿区需要每日维持用药;黄区表明哮喘有加重或哮喘有发作的先兆,需要在原来控制的药物上,使用缓解药物,最常用的是沙丁胺醇;如果病人进入红区,表明进入了一个比较严重的哮喘发作状态,这时候需很多处理措施和紧急就医。

哮喘行动计划这三个区间的关系是什么?哮喘病人很容易在一些因素,包括感染或一些故意刺激情况下哮喘发作,这时进入黄区。哮喘行动计划是教给家长或病人,怎样识别进入了黄区,同时采取一些措施回到绿区,也就是回到哮喘控制。尽量避免进到红区,就是要及时处理,终止这个过程,避免出现严重的哮喘发作。

怎样识别哮喘?国际上有很多研究,症状是一个非常敏感的指标。在哮喘病人控制良好情况下,应该没有症状,但在特殊情况下,会出现一些频繁的咳嗽或者夜间咳嗽,这是很敏感的哮喘要发作的表现。还有研究发现,有些病人在呼气流速检测过程中发现,在有症状前的1周,其呼吸峰流速已经下来了。国际上最推崇的办法是用症状和峰流速来共同监测哮喘发作情况。

在 GINA 指南的哮喘行动计划中,对于小于5岁的患儿,就告诉家长,如果患儿出现哮喘的先兆或哮喘发作时,在家中就可以迅速使用短效 β2 受体激动剂(SABA)计算器,使用的次数是1小时内用3次,每20分钟用1次。经过这种治疗不见好转,出现严重的呼吸困难,甚至嗜睡,尤其是小于1岁的婴儿就需要急诊就医。GINA 指南的哮喘行动计划还提出哮喘病人在上呼吸道感染开始时或第一个哮喘症状出现时,就要求家长开始使用口服的 β2 受体激动剂,这样就能减轻症状。当6岁以上儿童和青少年出现在黄区时,一个很重要的治疗方案就是把原来的控制药物升级,比如原来用的糖皮质激素的剂量和次数都要增加。在澳大利亚要求所有哮喘病人的家里要备有口服糖皮质激素。在什么情况下可以使用口服糖皮质激素呢?当使用剂量增加的缓解药物和控制药物2~3天仍无效时;或者症状迅速恶化,肺功能迅速降低时;或既往有过非常严重的哮喘发作的病人,这类病人在第二次和第三次发作时,很可能像第一次出现重症发作那样,这时家长在家可先给患儿口服激素,然后送医院。

在"黄区"的治疗时间需要多长?研究表明,哮喘病人在控制良好时,如果出现感冒,或者有个别接触时,可能会出现哮喘症状,这个哮喘症状从出现到最重一般需要5天。经治疗后,从最重恢复到治疗前水平,大概也需要5~6天。总的来说,"黄区"的时间是12天或2周左右。

国际上实施哮喘行动计划已有20多年了,很多国家都遇到了非常多的困难。我国在这20年中没有实施哮喘行动计划,是一块空白。我们在制订哮喘行动计划时,参考了很多国家制订的哮喘行动计划及其实施以来存在的问题。比如加拿大的哮喘行动计划就有17个版本,很多学会、协会、单位都在制订自己的哮喘行动计划。但在英国、美国，都是国家统一在制订哮喘行动计划。所以，我们这次制订"中国儿童哮喘行动计划"，也是中国统一的儿童哮喘行动计划。

各国哮喘行动计划侧重点不一样。像加拿大的哮喘行动计划，只有53%强调哮喘的触发因素，59%强调每日使用的控制药物。所以，我们在制订"中国儿童哮喘行动计划"时，加入了哮喘的触发因素和强调每日使用的控制药物。哮喘行动计划在最初使用时都是纸质版，纸质版的最大问题就是容易遗失。所以澳大利亚要求，所有的哮喘病人必须有哮喘行动计划，所有病人在第二次就诊时，无论是去门诊还是急诊就医都要拿出自己的哮喘行动计划。这种纸质版的行动计划病人常常拿不出来，国际上已在探索手机版的哮喘行动计划，给12～17岁的青少年儿童做了手机版的哮喘行动计划，每天提醒病人用药。病人如果测了呼吸峰流速，把呼吸峰流速输入手机，再通过互联网传到医生或者哮喘教育者那里，他们会得到相应的回复。所以在使用手机版的哮喘行动计划之后，发现青少年每周使用手机版哮喘行动计划频率达到了每周4.3天。另外有93%的受试者表示，自使用手机版的哮喘行动计划以来，自我的哮喘控制能力得到提高，哮喘控制检测评分显著提高，哮喘发作预防有效性评分也有所改善。

目前有一个最重要的问题，就是很多医生不知道哮喘行动计划。中华医学会儿科分会打算用一年时间来推广这个计划，使每个医生都知道这个事。我们要遵循国际潮流，每个哮喘病人都要有个哮喘行动计划。医生有个顾虑，哮喘行动计划需要和家长解释整个A4纸的内容，但医生又没有时间，这是我们医生中存在的问题。在美国的北卡罗来纳州，哮喘行动计划都被放入电子病历中，每个哮喘病人在医生开处方时，就直接把哮喘行动计划作为处方开给病人。哮喘行动计划要根据病人个人的哮喘情况来制订，使用这个电子版哮喘行动计划后，大大提高了对哮喘病人的管理。亚美尼亚的研究显示，使用电子哮喘行动计划后，急诊病人的哮喘行动计划提供率，由2007年的17.9%上升到2015年的71.9%。

经过前辈几十年的努力，中国儿童哮喘无论在流行病学、指南制订、宣教、病人管理方面都取得了非常大的成就，实际上是走在前面的。当然还有很多问题需要解决。

我们做了一个课题，给哮喘病人发问卷调查，问他们在过去12个月中发生了什么。结果是在过去12个月里，中国有44%的孩子因为哮喘加重或急性发作经历了至少1次计划外门诊的就医；14.6%的孩子因为哮喘加重进行了急诊就医；还有17.4%的孩子住院，住院时间大概10天，费用4000元/次；51.1%的孩子不能正常上学，每年平均10天；48.8%孩子家长因为孩子不能正常上学，所以他们不能正常工作，每年平均10天。

在这种条件下，尤其是在互联网时代，怎样建立中国儿童的哮喘行动计划？2015年，中华医学会儿科分会用了半年时间探索和制订"中国儿童哮喘行动计划"。哮喘行动计划制订出来后，于2015年、2016年、2017年的2月19日正式发布。这个哮喘行动计划从模式上是基于症状、峰流速及"症状+峰流速"。从样式上是纸质版、电子版、手机版。"中国儿童哮喘行动计划"包括三大部分：一是纸质版的哮喘行动计划，二是手机版的哮喘行动计划，三是智能手机的 APP 平台。在智能手机 APP 里面，希望把所有和哮喘相关的问题都能集中在手机 APP 平台上。这样无论家长、病人、医生都可使用，无论是在大城市，还是边缘小城市，或是在农村，只要手机能上网，都能得到哮喘管理的所有内容，包括哮喘行动计划的指南、哮喘药物的使用，所有与哮喘相关的资讯都可以得到。

"中国儿童哮喘行动计划"特别强调儿童身份证的使用。儿童在出生时，就办理身份证，计划里加上身份证，是追踪这些孩子一个唯一可行的方式。很多孩子虽然在青春期可以有所缓解，但到成人时哮喘又反复发作，儿童哮喘实际是成年哮喘发展的一个重要因素。要做到全生命周期的呼吸健康，必须对儿童哮喘加强管理。

我们还加了哮喘的诱发因素和过敏原的检测结果。检查过敏原有很多，家长并不知道过敏原是什么意思，我们特意把过敏原放进去，还要求医生给家长解释，采取绿、黄、红交通信号灯的形式。如果是"绿区"，是告诉家长，哮喘达到了良好控制，就是呼吸通畅、没有咳嗽、睡觉安稳、能够正常运动和活动。上面写有坚持每日使用控制的药物，列出了控制药物、用法用量和疗程。"黄区"是哮喘加重先兆，告诉家长，频繁咳嗽、喘息、胸闷、夜间咳嗽加重，是哮喘加重的先兆，或是哮喘发作的先兆，要立即使用缓解类药物并且升级每日控制药物，列出了常用的药物，还有每日的用法用量和疗程，一般是 2 周时间。进入"红区"，是告诉家长哮喘急性发作，很多家长并不知道严重发作，比如剧烈咳嗽、发憋、呼吸困难、走路说话困难、无法平卧、鼻翼煽动、口唇指甲青紫、焦虑、烦躁不安、意识模糊，家长要紧急使用药物，我们列出了每日药物和每日应该使用的频率，第 1 小时内每 20 分钟就要使用药物 1 次，来紧急迅速地缓解症状，还告诉家长口服激素，紧急就医。

我们同时开发了电子版，电子版最重要的是呼气峰流速的使用。呼气峰流速可直接通过蓝牙把数值显示在手机上。手机上还开发了一个症状评分等，用过呼气峰流速和症状评分就能知道自己在哪个区域，在"黄区"时会自动弹出"黄区"的治疗方案，提醒病人使用呼气峰流速。电子版哮喘行动计划希望把所有和哮喘相关的资讯都能放到里面，包括各种各样的哮喘问卷和各种各样的控制措施，过敏原检测结果的判断；过敏原的回避和处理，以及定时给药的提醒和记录等；还有呼气峰流速的长期趋势图、哮喘的问卷、各种各样的评估等。

总之，希望用互联网方式来探索中国儿童慢性病的管理，希望这种管理在生命的早期开始，做到生命全周期的健康维护，对生命早期做更多的关注。基于中华儿童医师在线，每 2 周推送内容，包括临床病例、相关指南、精彩研究、团队建设等。

儿童哮喘诊治的整合医学思考

◎孙 新

樊代明院士将整合医学定义为"从人的整体出发,将医学各领域最先进的知识理论和临床各专科最有效的实践经验分别加以有机整合,并根据社会、环境、心理的现实进行修正、调整,使之成为更加符合、更加适合人体健康和疾病治疗的新的医学体系"。那么,如何从整合医学的角度来理解儿科学?

小儿时期是人生的基础阶段,儿科学就是研究这个阶段有关疾病防治、促进身心健康及正常生长发育的一门综合性学科。整合儿科学目前尚无定义,根据樊代明院士对整合医学的定义,整合儿科可以理解为:从儿童的整体出发,将医学各领域最先进的知识理论和临床各专科最有效的实践经验分别加以有机整合,并根据社会、环境、心理的现实进行修正、调整,使之成为更加符合、更加适合儿童健康和疾病防治的整合医学体系。儿科学为临床医学二级学科,其三级学科分支类似内科学。目前,中华医学会儿科学分会分为几十个专业学组及专业委员会,由此可见,"小儿科"并不"小",而是"大"专业、"全"专业。然而,儿童是处于生长发育过程中的有机的整体,儿童各系统疾病的发生发展都和其他系统有着不同程度的联系,因此整合是儿科学的固有特点和必然要求。儿科各专业学组的发展既要重视"专精",也要重视"整合"。

下面,从整合医学角度谈一谈对儿童哮喘的一些粗浅思考。

樊代明院士指出,医学专科专业的过度细分带来了如下问题:病人成了器官、疾病成了症状、临床成了检验、医生成了药师、心理与躯体分离、医疗护理配合不佳、西医中医相互抵触、重治疗轻预防、城乡医疗水平差距拉大。那么,对于儿童哮喘,我们是否也应该考虑如下问题:哮喘仅关注肺脏这一器官可以吗?是否只要有"咳、喘、促、闷"的症状就可以诊断哮喘?哮喘有检查与检验的"金标准"吗?仅靠药物治疗是否足以控制哮喘?哮喘患儿的心理是否得到了足够关注？哮喘中心的医护该如何配合？中医中药在儿童哮喘防治中的作用？儿童哮喘预防的重要性是否得到充分重视？城市与乡村哮喘防治水平的差距？

针对上述因医学专科专业的过度细分所带来的问题，樊代明院士指出：要还器官为病人、还症状为疾病、从检验回到临床、从药师回到医生、要身心并重、要医护并重、要中西医并重、要防治并重。对于儿童哮喘，试做如下相对应的理解：还器官为病人——要重视上下（鼻、肺）同治，甚至要从"肠-肺轴"等近年来的最新进展来理解哮喘的发病机制，对哮喘进行综合治疗。还症状为疾病——儿童哮喘症状不特异，因此不能把哮喘仅仅理解为"咳、喘、促、闷"等症状，从某种程度上讲，对于哮喘而言，审慎的鉴别诊断更为重要。从检验回到临床——儿童哮喘缺乏检查和检验的金标准，尤其是5岁以下儿童，因此，对哮喘的诊断一定要从检验回归临床，尤其是临床的试验性治疗及动态观察评估。从药师回到医生——儿童哮喘的非药物治疗非常重要，因此，一定要从只会开药的医生回归到重视药物治疗和非药物治疗相结合的医生。要身心并重——哮喘患儿的心理与病症相互影响，因此，一定要重视哮喘患儿整体心理护理。要医护并重——哮喘中心的护士在哮喘宣教、随访、指导正确用药等关键环节起着至关重要的作用，因此医护的配合非常重要。要中西医并重——探索儿童哮喘中西医结合的防治策略，对于如何减少西药的副作用，提高儿童哮喘的控制率将大有裨益。要防治并重——"防早防小"是很多儿童疾病的重要预防策略，儿童哮喘也不例外，甚至更为重要。近年来一些研究成果，例如生命早期微生物组与哮喘发病关系的研究，使我们对哮喘的"防早防小"有了新的理解，同时也提供了新的预防方式。

综上所述，儿童哮喘一定要有"整合控制"的策略。即空间整合——同一气道，上下同治；时间整合——慢性炎症，全程管理；诊断整合——指标众多，综合判断；预防整合——病因复杂，全面预防；治疗整合——多措共举，联合治疗；管理整合——医患沟通，共防共治等。

一、儿童哮喘病因的整合医学思考

儿童哮喘是一种典型的多因性疾病，无论从中医还是西医的角度，其病因均可大致分为两类，即内因与外因。中医谓之"体质"与"外邪"。西医的内因则有遗传、基因变异等，外因诸多，如过敏原、感染、营养、气候、地域、室内外环境污染等。因此，仅仅只针对内因或外因某个单方面的因素来进行防治是非常不全面的，必须整合分析全部的病因，进行综合防治及个体化。

二、儿童哮喘病位的整合医学思考

中医理论认为，哮喘病人多有先天不足和后天失调，易为外邪侵袭。外邪侵袭首先伤肺，若反复发作，则可波及脾肾。哮喘的病位在肺脾肾三脏，因此，治喘切不可仅仅局限于肺，必须整合考虑肺、脾、肾，进行同步治疗与调理。具体则需要中医儿科专家根据每个患儿的不同情况综合考虑，辨证施治。

对西医而言，随着对变态反应进程的深入理解，以及对人体免疫系统尤其是黏膜免疫的新认识，目前也越来越强调哮喘的治疗不可仅仅局限于肺，而是要关注与变态反应有关的各个脏器，如鼻部、皮肤，乃至肠道。变态反应性疾病是多器官疾病，哮喘是多器官疾病在肺部的表现，与其他器官密切相关。比如哮喘与变应性鼻炎的关系就尤为密切，约40%的变应性鼻炎病人会发生哮喘，而80%左右的哮喘病人会合并存在变应性鼻炎。因此常称二者为"同一气道、同一疾病"。故要"同一气道，上下同治"。此外，哮喘的患儿常有食物过敏史，这是变态反应性疾病在肠道的表现，反之，"肠－肺轴"的提出则让人们认识到，通过黏膜免疫，肠道的微生物组广泛影响了呼吸系统多种疾病的发生发展过程，如哮喘、慢性阻塞性肺疾病、肺囊性纤维化等。至于皮肤与肺的关系，从部分哮喘患儿的特应性皮炎、过敏性荨麻疹等皮肤疾病则可很容易地理解二者的密切关系。肠道微生物组的相关研究发现，其与哮喘、变应性鼻炎、变应性皮炎、食物过敏等疾病均有密切的关系。肠道菌群居然成为联系多个器官，影响多种变态反应性疾病的"纽带"，确实是一个饶有趣味并值得深入研究的宏大课题。

由上可知，无论是从中医还是西医的角度，对儿童哮喘病位的理解都必须跳出单个器官（肺脏）的局限，从整体角度综合考虑多个器官。如此，方能对哮喘有一个完整而全面的认识，对哮喘才可做到综合整体防治，不会失之偏颇。

既然治疗哮喘患儿不仅仅是呼吸科医生的事情，那么，目前国内一些医院的"儿童哮喘中心（或门诊）"的模式也是有待商榷和改进的。从整合医学的角度讲，更合理的模式应该为"儿童变态反应性疾病（或过敏性疾病）诊治中心"，而最理想者则应是"儿童变态反应性疾病（或过敏性疾病）多学科联合门诊"。这是关于儿童哮喘诊治机构整合医学模式的一点建议。

三、儿童哮喘诊断的整合医学思考

儿童哮喘的诊断总体上要比成人哮喘困难，尤其是5岁以下的儿童，由于无法完成标准的肺功能检测，因此诊断更为困难。很多疾病，比如感染性疾病，有诊断的"金标准"。很遗憾，儿童哮喘没有诊断的"金标准"。哮喘的一些辅助检查都是非特异的：过敏原阳性不能确诊哮喘，阴性亦不能排除哮喘；肺功能检查异常不能确诊哮喘，正常亦不能排除哮喘；呼出气一氧化氮升高不能确诊哮喘，正常亦不能排除哮喘。

那么如何来诊断儿童哮喘，尤其是5岁以下儿童的哮喘？必须做到症状与检查的整合、静态与动态整合、被动观察与主动干预的整合。切不可执于一端，失于武断。具体而言，要整合病史、症状、体征、辅助检查等众多因素，综合分析判断。既要看一次辅助检查的结果，更要动态观察肺功能、呼出气一氧化氮等检查指标，观察其在药物治疗、诱发因素等影响下的动态变化，对于上述指标，必须多次复查方有更大的参考意义，静态的一次测定结果不足为凭。另外，除询问病史、观察症状、检查体征外，还应结合主动干预，也就是试验性治疗或叫诊断性治疗来帮我们拨开迷雾，辅助诊断。通过观察患儿（尤其是 5 岁以下患儿）对治疗的反应，如果其经过规范治疗 4 周，症状完全缓解，则支持哮喘的诊断。如无明显缓解，排除了其他客观因素（依从性、用药方法错误等）后需进一步考虑是否由其他疾病所致。在这里，临床特征是诊断的要点，治疗反应是诊断的依据，危险因素为诊断的参考条件。

儿童哮喘的鉴别诊断亦至关重要，因为喘不一定是哮喘，不喘（如咳嗽变异性哮喘）不一定不是哮喘，切不可简单地将喘息和哮喘画等号。以"喘"为特征的典型哮喘和以"咳"为特征的咳嗽变异性哮喘均需与非常多的疾病相鉴别。因此，对于儿童哮喘的诊断和鉴别诊断，一定要建立这样的思维模式：鉴别诊断比诊断重要，逆向思维比正向思维重要，多学科诊疗模式（或多向思维）比单学科（或单向思维）重要。

四、儿童哮喘预防的整合医学思考

对于很多儿科疾病来讲，预防至关重要，尤其是要"防早防小"。哮喘的预防同样如此。对儿童哮喘"防早防小"的建议是：母亲怀孕及婴儿出生后避免接触香烟环境，提倡自然分娩，鼓励母乳喂养，出生 1 年内婴儿尽量避免使用广谱抗生素。除上述措施外，儿童哮喘的预防还应重视避免接触各种诱发因素，避免室内外环境污染、健康锻炼、心理调适，维持肠道与呼吸道微生态系统的平衡，合理补充维生素 D 等营养素，合理饮食避免肥胖等。尤其应当重视的是不能片面理解、单独强调某一个因素——例如避免接触过敏原——的作用，而是要在"防早防小"的基础上，重视儿童哮喘的多因素整合预防。同时要避免"过度预防"，以牛奶蛋白过敏为例，不可仅仅根据过敏原检测结果为阳性、血清特异性 IgE 测定值较高，就对牛奶"一禁了之"。是否采取预防措施，必须动态观察患儿临床上是否有相应表现。进食牛奶有症状，暂停牛奶症状消失，方可考虑患儿可能有牛奶蛋白过敏。其他过敏原的判断方法与此类似。只有整合考虑各项检查结果与所有临床表现，才可避免误诊误判和过度预防。否则，哮喘患儿的衣食住行各方面因为预防过度而过度受限，反而不利于患儿的恢复。因此在预防方面，整合观和动态观亦非常重要。

五、儿童哮喘治疗的整合医学思考

儿童哮喘是典型的多因素慢性疾病。必须要有整合医学观、综合治疗观。要做到药物治疗与非药物治疗相结合，单药与联合用药相结合，多种给药途径相结合，控制与缓解相结合，治标与治本相结合，监控、评估、治疗相结合，中西医结合，医护配合等。

六、儿童哮喘管理的整合医学思考

儿童哮喘的管理是一个系统工程。拘泥于一种教育方式、局限于一种管理方法已经远远不能满足儿童哮喘的管理需要。要以患儿为中心，整合各种哮喘防治教育方式：如门诊教育、集中教育、媒体宣传、网络教育、定点教育、医生教育等。同时要以患儿为中心，整合各种管理方法，整合资源，构建三级管理网络。在哮喘之家、哮喘俱乐部、哮喘联谊会等传统的医患沟通方式基础上，紧跟互联网时代的步伐，通过电子病历、手机 APP、物联网等新的工具和途径来进行儿童哮喘的管理。

七、儿童哮喘人才建设的整合医学思考

现代医学的特点是专业划分越来越细，导致某些医生仅有"专精"而无"广博"，在儿童哮喘的人才培养方面，尤其要避免这种弊端。否则，仅有哮喘的知识而无其他各专业的基本功，鉴别诊断考虑不全面，极易造成误诊误治。这方面的例子不胜枚举，例如把"胸闷型哮喘"当作心肌炎来长期治疗者大有人在。在儿童哮喘的人才梯队建设方面，我建议切莫操之过急，不可将刚毕业的住院医师直接定科到儿童哮喘中心（或门诊），而是应该在"5+3"（5年本科+3年规培）的基础上，先进行大儿科轮转，之后再进行儿内科轮转，然后再进行儿科呼吸专业轮转，在经过前面这些整合阶段的培养后，最终才进入哮喘专病培训的专精阶段，成为哮喘专科医生。如此方能培养出知识广博、基础扎实、视野开阔的合格的儿童哮喘专业人才，为广大患儿提供优质服务。

儿童哮喘作为儿童时期最常见的慢性气道疾病，其累积患病率在2010年全国城市14岁以下的儿童中已达到3.02%，且仍在逐年上升。哮喘严重影响了儿童的身心健康，也给家庭和社会带来沉重的精神和经济负担。目前我国儿童哮喘的总体控制水平尚不理想，儿童哮喘的防治任重而道远。整合医学观念的提出为我们更好的防治儿童哮喘提供了广阔的思路和有效的方法，以上的一点粗浅思考仅作抛砖引玉之用。

最后，用樊代明院士的一句话做总结："贵在整合，难在整合，赢在整合。"让我们共同努力，在儿童哮喘防治的道路上不断开拓、不断前行。

儿童重症学科建设中的整合医学思维

◎封志纯

首先讲一个病例。一名新生儿呼吸增快，一般状况无特殊，没有其他异常表现。一、二线医生都要按"肺炎"处理，于是就要用抗生素。新生儿肺炎的诊断标准很宽泛，呼吸增快、费力、暂停、吐沫、发绀、X线阴影，有任何一条都可以临床诊断。所以常理上他们也没错。但我看了以后发现有心脏杂音，超声检查提示有房间隔缺损，故让他们暂不要用抗生素，先找心脏科会诊。心脏科医生认为没有分流情况，不需要心脏科特殊处理。我还是让新生儿科医生用西地那非降肺动脉压力，上午用上药，下午症状就缓解。下级医生问为什么，我告诉他们：孩子呼吸困难，但安静时没有症状，稍微一动就呼吸困难，循环问题可能性最大。不是我多高明，只是在判断时，不要就症状论事，要分析背后的原因。要考虑循环对呼吸的影响，循环和呼吸看起来是两个系统，实际上是一套工程，呼吸功能最后的换气靠肺循环去完成。这就是整合医学的临床思维。

儿童重症医学是儿科学的基础，有了儿童重症医学做支撑，儿科就更有了底气，什么病人都敢留、都敢治，所以说儿童重症医学是学科发展强有力的后盾，是学科的发动机、坦克。当然，要把儿童重症医学做起来，也需要整合其他学科，方可做强做大。

一、学科性质的整体性

儿童重症医学是研究重症患儿救治的专业学科。什么叫重症？就是器官功能障碍，"障碍"可能发展到衰竭。儿童重症监护病房（PICU）是儿童重症医学的客观实体，学科性质特征是整体性。按年龄分新生儿、婴幼儿、儿童，按研究性质分基础、预防、治疗，按病程进展分急性、慢性，按治疗手段分内科、外科，按重点器官分呼吸、心脏、神经等。所以，儿童重症医学包罗万象，是一个范畴清晰的体系。很长一段时间，有人在争单个专业的 ICU。但我坚持术前术后重症的孩子要放在 ICU，ICU 是一个学科，是一门学问。心脏专家集中精力做好心脏的事，肾脏医生做好肾脏的事，不要分散精力来做 ICU 的事，让 ICU 的专业人员来帮他们监护。几年过去了，我们的新生儿心脏手术发展很快，因为 ICU 不但保证了患儿的安全，在生命支持上发展得也很快；如果当时要是跨界肯定没有这个好结果，把 ICU 这样一个整合性很强的学科背在身上，心脏科的医生没办法做好自身的心脏专业。

二、服务对象的整体性

陈德昌教授是我国重症医学的老前辈，他说重症医学是医学发展的产物。当多个器官相互作用、相互干扰，发生序贯性功能衰竭时，病死率明显高于单器官功能衰竭，因此，重症医学这一综合多器官相互关系来处置病人的整体性学科就出现了。在成人是这样，儿童更是如此。儿童的器官功能衰竭很容易从单个到多个，如果说成人可以允许呼吸 ICU 的存在，但是儿童绝对应该到综合 ICU 去。比如新生儿肺炎、婴儿肺炎，早晨可能是流鼻涕，中午可能是呼吸困难，晚上可能就是嗜睡、昏迷，第 2 天早晨可能就要进 ICU，因为不只是呼吸、循环、肠麻痹的问题，还有脓毒血症的问题，都出来了。从服务对象来看，是单器官到多个器官之间的联系，重症医学跨学科跨的是这样一个核心问题。

三、病理基础的整体性

所有病因发展到重症，脓毒症都是一个共同的通路。脓毒症不能只理解为感染、败血症，它还有缺氧缺血、中毒、创伤，以及免疫、内分泌失调等，这些都是炎性反应的病因。国际的指南对脓毒症的概念进行了多次修订。脓毒症最初的概念是全身炎性反应综合征（SIRS）加感染，特异性不强；在第 2 次修订时，变得很复杂，有 21 条；到 3.0 版时，专讲器官功能障碍，但不讲 SIRS，不过从病理上看它们具有整体性，SIRS 是回避不了的，没有 SIRS，脓毒症从哪里来的？

还有序贯性的概念，也体现了病理的整体性。序贯性器官功能衰竭是指器官功能衰竭一个接一个发生。脓毒症 100% 都有肺的器官损害，而且往往肺是脓毒症第一个受害的器官，随之发生其他器官功能障碍，心血管功能障碍、胃肠功能障碍、内分泌功能障碍、代谢功能障碍、免疫功能障碍、造血功能障碍，这都是重症的范围。我们都说一个器官衰竭存活率多少，两个器官衰竭存活率多少，三个器官衰竭存活率是多少，三个器官衰竭加起来基本上是 100% 死亡，这中间就有整体性的含义。

四、诊疗技术的整体性

前三个整体性决定了 ICU 诊疗技术不能是零碎的。2012 年我在《中华儿科杂志》上发表过一篇述评——《加强我国重症儿童医学理论和技术体系的建设》，提出来其由6个部分组成，即体外生命支持、疾病诊断、疾病根治、发育促进、转运网络、评估分析。

体外生命支持是儿童重症医学技术体系的核心部分，维持患儿生命，争取恢复的时机，即创造一个时间窗。具体包括三个方面：一是器官功能监测技术，二是器官功能维护技术，三是器官功能替代技术。

器官功能监测技术：中国最早的监护病房，包括新生儿监护病房，只要有几个监护仪放在那个地方，放一个温箱，挂一个牌子，就是ICU，儿童重症科是从这个地方开始的。现在不一样，有无创的、有创的，可以是生物物理的，也可以是生物化学的。现在血气分析基本上每个监护病房都有，下一步有些监护病房还有大型生化，用微创血做检测的生化，有创监护可以做静脉的，也可以做动脉的，还有各种脑电、脑氧的监测。器官功能监测是儿童重症体外生命支持一个最基本的技术。比如，PiCCO监测仪是一个比较新的技术，它把肺、心功能的检测变得比较简单，把PiCCO的探头放到股动脉就可以了，操作起来比较方便，而传统心导管技术需要放在肺动脉。PiCCO对血流动力学、机体液体分布的测算很有意义。

器官功能维护技术：器官功能的维护技术实际上每个医生都知道。心力衰竭处置要特殊体位、要安静休息、要利尿减负荷，用强心药、血管活性药。原来一碰到肾功能衰竭的处理，就要算一天的饮食要注意什么，该喝多少水，该输多少液；肾功能衰竭治疗矛盾最多，限制液体和食物，能量进不去，药也进不去。肝衰竭和休克也是这样，实际上就叫保守治疗。

器官功能替代技术：可以毫不夸张地讲，如今除了脑功能不能替代外，其他功能都有替代手段。呼吸机替代通气功能，体外膜肺氧合（ECMO）把通气功能、换气功能都替代了，最近几年在国内发展很快，在儿童特别是新生儿治疗效果要优于成人。在国外，3/4的ECMO治疗病例是儿童，但我国相反，儿童只占很少比例。心脏节律系统用临时起搏器替代。还有血液净化（CBP）或叫连续肾脏替代（CRRT）。这两个概念实际上是有差别的，CRRT是替代肾功能，让水、电解质、酸碱平衡，CBP是把一些体内异常的物质清除出来。比如中毒了，不是用CRRT功能，而是CBP功能；遗传代谢病、肝功能衰竭、吉兰-巴雷综合征的治疗等都可用CBP功能。从本质上讲，成分输血是替代造血功能，胃肠道的营养可代替胃肠道部分功能。

遗传学的诊断已渗入临床的每个学科，我曾经谈过2000年后的儿科学的发展趋势，其中一个是遗传学向儿科渗透，现在兑现了；还有治疗领域，介入肺科、造血干细胞移植、手术根治等现在都在大力发展。

重症转运系统就是把重症儿童从没有救治条件的地方转运到有条件的地方，这样可以提高存活率。直升机在我国城市不好用，城市难得飞起来，它主要适用于山路等不太好走的地方、边远的地方，或者人烟比较稀少的地方，像阿拉善，从一个县到地级市，可能要走 5~6 小时，直升机可能 2 小时就到了。固定翼的飞机也可以用，固定翼比直升机飞得快，直升机的最高巡航速度超不过每小时 300 千米，而固定翼的飞机最少可以飞到每小时 800 千米。2016 年年初，我们开始用 ECMO 辅助转运，最大的好处就是那些活不了的孩子，上了 ECMO 后，心肺功能替代了，就能活了，接回来再做手术或进行其他治疗。

关于神经发育促进系统。重症儿童特别是新生儿出院可能有发育落后，需要用神经发育促进法帮助他们恢复。这是一个专门的课程，应该属儿童健康或叫儿童发育、儿童保健。神经发育促进是重症医学的延续、支撑，现在已经证明效果很好。

重症工作一定要有评估分析，什么事情好、什么事情坏、应该怎么改进等都要来自认真的评估分析。发达国家比较重视，我们也需要开展。

五、组织管理的整体性

刚才说了转诊，要把病人转上来这牵扯到组织管理。重症监护不是只有先进的机器和技术就可以了，它是一个有机的整体。儿童重症组织像航母编队，不只是要有航母，还要有其他舰艇如驱逐舰、护航舰、补给舰、潜水艇等。我们借鉴美国重症监护病房的经验，2014 年在《中华儿科杂志》发表了《中国儿童重症监护病房的分级建设和管理指南》，把 PICU 分三级。其实美国原来是两级，后来也改成了三级。美国重症医学会（SCCM）好几任主席都是儿科医生。在指南里，我们提出来每一个基础单位都应该有完整的技术体系，科室没有可以通过医院，医院没有可以协调其他单位，只有这样才能做好。

六、资源配置的整体性

别的资源有钱就可以购置，但人力资源不一样，医生的培训最重要，也最难培养。

总之，从学科性质、服务对象、病理基础、技术体系，到组织管理、资源配置等，我们都要强调整体性。重症医学一定要有整体观念，一定要搞整合医学，这才是真正的儿童重症医学。

中西医整合治疗儿童血液病

◎金润铭

很早我就觉得儿科医生和其他科不一样,儿科医生其实是综合科医生,综合科医生对整合医学的理解更加深刻。整合医学是要还器官为病人,还症状为疾病,从检验到临床,从药师到医师,身心并重、医护并重、中西医并重、防治并重,这就是整合医学需要做的工作。我个人认为,儿科医学要解决儿童疾病,一定不要头痛医头、脚痛医脚。

我曾经治疗过一个慢性免疫性血小板减少症(ITP)的患儿,孩子同时存在哮喘并经常发作,非常难治。当时一线药物都用过了,用了很多激素,长得很胖,效果却非常不好,我给他改用了二线治疗药物环孢素,只用了一段时间,ITP就慢慢好了,血小板计数恢复正常,出血不再发生;非常幸运的是,在用环孢素期间他的哮喘再没有发作。支气管哮喘是全身性疾病的局部表现,但呼吸科医生不敢用环孢素来治疗难治性哮喘,因为害怕带来副作用,而且没有指南说明可用这种治疗方法。其实我觉得是没有任何问题的。我是血液科医生,血液科医生和重症科医生见的重症病人比较多,复杂程度也比较大,而且见到的常常不只是血液科的问题,所以胆子比较大,我们敢做,当然使用之前必要的免疫功能检测是必须做的,使用前也会与病人充分沟通并取得病人家属同意。

从组织胚胎学讲,造血组织的发生是从中胚层来的。血细胞形成十分复杂,临床上能够看到的,血液就两种成分:一种是细胞成分,一种是液体成分。细胞成分中有很多细胞,包括红细胞、白细胞和血小板,白细胞又包括粒细胞、淋巴细胞和单核细胞,其中最复杂的细胞是淋巴细胞。当初没搞清楚,经常说的就是T细胞、B细胞,其实里面还有很多亚群。淋巴细胞如果都能搞清楚,很多疾病都会解决,但现在确实没完全解决这个问题,不清楚淋巴细胞到底有多少亚群。众多淋巴细胞亚型非常微小的差别造成了疾病表型的多样性,因为我们现在认识不了,所以可能会认为是多种不同性质的疾病。还有其他细胞如红细胞、血小板可能也存在我们不清楚的功能。血液科医生更多关注细胞成分。其实血浆成分也需要同等关注，血浆成分里有很多蛋白质，这些蛋白质参与出凝血、免疫调节等，血浆中还有很多蛋白质、激素、电解质、酸碱离子等平衡身体状态及生长发育，其质量的偏移都与疾病密切相关。

血液病是非常复杂的，基因的结构或表达异常、免疫异常、造血微环境改变、造血干细胞损伤等都与血液病发生有关。所以，我看病人看得比较慢，病人满意度会高一点。

我们要特别强调中西医整合，很早我们就开始注重中药治疗。有一些中药，可以精准地治疗血液病，比如三氧化二砷，治疗急性早幼粒细胞性白血病（AML－M3），效果很明确，治疗方案也相当完善，对维甲酸耐药的部分 AML－M3 病例也有效果，这是中国人对人类做出的巨大贡献。中国的医学科学家用维甲酸和三氧化二砷在治疗 AML－M3 的机制及疗效方面做了很多工作。王振义院士在世界上首先用维甲酸治疗 AML－M3，哈尔滨的张亭栋教授用三氧化二砷治疗 AML－M3，机制最后由陈竺院士夫妇研究清楚了。雄黄类似于三氧化二砷，也可以治疗早幼粒细胞白血病，其主要成分是硫化砷，也就是说三氧化二砷和硫化砷都可以治疗 AML－M3。当然更多的情况是用中药来辅助治疗血液病，很多文献都报道了，但没有一个固定的方剂。我们不懂中医，中医需要辨证论治。

我做过一些中药的临床观察，采用槐杞黄颗粒治疗儿童 ITP。这些患儿中很多人使用大剂量激素已很长时间，非常难治，家属非常焦虑，这种病人非常多。在所有的西医指南里，几乎全用免疫抑制剂，包括激素、长春新碱等。孩子用激素一两年，长得胖乎乎的，血小板还是那么低，出血量很大。我把槐杞黄颗粒加上去，把激素往下减，家属开始不敢减激素，怕血小板进一步降低，但减了激素以后，出血不断减少、血小板趋于稳定，而且外貌逐渐恢复正常，体质改善后感染也减少了。现在很多病人都愿意接受槐杞黄颗粒治疗 ITP 了，因为他们从中感受到实惠，很多病人通过这种治疗血小板恢复到正常，而且很多不正常的免疫学指标也恢复正常了。

最初的设想是把这个药物用于肿瘤治疗上面。其组方中有槐耳菌质、枸杞子、黄精，它们可以增强非特异性免疫功能，也对特异性体液和细胞免疫功能有一定调节作用。ITP 是一个免疫性疾病，从免疫调节的角度考虑可以用槐杞黄颗粒。全国所有专家都怕难治性 ITP。现在不怕了，给病人用了该用的药，出血量下降了，生活质量好转了，很多病人就好了。

我们从临床观察角度，进行了一些研究工作。研究工作主要看对 ITP 的免疫调节作用，还对一些少见的儿童血液疾病也做了疗效观察，有些还没有总结。2017年5月启动儿童原发性慢性 ITP 的多中心、随机、双盲、平行、对照临床研究。现在中医没有双盲对照研究，如果我们能够做出来，能够得出比较好的结果，可能会为慢性ITP的治疗方法提供新的措施，也可能会在指南上面特别加上一笔。

我们观察了一些指标，包括安全性指标、疗效指标和其他一些指标。总体看治疗结果比单纯对照组要好很多，治疗前后血小板的变化及其稳定程度也好很多，淋巴细胞亚群也发生了很多变化。总体来看，用药后淋巴细胞亚群和抗体的改变都有明显的统计学差异，这个结果使我们有信心。

我们还做了动物实验。总共选了50只动物，比较难做。小老鼠因为太小比较难采血样，通过建立ITP模型及分组干预，证实槐杞黄颗粒对ITP动物有明确的治疗作用。通过淋巴细胞亚群测定，从T淋巴细胞的角度，我们没有发现它的异常；但从另一个角度，CD19细胞还是有改变；从B细胞角度看，该治疗方法是有效的。由此我们得出结论，用了槐杞黄颗粒后，血小板升高的速度会更快，能更早达到治疗目的，最终血小板水平也比单纯用糖皮质激素好，血小板相关的抗体也发生改变，下降幅度更大，而且非常安全，没有什么副作用。

我观察时间最长的一个孩子，很长时间一直不好，老出血，持续五六年时间，家属非常焦虑。后来就用这个药物，1个月后基本没有出血了，观察1年多时，血小板已升到$(80\sim 90)\times 10^9/L$，2年后血小板正常。这个慢性ITP患儿还有另一个问题，存在免疫性甲状腺炎及亚临床甲状腺功能减退。自身免疫全套显示很多抗体阳性，其中抗核抗体（ANA）是1:620，还有其他抗体，病情可能会向系统性红斑狼疮（SLE）转变。这个孩子比较幸运，其他的都治好了，唯一留下ANA还有1:100（基本正常），至今我还在给他治疗。目前情况非常好，他的所有抗体指标，包括甲状腺抗体的指标都已经转阴，血小板完全正常。

对于这种病人的结果，我们是很满意的，把这种治不好的病人治好了，非常开心。后来我们有一个基本建议，就是通过常规回访，如果病人没有明显出血，血小板在$20\times 10^9/L$以上，甚至有的孩子即使血小板在$20\times 10^9/L$以下，只要不发生自发性出血，或最多存在搔抓后出血点，根本不用激素，就用这个药就够了。但按照说明书上的剂量疗效是不好的，我们做研究时发现该药存在剂量与效应的关系，后来测算了一下，大概每次用0.5g/kg，每天2次，这样使用效果更好，最大量3包/次，每天2次，有些医生用3次，我们认为每天2次是正确的用法。

对于有免疫缺陷的病人，使用此药至少应该在3个月以上。有的家属或医生只用了很短时间就说效果不好，其实应该要长期观察。对于血小板减少症的病人至少用药3个月以上，有的病人用药时间要按年计算，如刚才说的那个病人，已经用药超过5年，效果好还非常安全，血液生化、生长发育等没有特别的异常。现在孩子已进入青春期，我对家属说青春期体内环境不稳定，可能因一些因素触发原有疾病复发，因此建议坚持治疗。

我们对于血小板减少的病人，基本不收住院，就在门诊进行治疗，除非家属强烈要住院做骨髓等特殊检查时。对于有活动性出血的病人，如果没有内脏出血等危及生命的情况，我们一般不再输注血小板悬液。对于皮肤出血明显的病人，很多医生害怕，就把血小板输进去了，其实病人没有致命出血，真的不应该输血小板。输血小板的指征应该是无法控制的鼻出血、颅内出血或者内脏器官出血，或者要做手术时可输血小板，否则建议不要输，输了后免疫功能会越来越紊乱，最后的恢复时间更长，可能向慢性化转变。

对有些病人，有其他部位出血或全身出血点广泛，家长很紧张，在临床观察时我们采用了另外的方法，即大剂量泼尼松短期口服，每千克体重 4mg（总剂量低于 60mg），每天分 3 次服用，最多用 4 天骤停。我观察过很多病例，疗效好且没有看到明显副作用，不像长期使用激素副作用很大。免疫球蛋白虽然可以达到很好的疗效，但实际上也只能维持 1 周左右的疗效，而且费用太过高昂。还有一些病例也用过很长时间激素，但疗效已经不好了，把槐杞黄颗粒加上去后，过 1~2 个月再去用激素，可以恢复对激素的敏感性。

槐杞黄颗粒的临床作用机制可能是免疫调节。该药可上调 CD3/CD4，下调 CD3/CD8，使淋巴细胞亚群趋于平衡，这已在临床上观察到。它可以降低血小板抗体水平、减少血小板破坏，而且可能对糖皮质激素有增敏效应，可以降低其他自身抗体产生，降低 SLE 等发生的概率。

整合耳鼻咽喉－头颈外科学

从整合医学角度看颅底手术的入路和并发症

◎赵继宗

神经外科和耳鼻咽喉－头颈外科以颅底为界分为两家，把颅底打开其实是一家。现在的耳鼻咽喉－头颈外科正向颅内发展，同样，神经外科也从颅内向颅外延伸。本文主要从神经外科角度谈谈对颅底外科的思考。

颅底外科的产生实际很早，从神经外科历史来说，神经外科产生的那一天就有颅底外科了，不过那时不叫颅底外科。颅底外科主要是从垂体瘤开始的，开始经鼻做垂体腺瘤，经单鼻孔入路做垂体腺瘤现在仍然在用。1910年，神经外科的鼻祖库欣就经单鼻孔来做垂体腺瘤，所以现在无论是耳鼻咽喉科的医生还是神经外科的医生用内镜来做垂体腺瘤手术一点都不新鲜。令人惭愧的是我们没能超越先辈，今天与那时的区别只在于用的是内镜，而库欣当时头上戴了一个白炽灯泡，因为光线不好。但整个入路的理念在100多年前就这么做了，今天只能说在技术、死亡率和切除的彻底性上比库欣时代要强一些。我们有赖于科技的发展，包括内镜、显微镜和其他一些设备。颅中窝底（侧颅底）入路也是20世纪初就开始了，这个入路直到今天仍是经典入路，神经外科没有超越。颅后窝底入路也是如此，最早在1893年就有了颅后窝底开颅，现在仍然在用这一手术入路。听神经瘤手术用耳后突入路从1925年一直至今。

以上是20世纪50年代前，神经外科建立之初的主要进展。从20世纪50年代起，神经外科步入显微神经外科时代，显微神经外科仍然不是神经外科医生的进步，而是社会和科学的进步，是科学的一些发现和发明使神经外科到了显微神经外科阶段，最主要的是 CT 和磁共振。早在 1951 年就出现了显微神经外科，那时没有现在这样的显微镜，医生是戴着放大镜做手术。显微神经外科之父是亚萨吉尔，1969 年他就应用显微镜来开展神经外科的所有手术，当然起步的手术是做颅内血管的缝合。

我们现在有先进的显微镜，有各种各样的手术设备，但做颅底手术时必须考虑手术的目的是什么，这一点必须明确。神经外科有一种倾向，即有病就要做手术，但我个人认为这是大忌，不是有病就要治，有病该不该治、什么时候治是要认真思考的。做完手术后病人是不是能得大于失，如果得到的没有失去的多，这个手术就不该做。此外，还有禁忌证问题，颅底手术最大的问题是怕漏，漏易引发的问题是感染，能否解决这一问题是我们应该考虑的，而不是一见到 CT 或磁共振结果就做手术。

颅底手术的关键问题是入路的选择，颅底在深部，应该选最方便、损伤最小、路途最近的入路。经过 50 年的"大浪淘沙"，现已开出了几十个入路，前移 1cm 是一个入路，往后移 1cm 又是一个入路，且都用首创者的名字命名。经过 50 年考验现在还剩下 4 个，即翼点、额外侧、经蝶和枕下外侧入路。此外，做颅底手术时的头位也很重要，神经外科做手术时头是固定住的，固定位置不对，显微镜的光线进不去，手术是非常困难的。所以一定要注意不同的头位和体位。现在神经外科做手术时利用导航。比如垂体腺瘤，导航可使入路准确，迁徙性垂体腺瘤如果不用导航而单纯从单鼻孔做很难做到全切除，因为两侧有颈椎动脉，上面有视神经，不是把颈椎动脉捅破就是把神经损伤，有导航后就可以避免这种情况。

翼点入路最好，从建立沿用至今已近 50 年，因为它靠颅底最近，手术最简单，而且暴露颅前、中窝底都很好。在这个基础上我们进行了改良，我们从眉弓入路，就是在眉毛里开一个口，骨窗大概 2cm，从前颅窝底进去，蝶骨嵴的病变都可以处理，包括肿瘤和动脉瘤。随后我们进一步改良了翼点入路，把切口继续缩小，不仅可以解决问题，还可节省开颅时间。

颅后窝底入路比较多，因为后颅窝的空间比较小，所以不断有新的入路出现。所谓的 Kawase 入路，现在几乎被废弃，因为最大的问题是岩骨处的硬膜最后缝不紧，易造成漏，漏进一步发展就是感染，往往难以处理，因此这一入路现在基本废弃。

幕上下联合入路目前用得越来越少，因为斜坡里一般有三个病，其中一个是动脉瘤，动脉瘤入路现在已基本解决。另外两个是脑膜瘤和脊索瘤。对于斜坡的脊索瘤，现在的观点是不用手术，首选质子刀，效果优于手术切除。脊索瘤通常切不干净，神经外科做脊索瘤切除，之前病人能吃能喝还能走，做完手术把气管切开了，鼻饲撤都撤不掉；医生还很自豪，我把肿瘤切了。但是没切干净，不到

1年就复发了。所以目前的观点是脊索瘤首选质子刀。

所谓"条条大路通罗马",不论怎么选入路,实际上对颅内的病灶主要靠医生熟悉,哪个熟练就选择哪个入路,没有特殊要求。颅底手术的进步主要是依靠影像学和内镜技术,当然神经导航包括电生理监测、颅底修补材料也很重要。比如电生理监测,对功能区的某些病灶或对血管闭塞的病灶用电生理脑血流监测可以避免神经系统损伤。

颅底外科乃至神经外科整个领域里存在的问题是,术前评估不充分,学科之间交叉不够,各行其是。我们现在需要整合,整合不仅是在耳鼻喉科领域,还需要耳鼻喉科与神经科、口腔科共同形成整合医学理念。关于肿瘤复发、脑神经损伤、颅底修复、感染、脑脊液漏等问题,都需要整合思维来解决。

先天性耳聋三级防控体系的建立

◎吴 皓

国内外报道表明，先天性耳聋的发生率为1‰~3‰，在早产儿和经新生儿重症监护室（NICU）抢救的新生儿中发生率更高，可达2%~4%。在我国，每年约有1900万新生儿出生，估算每年新增听力障碍儿童在3万人以上。先天性耳聋的后果不仅在于致"聋"，更在于致"哑"。正常听力是语言学习的前提，先天性听力障碍儿童因在语言发育的关键时期缺乏听觉刺激，造成发音、构音障碍，进一步影响智力、情感等心理发育和社会交际能力，给患儿家庭和社会都带来沉重负担。目前先天性耳聋从技术上是可防可控的，已有足够手段对先天性耳聋进行有效康复，先天性耳聋的康复效果主要取决于被发现的早晚，早期发现并进行及时干预才能进行有效防控。解决先天性耳聋防控这一严峻的社会问题的有效途径是建立并实施一套针对先天性耳聋的三级防控体系，将先天性耳聋带来的疾病负担降至最低。

为减少出生缺陷的发生，世界卫生组织（WHO）根据出生缺陷发生的原因以及流行病学资料，把预防策略按等级分为三级，分别在孕前降低缺陷发生率、孕期减少缺陷儿出生率，以及避免出生后患儿致残。一级预防主要是在婚前进行体检和遗传咨询以减少危险因素，防止缺陷的发生，减少出生缺陷，这主要在怀孕前或孕期中进行。二级预防主要是在怀孕期间如何避免有缺陷的新生儿的出生，主要是通过产前筛查包括高风险人群羊水染色体的检测、B超、胎儿镜等。二级预防现在做得比较多的除耳聋外还有唐氏综合征及神经管畸形等，主要通过产前诊断、宫内治疗。三级预防主要是在出生后，近十几年我国在三级预防上做了很多工作，其中的典范就是新生儿听力筛查，筛查和早期干预能获得早期康复。一级预防、二级预防、三级预防共同整合构成防控先天性出生缺陷的完整体系。

20世纪90年代末我国重点进行了新生儿听力筛查，从2006年开始我们开展耳聋基因筛查，进行产前诊断，进入二级预防。近几年我们开始进行一级预防，一级预防的研究已被纳入国家重大研发项目，即在全国10个省市的家庭和社区进行耳聋高危因素筛查，通过计算机云数据传输到信息数据中心进行分析，然后指导进行分级诊疗，构建一级预防的先天性耳聋防控体系。

三级预防重要的是新生儿听力筛查，新生儿听力筛查要有完整的体系，包括出生后3~5天的筛查和42天复筛，我们现在采用耳声发射技术（OAE）进行筛查，在3个月内转诊至各地建立的听力诊断中心进行诊断，到目前为止全国所有的省（自治区）都已覆盖了听力诊断中心，包括西藏、新疆、青海等都建立了听力筛查的转诊和诊断中心，所有筛查有问题的儿童都能进入诊断中心进行诊断。

当然，很多地方资源还很有限，听力诊断中心最好能够覆盖每个地级市，因此能否在我国全部地级市均建立标准化、规范化的听力转诊和诊断中心还是一个非常重要的问题。国家卫生计生委正在制订一个统一的规范，诊断明确后希望在6个月内接受干预（比如验配助听器），6~12个月植入人工耳蜗。除个别地方外，全国都建立了干预中心，可以开展助听器验配、人工耳蜗的植入和言语训练康复等工作。

最近青海省的医院也要建立人工耳蜗植入中心。现在早期的筛查技术主要是耳声发射和自动听性脑干反应（AABR）。新生儿听力早期诊断主要是在各地建立的听力诊断中心进行，早期干预是在干预中心进行助听器和人工耳蜗的植入。

早期康复主要是听觉言语的训练，目前全国性的听力三级预防网络已初步建立。从2011年全国新生儿听力筛查率不到40%，到现在已经实现全覆盖，2014年全国新生儿听力筛查率是77.4%，2016年最新的数据是81%。我们从2014年和2015年开始在全国进行全面的深度推广，各个地区都进行听力筛查、诊断和干预，尤其是在贫困地区有国家拨款进行筛查和干预，已经覆盖了三级防控体系。先天性耳聋三级防控体系主要是筛查、诊断、干预、康复的整体流程。

新生儿听力筛查会漏掉一部分听力障碍的儿童，即迟发性听力障碍儿童。我们现在已经开展迟发性儿童的听力筛查及基因筛查，因为一部分迟发性听力障碍和特殊的基因突变有关，我们还制订了《婴幼儿听力诊断及干预指南》和《省级儿童听力诊治中心评估标准》。

早期干预主要是助听器或人工耳蜗植入，这方面有很多指南。国家实施助听器验配救助项目，现在整体干预率已达80%以上。截至2015年，全国有60余家定点手术医院，425个康复机构通过国家项目已完成了对13 159例患儿的干预，全国的康复网总数达到1071个。

三级预防解决早发现、早诊断、早干预的问题。降低听力障碍的出生率及发生率，是二级预防和一级预防要做的事情。

通过耳聋基因筛查我们现在对迟发性耳聋和药物性耳聋成功地进行了二级预防，发现 *GJB2* 基因 p. V37I 突变与迟发性耳聋密切相关，通过基因筛查可以预测儿童期的迟发性耳聋，这种耳聋常常在儿童期不易被发现，往往是因为小孩发音（口齿）不清、学习成绩不好才被发现，但这时已经晚了。早期发现是重要的二级预防，针对药物性耳聋进行的筛查已经能够很好发现药物性耳聋的高危病群，对其进行二级预防已经取得了很好效果。针对二级预防中高危人群的筛查、育龄女性的筛查及新生儿的筛查，是一级预防和二级预防交叉的内容。

关于基因筛查，从目前在全国初步统计的47万多例耳聋基因的筛查数据来看，遗传高危个体为4.54%，也发现了遗传性耳聋和突变携带者，对他们进行了基因诊断和听力诊断，并同时进行早期干预、遗传指导，以及药物性耳聋预警等工作。建立了基因诊断技术并形成了规范，遗传性耳聋的基因诊断包括植入前基因诊断技术，对一部分高危家庭进行产前诊断可有效地预防很多聋儿的出生。

一级预防已经纳入国家规划。一级预防体系主要针对育龄女性，有普遍筛查和高危筛查。普遍筛查主要针对育龄和孕早期女性，高危筛查包括聋人夫妇的生育指导和青年聋人的恋爱指导。现在已经开展通过基因芯片的诊断，并已开始筛查仪器的实施。一级预防要解决的关键问题是检测设备的小型化、及时化和自动化，我们现在做的基因筛查也只在一部分人群中进行科学研究。她们的血样我们要进行一级筛查，把这些育龄女性的血样抽好后送到实验室去进行检测，这些实验室都是专业性极强的PDR（professional decision-making in research，即"专业的研究决策"）实验室，这样的实验室进行人群的普遍筛查，费用非常高，一个样品要数千元费用。最近正在开发小型化、自动化、及时化的耳聋基因筛查仪，要开发可以完成整个芯片检测和PDR检测的小型设备，并可进行通量达1000个以上标本的高通量检测，这样自动化、小型化的设备就可以放进社区，放入社区后可以进行自动的血样检测。

从一级预防到三级预防构成了一个完整的三级防控体系，我国先天性耳聋的防控有几个重要的内容。一是关口前移，要逐步在产前、孕前尽早筛查。二是重心下移，在部分地区要把筛查工作做到基层去，在部分地区要通过儿童保健网络进行筛查和干预。我国的先天性耳聋防控体系包括早期发现、早期诊断及干预，孕前产前的干预，患儿言语康复等，因此建立全国性的听力基因筛查网络，建立规范的听力诊断干预中心，完善全国的聋儿康复体系，建立聋病基因检测及干预中心，提高康复率和降低出生率，是建立先天性耳聋三级防控体系的重要任务。

从整合医学理念看慢性鼻-鼻窦炎的发病机制

◎刘 争

本文围绕慢性鼻-鼻窦炎的研究谈谈技术研究和临床需求间的整合。

慢性鼻-鼻窦炎是临床上非常常见的一种疾病,据我国最新的慢病调查数据显示,我国慢性鼻-鼻窦炎的患病率为8%,这意味着我国大约有1亿的慢性鼻-鼻窦炎病人。

慢性鼻-鼻窦炎对病人心理的影响大家都非常熟悉,它对生理状态及社会卫生经济学更有显著影响。目前无论是中国还是欧美,在治疗上都是根据是否合并鼻息肉将该病分为两个主要的临床类型:一种被称为不合并鼻息肉的慢性鼻-鼻窦炎,另一种被称为合并鼻息肉的慢性鼻-鼻窦炎。临床上无论哪类慢性鼻-鼻窦炎,治疗手段不外乎激素、抗生素和手术治疗。

通常一个病人来了我们首先会给他规范的药物治疗,药物治疗无效,再给予手术治疗。但临床上我们有这样的体会,在使用药物治疗期间,病人的症状可以控制,可一旦停药有相当一部分病人症状会反复。美国的一项研究显示,在药物治疗期间,几乎100%的病人都对药物有效。但2个月治疗结束停药后,在研究的8个月后,也就是停药半年后,大约60%的病人症状会复发。药物治疗没有效果,手术治疗怎么样呢?鼻内镜手术从技术来讲没有任何问题,相当成熟。但英国的一项研究报道显示,慢性鼻-鼻窦炎术后5年的复发率,无论是合并鼻息肉还是不合并鼻息肉的慢性鼻-鼻窦炎都在20%左右。英国全国的医疗保障体系不会亚于中国。由此设想,中国有多少病人在鼻窦手术后会出现复发呢?我碰到过一个病人,32岁,来我院之前,已经做了4次手术。从前鼻孔到后鼻孔,鼻腔内充满了息肉,外周血和组织嗜酸性粒细胞计数非常高,合并有轻度哮喘。这样的病人,对一个有经验的鼻科医生来讲,手术是没有任何技术问题的。但能不能防止病人术后的再次复发，这对于大多数鼻科医生来说仍然是一个严峻挑战。由此可见，慢性鼻-鼻窦炎是一个没有被充分认识的疾病。很多病人需要充分规范的治疗，但药物治疗高达 50% 病人会在停药半年后复发，手术治疗后 5 年内复发率会达 20%。

我国流行病学调查发现，在不同区域，慢性鼻-鼻窦炎发病率存在一定差异；慢性鼻-鼻窦炎同过敏性鼻炎、哮喘、慢性阻塞性肺疾病，甚至痛风，都有非常强烈的关联。慢性鼻-鼻窦炎与吸烟有明显关联，吸烟人群，慢性鼻窦炎的发生率较普通人群高。

但是，慢性鼻-鼻窦炎的诊断指南非常简单，如果病人有鼻塞和鼻腔分泌物两个主要症状之一，再具有一个次要症状，比如面部胀痛或嗅觉障碍，如果 CT 片显示鼻窦黏膜炎性改变或内镜检查发现中鼻道、嗅区黏性或黏脓性分泌物或鼻息肉，就可以诊断为慢性鼻-鼻窦炎。由此可见，指南对慢性鼻-鼻窦炎的诊断，实际上主要是症状性诊断，这意味着有很多不同原因的疾病都被涵盖在慢性鼻-鼻窦炎的范畴之内，也就是说慢性鼻-鼻窦炎实际上涵盖了多种原因引起的不同的疾病群体。

临床上目前对慢性鼻-鼻窦炎疾病群体，采用的是均一化的治疗，无论用激素、抗生素或手术治疗，治疗前都没有进行甄别，例如哪些病人会对手术治疗或药物治疗有好的疗效，这意味着对不同原因的疾病用同样的治疗方法，这当然不可能在临床上取得非常好的疗效。目前有很多因素被认为与慢性鼻-鼻窦炎发病有关，比如生物膜的形成、真菌感染、过敏、大气污染。事实上没有一种独立的发病因素被确认，多数认为是诱发或易感因素。但是，无论哪一种原因，都会导致鼻黏膜慢性炎症的改变，如果明确了鼻黏膜本身慢性炎症改变的实质，无疑可以帮助我们找到一些蛛丝马迹，从而提高临床疗效。

在慢性鼻-鼻窦炎病人的病变黏膜中可以看到大量的炎性细胞浸润，有 T 细胞，包括 CD4 阳性的 T 细胞及 CD8 阳性的 T 细胞，还有 B 细胞、巨噬细胞和树突状（DC）细胞。不合并鼻息肉的慢性鼻-鼻窦炎和合并鼻息肉的慢性鼻-鼻窦炎，临床上的主要症状都是鼻塞和鼻腔分泌物，但实际上它们的炎症状态是不一样的，在合并息肉的慢性鼻-鼻窦炎中，B 细胞和 T 细胞的浸润明显多于不合并息肉的慢性鼻-鼻窦炎，临床上疗效差的病人，可能更多的是合并鼻息肉的慢性鼻-鼻窦炎。在慢性鼻-鼻窦炎中，对于白种人而言嗜酸粒性细胞是非常重要的炎性细胞，但国人慢性鼻-鼻窦炎和白种人有区别。国人合并鼻息肉的慢性鼻-鼻窦炎中，嗜酸粒细胞增高的占比不到 50%，而白种人 80% 以上的合并鼻息肉的慢性鼻-鼻窦炎表现为嗜酸性粒细胞性炎症。目前绝大多数随机对照研究（RCT）主要来自白种人，来自白种人的 RCT 研究的结果是否适合中国人呢？如果看病理改变，我们一定会提出质疑。这种嗜酸性粒细胞炎症是怎么产生的呢？

T 细胞在嗜酸性粒细胞炎症的发生中占有非常重要的地位，不同类型的慢性鼻-鼻窦炎，T细胞的作用存在明显区别，中国人跟白种人也存在明显区别，Th17细胞在白种人基本是缺失的，起码没有增高。但在亚洲人群，在中国人群，Th17细胞的反应明显增强。Th17细胞增强是中国人比较特殊的现象，目前应用的激素治疗或克拉霉素治疗，其实对Th17反应并没有明显的抑制作用。

大约50%的合并息肉的慢性鼻-鼻窦炎病人表现为Th2增加，那么T细胞炎症是受什么调控呢？在抗原提呈细胞的辅助下，T细胞进行不同的分化从而导致不同类型T细胞炎症反应，如果T细胞存在异常，意味着在不同鼻息肉中存在DC细胞也就是抗原提呈细胞的不同，但比较嗜酸性与非嗜酸性的鼻息肉，可以看到DC细胞的数量没有明显区别。那DC细胞的功能是不是有区别呢？OX40配体阳性的DC细胞是一群比较特殊的DC细胞，它们作用于Th0细胞可使之分化为Th2细胞，继而导致嗜酸性粒细胞炎症。这群细胞确实只在嗜酸性粒细胞鼻息肉里增高，如果把鼻息肉里面的DC细胞分离出来，和外周血中的Th0细胞进行共培养，鼻息肉里的这种DC细胞是不是可以诱导外周血的Th0细胞分化成在息肉中看到的这种Th2或者IL-4阳性细胞呢？的确可以看到这群DC细胞具有这种功能。

DC细胞又受什么调控呢？DC细胞很大程度受到鼻黏膜的结构细胞，也就是上皮细胞的调控。那么上皮细胞可以分泌一种细胞因子叫胸腺基质淋巴细胞生成素（TSLP），它可以诱导OX40配体阳性DC细胞的产生，进而诱导Th2细胞的分化。我们发现上皮细胞TSLP的表达存在一种自反馈增强，这种自反馈的增强可能会诱导嗜酸性粒细胞炎症产生。T细胞不是最终的效应细胞，在鼻息肉里有一些效应细胞，比如嗜酸性粒细胞、中性粒细胞、嗜碱性粒细胞和肥大细胞。T细胞产生后，它的作用最主要通过效应细胞来起作用，那么鼻息肉里面的效应细胞是不是在T细胞作用下功能有所不同呢？

通常讲鼻息肉或过敏性鼻炎，都会想到一个很重要的因素，就是变应原在起很重要的作用。嗜酸性粒细胞性鼻息肉的外周血和局部组织中IgE都是增高的，如果把特异性体质阴性的病人也就是皮肤点刺试验为阴性的病人单独拿出来比较，依然可以发现局部IgE水平升高，这意味着在鼻息肉局部组织看到的IgE不是来自全身，和病人全身的体质没有关系，而是由病人病变组织局部产生的，这一点有很重要的意义。

采用分子生物学的方法，我们进一步证实鼻息肉组织IgE主要不是来自外周血，而是在鼻息肉组织局部产生的。这种IgE可以结合到鼻黏膜局部的肥大细胞，进而诱导肥大细胞脱颗粒，引发嗜酸性粒细胞趋化因子表达增强，最后导致局部的嗜酸粒细胞性炎症。

西方人有一种观点，认为在鼻息肉局部产生的IgE主要是由于葡萄球菌超抗原诱导的，葡萄球菌超抗原可以刺激鼻息肉发生。我们中国人IgE的产生更多的是粉尘螨和屋尘螨这种常见的呼吸道病原诱发的。葡萄球菌超抗原在其中并不起十分重要的作用。IgE可在Th2细胞诱导下产生，可以结合到肥大细胞上导致肥大细胞活化。IgE 由 B 细胞产生，在鼻息肉的环境中，T 细胞是不是可以辅助 B 细胞在局部产生 IgE 呢？事实上在鼻黏膜局部除了 IgE 的高水平产生外，还可以看到 IgG，最近国外团队还发现自身免疫性 IgG 抗体在鼻息肉也明显增高。B 细胞是在 T 细胞的辅助下诱导分化产生 IgE 的，通常它受一种特殊类型的 T 细胞，即滤泡辅助性 T 细胞（Tfh）的作用，这种 T 细胞一般存在于淋巴结或者次级淋巴器官里，我们发现 Tfh 在鼻息肉组织中也存在，而且 IL-4 阳性的 Tfh 细胞在鼻息肉中的数量也是增加的。我们发现鼻息肉组织有异位淋巴组织形成，这就为 IgE 的产生提供了细胞结构基础。当把这种细胞分离出来，在体外与 B 细胞共培养，阻断 IL-21、IL-4 可见 IgE 或 IgG 的产生受到明显抑制。

既然尘螨在诱导 T 细胞和 B 细胞反应中很重要，那尘螨怎么能和 DC 细胞接触呢？鼻黏膜就像一道屏障，一个具有完整屏障的病人外周血的 IgE 很高，但这个病人可能没有任何主观症状。一个发生主观症状的病人，很大可能是鼻黏膜的上皮屏障功能受到了破坏，外界刺激就可穿透鼻黏膜这道屏障然后和 DC 细胞接触，引起一系列反应。以前发现鼻息肉上皮细胞存在凋亡增加，并可导致上皮细胞脱落或缺失。我们最近发现这种凋亡与细胞自噬改变存在一定关系。国人鼻息肉组织 Th1 反应是比较强的，Th1 反应可以诱导产生相对不足的自噬现象，进而导致上皮细胞凋亡。总结来看首先是鼻黏膜的上皮细胞，由于凋亡增加导致上皮缺失、屏障功能破坏，外界的抗原就可以进入固有层，然后被 DC 细胞捕获，DC 细胞受到上皮细胞分泌的 TSLP 的作用，又会诱导 T 细胞表达 IL-4，促进 B 细胞产生 IgE，IgE 诱导肥大细胞脱颗粒，最后导致嗜酸性粒细胞性炎症及水肿形成。

为什么在相同环境中，有人患病有人不患病？为什么中国人和白种人会存在区别呢？目前还没有令人满意的解释，可能与环境和基因两方面因素都有关。来自韩国和泰国的研究显示，无论是在泰国还是韩国，从 20 世纪 90 年代到 21 世纪的 10 余年间，鼻息肉的嗜酸性粒细胞的数量及嗜酸性粒细胞性鼻息肉的比重出现了明显上升，说明环境因素在其中起很重要的作用。美国进行了一项研究，他们对生活在美国的第二代亚裔人进行研究，这些人跟美国人有相同的饮食习惯、生活环境和生活习惯，他们发现二代亚裔人跟白种人和西班牙人相比，嗜酸性粒细胞性鼻息肉的比例，包括哮喘的比例都远远要低，说明基因在其中也起着重要作用。中国怎么来研究？这很重要，因为会影响到临床治疗的决策和临床治疗的选择。

李华斌教授做过一项小样本研究，可以看到国人鼻息肉的中性粒细胞越高，对口服糖皮质激素反应越差。为什么会出现这种现象？中国人鼻息肉是 Th1 和 Th17 细胞反应明显增强，口服糖皮质激素只能很好抑制 Th2 反应，对 Th1 反应没有明显作用。TSLP 分子在诱导 DC 细胞和促进嗜酸性粒细胞炎症反应中有非常重要的作用。2014 年《新英格兰医学杂志》发表了一篇 II 期临床研究，发现如果给予哮喘病人抗 TSLP 治疗，可以明显抑制激发的水平。来自 Bachert 团队的一项研究表明：如果 IgE 主要由全身产生，而不是在鼻息肉局部产生，那么抗 IgE 治疗应该对过敏性病人更加有效；如果 IgE 是局部产生，就意味着疗效和病人全身的过敏体质没有关系。这项研究事实上也发现对于过敏性和非过敏性的鼻息肉抗 IgE 治疗都是有效的，这说明它抑制的靶点不是全身而是在局部。2016 年《美国医学会杂志》又发表了 Bachert 团队的发现，拮抗 Th2 细胞因子受体可以明显缩小息肉的体积，从而达到很好疗效。

鼻科医生在治疗鼻息肉病人或治疗术后复发的病人时都有一个困惑，无论从病人角度还是医生角度，都是纯粹的主观评估，不像血压或血糖是非常客观的标准，所以将来要给鼻息肉或鼻窦炎寻找一个客观的生物学标志物。我们的前期研究发现，外周血嗜酸性粒细胞，可以基本反映组织中嗜酸性粒细胞的状态，相关性达到 79% 以上。我们发现外周血嗜酸性粒细胞的波动可用来预警病人症状的波动及息肉的变化，因此将来需要充分阐明鼻息肉的发病机制，提出明确可靠的临床分型，寻找客观的生物学标志物，由此帮助临床医生进行诊断和治疗，提高诊治水平。这就是整合医学在鼻窦炎诊治中的任务。

耳鸣诊治中的整合医学思维和实践

◎龚树生

耳鸣是非常常见的临床症状。有人说耳鸣是一个病,究竟是病还是临床症状,不同的人理解不一样。耳鸣的发病率非常高,目前临床上对其发病机制和干预还没有非常理想的结果,所以给临床医生的诊疗带来很多困惑。由于治疗效果不好,临床接诊时,有时不但不能给病人更多积极的指导性意见,反而可能在一定程度上会出现医源性加重病人症状的情况。例如有的医生说,你的耳鸣治不好,迟早会聋,类似这样很负面的影响让病人非常痛苦。随着社会节奏的加快,耳鸣发病呈上升趋势。耳鸣可以影响到学习、工作、生活,还在一定程度上加重了社会负担,国外的卫生经济学研究提示,耳鸣的卫生经济负担非常重。美国在2014年提出了一个耳鸣的临床诊断,我们可以借鉴。

临床上经常会碰到一些耳鸣病人,主动要做CT,其实CT对耳鸣的诊断意义是非常有限的,除非有外中耳疾病。但耳鸣没有外中耳疾病的病人接受一次以上CT检查的情况非常普遍。因此,形成诊治共识尤为重要。

很多专家投入了大量精力对耳鸣进行研究和临床干预。有人说谁"抓住"了耳鸣谁就可能拥有耳科的未来。通过手术干预方法可使很多临床疾病获得较好的效果,但对耳鸣确实没有更好的办法。多种原因均可导致耳鸣,涉及耳鸣的临床学科很多,除了耳科本身外,内科、神经科、眼科、心血管科,甚至放射科、超声科、血管介入科等,应该说都与耳鸣的诊疗有关,因此多学科的整合势在必行。

耳鸣在早期可能有各种原因,可以发生在外耳、中耳、内耳或是神经,甚至中枢等不同部位。但是,很多耳鸣病人经过一段时间治疗,外耳、中耳疾病已得到了较好医治,而耳鸣仍然存在,这就是耳鸣的中枢化机制,使耳鸣变得更加复杂。特别是在耳鸣治疗过程中,除了听觉中枢外,其他很多中枢也参与其中,比如边缘系统使耳鸣的临床表现更加复杂,除耳鸣外,还会出现睡眠问题、情感问题等。耳鸣过程中,听觉皮层、注意皮层、压力皮层、记忆皮层等都与耳鸣感知、耳鸣维持,以及耳鸣带来的情绪反应有关,所以耳鸣非常复杂。

目前我国耳鸣的诊疗现状堪忧。由于医源性原因,很多耳鸣病人,不但得不到缓解反而加重了思想负担。应当建立多学科整合的诊疗平台,规范耳鸣的诊疗,使耳鸣病人从中受益。很多单位成立了耳鸣耳聋相关诊疗中心,我相信在不久的将来对耳鸣的规范诊疗一定会起到积极的作用。整合的诊疗平台应以病人为中心,最少是两个以上的学科成立一个协作组,对某些病例进行定期讨论,提出临床诊治方案。这些年来,我们的小组围绕搏动性耳鸣开展了一些工作。搏动性耳鸣只占耳鸣发病率的4%,是一个小众人群,但搏动性耳鸣像其他耳鸣一样,给病人带来的危害非常大,其中一部分通过恰当的治疗能获得比较好的临床效果。通过合作模式,能够使诊治更加个体化,能更早做一些干预,节省病人的救助时间,节省医疗资源,提高效率。重要的是可以得出综合性处理意见,尤其是对一些疑难点,克服单个专科的局限性,权衡利弊,整合诊治可以提高专业诊疗水平。

在临床耳鸣诊疗时不可避免地会碰到一个问题,即更多关注的是耳鸣变化时的主导因素,但心理因素作为耳鸣本身的因素常被忽视。此外,还存在多部位病因的问题,有一部分通过手术治疗效果不好的搏动性耳鸣病人,实际上是由于多原因导致的,如果不是多学科合作,很难准确找到病因。比如良性颅内高压导致的搏动性耳鸣,我们专业对它的认识非常肤浅,只有多学科合作后才能识别,而且逐渐发现这个病越来越多。还有非耳科疾病导致的搏动性耳鸣,比如特发性颅高压、高血压、贫血,以及动静脉瘘等,过去我们关注很少、了解很少。一些慢性耳鸣还有其他伴随症状,如有的病人感受到的是像交响乐一样的多种声音;如果有听力下降,通常还伴有某些慢性内科疾病,如内分泌紊乱或偏头痛等,这些都需要多学科合作,也都是临床上经常碰到的问题。

找到了问题,就能够做一些干预。但有些耳鸣缺乏客观检查方法,病人主诉有耳鸣,但我们很难有客观证据。我们和影像科合作时,发现一些有搏动性耳鸣的,又找不到相应病变的证据。还有非耳部疾病导致的耳鸣,耳科医生认识非常少,这给我们带来很多挑战。影像学能给我们提供帮助,由此使认识得到了提高。有一些确定的病变和搏动性耳鸣之间有必然联系,比如颅内静脉系统的血流动力学改变可以导致搏动性耳鸣,我们与影像科和神经内科合作,找到了有价值的证据。

有些非耳部疾病导致的搏动性耳鸣很容易被耳科医生漏掉,比如心脏的问题、动静脉畸形的问题,以及良性颅内高压的问题等。因此一定要加强学科合作,通过恰当处理,使病人的症状得到缓解甚至消失。此外,一些非耳科原因的耳鸣,病人的耳鸣原本并不是很严重,但在长时间求医过程中,负性的医疗行为给病人带来了神经精神症状,比如抑郁、焦虑,甚至躁狂,个别病人还有自杀倾向。我们一定要注意规避这些负性行为,减轻病人的心理负担。

耳鼻咽喉科整合医学之我见

◎ 高　下

我们通常用"鼻祖"一词来形容某个领域的历史开拓性人物，这也从侧面说明鼻子有很重要的功能。

为什么白人的鼻子高尖，黑人的鼻子扁平，这是人类在进化中为了适应环境温度的变化而形成的，亦即让鼻腔更好地对空气进行加温、加湿，更好地保护呼吸道和肺功能。鼻腔的功能是呼吸和嗅觉，更重要的是加温和加湿，鼻腔阻力的周期变化对身心的影响非常大。在临床上，经常碰到这样的情况，医生做完手术鼻腔很通畅，但病人感觉就是不舒服，其实鼻腔组织的变化并不大，可病人总觉呼吸不畅，为什么？因为阻力发生了变化，导致胸部的运动及肺泡的活动发生了改变，但医生在治疗过程中没有考虑到这些问题，只是为手术而手术，所以出现令人不满意的情况。

由此联系到整合医学和整体思维。其实传统中医已经有整合的思维，我们的祖先非常聪明，在那个蛮荒的时代就已经提出整体的思维。而现代医学过于专业化，各管一段，盲人摸象。虽然细化本身并不是坏事，但我们不能把人卸成很多小块，把脏器从人体中独立出来，互相之间没有关系，这种细化使医学走向了误区，走向了歧途。因此，樊代明院士提出的整合医学理念是符合人类医学发展现实的，对各个学科都很有帮助。记得在人民卫生出版社出版的第七版和第八版《耳鼻咽喉科学》本科教科书里就提到了整体和局部的关系，提到了整合医学，这说明我们业内人士已经注意到了整体思维和整合医学的重要性。

曾经有个病人，突然出现咽喉疼痛，到一家非常有名的专科医院就诊，医生说没有问题，咽喉是正常的，叫病人回去，结果病人打车回家，在路上发生急性心肌梗死，死在出租车上。还有一个病人，女性，60多岁，反复咽痛2~4年，3天前加重住进医院。病人多次在耳鼻咽喉科就诊，均诊断为"慢性咽炎"。服用中成药治疗症状不缓解。后来诊断是"冠心病"。作为耳鼻咽喉科医生，如果一名咽痛病人一直检查没有问题，需要多思考一些，多关注病人的整体情况。再说说耳鸣，也不是一个局部问题，而是全身问题，在诊治上要与其他学科整合。我遇到过一名耳聋病人，最后发现是甲状腺肿综合征，是自身免疫性疾病。耳鸣、耳聋、眩晕是耳科的三大顽症。我在临床上碰到过有个病人脚上长了个鸡眼，耳鸣眩晕，鸡眼切掉后，耳鸣眩晕就好了，当然这是一种极端的个案。

  鼻腔疾病也和全身疾病有关系，可以举出很多例子，包括前列腺疾病、糖尿病、寄生虫病等。还有很多传染病与耳鼻咽喉科也有关，包括梅毒、结核等。此外，很多咽喉部疾病是由胃食管反流引起，现在已引起高度关注。还有咽喉异感症，是神经官能症还是更年期反应？是咽喉自身的问题，还是甲状腺、颈椎、心脏、胃肠问题或心理问题？因此，我们不能仅就现有症状简单地下诊断，这样对病人不负责，对自己也不负责任。耳鼻咽喉科看似只管局部，实则关联全身。需要我们更多去思考，需要用整合医学思维帮助我们诊疗。以上就是我对整合医学的粗浅看法。

颈动脉体瘤手术治疗的整合医学思考

◎华清泉

整合医学概念博大精深。本文仅从一个小的技术层面——颈动脉体瘤的诊治——谈谈我对整合医学的认识。

我做过58例颈动脉体瘤，颈动脉体瘤是一个副神经节瘤，多数为散发，多为单侧，也可双侧发病。我们把它分成Shamblin Ⅰ型、Ⅱ型和Ⅲ型。我主要谈谈Shamblin Ⅲ型。因为肿瘤对颈动脉的包裹，过去国外和国内同道所选的方法多半要进行颈动脉切除。我们对绝大部分Shamblin Ⅲ型通过手术方法切除肿瘤的同时保护颈动脉，这种术式跟常规手术方法有所不同，我把它命名为"显微凝切法"，这样的方法能处理很大的肿瘤。该病在临床上表现为肿瘤缓慢生长，肿块可左右推动，不能上下推动，有搏动感。所有病人都能完整切除，无一例失败，有一部分病人保留了颈内动脉，有一部分未能保留颈内动脉。

其中一名病人在CT上看，颈动脉体瘤和颈动脉之间有非常清晰的界限，发病部位在分支部的背面，并没有在颈内动脉或颈外动脉的外面，颈椎部分比较清楚，能在影像中看到一个潜在的间隙，这个潜在的间隙给了我们分离肿瘤的机会。

还有一名病人是一个巨大的Shamblin Ⅲ型肿瘤，CT发现肿瘤和颈内外动脉中间虽然有很多丰富的组织，但还是存在明显潜在的间隙，给手术提供了一个机会，我们不是盲目地把颈内动脉切掉后去做肿瘤切除手术。

另外一名病人的情况有所不同，磁共振血管造影（MRA）或CT血管造影（CTA）看到颈内动脉显示的血流状态发生了改变，有毛糙状、毛刺状或不很顺畅，说明整个动脉的外部可能已经受损，强行分离，会造成灾难性后果，要计划性做一定的切除。术前可以做彩超，金标准是数字减影血管造影（DSA），DSA可以了解肿瘤的行踪。部分学者对颈动脉体瘤进行术前栓塞，但我们不做术前栓塞，我们的理由是手术中完全可以很好地控制出血，手术出血不是很多，只要方法得当，术前要充分了解肿瘤累及颈动脉的程度，正确进行脑缺血功能耐受锻炼并综合评估脑部侧支循环的情况。

显微凝切法可以很好地打开二者间的间隙，切口显露很好，分离肿瘤和血管，然后把肿瘤从分支部的背面切除。并发症有出血、偏瘫、损伤，如果没做好重建会导致神经功能缺陷。显微凝切法就是在显微镜下仔细找到动脉和肿瘤之间的边界，把肿瘤从血管上分离开来。有时看上去肿瘤把血管都包住了，实际上血管和肿瘤之间还是有一个很清楚的界线，在显微镜下看得特别清楚。可以把它剪开，整个颈外动脉部分都可以分离出来。

耳鼻喉科与头颈肿瘤常规手术的技术和显微神经外科技术为我们奠定了切除肿瘤的基础。把这些技术整合起来对颈动脉体瘤特别是Ⅲ型肿瘤的治疗具有明显的优势。

侧颅底外科手术的整合医学经验

◎王海波

侧颅底外科是一个年轻的学科，尽管侧颅底手术从20世纪初，甚至19世纪就已经有人进行过尝试，但真正成为一个学科广泛开展工作也只有30多年。

关于侧颅底外科的基本概念，我的理解是以耳科学尤其以现代耳科学为基础，同时又深度整合了神经外科、显微外科、血管和介入、神经监护，以及手术新材料、近代影像学等学科，在这样的基础上形成的一个新的医疗领域。

侧颅底外科的基础是颞骨外科学，侧重点不是长在颅内的，也不是长在口腔里的，而是长在颞骨上的病变，通过颞骨向外扩散，以颞骨为中心，但大大超出了颞骨的范围。颞骨外科涉及的因素比较复杂，因此是非常精细的手术，在这一区域做手术更多要体现精雕细刻的特点。耳外科医生很有必要去学学雕刻，这个基本功对我们会大有好处。

侧颅底外科涉及的手术区域解剖结构很重要，位置深在，区域狭小，这就要求手术医生必须要有相当的知识、经验和能力才能很好地完成这一区域的手术。从耳科角度而言，侧颅底外科最重要的一个基础手术是岩骨次全切除手术，如果这个手术都不能很好掌握，那么是很难胜任侧颅底外科手术工作的。

中耳手术是耳科学的基础，岩骨次全切除术是侧颅底外科的基础性手术。发生在这一区域的病变性质复杂且少见，同其他颅内肿瘤相比，甚至是罕见的。要做到明确诊断非常不容易。100多年前的医生完全通过症状和发生发展的规律来判断，而且判断得很准，确实令人佩服。那时开辟手术路径是为了找肿瘤，但"杀敌一千，自损八百"，效果事倍功半。但能知道肿瘤的位置在哪儿，我觉得这是很了不起的贡献。即便在今天，诊断手段已经相当先进，但这一区域的病变，还有一些在术前不能一下子说出它是什么肿瘤。因此病史的采集、对症状发生发展规律的分析在诊断时非常重要。现代影像学为诊断提供了非常好的条件。但对于有些区域的肿瘤还是很难判断的，比如颈静脉扭曲的球体瘤等。另外，学习前人的经验和教训对于侧颅底外科医生是非常重要的，特别是其他人遇到的少见病例等，这会对诊断起到非常关键的作用。

在这一区域做手术要达到的第一目标是力争全切。当然不一定非要全切，这个地方的神经血管和解剖结构太重要。我们要权衡切除肿瘤是利大还是弊大。第二是保护重要的神经血管，耳鼻喉科发明的这个径路对神经血管可以进行非常好的保护。比如我们最近发现的颈静脉孔区，耳鼻喉科都可以进入，里面有几个非常重要的解剖学结构，关键是什么？一个是严格的次全切除手术，一个要保护好颈外动脉，再一个要保护好面神经。只有这样才能最大可能剥除肿瘤，最大限度控制风险。这与神经外科的介入不一样，神经外科遇到紧急手术，没有对面神经保护的措施，也没有对颈内动脉保护的措施。这就是我讲的以面部为基础的侧颅底外科和其他外科的不同之处。第三要尽量减少术中出血，风险因素控制好了，出血当然就少了。最后还要防止并发症的发生。除了术中的精工细作之外，要分期手术，有一期做的，有分两期手术的。最近听说有分三期来做的。

不同学科对同一病变，在侧颅底区甚至同一病变，手术径路和手术方法都不尽相同，对发生在颈静脉孔区的颈动脉体瘤我们是采用颞下窝径路，但神经外科喜欢用岩外侧径路，不过他们现在已经了解了颞下窝径路的好处，也在学习这条径路。这体现了不同的认识论和方法学。我们耳科用的是耳科学的认识论，用的是经颞骨到达病变区的方法学。

评价一个手术径路好不好，要满足以下几个条件：第一，尽可能最短，比如颞下窝到颈静脉，设计原则是最短、尽量为直线；第二，最大范围的暴露，风险可控，最大限度减少对脑组织的牵拉和神经的损伤，比如离颞骨近，就不用动小脑，只动颞骨里的瘤子，只离断颞骨而不累及小脑；第三，最大限度减少无关的损伤。

侧颅底手术可能是耳科学需要整合技术最多的手术，不单是耳科学技术，随着显微外科技术的发展，随着对神经血管保护意识的增强，我们又引进了新的手术过程，比如术中神经监护、神经的移植技术等。耳鼻喉科做一个管接神经跟专业的显微外科比，差距相当大，这就是多学科在侧颅底外科平台上合作的重要性。比如对颈内动脉的处理有很多方法，过去我们耳鼻喉科医生知道得不多，现在知道血管里面可以放支架，通过造影可用栓塞方法减少术中出血，也可用来加强对重要血管的保护。

现在的内镜技术可以直达病变，并对病变进行多维观察，也可用来辅助手术，我在1996年做内镜手术，可以做三叉神经切断、前颈神经切断、面神经减压加梳理。1997年我做另一个手术，侧颅底病变位置低，特别是耳鼻喉科，半规管内听道这样的结构不是在短时间内能掌握的，现在用导航会帮助我们缩短手术时间。最近我们用导航经中颅进入，很快找到内听道，对手术很有帮助。另外，分期手术可确保安全，颅内分期手术非常有优势。对于不适合手术的，放射治疗也是新的选择。侧颅底外科整合了多种先进方法，包括多种诊疗技术，是一个多学科参与的平台。

当然，有时损伤是不可避免的，如果说损伤不可避免，也要有个次序，底线是不能损伤生命。次序是先外耳后中耳，再内耳，再面神经，最后是颈内动脉。耳鼻喉科讲的侧颅底，我觉得有三个地方。一个是岩尖，颞骨的岩尖就是最靠近颅底中央的。一个是斜坡，严格说斜坡不属于耳鼻喉科，但岩尖是，岩尖头上挨着斜坡，这叫"搂草打兔子——捎带"。耳科学有两条路径可以到达这一区域，暴露好，风险也好控制。再有一个是桥脑小脑区域，发生在这个区域病变最多。第5、第7、第8、第10等神经根，做神经根减压，神经根选择性切换，这个区域的胆脂瘤甚至脑膜瘤，都可以做。另外，侧颅底外科还包括颈静脉颞下窝区域，如颈静脉体瘤、某些神经纤维瘤等，我们对治疗的选择应该综合考虑整体性，使病人的利益最大化。

路径的选择要考虑综合因素。绝对不能自己熟悉哪个路就选哪个路，你不熟悉某个路，但对病人有好处，那就选择转诊，转诊是对病人极其负责的表现。如果自己不熟悉，绝不能硬去做。侧颅底手术不是普及性手术，是少数人在做的手术。因为发病率很低，技术要求很高，条件要求很高，我想强调这样的一个观点，避免单纯针对疾病来选择。

从事侧颅底区域的手术，要有立体的颞骨解剖学知识、深厚的耳科手术功底和相关学科知识的积累。耳科学的认识论和方法论，就是组建多学科的团队，包括神经外科、显微、介入、麻醉、神经监测等。同时要有高标准的手术条件，从事这方面的工作很艰难，很有挑战性，需要有韧劲。我们从20世纪70年代末就开始在全国办学习班，到现在一共办了41期，在这个学习班上学习，后来又从事侧颅底外科的人寥寥无几，说明这项工作不是很容易开展的。

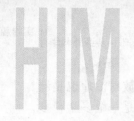

整合医学思维在嗓音损伤病因鉴别中的应用

◎ 庄佩耘

我从事嗓音临床 12 年,遇到很多病人拿着病历来找我,病人是一侧声带不动,医生直接诊断为喉返神经麻痹,做了全身很多排查喉返神经麻痹的原因,吃了数月的神经营养药,最后发现只是一个单纯的环杓关节脱位。

如何区分环杓关节脱位和单侧声带麻痹显得异常重要。在谈鉴别诊断之前,我们简单回顾一下解剖。环杓关节是一个被囊韧带包裹的滑膜关节,有三种运动方式,第一种是晃动,第二种是向前的滑动,第三种是旋转。目前前两种运动方式得到比较好的认可。右侧喉返神经来源于锁骨下动脉水平的迷走神经,左侧是从主动脉水平分离出来。双侧的喉返神经折返后行走在颈部气管食管沟内,然后进入喉内,左侧比右侧长,所以左侧更容易受伤。

环杓关节脱位有两种类型:一种是全脱位,即杓状软骨和环状软骨完全脱离;另一种是半脱位,即关节里的两个小骨之间虽然错位,但还有部分连接。国际上认为环杓关节不容易脱位,环杓关节脱位发生率极低。

Sataloff 是美国嗓音协会的主席,曾在一篇论文中提及目前世界上只有 30 例确诊为环杓关节脱位的病人。我们 2015 年发表一篇论文,报道了 27 例病人,他们一直追问怎么会有这么多病人。我们有很强的数据支持,发病率极低应该是与漏诊或误诊有关。环杓关节脱位的病因有气管插管直接损伤喉部、食管镜损伤,此外,胃镜造成的损伤也经常遇到。

单侧声带麻痹表现为一侧运动障碍,麻痹的位置常因神经损伤部位而不同,并不是一个固定位置。1/3 的病人可能没有太多症状,声音可能嘶哑,但慢慢会被健侧代偿,也可能不伴气道阻塞症状,目前该病的诊断多是排除性诊断。单侧神经麻痹,最常见的病因为手术损伤,包括甲状腺切除术、心脏内膜切除术,以及其他头颈部手术。环杓关节脱位也主要表现为声带运动障碍及声音嘶哑，故和单侧声带麻痹的鉴别有很大困难。于是，遇到单侧声带运动障碍的病人就经常会扯皮，一是病人与医生扯皮，二是医生之间扯皮。麻醉科说外科损伤了神经，外科说手术中做了喉返神经监测肯定没有损伤神经，一定是麻醉科插管损伤的问题。因此，单侧声带麻痹和环杓关节脱位两种疾病的病因虽然不同，但症状和体征相同。鉴别存在很大困难，治疗完全不同，所以鉴别显得非常重要。我们常用以下三种方法进行鉴别诊断。

第一种是喉肌肌电图检查。因为喉肌运动受喉神经冲动支配，在神经肌肉接头处能把化学信号转化为电信号。我们把电针插到肌肉里面，让病人做特定的动作，就可以探测到电信号，所以喉肌电图检查可以较为全面地评价喉神经肌肉系统的完整性。常做的喉肌电图检查含 3 对喉内肌：环甲肌、甲杓肌及环杓后肌。检查环甲肌是在环甲膜中线偏外 3mm 的地方向外上 45°进针，听到插入电极声音时让病人从低到高调变调地发"咿"的长音，通过观察此时采集到的环甲肌的动作电位特性，了解喉上神经的完整性。在做甲杓肌的肌电图时，同样通过环甲膜中线偏外 3mm 地方垂直进针，经过颈部组织后进入气道内，电针在气道内时，机器会发出"呼呼"的气道声，这时候将电针朝向上外 30°进一步推进就能听到一个插入肌肉的电极声音，让病人发舒适的"咿"音，此时探测到甲杓肌的动作电位，通过对甲杓肌的电位特性进行分析，可以判定控制甲杓肌的喉返神经内收支的功能。做环杓后肌肌电图检查时，要从前向后穿过气道到喉的后部去，这种方法如遇甲状喉板钙化的病人，很难直接穿到目标肌肉，而且电极针要比常用的长。所以如果病人钙化明显，多采用其他的方法：把病人的喉往外侧转，两手勾住病人的喉往外转，沿喉的侧缘进去 3~4cm，让病人深吸气时会出现一个动作电位，即为环杓后肌的动作电位，通过对环杓后肌的电位分析，可以确定喉返神经外展支的完整性。掌握喉内肌肌电图检查方法对两种疾病的鉴别尤为重要。

在临床上经过大量的试验，我们认为喉肌肌电图检查能有效区分两种疾病。要注意的是喉内肌动作电位的时相、波的形态及是否有纤颤等异常电位要比波幅更为重要，更需要我们去观察。

第二种鉴别方法是喉三维 CT 的重建。对于声带固定一侧不动的病人，我们采用喉部薄层 CT 扫描，然后进行三维重建，通过重建图像进行多维度观察对比。如左右侧关节的对称性和双侧关节的间隙对称性很好，通常可以排除环杓关节脱位，不对称的病人多为环杓关节脱位。在观察双侧环杓关节对称性的时候，注意是多维度的观察，这样可以看到杓状软骨脱位的方向，还可以观察脱位后环状软骨和杓状软骨间的关节腔变化，环杓关节脱位的病人，除了杓状软骨的位置发生改变，关节间隙也会出现缩小或扩大。当然，有的不对称也会表现在某些声带神经麻痹的病人身上，但他们通常是整个关节垂直面上的不对称，但关节间隙是正常的。

另外在关节脱位类型鉴别上我们还尝试了一个客观的测量办法，在做三维重建同时，结合 Mimics 图像分析软件，将软组织模型和气道模型两个模型重叠，在这个重叠的三维模型上，可以对声带的一些参数进行很客观的测量，包括长度、宽度、厚度、声门下收敛角、声带倾斜角度，而这些参数在常规的检查中是比较难客观测量的。我们的前期试验显示"声带倾斜角度"值在前脱位和后脱位两种脱位间有显著差异，因此我们认为通过关节间隙的变化和关节的对称性可以区分声带麻痹和环杓关节脱位，而通过声带倾斜角度也可以区分环杓关节的脱位类型。

第三种方法，我们假设声带麻痹的病人杓状软骨运动幅度比环杓关节脱位的病人小，因为环杓关节脱位的病人喉部仍然有完整的神经支配，我们就采用定量测量视频喉镜中杓状软骨的运动幅度作为两种疾病的鉴别诊断。在这种方法中，我们首先制订三个参数。第一个参数是手动提取一个呼吸周期声带的最大张开角：第一条线从声带前联合沿声门中线画一条线，第二条线是吸气时声带张开最大角度时从前联合沿着患侧声带画一条向量线。两个向量线之间的夹角就是要测量的夹角，采用手动测量的方法。第二个参数采用在 Matlab 软件下自编的一个视频跟踪软件，自动定量这个角度的变化。第三个参数是对杓状软骨的运动幅度值进行追踪测量。第三个参数存在的一个最大的问题是当我们定量测量劈裂运动幅度时，它会受到摄像机的位置和角度的影响。因此我们对第三个参数定义了两个新的测量方法：①采用像素的方法；②将测量的值经过声带长度的校准，这样得到的运动幅度是一个没有单位的运动幅度，只是一个比值。然后将三个参数进行两种疾病组间的统计学分析，发现第三个参数经过标准化后的值在两组疾病间的差异具有显著的统计学意义，也就证明了我们的假设是正确的。但这需要将来更多的数据支持。

综上所述，区别杓状软骨脱位和单侧声带麻痹，第一是采用喉肌电图检查。第二是喉薄层 CT 的三维重建。第三是定量测量视频喉镜中杓状软骨的运动幅度，而该运动幅度采用的是像素值或者经过声带长度校准后的比值。

复杂内耳疾病的整合医学诊治

◎姜鸿彦

我们一直在寻找内耳疾病的病因,找来找去,假说越来越多,但临床治疗方案却没有多少进步。

内耳疾病不管发生在什么部位,主要表现是功能障碍,即耳聋、耳鸣和眩晕。耳鸣和眩晕这两个问题是整合医学最需要研究的。发生在内耳的疾病,这三个症状可以三位一体同时发生,也可以单独出现,或者两两同现。从目前的文献和临床判断,三位一体出现时根本原因主要在内耳,只是损伤的部位不同而已。以突聋为例,可能有病毒感染、血管因素、噪声、耳毒性药物、自身免疫等一系列问题,最终表现在临床上是突聋;有时还伴有眩晕,眩晕的性质也不一样,可以伴有类似于小脑症状的眩晕。在最新的美国突聋指南中推荐的治疗只有一个——激素,而包括扩血管药物等均被证明无效的。

前面推测了那么多病因,为什么只有激素有效?只能推测可能是激素的抗炎作用。此外,现在已经知道的是病毒感染可以导致耳聋,血管因素、血管栓塞、血管痉挛可以导致耳聋,噪声可以导致耳聋,耳毒性药物、自身免疫等很多因素都可以导致耳聋。那么,哪个是直接原因,哪个是间接原因,直接损害和继发损害会不会在某种条件下成为内耳疾病持续发展的原因?比如,噪声损伤到外毛细胞,外毛细胞会出现两种状态:第一种状态叫死亡,临床医生回天无力;第二种状态叫失能,我们只能挽救这种细胞。所以突聋不是百分之百可以恢复。当然有些突聋是可以自愈的。2011 年有学者发表过文章,他们观察到很多病例都可以自愈。他们的曲线延误频率都在 60dB 以内,只有高频损伤时才超过 60dB,超过 60dB 说明内、外毛细胞可能都有损伤。经过 3 个月的治疗慢慢恢复,但是这种病人并不是多数。所以,医生能挽救的是失能但不是死亡的外毛细胞,外毛细胞一旦死亡,无法救治。现在尽管很多人在研究,甚至用干细胞移植,但离应用到内耳还有一个漫长的过程。目前临床医生还没有办法让毛细胞死亡后再长出来。

目前的临床治疗只有激素有效，由此推测内耳有炎症存在，而血管因素是临床上耳聋发生最常见的因素，那么，两者是否会同时存在？关于内耳缺血时有没有炎症发生我们尚不清楚，但在中枢神经系统对此有广泛的研究。缺血再灌注后小胶质细胞会活化成巨噬细胞，后者可释放炎性介质清除细胞栓子，进而把栓子清除掉，这是机体的一种自我保护反应。但对内源性失能的细胞，比如损伤的毛细胞，会被巨噬细胞清除。我们这时抗炎就可能保护部分还没有死亡的毛细胞。在耳朵里，无论在基底膜、前庭，还是在血管周围，都存在这一类巨噬细胞，即小胶体细胞，它们在内耳功能调节中有很重要的作用。损伤缺血再灌注时这种细胞被激活同时释放大量炎性因子。所以缺血时给予抗炎治疗而且有效是有一定道理的。临床上怀疑病人有血栓或微血栓形成，或有血管痉挛，给予激素抗炎治疗是有效的。

2010年有人发现，氨基糖苷类中毒时，不仅在毛细胞区，在其他区域甚至整个耳蜗的侧面（包括血管内）都发现了巨噬细胞。2014年华北的一个团队做了一项很细致的研究，在氨基糖苷类中毒时内耳里面有小胶体细胞的活化，同时分泌CX3CL趋化因子及其受体，受体表达在毛细胞上。阻断这个细胞因子后可以保护氨基糖苷类药物导致的毛细胞损害。氨基糖苷类药物导致的耳聋也有一定的炎症作用，炎症参与了氨基糖苷类药物损伤导致的耳聋。

很多文章说噪声可导致内耳炎症，其中小胶质细胞样细胞也被活化参与了毛细胞的损伤，从中可以看出，继发损害因素都可能与炎症有关。我的一个博士生发现花生四烯酸代谢通路在内耳损伤时被显著活化了，这时的噪声损伤用激素治疗有效。那么所有结果契合成一点：美国和中国的突聋指南均推荐用激素治疗是完全合理的。

针对直接病因有没有治疗作用呢？中国指南对听力学的分析、病因推测、治疗选择是有一定帮助的。任何一种病理现象都存在直接损伤和继发损伤的可能性。我们要学会告诉病人，我们所能挽救的不是已经死亡的细胞，而是将死而未死的细胞，即结构发生了改变失去功能的细胞。如果细胞已经死了，纵然是再有名的医生，也不可能挽救病情。所谓有的人治疗突聋效果非常好，只能说明他很幸运，他所治疗的突聋毛细胞没有死亡。如果选用激素有效的病人，大家的治愈率应该是一样的。如果能够真正明确是血管痉挛、微血栓所致，那么用溶栓促进血液再灌注可能效果会更好。

梅尼埃病是膜迷路积水所致，病因包括自身免疫、炎症损伤，以及外界病毒感染等。目前已找到几个与梅尼埃病发生相关的突变基因，但只有*MICA*、*NFKB*1这两个基因公认是调节免疫和炎症的。另外，或许与接触尘螨有关，尘螨本身可分泌一些蛋白酶导致树突状细胞激活，易于发生内淋巴炎症。从目前来看，整个内淋巴都可能具有局部免疫功能。在临床上，我们经常用敏使朗去治疗，临床很多医生认为长期用小剂量敏使朗可以有效治疗梅尼埃病。但《英国医学杂志》2016年发表的研究表明，不管是小剂量、大剂量，还是常规剂量，用敏使朗治疗梅尼埃病长期观察无效。这间接说明它可能是一个炎症。如果是炎症用激素治疗会不会有效？于是我们采用鼓室内注射激素，发现对控制梅尼埃病的发病次数和发病强度有显著效果。当然这其中有一个很简单的道理，无论是前庭的血管还是耳蜗的血管都很细，在早期发生炎症时，给予及时有效的药物干预，这根管子如果能打通，膜迷路积水可能会减轻，将来可能不复发。

最后说一下良性位置性阵发性眩晕。这个病有两个学说，即半规管结石学说和壶腹嵴顶结石学说，但均未被证实。我们现在都在做复位，效果都非常好。但真的是结石吗？有文献报道，良性位置性阵发性眩晕病人发生缺血性脑卒中是对照组的2倍，所以有些病人会有很多年的视力模糊。为什么会发生脑卒中呢？如果仅仅是石头脱落会与此有关吗？2007年有报道，梅尼埃病同样也会伴发良性位置性阵发性眩晕，且明显相关，而梅尼埃病存在纹缘细胞的氧化损伤。以上间接说明并不一定是石头脱落，而很可能和炎症或缺血有关。那为什么复位会有效果呢？耳石在椭圆囊或球囊上和石子一样，一旦掉下来，想把它再弄回去不太可能。如果是一块完整的石头掉下来，做复位时都会有一个动作叫快速旋转变体位。一块石头把它摆在那个体位慢慢摆、慢慢转，石头靠重力可能拔不出来。现在复位的手法越来越多，但共性是"快"，一下子就反过来了。

综上所述，希望我们大家能不断从临床上思考问题，从临床上发现问题，认真思考，深入研究，走向国际的前沿。

耳鼻喉科与神经外科整合治疗复杂病例的体会

◎夏 寅

"天下大势,分久必合,合久必分"。医学的现状是只见树木、不见森林,大家确实需要提升认识水平。作为一名普通医生,首先得看清身边这棵"树"。如果有能力,最好把周边的几棵"树"也看清楚。能把这几棵"树"整合到一起,就非常不容易了。我原来在同仁医院,现在在天坛医院,主要和外科合作,经常参加他们的活动,这也是一种整合吧。

我讲一个病例来谈谈整合对病人获益最大化的帮助。有一个1岁多的小孩,听力有问题,同时有面瘫,发现了一个占位性病变,来天坛医院就诊。当时查体耳科症状不明显。磁共振发现桥脑小脑角(CPA)和颞叶都有问题。目前CPA的病变对孩子影响是最大的,应该首先治疗。因为天坛医院神经外科分得很细,有专门的小儿神经外科,所以经验非常丰富。手术很顺利地做完了。可遗憾的是CPA这么大的病变切下来居然不是肿瘤。非常幸运的是,术后面部的功能恢复了。

天坛医院神经外科有一个很好的理论,他们认为如果病人有神经功能障碍,手术成功的标准不是追求原有功能损害能恢复,而是不要出现新的功能损害。如果出现新的功能损害说明手术不成功。所以从这个角度判断,手术应该还是达到了预期效果。

患儿颞叶还有一个病变,没有明显的症状,继续随访,两岁半时发现肿瘤增大。这时学科合作非常重要,各个学科的优势都应展现出来,而且要先加强自身,合作才有价值,要强强联合。听力、面神经、功能的评判肯定是耳鼻喉科的优势。做完相关检查后证实患儿听力早就丧失,但是单侧的,所以没过分干预。再次复查,CPA没问题,但颞叶有问题,已经突到了中耳,磁共振显示有两个占位,颞叶受压。接着面临的问题就靠多学科合作或整合医学指导。之前经常是这样的情况：颅内外肿瘤，做颅内的医生做完就不管其他了，做颅外的也如此，我认为这样是不负责任的。应该一起商量该怎么做，是谁先做，还是一起做，应该有计划，而不是完全随意的。本来我们耳鼻喉科是去会诊的，神经外科认为应由我们来做，我们也就当仁不让，处理严重的病变，肯定是我们耳科的优势。神经外科处理颅内病变非常有经验，但是他们限制在颅脑，颅脑外肯定我们更有经验，我们耳科医生应有充分的自信。但我们也要留有余地，毕竟颞叶占位问题重大，如果有问题，神经外科要帮忙，必须提前沟通好，不能上台出了问题才临时交流。

考虑到颞叶这个部位，且患儿年龄小，因此我们并没有做标准的治疗，而是按照原来的切口来做的，这样留有余地。如果这样暴露颞叶不充分，我们可以向前把颞骨抬起来。掀开暴露颅头，颅头区是发蓝的，说明病变较严重，然后做了开放的颅根治，使中颅底暴露出来。这不仅是为轮廓化，还是因为里边有病变，我们会特意把中颅骨刺去除，然后暴露，暴露边界一定要暴露到正常组织。千万不要认为颅底的肿瘤经常是良性的，采取"黑虎掏心"的做法很危险，一定要暴露到安全的边界，即正常组织，这时再去处理病变。术前考虑以囊肿为主，但术中发现是一种黑蓝色的肿瘤，大家都很紧张。神经外科医生看后当时第一怀疑是黑色素肿瘤，手术室里的几位神经外科"大腕"一听耳后碰到黑色素瘤，都说很罕见。不管是什么，完整切除是必需的，我们打开把囊液吸完，开始切瘤时发现，肿瘤和脑子是粘着的。为手术安全，神经外科医生亲自上台帮助，很完整地把肿瘤切下来了。切完后既没有出血，脑组织也没损伤，当场填塞、封闭，手术很顺利。最后非常幸运，是个畸胎瘤。术后患儿面瘫有所加重，但短期内很快恢复正常。肿瘤的全切和神经功能的保护比较理想。这就是整合的价值。

在此，我并不想重点讨论怎么切除这个瘤，我想强调的是整合医学。我们的目标是将来将神经外科和耳科整合到一起，来处理颅底病变，这既是病人的需要也是医生的需要。病人需要什么样的治疗手段，我们就提供什么样的治疗手段。

现在整合医学相关学科合作时容易出现以下问题：一个是推诿，都不愿意承担责任；另一个是走极端，就是竞争，尤其是恶性竞争，大家抢病人。怎么掌握合适的度是值得探讨的问题。两科整合，首先，需要充分交流，现在普遍的现象是神经外科看不起耳鼻喉科，神经外科的感觉非常好，普遍认为自己属于"第一世界"，耳鼻喉科是"第三世界"，实际上他们不知道耳鼻喉科的技术含量，一点儿都不亚于他们，甚至要高过他们。他们做一个手术大刀阔斧，我们觉得他们挺粗糙。我们应该有自信，要充分了解耳鼻喉科的优势。其次，要向外科学习，以便在任何情况下都知道怎么去合作。并不是把手伸到神经外科去多学一项技术，多做一种手术，我们得先把自己的专科做好，打铁还要自身硬。第三，人都不是万能的，要了解哪些是属于做不了的，要知道找谁才能解决这个问题。这样可能整合医学的目的就达到了。

整合医学在围术期诊疗中的重要性

◎张革化

本文讨论的是一个鼻和鼻颅底手术不可不说的话题——围术期诊疗。不管是鼻科、咽喉还是头颈科都涉及手术的围术期。围术期的长短由很多因素决定,比如手术后的随访时间,根据手术的范围、病人的全身因素、鼻腔和鼻颅底手术填塞物的不同,可能选择首次随访的时间是不一样的,通常是在1~2周。第2次、第3次随访的时间,要根据病人的全身因素、初次随访反映的情况而定。一般来说就近随访是1年,长期随访是3年。总体有一个规范,但不同病人有不同的隐患因素,要视情况而定。下面和大家分享几个相关的病例。

第一个病例,62岁男性。主诉是右眼肿胀2个月。13年前,因右侧鼻腔出血和新生物,诊断为上颌窦癌做了手术,术后做过常规的全程放疗。这次就诊是一只眼睛肿胀,视力没有什么改变,间接对光反射正常。CT上前颅底有一块增宽。在磁共振上可看到肿块的范围,病变在右侧。鼻腔活检是嗅神经母细胞瘤,与上一次不同。在充分的术前准备后,实施了内镜下等离子辅助的前颅底嗅神经母细胞瘤切除加颅底重建,以及颈部Ⅱ、Ⅲ区淋巴结清扫。

因为颅底重建没有成功,后来又做了颅底巨大缺损脑脊液鼻漏修补。两次手术,第一次做等离子切瘤,切除了整个肿块并做了颅底重建。抽出纱条后发现一个巨大颅底缺损(3~4cm)。第二次做了缺损修补。第一次肿瘤切除后修补为什么没成功?第二次这么大的缺损又是在感染状态下为什么修补成功了?实际上有多方面因素。从术者因素考虑,第一次手术的术者可能经验更丰富,第二次相对比第一次要欠缺一些。但从手术方法来说,第一次是肿瘤切除加重建,第二次专门做重建,第二次发现这么大的缺损,修补的重视程度要比第一次更高。以前做脑脊液鼻漏修补常规是鼻腔里填塞麻纱条,现在国际国内都不填放纱条。他们第一次术后用了艾菲清纱条,纱条摘除后做了填塞。结果病人因为做颅底缺损手术后有脱水，卧床用抗生素预防感染，第一次术后第 10 天开始发烧，第 12 天抽出来烂糟糟的东西就是修补的材料全部在里面坏死了。

因为有第一次修补不成功的经历，第二次对这么大的一个缺损做修补，术后对填塞的东西高度重视，我们在全国，甚至到国外找麻纱条，最后在我们分院，找到三袋麻纱条，以前买的现在已经买不到了，用了麻纱条填塞。另外，对这么大的缺损，第一次只做了晶膜脂肪的修补，第二次加了一个人工晶膜。第一次术后脱水用的是甘露醇，常规做脑脊液漏修补术都是用甘露醇脱水；第二次考虑到重大创面，如果脱水不够，可能会引起术后颅内压力改变，所以在第二次术前，我们跟脑外科协商用了不同填塞物，填塞材料有所差别，第二次手术成功了，这么大一个缺损长好了。虽然缺损长好了，但病变的手术治疗并不是唯一的治疗，术后是一个整合治疗。嗅母细胞瘤对化疗不敏感，这个病人放疗又没法做，因为他以前做过全程放疗，如果再做放疗，放射性脑部问题可能全都会出来。虽然我不能把所有治疗都列出来，但我想跟大家分享的是，充分细致的围术期准备是手术成功的根本保障。

第二个病例，48 岁女性。半年前因鼻塞流涕做过鼻窦炎手术，出院后发烧，药物治疗后缓解；但术后 2 个月再次发烧，来我院就诊。主诉持续性鼻塞伴鼻子胀痛，嗅觉下降，间断午后低热，最高 38.5℃。在当地医院做过磁共振检查提示左侧上颌窦、筛窦及蝶窦异常信号，并有颅底部缺损。我院 CT 看到全颅底缺损，病变主要集中在筛窦，左侧上颌窦有一些术痂，颅底病变是炎症、肿瘤还是其他？如果是炎症，是不是一般性炎症？如果是一般的慢性鼻窦炎不会引起颅底缺损，活检提示有真菌感染，真菌感染伴有前颅底缺损，是马上手术还是药物治疗？前颅底病变已有缺损了，马上手术会不会把鼻腔的真菌感染带到颅底去。因为真菌染色阳性，提示是侵袭性真菌感染。颅底病变有两种可能，一是脑颅破坏，一是脑颅没有破坏。没有破坏做手术，会把病变带进去吗？是手术治疗还是药物治疗？如果用药物治疗，手术时机又在什么时候？应该多长时间再去做手术，治疗终点又是什么？

经过跟感染科医生的全面探讨，以及和家属很好的沟通后，我们决定先药物治疗。我们用伏立康唑（威凡）静脉滴注，当晚，病人头痛症状消失，体温也下降了。用威凡治疗 2 周后，影像学复查筛窦病变明显减轻，颅底的缺损还有，上颌窦病变还有。在用药 2 周后，做了双侧全筛、蝶窦开放，前颅底病变清除。术后继续威凡治疗，出院后带威凡口服治疗。术后 3 周时病人回来复诊过一次。后期电话随访，除嗅觉没有恢复外，其他状况很好。

第三个病例，63 岁男性。反复鼻塞，嗅觉减退，伴头痛两年余。晨起流脓鼻涕，没有其他症状，也没有高血压、心脏病史。CT 见鼻窦炎病变，不是特别严重。内镜下见双侧中鼻道有多发息肉样新生物，但无脓性分泌物。术前常规检查心电图是窦性心律，左室高电压，ST–T 改变；住院时血压 148/87mmHg，一直都高于正常。诊断为鼻息肉,做了蝶窦开放。术后 3 天,病人主诉心前区疼痛,反复追问病史,病人心前区反复疼痛已有 2 个月了,在当地医院做检查没有发现异常,诊断为肋间神经痛。病人住院时没有和我们提及这些情况。术后第 4 天凌晨 2 点病人再次出现胸痛,对症治疗后未缓解,做心电图和心肌梗死三项,与术前心电图没有太大改变,到凌晨 5 点,心肌梗死三项结果显示稍高于正常,到早上 7 点多还没有缓解,再做心电图和心肌梗死三项,出现了明显改变。经内科会诊后诊断为"急性非 ST 段抬高型心肌梗死",转到心内科做了手术后症状缓解。但数小时后,反复出现气促,内科对症治疗,下午大约五点半时给病人做了胸腔穿刺,在做胸穿时,病人突然心跳停止,最后诊断为"大面积心肌梗死伴心力衰竭"。如果一开始问病史就考虑病人的胸痛与心脏有关,一开始就做多学科会诊,可能会避免这种情况的发生。

第四个病例,年轻男性。主诉为嗅觉下降,咳嗽 2 个月。嗅觉时好时坏,诊断为鼻窦炎。内镜下右侧鼻腔鼻中隔前端偏大,中鼻道有息肉,肿胀不干净。做了筛窦开放,上颌窦的一个颌窦口扩大,鼻中隔黏膜下切除。手术非常顺利,病人从手术室进入复苏室,在从复苏室返回病房时,突然出现胸闷、呼吸不畅、呼吸费力,血氧下降,当时处理后缓解。实际上这个病人有长期咳嗽史,我们应了解呼吸道有无问题,排除有无哮喘或气道高反应情况。要先做围术期诊疗,而不是急着上台手术。后来在随访中,经检查考虑是哮喘,治疗后效果很好。临床发现,病人胸腔的分泌物比较黏稠且呈半透明,多数都伴有哮喘,说明病人是一种过敏体质。

最后一个病例来自神经内科,病人发作性头痛伴视力下降 3 个月,再发加重 1 个月到神经内科住院。3 个月前病人出现头痛,继之视力下降,当时诊断为丛集性头痛,视力下降诊断为视神经炎。用甲强龙冲击治疗,视力恢复八成后出院。出院后 1 个月又出现症状,再来住院,视力明显下降,视物模糊,神经内科还是考虑视神经炎,相关检查发现右眼视力只有光感,外展受限。CT 检查考虑视神经脊髓炎。当时有一个神经内科医生建议把片子拿给我看一下,我一看片子,鼻窦里有囊肿改变,CT 检查后考虑有蝶窦囊肿并有破坏。从神经内科转到我们耳鼻喉科,做了蝶窦开放术,打开蝶窦脓液流了出来,纸样板有破坏,在纸样板框取了病检考虑为真菌感染,后来又回到神经内科做抗真菌治疗。虽然手术把病变清除了,但病人出院时视力并没有改善。对于这个病人来说,如果开始出现视力下降,就考虑视力下降不是单纯的、可用视神经炎解释的,不要随便用激素(而且是甲强龙这样的强效激素),而是抗真菌治疗。可能最后不会出现右眼视力模糊,完全能恢复过来。

我的体会是围术期是手术成功的保障,我们治病是治人的疾病,应该从人这一整体出发,确实要具有整合医学的理念。不是头痛治头、脚痛治脚,一定要有整体观念,从自己的学科想到其他学科,从其他学科想到自己的学科,这样治病可能会给病人带来更大的获益。

颞骨岩部胆脂瘤手术策略中的整合医学思考

◎ 查定军

岩部胆脂瘤顾名思义，是指累及颞骨岩部的胆脂瘤，它的发病率低，占整个岩部病变的4%~9%。可分为先天性、获得性和继发性三种，文献报道，先天性居多，但从我们科的病例上主要是以获得性和继发性为主。从临床症状来看，部分病人早期可以没有任何症状，随后出现听力下降，听力下降可以表现为混合性感音神经性下降。部分病人还会出现面部神经麻痹、眩晕、头痛，甚至后组颅神经症状。我科还有过因颈部瘘管就诊的颞骨岩部胆脂瘤，CT上表现为膨胀扩大的软组织影，骨质边缘光滑；T1是低信号，T2是高信号，绝对不强化；DWI弥散受限制。

从影像上要与哪些疾病鉴别呢？第一是岩骨胆固醇肉芽肿，岩骨胆固醇肉芽肿，T1是高信号，T2也是高信号，增强也是不强化，所以从T1项可鉴别。第二是面神经鞘膜瘤，面神经鞘膜瘤CT表现也是面部膨胀性包块，骨质边缘比较光滑，和胆固醇肉芽肿很相似，但在磁共振上增强有明显强化，这有别于胆脂瘤。

诊断要依据临床表现、耳镜、听力。对临床诊断最有力的是CT和磁共振。最终的影像判断是最重要的。从治疗上讲，手术是胆脂瘤唯一有效的治疗手段，在手术中我们要考虑病人的面神经功能、听力情况，以及病变范围。从术者讲，要考虑住院的科室、手术条件、术者能力，是否具备处理这个病变的条件。

如果面神经功能术前是正常的，在手术方式选择上，要尽可能保持面神经原位，避免对病人的干扰，保证面神经术后功能不受到影响。面神经功能如果在HB Ⅲ级偏好情况下，必要时可以考虑移位。如果面神经功能差于Ⅲ级，这时要考虑移位、移植修复、面舌吻合。

从术前听力考虑，如果听力正常，在手术方式选择上，要尽可能保持病人手术传音结构的完整。如果有传导性耳聋，就要保证内耳完整。如果有感音神经性耳聋，这时可能压力小一点，可以切除迷路，切掉耳蜗。我们一定要考量病人的病变范围，病变范围目前常用 Sanna 分型。在 Sanna 之前还有其他分型，Sanna 后也有其他分型，但我们目前常用的还是 Sanna 分型。

根据病变范围和位置可分为迷路上型、迷路下型、迷路下岩尖型、广泛型和岩尖型。其中迷路下岩尖型还可以按照它向内侧和前内侧，以及范围不同又分成三个不同的类型。对迷路上型，如果听觉正常，首选颅中窝径路，部分病人可考虑乳突径路；如果有感音神经性耳聋，在乳突径路应选迷路径路或耳囊径路，这时听力可以不考虑了。对于迷路下型胆脂瘤，如果听力正常，手术方式应是岩骨次全切或加迷路后径路；如果有感音神经性耳聋，应选耳囊径路。对迷路下型胆脂瘤没有面瘫的病人，应选择颞下窝 B 径路，有面瘫的要考虑颞下窝 B 或耳蜗径路。对广泛迷路型病人有面瘫的，首选耳蜗径路；没有面瘫的，要选保留面神经原位置不动的耳囊径路。对岩尖型且听力正常的，可以考虑颅中窝径路或经蝶的内径径路，可以用经蝶内镜来做这个手术，尽量减少对外侧结构的影响；如果术前有感音神经性耳聋，可以选耳囊径路或颞下窝 B，这是在没有面瘫的情况。如果有面瘫，面神经移位可经耳蜗径路，内镜在做面部胆脂瘤时有非常重要的作用，它可以检查术腔，降低复发率，而且经蝶内镜手术对岩尖型病人术后影响小，因为对整个结构影响小，术后功能恢复比较快。

从 2012 年 1 月到 2017 年 1 月，我们的住院病人共 28 例，年龄 12～71 岁（平均 36 岁），男性 18 例，女性 10 例，几乎所有病人都有听力下降症状。28 例中，有 25 例耳朵流脓，17 例头痛，13 例面瘫、耳鸣，5 例有其后的症状包括眩晕、耳痛、脑脊液漏，甚至颈部瘘管。病因分析，获得性 20 例，继发性 8 例，我们目前还没有遇到先天性病例。在手术方式的选择上，从迷路径路做了 3 例，全部是迷路上型；耳囊径路做了 7 例，其中迷路上型 5 例；广泛径路 2 例；耳蜗径路做了 12 例，其中迷路上型 3 例、广泛型 8 例、迷路下型 1 例；颞下窝 B 径路 2 例。

下面介绍几个具体的病例。

第一个病例，20 岁男性。左耳反复流脓伴听力下降 8 年，4 年前在外院做过一次左侧乳突开放术，术前面神经功能 I 级，面神经是好的。听力是传导性耳聋，术前 CT 发现软组织中有个包块，向前内侧直到脊椎动脉水平线内侧，然后到蝶窦的后外侧。磁共振 T1、T2 及 DWI 都支持胆脂瘤。从范围看，术前面神经功能正常，听力是传导性耳聋，Sanna 分型属于迷路下 - 岩尖型，是蝶窦扩散型。因为没有面瘫，手术方式首选颞下窝 B，常规切口翻起皮盖，找到面部神经并加以保护，然后把面神经段翻起来，把面神经肌剥离出来，做一个充分的框把耳蜗保护起来，清除面神经前方迷路下方的病变。颈椎动脉与此相连。我们把颈椎动脉垂直化，然后清理迷路下的胆脂瘤，继之清除椎动脉内侧的胆脂瘤，要做到完整切除，同时用刮匙清除耳蜗内侧的病变。如果没有把握，就在内镜辅助下观察，又发现在耳蜗内侧还有一个胆脂瘤，在内镜引导下我们清除耳蜗内侧病变。显微镜和内镜结合能完整切除这个病变。术后面神经功能完整，没有受到影响。术后磁共振证实完整切除了病变，用脂肪填实残腔，到目前为止还没有发现复发的迹象。术后听力有传导性耳聋，主导听力基本上得到了保护，也就是耳朵功能得到了较好保留。

第二个病例，38岁男性。左耳反复流脓伴听力下降10年，术前面部功能评估Ⅰ级，听力完全丧失。术前面神经功能是好的，极重度的感音神经性耳聋，Sanna分型属于广泛型，因为没有面瘫，我们选择耳囊径路，尽可能保持面部神经功能完整，不动面神经。术中把面部神经像桥一样保护到原位，尽力保护颅中窝和颅后窝的脑膜，清除黏膜的胆脂瘤，术后病人面部神经功能得到很好保留，因为术前已无听力，不能恢复。

第三个病例，34岁女性。右耳听力下降10年，闭眼后露白6年住院。面神经功能术前评判为Ⅵ级，也就是面神经功能很差，听力不好。处理这个病人，压力相对要小，不用过多考虑面神经功能。从CT上看胆脂瘤顺着迷路上方向内耳道扩散，内道口扩大。磁共振上有一大块软组织峰而且受压，T1、T2及DWI成像特点支持胆脂瘤。面神经功能Ⅵ级，听力缺失。Sanna分型属于迷路上-岩尖型，而且有颅内胆脂瘤。我们直接选耳蜗径路，尽可能把病变包括颅内病变完整清除，术中发现迷路端面神经向后移位。术后病人有面瘫，后期如果病人有需求可做面齿吻合，但Ⅵ期效果不一定好，因为损伤时间太长。

第四个病例，71岁女性。右耳反复流脓伴听力下降8年，半年前在外院做过乳突根治术，面神经功能术前Ⅵ级。CT及其他影像学都支持胆脂瘤，从CT上看，胆脂瘤病变沿迷路上岩前的神经向前向内扩散。从分型判断看，面神经功能正常，听力是混合性耳聋，Sanna分型是广泛型。术前选择耳囊径路，但术中发现耳囊径路不能很好暴露迷路的面神经内侧及眼内侧附近的胆脂瘤，临时决定改成耳蜗径路，把面神经向后移位，在耳蜗后边彻底清除原迷路在内侧及在神经内侧的胆脂瘤。术后面部神经功能得到很好的保留，第1天直进Ⅳ级，出院时已经恢复至Ⅱ到Ⅲ级，术后3个月，面神经功能完全恢复正常。

我们西京医院对胆脂瘤的经验是，手术彻底清除是唯一的治疗方式。一要能够完整清除，二要优先保护面神经功能，三要保护听力，四是最重要的一点，即术后要用磁共振做随访，观察有没有复发。

整合妇产科学

妇产科学与临床病理学的整合

◎向 阳

对妇科肿瘤医生而言，病理学非常重要。一个医院的病理学水平可以直接反映肿瘤治疗水平，它们之间相辅相成。没有对病理的全面理解，整体治疗会存在很多困惑。

女性生殖系统肿瘤主要包括子宫颈、子宫体、卵巢、输卵管等发生的肿瘤。虽然涉及的器官不多，但病理类型却非常多。作为一名临床医生，对病理结果的正确阅读与理解，对疾病的有效处理非常重要。约翰·霍普金斯医学院的病理学专家J. DonaldWoodruff说过："要想成为一名优秀的妇产科专家，务必要知道病理学的重要性。"

临床医生怎样和病理整合呢？第一，正确阅读病理结果，帮助指导临床有效治疗。第二，熟知世界卫生组织（WHO）女性生殖系统肿瘤病理分类的变化，这个分类一直在变，基本上十年一变。比如现在要理解的是2014年最新的分类标准。第三，交界性肿瘤是难点，介于良性和恶性之间，诊断有时非常困难，经常听到有交界性肿瘤被认为是恶性的，进行了过度干预治疗，当然在防止过度治疗的同时，也要防止治疗不足。

作为临床医生，关键是术中识别大体病理标本，正确阅读快速病理结果。临床医生还应该善于与病理科医生沟通，相互探讨，共同进步。

怎样正确阅读手术病理结果，用以指导临床有效治疗？妇科肿瘤除滋养细胞瘤和子宫颈癌外，其他的恶性肿瘤都采用手术病理分期。当然，不同组织学类型的肿瘤在术后可能会采用不同的治疗方法。但这些治疗方法一定是依据病理结果和病理分期决定的,因此要了解病理的不同分期。宫颈癌目前采用临床分期,但对部分可行手术的病人,术后的病理参数依然可为后续治疗提供重要的依据。所以对病理情况也要理解,甚至拿到结果后,通过阅读,结合临床实际,还要判别病理报告是否正确。熟悉并理解妇科各种恶性肿瘤的手术病理分期标准,是妇科肿瘤医生起码的功底。拿到病理结果后,要正确阅读手术病理结果,从病理报告中获取所需要的病理信息。

2009年,国际妇产科联合会(FIGO)对卵巢癌以外所有的妇科恶性肿瘤的分期进行了一个新分类。2012年,FIGO将卵巢癌、输卵管癌和腹膜癌合并在一起,做了一个新的分析系统。在这个分析系统中,对1C1期进行了亚分,对2期进行了修改,最重要的是,对3期的分析与2000年的FIGO分析标准完全不一样,特别重视淋巴结的细胞,以及是否合并腹腔转移,而不仅是淋巴结转移,这与之前有很多不同。临床医生一定要了解新的变化标准,指导临床处理,让4期也会有一些新的改变。新分期的卵巢癌将3种米勒管肿瘤合并,这是因为大多数起源于米勒管的肿瘤来源于输卵管,采用的是相同的治疗方法。在1C里面又进一步细化,包括1C1、1C2、1C3,术中破裂和术前破裂腹水中存在的细胞也是完全不一样的。3期变化最大,4期也进行了亚分期。这3种米勒管肿瘤合并后,最大的好处是,病理医生再也不用被临床医生强迫区分卵巢癌或者是输卵管原发了。因为不管是什么情况,治疗和分析都一样。如果卵巢、输卵管和腹膜等到处都是癌,不能判断,他们就诊断为盆腹腔高级别浆液性癌,原发部位不确定时,病理医生也可以发这样的报告。

当然我们可以根据手术后的病理分期和临床分析决定临床治疗。比如早期卵巢癌,是否需要化疗就要看是否存在高危因素,如果没有高危因素,可以不用化疗。如果存在某些高危因素,复发的风险达到30%~40%,尽管是早期我们依然要给予化疗。早期高危因素包括术中的处理、包膜破裂、肿瘤表面生长、与周围组织粘连,以及术后病理类型等,需整合起来进行判断。

对于内膜癌,2009年的分期标准对1期进行了修改,2期、3期也进行了修改。最重要的是3期把盆腔淋巴结和腹主动脉旁淋巴结进行了亚分,即3C1和3C2的情况。新的分期,对内膜癌来讲,更重视术前影像学评估,尤其是对宫颈间质浸润的评价,仅仅是子宫颈内膜受累,不再作为2期,依然属于1期。只有间质发生浸润后,才归为2期。

诊断性刮宫不再十分重要,现在的主要诊断手段是用宫腔镜检查,其对早期病变的诊断更优,我们不要太多顾及腹腔冲洗液细胞学阳性而改变了它的分期。单纯腹腔细胞学阳性,只能作为报告,而不能改变分期。特别要强调全面的分期手术,尤其对腹主动脉旁淋巴结的切除应该是全面分期中重要的内容。

妇科肉瘤以前没有单独分期,2009年后,也分别对子宫肉瘤、平滑肌肉瘤、米勒管腺肉瘤、癌肉瘤及子宫内膜间质肉瘤，制订了单独的手术病理分期标准，这样也可以指导临床对不同病人实施不同的治疗。

外阴癌在 2009 年新的分期里变化最多。除 1A 期和 4B 期外，其他所有的分期都有修改。主要是 1B 和 2 期合并，最重要的是考虑了受累淋巴结数目和大小，对 3 期进行了明确细化，也取消了淋巴结阳性的单双侧性。新分期的意义着重在手术病理。对外阴癌要进行系统的腹股沟淋巴结切除，特别强调术中淋巴结的状况，包括淋巴结数量、淋巴结的大小、淋巴结包膜完整或者破裂，这些都是决定临床分期的重要部分。新的分期出来我们要和病理科沟通，他们也应该了解我们新的分期，这样在临床出报告时，能够更加客观，更加实事求是，也使我们对病人的判断和治疗计划都有依据。

2009 年的宫颈癌分期没有太多修改，只是将 2A 期分成 2A1 和 2A2，把肿瘤的大小考虑进去了。目前争论的焦点是在手术分期还是临床分期上，手术分期更加细化，并且量化；临床分期在一定程度上确实有欠缺。80% 的宫颈癌发生在发展中国家，很多病人都失去了手术机会，因此临床分期非常实用。目前在国际上有这样的争论，该不该对病人进行手术病理分期？国内马丁教授曾经做过很大样本的临床研究。对手术病理分期提出了一些新观点和建议，使临床手术病人得到更加细化的处理。对手术后的病人，病理分期还是非常重要的。重视术后病理的高危因素，包括肿瘤大小、淋巴结转移、间质浸润情况、淋巴血管间隙受累、切缘有无肿瘤残留，以及肿瘤类型与分化程度等。这些高危因素均应在病理报告中反映出来。一个浅层的和深达浆膜的肿瘤，结果是完全不一样的。我们对病人术后如何治疗一定要根据病理分期来决定。

我们必须要熟知 WHO 女性生殖系统肿瘤的病理分类。比较 2003 版和 2014 版的分类，后者更加注重疾病的发病机制和肿瘤分子的遗传学特征。我国要重点研究病理分期，由此能够更深入揭示不同肿瘤的特性，其个体差异及内在的问题，这样才更利于向个体化发展。另外，新版更加注重病理与临床治疗及预后判断的相关性，简化了某些分类，使病理诊断可重复性更好。新分类还提出了很多诊断的客观标准，便于病理医生掌握。在多个章节的肿瘤分类最后，列出了一些易与肿瘤混淆的良性病变及瘤样病变，并详细介绍了这些病变的病理学特征，有利于病理医生在肿瘤诊断中注意相关的鉴别诊断。所以，我认为这是 2014 版 WHO 对女性生殖肿瘤病理分类的一些关键点。比如卵巢肿瘤的病理变化，2003 版是推荐三级分级系统，也就是将肿瘤分成高分化、中分化和低分化。2014 版采用了二级分类，也就是低级别浆液性癌和高级别浆液性癌，只有两个类型。低级别浆液性癌的基因突变与高级浆液性癌的突变完全不一样。前者可能是 $Kras$、$BRAF$，后者更多的是 $TP53$、$P16$ 突变，它们的恶性行为是完全不一样。

新的分类里提出了交界性肿瘤的新概念，以及黏液性肿瘤的一些新问题：一个是 5mm 问题，一个是 10% 问题。在交界性病变，比如微浸润性浆液性癌与浸润性低级别浆液性癌的分界点，在旧版是 3mm 长径或 10mm^2；在新版变成了 5mm 作为分界点。再比如在黏液性囊腺瘤中，5mm 也作为上皮内癌与膨胀性浸润性癌的一个分界。10% 说的是黏液性、浆液性囊腺瘤局灶增生，与交界性肿瘤的分界点，前者小于 10%，后者大于 10%，两个概念非常明确。另外，取消了移行细胞癌的概念，对鳞状细胞癌不再单独分类，增加了实性假乳头状肿瘤这个病理分型。

内膜样癌依然还是分为 1 级、2 级、3 级。黏液性癌不分级，但分为 3 型。浆液性癌分为高级别和低级别。透明细胞癌和未分化癌不再分级，因为它们本身就是高级别的肿瘤。

子宫肿瘤主要有三大类。子宫内膜增生的分类，把以前的四类简化成两类。旧版把子宫内膜上皮内癌直接归到了子宫内膜浆液性癌中，不再有子宫内膜上皮内癌。对子宫间叶性肿瘤增加了一个高级别子宫内膜间质肉瘤，这在 2003 版归为未分化子宫肉瘤。临床病理中，存在一种介于低级别子宫内膜间质肉瘤与未分化子宫肉瘤之间的病变，所以把它提出来，定义了一个高级别子宫内膜间质肉瘤。

在宫颈肿瘤的病理变化中，对于癌前病变，采用的是鳞状上皮内瘤变命名，分为低级别和高级别。对宫颈腺性肿瘤的前驱病变只保留了原位腺癌，并将高级别宫颈腺上皮内瘤变作为同义词。

应正确理解交界性肿瘤的病理诊断标准，防止过度治疗或治疗不足。癌前病变和交界性肿瘤，包括宫颈上皮内瘤变、子宫交界性平滑肌瘤、子宫内膜不典型增生、卵巢交界性肿瘤、不典型子宫内膜异位症及葡萄胎等，因为他们都有恶性转化的趋势。

在病理学上，交界性肿瘤的概念变化是最多的。1973 年最早提出这个概念，到 2003 年直接命名为交界性肿瘤，到 2014 年新的版本，直接把交界性肿瘤归为不典型增生性肿瘤。这些特征性变化，说明我们对交界性肿瘤的认识在不断变化，它的病理诊断标准也在发生相应变化。理解交界性肿瘤的问题，从理论上讲要非常小心，因为在临床过程中，有些交界性肿瘤在冷冻病理时，准确性也不是那么高。术前应该充分告诉病人家属。

作为临床医生，应该提高术中识别大体病理标本，以及正确阅读快速病理结果的能力。显微镜下细胞形态与免疫组化的结果是最终病理诊断的标准，但妇科临床医生应该学习识别不同病理类型妇科肿瘤的大体标本。

对于典型的恶性肿瘤，大家都不会误诊。典型的浆液性癌，手术打开后都知道，恶性一定是浆液性癌，多半不会误诊。有些类似乳头常伴有坏死，乱七八糟，像一堆烂肉，也不太会误诊。有些肿瘤有乳头，有外形乳头，大部分是囊内乳头，乳头表现非常干净，晶莹剔透，甚至很漂亮，这种多半是交界性肿瘤。有些多房的黏液性肿瘤可能类似于乳头，其实不是乳头。有些是多房的黏液性囊泡，有特别小的房，也有特别大的房，切开一看，类似乳头，其实它是一种特别小的黏液性肿瘤。术中还可看到一些实性肿瘤，比如无性细胞瘤，有很多特有的临床外观，下面似茄子，偏实性，粉黄色。内胚窦瘤一定有特殊表现，多半是光滑的，有时表面破坏，肿瘤里有坏死区域。还有其他肿瘤，比如颗粒细胞瘤、泡沫纤维瘤，这些良性肿瘤也都有一些特征性改变。在手术台上看多了，病理看多了，就比较简单了。

手术中，有时要进行冷冻病理诊断。冷冻病理的目的是确定肿瘤的细胞类型，供术中决定手术方案。如果不准备改变手术方案，建议不做冷冻病理。做快速冷冻病理时，一定要给病理医生提供一些临床信息，包括年龄、病史、家族史、影像学结果，甚至血清学肿瘤标志的检测，一定要尽量提供信息，使报告做得更准。病理医生会根据提供的信息来帮助临床医生。作为妇科医生，应了解冷冻诊断的一些不确定性和局限性。取材有局限性，切片有局限性，形态学观察也有局限性。快速病理只是一个提示，只是一个形态学，要了解免疫组化、基因诊断等新技术的必要性与重要性。有些病理诊断还要根据免疫组化，甚至基因分析，才能做出明确诊断。我们最近发表了一篇文章，评价卵巢肿瘤术中冷冻切片的价值，术中冷冻切片，对交界性肿瘤的解释尤其要慎重，特别是对老年病人及黏液性肿瘤。对于年轻病人，在做会导致生育能力丧失的手术前，必须考虑冷冻切片的局限性。

病理医生也要了解大体标本，要仔细检查，取材要在相对实性的区域。对浸润与否不确定，可用"至少"这个词，比如"至少为交界性"。对年轻的卵巢肿瘤病人，如果有疑问一定要与妇科医生讨论，这十分关键。年轻的卵巢肿瘤病人，不能轻易、贸然地完全切掉，这可能会导致终身遗憾。我遇到过一个病例，病人是一个无性细胞瘤。在当地做急诊手术，做冷冻病理，报告是卵巢小细胞癌，医生赶紧和家属谈，存活率很低，家属听了立马要切，切后病理报告是无性细胞瘤。这个病例至今还在打官司，这已经是10年前的事了。

还有一些病例也非常有意思，是我们自己单位的病例。病人诉腹痛，在手术台上我们科的大主任亲自看，反复讨论商量，取活检第一次报的是腺癌，第二次报的是炎症，第三次报可能是间质肉瘤，三次不一样怎么办？听了这几个诊断我马上关腹，因为我怀疑就不是癌。最终病理报告就是炎症。所以，有时病理医生做诊断也会有很大困难，作为临床医师，这时就要综合考虑，要结合年龄、疾病类型、术中所见进行全面、多角度的判断。我理解这就是整合医学。

外阴癌手术治疗中的整合医学思维

◎林仲秋

外阴癌只占妇科恶性肿瘤的4%，绝大多数是鳞癌，非常少见。外阴癌的2009年分期较之前有两个主要变化。第一个变化是在1期，更重视肿瘤的浸润深度，特别是2cm以下的肿瘤，浸润深度决定病人是否做淋巴结清除。第二个变化是在3期，对淋巴结不像以前只说阳性还是阴性，一侧还是双侧；还要包括有多少个阳性，阳性淋巴结的直径有多大，包膜是否完整，这些数据在分期中要用到。对于早期病人，要不要做淋巴结切除，主要取决于浸润深度和淋巴结状态这两个指标。如果肿瘤直径在2cm以下，要看浸润深度；如果肿瘤直径超过了2cm，不管浸润深度是多少，都要做淋巴结切除。

以前做活检，只是单纯地在肿瘤表面钳一块组织，病理可以诊断是不是癌或是什么类型的癌，但无法知晓浸润深度，这决定不了手术该怎么做，所以现在得改变过去的做法。要么干脆把整个病灶切掉，边缘离开病灶1cm。早期病灶小的病人，又扩大了1cm把它切下来，如果术后发现浸润深度不超过1mm，那么这种单纯切除就足够了，不需要淋巴结切除，实际上这样的诊断包括了治疗。如果病理报告浸润深度超过1mm，就要做第二次手术，不仅要对外阴做局部切除，还要加上淋巴结清扫。此外，要用合理的活检办法。比如，肿瘤有一个蒂突出来，沿着蒂的皮肤表面切，离外面肿瘤已有一段距离，可以看到有没有浸润，这样的做法是对的。如果下刀很浅，刀没有竖起来，没有看到皮下组织，切下来后病理无法报告浸润深度，这种做法是不合理的。应该把刀竖起来，一直切到下面的脂肪，就可以知道浸润深度有没有超过1mm。当然这么小的范围做起来比较难，用尖刀也很难。现在有一种Keyes活检钳，像一个笔头，把它钻进去，有一个很锋利的边，钻进去后可有一筒的组织出来，也包括皮下。做Keyes活检，要打局部麻醉，用手把皮肤抓起来固定，然后拿Keyes活检钳钻，钻进去后，提起来在底下剪一下，就把一筒组织拿出来了，这样就可以知道肿瘤的浸润深度。

对晚期病人，要了解淋巴结的状态，才能决定是单纯做淋巴结活检，还是做全面的分期手术，淋巴结有无转移，手术方法是不一样的。对晚期病人，要强调先做淋巴结，后做外阴手术。术前要了解淋巴结有没有受损。临床靠手摸不准确，摸到肿大不一定有转移，摸不到不等于没有淋巴结转移。所以对晚期外阴癌，常规做腹股沟区的 CT 或 MRI，要做增强看看淋巴结有没有增大，有没有转移，胞膜是不是完整。不但要看有没有转移，还要看有多少转移，直径有多大，包膜是不是完整。

手术是外阴癌主要的治疗方式，现在很提倡个体化手术范围。主要手术有两种：一种是外阴切除，另一种是腹股沟淋巴结切除。外阴切除后，如果切面大，还涉及重建问题。外阴切除命名很乱，这些名称有些是因为来源于不同的语言或不同的国家，大家理解不一样。开始时为追求彻底，所以手术切除范围非常大，切除的范围好像一个蝴蝶，所以叫蝴蝶形切口。切下来伤口非常难长，缺损太大。后来把它缩小一点，像个牛角，所以叫长牛角切口。现在提倡个体化手术范围，主要保证边缘要足够。病变在左侧，右侧完全正常，没有必要把右侧正常的组织皮肤都切掉。因为右边完全是正常的，还隔了阴道才到对侧。所以现在提倡根据病人的病灶位置大小做个体化的手术，这叫局部广泛切除。局部广泛切除已成为最基本的手术方式，很多文献表明局部广泛切除与传统的广泛切除相比，生存率没有差异。做大了，效果也不一定就好；做小了，效果也不一定就差。局部广泛切除的关键问题是切缘。如果在早期（如 1A 期），切缘最好去掉 1~2cm。如果是 1B 期以上，切缘最好去掉 2~3cm。美国国立综合癌症网络（NCCN）现在的标准是，如果切缘距肿瘤边缘小于 8mm，术后就要补放疗。这个 8mm 是病理测量的 8mm，不是肉眼所见的新鲜标本，新鲜标本至少要 10mm 以上，因为要固定，固定后会缩到 8mm。而国际妇产科联合会（FIGO）认为，切缘距肿瘤边缘小于 5mm 要加放疗。总之，切缘很重要，要有足够的切缘，不要让每个病人术后都去做放疗。

为了伤口愈合，把单切口演变为三切口。外阴是一个切口，腹股沟是分开两边的切口，总共三个切口。腹股沟切口是纵向的，叫纵切口术式。纵切口愈合有问题，因为外阴切了一块，要缝合，外面皮肤拉过来后，纵切口会有张力，有张力就会长不好。纵切口切得太长，范围太大，里面都掏空了。后来逐渐变成腹股沟横切口，这样的切口外阴皮肤缝合后不会造成横切口张力加大，反而切得很好，而且横切口长得比较好。钳形分离同样可以把腹股沟区的淋巴结全部切干净。手术后愈合好，看不出有三个切口，这是横切口的优点。

个体化的手术范围要看肿瘤长在什么位置。长在中间，需要做两侧腹股沟淋巴结切除。只长在一侧，可以只做同侧腹股沟淋巴结切除。同侧阳性再去做对侧，同侧阴性就没有必要去切对侧腹股沟淋巴结。如果长在前面，阴蒂后联合可以保留。如果长在后面，前面阴蒂部分可以保留。不要像以前那样，全部都切掉。这就是个体化手术范围。

外阴重建非常重要。有的病人病变范围大，甚至累及肛门，只能一个切口把它切下来。切了以后，创面就得做皮瓣移植，要把大腿的肌皮瓣取了转过来用，最后把创面全覆盖。此外，要重视综合治疗。比如一个病灶的手术切除范围需要很大，尿道、肛门可能都会受到损伤。如果先做前期化疗加上放疗，肿瘤缩小了再做手术，有利于外阴的整形。

手术治疗的趋势是在保证效果的前提下，尽量采用最保守的手术。既要顾及外阴的外观，还要考虑功能。但前提是保证疗效，不能为了缩小切口，导致病人复发率增加。我们推荐三切口技术，手术范围个体化，重视综合治疗。所以现在我们的做法基本上是三切口腹股沟直线技术，切口在腹股沟韧带下 1cm 处，筋膜层皮下的脂肪可分两层，浅层全层保留，深层全部切掉。保留大隐静脉，一侧有转移，就切对侧。如果病侧阴性，就不需要切对侧。外阴切口切除后，要过底缝合，腹股沟也要过底缝合，加压引流。外阴切口上面长，下面宽，两边打通，整块切掉。

1A 期不要做淋巴结切除，1B 和 2 期要做，至少要做一侧。有问题再做对侧，中线做两边。如果肿瘤大，要做两侧腹股沟淋巴结切除。术后是否做放疗，要看是小的转移还是大的转移，看它的直径及包膜是不是完整。这些是决定术后是否放疗要考虑的因素。

晚期病人要了解淋巴结的状态。关于先处理淋巴结，还是处理原发灶，有两种不同观点。NCCN 指南认为，对晚期病人，要先做淋巴结，如果淋巴结阳性，术后一定要补放疗。NCCN 认为对晚期病人外阴就不要做手术了，做放疗就可以；因为腹股沟既然要放疗，那么一起放疗就行了。而 FIGO 指南认为，外阴病灶，如果能切就应该切，以后不会发生尿失禁，也不会引起肛门功能损伤，所以 FIGO 指南主张切除后再补放疗。两个指南不一样，为什么要先处理淋巴结，原因就在于此。

术前了解淋巴结状态，决定做广泛系统切除还是只切除淋巴结，这在晚期和早期不一样。早期多数没有转移，多数是做全面系统的切除。晚期可能有转移，如果已经有肿大的淋巴结，可先切除大的淋巴结做活检，如果是转移，病人术后要加放疗，就不再做全面切除，把大淋巴结切掉就行了。如果大淋巴结切下来病理是阴性，才做全面淋巴结切除。如果术后加放疗，再加做系统切除，两样加起来，术后病人下肢水肿会非常明显，下肢淋巴水肿也会非常明显。既然要做放疗，就不要太多损伤淋巴管，所以只把大的阳性淋巴结切掉就可以了，然后加放疗。

外阴癌看似简单，其实很复杂，要全面考虑各种因素，整合起来看才能使病人获得最佳结果，这就是整合医学。

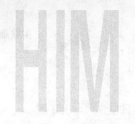

从整合医学角度看"罗湖系列"手术的发明

◎罗光楠

先天性阴道畸形,主要指下生殖道先天性畸形,手术方法主要是阴道成形术和打通梗阻的畸形阴道。阴道成形方法有几十种,这一方面说明人们一直在探索,另一方面说明方法还不尽如人意,不是很完美。

"罗湖系列"术式是我们在2001年11月独创的在腹腔镜辅助下的一种腹膜阴道成形术,经广东省医学情报研究所检索,属世界首创,故以我们医院和罗湖区命名,叫"罗湖术式"。经过10余年的临床实践,从罗湖一式发展成了罗湖二式,罗湖二式更简单、效果更好。罗湖二式也可用于先天性雄激素不敏感综合征的阴道延长。在治疗二型阴道闭锁时,我们又从罗湖二式发展成罗湖三式,即宫颈切除加阴道成形与子宫吻合术。以后又产生了罗湖四式,罗湖四式主要针对阴道闭锁复发和高位血肿。这是土生土长的中国系列手术方法。10余年来,我们共收治1300余例病人,主要是阴道畸形,最多的是先天性无阴道无子宫(MRKH综合征),共1165例;其次是阴道闭锁,还有一些罕见病例。

除了部分MRKH综合征可做非手术治疗,即顶压法外(117例),其他1000余例均采取罗湖系列术式。虽然其他一些手术我们也做过,但实践发现,还是罗湖术式比较简单,容易推广,并发症较少,效果更好。

罗湖一式针对MRKH综合征设计,是利用道格拉斯窝里的腹膜,把它游离推下去后形成阴道,当时设计了一根"腹膜推进棒"将腹膜推下去。这个方法比较麻烦,而且要通过腹腔,从2007年后就不做了。

罗湖二式是在罗湖一式基础上,使手术更简单化。手术20~40分钟就可以完成。适应证除了MRKH综合征,还包括完全型雄激素不敏感综合征,以及某些阴道延长。它主要是在造穴后,用道格拉斯窝的腹膜从底下顶起来,把腹膜打开后,将道格拉斯窝的腹膜拖下来，与阴道前庭黏膜缝合，覆盖造穴隧道，再把盆腔关闭，就形成了阴道。在道格拉斯窝穿刺，注射生理盐水，形成腹膜的游离，利用这一点腹膜而形成阴道，是这一手术的关键所在。罗湖二式的创新之处在于选用了道格拉斯窝特殊的解剖，利用腹膜的生理特点，即修复能力强、抗感染能力强、没有排异反应，因此手术成功率高，我们从没失败过，是最理想的修复材料。其次是手术技巧，用水压推开道格拉斯窝腹膜，并将它分离。利用扩张棒扩张造穴隧道减少了出血，并避免直肠和膀胱的损伤。同时在腹腔镜下手术可以了解盆腔状况，使复杂手术简单化、安全化。

在手术时机选择上，我们和其他医院不一样。他们都是病人结婚前 2~3 个月来做手术，而我们主张 18 岁性成熟后或考取大学后就做手术，否则会影响病人的心理发展。

我们主编了《妇科腹腔镜手术学图谱》《阴道成形术》等专著介绍罗湖术式。李光仪教授主编的《实用妇科腹腔镜手术学》和谢志红教授主编的《女性生殖系统发育异常诊断治疗学》也介绍了罗湖术式。《女性生殖器官发育异常的微创手术及图谱》由朱兰教授、Flix Wong 和郎景和教授共同主编，我参加了罗湖术式部分的编写，而且由德国施普林格出版社出版了英文版，使"罗湖术式"有机会走向国际。

2015 年以北京协和医院朱兰教授领衔的全国专家团队对罗湖二式进行了技术鉴定，认为是原创术式，创伤小、手术简单、并发症少，有推广价值，处于国内领先水平。

罗湖三式针对二型阴道闭锁设计。一型阴道闭锁，上面阴道存在，子宫完好；二型是阴道完全闭锁，有宫颈发育不全，所以是世界性难题。宫颈发育不全，国内把它分成很多型，过去都做子宫切除。我们在切除宫颈癌的宫颈、保留宫体生育功能时得到了启发，把没有宫颈或发育不好的宫颈切掉，切掉后在底下做罗湖二式，把子宫与阴道吻合起来，这就是罗湖三式。我们一共做了 14 例，术后都来了月经，周期性腹痛也消失了。能否妊娠要等 10 年后才能看到结果，因为病人年龄都比较小，最小的 10 岁半，最大的 14 岁。罗湖四式和三式差不多，主要针对一型阴道闭锁的高位血肿型。

总之，女性生殖道畸形手术不像宫颈癌手术那么大，但操作技术更难。因为大部分术野看不到，暴露不好，很多要凭手去感觉，有相当的难度，故此类手术一般定为四级手术。

我感到做女性生殖道畸形手术，确实需要整合医学。比如女性先天性下生殖道畸形的各种形态与解剖学密切相关，其病因学至今还搞不清楚，涉及胚胎发生学、遗传学、内分泌学等，有很多问题有待研究。毫无疑问，需要靠整合医学开展研究。

我们曾对 10 个家系采血，对父亲、母亲、女儿做全基因检测。研究成果向杂志投稿后，审稿专家提了很多问题，我们无法回答。因为很多东西都涉及基因、遗传，我们只能求助基因学专家、遗传学家来进一步分析，这说明整合医学的重要性。

此外，完成手术也需整合。手术需要切取皮片，取皮做得最漂亮的是烧伤外科医生，妇产科医生取的皮瘢痕很大。对有些先天性雄激素不敏感综合征的不完全型，我们采用肠道法，这需要和普通外科协作。对癌症、外伤或化学损伤等原因需做阴道成形手术者，因创伤太大、手术复杂，妇产科要向整形外科学习。

罗湖术式伤口很小，不像其他方法损伤很大。我们不带模具，带模具可引起感染，引起息肉，甚至引起直肠穿孔等。罗湖术式术后可以和真阴道媲美。关于生育问题，陈必良教授开了个好头，他们做的中国第一例子宫移植已经成功，最近可能就要做胚胎移植了。这个问题解决了，病人术后的生育问题就有望解决。子宫移植包括器官移植学、生殖医学、内分泌学等，这又是整合医学的问题。

宫腔镜治疗子宫内膜疾病中的整合医学

◎冯力民

宫腔镜有120多年的发展史，我的老师夏恩兰教授是这方面的专家和见证人，她85岁高龄仍然活跃在临床上。

宫腔内所有良性病变及早期子宫内膜癌都是宫腔镜手术的适应证。第一类手术是子宫内膜去除术，这是其他开腹手术不可替代的。第一代内膜去除术很难掌握，耗时也非常长。近20多年来，发展出很多二代内膜去除术，在90秒到8分钟就能完成整个子宫内膜的剥除。现在中国最盛行的应该是射频子宫内膜去除术，在90秒内把整体内膜都去除得非常好，该技术最重要的一点是能根据宫腔肌壁的不同厚度决定能量。术前，不同子宫的形状不一样，宫腔形状也不一样，但术后，所有宫腔都一模一样。过去对子宫内膜剥除术最大的担心是会不会隐匿子宫内膜癌的早期诊断，现在已没有这个担忧了，它对两侧宫角的去除是非常肯定的。现在国内也有了自己的射频子宫内膜去除设备，通过了国家食品药品监督管理局的认证，也能在90秒内把整个子宫内膜完全剥除，我们希望上市后能把该手术的价格降下来。

还有一种手术是浅层内膜去除，用于多发息肉样增生的治疗，在生殖中心也用得非常好，它是薄化子宫内膜的一种术式。子宫内膜去除术也曾用于子宫内膜癌前的治疗。天坛医院治疗3例年轻子宫内膜癌的病人，用宫腔镜手术去除局灶性病变后，加上高效孕激素治疗，结果都生了很健康的孩子。还有一个21岁的年轻女孩，经过局部病灶切除、高效孕激素的内膜逆转后，放置了一个"曼月乐"（左炔诺孕酮宫内节育系统）。8年后，29岁时来我们科，让我们取出曼月乐、修补处女膜，然后去结婚。这个环放了8年时间，内膜已经抑制得非常好。当时我最大的担忧是她不能生育，没想到她在蜜月就怀上孕，顺利生了孩子。

第二类手术是子宫肌瘤切除术。子宫肌瘤切除术和子宫中隔切除术被喻为近代妇科手术史上最完美的手术，不可以用传统的开腹手术来替代。宫腔镜肌瘤切除最主要是不破坏浆肌层，子宫肌壁保留完整。有生育要求的病人应该首选在宫腔去除肌瘤。我在2007年发表了相关文章，证实宫腔镜下肌瘤切除术的价值，尤其对不孕的病人能够大大缩短等候妊娠的时间。

曾有一个病人两次辅助生殖成功，但因为肌瘤生长造成流产。因肌瘤位于子宫下段，且不外凸，无法实施腹腔镜手术，最后来到我院。医生看后认为宫腔里没有肌瘤，无法做宫腔镜手术。再次查房时，我让她再次进手术室，在超声医生引导下，在后壁拿针状电极把肌瘤上方内膜切开，钻到子宫后壁把肌瘤切掉。第2个月就种上一个优质胚胎，后来生了孩子。

还有一个病人内口上方到宫底长有7cm的壁间肌瘤，按传统切法后壁内膜就损失殆尽了。我们用钻地道的方法钻进去，从黏膜下层切除，把肌瘤完整切掉，保留了后壁黏膜和黏膜下层组织。宫腔镜下可切除直径3~4cm的肌瘤，也可切除6~7cm甚至11cm的肌瘤。腹腔镜可以做到的，宫腔镜一样可以做到，只是需要足够的耐心。

当然现在设备也做了很多改进。比如HEOS设备是一个"U"形镜，能够伸进去微腹腔镜器械，增加了牵拉力度。我们有一个多发性黏膜下子宫肌瘤病的病人，尚未生育，过去认为这样的病人很难生育。我们第一次手术钳夹了12个肌瘤，第二次手术钳夹和电切了36个肌瘤。现在该病人已经生了孩子。对黏膜下的肿瘤，可用剪刀把黏膜下层剪开，再用特制钳子将其钳夹出来。这类手术最重要的是防止对内膜的损伤造成宫腔粘连，后者可能会使病人不能生育。这个病人钳出12个肌瘤后，二探时宫腔已很好，说明病人不是粘连体质。钳掉12个瘤子，依然还见肌瘤随子宫收缩凸进宫腔。这时怎么办？因为肌瘤比较大，钳夹不行，就换电切，用电切的方式一个一个把肌瘤切出来。

我们现在有了更新的设备——刨削装置，能把宫内的赘生物用刨削方式吸除干净。它有很多适应证，也包括子宫中隔去除，我们用它吸除1型肌瘤。有一个7cm的肌瘤，我们用这类仪器做，2/3都是研磨粉碎吸除出来的，术后病人很快怀孕生子。

粘连手术是四级手术中最为困难的。对于粘连，我们一直提倡综合性治疗。先要有很好的疗效评估，要对术后妊娠的影响因素进行分析，最后才做综合治疗。术前要做子宫内膜准备，给手术提供条件。对于粘连，一定要想到子宫内膜是寸土寸金，我们现在提出更高的要求，不用通电方式，而用剪刀把粘连层剪开。冷刀去除粘连时，剪刀是单关节的，仅一个叶是活动的，插到肌壁，关合时，只能往宫腔这边走，所以不会造成穿孔。这种术式是非常好的保存子宫内膜的一个方式，对于薄型内膜能进行很好治疗，这样才能促进子宫内膜生长。

有文献报道了12例重度粘连的病人。术前用雌激素让子宫内膜生长起来，内膜厚到 2.0~8.0mm 才实施手术。术中由超声监护，术后用球囊导管。所有病人继续用 4~10 周雌激素治疗，结果 12 例中 11 例正常，有 50% 的活产。所以对严重的病例，通过综合治疗可以明显改善妊娠状况。我们的手术结果显示，中高重度粘连术后的妊娠高达 58%，非常可喜。

还有一个病人到我们科时是闭经状态，我当时拒绝给她做手术。待内膜充分准备后，可以看到里面漂浮内膜的痕迹。这时手术一定要先打到宫底，找到两侧输卵管开口，手术才完善。而且一定要在超声引导下显露宫底，然后再做两侧壁手术。经常会碰到中央性粘连，令人惊心动魄，不知道打完后，外面又会是什么，有时外面就是肠管，两侧粘连，再用针状电镜去切。这时可见苍白的内膜。术后放置宫内节育器，再进行周期治疗。2 个月后，来取宫内节育器，可以看到有环的压挤，宫腔里的腺体已有典型的开口。这时再做两侧输卵管通液。如果通就让病人回去怀孕，如果不通，要用腹腔镜找不通的原因。这个病人也已生了孩子，我们靠的是综合性的治疗。

隔要不要切？只要有生育要求，一定要切，甚至已经做过一次剖腹产或已有一次分娩者，只要有生育要求，中隔就一定要切除。中隔所致的不良生育高达 70%。可用最新的刨削装置把中隔吸掉。我们用剪刀方式来切中隔，就是用剪刀把它剪开，这种平剪刀不会造成子宫穿孔。最麻烦的是完全中隔手术，对完全中隔我们有一个好办法——水囊法。有一个双阴道双宫颈完全中隔的病人，将阴道中隔切开，会增加受孕率。我们看到两个优势子宫，病人在两个优势子宫内分别有两次流产发生，说明两个宫腔都应该保留。我们就在一侧宫腔里放一个 Foly 球囊，注水后在对侧看，最鼓胀的地方就是中隔上方。从最鼓的地方切过去，最多的一个病例切了 4 刀才切过去，非常厚。切过去后看到对侧的球囊，把球囊放掉，就变成了一个不全中隔，大大降低了手术难度。有人问，为什么不从宫颈的地方剪开？如果从宫颈外头剪开，一定会造成宫颈功能不全，日后还得做缝扎。这样就把手术难度降低了，虽然中隔手术是四级手术，实际上用针状电镜会大大降低手术难度。这个病人也已生了孩子。

有一种非常奇特的子宫叫"罗伯特子宫"，在宫腔内有一个斜隔，一侧的隔断不与宫颈相通。这侧宫腔的经血永远反流至盆腔，这类病人属于子宫畸形合并巧克力囊肿。我们遇到过一个病人，术前怀疑是"罗伯特子宫"，后来得到确诊。先做腹腔镜把巧克力囊肿剥除。输卵管积血，千万不要切开它，随着手术操作，积血会慢慢排到盆腔里，从初潮起一直这样排血，不需要处理，随着手术输卵管会越来越瘪。把盆腔做完后，回到宫腔，宫腔此时压力比较大，一定要有好的超声医生指导。这时只能看到右侧输卵管开口，要超声医生到左侧打腔壁。打的过程中，腔壁会非常深，一定要坚信超声医生的引导，直到把巧克力样的液体打出来。

2015 年，在美国妇科腔镜大会上向全球征集 3 个病例，我们这个病例入选。在台上，我第一句话说：最常见的症状，最罕见的诊断。当时台上十几个专家只有一个猜到这个病。当时检索文献，我们没有看到相关病人生育的结局，所以我们特别希望这个病人能生育，后来这个病人怀孕生子。

宫腔镜手术最重要的并发症是TURP综合征（即医源性水中毒、稀释性低钠血症），一定要特别小心。如果用5%葡萄糖液灌流的单极电切，可用末梢血糖的方式来测定。如果末梢血糖超过15mmol/L，建议停止手术。罗光楠教授当年的一篇文献指引了我，他在文献中说，低钠血症和糖有一定关系。我看了文献，觉得应该想一个办法能够测得到。末梢血糖测定非常快捷，当然一些前驱症状也不容忽视，病人会有淡漠的表现，会有腹胀，超声有特别明显的子宫内膜消失。我们遇到最快的情况是灌注了2000ml液体就产生了TURP综合征。现在我们非常依靠末梢血糖的检测，几乎全部用单极电切。抢救是非常需要经验的，一旦碰到了，必须要有救治电解质紊乱的能力。超声一旦出现"铁轨征"，就意味TURP综合征即将开始。如果出现云雾状回声，意味着出现了TURP综合征。

我们特别提倡宫颈软化，把宫颈软化做好了，能大大减少并发症，所以我们特别提倡宫颈扩张器的使用。半小时内，就能扩到8mm，扩张棒自由进出，是非常有益的方法。空气栓塞是一个更可怕的并发症，是潜在、罕见的致死并发症。在这种情况下，应该选择履带式的膨宫机，排空进气管，开着水进，关着水出，这样空气栓塞几乎就不会出现。

"常在河边走，哪能不湿鞋"，把鞋脱下来、提起来，不就不湿鞋了。意思是要有很好的检测方法，要有很好的预防办法，致死的并发症就会远离我们。我们每年做培训，1周时间练腹腔镜下缝合和宫腔镜下电切。给我两天时间，一定教会你做电切，但做TURP综合征的实例抢救非常不容易。希望通过整合医学的理念，让宫腔镜技术更安全、更有效和更普及。

手术快速康复过程中的整合医学思维

◎陈必良

20世纪外科有许多突破性的进展，包括微创手术、器官移植等；但还有一个革命性的进步可能很多人不太了解，那就是围术期处理，现在规范命名为快速康复外科（ERAS）。

很多外科医生特别是年轻外科医生，都在追求何时能做恶性肿瘤的根治术或微创手术。要达到顶尖高手的水平，必须要有天时、地利、人和，还要有一定的天赋。但作为妇科肿瘤外科医生，单纯能做微创手术解决不了所有的临床问题。影响术后康复的因素是多方面的，手术治疗只是其中的一个手段。如果忽视了术前、术中、术后方方面面的因素，可能会导致严重的并发症，也就是我们常说的微创变成了巨创。如果说微创手术像"辽宁舰"，那么，ERAS就是围绕在"辽宁舰"周边的舰队，是对病人进行整体治疗的正确的外科理念。

ERAS是围术期管理的新理念，和传统做法有区别，现在做无痛人流、无痛肠镜等其实就是快速麻醉和康复。ERAS的概念最早是由丹麦的外科教授H Kehlet在1997年率先提出的，他们外科的60例高龄结肠癌病人，通过全面的术前、术中、术后管理，取得了相当满意的效果，因此ERAS治疗是安全有效的。约10年后，南京军区总医院黎介寿教授把这一理念引进我国，并首先在南京军区总医院的普通外科开展实践，他们所用的理念是目前全世界通用的2006年Wind教授提出的结肠外科快速康复的整套方案。

ERAS在普通外科、骨科、泌尿外科等学科不断探索，总结了许多经验。在妇科应用相对少一些，比较成熟的有子宫切除术、宫腔镜手术。用宫腔镜做子宫切除，可以在门诊手术或者是日间手术，完全可以一天出院。核心理念是重视术前准备，术中减少应激反应，全面重视微创。即便手术做得漂亮，但术前、术中、术后管理不好，忽视整套管理，还是会出现许多并发症。通过对良性肿瘤、卵巢癌、宫颈癌、子宫内膜癌等各种手术难度的病人进行观察发现，ERAS 可以缩短住院时间、预防再住院、降低术后并发症、提高生存质量，而且可以明显减少住院费用。但也有一些出院后影响治疗效果的，比如开放性手术、卵巢癌晚期手术，以及术前有并发症者，如果手术后要进到 ICU，可能要延长住院时间。

妇产科门诊通常病人很多，如何尽快周转？大家一致认为，这不单是让病人早手术和早出院的问题，而是一个整合理念。要做 ERAS 不单是依靠妇产科，麻醉、护理、病理等相关学科都得跟进，才能达到目的。在我们妇产科，术前工作主要包括以下几方面。①院前检查。住院以前在门诊就把检查做好，包括各种血液化验、心电图、CT 等，住院后把门诊花的钱打入住院费中，这样病人不用住院后再抽血化验浪费两三天时间，从而为术前做好铺垫。②术前要和病人讲清楚，大概要住院多长时间。③无须肠道准备。妇科肿瘤手术包括宫颈癌、子宫内膜癌等，过去反复吃泻药、抗生素，现在不吃了，宫颈癌病人住院第二天就可以手术，个别情况上午住院，下午就排手术，不再做肠道准备。刚开始我们有点担心，后来消化外科说他们切肠管都不做肠道准备了，妇科切子宫完全没有必要再灌肠、吃抗生素。④术前如何禁食，必须让麻醉科定好规矩。科里的医生必须落实 ERAS 理念。术前 2 小时前输注 250~400ml 葡萄糖液，可以缓解病人的术前紧张。此外，还应进行抗血栓治疗。⑤术前用非甾体类抗炎药预防疼痛，不要轻易用镇痛药。

术中管理包括麻醉优化、体温控制、引流管合理放置、液体平衡等。麻醉完毕准备开腹或腹腔镜开腹时，可以先用非甾体类抗炎药（氟比洛芬酯）镇痛，再加地塞米松。术中对于开放性手术，切皮前、入腹前，包括关腹前，用浸润性麻醉如丁哌卡因和非甾体类抗炎药 1:1 配伍使用。当然，微创是快速康复的基础，微创的优点确实很明显。现在很多医院采用机器人手术，截至 2017 年 3 月 31 日，全国妇产科共做了 5218 例机器人手术，我们科做了 1232 例，大概占全国的 1/4，其中 1166 例是恶性肿瘤：876 例宫颈癌，228 例子宫内膜癌，其他恶性肿瘤 62 例；恶性肿瘤约占 95%。2015 年后我们用机器人做了 136 例子宫内膜癌手术，与 2014 年前做的 91 例相比，住院时间明显缩短，但并发症没有显著差别。我们从 2015 年初开始强力推行 ERAS 理念，结果表明，在住院时间、并发症等方面，ERAS 有明显优势。我们现在的经验是尽量做到无血手术，手术做得快，做得干净无血，可以保证病人快速康复。

术后重点是镇疼。良好的镇疼才能让病人尽早下床，术后适当用些镇痛药，但要注意血糖的控制。许多人病人术前血糖正常，但手术创伤后血糖增高，我们常常会忽视这种情况，从而影响术后恢复。妇科腹腔镜手术后，疼痛有各种各样的表现，包括肩部、肋骨、咽喉、腹部、尿管或引流管等部位，不同地方的疼痛用镇疼药有区别。此外，疼痛有轻重，不要认为微创手术就是轻度疼痛，微创手术是中度疼痛，腹腔镜手术照样会疼。要比较规范地采用多模式镇痛用药，我们一般是用非甾体类抗炎药镇痛。镇痛才能保证病人的早期活动，避免术后长期卧床引起的严重并发症。现在要求手术后当天下床,尽量保证当天能活动一两个小时,术后两天保证下床五六个小时以上,这样对术后康复大有好处。

有些营养状况不好的病人,要口服营养液。减少刺激性的饮品,防止肠梗阻,最简单的办法是术后当天让病人嚼口香糖,该喝水喝水,该喝稀饭喝稀饭,增加胃肠蠕动。最后对病人进行系统评价,提高病人的顺应性,改善临床疗效。

通过几年的实践,我个人体会不错,但也存在一些问题。比如在妇科领域,全世界都做得少,没有统一标准;有些与过去的医疗护理操作常规相违背,例如,过去的教科书中宫颈癌手术或子宫切除术,术前要准备3~5天,要做肠道准备,要吃抗生素,但现在不用了。如果由此出现医疗纠纷,该如何处理?

总之,快速康复是今后外科手术医生追求的目标,能让手术的病人无痛,术后没有应激反应和并发症。机器人、腹腔镜都有优点,但不能代替所有的开腹手术。今后是微创手术与开放手术共同发展,合理选择更重要。综上所述,这就是我对整合医学的理解。

医工整合：超声聚焦在妇产科疾病治疗中的应用

◎郑 伟

有个美国人写过一本书叫《医疗大趋势——明日医学》，其中讲到在21世纪超声聚焦是很有前途的技术。这是我们中国人在20世纪90年代最早研发成功的高新技术，也是中国目前自主研发唯一出口的大型医疗设备。习近平总书记和李克强总理分别观看过这项我国引以为豪的技术。该技术整合了超声、磁共振等多项技术。原理很简单，即把超声波的能量聚集到一个点上会产生高温，可以用于妇科很多疾病的治疗。

其实很多人早就知道海扶刀技术，海扶刀就是超声聚焦。20世纪90年代时的聚能器没有现在这么好，要几个聚能器才聚集到一点，聚到一点还不十分精准，所以治疗上出现过一些问题，甚至导致一些误伤。随后经过三代发展，聚能器技术得到大幅改进，聚能器变成一个，治疗更加精准。这就是为什么最近几年海扶刀又火起来的原因。最近几年海扶刀技术又有新的发展。这项技术是无创的，与射频技术不同，射频有创伤，穿刺过程就是组织损伤的过程。超声聚焦技术不进入体内，而是在体表，通过聚能把能量传输到病灶部位，是一个无形通道。以色列人很聪明，研发了在磁共振下引导的超声聚焦技术，也就是把磁共振技术、影像技术和超声聚焦技术整合到一起，应用到人体上。

国内有些医院引进了这项技术，包括上海肿瘤医院。这项技术是整合技术，应该谁来做？西京医院应用这个技术已有很多年，一直放在B超室，和妇科没有很好地整合起来。浙江温州也引进了这项技术，但一直放在超声科，也没有很好地和妇科整合起来。一般的做法是，病人做完B超发现肌瘤，就让病人到隔壁房间去做超声聚焦治疗，做完就走，没有很好的团队进行疗效观察。拿到妇科来做，妇科医生却不会超声技术。有家医院也引进了相关设备，请妇科医生做，第一例就把肠管打穿了，因为不会看 B 超。所以妇科医生必须掌握超声技术、磁共振影像技术。有些医院买了设备，但没有磁共振，所以定位还是不准确。我们现在要做这个技术治疗，一定是先做磁共振定位病灶后再进行超声治疗，所以超声不仅是我们的一只眼睛，更是我们的一只手。妇科医生要掌握它，掌握不好就有可能出问题。B 超医生没有妇科医生协助也不行。有时我和做操作的医生说："看不了 B 超不要做。戴着手套摸一下子宫，看子宫有多少瘢痕。"B 超医生说你们真厉害，我们看不清楚，你们戴手套一摸，心里就有数了，知道打的部位在哪里。目前很多医院还在纠结，到底把技术交给超声科还是妇科。

超声聚焦可以重复治疗，治疗过程中基本无痛。部分病人有疼痛，原因包括子宫内膜异位症等，肠管和子宫粘在一起，这种病人大部分子宫在后面，和肠管粘得很紧，和骶神经也粘得很紧，超声刀聚焦后向底层肠管会有热传输，所以病人会疼痛。关于麻醉，有些医院采用全身麻醉，有些医院不采用麻醉，采用音乐疗法。有篇文章报道用音乐可舒缓病人情绪，我们也有尝试，让病人尽量放松。但我们结合了麻醉新方法，一般在前一天晚上告诉病人，晚上睡觉前把一个贴片贴在手臂上，第二天早上来做磁共振。绝大多数病人能很好接受。曾有病人做完后，自己开车 5 个小时回到家。说明有些病人能够经受这个过程，不需要全麻。现在技术改进，过去病人要趴着做，2 个小时吃不消，现在躺着做，体位更舒服。有了这个技术，确实给广大妇女带来了福祉。

现在女性的子宫肌瘤越来越多。有些人吃胶原蛋白等各种营养品，结果很快出现子宫肌瘤，而且长得特别快，一来就三四厘米，甚至五六厘米。年纪还很轻，三十几岁，到四十几岁肯定要来做手术，病人很怕手术，想看看有没有好办法不让它长。现在这样的病人很多，要早期干预，先做磁共振，后做超声聚焦切除。病人很开心，时间又短，不用担心将来要做微创手术，而且疗效非常肯定。我有个病人做超声聚焦前有很大的肌瘤，做后有人说出现了空化效应，其实不是空化，是凝固性坏死，肌瘤不再生长，而且会逐渐萎缩，3 个月或半年做磁共振复查。我们现在对所有病人做超声聚焦前做一次磁共振，做完后再做一次，这样才能知道疗效到底怎样。有些病人做完后肿瘤凝固坏死，会慢慢出现疼痛，可以通过服用具有活血化瘀、镇痛作用的中药来缓解。我们现在已经把中医整合进来，做完超声聚焦治疗后，可以解决肿块的吸收问题、疼痛问题、出血问题。这就是整合医学带来的优势，与中医整合提高了超声聚焦治疗的水平。

2016 年举办了全国超声聚焦高峰论坛，有来自韩国的专家。现在韩国用超声聚焦技术非常普遍，韩国很多小医院、私人医院都引进了我国的设备。韩国女性很不愿意切除子宫，甚至有很大的子宫肌瘤也不愿切除，她们的理念非常保守。有一名怀孕 5 个多月、肌瘤很大且红色变性的韩国病人，后来通过超声聚焦治疗保住了孩子，肌瘤也缩小了。

最难啃的骨头是子宫腺肌病。很多病人跑了很多医院，都只能是切子宫，但她们不愿意，后来经过超声聚焦治疗取得了很好的效果。还有很多病人，胚胎移植不成功，反复流产失败，也到我们这里做超声聚焦治疗。子宫腺肌病 B 超常报告为子宫震荡、回声不均匀，但不清楚病症到底在哪个部位；在磁共振下则非常清晰，大部分在后壁。因绝大多数病人有过子宫内膜受损，包括流产、刮宫史，所以后壁较多。子宫内膜和肌层本来有个屏障（连接带），流产病人后壁刮过后，如果连接带破损，就会发生严重水肿，内膜就会侵蚀到肌层里面。我们总结了 160 例子宫腺肌病病例，总体有效率为 80%。所谓有效，就是疼痛缓解；完全有效，就是疼痛消失，近 20%；还有近 20% 的病例症状没有明显改善，这是难啃的骨头。很多医生做超声聚焦也觉得子宫腺肌病非常难做，有些病人最后还是做了手术，做了切除。常常发现有肠粘连的病人，肠粘连做超声聚焦治疗时就会疼痛，因为疼痛做一次就停了，这个部位不做了，换一个部位，但这个部位病变还是很厉害。怎么办？做完超声聚焦后使用促性腺激素释放激素（GnRH）治疗。腺肌病还会复发，还有疼痛不缓解的问题，这也是目前还在探索的问题和难题。但总体有效率还是不错，我们的完全缓解率达 20%，绝大部分是部分缓解，即疼痛减轻，如果没有生育要求，可用使子宫内膜变薄的激素，之后做宫腔镜检查。超声聚焦治疗子宫腺肌病前，在显微镜下，可以看到肌层有散在的子宫内膜病灶，包括子宫内膜细胞和间质细胞，很明显，但做完超声聚焦的病灶，就看不到上述细胞，整个一片都是凝固性坏死。我们采用超声聚焦治疗子宫腺肌病后，先后有 3 例怀孕的病例。

很多瘢痕妊娠会发生大出血，超声聚焦对瘢痕部位、绒毛附着点进行照射，照完后用宫腔镜取出来，效果非常好，出血也很少。

关于肿瘤治疗，我们用超声聚焦治疗过晚期卵巢癌，对无法手术的病例我们化了肿块。还有子宫内膜癌，病人做完腹腔镜盆腔淋巴结清扫，2 年后腹腔出现很大肿块，手术已很难做，就在血管旁边，我们采用了超声聚焦治疗。还有恶性滋养细胞肿瘤，化疗后病灶未消除；我们就做了超声聚焦，肿块就化了。

超声聚焦通过整合各项技术和各科力量，在妇科领域得到了很好的应用。医学还应该与企业整合，研发新产品。第五代的超声聚焦技术，更精巧、更灵活，能自动寻找病灶并定位。我们现在用的探头较大且笨重，不易照到子宫后壁。小探头容易找到病变部位，将来应用到临床治疗中效果一定更好。

胎儿医学：名副其实的整合医学

◎李俊男

"视胎儿为病人"是1985年国际胎儿学会上的宣言，这句话带来了其后很多技术，包括很多诊断技术的快速发展，使胎儿医学成了产科领域最活跃、最具有前景的综合学科。2010年是中国产科学发展的里程碑之年，中国卫生部（现国家卫生计生委）开始进行国家临床重点专科的评审，在制订评审标准时，段涛教授提出将产科分为普通产科、母体医学和胎儿医学三个亚专业。这是第一次在官方的文件中确认了产科的亚专科分类，从此奠定了中国胎儿医学发展的基础。也是在这一年，陈必良主任带领的产科成为国家临床重点专科，标配了胎儿镜相关设备。

胎儿医学的发展在国外已经有几十年的历史。提及胎儿医学的发展，离不开英国的Kypros Nicolaides教授，他是当之无愧的世界"胎儿医学之父"。胎儿医学很多标志性的技术是由他发展创立的，例如双胎输血综合征（TTTS）在胎儿镜下的激光治疗，在他的手上发扬光大；现在产科超声常用的软指标——颈项透明层（NT）——也是他发现的，并得到了全世界的推广应用；还有早孕期唐氏综合征筛查的方案等。在1991年的中文文献（汪受传. 研究和发展中医胎儿医学. 海南医学，1991年第2卷第3期）中，对胎儿医学进行了如下描述：胎儿医学，是当今儿科领域内研究较多和发展较快的分支学科之一。可惜当时的"大腕儿"没有看到，所以没有提出来。该文中提及，2000多年前，我国已经产生了胎儿医学的萌芽。中医研究和发展胎儿医学提到了两个方面：一个是胎儿预防医学，一个是胎儿临床医学。这是否可以延伸理解为当今的产前诊断和宫内治疗？2001年6月，方群教授率先在广州中山大学附属第一医院产科成立了中国第一个胎儿医学中心，她带领的团队做了大量工作，尤其是在胎儿宫内输血方面。这些都是中国胎儿医学形成与发展路上的星光。

接下来介绍一下胎儿医学在重庆的发展情况。重庆的出生缺陷发生率比较高，因为重庆市妇幼保健院的生殖医学做得比较早、比较好，所以双胎很多，因此复杂性双胎的 TTTS 病例也随之多起来，由此治疗复杂性双胎的技术应运而生。重庆医科大学附属第一医院产科也是国家临床重点专科，在重庆市卫生计生委批准下，成立了重庆市胎儿医学中心，胎儿医学的诞生和发展对我们是一种机遇，而更多是一种挑战。中国胎儿医学处在起步阶段，西部胎儿医学处于中下游水平。重庆市的胎儿医学尽管开展得比较早，但缺乏规范化管理，这也是中国目前的现况。

胎儿医学涉及内容非常多，包括出生缺陷的预防诊断。一提到胎儿医学，肯定会想到双胎，尤其是复杂性双胎的诊断和治疗，一方面是因为双胎的风险高，另一方面是因为宫内及时精准干预会阻断疾病进程，从而改变结局；另外，胎儿生长受限（FGR）的诊断治疗，以及胎儿的宫内或宫外手术、产时外科等都属于胎儿医学的范畴。

胎儿疾病的筛查和诊断是跨学科工作，有时不仅是产科，还包括放射科、新生儿科，以及小儿内、外科等，总体来讲，以外科的治疗发展最为迅速。遗传咨询涉及基因、疾病筛查和诊断，基本都是非侵入性的，此外，还包括无创 DNA、超声和磁共振，都是非侵入性方法。侵入性的方法包括绒毛活检、羊膜腔穿刺、脐血管穿刺、胎儿镜检查等。

胎儿医学有关疾病的治疗，一个是开放性胎儿手术，即在孕期把子宫切开，暴露胎儿并行胎儿手术。1981 年加州大学旧金山分校的 Michael Harrison 教授完成了世界首例开放性胎儿手术，患儿是一个下尿道梗阻病例，有肾积水。对这种病例是否需要行开放性手术，其实是有争议的。在中国也开展了开放性手术。2011 年 5 月 CCTV-10 频道《走近科学》栏目报道了广东佛山刘正平教授团队为一名患肺囊腺瘤的胎儿所做的手术。手术相当成功，但也有人提出了质疑，认为手术适应证没有掌握好，在孕期可以暂时不做。其实国外也有类似的处理。2016 年 "六一"儿童节，刘教授去看了这个小姑娘，长得挺好。刘教授并不是为了"放卫星"做这件事。患儿患的是 3 型肺囊腺瘤，确实会引起对肺的严重压迫影响肺的发育，羊水多，其实是有手术指征的。这些都是在胎儿医学发展道路上艰辛的探索和勇敢的尝试。

现在开放性手术做得不是特别多，因为创伤确实很大。脊柱裂在中国被列为六大致死性畸形之一，一旦检查出来是脊柱裂，多数会选择引产放弃。费城儿童医院一直在坚持做开放性的胎儿手术，主要给患脊柱裂的胎儿手术，这个手术到现在为止，依然比微创的胎儿镜手术效果好。这种开放性手术，唯一在脊柱裂脊膜膨出是有效的，而且更有意义。还有一种是胎儿心脏的手术。胎儿心脏的问题包括肺动脉狭窄、主动脉狭窄、左右心室发育不良，在中国很多都建议去引产。其实在国外，2004 年就已有人在做手术，而且做得不错。2016 年广东省人民医院庄建院长的团队完成了中国首例胎儿心脏手术，做这个手术，其实只是孕期临时缓解。孩子生出来还要再做二次手术，只是为胎儿出生后赢得了时间。2017年3月1日，他们又做了第二例，是肺动脉瓣近闭锁患儿。我们应该感谢这些勇于第一个"吃螃蟹"的人。

提到胎儿医学，肯定离不开胎儿镜。只要做胎儿手术，肯定离不开胎儿镜相关技术。胎儿镜操作必须在超声引导下进行，所以超声是胎儿医学，也是产科医生的眼睛，没有超声几乎寸步难行。胎儿镜技术微创、直观，有的疾病必须要在胎儿时做，不做可能会增加死亡率，甚至会胎死宫内。

胎儿镜在国外用得比较早，早在20世纪70年代就用胎儿镜做了第一例手术，但真正把胎儿镜发扬光大的非Kypros Nicolaides教授莫属。著名的TTTS的Quintero超声分期的创始人说，我们用胎儿镜做得最多的病例就是TTTS，这个几乎立即能看到成效、让医生非常有成就感的一个疾病，在孕期做胎儿镜手术可以改变孩子的预后。提到TTTS不可避免会牵扯到复杂性双胎另外两个易混淆的并发症，即贫血红细胞增多序列征（TAPS）和选择性胎儿生长受限（sIUGR）。有时TTTS做了胎儿镜手术，会继发TAPS，尽管三者之间易混淆或有交叉。但还是有必要鉴别。TTTS和sIUGR最大的差异应该是羊水，一个羊水过多，一个羊水过少；而sIUGR没有羊水的差异。但sIUGR胎儿有体重上的明显差异，两个体重差会超过25%。借助超声，即测量大脑中动脉的收缩期峰值流速，可以来区分TTTS和TAPS。

在欧洲，常有某种疾病的联合体，在Kypros Nicolaides的门诊，他的病人来自很多地方，包括从西班牙或者比利时来的。这种联合体建立后，可以把资源整合起来，更好满足病人的需求，把病人交给最好的专家。

胎儿镜在中国的起步不算很晚。最早是北京协和医院的孙念怙教授，她是中国产前诊断的老前辈；还有河北医科大学唐山工人医院的刘恩令等。他们当时发表了用胎儿镜做眼皮肤白化病产前诊断的文章。虽然胎儿镜作为诊断技术在国内起步不算很晚，但胎儿镜作为治疗技术一直没有得到推广，目前胎儿镜的诊治技术标准是北京协和医院刘俊涛教授写的。胎儿镜在中国的发扬光大还应该感谢重庆西南医院妇产科的梁志清教授，2006年在他的领导下，我们开展了国内首例胎儿镜下激光凝固术治疗TTTS。尽管我2014年离开了西南医院，但还是发自内心地感谢梁主任把我带到这条充满挑战的胎儿医学道路上。

胎儿镜有其优势，与开放性手术相比，它肯定是微创。另外，可以面对面地直视胎儿，尤其对尿道下裂或白化病，这是产前诊断的金标准。但胎儿镜的使用也有限制，虽然是微创，可毕竟不是无创，所以对有创检查，不能任意扩大适应证，要严格掌握适应证。

胎儿医学在中国发展的瓶颈是什么？现在很多临床医生不会做超声，缺乏真正具备临床遗传学知识的医生，因为胎儿医学和遗传与很多学科都有关。现在情况稍好一些，因为成立了胎儿医学会以后，经常做培训，尤其是现在双胎的指南，都是我们胎儿医学组在写。原来认为做过胎儿镜，胎儿医学就掌握得差不多了，其实并非如此。胎儿镜只是其中一小部分，不能画等号。胎儿医学远远超过胎儿镜的范畴。做宫内治疗，必须要看适应证，前提一定是要利大于弊才能做。

引领胎儿医学的一定是临床医生。单纯一个实验室或者仅依靠超声肯定不行。胎儿医学包括产前诊断，但又不仅是产前诊断，它需要多学科整合。2011年段涛教授在他的《胎儿医学的发展》一文中就指出，胎儿医学是一个多学科逐渐整合的过程，妇科现在分得越来越细，妇科肿瘤、妇科盆底、妇科内分泌，还有宫颈，分得太细了。胎儿医学刚好相反，确实要加以整合才能做得好。做胎儿医学的医生，肯定是一个多面手。

未来产科的发展方向是金字塔模式。产科学重头依然在塔底——普通产科，真正的胎儿医学只占一部分塔尖。胎儿医学赢在整合。De Lia JE 是 1984 年就开始用胎儿镜做 TTTS 的先导者，30 年后即 2014 年他写下了这句话——"超声、内镜、视频录像及激光等技术的整合促使 TTTS 变成可治的胎儿疾病"。我觉得重要的不是"整"，而是"合"。大家通力合作，如果我碰到严重肺动脉狭窄的胎儿，家属又极力要保留胎儿，我肯定会极力推荐他们到广东去做手术，因为国内广东做得最好。如果在西北做胎儿镜，就建议病人直接找陈必良教授，因为他非常有经验。这就是我理解的整合医学，以及樊院士提到的"贵在整合、难在整合、赢在整合"。

总之，胎儿医学才是名副其实的整合医学。

整合呼吸病学

整合呼吸病学之我见

◎王 辰

  目前医学越分越细，越来越专，很多医生甚至专家对其他领域不了解，只对某一点、某一狭窄的领域有认识，视野窄，思维就窄，就会带来一些问题。"天下大势，分久必合，合久必分"，学科也是这样，不分时深入不下去，高度起不来；但分了以后，专门从事某个专业领域呈管状视野，也会形成很多问题。分和合之间有辩证关系，需要思考，需要调整。

  对一个县医院的医生来说，可能把内科学作为专业；而对于三级医院的医生，可能把呼吸病学作为专业。因此，有人关注在呼吸病学上，有人关注在内科学上。呼吸病学里面还有亚专科，或叫作领域、特长，比如介入、哮喘、肺栓塞等。现在必须掌握好深和宽各自的度，要有清晰的思维，我们经常在很多事情的思考中迷失了方向。比如现在一讲到公益性，就一定要是国家政府拨款，实际上真正搞公益，不一定要使用计划经济手段。医药再公益，公益得过粮食吗？粮食是最基本的国计民生问题。但是，粮食当年不搞市场经济，不搞包产到户，粮食问题能解决吗？

  医疗上也是如此，只有把辩证思维用在整合医学中，才能紧紧把握好方向。现在，之所以分专科是因为知识爆炸，如果只分内科、外科，或者临床医学和技术研究也不分了，回到医学，甚或医学也不分了，多学科回到科学、科技，这是不行的。从根本上讲，整合医学不是这个意思，它强调的是通过知识、技术、理论和经验的整合，形成新的医学知识体系，而不是简单的专科整合。呼吸界要好好发展，一定要有清晰的思路，有缜密的思维，有从哲学导向到具体方法上的把握和创新，在现在学科发展道路的策划上不能犯路线性错误。我们讲整合医学，是不是目前不分了？不是，樊代明院士不是这个意思。不分无法深化，不分难以高端，不分没有精华。但一股脑这么分，我们就可能脱离整体，脱离病人，脱离医学的本源。这是辩证关系。

金字塔是三角形结构，有人说人的发展是一个倒金字塔形，整个人生所有的生命能量，所有的精力和时间都在三角形的面积里。你要想变宽，高度就会低，因为面积不变。你要想变很高，必然底就很窄，甚至有时站不住，风吹即倒。好在社会不是由一个人组成，而是由很多人组成的，学科也是由很多人组成的。中国呼吸界至少核心有1.6万人，中层3.4万人，以呼吸为主攻方向的有11万人，这样一个学科队伍是有分工的。我们谈整合医学，一定要搞清楚怎么去施行整合，每个人对自己的知识结构应该怎么设计。呼吸学科谈到整合时，涉及呼吸学科怎样构架，每个人怎么发展，我们知道某个呼吸病，还要知道这个呼吸病所涉及的多学科怎么组织和把握，个人承担什么样的角色等。这就是我理解的整合医学。

现在大家对整合医学的概念还相对迷茫，我认为，在整合医学的舞台上应当思考的最重要的问题就是怎么把握好宽与窄、广与专。呼吸界期望在一批有思想的人的引领下，沿着正确的道路发展。我们怎么设计呼吸专业的架构？面对其他学科也涉及呼吸病时，我们应该承担什么样的角色，处在什么样的地位？实际上这些问题，在过去若干年里，在不同场合，面对不同对象已有清晰的回答。从个人角度，不要再期望倒三角形似的发展，这样高度上不去，要做到宽也得宽，高也得高。怎么才能宽也得宽，高还得高呢？实际上要按照倒"T"形的结构，即需要迅速掌握比较广泛的专业知识，至少知道怎么分诊，找谁会诊等，这是作为医生最起码的要求。然后在自己的领域迅速提升。若干个倒"T"字形的人，组成了人群，组成了学科，组成了业界。社会有分工，大家合并起来就是呼吸病学的整体。宽度是我们要重视的问题，就是倒"T"下面的一横。首先，我们要有一定的视野，不能专到了一个管状视野，而应该是望远镜，乃至天文望远镜。显微镜是管状视野，望远镜不是管状视野，应该有相对比较广博的知识体系。而且要知道求助于他人，这就构成了一个团队。整合医学绝不是我们每个人都是神仙，什么都懂，而是每个人在整合中，怎么把每个个体整合成一个团队，这是在个体层面上的一个重要内容。其次，我们要发展的是呼吸与危重症医学，即PCCM，这要成为主流。只做呼吸病不做ICU是不对的。美国所有的ICU医生，60%～70%有呼吸与危重症学专科背景。所以我们是最应该做ICU的，这叫呼吸病学与危重症医学的捆绑式发展策略，实际上它就是整合医学。整合呼吸病学就是要把现在最关键的学科、关键的系列技术，迅速与呼吸病防治整合起来。

呼吸危重症是各科危重症中最为突出的。ICU是适于危重症诊断和治疗特点的医疗组织形式。危重症医学要解决危重症最突出的问题，以衰竭脏器的监测和支持技术为核心。现在危重症的脏器衰竭中首当其冲的是呼吸衰竭。多脏器衰竭中，谁是起始原因？呼吸衰竭；谁居于枢纽地位？呼吸衰竭；哪个脏器衰竭支持起来技术最复杂、难度最大？呼吸衰竭。呼吸是基础，所以呼吸最有资格做危重症医学。

最多见、最难处理的脏器衰竭是呼吸衰竭，呼吸和危重症关系是最密切的。危重症不是一个独立的概念，各个科都有危重症，但呼吸的危重症最多见。处理呼吸衰竭的呼吸支持技术呼吸学科掌握得最好。此外，感染是临床上最突出也是共性的问题，没有哪个科比呼吸科医生更熟悉感染问题。呼吸内科还有一个名称叫普通内科，就和普外科是外科的基础一样，因为呼吸内科很综合，与各方面都有关系。为什么它最综合？呼吸系统器官，对外是最容易受损的脏器，是最开放的脏器，因此，《黄帝内经》说"肺为娇脏，邪必先伤"。对内，百脉归肺，所有内环境的变化，不论是病原还是毒素，或是酸碱失衡，都出在肺上，肺是内忧外患，是肺脏本身最突出的问题。肺脏还跟全身其他各个地方，和风湿问题、心脏问题，包括与肝胆、肾脏、消化、皮肤都有联系，所以中医讲"肺主皮毛"，肺与各方的关系都很密切，因此，内科最综合的就是呼吸内科。

由以上可以看出，呼吸的知识技术最关键，感染问题最突出，综合问题最突出。美国已定位呼吸学科的现代模式是PCCM，在国际上通常都是这样缩写。

我们在2012年提出，呼吸学科应该多学科整合，在呼吸疾病防治中发挥主导作用。处理肺动脉栓塞（PE）时要与急诊科、血管科、心脏科、妇产科、骨科这些容易发生PE问题的学科联手，但我们要发挥主导作用，因为，没人比我们更懂这个病。再比如肺动脉高压，呼吸科不发力不行。还有尘肺，尘肺是间质性肺疾病，研究间质病经验丰富的呼吸科医生，在尘肺诊治中应与基础研究、病理、影像的人员协作，但应发挥主导性作用。在呼吸疾病中，我们要真正尊重或主动团结其他学科，但真正能够把握方向、占主导地位的是呼吸学科。

从学科层面，我们要构建多学科立体整合的现代呼吸学科体系，建设呼吸学科不是只埋头苦干呼吸学科。我在朝阳医院建学科时，重点推动的是呼吸学科。在北京医院那么短的时间，我们学科能做起来，就是把影像科、病理科等整合起来了，于是争取到了国家临床研究中心。到中日友好医院，既搞呼吸学科本身的发展壮大，同时又要形成一个呼吸相关的学科群，就是立体学科构架。我们联合了胸外科、肺移植、耳鼻喉科、心脏、消化、基础、影像、病理、核医学、康复等，把这些学科都整合到一起。中日友好医院提出的学科建设思想是适应重大社会需求，构建解决关键医疗问题的现代学科群。这不仅指呼吸学科，指的是全面建设。什么叫适应重大社会需求？比如控烟，就是重大社会需求。控烟合作中心在中日友好医院做起来了，不但搞戒烟，还有呼吸病预防，成了世界卫生组织呼吸疾病预防的合作中心。有那么多的综合性肺疾病病人行将就木，人家肝移植了，肾移植了，心脏移植了，骨髓移植了，就我们的肺，除了插上呼吸机外，没招了。

美国每年有 2000 例肺移植，中国照此推算，最保守也得有 1 万例，但 2016 年只有 202 例，也就是说还有 9800 例的肺移植没有做。没有供体吗？不是，是有很多浪费掉了。要适应重大社会需求就得搞肺移植。我们一边控烟，适应重大社会需求；一边肺移植，也适应重大社会需求。再一整合，从最早期的预防到最终末期的换肺，形成一套呼吸的整合体系。整合体系要完整，比如现在风湿科做免疫性疾病很多，免疫性疾病做这么好，我们与他们联手，很多肺部疾病不就解决了吗？现在我们是外科很强，中国第一例肺移植是中日友好医院的首任院长辛育龄教授做的，肺移植现在跟心外科联手，不就做起来了吗？影像方面能不能从血管、肺泡、肺间质三个方面组成肺的全面研究？影像专家已经培养出来了，比一般影像科医生专得多。如此构建一个多学科立体体系。所以整合医学的要求是，医生自己的视野要宽。我的导师翁心植教授最早搞寄生虫，又搞心血管，还搞内分泌。冠心病监护室（CCU）是他在中国最早做起来的，另外还做了呼吸病、肺心病，还搞了控烟，简单算来是五大领域。现在像这样跨领域，且每个领域都卓有成就的专家很少。他是"中国控烟之父"，寄生虫黑热病和血吸虫病简制抗原的发明者，是世界顶级的心血管研究者，在肺心病防治时期他代表了一个时代。现在能出这样的大家吗？不是不能出，但相对比较困难。所以现在除了人以外，很重要的是要在体系架构方面努力，符合现在的要求。谈整合医学话题，我想强调几层意思。第一，从个体层面上应当是倒"T"形结构发展，要多读书。横的方面要全面掌握普通临床知识，高的方面要真的学到高本领。第二，在疾病层面上，作为呼吸医生应该在多学科整合的呼吸病防治中发挥主导性作用。第三，在学科层面上，应该构建多学科立体整合的现代呼吸学科体系。第四，从体系层面上，要从整体上解决问题。

整合医学不是简单地把呼吸病学退回到搞内科，这不是整合之道，也不是整合医学。我们不指望目前呼吸学界每个人都是最优秀的，但我们需要目前走的道路是正确的，我们可以实现超越。我们不指望目前呼吸学界每个人智商是最高的，但我们希望目前这批人头脑是最清楚的，工作热情是最高的。除了我们，还可以吸引最优秀的人才来从事呼吸病的临床与研究。学科的发展没有私利可言，我们真切地看到病人需要呼吸科医生出手相救。所谓大医学的综合性 ICU 其实没有对病因进行治疗，只是对症治疗，病因半天找不出来。找到病因也判断不了病情，经常还要请会诊。目前形成的局面是：常常不请"外人"，即便请了也不听，听了不懂，懂了也不会做。最后的结果是对病人不利。其实医生没有这样的道理，也没有这个权力。

只有既有真正高深发展的志向抱负和能力，同时又有整合的、兼容并蓄思维与胸怀的人，才能真正做好这个学科。这是我对整合医学的一点想法。

肺癌的整合治疗策略

◎王洪武

肺癌是一个比较复杂的病，既有躯体病变，也有心理问题，需要多学科参与治疗，此谓多学科整合治疗。从传统的手术、放疗、化疗，到目前晚期甚至早期病人做微创或靶向治疗，需要根据不同部位采取不同疗法。我们提出"陆海空"联合作战的治疗策略，"陆"是通过内镜下解决气道内的问题，"海"是通过血管介入解决血管堵塞或血供比较丰富的问题，"空"是经过影像引导下的经皮穿刺治疗。只有这样，才能真正达到整合治疗的效果。病变定位非常重要，要通过"三套马车"采取不同治疗手段，如气管内与气管外、血管内与血管外、胸腔内与胸腔外联合治疗，不遗漏全身各个部位的肿瘤。

针对呼吸整合治疗我们提出"123"的创新理论：①要建立一套完整的肺脏介入医学体系，包括呼吸内镜、影像引导下的介入治疗和血管介入治疗；②双靶向治疗，要采用PET-CT等方法确定肿瘤的生物靶区，这是肿瘤局部治疗的基础，还有分子靶向治疗，要根据病理甚至基因等的变化，确定化疗、分子靶向药物、免疫治疗及干细胞治疗等；③遵循美国国立综合癌症网络（NCCN）指南的原则，根据"三定"（定位、定性、定期），采用正规的治疗方法。不同的部位采取不同的方法，中央型的肿瘤以内镜和血管介入治疗为主，而周围型则采取手术、影像引导下的介入治疗和放射治疗为主。严格来说有手术指征应先手术，不能手术或体质比较差的，可以采取相应的介入治疗。对于发生在胸膜腔内的病变，则可采用胸腔镜诊治。对不同病理类型的肺癌，治疗原则也不一样，小细胞肺癌首选全身化疗为主，或采取同步放化疗的方法。非小细胞肺癌则以局部治疗为主（包括手术、放疗及局部微创治疗），可结合新辅助治疗，原则是尽可能消除局部肿瘤。同时还需根据基因突变、免疫功能等的变化，采取相应的靶向治疗。根据TNM分期，早中期（Ⅰ~Ⅲa）宜尽早手术，晚期则采用微创治疗。

对中央型肿瘤的定位要非常准确,不仅要关注腔内的病变,对管腔周边淋巴结病变的定位也要非常熟悉。通过气管镜,不论是大气道内的或周围的都可以做,现在已有肺内的导航系统(类似GPS、3D定位)。对中央型气道,我在国际上首先提出了八分区方法,国外有五分区法(但未被广泛接受)。八分区方法是把中央型气道画一个"人"字形,主气管等分为三个区,隆突是Ⅳ区,右主支气管是Ⅴ区,右中间段是Ⅵ区,左主支气管再等分为两个区(Ⅶ和Ⅷ区)。病变位于一个区的叫局限型,有手术指征,超过两个区的叫弥漫型,手术要慎重,风险太大。根据肿瘤与管壁的关系分四种类型——管内型、管壁型、管外型和混合型。根据管腔的狭窄程度分为五级,气管狭窄超过三级(>75%)是重度狭窄,这类病人不能直接放疗,要慎重。极重度狭窄(>90%)易窒息,需紧急处理。

肿瘤位置不同,治疗策略不同。目前我们已做了3000多例恶性气道肿瘤,发现在气道不同的区域肿瘤是不一样的,以Ⅲ、Ⅴ、Ⅶ区最常见。不同部位病理也不一样,鳞癌各区域都较常见,但腺样囊性癌以Ⅱ、Ⅲ区最常见,黏液表皮样癌以Ⅵ、Ⅶ、Ⅷ最常见。甲状腺癌易侵犯Ⅰ区,食管癌易侵犯Ⅱ、Ⅲ和Ⅶ区。以前对高位气道狭窄,认为不能用硬镜来做,实际上是可以做的。对高位肿瘤狭窄,在硬镜下把气道内的肿瘤取出来,安全有效,我们已经做了50多例甲状腺癌,其中有一半病人治愈了。Ⅱ、Ⅲ区病变,特别是外压性狭窄,可放支架,距隆突1cm以内的病变,一定要置入"Y"形支架。位于Ⅲ、Ⅳ、Ⅴ、Ⅶ区的病变一般要放分叉支架("Y"或"L"形)。

晚期病人也有治愈可能,不是不能手术就不能治。不同气道部位的堵塞引起的后果不一样。发生于Ⅳ区、Ⅴ区、Ⅶ、Ⅷ区的堵塞,可能引起一侧的全肺不张。而对Ⅵ区,就可能引起中下叶不张。病变原发部位不同,治疗策略有很大不同。特别是Ⅳ区病变,一定要迅速打通阻塞。Ⅴ区病变引起右全肺不张,但原发病变往往来源于右上叶支气管。Ⅶ区的病变多引起左全肺不张,一般肿瘤去除后打通气道,全肺可以张开。Ⅷ区病变往往来源于左下叶或上叶支气管,大气道内肿瘤可消除,但段或亚段支气管内肿瘤难以全部去除,术后还会有叶或段的肺不张。Ⅷ区的狭窄放直支架不行,需定做小的"Y"形分叉支架才能解决问题。

这种八分区法对确定堵瘘支架的形状也有非常重要的价值。Ⅰ、Ⅵ、Ⅷ区用直支架,Ⅳ区及其周围的Ⅲ、Ⅴ、Ⅶ区一定要放分叉支架,直支架堵瘘效果差,分叉支架的侧支可有效封闭两侧支气管开口,分泌物不易下漏,效果较好。"Y"形支架治愈率可达71.4%,有效率达96%,所以要选择好支架的形状。支架很难堵的是Ⅰ、Ⅱ区,瘘口越大,效果越差,有时瘘口累及整个主气管下端或双侧支气管开口,一个支架根本堵不住,一定要放"Y"形支架或叠放支架。Ⅲ区的瘘,放食管支架很难堵住,而且会造成二次瘘,所以最好首选放气管"Y"形支架,一个气管支架就解决问题,没必要再去放食管支架。我们有一例手术后Ⅲ区的瘘,放了一个"Y"形支架,1年后把支架取出来,瘘口完全愈合。还有一个食管癌病人，放疗后Ⅲ、Ⅳ、Ⅴ、Ⅶ区全部缺失，病人是复合瘘，放很大的支架也很难堵。所以，请放疗科大夫手下留情，不要过度放疗。

有一个手术后左主支气管残端瘘的病人，我们放了一个"Y"形子弹头支架，效果很好。残端瘘放支架副作用多，最近我们用房间隔封堵器来封堵，在近20例病人中发现效果非常好，并发症也很少。

右主支气管（Ⅴ区）的瘘，放普通"Y"形支架很难堵住，我们设计了一个OKⅠ支架就完全堵住了。Ⅶ区开口外侧的瘘，放直支架也堵不住，放一个"L"支架可以解决问题。左主支气管中段有一个瘘，放一个"L"形支架就可以。

对管内型肿瘤可直接冻取，非常简单，比较大的不能直接冻取，一旦大出血就非常麻烦。有蒂的最好用电圈套器套扎，出血少、效率高。肉瘤出血很多，不要用激光，用电圈套器把它取出来就可以了。病变比较多的部位不要用激光，效率太低。比较大、比较多的混合型肿瘤可以直接用硬质镜铲切，切完后再冻取，出血比较少，一般几秒钟就可把一个大肿瘤切掉了，取出来也很简单，不会造成大出血或窒息。我们碰到过一个特殊病人，术前不知道是什么病，但有一球形肿瘤将气管入口管腔大部分堵塞，我们先用电圈套器把球形肿瘤套取，然后再把剩余肿瘤直接用硬质镜铲下来，再结合冻取，肿瘤逐渐被消除。但随后出血比较多，用氩气刀难以止住。有一根血管一直冒血，用激光很快把出血止住了，避免了血管栓塞。术后病理证实是血管球瘤。所以不同手段有不同优点，对于危重病人可以采取不同措施，可做冷的、热的，放化疗粒子植入，也可做血管介入等。

对外压性气管癌不能直接做消融治疗，可先做支架把气道撑开，再在影像引导下植入放射性粒子。2个月后把支架取出来，气道完全正常。对靠血管比较近的，无法做消融治疗的，做粒子植入也很简单，很方便。但术前需要做好增强CT，把肿瘤部位搞清楚，不要种到血管里边去了。种植可以通过气管镜，但种得很浅容易造成瘘。要找好位置，把粒子种进去，可以很好控制肿瘤。比外放疗简单，而且有效，对比较大的肿瘤放粒子会太多，可先用氩氦刀治疗，对七八厘米的肿瘤，一次氩氦刀可冻死90%以上的肿瘤，非常简单，我们已做了1000多例，非常安全。靠肺周边的肿瘤可做氩氦刀，但肉瘤类尽量做射频，特别是软组织肉瘤最好做射频。但需要注意往前做，不要倒退着做，防止种植转移。

周边的肿瘤也可以通过肺内导航进行气管镜治疗，如射频或者粒子植入等。胸腔镜也可以解决问题，局部治疗后需要结合全身治疗。我们的治疗策略与传统的治疗不太一样，我们可能会直接做消瘤治疗，缓解病人症状，减轻病人痛苦，延长存活时间。

把现有治疗技术整合，能获得比单一技术更好的治疗效果。现在多主张多学科联合治疗（MDT），但由于各种原因，病人很难获得准确治疗。如果把这些技术整合在一个中心，摒弃科室间的利益冲突，病人就会得到最佳的个体化治疗，这就是我要倡导的多技术联合治疗（MTT），会取得更佳治疗效果。

从整合医学角度看肺癌的免疫治疗

◎宋 勇

免疫治疗的研究非常多，但能用到临床实践中的还很有限。免疫治疗尤其是狭义的免疫治疗离我们越来越近，在中国有近80家公司在研发免疫单抗，其中最有希望的4家公司正在做临床研究。我相信不久后中国就会有自己生产的免疫单抗。

十几年前有了靶向治疗，大家觉得开辟了一片新天地，使病人的生命延长了。现在又有了免疫治疗，这让晚期肺癌的治疗越来越完整。毫无疑问，将来会给病人带来更好的生存和生活质量。免疫治疗有非常丰富的产品线，但目前免疫治疗药物的使用还有一系列严格的标准，并非所有病人只要申请就能用得上。但不管怎样，很多药物从2011年开始不断在欧洲和美国上市。我们希望不久的将来也能在中国上市。我想应该是很快的。因为正在进行的临床研究很快就会有结果。晚期肺癌的治疗，少不了免疫治疗。一个非常有经验的治疗肺癌的医生，如果手上没有免疫单抗这个武器，会觉得治疗方法非常有限。应该说，靶向治疗一枝独秀的时代已经过去了，现在应该更多地考虑在传统基础上加用免疫治疗。肺癌病人用了免疫治疗，总体上是获益的，且肿瘤细胞的程序性死亡蛋白1（PD1）表达越高疗效越好，对生存的贡献越大。

一项临床研究显示，不给病人化疗，只要PD1表达就用免疫单抗，结果肿瘤无进展生存期超过10个月，这在化疗时代是完全不可想象的。仅靠化疗给病人带来10个月以上的生存是绝无可能的，但免疫单抗做到了。这告诉我们，将来有可能进入一个无化疗时代，当然这需要时间，至少目前还做不到。然而，大量临床研究发现，免疫治疗仅对一部分（约1/4）病人有效，那就意味着100个病人中只有25个病人可能明显获益。我们应该把这些病人挑出来。在美国，用免疫单抗治疗晚期非小细胞肺癌的一年费用是15万美元，这是一个非常巨大的数字。怎样能把这些有效的病人挑出来呢？可以用免疫标志物。免疫治疗的疗效怎么去评估？

大家一定会想到标志物。靶向治疗很简单，只要有突变就用药，用药后绝大多数病人都会有效，即有突变就有效。但免疫标志物就不一样了，免疫标志物不仅关乎肿瘤，也关乎微环境。肿瘤局部的淋巴细胞涉及非常复杂的机制，仅靠一个分子来预测疗效准确吗？临床研究告诉我们确实不准确，因为有些表达非常高的病人疗效不好，而有些表达阴性的病人有非常好的疗效，其中原因我们还不清楚。那么，怎样选一个好的免疫标志物，是选一个还是选一组？这是个难以回答的问题。肿瘤和肿瘤淋巴细胞都有 PD1 表达，而且表达越高疗效越好，但问题在于 PD1 的检测涉及非常复杂的问题，比如在肿瘤组织中 PD1 分布不均匀，不同检测抗体之间一致性不同，需要用更具代表性的抗体来做检测。PD1 的检测到底是一个补充诊断还是伴随诊断？到现在还没有建立方法。对 PD1 检测报告的理解，是（+）好，还是（++）或（+++）好，很多病理科也不能给出一个百分比。此外，到目前为止中国并没有批准任何一个 PD1 抑制剂。临床医生总想让病理科医生提供帮助，但他们也面临很大问题，到现在并没有批准任何一个技术平台用于这一检测，而且没有标准，甚至连一个标准化的抗体都没有。免疫治疗来了我们怎么做？这就是临床医生面临的问题。

有一个概念叫肿瘤突变负荷（TMB）。肺癌的突变负荷相对高，当然也包括食管癌、黑色素瘤。突变负荷高，是不是免疫治疗疗效就好？TMB 高代表它可能产生更多的新抗原，新抗原越多，T 细胞的反应和抗肿瘤反应就越强是一个非常好的机制。TMB 和 PD1 之间确实有一些联系，一些研究中可以看到 TMB 高生存就好。但我们还可以看到，TMB 和 PD1 表达之间只有非常弱的相关，或者它们之间就不相关。PD1 表达高的 TMB 可能是低的，反过来也一样。怎么去选择病人来做治疗是一个非常大的问题。如果把 PD1 的表达放在一起分组，可以发现三种情况：两个都高，两个都低，一高一低。这种情况下肿瘤对 PD1 单抗的反应是不一样的，这说明免疫治疗是一个非常复杂的事情。

还有没有更好的方法呢？有一个技术叫免疫组库，可以检测 T 细胞受体（TCR）的多样性。理论上讲，T 细胞抗原越多，其受体的多样性越丰富，可能对免疫治疗就会越有效。临床研究告诉我们确实是这样，免疫组库 TCR 的表达多样性越高，对病因单抗的反应越好。如果把这些放在一起，能不能做一个量化的评估？所以有人设计出免疫评分，把以上这些加在一起理论上讲应该是更好的。但会面临很多问题，因为后续还会发现更多的分层，将来要做免疫治疗我们要做多少检测，病人可能要花几万块钱检测还没用上药，这是个非常麻烦的事情。单一指标有疗效上的局限性，用任何一个指标都不行。但联合指标技术上有局限性，甚至有经济上的障碍。所以未来方向是联合动态检测，但需要技术层面上解决一些问题。

怎么评估疗效？通常意义上讲实体瘤有疗效标准，但 2017 年发表了一篇非常重要的文章，告诉我们免疫治疗要用免疫治疗的标准。免疫诱导的反应和化疗不一样，化疗后瘤体要么小了，要么大了，要么不变，我们看得见。但免疫治疗在早期，往往看不到它的变化，一段时间后才看到变化；甚至可以看到有一个所谓的假进展，即在治疗一段时间后肿瘤块似乎变大了，而再治疗下去肿瘤会变小。我们用化疗标准来判断，很可能这个有效的病人就失去了。我们在研究中看到有几个病人，开始时肿瘤增大，一段时间后肿瘤出现明显、迅速的缩小，这样的病人往往活得更长。所以要把假进展和真进展分开。最近发表的一篇文献显示，有些病人用免疫单抗后病情进展更快，超乎我们的想象。本来不用这个药还活得好好的，用了以后两三月病情进展病人死亡了。约20%的病人发生假进展，且大多数病人都大于65岁，所以，对于高龄病人使用免疫治疗要非常慎重。

耐药是永恒的话题，免疫治疗会耐药吗？不就是用自己的T细胞去打肿瘤细胞，也会耐药？T细胞疲劳我们相信，它打不动了，没劲了。但一定也会有耐药，2017年发表的研究把它总结成原发性耐药和获得性耐药，里面的机制阐述得比较清楚。怎么看出有耐药？有效的病人活到2年时一切都很好，这时候无效可能就是出现了耐药。怎么克服耐药或延缓耐药？一系列联合治疗是克服耐药的策略。在未来2~3年关于联合治疗克服耐药这一领域可能有爆炸性研究结果。免疫治疗的方法超乎我们的想象，每年都会有非常多的新数据。我们期待联合治疗能有更多结果。联合治疗有4个问题：什么是联合？怎么联合？免疫单抗之间的联合还是与化疗联合？联合治疗要不要选择人群？以前以为要选择人群，如果两个免疫单抗联用就不选择人群。实际上也是不对的，联合治疗带来的毒性非常大，稍微有一些偏差就会伤到机体。

临床医生要想到能够发生异常免疫反应的地方，几乎所有的器官都可以产生异常免疫反应。除了肺以外，胃肠道、皮肤黏膜等都是免疫治疗发生不良事件主要的器官，免疫不良事件发生概率最大的还是消化道和肺。我们有一个病人用了免疫单抗后，出现类天疱疮改变，后来这个病人因感染去世了，是一个非常严重的皮肤反应。如果我们在时间上做一些预估，就能判断这个不良事件和免疫治疗之间有没有关系。肝脏的毒性大概是从第6~7周开始，而皮疹应该是第2~3周开始，这是非常好的提示，告诉我们在临床上应该重视和注意。不良事件的处理实际上非常简单，除了激素外，很难有其他好办法。其他的免疫制剂几乎不推荐。

免疫治疗的复杂性和不确定性并存，正确选择病人非常重要，疗效评估需要不断更新评估标准。对于耐药的预测，是目前面临的难题，随着免疫治疗的到来，临床上会大面积遇到这样的问题。克服耐药、毒性管理都将是面临的问题。

关于晚期肺癌的治疗有两大类：一类是直接针对肿瘤细胞的手术、化疗、放疗、分子靶向，另一类是作为微环境处理的免疫治疗和抗血管治疗。对这样一个非常复杂的治疗体系，当然需要整合医学。我们需要整合学科、整合技术、整合资源来更好地服务学科发展、服务病人。

良性气道狭窄的整合治疗

◎李时悦

关于气管插管后狭窄的整体综合治疗,平时更多是介绍某些技术,有了整合医学平台后,除技术层面,我们还要从整体效果去审视。

临床上经常遇到气管插管后狭窄,而且有越来越多的趋势。国外插管后狭窄的发病率在1%~4%,还是很高的。最近我们在做多中心研究,数据还没有出来,但感觉似乎比这个发病率还要高。国外资料显示,插管后良性狭窄占气管狭窄的25%~60%。我们总结过一些资料,在良性气管狭窄中,气管插管后的狭窄大概占1/3,气管切开后的占29%左右,结核约占16%。

良性气管狭窄,包括气管和左右主支气管狭窄等。从这几年的发展趋势来看,中央气道狭窄有不断增多趋势,特别是最近两三年,较四五年前的数据似乎翻倍。总体来说,在国外以肺移植气管插管狭窄为主,国内在中央气道狭窄中以气管为主。在气管狭窄方面,插管后狭窄是气管狭窄中最常见的。良性气管狭窄的机制,包括物理性的损伤加修复,自身结构的破坏,以及感染等。插管后引起狭窄的机制包括:局部压迫引起的损伤,压迫后对局部血供的影响,局部损伤后炎症刺激会影响软骨结构,各种炎症刺激及增生等多种因素综合引起气管狭窄。

我们近几年对插管后狭窄开展了一些研究。数据显示,在童年期插管,时间越长损伤越大。在固定时间、固定导管型号下,压力越高局部的损伤越明显;在同样压力、同样时间下,导管型号越大对局部的损伤越大。也就是说,插管后狭窄,跟气管的压力、插管的时间、导管的型号大小密切相关。对肿瘤来说,插管后气管狭窄的主要原因,一个是气囊的压力过高,另一个是时间过长,再有就是不适当的操作,以及个体的体质或合并有基础病,比如糖尿病等。糖尿病是插管后狭窄独立的危险因素。肺通气功能检查和影像学检查是临床判断气管狭窄最基本的方法,一个是横断面,一个是立体层构。体外超声也是一个非常重要的手段。

通常的体外超声可清楚看到软骨，插管后狭窄的病人可看到软骨有破坏。内镜检查是评估疾病重要的基础检查，可了解狭窄的程度和范围，可以明确病因。

临床上主要是针对性处理，更多是局部处理。除了局部处理，也要整体考虑。局部处理也不是单一方法，要更多综合考虑，要把目前现有的各种途径整合起来，包括外科手术、扩张、热消融、冷冻、局部注射药物等。这么多方法怎么选择？第一，选择治疗方案不会对以后的治疗造成影响；第二，方案不应影响外科的干预；第三，在诊断处理方面要有可依性，还要考虑治疗的长期性；第四，要对方法的安全性进行评估。气管扩张对气管插管后狭窄是首选治疗，也是最常见的手段，总的来说有效率可达70%左右。我们做了一个总结，发现扩张超过5次，所有病人的有效率接近88%左右，超过5次基本达到平台期。要注意次数，不是可以无限制做下去的。扩张后也不是太乐观，要注意这方面的情况。热消融对良性气道狭窄的治疗优势是局部损伤比较少。冷冻在气道狭窄治疗中有非常重要的地位，可减少局部的炎症反应，在炎性气道狭窄中可以减少或延缓良性狭窄的再发生。放支架后可用冷冻法进行局部处理，还可做局部药物注射，比如激素注射。局部注射可以延长治疗间期，虽说还有可能出现再狭窄，但治疗间期明显延长，从过去10天左右可延长到几十天，所以很有意义。为了减少刺激，我们把原来直角的支架改成内凹支架，这样可以减少瘢痕再生。从局部刺激的点变成一个面，局部刺激减少，放一个内缩支架接触的面多一点，减少局部力量，放了几个月后，对局部的刺激还是比较少的。总的来说，气道介入有效率可达70%以上，但再狭窄发生率也非常高，所以，除了局部处理外，需要整合各种措施，关注局部，更要注意整体。另外，长期随访处理也很重要。萎缩初期的处理非常重要，特别是操作时。内镜操作不是绝对无菌的，放了支架后要做短时间抗感染治疗。全身和局部可用皮质激素，冷冻也可减少局部的炎症反应。

术后复查非常重要。局部有反应要及时复查，减少副作用。皮质激素在不少情况下值得应用。我们曾经有不少病人，介入治疗后有效果但经常发作。有瘢痕体质的，在局部治疗基础上，加上一段时间的全身皮质激素治疗（大概1个月），病人会慢慢稳定下来。所以遇到特殊体质的病人，用皮质激素可以改善病情，值得关注。对难治性狭窄，除局部治疗外，要用一段时间皮质激素，实验发现可以减少增生，减少再狭窄发生。术后不仅对病人要进行专业性的指导，对没有搞介入的呼吸科医生也要做有针对性的专业指导。

总之，气管插管后狭窄的原因复杂，且有增多趋势，介入治疗效果好，但容易复发。整合多种介入手段可获最佳效果，特别需要提及的是在气道局部治疗的基础上，一定要根据病人的情况进行全面综合的处理。

肺部病变影像学诊断中的整合医学思维

◎郭佑民

谈到整合医学,实际上现在做研究,应该跨学科、跨器官,只有把各方面都搞精了,我们这个专业就发展了。以下从影像学科角度谈谈我的看法。

呼吸疾病居高不下,我们需要从整合医学角度对呼吸病进行诠释。医学影像设备自发明以来,一直在呼吸病诊疗中发挥重要作用,也为现代呼吸病防诊治提供了重要手段,已成为呼吸科医生成长不可缺少的内容。检查技术是精确诊断的前提。现在的扫描,根据不同的身高,能扫400~700层,即层厚为0.5mm或者1mm。我们拿着片子看的年代已经过去了,阅读方式的改变会影响诊断决策,影像学和诊断应该具有可解释性。新技术的应用为呼吸系统疾病诊治和影像学的量化研究带来了新的机遇。

记得有一个病人,先做的是10mm扫描的图,发现右肺边上有点问题,但我们不能确诊;后来做1mm扫描,看得特别清楚,直接诊断为肺癌。后来手术证明病人是高分化腺癌。如果我们当时只看10mm扫描的图,就可能导致漏诊。

影像诊断分级需要结合临床表现和体征,包括其他检查才能做出诊断。因此,一个好的影像科医生,对呼吸的临床检查和实验室的指标要非常清楚。在临床实践中,还有一些病人生前不能获得诊断的疾病,也不算少数。从我们的角度,有一个诊断信心的分级,就是肯定是什么疾病,可能是什么疾病;是不能确定,或者可能不是,或者肯定不是。一般讲,分成征象典型的常见病、征象不典型的常见病和典型征象的少见或罕见病三类。从我们的角度,应该分析各类影像学表现的特点,以及这些特点跟病理学之间的联系,然后用病理学联系功能或生理来解释。看到影像,避免以点推论全部。影像检查所见,只是疾病发生过程中几秒或零点几秒的情况。前后评估,只要条件许可尽可能在同一条件下复查。我们有个同行，3年做了11次检查，没有一次检查是一模一样的，每次检查都不一样。因此对呼吸科医生而言，要求影像科检查在同等条件下才能比较。

另外，不应进行影像学的同年检查，因为影像学的同年检查会增加病人的费用。对一些常见病，应掌握好适应证，应构建国内影像学检查的循证医学规范。例如，一名52岁男性肝癌病人，发现有一个肺结节，敢诊断吗？应该不敢。横切放大，然后看矢状面，诊断为转移。典型征象的肺癌好诊断，有些隐蔽部分平片不好看，做个CT作为补充。现在大量的CT用于检查，实际上CT还是辐射剂量大，如果平片能解决问题还是不建议做。

总之，影像医学在呼吸科的应用中，我希望大家记住三点：一是呼吸科医生要学会看片，一定要看片；二是要多看片，看片强调长期；三是看片不要忘记症状，常见疾病有典型症状，更可能有不典型症状；少见病也可能有常见症状。有时遇到同样一种疾病，但表现形式不一样。这些都需要用大量的片子、大量的数据给我们提示。呼吸科医生要多看片子，看的越多诊断水平越高。强调一点，看一系列片子，一定要在同一个条件下比较。跑这个医院照这个片子，跑另外一个医院看那个结节，看似长大了，其实没有，所以要强调同一条件。只有在影像诊治水平上有大的提高，呼吸科医生才能在诊断水平上有大的提高。

哮喘治疗中临床症状与局部炎症间的关系

◎李满祥

提到哮喘,大家可能会想到不同的表型、不同的临床表现,其背后的机制是气道慢性炎症。气道慢性炎症可引起气道高反应性,炎症可以导致气道重塑,气道阻力增加可导致肺功能降低。对哮喘而言,短期目标是要控制、减轻喘,长期目标是控制急性发作,更多地保留肺功能。因为是慢性病,所以需要长期治疗,同时要考虑药物的副作用问题。在临床中,我们感受到的哮喘症状或肺功能降低,是病人的气道重塑所致。因此,应该更多关注看不到的机制。

哮喘是慢性炎症性气道疾病,嗜酸性粒细胞在其中发挥重要作用。哮喘的严重程度和炎症的控制明显相关,哮喘者和无哮喘者相比,血中嗜酸性粒细胞的数量明显升高。随着病情加重,嗜酸性粒细胞直线上升,同样是哮喘病人,控制好和没控制相比也有差异,哮喘控制好,嗜酸性粒细胞数量就会降低。在临床中,更多参考的是指南,指南中的有没有缓解、控制,更多是从临床表现考量的,如发作不发作、肺功能如何,但这些都是表面现象。我们有一项研究,以嗜酸性粒细胞计数指导治疗,看有无改善;而不根据临床表现来评价控制与否。我们把嗜酸性粒细胞为 1%~3% 作为界线,嗜酸性粒细胞数量在 3% 以上,说明控制不好,要深入治疗;如果降到 1% 以下,认为控制比较好,可以降级治疗。在常规治疗策略中,有一个 Smart 方案,用其做维持或缓解的药物。用 Smart 方案后,症状控制达到预期结果,但细胞计数没有降低反倒增加,气道黏膜活检显示嗜酸性粒细胞数量增高。这告诉我们,用 Smart 方案后,从表现上是好的,但真正的内在疗效没有达到要求,所以从能感受到的一些东西去调整治疗方案,会造成不良的错觉。反过来,从炎症去控制疾病,对气道炎症所致的急性发作,包括炎症细胞的减少都会起到比较好的作用。重塑对哮喘非常重要,随年龄增长,哮喘病人会逐渐出现气道重塑。气道重塑后，反应性不好，肺功能直接变为不可逆。气道重塑和疾病严重性相关，随着哮喘病人病情越来越重，气道壁厚度或表面积越来越大。换言之，气道重塑、气道壁厚度和哮喘的严重性之间有明显相关性。和气道重塑关系最密切的前三位因素，第一是嗜酸性粒细胞计数，第二是气道的高反应性，第三是哮喘表型中晚期病例。因此，把嗜酸性粒细胞数量降到最低，抑制气道高反应性，十分重要。治疗哮喘一定要用激素，且要保证足量疗程，这样才能真正抑制炎症细胞，从而减少哮喘的急性发作，更重要的是抑制气道重塑。

很多因素可以影响气道的高反应性，包括日常生活中的众多因素都和哮喘气道高反应性有关。一点点刺激就会引起大支气管的痉挛或收缩。在治疗过程中，我们不用指南去指导治疗，只观察气道高反应性变化来指导哮喘激素吸入量及效果，结果发现用气道反应性来管理病人，急性发作的比例明显降低。但用气道高反应性指导治疗，用的激素量相对较多，这告诉我们，用 GINA 指南指导哮喘治疗，可能存在判断失误，即可能用的激素剂量不足。因为是吸入性激素，虽然把哮喘控制了，但炎症还存在，哮喘所致气道高反应性还存在，因此需要更多的激素抑制炎症及炎症所致的气道高反应性。我们用 GINA 指南方案来指导的一个治疗，治疗前后相比，随时间延长，发现气道重塑逐渐增加。但我们以气道高反应性作为指导策略，治疗前和治疗后相比，气道重塑有好转（当然是在治疗相当长一段时间后）。这提示我们，虽然足量激素有一些局部副作用，但对长期管理特别是对气道重塑有好作用。因此，气道高反应的治疗策略不但可以减少急性发作，还可以降低气道重塑从而降低气道的高反应性。当然高反应性怎么改变，与炎症的抑制有关。在临床，对哮喘需用足够的激素，也要有足够长时间去控制病情进展。对哮喘管理我们要遵循的是先诊断，后评估，再治疗。治疗后再评估临床表现，临床有效再升或再降，如果无效再升级。

我国哮喘完全控制的比例非常低，不到3%。有62%的病人达到部分控制，但还有1/3略多的病人没有达到任何控制，哮喘控制的形势非常严峻。文献报道，用氟替卡松和沙米特罗的治疗方案，每3个月评估一次，效果好往下降，效果不好往上升，发现80%的哮喘可达到控制，说明激素剂量非常重要。如果激素的剂量和疗程完全用足，大概80%的哮喘急性发作可以减少甚至消失，只有20%可能有不同程度哮喘的急性发作。在临床上判断是否停药最理想的方式是气道高反应的消失。哮喘经过短期治疗，症状可以减轻，肺功能可以改善，但炎症还存在，以气道高反应性为主，只有经过相当长的治疗后，气道高反应性才能直线性地接近正常。两三年试着停药，可能大部分病人都会复发。

经以上分析，对哮喘的治疗，如果只从症状和肺功能去调整激素的升级或降级常会导致一些误差，最主要的是没有对哮喘的发病机制进行完全干预。今后可能更多地要根据气道高反应性及炎症细胞的变化来指导治疗，这样才能从机制上正确地指导哮喘的治疗。

亚急性肺曲霉菌病诊疗中的整合医学思考

◎阎锡新

要征服一个疾病,一定要学会利用各种相关手段,这就是整合医学的理念。作为呼吸科医生,必须懂得影像学知识、抗生素的使用,还得知道相关的检测方法等。本文主要讨论亚急性肺曲霉菌病诊治的相关问题。

先看一个典型病例。一名47岁的病人,间断咳嗽伴喘息5年,发烧5个月,在基层反复用不同抗生素治疗。几天前喘咳越发明显,到我院就诊。痰呈胶冻状,痰中间断带血。气管镜显示右肺上叶后段有气道阻塞,有较多胶状痰液分泌物,从分离物中找到大量丝状真菌,诊断为变应性支气管肺曲霉菌病(ABPA)。住院第3天就用上联合抗真菌药物:伏立康唑200mg,每天2次,首次加倍;两性霉素B,每日2次,雾化吸入。回顾病人入院半年前在当地拍的片子,显示右肺上叶后段出现鳄鱼头似的大片病变,显然是一个极度扩张的支气管,内有大量胶冻样的物质阻塞,左上肺也有很多大小不等、边缘相对清晰的斑片状渗出。后经抗真菌治疗已有所好转,但在远端有一些不典型的"树芽征",说明病人不只是主支气管病变,还有远端细支气管甚至肺泡管群受累。下叶也有这样的病变,但主要是在两肺上叶。在来我院前病变再次加重,仍然为左右肺上叶为主,左肺上叶的斑片阴影在进一步增长,周围还有几个类似于磨玻璃样的改变。

用抗真菌药后,无论是最主要的右肺上叶后段病变,还是左肺上页前段斑片病变都在较短时间内出现好转,这是排出了胶冻样的气道分泌物所致。与典型的侵袭性真菌病的恢复过程不同,分泌物排出后其显示出的是不规则的、大小不等的支气管囊状扩张。因病人经济条件很差,遂把伏立康唑改为口服,复查CT病变进一步改善,但仔细看遗留很多囊状扩张不规则的支气管,远端还有气体潴留的情况,应该仍然还有几个细小支气管不通畅,随时间推移,病变明显改善,绝大多数支气管恢复。本例病人为 ABPA，长期发热伴有磨玻璃样改变，后者应属于曲霉菌相关的过敏性肺泡炎症。

在排出大量分泌物后，中央气道有明显恢复，将来是否能完全恢复可能还是一个问题，如果只是一个过敏性气管炎症，理论上讲气道壁破坏不明显，应该能够恢复，但病人后来没来复查。一般来讲，ABPA 的急性期和慢性期的影像特点是有区别的，主要还是以支气管扩张为主，伴有肺组织磨玻璃样改变，这种磨玻璃样改变到底是过敏性肺泡炎，还是既有 ABPA 又有某种程度的侵袭性肺部曲霉菌感染样病变，即混合型，还有待探讨。

第二个典型病例是一个血液病病人，在血液科做了治疗后出现自身免疫性脑病，3 个月糖皮质激素治疗后诱发了肺曲霉菌病，两肺上叶出现大小不等的团片状阴影，右侧阴影可见空腔样改变，伴有支气管和肺部的病变（主支气管狭窄和增生），病人虽然有血液病，但还是做了气管镜检查，发现左主支气管增生组织内有大量真菌菌丝，坏死部位更明显，后来经真菌治疗痊愈。

本文主要介绍肺曲霉菌病中的亚急性坏死性肺曲霉菌病，或者叫慢性空洞型肺曲霉菌病。慢性肺曲霉菌病历史悠久，1842 年人们发现曲霉菌可引起肺部损害，1938 年法国医生发现曲霉菌可以在扩张的支气管病变中生长，引起炎症性坏死；1980 年才形成慢性坏死性肺曲霉菌病的概念。尽管 2003 年推出了专家共识和专家指南，但到现在欧美国家还没有完全统一命名。我国著名临床感染学家何礼贤教授解读的欧洲慢性肺曲霉菌病的指南很值得借鉴。欧洲人根据病人的免疫状况与疾病发展，把肺曲霉菌病分成真菌定植与感染状态，比如肺曲霉菌病，或高敏状态，也就是 ABPA 或过敏性肺泡炎。病人肺功能确实低下，叫侵袭性肺曲霉菌病。它又分成几组，如半侵袭性也叫亚急性坏死性或慢性空洞型。到底在临床上有无必要叫得这么复杂值得商榷。不管怎么叫，从临床表现看，肺疾病伴糖尿病、经常用激素治疗、过度肥胖者等，都属于慢性坏死性肺曲霉菌病的典型宿主，多会出现空洞。

美国人把肺曲霉菌病分成了 3 类：①明确的免疫功能低下，急性起病者叫侵袭性肺曲霉菌病；②超敏病人的肺曲霉菌病叫过敏性（或变应性）肺曲霉菌病；③起病缓慢、病程长（1~3 月）者叫慢性肺曲霉菌病。

呼吸科常见的慢性坏死性肺曲霉菌病，或者叫亚急性或半侵袭性肺曲霉菌病，常见的诱因有慢性阻塞性肺疾病（COPD）、结核、糖尿病、尘肺、肺纤维化，甚至结节病，长期中小量激素治疗、过度肥胖等。最主要的临床特点是，病程 1~3 月，肺部 CT 呈不规则多发性空洞，没有液平面，多为厚壁空洞，空洞内壁不规则，有时像魔鬼面具。起病隐匿，症状不典型，符合亚急性起病的特点（侵袭性肺曲霉菌病一般在 1 个月内）。影像学上以空洞为特点，这种空洞不像侵袭性肺曲霉菌病，后者典型的表现是几天发生一个变化，比如晕轮征、新月形空洞等都是侵袭性肺曲霉菌病的肺部 CT 特点。侵袭性肺曲霉菌病必然有病理组织坏死，且能够检测到多量的曲霉菌丝，曲霉菌丝在生物学上还是真菌活跃的特点。

诊断上，细胞灌洗 GM 实验已受到共同关注，这一组疾病在临床上有很多重叠，最多的是亚急性坏死性肺曲霉菌病。有些病人是单纯的结节，不同部位的病变都会称为慢性肺曲霉菌病。ABPA 的大体病理表现为，在肺门部及肺门部近端的气管出现支气管扩张，内部充填大量胶冻样分泌物；边缘清晰光滑，可以呈现指套样、鳄鱼口样影像。但是不要忽略在远端同样可以出现小气管甚至某些肺泡管及肺实体的肺曲霉菌病相关病变，呈囊状支气管或肺组织扩张，因未排出分泌物形成大小不等、形态多样的斑片状、点片状实变影。然而，难以判断病变是变态反应损害还是某种程度的侵袭性损害，临床上要以体温或以最后影像恢复的情况作为判断。因此，肺曲霉菌病还有很多细节有待我们去探讨。

呼吸科面对的 COPD 病人呈多发性不规则空洞性病变，不管是亚急性、半侵袭性还是慢性空洞型，共同特点是组织坏死时间比较长，临床可见少量的咳嗽咳痰，偶尔带血丝，有一定程度的气喘，和原发病 COPD 很难区别。经验不多时，很容易按细菌感染给予联合、长期的抗生素治疗。活检肺组织经过特殊染色可以显示放射状的丝状真菌排列。

我们有一名 57 岁的 COPD 住院病人，在当地治疗近 1 个月不见好转，双肺可见多发性空洞，有薄壁的也有厚壁的，有的空洞中有类似液平。当时我们一看有液平觉得肯定是细菌感染，但经过一段时间治疗，病灶不但没好反而转为空洞融合。后行诊断性肺泡灌洗，从灌洗液中找到了丝状真菌，才开始用抗真菌治疗。抗真菌治疗 24 天后空洞明显缩小。亚急性坏死性肺曲霉菌病还可以表现为支气管阻塞或支气管肺曲霉菌病。肺 CT 表现为肺叶不张，气管镜下显示主支气管阻塞，病变部位的污浊坏死物不同于肿瘤的菜花样增生特点。支气管镜活检常可诊断，在活检组织中发现很多坏死组织，有大量细胞聚集，有某些曲霉菌菌丝存在。

曲霉菌球也属于慢性肺曲霉菌病，但非侵袭性。上述的半侵袭性肺曲霉菌病或慢性坏死性曲霉菌病有别于曲霉菌球。各类曲霉菌侵袭性病变，无论进展如何，总有肺组织出血和坏死，病理上有炎症细胞大量聚集等炎症的存在和进展，亚急性侵袭性肺曲霉菌病的空洞内壁不完整，上皮也不完整，可以被周围组织替换，一般病程 1~3 月；而曲霉菌球必须是 3 个月内稳定。有报道 10 例半侵袭性肺曲霉菌病老年病人，有 3 例出现软组织密度类似于肿瘤，有 3 例出现磨玻璃样改变，有 4 例还有多发结节。因此，单靠影像学有时难以得到理想的诊断。上述报道中 8 例做了气管镜检查，镜下发现有 3 例气管堵塞，有 2 例气管狭窄。经过气管镜检查，可以发现微生物学证据，这对诊断很重要。

另有报道，18 例慢性坏死性曲霉菌病，平均年龄是 52 岁，有 11 例合并 COPD。所以，诊断慢性坏死性曲霉菌病时，基础疾病是很重要的提示。看到空洞改变我会问病人血糖高不高，如果有 COPD 的病史同样支持诊断。因此询问病史非常重要。该组 11 例做气管镜检查，6 例发现坏死性阻塞，4 例有狭窄；11 例经肺切除，7例经气管镜活检，都发现有丝状真菌、组织坏死，甚至出血，这些是诊断侵袭与否的重要病理基础。

还有一个病人，左肺上有一个炎症性实变表现，实变内有一团密度减低区，将其切除后显示是纤维病变，密度减低区呈软泥样无结构物质。病人为COPD合并糖尿病，因不能排除癌症故行病变切除，切除后病理表现为扩张的支气管里有大量的曲霉菌样物质，既有纤维增生，又有坏死样组织，还有支气管扩张，这样一个只有几厘米的病变却有这么复杂的病理表现，没有病理学难以推测。COPD是一个慢性炎症性疾病，但又可以发生肺癌，亦可以出现复杂感染，把病理和微生物学、影像学结合起来显得非常重要，这是最朴素的整合医学。我们对这样的病人，要求病理与微生物医学科把结果拿出来互相分享，并参加呼吸科查房，这有助于提高诊疗。

总之，以曲霉菌球为代表的慢性肺曲霉菌病不需要药物治疗，而亚急性坏死性肺曲霉菌病需要治疗，其检出率在大医院越来越多。亚急性坏死性肺曲霉菌病的命名和诊断至今并不统一。轻度免疫功能低下和慢性疾病病人，如COPD、糖尿病、长期激素治疗、过度肥胖等，如果近期接触特殊环境，如周围搞基建、整理杂物室等，肺部影像学呈现多发厚壁空洞样改变时，要警惕亚急性肺曲霉菌病。

肺小结节诊断的整合医学研究

◎金发光

随着多排螺旋 CT 在临床的广泛应用，肺部小结节的发现越来越多。经常看到有病人拿来一堆 CT，甚至一周内做了三四套 CT，病人说怕小医院做得不准。用这种方法筛查肺癌我是极力反对的，做 CT 不仅对身体有损害，还可引起肿瘤发生。发现小结节后，很多病人、家属甚至医生都很恐慌，再做活检，诊断为腺癌。腺癌术后 1 个月来复查，又找出一个肿物，还是腺癌，和原来的肿瘤一样。是血行播散转移，还是我们操作时转移的？病人很可能是多部位原发的，和操作本身没有关系，但在术前并没有发现。那么，进行创伤性操作会不会引起转移呢？是有可能的，但概率很低。此外，活检及各种穿刺技术都有可能造成出血和损伤并发症。

在诊断率方面，目前即便几种技术联合应用也仅能达到 80%。对于肺部小结节来说，最简单的办法可能就是最好的办法。如果能用影像学诊断，就不要做其他检查，不做断层 CT，也不做穿刺活检，就通过 CT 去诊断。

"数字肺"软件是将 CT 成像、计算机软件和高级图像技术相整合，通过数字计算形成的一个软件。这个软件能对肺部病变准确量化、分析、诊断、监测，给出详细、具体的数字，告诉我们一个结节在观察 3 个月后到底发生了什么变化，包括结节大小，内部结构，和血管、气管的关系等。不是用肉眼看 CT，而是用具体的数字说话，所以叫它"数字肺"。例如，有一例病人，其影像资料数据经过数字肺软件的自动识别和分析，通过冠状面、矢状面、轴位进行三维成像，能清晰显示病灶，还可以分辨病灶和血管的关系，此外通过三种肺癌模型进行概率计算后，报告提示三种模型恶性概率分别为 48%、65% 和 90%，高度考虑恶性，建议手术，手术证实为鳞状细胞癌。还有一名 47 岁的女性，查体发现左肺小结节，CT 检查提示左肺下叶有一个 4mm 的结节，这种小结节原则上是观察。用数字肺软件进行分析，分析后提示平均直径是 3mm，最大 3.6mm。数字肺软件对小结节与血管和气管的关系，对不同气管和血管用不同颜色标注，很清楚。这个软件还有导航技术，能导出结节是哪一条支气管的分支，在什么部位。该病人是左肺下叶的外侧分支。我们可以利用这个技术导航进行活检。最后得出结节的恶性概率预测分别是5%、4%和4%，这样的概率恶性是极低的，考虑良性，进行随访。

通过CT技术、CT后成像技术和CT后分析技术来诊断小结节，是较为简单的办法。我们目前主张对所有恶性结节早期手术，但避免对良性结节进行没有意义的手术。手术可能带来其他并发症，而有的并发症是不可避免的。我们想通过数字肺，即对四维数据的海量挖掘，进行概率预测，来分析小结节的性质。数字肺能通过具体的数字描述结节的位置、大小、形态、边缘、密度、钙化，有无分叶毛刺，胸膜是否清晰等。还可对肺结节和血管、支气管的关系进行分析，给出具体的数字，再准确定位结节所在部位，到底在肺的哪一个叶，哪一个段，哪一个支气管的分支等。

这个软件还有一个优势就是可探测结节的内部结构，如果有血管深入，恶性可能性更大，往往是先有血管才长肿瘤。也可对边缘进行判断，然后列出数字，还可分析它们之间的相互关系。此外，能在不同时间准确自动比对同一病灶。比如一个小病灶观察3个月，3个月后又做了CT。两次CT放在同一个软件去处理，处理后自动比对同一病灶，看同一病灶在3个月内发生的全部变化，然后通过数字告诉我们。另外对相同的病灶，还可自动比对体积的变化，这是非常大的优点。通过上述分析，预测恶性概率。

最近有一项研究，分析多排螺旋CT进行检测的可行性。158组数据来自美国数据库，包括390个肺结节。分析包括最大直径、密度、位置，然后进行数字的分析。随后选5位非常有经验的影像学医生读片，再用数字肺分析。通过分析结果进行对比，再用活检得出的结果比较。数字肺分析的阳性率明显高于5位医生判断的结果。因为数字肺看到内部变化，不是表面，能看到透彻的实质。从相貌看是良性的，但数字肺可以看出其中的实质。这是肺癌早期诊断一条重要的路径。

对就诊的病人，我们可以根据病人所在地区肺癌的流行情况，个人的资料，包括有没有危险因素，有没有吸烟，每年吸多少烟，吸了多少年，有没有原发疾病等分析；还可以根据临床表现，如有没有干咳、痰中带血等进行分析，然后行常规检测，包括肿瘤标记物、肺癌的抗体、自身抗体等，继之再找一些相关的肿瘤信息，进行数字肺分析。分析后进行恶性概率预测，恶性概率高，考虑是肿瘤，然后活检。根据活检结果，决定是否手术。有些病人不愿做活检，愿意做手术，医生说恶性概率高，他就选择直接切除。通过活检结果和手术结果，去对比恶性概率预测的结果。如果恶性概率低就进行稳定持续随访。如果进展了、增大了，在恶性概率高的情况下进行活检或手术。最后得出一个数据，判断数据肺的结果，然后进行总结分析，拿出决策经验。

上述是我们开展肺小结节诊断的方法和经验，归根结底采用的是多因素、多学科、多种技术的整合医学研究。

整合护理学

从护理文化变迁看整合护理学

◎李 红

什么叫"文化"?中国人说是"文而化之",通过精神层面的东西来改变人、改变社会。所以"文化"是一种润物细无声的力量,它的力量是非常巨大的。西方对文化的诠释是培养和养育的概念。

探讨护理文化的结构,一般来说,表层是我们的服装、LOGO、形象。浅层的是行为、服务态度、风尚等。中层的是制度,比如微笑服务,护理部主任经常说护士要笑,让笑持续下来靠制度。但制度能够管住所有的护士吗?不一定,最后要靠精神,发自内心的笑才是最美的笑。我刚工作时,有一家医院服务态度特别好,是因为他们有一个制度——微笑制度,护士笑出来要露出八颗牙。一个人的笑不是由衷的笑,或在病人面前突然笑起来,那是多么可怕的事。所以,文化最终影响人的是一种精神,靠精神来改变制度、改变行为、改变外在形象。

文化的功能非常强大,可使精神领域发生改变,它是一种导向的、凝聚的、激励的、协调的、育人的、辐射的作用。护理需要理性思考,用什么改变整个护理行为,用什么改变社会对护士的认可度?只靠站成一个心形的队伍永远不够,不能一讲护士就是口罩上一双大眼睛,配上一个注射器,或者滴管边上一双大眼睛。护士永远是这样吗?看看护士服的变迁,大家对护士服有不一样的情感。无论旧式的,还是新式的护士服,都离不开燕尾帽。记得"二战"后那张著名的"胜利之吻"的照片,士兵吻的是一名护士,在照这张相时,她特意穿上了护士服,她有护士服情结,觉得穿上护士服就有一种使命感在召唤。世界上有各种各样护士帽的授帽仪式，为什么要授帽呢？这是一种缅怀，也是职业情感的一种回归。在南丁格尔之前，护士服不像现在的样子，它基本上是为了做事情，即修女服加围裙。最早的护士有护理工作，但没有护理学，当时的护理就是修道院的修女做的，她们觉得自己是修女，就得照顾路边的病人，是一种使命感。南丁格尔做护士也是听从上帝的召唤。护士服有不同变化，但不管怎么变，都与围裙和修女帽离不开。20世纪，美国护士把护士服做得更新潮了，20世纪初还有修女色彩，但不再有长长的面纱。战争时期的护士服很特别，还配有大衣，如果没有戴帽子，很难辨出是护士。第一次世界大战时开始有了帽子，戴上这个帽子就像护士。南丁格尔去世后，有了各种款式的护士帽。"二战"期间，战场上招募的护士戴着帽子，满眼的慈悲。护士服的黄金时代是20世纪50年代，各式各样特别时髦，也特别受欢迎。护士喜欢护士帽吗？很多人认为医院应该取消护士帽，我国很多医院的护士都不戴护士帽了。国外的很多医院也都不戴帽子了。有一天我问院长，我们医院的护士不戴帽子可不可以？院长说不戴帽子怎么可以，你们不戴帽子，病人怎么找你们？原来病人是根据帽子找到我们的，我们永远脱不了这个职业的识别。护士其实并不喜欢护士帽。戴护士帽有种种弊病，比如说不符合院感管理。帽子都是护士自己洗，不会带回家洗，后面都是油垢。循证医学表明，护士帽使护士容易得颈椎病，因为老是怕它掉下来，要端着走。我感觉临床护士都不喜欢戴护士帽，这是对传统文化的一种挑战。我们要反思，护理文化是不是永远跟献身精神在一起，献身精神是否永远是唯一的文化？暂且不说病人怎样找到我们，我看不戴护士帽他们照样能找到我们。

　　文化有几个层次，以手术室文化建设为案例。如果一间手术室小朋友的手术比较多，从环境上，就要布置得特别吸引孩子，包括门口放的小拖鞋是护士长精心选的，电动门上是小朋友的图贴等。手术室护士在做术前宣教时，会把小朋友从病房带到手术室，告诉他这是一个怎样新奇的世界，到了这里会怎么样，他们要看到这里有多美。到了电动门，告诉小朋友，快把眼睛闭上，念一下"芝麻开门"，小朋友非常虔诚地把眼睛闭上说"芝麻开门"，其实护士把脚伸到洞里就开了，而孩子的眼睛特别亮。这样他还会怕来手术室吗？不会！门口摆的还有专门为孩子们做的宣教手册。高高的医生牵着小朋友的手，由医生把他牵进去，或者护士开着小推车开进去，唱着儿歌，一路欢唱开进手术室，没有哭喊，没有恐惧感。这就是表浅的文化，即行为文化。制度文化是我们护理部对病房人文关爱的一些制度约束，我觉得更深刻。在术前，麻醉师和护士引导孩子们念"芝麻开门"，这个场景孩子是非常激动的。包括术中的保暖、用物的指导等，都画成了小朋友喜欢的漫画。生活指导也非常细，比如洗澡等。妈妈带小朋友看画册，小朋友都可以自己读懂。我觉得最真的是精神上的东西。给宝宝讲的话是：宝宝你真棒，宝宝我们爱你；给家长的话是：请相信我们会做得更好。我想这就是文化的影响力。手术室护士不戴燕子帽，而是花花绿绿的比较透气的帽子。所以，作为护理的管理者，更应该思考的是精神方面的影响力。

护理的文化如何在变化？一切源于南丁格尔，在南丁格尔时代开始有了护理学，也就是从修女仅做照顾工作，变成了一门学科。南丁格尔的伟大，绝不是传说中战场上的战士会亲吻墙上的提灯女郎，南丁格尔一定非常温柔，用她的温柔、慈爱对待士兵。我曾经读过南丁格尔写的札记，其实南丁格尔是一个非常强悍的人，有人说从心理学上她是一种偏执狂。在战场上她向政府要资源，向指挥官要资源时，是非常强悍的。她最早做的所谓院感的初期控制，就是把死人和活人分开，这要很大的勇气和魄力。所以，南丁格尔在战争期间表现的更多的是专业的勇气。在南丁格尔时代后，不像原先的修女时代，护士虽然辛苦，但看起来更加阳光。她引导战场护士到外面进行户外锻炼，当时士兵们说有了护士就有了家的温暖。在其背后，是南丁格尔非常强硬地在争取资源，建立一种严格的接近于专业化的制度。南丁格尔是唯一一个护士上英镑货币的。在国外学习期间，我特别拍了她提的马灯，发现很多护理学院、医院塑的南丁格尔马灯形象是错的。我非常感动的是那张玫瑰图，南丁格尔在战争期间怎样向政府要资源，她把伤员的死亡率、伤病率用玫瑰图表现出来，说服政府，也叫"鸡冠花图"，用这种非常直观的方法向政府上报统计学数据。她用非常智慧的办法说服当时的政府，说服军方人士，甚至是女王，获得了来自政府对战地条件的改观。在南丁格尔时代，护士是非常自信的，甚至不用医生的处方，就可以给予病人安慰，或采取一些护理措施。那时护士的社会地位相当高。

南丁格尔的誓言流传至今，她的誓言带有浓厚的宗教色彩。南丁格尔去世后，护理到底发生了哪些变化？社会怎样看待我们的专业？社会仍然把护士当成医生的助手，永远是医生的助手。现在护士有了博士，比如我取得了博士学位，叫 doctor，博士英文叫 doctor，但此 doctor 非彼 doctor，我们这个博士不是医生 doctor 的含义。在医院的角色是有所不同的。应该说，整个护理不再是一种神的召唤，而是一门自然的学科。它要求参与护理的人要受过良好的教育。但我们要知道，护理也充满了压力，很多情况没有自主权。在薪酬上也不够，所以护士离职率越来越高，离职的很多都是"90后"。我们的一个护士辞职了，因为她在ICU护理了一天腹泻的病人，面对大便忍无可忍，ICU没有护工，都由护士来做，她一整天都在擦大便、洗屁股，她不想再做这样的工作。现在的很多护理人员对自己的职业，确实很消极。大多数护士离开行业是因为得不到尊重，他们希望有社会尊重、社会地位，希望有更多的平等，希望有更多的报酬。但是，他们能够得到吗？我们的从业人员，对护理文化、对护士角色清楚吗？

中国专业护士的形象，都和注射器、输液有关。护士就是打针的，能做护士长的是打针打得最好的，别人打不进去，她能打进去，她就可以做护士长。护士长可以没有管理学位，可以不要学管理，但打针要能打进去。这就是社会、医院，包括同行们对于我们的认识，觉得我们只是执行医嘱，没有根本改变。我们一直在反思，我们为什么得不到社会认可，永远都在输液？因为我们80%的工作都与输液有关系。我分管信息，也分管药学部。我建立了中心配药，中心配药的人我坚决要用药学部的药剂师，不要护士配药。管信息时，护理信息化也实现了，管药时要求后勤送药，这些都实现了。可我们还在不停地输液，信息化也和输液有关。在国外，你问谁是医院的主人，答案永远是一致的，护士是医院的主人。但在中国，人家来参观，问谁是医院的主人，护士不敢说我们是医院的主人。护理一直被认为是医嘱的执行者，所有这些问题我们要反思。人家为什么这样看我们的专业？社会上叫我们小护士，老了也叫我们小护士，我们对自身的定位不够。南丁格尔为什么受到社会认可，受到女王认可？我们都说她是提灯女神。南丁格尔能够取得如此的社会地位，靠的绝对不仅是严苛和善良，而是一种专业精神。是南丁格尔第一次把护士从简单的照顾料理提升到疾病与健康管理专业的高度。

南丁格尔说护理既是一门科学也是一门艺术，南丁格尔从整体护理观提出了护理是科学和艺术的整合。有个别理论家警告护理专业，如果护理专业继续强调主观感应，排斥客观规律和科学思想，它永远不会成为一门正规的学科，护士永远是小护士。但是护理的特殊性，不可以用一般自然科学的指标来衡量，它需要人文思想作为专业主题。科学可以帮助我们解决某些问题，我们对着病人笑，但不能解决问题；一个护士从早到晚没有笑容，但她帮很多病人解决了问题，那这个护士就不是小护士，是大护士，是有专业能力的护士。我们需要二者的整合，这就是护理的核心价值。帮助个体，恢复健康，护理的核心价值定义是关怀。整合护理学，不管怎么整合，中医和西医整合，身体和心理的整合，学科的整合，它永远是科技与人文的整合。护理专业只有走上这条道路，我们才能得到社会的认可，才能像南丁格尔时代一样受到整个社会的尊敬。

中医的整体观念和辨证护理

◎徐桂华

中医的整体观念和辨证施护与整合医学概念息息相关。现在，中医迎来了天时、地利、人和皆备的大好发展时期。怎样继承、利用，特别是推进中医药发展？中医药的现代化必须走整合道路，否则难以实现现代化。《中医药发展战略规划纲要（2016—2030年）》中有一个非常近期的目标，即到2020年要人人享有中医药服务。要人人享有，就要大力推进中医药医疗和中医护理的发展。中药现代化享誉全球的一个案例，就是屠呦呦教授在青蒿素研制领域的贡献获得了诺贝尔医学或生理学奖，这说明中医药已经走向了世界。那么，中医护理如何走向整合护理这条道路呢？

整合医学简称HIM，第一个字母的概念是我们学整体护理时一直用的词，就是Holistic即"整体"，第二个字母代表Integrative即"整合"，这样构成了整合医学的概念。整合医学不是"1+1=2"的概念，而是"1+1>2"，或者是乘积的概念。整合医学的内涵有几个关键词。第一是从整体出发，第二是有理论支撑和经验分享，还要关注到社会、环境、心理，对众多因素进行修正和调整。我理解的修正和调整，就是自助和他助的关系，通过自助和他助不断调整我们的心理状态，最后构成一个适合人类健康和医疗的新的医学体系。整合不仅涉及科研证据等，还要把人文加进来，不仅有人文，还要把社会、心理、环境加进来，是大学科的交叉和多维度的整合。

中医护理是中医药学的重要组成部分，它在中医理论体系指导下，应用整体观念和辨证施护的方法，以传统的护理技术指导临床护理、治疗、保健、康复。这是中医护理的整体框架，很重要的理念就是整体观念，还有一个护理方法叫辨证施护，有其特有的技术和功能，和西医护理殊途同归。两者都是实现同样的功能，但理念、方法、技术是不一样的。我经过30多年的研究，总结出了中医护理的概念。《现代护理学辞典》和一些教材中基本上都在用我这个概念。中医的整体观念有三个层次：第一，人是一个有机整体；第二，人与自然环境是统一的；第三，人与社会环境是统一的。中医最强调整体观。它以五脏为中心，通过经络联络六腑、五官、九窍、四肢、百骸，把整体联系在一起。这个概念有点抽象，但在现实生活中到了一定年龄这些问题就会出来。年纪大了头发白、耳朵背、骨质疏松容易骨折、容易腰酸背痛等，老百姓都知道叫"肾虚"。为什么肾虚会出现这一系列问题呢？这就是中医理论中很重要的学说，中医讲"肾主水，其华在发，开窍于耳"；主生殖、生长发育，所以骨骼的生长与肾有关系，头发与肾有关系，肾开窍于耳和前后二阴，耳朵是否聪敏和肾有关系。中医认为肾与冬天相应，老百姓说冬天要大补，数九后，"一九"要吃一只老母鸡，因为要补肾，肾乃先天之本，一生之本、之源，所以在冬天把肾补好，一年四季都会很健康。这就是中医的整体理论。同时肾和肺之间关系非常密切，肺是主气的，但中医讲肾也是主气的，可能大家觉得这太玄乎了，但这恰恰是中医非常重要的整体观念。肺为气之主，肾乃气之根，对于喘病病人，在补肺的同时，一定要补肾，否则病人症状就不能得到很好缓解。在这种情况下，我们需要肺肾同补。肺将自然之清气交给肾，肾主纳气，气沉丹田，然后才能传送到全身。临床上，护士为慢性阻塞性肺疾病病人做呼吸功训练时用腹式吸气，噘嘴样呼气，就是为了要一口气沉到丹田，到丹田这个功能是肾的功能，是肺交给肾，才能说这个人的呼吸深而畅通，所以中医认为要肺肾同补，这就是中医的整体观念。

关于人与自然的统一。《黄帝内经》中一个非常重要的论断是天人相应，这对指导养生、保健、康复和治疗非常重要。自然环境包括季节、昼夜和地域，一年有四个季节，春、夏、秋、冬，中医还提出了一个"长夏"季节，夏末秋初、阴雨绵绵，这五个季节分属五脏，肝、心、脾、肺、肾。春天刚过，肝护好了没有？用什么方法调理自己的肝脏？到夏天怎么调理心？到"长夏"怎么健好脾？到秋天怎么养好肺？到冬天怎么护好肾？这是中医非常重要的天人相应观，要春夏养阳，秋冬养阴，按照季节要固护自己的阳气，不固护好自己的阳气，抵抗力就会下降，容易受到寒气的侵袭。人与昼夜的关系表现为一天 24 小时中的阴阳交替。我们说"一日之计在于晨"，这时正是阳中之阳的季节。到了夜晚，上半夜是很重要的一个时节，叫阴中之阴，下半夜叫阴中之阳，这时从中医的阴阳来看，人体抵抗力、代谢最低下。这时病人的病情变化和死亡率最高，这非常符合中医理论。再看人与地理的关系，俗话说"一方水土养一方人"，成都人喜欢吃麻辣火锅，因为当地环境潮湿，通过麻辣可以抵御空气中的潮湿，让自己少得风湿性疾病，一个人的养生习惯、饮食习惯、起居习惯，必须与所处的环境相宜，这就是中医的整体观。

中医非常强调人与社会的关系，人与社会的关系中涉及身心健康和心理问题。"心"是中医很重要的理论，即"情志"的问题，《黄帝内经》中谈到情志致病。

人有常见的七种情志——喜、怒、忧、思、悲、恐、惊，中医认为七情是直接伤五脏的，喜伤心，怒伤肝，悲伤肺，忧伤脾，恐伤肾，同时会使人体的整体气机混乱。我们说"喜则气涣"，即"涣散"，"范进中举"就是一个典型的例子。怒则气胜，恐则气下，思则气急，悲则气消，这些都充分说明心理对人体有非常重要的影响。中医讲"心主神明"，我们对孩子说得用心学习，我们说全心全意为人民服务，我们说心不在焉，而不说"脑不在焉"。人们通过研究发现，心脏会分泌一种物质，这种物质会影响人的生理状态和心理状态，已经证明心脏和人的心理密切相关。中医的博大精深就在这里。我带研究生做了一个不孕症研究，不孕症很多不是器质性的，而是功能性的，很多不孕症和心理有关。后来我让研究生在妇科整整待了一年时间，与该科两个研究生做研究，得出一个结论：通过心理干预、个体干预、团体干预，对排卵畅通、受孕率，以及胚胎成长都有好处。这些说明心理是无处不在的。由此我们看出，中医的整体观念是一个非常全面的概念，本身就是整体的，与环境相统一，在社会中是统一的。

  关于中医的病因学说，我们经常说人生病了，西医会讲是什么细菌、病毒引起的，哪个地方长了什么东西。但中医认为人生病第一外因是感受了"六淫"之邪和"疠气"。风寒暑湿燥热叫"六淫"，六淫太多人就会得病，疠气是一些传染性疾病。中医认为人生病与情志、饮食、外伤有密切关系。现在大多数疾病与人的生活方式密切相关，当然还有继发性病因。生活方式对人的健康影响非常大，现在很多治疗已经从改变生活方式开始。中医的整体观念完全与整合医学站在一条线上。再看整体护理，20世纪90年代一个博士把它传到中国，把生理、心理、社会、精神、文化形成统一的整体，即"整体护理"。

  在生理上中医比西医更加体现整体观。现在的西医有时太注重局部，看肺的不会看肾，看肾的不会看肝；但中医不然，中医一定要把五脏六腑连在一起看。在生理上，中医更加体现整体性。在心理上，我们对情志的认识比西方的心理早了几百年，"恬淡虚无"也是来源于中医，中医早就认识到心理对人的影响。中医不叫心理，叫情志，心理疾病叫情志疾病，其实是一回事。刚才提到了人与社会的关系，人与自然的关系，西医学中很少提及。我们在生理上比它全，在心理上比它早，在社会精神文化方面比它多了一个人与自然的天人相应观，由此推测整合护理起源于中国。很多人说整合护理起源于美国，我不同意这样的观点。我们的整体观基本涵盖了西医整合护理的所有元素，比它更早、更全、更多。

  中医护理的第二个精髓叫辨证施护，这个概念对大家有点深奥。举一个简单的例子，我们把四诊即望闻问切所收集的现象加以整合，是为了分析疾病的症候，然后根据症候给予护理。比如胃炎是一个病，胃痛是一个症状，西医一般到这儿是解决胃炎和胃痛的问题，可中医必须往下走，要看病人是什么胃痛，是属于寒邪客胃的胃痛、肝气犯胃的胃痛、饮食停滞的胃痛、胃阴亏虚的胃痛，还是瘀血停滞的胃痛。为什么要分？因为治疗及护理措施不一样，这就是中医治本的问题。

这是辨证很重要的精髓和理论。怎样才能辨证？必须要学中医的基础理论，必须了解什么是八纲辨证、阴阳表里、寒热虚实，必须要知病症，如心阴虚、心气虚、心阳虚、心血虚等。如果你知道自己的体质，你就掌握了中医辨证的精髓，你是阳虚体质、气虚体质，还是林黛玉那样的忧郁体质。我们要把自己的情况摸清楚，否则你的养生是不全面的，你的保健也是不全面的。

构建辨证施护的理论框架，即通过中医的知识和技能告诉我们如何辨证施教、辨证施药、辨证施术、辨证施养、辨证施食、辨证施护。也就是教你怎么吃、怎么喝、怎么动、怎么学，如何对病人做健康教育，对自己做健康教育，这些都要建立在辨证的基础上。举个例子，梨应该怎么吃？两种吃法，里边蕴含了很强的辨证观念。生着吃叫清热生津、止咳化痰，用于肺热尤盛证；而蒸冰糖吃叫养阴润燥、止咳化痰，用于肺阴亏虚证。再举个例子，肺炎初期会有高热、胸痛、咳痰，这时生吃梨子效果更好，因为它清热生津、止咳化痰；治疗后体温开始下降，低热绵绵，有点潮热，咳嗽、痰少，这时蒸着吃效果会更好，因为它可以养阴润燥、止咳化痰。吃一个梨都要辨证。有些人一有问题就赶快回家蒸梨，效果不好，就是辨证错误。再举一个生活中的例子。姜茶是生活中一剂很重要的良方，只能用于风寒感冒，不能用于风热感冒。当然判断是风寒感冒还是风热感冒需要辨证。我们医院院庆时曾邀请了一位领导做重要讲话，结果一下飞机我们才知道他患了严重感冒。经判断是风寒感冒，我们就取了黄芪、干姜、红枣等给他泡茶，第二天他神清气爽，寒邪化掉了，他觉得很神奇。又比如胃痛，不是所有的胃痛都能用灸，胃寒性的疼痛才能用灸，胃热是不行的。中医常见的传统的技术操作，都要辨证使用。

整合护理一定要将中西医技能、临床经验、科学证据，以及人文、心理、社会、环境加以整合。它们之间是重叠的，不是并行的。所以整合不是简单的加法，它们是相互交叉、相合重合的。整合护理是从人的整体出发，将护理各领域最先进的知识、技能和临床护理最有效的实践经验进行整合，并考虑社会、环境、心理等因素，使之成为更符合人体健康和疾病康复的新的护理体系。这是我对中医整体观念、西医整体护理，以及整合医学概念的总结。

我觉得中医和中医护理都是博大精深的。作为一个中国人，即便是学西医，也应该学一点中医，真的很有帮助，这是我的切身体会。我走了护理的路，然后学中医，在这个过程中，我把中医很多经验用在自己的生活中。我茶杯里的东西和你们茶杯里的东西不一样，我有自己的养生之道。基于中医的整体理论，怎样去整合优势，打造中国特色的护理？学科建设和专科人才培养要齐头并进，有很多事要做。对中医护理，要进行理论研究，挖掘和整理中医护理的古代文献。要学习《黄帝内经》《伤寒杂病论》《肘后备急方》《千金要方》等，那里记载了大量中医护理的精髓内容，通过挖掘整理，建立一个数据库，来整理中医护理的知识和技能，构建中医护理理论体系和辨证施护的理论框架。

我们建了一个数据库，里边的内容在不断充实。比如刮痧，里面有古人是怎么做的，《黄帝内经》中是怎么说的，《伤寒杂病论》中是怎么说的，张仲景是怎么说的，孙思邈是怎么说的，把这些文献整理出来、整合起来。要进一步界定中医护理的内涵，从理论方法、技术、功能进一步扩展到服务场所，拓展延伸到家庭。同时要明确中医护理的技术范畴，国家中医药管理局规定，有八项技术护士必须掌握。要加强中医护理专科专病的研究，然后形成规范化路径，推动用中医护理的优势病种和特色技术指导临床。推进医改拓展服务项目，以药养医的历史已经过去了，非药物性治疗在医改中提得非常多。非药物性治疗的提升空间在中医，这既能够创造社会效益，也能够创造经济效益。要成立中医特色治疗中心和中医护理特色门诊。要加强中医护理专科队伍的建设，包括普通中医护士、骨干中医护士和专科中医护士，一定要培养中医的专科护士，传播中医护理文化，弘扬祖国医学，搭建国际交流平台。一定要抓住中医护理的特色和优势。我们护理人一定要学会给力借力，自己首先要给力，有所为有所不为；我们也要借力，整合优势，整合资源，千万不能站在护理看护理，要学会跳出护理看护理，跳到心理学是一个跳，跳到中医也是一种跳。千万不能孤陋寡闻，做井底之蛙。护理要想飞得更高，走得更远，必须整合，必须建立多学科合作。中国特色的护理仍在路上，怎样从中医护理、整体护理，走进整合护理，这就是我们护理人现在要做的一件很重要的事情。

生命周期健康管理和人文关怀

◎李惠玲

说到人文,很多人认为面带微笑、轻声细语就是人文关怀。其实不然,人文关怀更多是融入临床各项护理的过程中。从孩子呱呱坠地,就已经有了我们对健康的关怀。我的博士论文中阐述了"三仁"——仁生、仁心、仁术。仁生是感知生命,仁心是敬畏生命,仁术是守护生命。最后是博习致远,展望未来。曾经有一位教授说,健康照护是生命灵性的一种感动,这种感动除了有高科技外,更多是有温度的护理,让生命不仅有量,更多是有质。仁者爱人,"二人,'仁'也",这个"二"不是只有两个人,而是一支庞大的队伍。我们讲仁义礼智信"五性",仁是木之神,在人性为仁;义是金之神,在人性为义;礼是火之神,在人性为礼;智是水之神,在人性为智信;最早没有信这一性,加在一起便有了信。这是多好的人文思想,为什么不能植入到我们的健康生命周期呢?健康是身体、心理、社会,乃至灵性全方位的一种协调,中医上叫"天人合一"。我们所说的整体的天地人之间的和谐,就是我们今天说的整合的概念。

在健康管理中,涉及采集病史、评估、检测、确立问题、干预,是一个整体整合的过程,需要以人为本,更多倡导人道、仁慈、人性。香港理工大学学者在2004年第5期的《中华护理杂志》上发表了一篇论文,说护理是关怀和照护的事业,它和学问、信念紧密相连。学问、信念和护理专业整合起来就成为有温度的护理,也就是我们的终极目标。不仅让病人活着,还要让病人活得更加丰富,在心理上让病人有一个完整的社会人的状态。怎么做有温度的护士呢?要培养护理人有温度,从专业技术到心灵、到精神、到躯体,都散发着暖暖的温情,这样的人组成的队伍就能够提供有温度的护理。

再回到"仁"字。仁者爱之理,《礼记·中庸》说:"仁者,人也。"孟子曰:"恻隐之心,仁之端也。"在甲骨文中,"需"与"儒"是同一个字,"需"字像人沐浴雨水的形象，代表人们的需要是雨水，而婚嫁丧娶时要斋祭沐浴，故慢慢演化成当有需要时有一个人在他背后，变成了儒雅之词。因此护理人员是儒雅之士，当病人有需要时，这个人就站在他的身后。这个人除了站在病人身后外，还在人的整个生命周期中守护着健康。

首先从孕育生命说起，很多人会遭遇不孕的困扰，不孕的人都会有心理压力。不孕症的压力会最终导致人体内分泌失调，使排卵受阻，甚至子宫内环境发生变化。我们可以通过心理咨询等辅导方法，让她的家人与医护人员一起共施温暖。我们用的方法叫团体咨询或者家庭式辅导，这种家庭式辅导可以让不孕妇女放下内心的压力，使她的内分泌协调，最终可能会怀孕。现在"二孩"政策放开了，有很多人是高龄孕妇，还有些人砸锅卖铁去做人工授精，最后胚胎中途夭折，甚至流产，去做人工授精的孕妇背负巨大的精神压力，这是一个非常需要我们关注的人群。除了瞄准这些有问题的人，还有产褥期的人。现在医疗资源还比较匮乏，产科病房非常紧缺，我们应培训孕妇在第一胎分娩时，等有宫缩了、见红了，能够乐观淡定地自主按时到达医院就医，而不是提前两三天住到病房。这样可以很好地把空间、时间及人力资源省出来，这就要求护理人员做一些事情。我们护理学院编写了《护理专家教你做月子餐》，一问一答，没有很深奥的理论。这本书问世后受到了读者的热烈欢迎，已经印刷了三次。我们用老百姓能够听得懂的话语体系，整合老百姓的需求，而不是直搬教科书，这就是一种最真挚的关怀。

再讲讲"仁心"。护理是感知生命的过程。生命除了孕期、新生儿期外，我们还要关注到幼儿期。我们护理学院建立了一个叫"好孕妈妈俱乐部"的微信群，有些分娩后的产妇很长时间都不愿离开，她们会经常在群里咨询。这个群里有医生、护士、助产士，还有耳科的医生和护理专家等。我们通过这样的微信平台，通过发布一些通俗易懂、朗朗上口、口诀式的指导用语，例如吃熟食、喝开水、勤洗手、常通风、晒太阳等，帮助家长，这才是老百姓需要的基于专业的一种关怀。针对婴幼儿关怀还有很多，比如童趣环境、关爱儿童的话语体系等。做好婴幼儿的人文关怀，就要理解儿童，善于沟通，用孩子的眼睛和孩子的话语体系去呵护他们的健康，照护他们的疾病。

现在青少年的近视眼很多，此外，因为看手机、看电玩，很多孩子过早进入干眼症状态，这是非常严重的健康问题。我们的眼科医生和我商量，说大家应该联合起来走向学校，因此，我们走进幼儿园和中小学去宣传和干预这种现象。这里体现了一个"义"字，即担当，要有责任感，要勇于开拓创新。此外，我们传统的孝悌文化、亲人文化也可以融入对青少年的人文关怀中，包括我们如何去守护生命。

下面说说"仁护"，守护生命，心中有仁的快乐护理。让护士心里有病人，目中有病人，耳边有病人，鼻中有病人，手中有病人，身边有病人，这是五官齐上的整合护理的行为模式。怎样做到心中有仁呢？比如脑血管病护理，可以在"互联网+"平台上通过微信平台预警黄橙红三种颜色,让预警闪现提示,而不是让护士花那么多时间。我们有一本书叫《临床各科疾病护理观察要点》,对于血栓就是"一二三四五",即"一看、二问、三听、四防、五治",这样一种脑血管的预警方式,既关怀到了病人,也关怀到了护士。用非常简单的关键词、关键语让病人知道该怎么做。比如"几个半分钟"、有氧运动、"几驾马车"等,这些理论让慢病病人能够得到很好改善。这两年我们护理学院和附属医院整合起来,做了"心友会""肾友会",以及甲状腺癌同伴支持系统——"爱心蝴蝶结"俱乐部。本来是面对面的咨询,后来甲状腺癌病人说,我好不容易忘记自己是一个甲状腺癌病人,这又唤起了我痛苦的记忆。所以我们做了微信平台,让他们在上面互动,达到资源共享,同时还有心理咨询师、内分泌科医生、护士在群里进行质量控制和跟踪。这样一个俱乐部,成本低、信息传递快、质量高。

大家都知道阿尔茨海默病,在欧盟有一个阿尔茨海默病老年认知障碍村,完全按照认知障碍的行为模式去设置,包括商店等。老人容易遗忘,他们那里所有的数字书写得都非常大,用老人最习惯的阿尔茨海默病的数字记忆方式、数字交换方式来设置阿尔茨海默病老人村。可以说,医养整合这样一种管理、一种关怀,已植入他们的心灵深处。我觉得我们可以瞄准这些课题,把适合中国阿尔茨海默病老人的行为模式、生活方式、照护模式都构建出来,这是最能体现关怀落地的工程。老年护理中还有一个话题非常重要,就是静脉血栓,我们已把它作为一个硬指标在考核。每年各大医院死于静脉血栓的病人大有人在,隐性血栓常常发生。解决这个问题需要发挥我们的智慧。所谓"知止而后能定,定而后能静,静而后能安,安而后能虑,虑而后能得"。如何"得"呢?就是通过敏锐的洞察、批判的思维、准确的决策。我们护理学院有门课叫"临床护理决策",介绍的是基于经验、行政,以及高等数学对概率事件的计算等一系列决策指数来指导护理人员快速发现问题。"大学之道,在明明德,在亲民,在止于至善"。至善是无限地走向远方,如何让护理走向远方?"互联网+"是我们发展的一个方向。我们通过系统改良,让静脉血栓的预警系统能够帮助护士了解病人的情况,如有高凝状态,已经闪黄色、红色、橙色预警灯了,护士能提前预知;我们还做了"防栓"沙龙,这个沙龙中,有医生、放射科人员、药剂师、护士,每个季度分析深静脉血栓特殊典型的个案。这个方法已经辐射到了浙江、广东、河南,让静脉血栓家喻户晓。老人其实不怕一下子死去,最怕的是躺在床上不能动。老人如果能够自理、自助,能够自己站起来是最幸福的。我们现在在做卒中的人文关怀,努力让病人恢复到原来的状态。最后一个关怀是生命的终结,在临终关怀的过程中,如何跟病人谈论死亡,如何去跟他说在死亡前选择什么样的衣服,如何让病人毫无遗憾地走向"优逝"的境界,这是非常重要的课题。在我们护理的老人中,有一个没到60岁的病人,是卵巢癌4期,她的生日是12月26日,但19日她的血压就下降休克了,我们就提前给她过生日。告诉她,等她临终时我会给她送粉红色的玫瑰,因为她很喜欢小头玫瑰,然后会给她擦干净身子。我和科里的每一个护士说,当一个人肯定要死亡时,要让她死得干干净净,身上没有一点气味,不要让病人满手都是青块。我们给病人过生日的那天,她儿子也从美国回来了,她本来上午血压已经很低了,知道儿子到时血压又升起来了,真是回光返照,我们提前给她订了蛋糕,点上蜡烛,当她嘴角舔上一点点奶油蛋糕时,虽然她已经脑转移了,但还能听到我的声音,微微点头,我们看着她的心电图慢慢变成一条直线,她的面部表情非常祥和。我们把60朵玫瑰放在她的床头。我们的关怀是让病人在离开人世的那一刻依然感受到人世间的美好,了无遗憾,这便是一种"优逝"的境界。

  博习至远,展望未来。现在已进入"互联网+"时代,进入整合医学时代。我们不能狭隘只立足于护理的一方井底,要跳出护理看护理,要整合多元思维,进行多元化的健康管理。我们的职责已经从院内延伸到了院前和院后,院前就是预警,院后就是延伸护理。怎么让生命有质量,让大众健康,能够围绕生命周期,能够围绕人性化护理,进行完整的整合呢?这就是健康信息时代赋予我们的责任。怎样把健康管理和人文关怀整合起来,成为和谐有温度的整合护理?还是特鲁多的那句话,"有时是治愈,常常是帮助,总是在安慰",这是最好的整合,整合之后的护理不会失去护理的本真,而是会让护理变得更加充满智慧、灵性和温度。

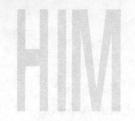

对整合心理护理的认识与实践

◎袁 丽

心理痛苦已经成为继疼痛之后的第六大生命体征。国内外很多医院都已把心理评估作为入院的常规评估。心身疾病是由心理障碍引发的躯体症状,我们给病人正向的护理,再加上一些防范的护理措施,可获得更好的治疗效果。心身疾病是心理、社会作用导致的躯体病变,在疾病发生、发展和转归中,都与心理因素刺激有关。对心身疾病,从心理的角度和躯体的角度都要去关注。在治疗方面,要双重治疗;在护理方面,要从心理角度进行有针对性的、有效的心理护理,同时要给病人进行躯体护理。常见的心身疾病包括内科的常见病,如肿瘤、糖尿病、甲状腺功能亢进、溃疡、高血压、骨质疏松等,这些疾病都常见有心理方面的问题。国外报道有很多的疾病,比如冠心病、糖尿病、肿瘤,心理障碍的发生率可以高达20%～50%,糖尿病病人可能30%～40%有抑郁焦虑的发生。抑郁焦虑会导致应激激素,如糖皮质激素、肾上腺素分泌增加,这些激素是胰岛素的对抗激素,会导致血糖增高,故抑郁会导致糖尿病加重。在躯体治疗过程中,心理和护理的配合应该贯穿始终。通过护士与病人的交往,以行为来影响和改变病人的心理状态,充分调动病人积极的主观能动性,可使病人在最佳的心理状态下主动接受治疗,从而提高治愈率。心理护理有几条基本原则,本文着重强调以下几点。

第一,心理护理与躯体护理的整体性。心理疾病跟躯体疾病可以相互作用、相互转换。因郁致病或因病致郁经常发生,精神或心理因素在糖尿病等很多疾病中具有重要作用。躯体问题可以影响情绪转变,情绪问题可以加重躯体疾病,病人会形成恶性循环。整合护理应该把病人看成心身为一个整体的人。在进行躯体护理时,要减轻病人的情绪反应;在进行心理护理时,要减轻情绪对躯体的影响。从而阻止恶性循环,恢复到良性循环。

第二,心理护理个性化。心理护理需要个性化。对同一类疾病,病人的心理反应和躯体反应是不一样的，所以要进行个体化的治疗和护理。个人的体质不一样，先天条件不一样，后天环境和教育不一样，个人的感受和主观能动性也不一样，导致病人的心理活动千差万别。病人文化层次不同，导致对疾病的认识不同，对疾病治疗的态度也不同。人的性格特征不一样，有的人能承受，有的人就承受不了疾病的压力。我们在做护理时，一定要考虑到这些因素，因人施护，有的放矢，让病人得到个性化护理。

第三，重视家属和亲友对病人的心理作用。病人生病后住院，要离开熟悉的家庭环境，要中断日常工作，甚至要把平时的生活习惯都改变，进入一个陌生环境，面对的是陌生的护士和医生，而且还要遭受疾病的痛苦，甚至要面对死亡威胁。这样就会导致病人产生负性心理情绪，比如焦虑、抑郁、紧张、恐惧等。这些感觉可能来自环境的陌生，也可能来自对疾病认识不足，也可能来自对家庭、朋友、亲情、事业的担心。从而又会导致病人负性情绪增加，打破心理平衡，这时疾病就会加重。所以我们在观察病情中，要全方位关注病人的心理需要和反应，有的放矢地满足病人的需求，尽量让他适应新环境。我们要把医疗护理整合起来，让病人更好地配合治疗。有三个基本原则对心理护理非常重要：一是整体性，一是个性化，还要注重家属亲友对病人的心理作用。

心理护理的目标包括满足病人需求、调整社会角色、缓解社会心理应激、增强病人适应能力、调节病人情绪和处理心理反应6个方面。国内综合医院每4个就诊病人中就有一个符合ICD10心理障碍的诊断标准，比一般人群高2~4倍。我国普通内科医生对心理障碍的识别率仅有16%左右，治疗率只有15%，远远低于国际平均水平——50%，国外最高的可达84%左右。另一方面，非精神科的专业医生，缺乏专职训练，精神科医生只是参与临床医疗，即只在精神科，没有和普通科室相结合，只在需要时去会诊。内科医生护士对心理障碍又缺乏认识，这就导致病人心理问题不能及时治疗。2015年，华西医院做过一个调查，11个科室对1000名病人做了问卷调查，结果有49%的病人表示有心理服务的需求。随着社会发展，病人和家属对心理问题已开始有认识，觉得需要帮助。护理工作中普遍对心理护理缺乏认识，在教科书中，只是在健康教育的最后写了一点心理护理。心理护理在整体护理中的重要性，护士已认识到，但没有主动去实施。有的护士有一些这方面的能力，我们科已经有6个护士学过心理咨询，但考二级心理咨询师的还没有。我院有心理卫生中心在培养心理咨询师，很多护士学了，但因为人力不足，或工作中没有认识到重要性，或做心理护理没有收费，所以没有把心理护理主动开展好。

我们医院2010年由相关领导牵头，已在全院普遍开展了"阳光医院"。主要是改变服务理念、模式和流程，增加更多整合心理服务内容，增强护士、医生提供心理、社会关怀的能力，真正体现"生物－心理－社会"的医学模式。另一方面是增强员工的职业胜任感。很多医护人员想去做心理服务，但病人家属不听，有时无能为力。怎么增强职业的胜任力和愉快感来提高对病人的服务？分 4 个阶段进行。第 1 阶段，做基线调查，即临床心理服务的需求，包括医护人员及病人的心理需求和评估，还有问卷调查等。第 2 阶段，做评估工具，开始时需 20 分钟，后来缩短到每个病人 5 分钟就可以完成。第 3 阶段，培训，特别是基层培训，包括对临床所有员工进行培训；制订对骨干医生的培训计划，每个科室基本上都有一个"阳光天使"，即每个科室都有心理咨询师。第 4 阶段，探索新医疗模式，目前正在进行中。除精神科外，其他临床科室在所有病人入院时，都要进行"心晴指数量表"的评估，这是华西医院特制的量表，由医护人员下医嘱。如果分值异常，高危的会申请心理卫生中心会诊，低危的由阳光天使在病房里做一些心理指导。

传统的心理问题评估量表，4 个量表完全一致大概需要 20 分钟，我们对心晴指数进行了简化，形成了华西心晴指数量表，由华西心理卫生中心自行研发。基于 HIS 系统进行操作，包括 9 个与情绪相关的问题，在 3~5 分钟就可以完成，可对焦虑、抑郁情绪及自杀风险进行快速筛查，并评估导致情绪障碍的原因及对生活的影响程度，已经作为我院住院病人的常规筛查工具。每个病人入院时就要做评估，昏迷、病情危重者等病情稳定后由病人独立完成。我院在国内率先建立非精神科住院病人快速心理评估的体系和分诊处理流程，及时发现危机病人并及时干预，发生自杀和自杀未遂的人数直接从以前较高的数据降到零。对心理问题的识别处理，效率得到提高，心理问题评定时间由原来平均 20 分钟缩减到 5 分钟。心理问题的识别率由 10% 提高到 27.9%，说明评估量表是非常好的。以前没有评估，一直到临床医生发现后才提出心理会诊，平均为入院后 5~7 天，现在缩短到第 1 天，病人入院时即开始评估，发现高危病人，1 周时还要进行评估，减少了病人的经济负担。

我们建立了全院的心理护理网络，哪里有病人哪里就有身心服务；除了主管医生，还有阳光天使。阳光天使不能处理时，就请精神科医生指导和会诊。整合临床心理服务和日常临床工作，形成了院有院长管理，部有护理部参与，科室三级自上而下的管理网络。实现多学科交叉整合，医护心一体的入院评估和分级处理。在华西医院做心理咨询，大部分是护士，很多护士拿到心理咨询师证书后，要达到一定水平才做心理咨询，才能挂号。管理者应尽快构建科学、合理的专业心理护理服务模式，建立完善的心理护理支持条件，特别是高年资、高学历、高职称的护士，充分利用他们在心理护理领域做工作。要重视心理护理的实施质量，建立完善的监督机制，特别要把心理护理的护理效果纳入护理质量标准的考核中。各科室要根据自己的工作特点，探索分析心理护理服务的新思路、新方法，提高心理护理的服务水平和能力，尽力做到个性化心理护理。积极开展调研工作，特别要针对非精神科住院病人的心理情况开展调研，分析影响因素。总之，心理服务非常重要，要有整体观、整合观，要全面正确地实施，由此会取得意想不到的好效果。

综合医院的心身整合诊疗模式

◎余会平

"天下大势,分久必合,合久必分",医学的发展是不是也该分久必合了呢?这个趋势是必然的。樊代明院士带领我们开展整合医学,回归到"合",我认为十分重要。医学越分越细,把人分成了器官,医生都按照专科看病。病人经常挂了很多科,游走在医院各个科室,却得不到结论。病人很疑惑,我到底是什么病?我到底有没有病?现在医患关系十分紧张,也有上述的原因。医学模式已在转变,从生物医学模式变成了"生物-社会-心理"医学模式,疾病虽主要是和生物因素相关,但由于社会发展,心理、社会因素也可导致健康出问题,后一类病人现在越来越多。因此,这也突显了心身整合诊疗的必要性和迫切性。

世界卫生组织的调查显示,人类已经进入心理问题和心身疾病的时代。在综合医院就诊的有1/3是心理疾病,不到1/3的是躯体疾病,大于1/3的是心身疾病,既有身体的疾病,又伴有心理问题。因此,医疗模式改变要求临床医生需要去识别心理因素对健康的影响。要实行心身整合诊疗,也要实行心身整合护理。国家在2015年提出身心整合护理、康复指导、心理支持,政策出了很多,但没有落地。这就是我为什么要讲我们医院心身整合诊疗探索的原因。

心身要整合,就要关注心理,要有心理护理。从医疗管理来说,人、机、料、法、环,今天主要从人和机的因素来讲。第一,有了人才能做事,但这个人要有意识,有关联,才能把事情做对。要想做心身整合诊疗,就要对医生和护士做培训,我们请了华西医院的心理专家,也是阳光医院负责该项目的人来对我们医院各科的护士长和护士进行认真培训。医院在各科如心血管内科、老年病科、肛肠科等选派护士到华西医院去学习精神专科护士所需的相关知识。

我们专门成立了巴林特小组,把神经外科主任、口腔科主任、心血管科护士长等都纳入巴林特小组来开展工作。巴林特小组可以减轻职业压力,教我们如何处理医患关系。我有一个案例，一个吸毒的病人，毒瘾发作时自残身体，收到我们手术室。吸毒的病人肯定是艾滋病病毒（HIV）高危人群，麻醉科医生和护理都很紧张，病人又没有家属，管理非常难。麻醉科医生术前谈话，打算问他到底有没有艾滋病，有没有这方面因素，但是语言不太恰当，引起了病人反感。加上麻醉效果不佳，导致手术过程中，病人几次翻下床拿着手术刀追着医生和护士。后来虽然还是把手术做了，但护士和医生都受到了批评，他们非常委屈，说都是受害者。医院有了巴林特小组活动后，就把这个个案拿来分析。当时医生、护士就得到了释怀。我们还成立了"双心小组"，即心脏心理学，我们邀请了中华医学会心身分会主任委员到医院授课、查房。我们还到各学科巡讲，在重症监护室、妇产科等进行讲座，进行心理减压活动，受众非常高兴，这就是医护整合、心身整合。

有了人，有了理念，把理念落到实处需要有可操作的形式。心理工作总是用语言、用关联是不够的，要借助工具，要借助信息开展工作。现在研制了很多先进的工具，有心身整合诊疗系统、整合诊疗的护理平台等，护士可以通过这样的平台，对每一个病人进行评估。评估有预警系统、数据分析，这样就使心理工作有了可操作性，按照程序来。在临床中，我们也开展了一些科研，在双心医学的研究中，申请了治疗急性冠状动脉综合征伴焦虑抑郁病人的临床研究，获得了省卫生计生委的立项。巴林特小组也申请了对医务人员职业压力和医患关系的影响研究。在产后抑郁症方面，申请了产后抑郁症基因多态性等相关研究，和妇产科医护人员一起来做。最后我想说，蒙娜丽莎的微笑吸引着世界各地成千上万的人，而病人的微笑呢？这就是仁心医者最大的期望。

从心理学角度看整合护理学

◎庞　宇

本文主要讨论以下四方面的内容：第一，什么是心理学？第二，整合护理的理念；第三，整合护理的价值；第四，我们的幸福感。

其实，心理学是个挺大的话题，怎样从这么大的话题中找出整合护理学相关的内容呢？我想先听听几位同仁的答案。

听众1：我来自河南省人民医院，是河南省护理心理学专委会的主任委员。我理解的心理学是研究人的心理活动、心理现象的学问，心理是脑的功能。

庞宇：你说的是书本上相对严格和精简的定义。心理学研究人的认知、情感和行为等。但我理解的心理学没有那么复杂。

听众2：我是西安医学院大一的护理学专业在读学生。我觉得心理学是研究人的心理活动和对一些事物反应的一种学问。

庞宇：你认为心理学也是大脑的一种功能，不是心脏的功能，是吧？

听众3：我认为心理学是了解自己的心理活动、他人的心理活动，以及自己心理上存在的一些问题，怎么去和周围的人更好的交流。

庞宇：你认为心理学可能是一种工具，用以了解自己和别人的工具。

我曾经接触过不少媒体人，包括中央电视台心理访谈节目的主持人和制片人阿果，《焦点访谈》的节目主持人敬一丹，以及《艺术人生》的节目主持人朱军等，他们都非常关注心理学，也都问过我"什么是心理学"这样的问题。记得上阿果的节目时，她说我是第38位来做节目的专家、嘉宾，关于"什么是心理学"这个问题，每个嘉宾给出的答案都不一样。除此之外，温家宝总理等国家领导人也曾问过我这样的问题，他们对心理学的关注是从心理学对整个中华民族素质的影响来考虑的。在一次工作汇报时，温总理问了我刚才提到的问题。我回答说：总理，我认为心理学特别简单，就四个字——助人自助（当时汇报时，我通过一个小举动,即把双手搭在前面人的肩上,为前面的人按摩、揉肩,以此来阐释助人自助的理念。很幸运,我当时前面的人是时任总理温家宝,后面的人是现任总理李克强)。当我们为前面的人按摩时,是在做助人的工作,而同时,后面的人同时也在为我们按摩,即在助人时也得到了一种自助。心理学就是一个助人自助的过程。在2016年的全国卫生与健康大会上,习近平总书记对心理学规范、心理学发展说了50个字,涵盖了从基础性研究到健康科普,到规范相关咨询等内容,也为心理学的未来指明了方向。其实,整合护理学和心理学的整合,也跳不出这个概念。

从心理学的角度看,整合护理核心的理念是要从局部与整体、宏观与微观看待护理的内涵。整合护理是将人视为一个整体,将医学各领域先进的知识和自身的护理经验相整合。整合护理本身是一门学问,是充满人文关怀和人性关怀的一门学问。通过对知识和理论的实践,将生理、心理、社会,以及环境多方面的因素,进行差异性调整,从而形成符合人体健康和疾病诊疗的护理体系。整合护理不是"1+1>2"或"1+1=2"那么简单,我认为它是一个乘法,一定要深入不同层次,且对各个层次不断整合。整合护理要重视学科之间的学术交流,各学科间不止有交流,还要互相支撑、互相渗透、互相搭台、互相协作,以整体为单位,通过局部与整体的整合,提高对病人的护理水平,促进病人的治疗和康复。比如骨科,不仅是开放性损伤,或者老年人长期卧床的褥疮问题,还要衍伸到心理和社会层面。我用的这个词叫"衍伸",是不是写错了?其实这个词我有专门的用意。余秋雨先生在《行者无疆》的自序中用了"衍伸"这个词。我和余老师是忘年交,我曾经请教过他,这个词是不是他造的?他说不是。"衍"是"繁衍""衍生",繁茂得快溢出来的那种感觉。"伸"是什么?我们累了,伸伸懒腰,是一种舒展自在,特别惬意的感觉。局部和整体的整合,不是故意的、做作的,而是发自内心的衍伸到心理和社会的各个层面。局部与整体的整合会形成一种新的护理理念,使护理学和其他学科互相包容、互相促进。

整合护理有宏观和微观的涵义。广义来说,整合护理是一个全新的理念,它和整合医学一样,整合护理是朝阳学科。基础研究和临床护理间多层次不断地整合,是一个良性循环。随着学科知识的过于细化,使基础研究与临床护理之间出现一些隔阂。成果研究出来不一定能够真正落地。我相信整合护理能够循序渐进、润物细无声地解决这个问题。基础性研究成果能够应用到护理中,护理中的疑问又可以反馈给基础研究中。在宏观和微观之间、基础研究和临床护理之间搭建一个快速沟通的桥梁,使整合护理的核心理念能够很好得以实现。

我认为整合护理有四方面价值。第一,整合护理是医护患三者整合。整合护理强调整体意识,强化三者之间的关系,对病患一定要综合管理,要真正实现多学科整合。在护患关系及医护关系中,大家都在运用整合的观念。三分治疗,七分护理,整体相互配合才能有更好疗效。有的工作比重大一些,但都缺一不可。

第二，从专业角色看，过去认为护理人员是医嘱的机械执行者，现在认为他们的角色不一样了，他们是管理者、沟通者、研究者，甚至参与测评、决策、资源分配，在整合的理念下，护理人员应该是多重身份，不再是单纯的照料病人。第三，从心理学角度，从助人自助角度看，适应整合护理模式，要求我们不断学习。护理别人是在帮助别人，在帮助别人的同时也得到了一种自助。过去护士的工作比较简单，自我实现不好，机械执行医嘱。现在有那么多身份，决策者、资源分配者、研究者，所以说我们助人自助。整合护理门槛更高，需要学习，需要拿出最优的治疗方案，整合护理做得好不好，是整合医学开展得好不好的一个具体体现。

最后说说幸福感。说一个心理学小测试，就是幸福感的小测试。请大家画一幅画，大家用脑子来画，里边有两个主人公，一个主人公是一个人，另一个主人公是一只小鸟，什么鸟都可以，麻雀、喜鹊、黄鹂都可以。怎么构图？有五种选择，请选择其中一个。第一个是一个人正看着笼中的鸟；第二个是一个人正追着飞走的鸟；第三个是一个人，鸟落在他的手上或者肩上，他们正在玩；第四个是一个人正向飞远的鸟招手；最后一个是鸟在天上飞着，人在地上坐着并做他自己的事，二者无关，相互不在意。这五种选择说明什么？第一个代表你正在追求你的幸福，幸福就在眼前，但遇到一些障碍无法如愿以偿。第二个代表你正全力以赴为幸福而努力，正在好好学习，你真的很有追求；但要给你一个建议，佛家禅学有一个思想，叫"舍得"，有舍才有得，你要判断一下，你追求的是不是真想要的，如果是想要的就勇往直前，如果不是再冷静评判一下。第三个代表你正处在满足、幸福、快乐之中。第四个代表你正等待幸福来临；给你一个建议，这个幸福要好好评估一下，如果你认为是你真正想要的幸福，那就勇往直前。最后一个代表淡定，很淡然，或者经过一些事想开了，对人生有另一番见解。

做整合护理是正当时，有这么多年富力强的专家和同仁，我们理应在这条大路上走得更快、走得更远，而且幸福满满、收获满满。

整合检验医学

从整合医学角度看心肌肌钙蛋白检测的价值

◎潘伯申

整合医学从某种意义上,是检验医学和其他医学学科的整合;在医学之外,是医学和其他非医学学科的整合。本文讲检验如何与医学其他学科整合,主要是检验医学怎样与心血管病学的整合。

医学检验的项目有1000多种,但医院检验科设置的临床常规检验项目是300~500种。这几百种中,真正对临床诊断、临床医疗决策起决定性作用的项目少之又少,这其中就包括心肌肌钙蛋白。心肌肌钙蛋白对于心脏疾病的诊断、危险分层或预后判断起非常重要的作用。如何在临床中准确认识心肌肌钙蛋白,并准确运用到临床工作中,这对检验科和心血管医生都是一个巨大挑战。我们和心血管学会密切合作,2015年,中华医学会检验分会和心血管分会共同起草了专家共识,今年又有了新的认识。肌钙蛋白是心肌成分,对于心肌损伤是特异性最高、灵敏度最好的一个指标。心肌肌钙蛋白是在20多年前的一次实验中,观察心肌其他蛋白时被偶然发现的。这个故事来自罗氏公司写的一篇文章,发表在《欧洲心脏病杂志》上。心肌肌钙蛋白的发现者是德国的一个大学教授,他发现心肌肌钙蛋白比他原来预想的那个蛋白更好。但由于某些原因,曾一度被打入冷宫,资助方取消了对他的支持,他写的文章也被国际上一本著名杂志拒稿。最后他努力说服了其他投资商,重新支持他做实验,才有了后来的成功。所以好东西并不是一开始就一帆风顺。经过多年努力，现在厂商的试剂已发展到第五代，从原来的不太敏感（有很多非特异性的干扰），到现在非常敏感，被称之为高敏感检测方法。心肌肌钙蛋白的临床应用使我们对疾病的发生和进展有了更多了解，治疗也有了更多手段，对心肌梗死的认识也越来越深入。1978年我们念大学时讲的诊断心肌梗死的三种标准，即心肌损伤症状（胸痛）、心电图、心肌酶的改变，三个标准符合两个就可以诊断。到2007年，以及2012年，我们对心肌梗死有了重新定义，这是因为有了对心肌肌钙蛋白的认识。

国内外的专业学术组织有很多这方面的临床应用指南。对心肌损伤的认识从原来只是冠心病或心肌梗死，扩展到急性冠状动脉综合征，心肌梗死只是冠状动脉综合征中的一部分。所谓的不稳定性心绞痛，实际上是没有ST段抬高的心肌梗死，这种认识主要缘于心肌肌钙蛋白的临床应用。现在国外专家已经非常肯定，在诊断和分类心肌梗死的生物标志物中，无论是I还是T肌钙蛋白的特异性和灵敏度都是非常高的，是目前最好的生物标志物。由于技术的不断进步，以及临床和检验学者的不断探索，心肌肌钙蛋白检测已从第一代发展到第五代，过去，心肌损伤要相当长的时间后才能检测到肌钙蛋白，通常要在症状发生6~9小时后才能检测到，现在已不需要很长时间就可以实现。对心肌肌钙蛋白的检测，国际上有相应的标准，只有符合国际标准才能称之为高敏感方法。

我们和心血管学界共同制订的指南中特别强调上述两点。无论测定肌钙蛋白I还是C，我们必须有清醒认识，检测这两个分子型有不同方法，但临床作用是完全一样的，只是检测方法不同，造成检测数字不一样。肌钙蛋白I没有专利保护，有十几个厂商生产了几千种试剂，他们采用不同抗体，选择不同抗原作对照，所以检测结果不一样，互相之间无法比较。由于检测结果不一样，临床判断值只能因方法而异。大家可以看到，同一个人群，用3种不同方法，检测高于第99百分位数的人数是不一样的。只有少数几个用上述方法都能检测到。关于参考方法的建立，有很多研究。如果把同一组人群分成3组，一组只根据病史资料筛选了表面健康人，一组人群加上问卷调查，还有一组加做影像学检查和一些生化学检测。3组的第99百分位数完全不一样，同一组群用的标准越多，得到的百分位数相对就越低。肌钙蛋白的参考范围怎么定，以及用什么标准来定，还在不断探讨中，没有完全一致的意见，这和常规生化所用的方法、理念一样，但碰到的问题可能更多。对肌钙蛋白的检测，在诊断急性心肌梗死时非常重要，要求越快越好。国际上所有的学术组织都要求不超过1小时，检验人员无论如何都应做到，而且都能做到。如果做不到，理论上应该用即时检验（POCT），但我认为只要努力做，都能做到。我们检验科标准很多，但在45分钟内都可以完成。如果做不到，POCT厂商便跃跃欲试，他们把手伸不进检验科，就会伸进心内科。POCT虽然速度快，但这种快要付出很多代价，不仅是成本上的代价，还有质量上的代价、准确性上的代价。大家看问题要综合分析。POCT检测肌钙蛋白灵敏度不够，有相当一部分POCT的阴性，实际上肌钙蛋白增高了，但由于方法不灵敏，检测不出来，因此会有假阴性，对临床诊断会有潜在危险。要特别强调，POCT只是对检验方法的一种补充，它不能打败所有方法，不能取代检验科。我们希望厂商能努力提高POCT检测仪器的灵敏度。这一点国外专家看得很明确，POCT的风险灵敏度并不如大中型免疫分析仪。很多临床医生以前只知道POCT好，并不知道POCT还有潜在的危险性。

高敏感方法检测心肌肌钙蛋白到底有哪些用处？经过我们和心血管医生共同研讨，大家认为有如下用处。首先是早期诊断心肌损伤。入院病人用高敏感方法90%以上都可以检测出来。他们从发病到医院就诊有一段时间，用传统方法可能4~6小时后才发现增高，也就是说高敏感方法比传统方法要早知道4~6小时。如果入院时发现没有明确增高，可以动态观察，监测一段时间后再看第二次，并观察两次间的变化。用肌钙蛋白帮助临床诊断，从原来的6小时可以缩短到1小时之内做出诊断，能够帮助临床快速提出治疗决策。能帮助做出治疗决策的好项目并不多，肌钙蛋白是其中一个，真的应努力做好它，更快做好它，这对挽救病人生命非常重要。但是否1小时的检测结果就能排除诊断呢？国外专家非常谨慎，觉得1小时稍微快了一点，还可以适当延长，以确保医疗安全。

我们和临床医生共同给出了几点建议。一是高敏感方法在心肌损伤1小时就可以发现有临床意义的肌钙蛋白增高，它的增高只代表有心肌损伤，并不能说明是什么原因所致，也不能说增高就是心肌梗死。如果临床有胸痛，我们怀疑是急性冠状动脉综合征；如有心电图异常改变，可以做出诊断，马上进行干预处理，不必等肌钙蛋白结果。如果ST段没有抬高，但肌钙蛋白增高了，临床可以做出诊断，马上进行干预处理。如果肌钙蛋白没有增高，ST段也没有改变，可以等一段时间再次检测，两次值的变化大于20%即可以诊断，如小于20%基本可以考虑是稳定性心脏疾病。这给临床医生的诊断、治疗、决策带来非常明晰的路线图。除了急性心肌梗死外，很多其他疾病肌钙蛋白也会增高，有心脏病的，也有非心脏病的，多种原因都有可能，因为只要造成心肌损伤，都有可能引起肌钙蛋白增高。现在很多城市都在积极举办马拉松比赛，我建议大家不要跑，马拉松跑完了肌钙蛋白都高。我们医院的医生跑"全马""半马"，回来后检测肌钙蛋白都升高，大家觉得不敢再跑了，不仅肌钙蛋白高了，肌红蛋白也高，可造成肾脏损伤。心肌损伤讲得好听一点会引起心肌重构，实际上心肌细胞损伤非常厉害。没有经过锻炼的人不要去跑，经过锻炼的人也不要跑得太厉害。很多疾病都会引起肌钙蛋白改变，但在2~4小时的变化一般都小于20%，一般认为是稳定性非急性心肌损伤；如果大于20%是急性损伤。

其次是危险分层。在稳定性心脏疾病中肌钙蛋白增高的人预后都比较差。在一些表面健康社区人群中，有的肌钙蛋白T高，有的肌钙蛋白I高。不论怎样，只要肌钙蛋白增高或者肌钙蛋白在一段时间有变化的健康人或病人，其死亡、心力衰竭或者心肌损伤的发生率都要比肌钙蛋白正常的人群高得多。因此，肌钙蛋白增高总是表明有心肌损伤的可能，或者心肌损伤的危险增加。在社区人群中，都能检测到肌钙蛋白，老年人比年轻人高，男性比女性高。肌钙蛋白增高代表预后比较差。过去肌钙蛋白在心肌损伤后要相当长一段时间才能检测到，因此人们曾用过一些所谓的早期标志物进行检测。现在由于肌钙蛋白检测方法敏感了，在心肌损伤早期，甚至在健康人群中就能检测到，即心肌细胞还没有坏死就能检测到肌钙蛋白增高，因此，过去那些早期标志物意义已经不大了。现在没有一种标志物的灵敏度和特异性能高于肌钙蛋白，既然灵敏度和特异性远不如肌钙蛋白，那检测那些早期标志物还有什么意义，只是增加工作负担、浪费钱。所以国外早已提出，其他的早期标志物已经毫无意义。国外厂商非常精明，赶紧把专利、生产线移到中国来，中国厂商不知道，花钱把它接下来，还在继续推广。因此，我们对此要有清楚的认识。

肝炎检测指标的整合医学分析

◎张文宏

整合医学,就是把临床医生和检验医生整合起来解决病人的问题,实现病人利益最大化。记得有一年我们开会,大家分析认为,诊断肝炎根据谷草转氨酶(AOT)水平不可靠。病人得肝炎了,要不要吃药治疗?HBV DNA高了需要吃药吗?其实,HBV DNA高的人很多,80%的人不需要吃药。因为整合医学告诉我们,HBV DNA高有多种情况,人类的状态可以分成免疫耐受期、免疫成熟期、免疫非活动携带期。在免疫耐受期,HBV DNA水平很高时我们要判断是否需要治疗,就要看AOT水平。AOT水平开始动了,肝炎有活动了就应该开始治疗。为什么HBV DNA水平高,但有些人AOT水平正常,照样得了肝硬化、肝癌?我们研究发现,AOT水平不敏感,AOT在女性高于19U/L,男性高于30U/L才有价值。我找潘柏申主委商量,大家说要按照上面的标准下调。有人说这个下调是不对的,也有很多正常人拿这个指标来找我,说肝不正常了。但我们有道理,AOT水平正常的病人大概有30%~40%会出现非常隐匿性的肝炎进展。如果把AOT往下调,就可以阻止这些人肝炎的进展。但另一个问题来了,怎样衡量正常值?普通人的正常值应该不一样,高危人群更应该不一样,临床医生看病人的角度跟检验科看病人的角度也不一样,最后还是没有改。我们做了大量前瞻性和回顾性研究,发现在AOT正常值水平中,30岁以上的乙肝感染人群处于极高危险性中,怎么办?我们得搞整合医学。现在中国定了一个指南,30岁以上的乙肝感染人群,不管AOT水平高还是低,都要做肝硬化相关检测,必要时做肝穿,有家族史的病人要积极进行早期治疗,即不管AOT水平是多少,都要采取整合医学的思路去对待。此外,乙肝表面抗原(HBsAg)如果是阳性,我们就做定量化,通过表面抗原定量,看HBV DNA的水平,再将AOT的水平整合到一块考虑,就可以判断一个人现在虽然AOT正常,但在整个乙肝过程中可能处于哪个阶段,就可判断需不需要治疗,这就是整合医学方法。整合医学中要用中医的思维去看西医的问题，西医有时只见树木不见森林。我认为，整合医学就是把很多因素整合到一起，以宏观、整体的眼光去看问题。

Blumberg 是美国的血液病专家，他就是一个整合的人才。他把生癌和不生癌的血清放到一起做实验，看到生癌的人中有致癌物质，不生癌的人有抗癌物质，根据交叉反应，找到了致癌物质。为了避免环境所致交叉反应，就选两个相距很远的地方的人做对比，从美国选一个肿瘤病人，再在澳大利亚选一个肿瘤病人（而且是土著人），结果放在一起出现了交叉反应，他以为找到了血液病的主要原因。后来发现和血液病一点关系都没有，和什么有关系呢？因为血液病病人反复被感染，血液中出现抗体，这种抗体正好和澳大利亚土著人血液中的一种抗原结合了，这种抗原与传染性肝炎有关。这是一种经血液传播的感染性肝炎，这个抗原我们叫"澳抗"，又称 HBsAg，在乙肝表面抗原阳性的病人都有。后来陆续在乙型肝炎中发现了好几个抗原及其抗体，包括核心抗原、表面抗体和核心抗体等。有了抗原可把病人分成大三阳、小三阳。表面抗原阳性、核心抗原阳性、核心抗体阳性的叫大三阳；表面抗原阳性、e 抗体阳性、核心抗体阳性的叫小三阳。而且发现两种病人病情不一样，可以根据抗原抗体排列分清楚。接下去是怎么治疗？AOT 水平高的用保肝药，这样一直治疗了几十年，直到 20 世纪 90 年代末。所以，在几十年前，感染科医生基本是摸着石头过河，那时根本没有抗病毒药物，就是看 AOT 水平来治疗，用点保肝药。这出现了很大问题，肝炎是一个非常复杂的疾病，单纯的表面抗原阴性或阳性根本说明不了问题。我们就做了基因型研究，中国人以 B 型、C 型为主（西藏同胞主要是 D 型），欧洲人是 D 型和 A 型。不同基因型对免疫治疗的疗效完全不一样。用干扰素治疗，疗效完全不一样，所以在很长一段时间，都希望检验科做个检查，让临床医生知道是 B 型还是 C 型。但后来发现在中国人基因型检查不那么重要，在美国人很重要，因为美国人的基因是杂交型，有一部分是 A 型，有一部分是 D 型，A 型的人疗效非常好，D 型的人很差。2000 年时出现了口服的核苷类似物药物，口服核苷类似物无须对基因分型，因为口服核苷类似物不需要基因型匹配就可以把病毒全部抑制掉，所以基因型检测就没有用了。现在国内再做基因型没必要了。

什么指标最有益呢？HBV DNA。HBV DNA 水平是我们这个领域最大的进展。小三阳还可分两种：一种预后很差，可发展成肝硬化和肝癌；还有一种很好，是非活动性病毒携带者，不发展。为什么都是小三阳，差异会如此大呢？2000 年左右，通过 HBV DNA 把小三阳的病人分成两种：一种 HBV DNA 水平低（低于 2000U/ml），一种 HBV DNA 高（高于 2000U/ml）。低于 2000U/ml 的病人不进展，处于非活动性携带期。不知道查 HBV DNA，使我们很多年都在黑暗中摸索。HBV DNA 水平高的小三阳，要严密观察肝硬化程度，要进行充分的治疗；如果 HBV DNA 低，这种人群不需要治疗，属于免疫控制期。对 HBV DNA 很低、AOT 很低的这些人不需要治疗；但 HBV DNA 水平高就治疗吗？显然也不对。HBV DNA 水平高，年纪轻，AOT 水平正常，这些人也不需要治疗，为什么？因为 70%～80% 的人处于免疫耐受期。中国人的肝炎主要是母婴传播，我们机体对它有免疫耐受，不识别。到 30 岁时，免疫突然苏醒了。苏醒后肝炎就开始活动了，AOT 就开始上升，病人到医院来就诊，标志进入了免疫成熟期，AOT 水平上升，也进入了成熟期，得用其他指标，将其判断出来进行治疗，这就要用整合医学的思维。我尤其要提及表面抗原，有就有，没有就没有，有人携带，有人不携带。最近 10 多年国际上肝炎的进展是对表面抗原的定量检测。表面抗原水平的高低，对判断病人处于乙肝免疫的不同状态非常重要。先是中国台湾的团队在做，分几种情况。HBV DNA 水平高的人的最终免疫清除率和 HBV DNA 水平低的人没有区别，也就是说靠 HBV DNA 水平无法判断乙肝的走向，但在治疗过程中，有些人表面抗原水平很低（1000U/ml 以下），最终清除掉乙肝病毒的可能性就很高，乙肝病毒的清除率可达 60% 以上；如果大于 1000U/ml，表面抗原清除的概率就很低。有些病人由于心理的因素，特别希望通过吃药把表面抗原吃没了，就不是携带者了。其实，只要时间足够长，表面抗原一定能够转阴。从我们的队列研究来看，病人到七八十岁时，可以通过自身免疫功能把表面抗原清除了。中国台湾的研究者认为表面抗原水平很高，将来发生肿瘤的风险很大。如果表面抗原水平低，HBV DNA 水平又正常，肿瘤的发生率就低。我们团队做了一项研究，看有没有可能把免疫功能相对正常的病人，通过治疗使其转阴，我们在世界上第一次提出联合治疗，相关研究已经发表。结论是如果病人经过长期核苷类似物治疗，表面抗原水平已相当低了，这时再联合免疫调节治疗，可把表面抗原水平大幅度降低或者清除掉。联合治疗还可使大量大三阳病人向小三阳转化，变成小三阳的非活动性携带者，病人就可以停药了。表面抗原水平的检测，对于有经验的医生非常重要。我们不能用 HBV DNA 水平一个指标来判断乙肝的免疫状态。需要整合到一起做出判断，判断后再以精准医疗的办法进行治疗，病人就会有更多机会实现转化和表面抗原的转阴。对于上述问题，国际上的共识是乙肝病毒一定要清除掉，最好达到治愈。治愈的概念就是表面抗原清除。根据 HBV DNA 水平进行治疗，治疗后 HBV DNA 水平很低测不出来了，这时免疫功能还是非常低下的，但表面抗原已经开始不断下降了，这时用免疫增强剂，用细胞刺激药物或干扰素治疗。现在有很多新药在研究，基因治疗或靶向治疗都可以考虑，最终目的是把表面抗原清除掉。2017 年的欧洲肝病年会不建议把抗原的情况作为停药标准，我们以前一直认为 e 抗原血清转换，大三阳转到小三阳后就可以停药，现在不可以。把表面抗原的消除作为最佳治疗终点，称为功能性治愈，这是欧洲提出来的。欧洲 3～4 年更新一次指南，2017 年的指南提出来功能性治愈，其实在中国的指南早已经提出来了，但我们从来不敢讲，要治疗到表面抗原转阴才可停药。这就是我们领域最新的进展，最新进展就是对表面抗原的定量化，这个指标很重要。

除此以外，还有什么更重要的指标呢？第一，乙肝为什么不能被清除，原因是乙肝病毒里有超螺旋 DNA（ccDNA），它是所有乙肝病毒复制的模板，ccDNA 藏在细胞核里面，复制时要把 ccDNA 打开，打开后作为模板，模板再逆转录成 DNA，以 DNA 模板再转录成双螺旋结构。第二，前基因组 RNA（pgRNA）的水平，HBV RNA 是转录水平的评估。如果没有阻断 ccDNA，病人停药后会复发。全球的药厂都在研究各种各样的新药，针对从 ccDNA 包装过程，复制到出壳，包括蛋白的制作包装等，每一步都有一个药物，这些药物叫靶向治疗。但我可以负责任地告诉大家，其实一个新药都没有，只有一个老药，叫拉米夫定，作用于逆转录。我们用 pgRNA 为模板转成 DNA 可以把这个环节阻断，但只阻断一个环节没有用，ccDNA 没有动，一停药，ccDNA 又开始复制。这也是传染科医生为什么到现在还很忙的原因。按道理，传染科医生是没有前途的，因为所有的传染病都要被消灭掉。传染病有疫苗，乙肝最终要被消灭。但至今我们这些人还是活得很滋润，就是因为有 ccDNA。现在所有药物都想把 ccDNA 搞定，将来有这样的靶向药物了，检验科就得帮我们检测 ccDNA，看我做到什么环节了。现在还没有药物能做到让 ccDNA 消失，只能实现功能性治愈，看上去消失了，但随时会再来。有人想做 ccDNA 检测，现在还没有办法。病毒的耐药要不要检测？我知道最早很多医院只能做拉米夫定的耐药检测，这个检测非常艰难，后来出现很多药物，又增加了好多耐药。但依旧只能检测拉米夫定。现在有两个药物不发生耐药，病人不可能对所有乙肝药物耐药，总会有一种有效。一个发生耐药，疗效不好了，我换成另外一个药也就有效了，不需要检测。我们发现表面抗原水平低的病人，如果 HBV RNA 水平下降了，这个病人停药复发率非常低。HBV RNA 的界值一旦被确立，将是一个非常重要的停药指标，将来这个指标会进入临床。为什么这个指标重要？因为表面抗原是蛋白水平的，HBV RNA 是转录水平的，如果能把转录水平降很低，然后表面抗原水平降低，这个病人停药的复发率就很低。这个指标将来临床可用，需要整合医学的思想来分析和实践。

除了检验科提供的检测外，我还找病理科进行无创性的病理科检测，把所有资料整合到一起，医生才能看病。比如一个病人表面抗原阳性，HBV DNA 水平高，其实他有多种情况，非常复杂。我们要采取整合医学的思维，特别是对乙肝中的丙肝更是如此，乙肝和丙肝不一样，乙肝随区域分布，跟人类迁徙路线无关。丙肝则不然，是通过毒品、性传播获得的，不是家族性传播。亚太地区的丙肝病毒（HCV）主要是 1 型，而 2 型、3 型的治疗和 1 型完全不一样，如果不测 HCV RNA 只测抗体，不能判断是既往感染还是现症感染。如果是现症感染，病人就是活动性丙肝，就要治疗。但现在大多数医院没有基因型检测，耐药检测也很少能做。中国的基因分型非常复杂，不同的基因型，丙肝的治疗完全不一样。有人说医学有两个人群已存在职业风险：一个是检验科医生，所有的检测都自动化了，将来可以不要检验科医生了；再一个就是传染科医生，丙肝药物的有效率现在达到95%以上，很多药物达到100%，那就意味着世界上的丙肝病人治一个少一个；乙肝病人打疫苗，打一个少一个，可能某一天传染科医生就不用工作了。但是这样的前提是要病毒没有变异。变异后就要耐药，一旦发生耐药突变，疗效就不好了，所以非常重要的是很多药物要进行耐药检测。蛋白酶抑制剂治疗失败的病人中72%有耐药突变，有突变就得检测，但现在没检测。当肝功正常但AOT水平比较高，我们判断不了时，就做超声、穿刺、病理，判断到底有没有基因突变，如果有就进行治疗。抗原、抗体、病毒定量、基因分型、耐药相关的基因都要检测，然后做整合分析。

将来医学怎么发展？我同意整合，因为没有一个单一指标可以把病人的实际情况判断清楚，我们需要把综合性的多个指标整合到一起，才可以把病人看好。要尽可能给予准确的判断，然后给予完美的治疗。

肠道菌群失调的整合医学研究

◎吴开春

肠道对人体的重要性古人已有了解，希波克拉底在2000多年前就说"死亡源于肠道"。现代医学对肠道和肠道中各种微生物的认识，实际上是20世纪初才知道的。一位俄国科学家，诺贝尔奖获得者，他提出肠道有细菌，有些细菌对人体有益，有些细菌对人体有害。中国的老祖宗也知道，葛洪在《肘后备急方》中曾描述用粪便治病，李时珍在《本草纲目》中也提及用其治疗消化系统疾病，都是用肠道的内容物去做治疗。什么是肠道菌群？就是胃肠道微生物的总称，有细菌、病毒、真菌等。肠道微生物的数量可达100万亿，是人体总细胞数的10倍，它的基因组是人类基因组的100倍。现在很多的观点或文献都把肠道微生物作为人体的一个单独器官来看待，肠道菌群的平衡维持着人体各种正常活动。肠道菌群的组成到成年后基本呈稳定状态，最主要有三类细菌，即拟杆菌门、厚壁菌门和放线菌门。正常情况下，这些菌群和每一个个体都是共生、共存的关系。这么多细菌，这么大数量怎么去认识？要有不同的分类方法，检验科把细菌分成许多种。最简单或最常用的是按照厌氧和需氧来分。肠道细菌99%以上都是厌氧菌，厌氧菌在人体肠道里定植，少部分是需氧，大多数是过路菌，还有一些是介于两种之间，像大肠杆菌就属于此类。正常时这些菌的比例、数量都趋于平衡状态。刚才提到肠道有100万亿数目的细菌，除肠道外，在皮肤、呼吸道、口腔、阴道这些部位也有细菌分布，但约80%都在肠道。按种类分，有400~500种细菌。粪便的主要成分或者重要的成分就是细菌。还可以按它对机体的作用分成有益菌或有害菌，还有介于中间者。很多厌氧菌是有益菌，像双歧杆菌。也有一些是有害菌，往往是过路菌，或者是条件致病菌，像葡萄球菌等。在消化道各段，细菌的数目是不一样的。在上消化道，胃、十二指肠细菌的数量是很少的，可能不超过10^3。但到了结肠，数量可达10^{10}，甚至到10^{12}水平。除上述分类方法外，还可把细菌按定植部位、细菌来源或细菌在正常及病理情况下起什么作用来进行分类。比如有些细菌可在肠道定植,有的定植在黏膜表层,可以分成膜菌或腔菌。做检测时,从粪便检测到的都属腔菌,如果取黏膜活检,得到的就是膜菌群。它们代表的意义不一样,分布也不一样。刚才提到在胃肠道不同部位细菌的数量和种类是不一样的,在胃里面,只有 10 种菌,数量很少。不仅数量少,种类也少。像乳酸菌、幽门螺杆菌、韦氏球菌。但是,如果胃条件变了,比如胃酸被抑制了,菌群会发生改变,正常时没有的细菌可以出现,胃里面的细菌可以是需氧菌,也可以是厌氧菌。到小肠,数量会增加,种类也和胃不一样。小肠液本身有抗菌物质,还有免疫球蛋白,本身具有杀菌作用。另外,在小肠有食物,肠液停留很少,所以细菌不是很多,在 $10^3 \sim 10^4$。但从远端即回肠开始,细菌的数量就逐渐增加,特别是到了大肠,细菌的浓度、数量增加 100 倍以上,里面主要是厌氧菌。所以研究肠道菌群,大多数都取自结肠,都属于厌氧菌。不同部位的菌种和数量都有差异,了解这些差异对认识肠道和菌群,对培养和检测细菌都有帮助。肠菌在人体出生后马上开始增加,直到 2~3 岁趋于稳定。在此之前,细菌数量和种类都非常容易改变。所以在儿童时期,抗生素使用不当,会影响成年后肠道的菌群。目前对肠道菌群的研究很热,有很多检测方法,特别是宏基因组研究,使我们对肠道菌群的数量、种类、比例都有更深一步的认识。

  肠道菌群主要有几大功能。第一,给人体提供一定的营养物质,可以促进营养物质的消化吸收,多数由细菌产物来进行。第二,对肠道免疫系统的成熟非常重要。究竟是细菌在起作用,还是细菌产物在起作用,现在并不太清楚。大量细菌在黏膜层形成一种膜样结构,可以抑制细菌活性起黏膜保护作用和生物屏障作用。第三,有一定的抑瘤作用。在肠道表面、黏膜表面定植的细菌,共生的细菌具有防止外来细菌侵犯的功能,起到黏膜保护的作用。除了这一物理作用外,还可以分泌黏液因子、代谢产物,起到化学屏障作用。另外,抗体和细胞因子还可以起到免疫屏障作用。菌群平衡,机体就可以免受外来侵犯。肠道菌群可以参与胃肠道免疫,甚至是全身免疫,现在对这个认识越来越多。机体免疫系统的成熟,很多都来源于肠道,甚至产生的免疫反应也来自肠道。时下正在讨论免疫治疗,可能与肠道菌群也有关系。如果肠道菌群好,免疫反应好,免疫治疗的效果就会增加。肠道菌群可以提供很多营养物质供人体吸收利用,包括蛋白质、胆固醇、微量元素、维生素等。最新发现,肠菌与代谢有关系,糖尿病病人通过改变肠道菌群,可提高疗效。功能性神经系统疾病病人,甚至是精神疾病者,通过改变肠道菌群,都可以实现治疗效果。当然很多机制还不太清楚,还在不断研究。

  肠道菌群失调包括数量的改变和部位的改变。数量改变就是在该多的地方少了,该少的地方或者没有的地方多了。还有一种是细菌移位,大肠的细菌跑到小肠了,这些都可以引起感染性疾病,引起系统性炎症免疫反应。引起肠道菌群失调有诸多原因,机体状态、创伤、应激、酗酒、使用抗生素,这些都可以引起肠道菌群紊乱。肠道菌群移位在临床上也不少见，菌群从周围、从小肠到大肠，还可以通过一些屏障比如腹膜，从肠道进入腹腔或者到其他深层脏器，这些都可以看作是菌群紊乱。菌群移位可以引起相应疾病。肠道菌群到成年后基本稳定，但数量可受食物的影响，不同饮食习惯，爱吃南方菜的和爱吃北方菜的、爱吃面的和爱吃米的肠道菌群就不一样。一家人整天吃一样的饭，肠道菌群可能更加接近或者相似。反之，饮食习惯差别越大，肠道的菌群区别就越大。食物对特定细菌的生长和环境是有影响的，所以也可以通过饮食调整肠道菌群。膳食的种类和数量可以影响肠道菌群的种类和数量。抗生素的使用可以影响肠道菌群，最典型的就是伪膜性肠炎。这种影响不仅是短期的影响，还可能是长期影响，特别是在儿童期抗生素的使用，可能会影响其后期的肠道菌群，乃至肠道菌群所发挥的作用，比如免疫作用。对肠道疾病来说，炎症性肠病（IBD）病人，儿童时使用抗生素可能就是其危险因素。肠道菌群失调可以引起二重感染。菌群失调后可以通过系统的代谢产物影响神经系统，这些产物吸收，也可以通过肠道里的一些介质来影响神经系统。

菌群失调后能引起哪些疾病呢？对于消化系统，比如腹泻、感染、多脏器功能衰竭、抗生素相关的肠炎、肝病（包括肝硬化）、和代谢相关的疾病，以及和肠道功能相关的如肠易激综合征、便秘、消化不良，这些都可能是肠道菌群发生紊乱或者失调后引起的疾病。现在的研究和报道越来越多。不论什么原因引起的肠道免疫力低下、进食不当，都可引起肠道菌群失调，引起腹泻。根据细菌对肠道的功能，可以把它分成有益的、有害的和中间的。如果是肠源性感染，不仅在肠道发生，还可破坏肠道功能，在其他部位引起其他疾病，甚至是其他系统的疾病。抗生素相关肠炎——伪膜性肠炎——主要是由艰难梭菌感染引起，感染后细菌分泌细胞毒素，从而导致伪膜性肠炎及一系列的表现。IBD 病人肠道菌群多样性下降，有个别的或特殊的细菌增减，不论在溃疡性结肠炎，还是克罗恩病都可出现这样的情况。但对于 IBD，是因为肠道菌群改变引起的肠道疾病，还是因为炎症之后菌群发生改变，或者是环境影响这些菌群，目前还不是特别清楚。在 IBD 病人中，对于肠道菌群究竟起什么作用，现在有不少研究。对于慢性肝病、肝硬化病人，肠道屏障是减弱的，经常出现自发性肠炎。肠道细菌还可以进入循环，引起肝硬化加重。除肝硬化外，脂肪性肝病也被认为和肠道菌群有关。肝硬化并发原发性腹膜炎就是一个例子。有关肝硬化肠道菌群失调的机制，除了慢性肝病解剖上发生变异，比如肠道的屏障减弱外，代谢和门脉压力改变都和肝硬化肠道菌群失调有关。

关于肠道菌群和肿瘤，现在研究也比较多。比如幽门螺杆菌与胃癌有关，根除有时很困难，如果益生菌和抗生素一起使用，改变胃和肠道的微生态后，幽门螺杆菌的清除就变得比较容易。肠道菌群紊乱和失调可以导致肠上皮的细胞损伤，氧自由基增加，肠道肿瘤的发生明显增加，这方面有不少文献或者研究。在大肠癌中，可以根据细菌对于细胞的作用将其分为致癌的或抑癌的。在结肠直肠癌发生之前会有腺瘤，那时肠道菌群已经发生了改变。主要表现就是双歧杆菌的数量减少，有益菌减少，有些肠球菌、酵母菌数量增加。到了肿瘤阶段，就更明显了。肠道菌群的这些改变怎样导致肠癌？除了刚才说的细菌本身可以引起某些肠道突变，引起氧自由基增加外，实际上某些代谢产物也有致癌作用。对功能性疾病来讲，肠易激综合征在临床上是非常常见的，病人的肠道菌群也和正常人不大一样。使用益生菌、抗生素都可以改变和治疗这种疾病。肠道菌群在肠易激综合征发生中，可能最主要是通过肠道细菌的代谢产来影响中枢神经系统，形成细菌、胃肠道再到大脑这样一个轴，这个轴相互作用，引起功能性胃肠道疾病。刚才已提到小肠细菌过度生长和肠易激综合征症状有关，所以抗生素治疗在一部分肠易激综合征病人中是非常有效的。

既然菌群失调可以引起这么多疾病或与这么多疾病相关，临床上怎么办？首先要靠检验科给我们一个比较客观的检测。现在检测的是肠道粪菌染色后的菌群生长。还可通过一些特异方法，比如测序，临床非常需要了解肠道菌群的数量、比例及其组成，用以指导临床诊疗，这是必需的。在这方面还有很多工作要做，现有的方法并不是特别多，有的不太适合日常的临床工作，比如测序很麻烦，价钱又很贵。

发现有菌群失调，甚至已发生了与菌群失调相关的疾病，临床上必须去治疗，主要有几个措施：第一，去除这些细菌，多了就去除，我们叫去肠道污染；第二，替换治疗，比如细菌分泌的因子，包括对消化有作用的因子，我们可以补充；第三，通过接种、修补方式补充对肠道有用的细菌，把有害的去除掉，对有用的通过益生菌、膳食、食品添加剂，以及粪菌移植进行治疗。目前对肠道微生态失衡的治疗，更多的还处于临床研究阶段，不论是抗生素，还是粪菌移植，都处于临床研究、临床前研究的阶段。纵观这些研究，能够确切看到效果的，当属粪菌移植。从粪菌移植应用的范围和效果看，对于艰难梭菌感染，粪菌移植治疗应该说是最成熟的方法和手段。对于难治、反复发生感染的，传统的抗生素治疗没有效果的，粪菌移植已经成为标准治疗。除此之外，其他肠道疾病，包括感染性疾病、功能性疾病，以及肠道以外的肝脏疾病、器官移植、代谢性疾病，现在都有许多临床研究。当然这些研究均需更多积累，能够像治疗感染一样，有更多的随机对照研究帮助我们认识粪菌移植的作用。比如对于肠病，现在已经有多中心、随机、双盲对照研究，对于活动性溃疡性结肠炎，能够诱导临床缓解，以及内镜下的改善。粪菌移植改用给药方法能使其在肠道内停留时间更长。对功能性便秘，南京军区总医院发现只用联合的膳食纤维就可以改善便秘病人的症状，而且没有不良反应。对于溃疡结肠炎，我们和张发明教授一起做的工作，提示通过粪菌移植可以明显改善病人的症状，重建肠道菌群，在一定程度上能使菌群失调得到缓解，远期效果还需进一步观察和研究。对慢性假性肠梗阻病人，采用粪菌移植也可以显著缓解症状。我们在肠易激综合征大鼠模型中，做正常鼠的粪菌移植后，可以改善大鼠的状况，且这种改善和血清中的血清素有关，从而提示在功能性胃肠病中，血清某些神经递质的改变是通过肠道菌群的改变诱发的。

总之，肠道正常菌群是人体健康需要的生物系统，菌群的失衡或紊乱可以导致临床疾病，滥用抗生素是其中一个原因。对于这些疾病，选择合适的抗生素、微生态制剂，调整肠道菌群对于肠道的菌群复衡是有帮助的。粪菌移植是现在业内最关注、最新研究的方法。

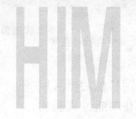

整合康复医学

从整合医学角度看激光医学的现状和未来

◎顾 瑛

"2017中国整合医学大会"首先是一场思想的盛宴,使我在人文精神、医学精神、医学道德上有了进一步提升。其次是理念的创新,对医生也提出了更高要求,需要有更宽广的学科知识。第三是知识的盛宴,给了我们学习新知识的机会。

我是从事激光医学的,我把重点放在激光的临床应用上。有了激光技术才会有激光医学,激光医学利用激光这种能量对疾病进行治疗;光还可以作为信息的介质,用于疾病诊断。利用激光的技术对疾病进行诊断和治疗就形成了激光医学。

激光医学是一个典型的光学和医学相互交叉整合所形成的一个新学科。目前激光医学在临床医学上还没有正式的学科代码,在光学学科有激光学、有医学光子学等学科。激光医学最核心的科学问题就是研究光或激光与人体组织之间相互作用的关系。

世界卫生组织1981年就已经将激光医学列为医学的一个新学科。这个学科涵盖四大学术内容:一是激光医学自身的基础研究,主要解决激光和人体间相互作用的规律及其效应;二是激光的临床诊断学,激光诊断学主要是利用光在人体组织中传输的规律,为获取人体结构、成分、功能等的信息提供可能;三是激光的治疗学,激光治疗是利用光在组织中的传输,加上光能的效应,对病体进行加工和改性;四是激光技术用于现代医学研究,激光已是一种不可缺少的技术,比如现在对细胞分子基因水平等微结构的精准操控都离不开激光技术。

本文重点介绍激光的治疗学和诊断学。激光技术已深入临床各个学科，临床的适应证达 350 多种。一家医院没有激光技术，已难成为现代化医院。

激光治疗技术在临床主要分三大领域：第一，强激光治疗，最大限度体现激光能量效应的也叫激光手术，它已代替了手术刀，最大的特点就是微创性，微创手术已成为外科发展的一个方向；第二，光动力疗法，它是利用光来激发光敏物质产生靶向治疗的作用，这也是激光最大的一个特点，现在内科发展一个很主流的方向就是靶向治疗；第三，弱激光治疗，也叫激光理疗，最大的特点是无创无痛，今后的临床治疗学中，追求的目标就是无创无痛治疗。

目前激光的靶向治疗主要有肿瘤靶向、血管靶向和微生物靶向这三大靶向治疗领域。激光靶向治疗的靶向性主要取决于光敏剂在靶组织中的选择性聚集，给予特定波长激光照射后，靶组织中的光敏剂就会成为激发态。激发态的光敏剂不稳定，有两种释放能量的形式。一种叫物理退击，物理退击会以荧光的形式将能量释放出来，这就给诊断提供了依据。还有一种退击的形式复杂一些，叫化学退击，是把能量通过生化反应传递给组织中的氧，把氧激活产生活性氧；活性氧的寿命非常短，只有 10 纳秒，不能移出细胞。光动力治疗通过活性氧对靶点的氧化作用达到定点杀伤作用，可以说光动力疗法的靶向效应是真正的靶点效应，靶向是非常精准的。它在肿瘤领域的应用是利用肿瘤组织对光敏剂的代谢率和正常组织不一样而实现的，当给予光敏剂一定时间后，光敏剂就会在肿瘤组织中蓄积，这时给予肿瘤区域激光照射就可通过光激发反应产生单线态氧，直接杀伤肿瘤细胞，同时也可封闭肿瘤的微血管系统。

光动力治疗是一个局部的肿瘤灭活效应，也可以刺激全身的免疫反应，因为组织的抗原还在，而且暴露出来。因此，它既是一个局部治疗，也具有全身的治疗效应。这在体表是很容易使用的，还可以通过各种各样的内镜引入身体的内部进行治疗。由于它是活性氧杀伤，因此对各种肿瘤都敏感。在体表的应用非常典型，一个病人手术植皮后复发，通过光动力治疗可以达到完全清除肿瘤而长期生存，而且不增加对正常组织的损伤。在体腔中的应用更具有优势，对早期食管癌更加适合，特别是腔道薄壁器官的肿瘤组织更有利于光动力治疗，完全可以达到治愈，减少外科手术，对于进展期肿瘤仍能很好控制肿瘤的发展达到长期生存。对晚期胃癌手术切除后再复发的高龄病人是一个非常好的姑息治疗手段。

肿瘤靶向光动力是我们向国外学习的技术，但血管靶向光动力是我们 301 医院激光医学科在国际上首先研究成功的。目前血管靶向光动力已成了一类治疗技术，国外也采用了，比我们晚 10 年。我们 1993 年获得了国际激光医学会的学术奖，1997 年获得国家技术发明奖。

血管靶向光动力治疗的一个主要适应证叫鲜红斑痣，发病率非常高，是先天性疾病，如不治疗，将携带终生缓慢生长。目前全国的病人大概有 650 万之多，按出生人口发病率为 3‰~5‰。以往的治疗都会留瘢痕，要么去不掉，要么留瘢痕。1983 年美国人研究出光热选择效应，基本原理是利用血红蛋白能够吸收特定波长的激光，吸收后在血管内会产生热效应，因为能量传递后会产生热效应，这时把激光变成一个脉冲形式，使这种热效应不能扩散到周围正常组织，从而达到一个选择效应。由于黄种人体表有大量色素，对光的阻挡作用非常强。因此这种治疗在我国的治愈率非常低，大概 5%，而且有效的病人在 5 年之内复发超过了 50%。早期研究，我们通过血管给予光敏剂注射，所有的血管内皮细胞都含有光敏剂。然后我们去找一种可以被血红蛋白吸收又可以激发光敏的物质，物理特性是在皮肤组织只能穿透到浅层。这样我们就可以实现皮肤表皮层，没有血管，没有光敏剂，不产生光动力效应；而深层营养血管有光敏剂但没有光的照射，也不发生光动力反应；只有在真皮浅层畸形的毛细血管网内，既有足够的光敏剂又有足量的激光来产生光动力效应。

实验研究发现一种动态、在体的光动力反应，在小血管中可直接观察到血管内皮细胞逐渐肿胀，然后阻断血流达到靶向去除目的。进一步研究发现不同管径的血管有不同的光动力损伤阈值，我们可以精准调控畸形血管受到光动力损伤，正常血管不受损伤。临床试验结果看到，皮肤中畸形的微血管被很好去除，而皮肤周围完全不受损伤。从治疗结果可以看到，有照光的地方和没有照光的地方改变完全不同。通过无创的激光效应证实了定点靶向损伤的特点。新的血管靶向光动力的靶点仅仅局限在微血管的血管壁上，它在表皮和周围正常组织中没有光敏反应，所以治疗安全性和有效性比国外治疗的标准有很大的提升。

血管靶向光动力治疗是中国人首先发明的。我们和上海第二军医大学药学院合作，研发了我国第一个血卟啉单甲醚这一化学 1.1 类的光动力治疗新药，目前该药已经上市。通过国家"863"项目支持，还研究了国际上第一台血管靶向全固态激光设备。

随着第一个适应证的研究成功，我们逐渐把血管靶向光动力治疗拓展到其他微血管疾病的治疗，比如食管静脉曲张、小静脉曲张、放射性胃肠炎等。国外根据我们的原理研究了新的适应证，如内脏微血管畸形会导致内脏出血，过去治疗很难，现在有了光动力治疗就完全不需要手术或者药物就可以解决，放射性胃肠炎也同样可以通过光动力疗法得到解决。此外，光动力治疗也可以大大减少角膜置换率。

微生物靶向是国内外共同研究的一个项目。目前的药物治疗对病毒没有特效，现在超级细菌抗药性是一个很大的问题，也包括真菌的治疗，这些都是光动力治疗很好的适应证，如内脏真菌感染的治疗是我们在国际上首先临床研究应用成功的。面部的痤疮是杆菌感染，可以通过光动力来解决，还有口腔的消毒问题。

激光手术有微创特点，激光手术已经完全改变了传统外科的概念，首先激光手术为非接触性，疼痛很少，与传统外科完全不同。例如舌的血管瘤治疗，有了激光技术后，可以在完全不出血的情况下几分钟就完成手术，病人不需要住院，复查时舌头的活动照常，味觉也不丧失。

激光手术精准、快速，不需要缝合，也和传统外科截然不同。比如悬雍垂根部的血管瘤，用激光手术非常简单，局部喷麻药2秒就可以解决，完全不需要住院，术后悬雍垂功能完全正常，而且不留任何瘢痕。唇的血管瘤可以通过唇内部进行凝固，完全不需要缝合。由于外观恢复很好，对正常组织结构影响小，因此在整形和美容领域激光应用非常多。

激光治疗还可以减少损伤，最大限度保留正常组织。深层的肿瘤也可通过经皮穿刺方式解决。例如大隐静脉曲张，外科手术要沿曲张静脉切很多口，有了激光治疗就像静脉穿刺一样，可从里边把曲张的静脉直接凝掉，大大减少了手术损伤。如果说大家对激光医学不够了解，但至少对激光在美容领域的应用，几乎人人皆知。经过上面的介绍，大家就不会再认为激光医学就是激光美容，就像不会认为卡拉OK是音乐的全部一样，但它毕竟是音乐的一部分，和我们的生活非常贴近。可以说，现在的皮肤科、美容科有了激光技术后，从一个没有太多办法的科室变成了一个非常有用的和大家生活非常贴近的科室。最代表激光微创特点的，应该是激光在眼科的应用，现在的眼科没了激光已经不成为眼科了，角膜手术是千分之一毫米量级精准的手术，一直到白内障的全激光手术，将来都要靠超快激光来解决。

激光治疗技术大家比较熟悉，但对激光诊断技术可能比较陌生，它最大的特点是高分辨、无创、无损，因为光速非常快。在结构成像、功能成像、成分检测和定位诊断上都有应用。例如激光光学CT，现在把诊断从毫米量级提高到了微米量级，皮肤诊断可以看到细胞，可以看到微血管，内镜可以看到早期肿瘤，光声成像和激光散斑成像可以动态观察组织内部的微结构及激光多普勒效应。还有激光的荧光诊断，可以早期发现病变部位如龋齿，还可以对各种病毒感染和早期肿瘤定位诊断。此外，如激光共聚焦技术等都可以用于早期微结构的病变诊断。我国已有了国产化诊断设备。激光医学现已成为二级学科，有全国性杂志和全国性学会，也有了规范和指南。

总之，激光医学是激光技术与医学高度整合、有机整合的结果，已显示出强大的不可替代的生命力。我深信，通过进一步的深度整合，必将开辟更加广阔、更加美好的医学天地。

略谈整合康复医学

◎黄东锋

用整合医学理念来拓展康复,这确实是一个新课题,我在不断学习、理解,并尽力去推动这一领域的发展。康复医学最近几年发展特别快,逐步从单向发展到临床发展,走向全方位发展。新科技特别是高尖科技迅速使用到康复医学中,展现出广阔而诱人的前景。

21世纪的前15年健康始终是一个主题,这个主题似乎越来越多地渗透到各个领域。在联合国持续发展目标的17个项目中,表面看直接与健康有关的只有第3项,但实际在其他16项持续发展目标中,其实不同程度上都包含健康内容。过去讲健康,都是由国际组织来主导,比如联合国或世界卫生组织,现在主要是以一种引导和指导的方式,而不是直接参与。过去讲健康都是集中在讲人、讲疾病,但现在除了讲人外,还讲环境、社会,更多是讲全球的综合性发展。在前15年提得更多的是解决贫困问题,大多针对发展中国家,但现在不但是发展中国家,全球所有国家都必须参加,也就是说健康问题不仅是发展中国家,其他国家也同样要面对和解决这个问题。

健康产业有很多与康复有关,国务院也出台了一系列与健康有关的文件。最引人注目的是《"健康中国2030"规划纲要》,它应该是整个社会发展的一个标志,号召各界都来推动健康产业,目的是让所有民众享受社会发展进程带来的成果。回过来再看健康目标发展和康复之间的关系。要达到持续发展的目标首先就必须有完善的健康体系。健康体系所体现的就是广域的健康覆盖或者叫社会化的健康普及,希望整个健康系统在一个综合大平台上来实现。它所关注的是人和社区,将健康和发展结合起来,要求整个健康体系是一个运作良好、高质量、高效率、公平、富有责任,以及能够应对各种不同变化的大平台。

健康发展和社会发展要能同步进行,世界卫生组织的《世界残疾报告》对残疾提出了新概念，认为残疾是一种人类的生存状态，是在人的生命过程某个阶段暂时或永久性出现功能障碍或功能损伤。尤其进入老龄或老年阶段，这种功能障碍会不断增加和出现。针对残疾必须有系统多样的解决办法，而且这种办法要能应对各种变化。因此，我们对康复就有了一个新要求，康复是帮助经历或者可能经历残疾的个体，在与环境的相互作用中取得并维持最佳功能状态的一系列措施。

"康复"和"促能"这两个词之间是有区别的，后者是指帮助先天障碍或生命早期发生残疾的儿童或个体最大限度地发展功能。而康复是帮助失去功能的个体最大限度地获得功能。

我们习惯说康复包括两个内容——评估和治疗。而《世界残疾报告》已对康复的概念框架有了变化，至少可以看到有5个方面的内容。包括识别个体及其需求，把问题与人和环境相关的因素相联系，明确康复目标和计划实施康复的措施，评估康复的效果。因此，现在即使从康复的概念上，也要从原来的康复评估和康复治疗这简单的两大块中跳出来。在整合医学的发展中，我们也要通过整合康复医学的发展，对本身的工作进行调整。

接着看康复措施和结局。康复措施的对象是针对身体功能和结构、活动和参与、环境因素和个人因素。康复措施目前大体分三个类目：一是康复医学，二是康复治疗，三是辅助技术。我们现在有了整合康复医学，很快就有了整合康复护理学和整合康复治疗。我们要很快把整合康复辅助技术列入我们的议事日程。王珏教授提出，考虑到我国的情况，还是希望把它叫作"整合康复医学工程和辅助技术"，我觉得这样更加全面，而且不同领域参与的专家会更多。

怎么达到预期效果呢？过去只提康复要最大限度地促进功能。《世界残疾报告》在有关康复的解说中，描述为有助于个人在与环境作用过程中获得及维持最佳功能，它不但提倡去促进获得功能，而且要维持达到最佳功能，预防功能丧失。所以，康复的作用：第一，预防功能的丧失；第二，减缓功能丧失的速度；第三，提高和重建功能；第四，补偿失去的功能；第五，维持目前的功能。其实，就是康复工作逐渐走向细化、个性化，就像吴毅教授经常推荐的精准康复，要求越来越细，要求越来越高。

我们的专家共识，除了谈疗效外，还谈康复的结局。康复的结局是指由单一或一组的康复措施通过时间累积对个体功能产生的益处和改变。传统上评估康复结局集中在个体的损伤水平，现在康复结局的评估已经扩展或者包括了个体活动和参与的结果。

现在的临床病历首页有康复护理的分级，即一级护理、二级护理、三级护理等，已把日常生活活动能力加到护理分级中。不但在康复领域，在整个医学领域已把功能的观念逐步整合进去。活动的参与评估涉及个体的一系列内容，如交流、移动性、自我照顾、教育、工作，还有就业和生存质量等，也可作为对项目的评定方法，或对某些结果、对资源使用产生的变化进行衡量，比如减少了需要的资源或援助服务（可通过需要的时间比如每周的小时数等来衡量），这些都可以作为结局的一个判断内容。

世界卫生组织根据《世界残疾报告》及全球残疾及康复状况，在2014年提出了残疾问题的行动计划草案，目标是增进所有残疾人健康。在这里，残疾人是指在社会中伴有功能障碍的全部人士，而不是指某些人群。我们对在不同时间、不同状态、不同年龄可能出现的所有功能障碍状况都要去增进或促进，而且是以健康的标准来进行促进。所以我们的目的是要促进所有社会残疾人能够获得最佳的健康、功能、福祉和人权。具体工作有三个目标：第一，清除障碍，提高卫生服务和规划的可及性，也就是在政策方面必须达到让所有有功能障碍的人士、病人、老人都可以得到相应的康复服务；第二，加强和推广康复、促能、辅助技术、康复救助和支援性服务及社区康复；第三，加强研究，加强残疾和康复领域的国际沟通交流。为此，现在提出一个新的关键词，就是"康复相关的健康"，也就是在广域健康覆盖下的康复解决方案。

关于整合医学和康复，在康复中现在提出共融发展或共同发展，怎样去衔接其间的关系？还是要回到我们具体的工作和任务上去，就是走向整合包容的发展道路。

樊代明院士讲整合医学，是将医学各领域最先进的知识理论和临床各科最有效的实践经验分别加以整合，根据社会、环境、心理的现实进行修正整合，使之成为更加符合人体健康和疾病治疗的新医学体系。"整"是方法、手段、过程，"合"是要求、标准、结果。通过整体整合来形成整合医学，还器官为病人、还症状为疾病、从检验到临床、从药师到医师，身心并重、医护并重、中西并重、防治并重。我们康复要在整合医学中发展，形成我们的整合康复医学。整合康复医学干什么？从器官、系统到全人，从病理、功能到整体健康，从致残疾病到残疾病征，从检查评估到临床，从机构到社区，从医生主导到团队合作，身心修炼、中西互动、共建发展。把我们想做的工作在整合康复医学中逐步实现，我希望大家不断来丰富整合康复医学的内容和内涵。

包容性发展是最新提出来的残疾康复新策略。过去讲社区康复是从医疗机构走出去到社区进行康复，现在所说的社区康复是指在社会和人接触的这一大单元进行康复。也就是说，社区未来要包容性发展，它不但包括了在社区医疗机构康复这部分，甚至包括在医疗机构治疗过程的这部分，而不是两者的区分或隔离。这也将进一步推动康复工作的深化。这就是我对整合康复医学的粗浅理解。

颅脑损伤的精准诊疗与整合康复

◎吴　毅

大脑是人体主要的中枢器官，大脑损伤后会导致意识障碍、认知障碍、运动障碍、言语障碍、肌张力障碍、脑干损伤或感觉平衡失常等。如果把大脑的每个区都治疗好了，病人就能全部恢复，所以我的概念是先有精准，后有整合。先把每个零件、每个器官治好，接着整个肢体包括运动和感觉功能等恢复，最终人体就可以全部改善。在康复医学中，也要把大脑的每个部分、每个区都治好，病人才能全部恢复。大脑的每一个功能区都改善了，这个病人的运动就改善了，言语也改善了，还有认知、吞咽都会改善，病人最后就会完全改善，可以回归家庭和社会。

德国科学家把大脑分为52个区，我们科里再按各自负责的不同区把专业人员也分成10个"区"。1、2、3区是感觉中枢，4区、6区是运动中枢，9区、10区、11区是认知中枢，45区、42区和22区是语言中枢，39区是阅读中枢，8区是书写中枢等。每个专家有自己的一个区域，然后由这个专家领导主治医生、住院医师和治疗师共同组成一个团队。一个病人的损伤通常是综合性的，比如严重颅脑损伤，我们每个专家要找到自己的一个区域，然后对其进行康复治疗。每个区域的康复治疗都完成了，病人恢复了，其实就是整合医学。

我们每天讨论病情，把每个细节、每个精准的地方都搞清楚，整合起来就能做得非常好。我们每周五都有一个团队会，参加的人有医生（包括针灸和推拿医生）、治疗师、护理人员，还有营养师。病人来了，第一步是做评定，如病人到底能走不能走，手功能到底能不能好，语言功能否恢复等。评估不能凭空而想，不能只用量表，要做到个性化、精准化。现有的一些技术使我们可以看到大脑的大部分状况。首先是影像学，影像学技术已从X线片到CT，到磁共振，现在到了PET-CT。其次是电生理，通过电极帽，可以把大脑所有的信号提出来，由此了解整个大脑的变化过程。因此，现在除了常规的量表外，我们更注重影像学和电生理资料。医生可以做高端的大脑功能检测，我们科里主治医生每人有一个特长，要么做影像学研究，要么做电生理研究，要么做B超研究，把每个人的工作都细化。这样对每个病人都能做到标准化和规范化的评定。如果一个病人就诊时手不能动、偏瘫，家属问得最多的问题是病人的手还能不能动，今后能不能恢复。只靠CT、磁共振回答不了这个问题，需要做功能磁共振。叫病人做一些有意、无意、主动、被动的检查，就可以判定他的行为变化，也可以预知将来的恢复情况。有很多昏迷的病人来到病房，判断能不能醒来，要做静态磁共振，可以看看整个大脑的变化过程、联系过程，这要有特殊的检查软件。病人来后常规做CT、磁共振，除常规T1、T2外，还要常规做静态检查，即弥散张量成像（DTI），看一下传导束。如果患侧功能还有40%~50%，就告诉家属病人一定能逐步恢复，而不是一点不能恢复。如果病人的传导束完全断了，那就要告诉家属病人一定不能恢复，除非有奇迹发生。

我们要做精准评估，对病人进行全面了解，包括功能情况怎样，纤维束是否全断裂，如果纤维束没有断裂就一定能恢复。如果大脑功能图是好的，就一定能苏醒；如果整个大脑的功能区全部呈一条直线，病人一定是植物状态，不可能恢复。所以对脑损伤的精准评估非常重要，每一个医生都要熟悉大脑的定位，要会看片子，现在对磁共振的要求越来越高，因为它对判断病人的预后非常有用。

电生理是近几年才发展起来的，过去康复科医生很少认真研究电生理。现在我们可以做躯体感觉诱发电位和脑干听觉诱发电位等。如果在正中神经给一个电刺激，在大脑的对侧可以接收到这根神经的电刺激，说明这条传导通路是非常完整的，因为我们知道了浅感觉和痛温觉。如果病人是脑干损伤引起的昏迷，判断脑干的情况时可以给病人戴上耳机给予一定刺激，在整个左侧大脑和右侧大脑分别记录诱发电位。诱发电位非常完整说明脑干的功能是好的，因为脑干中有一个上行觉醒中枢，如果上行觉醒中枢完全损伤，病人一定醒不过来。很多功能检测要求要很精准，这非常重要。

经颅磁刺激（TMS）过去是一种检测手段，比如在M1运动区，给一定刺激，通过磁的作用在对侧大脑一定会接收一个动作电位，接收一个刺激。如果接收刺激比较完整，病人这只手的功能一定比较好，如果一点都没有，说明他的传导束（锥体束）一定不完整，预后一定很差。我们科近几年开展TMS比较多。过去是单级刺激，同侧兴奋，每次要换头，现在是双极的，一边是直接兴奋，一边是直接抑制，效果非常好。我们还引进了一台设备做双刺激的研究，看看给一个刺激后紧跟第二个刺激，研究在时间差中的情况。我们强调的是精准定位，以及大脑损伤的程度到底如何，准确诊断后才能治疗。

我们曾收治过一名51岁的女性病人，重症脑损伤后3个月，脑疝形成后在当地进行了手术治疗，也做了气管切开。来我们这里时病人是昏迷的，整个双下肢都呈非常明显的痉挛状态，全身插着管子。我们的目标是帮她把管子一根一根撤掉。CT片提示脑损伤，硬膜下血肿呈月牙形，脑水肿非常明显。我们首先把她左侧的颅骨去掉降低颅内压，压力缓解后病灶变成了一个软化灶，病变过程是先有出血，出血吸收完后变成了软化灶，软化灶是没有功能的。整个左侧大脑的1/3～2/3受损非常明显。病人从脑水肿又变成凹陷，凹陷后向内的压力使对侧大脑出现脑萎缩和脑缺血。我们请神经外科和神经内科会诊，进行多学科合作。神经外科需先修复颅骨。处理完后，再做脑干诱发电位。诊断是脑损伤，外伤对功能的影响特别明显，要做长期的康复治疗。首先给予肉毒素注射，肉毒素对痉挛的效果非常好，打后第三四天肌肉就软了，为后面的物理治疗（PT）、作业治疗（OT）创造了非常好的条件。对昏迷病人的PT也给一定的刺激，包括嗅觉、味觉、听觉的刺激。肉毒素注射后马上给她做一个矫形鞋，防止足下垂。OT是让她坐立、站立、坐轮椅，然后是站立床训练。言语治疗（ST）是做吞咽，做言语的功能训练，还可用电刺激帮助病人改善。颅骨修补好后病人很快清醒。康复科不是全能的，要依赖很多临床科室。醒后病人开始自主活动。现在病人完全可以活动了。

还有一个13岁的小男孩，入院时也是昏迷，损伤非常明显。全身插满管子，做了气管切开，放置了鼻饲管、导尿管等，没有任何的反应。孩子是硬膜外一个特别大的血肿，也是单侧（左侧）的颅脑损伤，脑干损伤非常明显。我们做了脑干诱发电位，结果非常好，说明有苏醒可能。我们做了很多量表包括定位、定性、功能诊断。经过康复治疗，2周后开始清醒，能跟踪事物；4周后拔掉鼻饲管，可以吃东西；6周后可以站立，现在可以行走，可以算算数了。下一步完全可以回家。

康复治疗从精准到整合是一个非常好的过渡过程。康复医学越来越倾向于要早期康复。康复治疗推崇的是能够回归社会、回归家庭，我们通过精准定位、精准诊断最后达到精准康复，这个过程必须要有整合医学或整合康复学的理念和实践。

整合康复治疗学要从最基本做起

◎李勇强

我是一名治疗师，想从治疗师的角度谈谈整合医学或整合康复学。

我们治疗师经常做的一个工作是腘绳肌牵拉（俗称"扛大腿"）。无论是脊髓损伤还是偏瘫，很多病人都有下肢痉挛，都需要做腘绳肌牵拉。有一天我正在给病人做治疗，一名医生走到我面前说，你"扛腿"有用吗？他觉得很奇怪。难道我专业"扛腿"20年白扛了吗？牵伸有用吗？牵完后它不是又回去了吗？痉挛是一个中枢问题，中枢神经损伤减弱了对下肢运动的调控，于是下位中枢兴奋，机械持久的兴奋，使中枢神经系统对下位中枢的调控更加减弱。似乎中枢问题靠天天"扛腿"没用，但牵伸技术是治疗师一个非常重要的针对痉挛的技术。于是，我去查文献，发现牵伸其实还是有效的。很多文献告诉我们牵伸是有效的，所以我们"扛腿"还得扛，但不能死扛。文献告诉我们到底牵伸多长时间为好，多大强度为好，多大力量为好，多大频率为好，这是有学问的。

我们"扛腿"的工作需要改进，我们发现循环牵伸比持续牵伸更有效。我们牵伸开始用手牵，然后用器械牵，用绑带牵，最后用一些更"高大上"的器械牵。但除了做牵伸，我们可不可以再做点其他事，能不能用针对中枢的方法降低病人的痉挛呢？牵伸有应力松弛的原理，当组织被拉长保持一段时间，它的阻力会随时间下降，这就叫应力松弛。应力松弛了牵伸是有用的，而且肌肉的黏滞性也会下降，所以牵伸有用。

有一天，上级教授让我要关注一个技术，叫VR（虚拟现实）。现在针对肌肉痉挛的治疗，基本都是针对外周神经的，包括肉毒毒素、神经阻滞术、热敷、电刺激、冲击波、深层肌肉刺激（DMS）、体位摆放、经颅磁技术等。能不能开展中枢性治疗呢？我首先买了微软的Xbox360。有个脊髓损伤病人大腿内收肌比较紧张，我重点让他对着视频练跨步，练左右的跨步。在主动运动跨步的情况下能不能降低肌肉的痉挛？后来教授告诉微软 Xbox360 不叫 VR，于是我又去找。后来在四川省八一康复中心，我看到了他们的卡伦系统。一个脑外伤病人，不在卡伦系统上面走路时，步态迈得很小，因为下肢肌肉紧张所以前后的步伐迈不开；他上去后，如果给他一个目标让他能够跨出去，在运动中就可以降低肌肉的张力。很多病人在安静时肌张力还好，一旦运动，张力就比较高，如何克服动态下肌张力增高？我又让教授看卡伦系统，他说这也不叫 VR。

后来我终于买到了 HTC，这是目前国内最好的 VR 设备。我有一个脑外伤病人左上肢肌肉痉挛张力很高，我让他在 VR 下练习把一个拳头打出去，平时叫他打他打不出去，我就让他练拳击，和别人对打。但问题又出现了，很多病人戴上 VR 时紧张，肌张力没有降低反而增高了。我自己戴上 VR 也感觉紧张，但我继续往下试，慢慢就适应了。我们治疗师在给病人用 VR 训练降低肌张力时，首先要让他把动作做出来，慢慢有一个适应过程。另外，要明确治疗目的，训练痉挛肌肉基本上是训练病人的拮抗肌。

目前的 VR 游戏太刺激太惊险，很多时候刚一戴上就受不了，我自己戴上一个 VR 的过山车，很快就拿下来，那个过山车就像在真的环境下一样，如果病人痉挛程度很高，这时用 VR 的效果并不好。所以我们就自己设计康复治疗程序让病人降低肌张力。得设计一个缓慢程序让病人慢慢把手伸出去，并在戴着 VR 的情况下主动地伸。我们刚刚设计出来的程序让病人伸手去关灯，即从最简单的动作开始设计，每一种游戏都是根据治疗师的目的来设计。如果想降低病人上肢的肌张力，就让他在 VR 里面伸，伸手拿水，伸手关灯。这种动作在 VR 中更容易被病人接受，因为他不得不去做一些动作。

整合康复治疗学最近在整合三样东西：一是外骨骼支架机器人，二是 VR，三是信息大数据系统。这就是我们目前正在实践的整合康复治疗学。

脊髓损伤国际分类标准的变迁在诊断康复中的应用

◎周红俊

我们首先看一个病例。男性，72岁，左侧臀部疼痛4年，到很多医院诊病。第一家医院诊断为"腰椎间盘突出"，行手术治疗，术后疼痛没有缓解；后来到北京一家医院就诊，发现行椎间盘手术区域有一个神经鞘瘤，再次手术摘除神经鞘瘤，左侧臀部疼痛缓解了，但出现大小便失禁，来到我院做康复。查体右侧基本没有严重问题，右侧的症状和其腰骶部做手术神经有损伤比较吻合；但左侧从胸部开始出现感觉减退，这与腰骶部手术或神经鞘瘤的体征不太吻合，需要进一步查明原因。我们给病人做了常规胸片检查，发现胸椎有轻度侧凸，进一步做磁共振检查发现，这个地方也有神经鞘瘤。这个神经鞘瘤的发现距他上次手术刚过去2周，说明前两家医院都有漏诊。

我们为何能发现病人有神经鞘瘤漏诊，因为对于脊髓损伤病人的神经系统检查我们采用了标准的查体方法，此标准就是脊髓损伤神经学分类国际标准。它是1982年美国脊柱损伤协会（ASIA）首先推出来的，1992年，国际脊髓协会（ISCoS）与ASIA共同推荐在全球应用，使其在世界范围内成了一个国际标准，也是比较权威的指南，对判断、评估、治疗具有重要意义，也有利于国际化交流。

这个标准推出后每三四年就会更新。比较重要的版本是1982年的第1版，1990年、1992年的版本大家都比较熟悉，2011年是第7版。2013年和2015年又做了更新。这个标准制订的基础就是颈椎有8对神经根，胸部有12对神经根，腰有5对，骶部有5对。每一对神经根接受不同皮肤的感受信息，我们称为皮节；每一个神经根支配一组肌肉，称为肌节。根据皮节和肌节的功能障碍判断损伤的平面，反之根据损伤的神经可判断其会导致哪些所属部位受累。

如果用表来表示，大体分几个基本部分：一般状况；上肢、下肢的运动、感觉评分，左右分开；神经损伤程度，包括完全损伤和不完全损伤及部分功能保留带。用这样的表判断损伤能比较完整、准确地反映功能状态。如果我们只采用 Frankl 分级或 ASIA 残损分级，即 A、B、C、D、E 分级，不能准确反映病人的功能状况。同样，由于部分功能保留带的存在，同一平面的完全损伤，其功能可能会有很大差别。

关键肌的确定有其原则，每块肌肉反映特定的节段，每块肌肉有特定功能，每块肌肉都要在仰卧下能完成检查，这有利于防止早期过多翻动造成进一步损伤。肌力评定是 0～5 级，即 6 级分法；但有一个特殊情况，即增加了一个"5*"，就是可能某个病人肌力正常，但无法呈现关节活动范围正常或对抗正常的阻力。比如由于石膏固定或截肢无法按常规检查方法确定，但神经没有损伤，故判断其肌力正常，由于其肌力正常是由检查者主观判定而非实际检查所见，所以加一个"5*"。有些病人可能不特别配合，但觉得其肌力没有问题，也标个星号。这个标准比较详细，对每块肌肉的每级肌力都有特定检查。例如，肱三头肌的检查，肱三头肌 0～1 级，主要防止肩的外展和肘的外旋，以取得代偿的作用。2 级也主要是防止肩的外展、外旋，肩外展加上肘外旋就可带动肱三头肌往外摆，会造成判断失误，所以要特别注意。检查股四头肌时，1 级肌力查起来比较费力，可给病人一个指令，让他伸腿，很多病人的肌力比较弱不会伸。但把手放到病人大腿后面，给他一个指令，说让其大腿向下压，这比较容易诱发出股四头肌的活动来，这是比较特殊的地方。腓肠肌的 3 级肌力检查，是把脚掌放到床面上，抬起脚后跟，这与普通的徒手肌力检查（MMT）方法有很大区别，要特别注意。

感觉检查包括轻触觉和针刺觉，轻触觉用棉签轻轻拉一下，评分比较简单，2 分正常、0 分消失、1 分不正常，不管是减退或过敏都是 1 分。可能病人有时说有，有时说没有，什么时候正确？回答 10 次必须要有 8 次正确，才说明是有的；如果 10 次只有 6 次正确可能是没有感觉的。对于针刺觉，很多医生查体兜里都有医用锤，上面有针，但那个针不够尖。感觉检查不准确在日常工作中会造成一些误诊。有一名 51 岁的女性，是北京一家医院的护士，胸部疼痛 6 年。神经内科、心理科、胸外科等都看了。曾经考虑是肋间神经痛，但治疗后无好转；因为病人是 51 岁，也考虑过神经官能症，但治疗后也无好转。6 年后逐渐出现行走困难、大小便失禁，遂做磁共振，发现胸段脊髓有一个室管膜瘤。后来追问病史，病人五六年前洗澡时就发现胸部这一带就感觉不到热，烫破了皮都不知道疼，亦未引起其重视。所以那时如果对她进行感觉检查，也许通过定位会发现问题。

上述的标准，是美国专家整合了很多科室，包括骨科、神经外科、康复科、护理等多个专业共同制订的，具有很强的科学性和实用性，有助于我们完整反映脊髓损伤病人的功能状况，采用统一标准便于交流，甚至对于脊髓病损的诊断都有极大的帮助。当然，这个标准定期或不定期更新，说明其还不完善，还需要整合更多的知识及经验，使之更权威、全面。

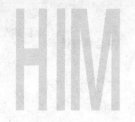

辅具技术整合解决重症病人的肌肉痉挛

◎范建中

樊代明院士指出,整合实际上是由两个词合并而成,一是整体,还有一个是整合。既要有整体的观念,还要有各种技术或各个学科的交融协作,才能叫整合医学。

本文主要介绍以下两方面内容:第一,脑损伤后的肌痉挛及其处理方法,比如用经颅磁刺激、VR 或徒手操作、支具等;第二,脑损伤后肌痉挛辅助器具怎么使用。如今的三级医院康复科都面临着接收重症病人的难题,这些病人,尤其是脑损伤病人入科时病情都比较重,身上插着各种管子,甚至生命体征都不平稳。开展重症病人的康复工作的确是一个难题。

重症康复在国外已开展了很多年,有一定的基础;国内近年来也开始逐渐重视重症的康复。国外有专门的重症医院,急救医疗是他们的特色,可提供直升机急救服务,医院还有专门的重症康复单元,提供全天候 24 小时服务,有一对一的治疗,包括物理治疗、作业治疗、语言治疗等。工作人员有内科医生、外科医生、高年资护士,以及专业的康复医生、康复治疗师和康复护士。

康复科收治的主要有神经系统损伤、骨科、心脏科、发育障碍,以及疼痛等病人,甚至产后病人等也是康复科主要的医治对象。2010 年我们提出过一个观念叫"强化康复单元"。国家要求三级医院康复科要收治损伤早期的各种重症病人,病情允许的病人要求转至下级医院继续做康复治疗直至回归家庭、回归社会。与此同时,各种各样的康复医院、康复机构越来越多,这就将"预防—临床—康复—家庭—社会"这条使病人从医院回归到正常生活的康复链无缝连接起来了。康复在医院和家庭之间起到了连接剂的作用,而重症康复在其中起到了"跨海大桥"的作用。这就改变了过去病人因病情太重无法离开医院,或是病人直接放弃治疗回家等待生命终结令人痛心的局面。

我们在 2011 年的《中国康复医学杂志》上发表了我们对开展重症康复医学工作的观点。过去总觉得康复医学科是一个新兴学科，其实重症医学科比我们还晚。现在很多科室都在开展重症医学，例如外科、心脏科、神经科的 ICU 等，实际上这也是一种整合。重症康复更是一个整合，我们涉及的疾病谱特别复杂和广泛。此外，病人患病时间段也不一样，重症康复不单是针对疾病的早期，有时病人病情较重，将会有很长一段时间处于重症阶段。《整合医学——理论与实践》一书有樊院士关于整合医学的论述，结合在康复科的工作，细细读来很多思路是相通的。

关于肌肉痉挛的问题。大脑组织有专门管理运动功能的区域，肌肉张力的一个重要作用就是保护肌肉和维持姿势，当大脑的这些部位发生损伤或疾病，肌痉挛就成了异常保护的一种表现，这在脑损伤病人中是比较常见的。关于痉挛的定义及痉挛发生的机制，目前还在研究中，因为脑损伤的恢复目前还有很多问题不太清楚。有几种说法，一种是牵伸反射增高引起的速度依赖性肌肉张力增高，即快速牵伸时引起的肌肉张力增高的反射行为，且速度越快这种反射越明显。还有一种是处在一种潜伏状态下的牵张反应，有的是正常情况下的牵张，有的是脑损伤后出现的牵张。它们是病理或者生理条件的反射，二者不一样。痉挛是肌肉的一种异常状态，如果维持时间太长，会出现挛缩。挛缩是一种到后期肌肉功能不良的转化，肌肉痉挛非常多见，游泳时跳进水里可出现肌肉痉挛，踢球时运动量过大也会出现肌肉痉挛。当然，在上运动神经元损害情况下出现的痉挛及引起的挛缩是康复科专业人员面临的主要问题，这是运动生理的问题。肌梭可感受肌肉长度的变化和收缩加速度的变化。肌肉长度变化时，肌梭通过复杂的反射来增加肌张力的改变。肌肉长度和速度同时变化时，会不一样，如果是匀速运动其中的反应又是不一样的。掌握这些特点非常重要。

用什么技术来解决这一问题？只能用康复训练，这是基础。痉挛的阳性症状有很多：肌张力高、牵张反射扩散、固定肌肉引起扩散的张力高等。还可出现所谓阵挛，即痉挛呈阵发性。张力高的情况下持续缓慢牵伸可以降低张力，加速度在尽量接近 0 时牵伸是最有效的，同时尽量是单一方向，当反方向回复至初始位置时可加快回复的速度，这些都是常规的手段。

脑卒中病人小腿三头肌张力高比较常见。病人长期卧床后足下垂，通过斜床站立可以减轻痉挛导致挛缩而引起的关节活动度受限。临床上很多静态辅助器具可用来解决痉挛问题。肌肉软组织对应力的反应呈曲线状，即应力松弛。肌肉松弛程度会随着应力的增大和时间的推移变大，但不会出现无止境的松弛。研究表明，30 分钟和 1 小时的应力松弛程度相差不大，软组织的应力松弛程度 30 分钟就进入了平台期。此外，软组织还有一个特性叫蠕变。当软组织受到一定强度的外力长时间牵伸时，会出现增长的现象。这也是我们给病人做静态支具时应用到的理论基础。也就是说，静态支具可辅助病人做痉挛组织的静态牵伸，通过长时间的牵伸，起到应力松弛减轻痉挛和软组织蠕变拉长改善软组织挛缩的作用。

我们在临床上常见脑卒中长期卧床的病人，因为痉挛导致手抓握状畸形和足下垂。于是病人家属，甚至有些医务工作者为了改善这种情况，给病人手中抓握小球或毛巾卷，在光脚的情况下足底垫木块或其他硬物来纠正足下垂。事实上我们是反对这种做法的。因为这种病人手里抓着东西的话会刺激抓握反射，反而使屈肌张力越来越高。而光脚足下垫东西，尤其是前脚掌垫东西会诱发阳性支撑反射，从而导致小腿三头肌痉挛越来越严重，与纠正治疗的目的越来越远。

重症病人出现这样的问题，除了用前面所讲的处理解决痉挛方法外，我们自己也搞了点小发明。很多病人在戴着踝足矫形器的情况下，由于重力的作用双足会呈现外"八"字的异常姿势，这与我们要求长期卧床病人的良肢位摆放不符。为了改变这种不良的状况，有些人旁边垫枕头，有些垫箱子。基于这种情况，我便对矫形器做了一些改进，即在两个足托中间加个活动的连杆，这样一来既可以解决平躺卧床双足外"八"的问题，还可以通过连杆调节两足之间的距离，距离调大还可以起到牵伸双下肢髋内收肌的作用。我们对这一改进技术申请了专利。

除了足下垂外，还有外翻的情况，我们希望通过一些支具解决这些问题。对长期卧床瘫痪的病人，不管是由于截瘫还是昏迷造成的，长此以往都会出现僵化，活动受限。有些通过矫形器可以调整，可把挛缩引起的畸形逐渐改变过来。此外，这些矫形器还具有预防性，戴上后可以达到预防足下垂和关节畸形的目的。

以上对痉挛的一些解决和预防方法只是我们重症康复做的一小部分日常工作。对于肌痉挛等问题的处理，如果有整合医学的理念做指导，利用各种手段并把它们整合到一起，从中选择最佳方案，对解决临床上遇到的各种问题是非常有帮助的。

放射式体外冲击波治疗脑卒中肢体痉挛的体会

◎谢 青

脑卒中幸存者的致残率高达60%，这些幸存者会出现多种功能障碍的症状，如运动功能障碍、感觉功能障碍、言语功能障碍、吞咽功能障碍、认知功能障碍、大小便功能障碍等，最常见的是运动功能障碍导致的行走能力、翻身坐起能力、转移能力、吃饭穿衣能力等受限，其中20%~40%的脑卒中病人会出现痉挛状态，而伴有痉挛状态的脑卒中病人运动功能往往比不伴有痉挛状态的病人差。

痉挛的治疗方法有很多种，包括运动疗法、物理因子治疗、支具治疗、生物反馈、药物、肉毒毒素注射、神经阻滞，必要时外科手术治疗等，但效果都不是很好，除手术外大多数为即时效应。前几年肉毒毒素注射用得很多，其优势在于精准，即针对痉挛的肌肉，在电刺激器的引导下或超声引导下注射一定剂量的肉毒毒素，使痉挛的肌肉得到放松，在一定时间能够维持肌张力的降低或达到正常水平，便于病人能够接受正确的功能训练，促进中枢神经的重塑。但肉毒毒素注射价格比较贵，进口的药物一支要2000多元，国产的也要700多元一支。一般中到重度痉挛病人，一个下肢要用到4~6支，一个上肢要用3~4支。医保不能报销，因此大多数病人接受起来有困难。

对病人肢体远端小肌肉痉挛影响其功能障碍者，还有其他方法吗？目前冲击波治疗仪在康复科、骨科、疼痛科、运动医学科等广泛应用。在康复科的应用主要是疼痛、骨不连、肩周炎、跟腱炎、股骨头坏死、肱骨外上髁炎等，其中冲击波治疗痉挛也在临床上得到应用和研究。近几年国内外杂志上均可见报道。冲击波通过振动、高速运动导致介质极度压缩而聚集，是一种压力瞬间增高、具有高速传导特性的声波，会引起介质的压强、温度、密度等物理性质发生跳跃式改变。具有峰值压力高（100MPa）、压力上升时间短（<10纳秒）、脉冲时长短（10微秒）等特点。

目前用的冲击波有2类：一类是聚焦式，包括压电晶体式、液电式、电磁式；一类是放射式。康复科常用放射式冲击波，手枪式手柄，枪头里面有一颗子弹，子弹在枪头里快速来回振动产生一种波，通过接触皮肤的枪头传递给组织达到治疗的效果。

2005年，Manganotti首次在《卒中》（Stroke）杂志上报道用电磁式聚焦冲击波治疗痉挛病人20例，治疗部位是前臂肌群及股间肌肉，对上肢用的都是单次治疗，即一次假刺激，1周后冲击波治疗1次。评定指标包括Ashworth分级、被动关节活动范围、运动神经传导速度和F波。发现痉挛缓解可以持续4～12周。

关于冲击波与肉毒素疗效的比较，Santamato等2013年发表在《超声医学与生物学》（Ultrasound Med Biol）杂志上的研究表明，肉毒素结合冲击波治疗比肉毒素结合电刺激治疗更能有效改善脑卒中病人上肢痉挛状态。

我们也观察了一些上肢痉挛的病例，其中有一名32岁的男性脑梗死病人，发病1个月，拇指和食指的活动不灵活，希望治疗1个月后能回到工作岗位。他是一名仓库管理员，需要能够抄写东西。我们给他用冲击波治疗，每周1次，共2次，手的抓握速度明显改善。

简单分析一下痉挛产生的简单路径：上运动神经元损伤，主要在锥体系和锥体外系，传导通路是锥体束和皮质网状脊髓束，如果受到损伤或某一个神经元部分受到损伤，传导通路上就会发生一些改变，兴奋和抑制信号的平衡被打破，导致α运动神经元的兴奋性增加，周围肌肉痉挛。如果多节段肌肉的反射是由一个节段传入的，其活动可以引起多个节段以外肌肉的反应。比如刺激足底，会引起大腿、小腿同时屈曲，髋、膝、踝都是一个收缩的反射动作。

冲击波治疗痉挛可能的机制：一是通过机械作用改变肌肉的黏弹性，使它的张力发生改变；二是化学递质的改变，冲击波对局部肌肉进行治疗时，会诱导一氧化氮的合成，一氧化氮是神经肌肉接头的信使，会使肌肉活动性降低，肌张力放松。还可暂时减少乙酰胆碱受体的活动使肌肉放松。肉毒素就是与乙酰胆碱受体结合，使肌肉的兴奋性下降。

临床上放射式冲击波的能量用Pa来表示，能量的单位不是非常精确，设备上的刻度也不精确，在治疗过程中会出现衰减现象。因此，冲击波治疗痉挛还有很多地方需要观察和研究，如治疗频率多少最好，低频还是高频，20Hz以上还是10Hz以下，对痉挛病人的肢体是大肌肉还是小肌肉，是多肢还是单肢，适用于Ashworth痉挛的哪一级等，都需要去精确研究。

目前冲击波治疗总次数，一般是5～10次。冲击波用于软组织治疗时，通常是5次一个疗程，每周1次。对痉挛的治疗，文献中有每2～3天做1次的，也有隔天1次的，还有每周1次的。我们在门诊观察到，门诊病人每周来1次，也有一定效果。到底多少天治疗一次，总数是多少，用低能量还是高能量，这些都需要观察。最后还有经济的问题。冲击波设备目前在国内并不便宜，特别是子弹头是有损耗的，这些成本都需要用卫生经济学去考量。假如一个病人一个肌群冲击2000次，在上海治疗一次收费是130元，如果是多个部位能不能收多次？这对医保或个人都有很大的压力，如果要反复多次应用，也会增加病人的经济负担。另外，设备的损耗与收费标准能不能达到收支平衡？因为子弹用坏后要花钱去买子弹，这种子弹很贵，每颗要7000多元。建议选择痉挛程度轻的病人进行冲击波治疗。

颅脑损伤后肌痉挛药物治疗的整合医学思路

◎张长杰

大脑脊髓损伤或神经传导通路出了问题都会造成瘫痪、肢体痉挛。痉挛的治疗方法用阶段式表示有7个阶段，本文主要介绍第4阶段和第5阶段的药物。痉挛的治疗药物包括巴氯芬、丹曲林、替扎尼定、乙哌立松等，但没有任何一种药物能彻底解决痉挛，必须要整合多种康复方法。

丹曲林是一种口服肌松剂，也是唯一作用于骨骼肌而不是作用在脊髓的抗痉挛药。它作用在外周，因而与作用在中枢的药物合用效果可能更好。丹曲林的剂量是每天25～50mg，最大剂量为每天400～600mg，疗程不超过2个月。丹曲林主要用于脑源性痉挛，包括颅脑外伤、脑卒中、脑瘫等所致的痉挛。外伤性脊髓损伤，特别是多发性创伤病人也可以用。丹曲林的副作用主要是乏力和腹泻。肝病或服用雌激素的病人要慎用。总体来讲，丹曲林对肝肾功能的影响比较小。

第二个用得较多的是替扎尼定，它是咪唑啉的衍生物，是一个选择性的肾上腺素能受体激动剂，所以能降低脊髓和脊髓以上的张力，还有止痛作用。替扎尼定的临床研究比较多，也有指南推荐，美国指南推荐痉挛可用替扎尼定。在临床工作中要合理选择抗痉挛药物，临床往往强调降低痉挛，却没有注意到有的药物既能降低痉挛，同时也把肌肉的力量降下去了，这不是我们需要的，我们需要降低痉挛，但肌力不能受影响。替扎尼定正好符合这种需求。替扎尼定的作用机制主要是减少中间神经元释放兴奋性氨基酸，抑制兴奋性中枢中的神经元活性，从而改善痉挛。替扎尼定用于改善颅脑外伤、脑卒中等所致的痉挛。使用替扎尼定后痉挛可得到明显缓解，替扎尼定对骨骼肌纤维或神经肌接头没有直接作用，所以它能够降低肌张力，但不影响今后的肌力。替扎尼定有时会引起低血压，引起病人嗜睡、眩晕。指南告诉我们，替扎尼定用于脑损伤后痉挛的治疗，如果出现副作用可把药物量降低或停药，副作用会在很短时间内消失。替扎尼定尽量逐步增加剂量，从每天 4mg 到每天 24mg。替扎尼定的剂量对每个病人可能都需要几周时间才能调整到比较满意的程度，每个病人对替扎尼定的需要不一样，可能有的只需要 8mg 就能解决问题，有的则需要 24mg 才能解决问题。

盐酸乙哌立松（妙纳）在临床应用也很普遍，骨科医生似乎比康复科医生更喜欢使用妙纳。妙纳能缓解紧张，有时还有止痛作用。妙纳是中枢性骨骼肌松弛剂，而丹曲林是外周肌肉松弛剂。妙纳既缓解痉挛也有镇痛作用，这可能是骨科医生更喜欢用妙纳的原因。妙纳一般使用量是每次 500mg，每天 3 次，妙纳因为作用在中枢，能够抑制 α 系统或 γ 系统，抑制肌梭的传入冲动，所以能缓解肌痉挛。妙纳对胃肠道系统有刺激。主要用于脑外伤、脊髓损伤或脑卒中所致的肌肉痉挛。

地西泮（安定）有时也用于缓解肌肉痉挛，它有中枢性肌肉松弛作用。一般每天 10mg，最大 40mg，安定虽可以降低肌张力缓解痉挛，但它有很明显的副作用，包括困倦、乏力，以及依赖性，脱离安定的依赖性有时很困难。安定也可用于脑外伤、脊髓损伤等。

巴氯芬是常用的临床抗痉挛药物。巴氯芬的作用部位也在脊髓内，是脊髓内突触传递强有力的阻滞剂。开始每天 15mg，逐渐增加到每天 75mg。巴氯芬有个体差异，说明书上是每天从 5mg 开始慢慢增加。有报道，明显的痉挛可以直接从 2 片（20mg）开始。有一个肌痉挛的病人，我们就给他吃了 2 片，后来出现不良反应他就拿着说明书告我们，说我们没有按医疗规范用药。所以用药还得按医学规范进行，必要时要和病人签知情同意书，否则效果不好就会很麻烦。巴氯芬抑制天冬氨酸或谷氨酸的释放，所以副作用比较明显，有头晕、恶心、嗜睡。吃巴氯芬的病人显得很没力气，有时配合不了康复治疗。巴氯芬可用于中枢损伤后的各种痉挛，对脊髓损伤的痉挛效果更好，对颅脑损伤的要差一些。

注射引导技术现在多用超声，超声引导下注射，以及电刺激下注射、肌电图引导下注射。如果以上都没有就靠经验了，可通过收缩了解注射部位。超声引导下注射相对比较精准，没有超声也可以注射或者叫盲打。常常注射的部位是肌群。关于起效和维持时间，一般是注射后 2~10 天起效，维持 3 个月到半年。一般 3 个月以内不再重复注射，超过 3 个月效果不好可以再注射一次。鞘内注射巴氯芬在临床应用很少。巴氯芬泵缓解痉挛肯定有效，但要选择适应证。神经毁损要慎之又慎，打乙醇也好，打石炭酸也好，打了以后神经无法恢复。所以应先用前面介绍的办法，确实无效才考虑神经毁损手术。

神经专科重症康复的整合理念

◎廖维靖

从整合医学角度而言，我们需要综合、协调地使用各种康复措施才能实现神经专科病人的康复。

在神经专科的功能障碍中，最严重的是昏迷（意识障碍），还有运动功能障碍、感觉功能障碍，以及言语、吞咽、认知、视觉、精神障碍等。对于意识障碍，应在早期、急性期采用格拉斯哥评分进行评估，这很重要。康复科接触的病人，可使用全面无反应性评分，因为很多昏迷病人经常带着呼吸机，身上插满管子。评估对预后判断非常重要，通过评分，根据经验就可大致告诉家属可能的效果。

在重症早期的康复中，需要使用营养神经的药物等，我们也会使用一些中草药或针灸促醒，还可以使用一些物理因子。早期应给予病人脱水降颅压，保护脑细胞。康复科也要有自己的ICU，这是一个创新的想法，我们就在康复科的ICU做昏迷促醒，包括视觉、味觉、嗅觉刺激等。早期使用物理因子很重要，需要综合、协调使用才能发挥较好的康复效果。

我们给病人做早期康复。一次我给昏迷病人做被动运动，请他们看监护仪上的数字有没有变化，结果被动运动非常安全，生命体征没有问题。按照教科书上的概念，会担心心脏问题、血压问题，病人如果没有改变，就是客观的证据，就应该做早期康复。早期和晚期做康复的效果截然不同，早期康复从入院当天就要开始。

早期给病人做嗅觉、味觉刺激很有意义。我经常问家属，病人在生活上有什么嗜好。如果病人平时喜欢饮酒，我就用棉签蘸上酒，从上唇一侧抹向另外一侧。结果出现了奇妙的反应，多数病人是上下唇活动，因为酒刺激的是上下唇；但有的病人不是上下唇活动，而是胸廓扩张。味觉刺激也可以用，家属告诉我病人喜欢酸的，我们就用酸刺激病人。还有的家属说病人喜欢听草原的歌，我们放草原歌时病人就有情绪反应。有个家属说病人偶尔吸烟，我们就拿烟，但这个病人由于只是偶尔吸烟，所以并没有出现多数吸烟病人出现的那种上下唇努力吸的明显反应；不过他对剃须刀的声音有反应，这是一种非常温和的声音刺激，剃须刀声音一响，他的上下颌就开始运动，好像是想让剃须刀刮得更干净。

经颅磁刺激大家都很熟悉，重要的是如何选择经颅磁刺激，怎样早期保存手功能，对口面部进行刺激怎样保存吞咽功能。早期昏迷病人有吞咽、认知、言语功能障碍，可以用经颅磁刺激。有的神经外科医生不确定能不能做，我们就测定脑血压，发现做之前和做之后并没有改变，神经外科医生也可以接受了。病人治疗后的效果确实不错。手术病人，在切口以下做非常安全。

对痉挛非常严重的病人，治疗师打开他的手很难，要用自己的一双手去打开。打开后病人的手是潮湿的，有时还有一股怪怪的味道。早期处理痉挛时，可以注射肉毒毒素降低肌张力，为以后的功能恢复做准备。对病人皮肤的破损，早期一定要认真处理。早期还要注意病人肩关节脱位的问题。如何让肩关节、上肢活动更便利？康复治疗一定要给任务，不给任务，病人很可能就停止，治疗效果也停止。在减重步行训练时，重要的是怎样让病人更舒服。减重有多种方法，气压是一种方法，很舒服，像在太空中行走。

我们神经外科 ICU 的姑娘们和病人说：来，握美女的手。病人真的去握美女的手。为什么去握美女的手？通过握手她可以得到很多信息。有一个病人，在康复过程中写了一首康复之歌，"不要停留脚步，把康复时间抓住，现在虽然痛苦，不能拒绝幸福"。里面重点讲了康复时间很重要。

康复是一个学习过程，是一个实践过程。我们要从运动到感觉、视觉、听觉、动机入手，这就是康复要做的事情。通过大脑不同区域实现这些功能，一定需要整合医学。

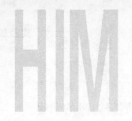

肌痉挛物理治疗的整合医学思维

◎刘朝晖

物理治疗通常包括物理因子疗法、运动疗法（包括手法治疗）。物理因子疗法包括冷疗、热疗、水疗、电疗、磁疗、声疗、光疗、生物反馈治疗等，还有其他的一些辅助治疗如振动疗法、矫形器等。运动疗法主要是提高肌力及运动控制能力的训练，包括关节活动度的训练、持续牵张训练、按摩手法和神经发育疗法等。能够降低肌张力的物理疗法如下。

一、物理因子疗法

1. **冷疗** 主要是通过对肌梭的抑制作用来缓解肌张力。①浸泡法：一般采用 0~4℃的冰水，时间一定要短，一般不超过5秒，这是通常的做法。②冰敷法：冰袋冰敷痉挛的肌肉，冰袋在15℃以上时，比较安全，可敷20~30分钟；如果低于5℃时，一般为5~10分钟。根据病人的具体情况，如果其局部皮肤对冷热比较敏感，要进行相应的调整。冰块还可做局部按摩。

冷疗可与拮抗肌训练相结合，使肌张力下降。在寒冷冰水里做痉挛肌的拮抗肌运动治疗可以缓解其肢体的痉挛状态。

2. **热疗** 以热刺激使传入神经活动减少，可降低神经肌肉兴奋性，缓解痉挛。热疗主要有短波透热，超短波温热量，微波温热量，超声波连续波，湿热敷，热蒸汽、热水袋、热药浴等。

3. **水疗** 大部分用的是温水浴，主要作用是扩张血管、加快血液循环、加速新陈代谢、降低肌张力。在临床上应用比较广泛的有：水下浴槽，水下步行训练，浮力温水作用下治疗师参与的坐位训练、平衡功能训练、肌力训练、站立位训练等。

4. **功能性电刺激** 可以缓解肌张力，增强肌力。常用的功能性电刺激包括各种针对外周及中枢的治疗性电刺激。常用的电刺激是 20~50Hz，一次 20 分钟，每天治疗 2 次。

5. **脉冲电磁场治疗** 包括低频电刺激和脉冲磁刺激，如低周波、间动电及各种低频脉冲电流。如脊髓电刺激治疗可直接作用在脊髓，针对术后脊髓断端行通电治疗，可取得良好的治疗效果，非常值得观察和研究。目前国际上对脊髓损伤后的康复效果不尽如人意，尤其是完全性损伤或部分不完全损伤的病人，因脊髓横断面积小，神经纤维及神经细胞相对集中，一旦损伤其恢复难度相当大。

低频电刺激或脉冲磁刺激也可与穴位治疗结合，实验证实穴位局部的皮肤较非穴位皮肤的电导率较高而电阻值较低，较易传导电磁信号。如采用低频脉冲磁刺激手三里、天井穴可致肱三头肌和桡侧腕长、短肌收缩，而肱二头肌的张力下降。其他如经皮神经电刺激，对于脊髓反射弧具有直接的抑制作用。

6. **痉挛肌电刺激** 采用双侧（屈侧与伸侧）交替的程序化电刺激，既有痉挛肌的电刺激又有对其拮抗肌的电刺激，实际上是模拟了机体正常的肌肉收缩与舒张过程，在临床上可观察到该方法降低痉挛肌的肌张力效果非常好，其机制有待进一步研究。

7. **生物反馈治疗** 最早用在精神卫生系统，治疗抑郁症、焦虑症等，在康复科的应用包括肌电、皮电、脑电、皮温、心率等的反馈治疗，目前常用的是整合了上述多参数的临床治疗设备。

8. **振动疗法** 包括局部振动和全身振动疗法降低肌张力。包括仰卧位、坐位、站立位状态下的振动。尤其是针对脊髓损伤的病人，如果是静态直立位，由于病人下肢血管功能的调节能力差，不管病人直立角度是多少度，只要是直立位训练，其血液就会集中在下肢，因此要尽可能让病人的下肢动起来，振动或踏步都可以。如果病人伴有体位性低血压，那就让病人采取仰卧位振动。在振动治疗的同时整合了振动觉、位置觉等深感觉输入的刺激。在行走状态下的振动，包括平衡训练、肌肉控制训练和降低肌张力的作用，实际上是一个整合性的作用结果。

9. **持续牵张训练** 主要通过降低肌肉牵张反射的兴奋性来降低肌肉痉挛，常用的方法有站立的牵拉训练、辅具牵拉等，通过肌腱感受器兴奋性降低来缓解肌痉挛。站立训练主要借助站立架和直立床，应尽量避免单纯的静止站立，想办法让病人在站立过程中运动起来（如上述），如此，既降低了肌张力又有肌肉的牵张训练，还有改善血液循环的作用，从而促进病人的功能康复。

如果病人在直立床上站立，足部最好加一个振动设备以刺激本体感觉。在站立过程中，治疗师还可给病人准备一些气球、篮球等帮助其上肢运动的器具，即在站立训练中加入了上肢及手功能的作业治疗（OT）训练，同时也可把平衡训练加进去，这样就是一个整合的思路了。

二、神经发育疗法

1. **Rood 技术** 这是临床常用的最基本的神经易化技术。但在临床上要根据不同情况选择不同方法，如叩击、拍打或缓挤关节部位、肌腱部位等；再就是轻刷或触摸病人拮抗肌表面的皮肤，例如用毛刷，也可应用一些带齿的刺激器；还有冷、热或冷热交替刺激等都非常有效。原则上是进行慢节律、低频率、低强度的感觉输入。缓解肌痉挛有两种方案，一是让痉挛肌舒缓下来，二是用手法刺激拮抗肌，让拮抗肌神经反射增强，从而使痉挛肌松弛，这在临床上非常有效。另外，通过增加本体感觉的输入，像轻揉、挤压关节部位或肌腱部位，缓慢刺激非瘫痪侧脊神经区，对肌肉的持续牵拉，都是非常有效的降低肌痉挛的方法。还有远端固定、近端运动的方法及缓慢转动身体来降低肌张力。

2. **PNF 技术** 在临床上用得非常多，主要是螺旋对角模式。比如节律驱动，如患侧上肢先行各关节活动，关节活动度正常后再进行特定方向运动。在这个过程中要尽量保持肘关节的伸展来抑制上肢肌紧张，治疗师利用这种慢逆转的节律性稳定技术来减轻病人肢体的痉挛程度，在此过程中加抗阻运动，可以同时把病人的肌肉力量诱发出来。

3. **Brunstrom 技术** 利用低位中枢原始反射来对抗痉挛，比如左侧肱二头肌痉挛，让病人向左侧转头呈拉弓反射，则左肱二头肌就可以放松下来，其利用的是非对称性、紧张性反射原理。颈后伸时两上肢呈伸展，这是一种原始反射，上肢伸展、下肢屈曲，利用这种对称性、紧张性颈反射可以降低肱二头肌的张力，抑制其痉挛状态。还可利用腰反射，例如，嘱病人躯干向右旋转，病人即刻呈现左上肢伸展和左下肢屈曲，由此可改善左侧的肱二头肌痉挛。

4. **Bobath 技术** 在临床上用得也很多，这里主要强调反射性抑制抗痉挛。反射性抑制抗痉挛临床上用得比较多的是头抬高过伸来抑制躯干屈肌痉挛，头屈曲来抑制身体躯干伸肌痉挛。头屈曲抑制身体痉挛在小儿脑瘫中用得比较多。上肢举过头抑制屈髋肌、躯干屈肌和上肢的屈肌痉挛，同时，治疗师还会通过做相应的运动来加强抗痉挛作用。

5. **抗痉挛体位（良肢位摆放）** 在急性期，尤其是软瘫期要把病人放到抗痉挛体位上，预防患肢张力增加后引起的痉挛。运动中抗痉挛非常重要，有些病人平卧位时肌张力不高，但在坐起、站起或做动作时张力会明显增高。这是临床康复尤其是偏瘫病人康复中的一个关键问题，谁解决了运动中姿势性张力增高或姿势性肌痉挛，谁的康复效果就一定非常好。

6. **控制关键点的抗痉挛** 包括头颈部、肩部、胸骨柄、拇指、膝部、骨盆的抗痉挛模式，如用胸骨中下段的屈伸来控制躯干张力，控制躯干痉挛；近端关键点的控制像肩峰或髂前上棘控制肩胛带和骨盆可用来降低躯干的肌张力；另外远端关键点的控制，在上肢将病人拇指分开后其手的张力就下降，在下肢将其拇指背伸，趾屈的痉挛就会解除，非常有效。这是康复治疗师常用的方法。

以上介绍的这些缓解肌痉挛的方法，在临床应用中需要用整合思维的模式，将物理因子治疗、功能训练、手法治疗等有机结合、灵活运用，经过精准化评估，制订个体化方案，而且是动态的，如早期、中期的，甚至今天和明天的方法都可能有差别。因此，整合康复医学是一个动态的、具有变化规律的学科，大家要用整合医学思路，探索和认识更多规律性的理论和方法来为临床康复治疗服务，让更多的病人受益。

脊髓损伤后肌痉挛治疗的整合医学思考

◎王　朴

我们曾有一名脊髓损伤病人，是高坠伤导致的不完全性脊髓损伤。整个疾病过程中，最明显的是随着病情延长四肢的肌张力显著升高，以左足明显，有中度内翻。病人在受伤后接受过脱水、冲击波及营养神经的治疗，未接受过手术治疗。早期康复介入，同时接受了规范性降肌张力的药物治疗，采用的是巴氯芬，痉挛有所缓解，但下肢在活动时肌张力仍然很高，病人最主要的诉求就是降低肌张力。针对这样的病例，其他药物或非药物治疗是否能够改善病人的临床症状？

循证医学有一个最重要的方法学就是PICO理论，即要分解具体的临床问题。PICO中"P"指的是病人的问题，"I"指的是干预，"C"为比较，"O"是临床结局。结合这个病人，"P"是具有下肢持续痉挛伴内翻和脊椎畸形的不完全脊髓损伤病人。"I"是其他药物或是非药物治疗方法，要排除手术，因为病人对手术有恐惧感。"C"是巴氯芬，因为之前用过巴氯芬但效果不好。"O"是临床结局，指的就是痉挛或步行困难这一问题。这时我们要找最新的临床证据。临床证据是分等级的，其中基于良好设计的随机对照研究（RCT）可以证明某一种方法的疗效，所提供的证据最可靠。我们也要去找相关的数据库，比如二次文献数据库。在二次文献数据库中，如果找不到最合适的临床证据应用于病人时，就要去寻找相关的原始文献数据库。本案例中，我们用PICO的"P"和"O"元素进行检索，结果只发现一篇发表于2000年的文章，讲的是药物治疗如何降低或改善脊髓损伤后的痉挛问题。于是我们去找一次文献数据库，把时间定为2010—2016年，最后找到6篇相关的系统数据，分别为药物治疗、鞘内注射巴氯芬、鞘内注射吗啡、全身振动治疗、机械外骨骼等。阅读后，发现有4篇因各种原因不能使用。最后只剩下两篇，一篇是对比肉毒素注射和口服巴氯芬，另一篇是对比鞘内注射和口服巴氯芬。怎么判断这两个研究哪个更适合我们？要评价一个研究的真实性有 4 个金标准：第一，随机化分组；第二，分配隐藏、基线可比；第三，随访完整；第四，统计分析采用盲法。此外，还要找到证据的重要性，重要性体现在 3 个方面：第一，是否有益；第二，是否有害；第三，可否判断疗效的大小和准确性。

在这个案例中，首先是观察不完全性脊髓损伤采用肉毒素注射或巴氯芬鞘内注射治疗后，痉挛是否仍然发生。也就是治疗后痉挛仍然存在的发生率。其次是观察不完全性脊髓损伤口服巴氯芬后痉挛的发生率。相对危险度是对照组事件的发生率，减去试验组事件的发生率。这里要提及一个重要的概念，就是需治疗病例数（NNT），即为了减少 1 例不利结果所需治疗的病人数，此处即指减少 1 例痉挛所需要治疗的病人数。NNT 的值越小越好。准确性即经常用的 95% 可信区间，可信区间越小，可信度越高。结合文献，我们判断治疗效果的准确性，发现注射肉毒毒素与口服巴氯芬相比，除了统计学有明显差异性外，肉毒毒素组可信区间窄，可信程度高。同时，鞘内注射与口服巴氯芬相比，能够减轻不完全性脊髓损伤的状态，可信区间也比较窄，可信度高。那么，到底是注射肉毒毒素还是鞘内注射巴氯芬呢？接下来就要用治疗性研究的适用性评价，有 5 点标准：第一，平时的病人跟研究中的病人的相似度；第二，治疗的可行性；第三，选择治疗的相应风险；第四，潜在的利弊是计算出来的，而不是估计出来的；第五，欲采用治疗措施病人的价值取向。最后根据病人的经济条件，还是选择了鞘内注射巴氯芬，因为他并不很富裕。

我们对利弊进行换算，利弊换算有一个非常重要的概念，就是收益与风险比，这个值越大，病人选择该治疗的可能性就越大，反之亦然。要和病人做充分的沟通，同时要关注病人及其家属的意向性选择，最主要的是定量化判断病人是否应选择或者风险问题，创造一个和谐的医患环境。

"纸上得来终觉浅，绝知此事要躬行"。既不要太理想主义，也不要太相信数据，重要的是提高临床能力，提高思辨能力，以及加强人文关怀和人文情怀。能为一个身心被病痛折磨的人送上一剂解药、一丝温暖、一份爱心，减轻他们肉体上的痛苦，同时使他们的心灵得到滋润，这是何等荣耀的工作。

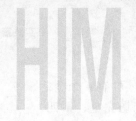

整合医学临床研究之我见

◎陈耀龙

整合医学,"整",即整理,是方法,是手段,是过程;"合",即适合,是要求,是标准,是结果。整合医学是当下医学研究的热点之一,它有一个很大的优势,就是能够把很多像我一样的"外行人"也整合到医学中一起讨论交流。

瑜伽或普拉提,是康复医学中很重要也很普遍的治疗方式,它对慢性腰痛的效果怎么样?临床医生或病人经常会遇到类似的问题。当遇到这种问题时,治疗师通常会第一时间去查阅指南,查阅后会发现相关指南中写得非常清楚:瑜伽对于治疗慢性腰痛在短期和长期随访中均有效,可作为慢性腰痛的辅助治疗;而普拉提则对于治疗慢性腰痛无效。瑜伽和普拉提治疗慢性腰痛的相关推荐意见都是1A级,即高质量证据支持的强推荐。

作为医学研究工作者,我们经常会查阅指南,指南中会对推荐意见写得非常清楚,并且明确标记相应的证据质量及推荐强度。但问题是,对于指南中所写的论断、主张或结论,读者的确信程度如何?举个生活中简单的例子,"西安明天的最高气温为31℃",大家对这个结论到底有多相信?对这个结论我比较相信,因为现在的天气预报已经比较准确,如果天气预报中报告最高气温为31℃,那当天的最高气温差异基本上会在非常小的误差范围内。但在临床中,面对复杂多变的临床环境,如果指南中说对于治疗慢性腰痛,瑜伽有效,普拉提无效,那大家对这个结论的确信程度到底有多高?有些临床医生非常确信,因为是指南中写的,而且都是高质量证据支持的强推荐。而有些临床医生对这个结论则一点都不相信,因为现在很多指南和共识本身的质量就非常差。面对这个结论,我会选择对其保持怀疑或质疑的态度,至于选择怀疑的原因则有很多,例如,支持这个结论的证据质量是不是真的高,或者从证据到推荐的过程中有没有其他影响因素干预等。

回答一个临床问题需要的正确思维方式就是要去研究它。最早可能会基于专家的经验或同行的建议，但发展到后来发现要验证一个医学研究，不管是物理疗法、药物疗法，还是手术疗法，归根结底就一个问题，就是怎么确定它是否有效。医药企业说有效，器械公司说有效或是某个研究说有效，我们就会觉得它真的有效吗？有人说还需要看这篇研究发表在什么级别的杂志上来确定它是否有效。到底如何解决这个问题，其实可能已经困扰医学界上千年。2017年4月21日，我去杭州参加了"第二届循证中医药学国际论坛"，会议期间中国中医科学院院长张伯礼院士提出了非常严肃的问题——"怎样才能让中医药的疗效真正得到世界认可？如果中医药对中国人真的有效，那它应该对全世界都有效。但为什么国际上对中医药一直持保守的态度？"此次会议中，张伯礼院士邀请了牛津大学的陈铮明教授，他在著名的医学"四大刊"上发表过顶级文章20余篇。为什么中医药领域顶级的专家会找牛津大学顶级的方法学家进行合作？他们就是想通过一种研究设计去回答中医药疗效的问题。理论上，验证一项干预措施或疗法的最佳研究设计就是随机对照试验（RCT），因为它可以很好地平衡两组病人之间的基线情况，同时又会尽可能减少其他偏倚。如果大家只阅读了一篇中文RCT，并发现其结论证明瑜伽确实对慢性腰痛的康复有效，我相信很多临床医生或研究人员对此结论的确信程度还是比较低的。

不久前刚发生了撤稿事件，大家都在讨论中国研究的可信度可能不是非常高。但如果说是一位外国专家的团队也在英文杂志上发表了一篇RCT，而且其结果或结论和刚才所说的中文RCT的非常相似，那么我们对它的确信程度又有多高呢？这种情况下，可能有的临床医生或研究人员会非常相信，有的则仍然保持怀疑的态度。相信此结论的人认为这项研究是RCT，又是国外的团队发表的，而且发表在高影响因子的SCI期刊上，所以这项研究的结论是可以相信的。而不相信此结论的人则认为发表在国外SCI期刊上的文章同样有质量比较低的，我们需要去评价它的质量，而非臆断揣测。假设我们在评价后发现此研究的质量非常好，那么其实影响我们判断的问题还有一个，就是针对同一种干预措施的研究不止一个。以前我们经常会在看到某篇研究，尤其是在顶尖期刊上发表的研究后，就会考虑用它来指导临床实践，甚至将其写入指南，并标记为高质量证据支持的强推荐。1998年，《新英格兰医学杂志》在同一期上刊登了两篇大样本RCT研究，其中一篇发现干预措施有效，另一篇则发现无效，两篇研究的样本量都在500例以上，研究设计非常严谨。将这两篇文章发表在同一期上，给临床医生带来了巨大的困扰，这项干预措施到底是有效还是无效？我相信《新英格兰医学杂志》，但是当它同时给出两篇结论相反的研究时，我们应该怎么办？《新英格兰医学杂志》的主编为此专门写了一篇评论进行说明，他们选择同时刊登两篇结论相反的研究并不是为了故意刁难读者，只是想说明要认识一篇研究的本质或一项干预措施究竟有没有效果，并不是一件简单的事，需要详细考虑各种混杂因素和偏倚，才能得出比较准确的结论。看待一个临床问题，只靠一篇研究是不能够完全解答的。它需要一组研究，并将一组研究构成一个证据体。从证据体得出的结论相对于单个研究得出的结论可信度更高，因为它更全面、更系统。

开展一项研究，比如瑜伽或普拉提对慢性腰痛的效果，中国的研究发现它是有效的，但美国的研究发现它是无效的，非洲、拉丁美洲的研究得出的结论可能也不一致，那我们应该怎么选？这种情况下，一定要有全局观，整合医学就是既有整体观，又有整合观。我们需要看证据体得出的结论，这种证据体我们将它称之为"Meta 分析"或"系统评价"。如果纳入 7 项研究，有的研究结论显示有效，有的显示无效，有的显示效果非常好，有的显示效果一般，那我们对其整合进行分析后得出的结论显示它是有效的，对这样一个结论我们的确信程度高吗？

我做了一个大概的模拟分析，对于瑜伽治疗慢性腰痛的效果，检索后纳入 5 篇研究。2 篇研究结果显示有效，2 篇研究显示和对照组相比没有差异，还有 1 篇研究显示对照组的效果更好。对这 5 篇研究进行 Meta 分析后发现瑜伽治疗慢性腰痛确实是有效果的，并且干预组的疗效高于对照组。但通过这样的证据体分析后获得的结论就能回答临床问题吗？事实上，通过这样的证据体仍然不能清晰、准确地回答我们的临床问题，其中很重要的一个原因就是，最终纳入的这 5 篇 RCT，它们本身的证据质量如何？这些 RCT 都设计得非常严谨吗？都是发表在高影响因子的杂志上的吗？我们仍然需要对每篇 RCT 的质量进行评估。评估之后发现每篇 RCT 的质量确实都很高，然后对其合并分析后的结果发现瑜伽治疗慢性腰痛确实有效。在这种情况下我们能用它来指导临床实践吗？答案是不能的。为什么呢？因为这 5 篇研究之间的异质性太高了。理论上，对于同一个临床问题和同一项干预措施，不管在什么地方开展临床研究，它们之间的差异应该都不会很大，如果研究之间的差异非常大但又找不出造成这种差异的原因时，即使对研究进行了合并分析，但我们对这个合并结果的确信程度也会比较低。比如完全相同的减肥药，在北京做研究发现使用它可以减掉 5kg，在西安只能减掉 2kg，在兰州基本不能减重，反而还增加了 1kg。同样的药物和同样的人群效果差异这么大，如果找不出原因，我们需要对最后合并结果的可信度降级。

除了异质性外，还需要关注合并效果是否有足够的精确性。这和精准医学不是特别相关，即我们讲效应量时，除了看它是否有效，还要看它的精准程度如何。比如减肥的例子，如果对 5 篇研究进行合并，估计平均只能减 2.5kg，它的可信区间在 2.4～2.6，那我确信此药物的减重效果最差时也会减掉 2.4kg，最好则可以减掉 2.6kg。但是，如果它的可信区间是 0.5～7，虽然它的点估计值仍然是 2.5kg，但它到底能减 0.5kg 还是 7kg 就不确定了，这与样本量有关。最后一个可能影响我们确信程度的因素是发表偏倚，我们找到了 5 篇研究并进行合并，但可能还有 2 篇研究没找到，为何没找到？可能因为它们是阴性结果。我们知道对于阴性结果，一般都不是作者期望的，那作者可能不会想去投稿，投了之后杂志编辑可能也不太愿意送审，送审之后审稿人也不太愿意给作者很积极的反馈，这一系列的结果其实就导致了大量的阴性研究不能被发表。以前的研究显示，只有小样本的 RCT 可能不会被发表，但 2015 年《英国医学杂志》（BMJ）发表的一篇文章显示近 1/3 的大样本 RCT，即样本量在 500 以上的 RCT 仍然不能被发表。原因是即使在相应的临床试验注册平台进行了注册，也完成了研究，但研究结果是阴性的。大家试想一下，如果大量的阴性结果研究得不到发表，那我们对于这个药物的效果还能相信吗？我们能够获得的研究基本上都是阳性结果的研究，所以我们需要特别注意的是，不能轻易告诉病人或在指南里说明，某药物是有效的或无效的，这需要一系列研究并对其方法学进行判定。

最后我想和大家分享一个故事。2017 年 7 月在甘肃省兰州市举办"2017 中国医师协会循证医学专业年会"，之前一位研究所所长联系我，他想在年会上做大会主题发言，介绍一种治疗胆结石的药物。他说此药物非常有效，几乎不用接受手术及任何创伤疗法，只要用了该药物就可以完全治愈。我问他为什么如此确信此药物的疗效，他说他从 1991 年就开始做此药物的相关研究，27 年一共做了近 10 万例病人，无论是临床观察还是病人、医生的反馈都显示此药物非常有效。但我问他到底用了什么严格的方法验证这个药物的有效性时，他停顿了一下后告诉我，他们二十几年来观察到有十几万的病人都是用了该药治好的。我要求他把相关的药物研究发给我，但我收到的只是两三篇在省级期刊上发表的叙述性报道和个案报道。他告诉我他想在循证医学年会上发言的目的是想通过方法学的认证让这个药物的可信度或科学性更高，更好被国内外专家所接受。听到这里，我想说如果只看结论的话，药物的疗效确实非常高。但问题是，没有通过很好的方法来解释、说明和验证，该药物无论是与目前常规的对照组相比，还是和手术疗法或西药疗法相比，怎样才能排除所有可能的混杂因素和偏倚？而排除以后的结果又会如何？我们不得而知。其实很多疾病具有自愈性或存在安慰剂效应等，如果没有通过严谨的研究设计，就无法自信地告诉国内外专家该药的疗效。将未经证实的药物写进指南，并推广到临床进行大规模的应用，这些举措造成的后果不堪设想。

综上所述，临床干预措施的使用需要全因素、多角度、动态化地去看待，需要对其证据质量进行判断，也需要对其在临床上产生的利弊进行充分平衡。

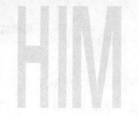

整合疗养康复学

心脏康复与整合医学

◎丁荣晶

心脏康复与疗养康复如何整合，优势和障碍在哪里？我院的心血管医生，现在也做心脏康复，我一直认为疗养康复这个概念用于心脏康复有很多优势。我国心血管病的流行趋势越来越严峻，基本上每5个人就有1个心血管病病人，介入治疗10年间从年2万例增长到30万，2017年的数据显示介入已达75万例，数据还在增长。我国流行病学研究显示，80%的病人都是慢病死亡，其中超过40%是心血管疾病。我国对心血管病的治疗手段和国际相比基本已无差距，如有差距，只是治疗理念上有些问题。我国现在的手术治疗、介入治疗已经非常先进，但很多研究证实，即使病人接受介入治疗，比如植入支架甚至搭桥手术，还是有30%左右的病人有心血管病的发作，这在临床上十分常见，且10年的风险实际上还要超过30%。也就是说虽然做了介入治疗，病人并没有治好，只是暂时缓解症状。从近期效果看，50%的病人基本上没有恢复到正常生活状态，或者提早退休，或者是请病假，这在临床上也非常常见。很多心血管病人像肢残病人或骨折病人一样需挂拐走路，我们的病人实际是处于默默忍受的状态。

心脏病的康复有别于躯体康复，躯体康复更注重病人日常生活能力的改善，但心脏病康复更重要的是对生活全面的重新认识和适应。心脏康复包括了预防，预防的理念包括了心脏康复，二者互为一体。也可以理解为心脏康复就是预防，预防就是心脏康复。心脏康复涵盖多种学科，既有心血管学科，又有康复医学、营养学、心理学和运动医学等，是一个治疗体系，这就是整合医学，具体叫整合心脏康复学。与心脏康复有关的每一个学科的医务人员，不仅要有心血管专业的知识，还要有康复医学、营养学、心理学和运动医学的相关知识，不要精，但要通。给病人的治疗，需要病人配合，病人不配合，一切治疗都等于零。病人配合能让病人的躯体、心理、社会、职业和精神状态恢复到相对平衡的状态，重新获得平衡。因为生病过程打破了原有的平衡，康复就是帮助病人重建一个新的平衡。最重要的目的，是让病人减少心血管再次发病和住院，以及过早死亡。从这个概念讲，心脏康复概括起来分为五项内容，包括药物治疗、运动治疗、心理治疗、营养治疗，以及健康教育和生活方式干预。可以叫心脏康复"五处方"，跟国外的五个概念相一致，只不过我们特别推出来五个处方。药物处方由医生们开，运动治疗由运动治疗师给，营养治疗由营养师给，心理治疗由心理师给，药物治疗还要有药师指导，多种相关人员在一起，护士起协调作用，要找到不同人员之间在治疗上的契合点，也要找到医生和病人之间的契合点，同时和病人沟通，帮助病人很好地执行不同人员的共同处方，最终目的是为了帮助病人。这样的共同处方，如果病人不支持不配合，结果都是零。在心脏康复中，还要有一种知识，即沟通技巧和能力，特别需要人文的素养。综上所述，其实就是整合医学的理念。根据整合医学的理念，我们不是给病人冰冷的医学治疗，而是给予全方位温暖的呵护，心脏康复的最终目的就是减少心脏再发事件。

　　心血管疾病是不可治愈的疾病，但却是可以控制的疾病，如果很好地控制了病人的血压、血糖、血脂，坚持适当的运动、营养，保持心理健康，80%以上的病人可以避免再次发生心血管事件。如果控制不好，比如单用药物治疗，现在用的二级预防药物有阿司匹林、β受体阻滞剂，这些药物可以控制血压、血糖、血脂，包括血小板聚集，但所有临床研究都证实，到目前为止有效性不超过40%，即使把所有作用加到一起，有效性也就40%，这就是为什么在心脏康复中，我们强调除了药物治疗外要有运动治疗、心理治疗、营养治疗的原因，因为只有增加了运动、营养、心理，才能对另外的40%起作用，才能进一步降低病人的心血管事件、再住院和死亡的风险。另外还有10%~20%与遗传因素有关，人类现在还没有能力控制。自然康复必须要整合治疗，最后的目的是改善生活质量，不仅要活得长，还要活得好，活着要像鲜花般灿烂，死时要有尊严。如果通过改变生活方式，通过药物治疗，使身体状况达到一个平衡状态，去世时可以非常安详，不会很痛苦。

　　心脏康复在我国做得不是很好，在发达国家做得特别好。心脏康复在国外被放到一个很高的高度，欧美国家和日本已经认识到了心脏康复的重要性，他们不仅把心脏康复纳入医保的支付范围，而且强调，接受心脏病治疗后，必须接受心脏康复，属于"打包"治疗。如果没有实施心脏康复，导致病人出现问题，医院要负责任；如果病人在30天内再住院，医保不会给医院支付二次的医疗费，所以现在医院非常重视病人的康复。在德国，如果病人心脏病发作治疗出院时，医生没有推荐给心脏康复的医生，这个医生被认为失职，会受到惩罚。在我国，2012年只有三十几家心脏康复医院，目前发展迅猛，因为很多医生已经认识到心脏康复的重要性。2016年调查，大概有200多家，2017年应该增长了1倍。心内科或者心血管外科的医生擅长的还是药物治疗和手术治疗，他们肯定把药物和手术说得非常好。涉及运动、营养或心理治疗时，只有少部分医生可以做到，所以心脏康复的使用率比较低，很多心内科医生甚至还没听说过心脏康复。很多医院没有条件拿出一个单独场地做心脏康复，是在门诊做心脏康复的。因此，探索我国自己的康复模式尤为重要。

对于心脏康复的评估非常重要，评估后要得到一个危险分层，危险分层分为低危、中危、高危。只有做好危险分层，心脏康复的治疗才不会出现意外。高危病人一般是运动时出现变化，心电图的异常变化，或者是近期得过心肌梗死，或者是射血分数只有40%，或者是有重度抑郁等，这些都是高危病人，应该在病房或者医院内门诊接受心脏康复的指导，做监测下的康复治疗。中危和低危病人可以在社区或家庭做心脏康复治疗。

心脏康复如何实施？一是评估，强调个体化评估，包括要了解病人病史、危险因素、目前的用药状况、日常的运动能力和生活状态、生活习惯、社会环境、运动能力；同时要了解病人的运动风险，还要评估心理状态和营养状态，是否吸烟，有无吸烟成瘾性，尤其是运动风险的评估是非常重要的。如果没有运动风险评估，就不敢告诉病人运动到什么程度对他是安全和有效的，这十分危险。现在很多临床医生给病人讲事情都非常含糊，这是心脏病的行为治疗开展不起来的主要原因。只说回去可以运动，但别太累了，要适当，这样模糊的指导是没有意义的，病人一听不能太累，根本就不运动，这是很多病人现实的情况。饮食指导亦如此。所以评估之后，要给病人做个体化治疗的计划，包括药物的处方、运动的处方、戒烟的处方、营养处方和行为干预的办法。最主要的或者最详细的就是运动处方。通常我们给病人没有细讲要做什么运动，运动到多大的强度，每天运动多长时间，一共要运动多少天，但这样一个运动处方我们是要给到病人的。为什么强调运动？因为平时给病人的运动建议太少了，现在很多人，包括病人都知道运动有好处，每天遛弯，每天散步，但散步的运动量对改善体质或治疗疾病是没有任何用处的。一定要让病人在运动时提高心率，就是感觉有点用力的程度才行。

康复处方制订好后，病人根据危险分层在医院或在家里实施，同时进行随访评估，评估1~3个月、3~6个月、6~12个月的情况。评估内容和初始内容一样，心脏康复的具体内容可分为一期、二期和三期，现在把二期和三期基本上整合到一起了。一期是指住院期间的心脏康复，病人没有出院，由医务人员或心脏康复师在这一期间给病人进行各种指导。二期康复原先指病人出院后几天，一般是1周左右开始，持续到1年。现在有很多病人没有在院内接受心脏康复指导，直接进行家庭康复，也叫二期康复。二期康复首先看出院后的康复，原先是把二期康复作为出院后的康复，但在医院内、门诊心电监测下进行的运动指导也叫二期康复，现在把既有医院监测，又有广场随意运动的记录都算二期。

疗养院有几个特点：风景特别优美，占地面积大，一般选择在一个环境美丽、远离人群的地方，病人是需要康复疗养的慢性病人群，有基本诊疗设备，一般没有大的诊疗设备（现在基本是有的），同时具备各种生理功能检查的设备，物理疗法、体育疗法等各种自然疗养条件一应俱全。这对心脏康复的治疗是很有好处的。治疗手段是把自然疗养因子和人工疗养因子相结合，主要以物理疗法为主要手段，并与医疗技术、心理干预和生活干预相整合并融为一体。现在做心脏康复有时在病房，有时在门诊做，均有欠缺，没有非常好的场外环境，没有新鲜空气，病人心灵很难放松。疗养院人员本身也是医务人员，我们也可以进行慢病管理、药物治疗，这才是很好的整合。心脏康复需要整合的优势，包括环境、场地、设备等，与心脏康复治疗相整合会事半功倍，完全会比目前做的心脏康复更完善、更有效、更美好。在户外运动场所实施心脏康复当然有些障碍，首先是医务人员缺乏心脏康复的核心能力，我国康复委员会正在做这种核心能力的培训。美国心脏康复委员会明确提出要有康复知识的认证。要求心脏康复的医务人员必须具备风险评估能力，要知道病人整体的风险状态，包括病人现在有什么风险，运动的风险在哪，未来的风险在哪，现在有什么问题需要解决等。还有二级预防用药，就是心血管疾病的二级预防用药，一定要理解好、用好，病人有哪些问题，该不应该用，用了会出什么问题，要达到什么目标，哪些需要修改包括剂量或换药，依从性怎么样等，对有关这些二级预防用药的管理都要重视。另外，还有危险因素管理，包括血压、血糖、血脂检测，以及运动咨询、营养咨询、运动训练、体重管理、营养管理和心理治疗，这些都是心脏康复医护人员需要掌握的。我们不可能像营养师那样专业，营养本身是一个大学问，但必须掌握原则性的东西。还有一个障碍是病人来源无法保证。通常是病人认识到心脏康复的重要性并知道这个地方在做心脏康复，还有一个来源是医务人员的推荐。另外，地理位置一般都远离市中心，病人交通不方便，要考虑在市内设一个接送点，方便病人来回接送。要把上述因素整合起来，具体包括：第一，培养人才；第二，设置科室，要有一个专门的科室设置，要有门诊，有心脏病房；第三，完善设备，要有必需的评估设备、训练设备、抢救设备、监测设备，还要有数据库，要考虑建立大型疗养院中的心脏康复体系，把在大医院里不能实施的完全整合起来。要根据自己的需要培养相关人才，包括心血管专业的基本理论知识、人体解剖学、运动生理学、人类生长发育，还有心血管规范化疗法，包括各种指南、心脏急救技术、运用操作方法和结果解读，以及运动处方制订和心理、营养支持。可以设门诊、治疗室、病房、心理咨询室、行为干预室。在国外每个疗养院都有，比如行为干预室和营养咨询室，可以放到一起，但门诊与治疗室和干预室要分开。核心成员是心脏康复医生、护士、运动治疗师。心理师和营养师，有专门的更好，没有专门的就兼职。心脏康复的设备也要分级，如果有条件，就买高级设备，没条件的就准备基础设备。无论哪一种，我们都要用心做，只要用心效果就可以保证，除此之外，还要具有健康教育设备、功能测评设备、急救设备、监测设备和运动疗法常用设备。

关于效果评估，主要包括几个方面，用量表评估方法或者仪器评估方法，评估病人的运动风险、营养状态、病史和烟草依赖情况，包括既往史、药物治疗情况、危险因素情况。这些需要通过问诊，以及主观检查评估和客观的测评来了解。比如肌力评估，可以用握力器或起立次数就可以评估肌肉力量。如果有高级的肌力测评器那就更准确。不是说必须有，可以有更好的，没有也一样可以做，比如平衡柔韧性可以徒手测量，也可以用仪器。睡眠状况、体质成分、心理测评可用量表也可用仪器测评。健康教育非常重要，我的病人接受心脏康复治疗依从性都很好，但很多医生反映，病人听完建议就回家了，根本不坚持做。区别在于与病人前期的沟通交流，每个病人前期我都要沟通大概30分钟，使他们了解什么是心脏康复，对他来讲哪些方面需要提高，哪些问题会导致哪个疾病的进程，为什么要继续住院，为什么还要做心脏康复，做心脏康复能获得什么好处，怎么做心脏康复，运动、营养、心理应该怎么改善等。解释之后，病人基本上都能明白，能明白了才能依从。前提条件是病人要有一定的文化程度才能够明白医生的话，包括药物处方、户外运动、抗阻运动、平衡柔韧性运动、心理治疗、物理治疗、营养指导、康复数据库，还有管理平台。

最后要强调心脏康复的治疗控制。心脏康复实际上要病人服从行为管理，行为管理学有时看不见摸不着。我常会和心血管医生说，你们做介入治疗，放个支架，血管通了大家都能看到，即刻就好，大家高兴得不得了。但心脏康复要反馈到生活中才能见到，要一段时间才能反馈到客观的检查当中，这需要我们一个传输，一个接受；一个是整合，一个使用，这个过程哪个环节出了问题，心脏康复的结果就没有了。我们要想做好诊疗控制，每一步骤都要有质量控制，从系统质量、人员结构、心脏康复人员的结构和能力，包括转诊程序、进入程序、完成程序、数据收集。要提高质量，实际上是一个数据收集过程，要了解病人是否真的好了，是否在医生指导下真的改善了体质，改善了心肺功能及代谢能力，改善了预后，我们一定要掌握这些临床指标。健康的主要行为指标，就是要掌握血糖、血脂等一系列重要指标。不能只是问病人好了吗，他回答挺好，这不行，必须进行数据库式的收集。美国的医保之所以给心脏康复的病人提供保险，就是因为严格的质量控制，他们有数据库，从数据库分析病人的状态，出院3个月病人的状态，然后比较，哪些环节最重要，没改善的原因是什么，进行分析做出结论，只有这样医保才会同意，认为这个医院有资质进行心脏康复。还有过程质量，比如，我们给病人处方，病人不执行则是白搭。所以处方执行到不到位需要我们去评估，还有风险控制也很重要，我一直在反复强调。中国康复医学会心脏康复委员会2016年6月发布过一个心肺预防和康复预防注册平台，这个平台实际上是给中国自己的心脏康复中心建立一个质量控制的平台，要进行质量控制就必须要有数据，数据的收集必须要有数据库。建立数据库要花时间，也要花经费。为了给国内所有的健康中心建一个免费平台使用，我们受医学会委托建了这个平台，我们是参考了美国、英国、日本、欧洲的数据库，并根据我国的现状建起来的。这个平台强调如下几点：第一，质量控制，医生一定要关注心脏康复质量控制，否则就是流于形式；第二，平台互享，不会做心脏康复的，只要进到这个平台，根据内容往下走，也会做心脏康复。心脏康复应该了解病史、既往史、药物史、运动、饮食、营养、心理状态、生活质量，里面有很多量表，有很多指引。当然，这个平台一般不面对个人，都是医院或科室来签约，必须保证平台数据的安全性。

健康管理、疗养康复的整合医学思考

◎韩 萍

我是学中医的,做中西医结合有30多年了。谈整合医学,我认为中西医整合、各学科整合都非常重要。特别是现在讲"大健康"概念,各个学科都要参与,还要把它系统化,这就需要整合医学的理念。我最初是做临床工作的,后来进行临床教学,再后来到小汤山疗养院做健康管理、疗养康复,我想把这些年跨学科的经验与大家分享。

国家出台了一系列健康政策,与疗养行业发展密切相关的突出问题有哪些?第一个是慢病。现在慢病高发,给医疗改革提出了非常艰巨的任务。医疗改革最终是要解决人民的健康问题,解决不了难说成功。医疗改革要促进国民健康,健康水平下降直接制约国家的经济发展和社会和谐。疗养行业,不仅关注疾病,更多的是关注亚健康人群,特别是亚健康的高危人群。我国居民具有健康素养的不超过7%。达到慢病预防素养的不超过5%,我国《"健康中国2030"规划纲要》中的目标是达到20%,这实际上并不高。现在的医患矛盾之所以这么大,是因为民众对健康的期望值非常高,对医生的期望值也很高,但医学并不能解决所有人的健康问题,需要老百姓自己有健康素养。医生天天在看病、在治疗,但很多疾病无论是发病率、治疗率还是控制率并没有达到预想的效果。比如高血压,2003年的治疗率仅25%,控制率仅6%;2016年最新的数据,治疗率仅46%,控制率仅17%,就是说治疗率没有超过50%,控制率没有超过20%,这就是为什么现在有大量心脑血管疾病,特别是急性事件的原因。还有一个很大的问题就是精神障碍,精神障碍人数之多令人震惊,最新的数据显示抑郁症病人的数量在4000万左右;中国人虽然很多有心理问题,但不去就医。此外,还有过劳死,20多年前常听说日本人过劳死,20年后中国不断传来新消息,白领们30多岁甚至20多岁就走了，这对国家是很大的损失。慢病没有得到有效控制，很多死亡都是并发症导致的，我国远远高于世界平均水平。王陇德院士这些年一直致力于脑血管病的防范，我们也在推进脑卒中早期风险筛查的项目。这个项目是中西医整合的，检测是西医技术，治疗是中药，现在做得很成功。我国对脑卒中的治疗与国外不存在差距，差距在预防上。

国家体育总局发布的报告显示，我国国民的体质在逐年下降，我们的经济条件变好了，可国民的健康体质却在逐年下降。15岁以下的少年儿童孤独症超过100万，这是非常大的问题。我国老年人已超过2亿，最大的问题是长寿不健康，很多八九十岁的人都躺在床上，失智、失能、半失智、半失能，虽然寿命很长，但生活质量很差，据统计，北京2013年人均期望寿命达81.8岁，现在已达到82岁，而健康寿命只有58岁，所以健康长寿我们并没有做到。

医学模式要从疾病向健康转变。国外提出来自然疗法（过去叫替代医学），实际上归到自然医学的范畴，希望通过更多自然的、物理的、非药物的手段来改善和促进健康。自然疗法也是整合医学的一部分。我国从国家层面已高度重视大健康产业问题，也出台了《"健康中国2030"规划纲要》，对基层社区提出了"六位一体"的要求，"六位一体"中健康管理是基本公共卫生服务体系中非常重要的部分。近两年谈到医养结合养老，2016年启动过中医医养结合的标准制订，当时出台"医养结合"很匆忙，最后觉得医养结合这个概念对养老来讲可能有些窄。后面国家出台了关于"健康老龄化"的文件，健康老龄化比较合适。

讲到健康管理、疗养康复，中国康复协会疗养康复专业委员会已成立20多年。后来中华医学会也成立了健康管理分会。中医系列有亚健康、有健康管理、有治未病专业委员会，中国医师协会，甚至全国卫生产业企业管理协会里也专门成立了治未病分会。可见相关的学科体系已经建立。我认为中医治未病这个提法应该叫"中医预防保健治未病"，这也是国家中医药管理局的一个准确提法。首先，"中医预防保健治未病"是中华民族独特的健康文化。其次，在《黄帝内经》中就已提到预防保健的概念，经过后续不断的充实和发展，形成了中医原创性的预防保健体系。中医健康维护的指导思想和观念是"治未病"，而现代医学的发展也在回归，回归到整体，回归到自然。用中医手段开展慢病测评及后续干预有不可替代的优势。在慢病的管理中，高血压、糖尿病实际上已有中医健康管理服务规范。我想应该有一个更开阔的思路去做事情，两条腿走路更好。现在医学上很多人，特别是西医从业者，往往是一条腿走路。我们应该学习别人好的东西，同时把中国传统的东西发扬光大，最终会引领世界。《中医药法》的出台具有里程碑式意义，我们还有《中医药发展战略规划纲要（2016—2030年）》。国家提出要中西医并重，要从思想认识、法律地位、学术发展，以及实践应用上落实中医和西医的平等地位。我们要建立"百名国医大师，万名中医名师，百万中医师，千万职业技能人员"这样一支队伍，但是目前国家注册的中医师包括助理中医师在内，可以开处方的只有20多万人，把乡村医生都算上也不会超过40万人，缺口特别大。不管原来是搞中医的，还是搞西医的，在疗养行业都能发挥作用，这对未来本学科的发展是有益的。中医"治未病"的内涵包括"未病先防，欲病纠偏，已病治病，愈后防复"，实际上分了几个层面，有预防层面，有风险干预层面，有防止并发症层面，还有康复层面。如果和现代医学整合起来实现一脉相承，这是最有益人体健康的。"未病先防"希望一个人活到90岁、100岁"尽天年而终"，就是无疾而终。举个例子，我有个朋友的父亲前年去世，90岁。老人家去世几天前没住过一天医院，脑子非常清楚，能把若干年前发生的事讲清楚，没有近事遗忘，甚至可以把之前所有发生的事精准到日，去世之前他有几天拉肚子，把所有子女都叫回家，把后事交代完，周末同最小的儿子一家吃饭，吃完饭洗完澡换了一身干净衣服说我要休息了，你们谁都别来打扰，就这样睡过去了。90岁，这就叫无疾而终。我们讲要"未病先防"。"欲病纠偏"指在有些苗头出现早期失衡的状态时，应赶快去调整。现在中医有体质辨识，有经络测评，有一系列测评手段，可以和现代医学的测评手段整合在一起。"已病防病"，比如心脏康复，除了本次发病需要恢复功能外，更重要的是希望未来不再发生急性的心血管事件。"愈后防复"，就是不再出现新问题。我们可以把精神、起居、饮食、房事、运动、娱乐、针灸、按摩、药物等都整合到疗养康复病人的管理中，中医有很丰富的手段。

　　现在全国评选了200多家健康管理示范基地，其实很多后期健康管理没有做起来。因为他们不具备这种能力，很多医院一年体检10万、20万人，但后期经营管理没有做起来。健康管理需要有一个专业团队，还要有人才、设备。疗养院要有特色，很多疗养院过去也在从事传统康复工作，已经具备人才和设备，要整合到健康管理中，要优势互补并充分发挥。要针对一个人，而不是只看到一个病。现在比较公认的健康管理的辨识技术、体质测评和症候辨识，可用舌诊、脉诊、面诊，因为中医讲"望、闻、问、切"，过去全是靠人，靠眼睛看，现在借科学技术，发明了四诊仪。舌相、脉象都可通过仪器测出来，可以标准化，可以做大样本研究，可以出大数据。有的地方用红外线设备，现在中西医都在用，通过它来辨识寒热，西医通过它检测肿瘤或炎症，正好把两个整合在一起，发挥更大的作用。中医的优势在于干预技术更丰厚，测评可用现代手段，但中医干预技术更加丰富，比如饮食调理、药膳。国家中医药管理局公布了100多种药食同源的食物，我们日常吃的食品，比如山药、扁豆、百合、白果、枸杞，都有药用价值。我们可以根据辨析的体质状态和测评结果给病人一个最佳的食疗方案，会起到更大的作用。2008年奥运会，我们给中国举重队每个运动员做了辨证施膳，根据评估，每个人的餐搭配都不一样，2008年我国举重队取得了很多金牌，实际上有中医的成绩。如果把中医整合到疗养康复和健康管理中，我们的优势一定非常突出。中医的特色是"简便价廉"，国家这么重视中医，是因为中医花钱少，效果好。举个例子，有人病人说腰直不起来，他弯着腰进来，我可能给他按一个穴位就直起来了。任何有创治疗都没做就达到了目的，在民间有很多办法花不了多少钱，确实起效果。如果借助现代科学技术，即中医现代化，再用到实际工作中，可能优势更明显。

自然疗法与健康管理应该整合，自然疗法对人体的保健作用非常大，大家都愿在周末或放假时去旅游，旅游回来身心愉悦，特别开心。因为看到了阳光海滩、森林花草、绿色植被花草，这是对身心的调理，对健康有维护作用。日本的矿泉很有名，矿泉是自然疗养因子，日本是世界上最长寿的国家，尤其是日本女性，一直排在第一。自然疗法的作用是直接的，对人没有伤害。最早西方把自然疗法叫替代医学，现在称自然疗法。自然疗法中还有一个很重要的就是生活方式，不管是做健康管理，还是做医疗、疗养或康复，健康生活方式的培养和不良生活方式的干预都要贯穿始终。再好的药，如果不良生活方式不去除，是治不好疾病的。同样，不管是病后康复，还是风险管理，都要关注生活方式。为什么生活方式有这么大的作用？因为人体一定要强调自愈能力，人的自愈能力是很强的，现代人的自愈能力越来越弱，是因为外界强加给人的东西太多，比如西医的激素，凡是用过激素治疗肾脏疾病，比如肾病综合征、慢性肾炎，再用中药去治疗调理就很难。反过来，从没用过激素，用中药去治疗，病人的康复要快很多。因为外来的东西抑制了机体的自身调节功能。自然疗法有很多，去唱歌，我们叫娱乐疗法，也是有帮助的。现在建筑师在研究色彩对健康的影响，比如蓝色，用到幼儿园就使小孩欢快活泼，不同的人用不同色彩有治疗作用。国外现在建立很多自然疗法诊所、保健区，就是把园艺考虑进去了，园林对人健康有益。记得珠海的海边上有一个露天的海温泉，上面有个顶，其他全是通透的，放着音乐，吹着海风，听着海浪，做个按摩，影响整个身心，作用非常好，和在一个小房间里做按摩的感觉肯定不一样，自然的因子会提高疗效。自然疗法跟中医的整体观相一致，中医对整体管理有三个方面：第一，中医认为人是一个有机整体；第二，人与自然是一个有机整体；第三，人与社会是一个有机整体。樊化明院士把它总结成空间健康学、人间健康学、时间健康学。

健康管理和疗养要讲效率，要增强适应能力，改善营养功能，增强代偿功能。我们要把这些手段整合到一起。传统的康复是让一个病残的人通过康复获得回归社会的功能，现在要扩大康复的概念，要强调康复的预防，不仅是病后的康复，还要预防再发生新问题。我有一个病人曾7次中风，到第7次他全身都瘫痪了，如果早期能有效管理，这个人不会最后全身瘫痪。现在实际上做这项工作很少。我们要开拓思路，除了恢复功能，我们更希望病人能够正常生活，包括语言、认知、心理等。现在的大问题是民众普遍缺乏康复意识。大概三年前我给在京的院士做健康管理，当时来了一位院士要做中医咨询，是轮椅推着来的，中风瘫痪一年了，没做任何中医的康复治疗，连中医看都没有看过，如果他能用两条腿走路，恢复就更快一些，但他根本就不知道可以用中医的手段来康复。我曾经看过一个面瘫病人，没有尽早做康复治疗，两个月了，脸还是歪的，嘴也是歪的，最后经中医会诊治疗好了很多，但错过了最佳的完全康复期，如果早点用中医手段，其实很容易治愈。我们需要宣传，让受众了解尽早康复的意义。健康管理的对象可以是健康的、亚健康的，也包括疾病人群。传统的康复针对的是病伤残，现在的康复理念扩展了。慢病的管理应该属于这个范畴，健康管理的一些高风险人群和亚健康人群，可以借助康复手段去帮助恢复。

现代医学要以人为本，我们应该把康复医学和健康管理做一个有效的整合，成为一个大康复的概念。要注重在健康管理中应用康复疗养手段，在疗养康复过程中应用健康管理手段，相互补充，建立防治养康一体化，而且未来可能是我们的优势，是三级医院替代不了的。专科医院也替代不了，因为很多条件他们不具备。我们有健康管理中心，有康复中心，疗养这一块，自然疗养因子应用很多，但应用不够。疗养院可以举全院之力整合资源，不像那些大医院分科非常厉害，领导想整合不容易。另外，疗养院有好环境，有人文化和人性化服务，做健康教育非常有优势。目前的短板是专业技术人员很缺乏，整体科研能力比较弱，中华医学健康管理学分会评选了247家管理示范基地，其实只有22家旗舰单位；疗养院13家，只有2家是旗舰单位。疗养院实际上很有优势。

总之，新医改政策出台为疗养行业发展提供了良好机遇，疗养行业已突显行业特色，构建医养康或叫目标防治养康一体化新型健康管理的服务模式，需要多学科合作、创新融合、整合共建，这就叫整合疗养康复学。大家一起努力，疗养院的未来应该是光明的。

糖尿病及其并发症的物理治疗

◎肖 振

物理疗法与糖尿病之间有没有关系,能不能将二者整合到一起?我是做临床出身,想从临床角度跟大家讨论。一谈糖尿病的现状,二说理疗的最新进展,三看两者能否整合。

随着时间的推移,糖尿病的发病率呈线性骤升。不仅发病率增高,更严重的是达标率很低。亚非欧十几个国家均如此。反映血糖控制的指标——糖化血红蛋白——控制好的病人只有1/3多一点。糖尿病除了血糖外,还有血压和低密度脂蛋白胆固醇增高,高密度脂蛋白胆固醇低、总胆固醇高等,这些指标都达标的比例仅为3.6%。这是很严峻的现实。中国的知晓率数据表明,知道自己有糖尿病的病人仅占1/3,其中治疗的接近1/3,治疗并控制的也仅1/3,细算起来和上述的3.6%差不多。所以,糖尿病真正控制好的,全方位控制好的只有不到10%的病人。主要原因是糖尿病病情复杂,以前叫"八重奏"。最早认为糖尿病是胰岛β细胞出了问题,后来发现α细胞也有问题,再后来提出肝脏对糖原储存利用也有问题,这叫"三重奏"。近年的研究发现,糖尿病还与肌肉组织葡萄糖摄取减少有关,与中枢神经系统功能障碍有关,与肾性的排尿减少有关……有人已总结成"八重奏"。糖尿病要把糖排出去,但糖是能源,体内拼命想把糖留住,所以排糖就减少,这是一个原因。还有一个最先进的说法是肠激素效应,肠内分泌一种激素,可以对胰岛素分泌进行重要调控。正因为糖尿病发病机制复杂导致了治疗达标率非常低。人们一直在探索糖尿病的治疗,从发现胰岛素到成功提取胰岛素,糖尿病治疗可以说有了革命性进展,现在治疗糖尿病的药物非常丰富。

关于治疗理念,以前是经验医学,然后是循证医学,再后来是精准医学,今天我们研讨整合医学。目前是问题不少,但是我们一直在前进。糖尿病治疗可以叫"五驾马车"齐驱——运动、教育、饮食、药物、检测,应该整合起来,全面考虑。国内用药和国外一样，药物已经很全了，我们现在都可以把它们叫"神药"了。有的药物直接作用于β细胞，对糖依赖，即血糖高作用强，血糖低作用弱，它不仅作用于β细胞，也作用于α细胞。它们有非常明显的优势，但用药很难改变人的生活习惯。还有增加饱感的药，通过药物作用解决"胡吃海喝"的毛病，对体重降低也非常好。随时间的进展，糖尿病无论怎么治疗都存在几个问题：第一，越治血糖越高；第二，越治血糖波动越大，就是血糖上下波动；第三，越治并发症越多，心脑血管并发症、肾脏并发症、眼睛并发症。无论怎么治疗，发病率还是逐渐升高，这是对我们的挑战；胰岛β细胞功能越来越弱，这是我们不可回避的。糖尿病是个大病，存在的问题包括血糖控制不好，高低血糖波动，β细胞功能下降，心脑血管病发生率增加，同时还有肥胖，糖尿病越治越胖，刚开始是好事，稳定后胖了不好控制。肥胖是糖尿病严重的问题。从医疗角度看，存在病人依从性的问题，病人不认可，或者和病人的实际脱节。比如耐药性问题，任何人都担心药物的副作用，会影响治疗方案，病人不拿药，医生没办法。还有药物价格问题等。当然也出现了新的办法，例如胰岛移植手术等。

下面重点谈谈物理治疗。物理治疗能不能在糖尿病及其并发症治疗过程中起一些作用？能起多大作用？能起什么作用？20世纪50年代理疗学科迅速进步。物理治疗包括日光、空气、海水、矿泉、矿泥等，这些叫自然因子，还有蜡、电、声、光、磁等。现在有一些人觉得洗浴很好，但这达不到矿泉带来的保健作用，这涉及泡的时间、水的净化、温度等，这些都是有一定要求的。包括一些四槽浴和电、药物及机械的结合，对一些慢病有很好的辅助作用。还有特殊的泥疗，采用矿泥，有特别的成分，可以根据不同病人的体质、疾病、疾病不同阶段或者疾病严重程度选用不同的泥疗。再比如蜡疗，过去是人工做的，现在由机器完成。电疗有很多种，是理疗中非常大的领域，也是最主要的领域。另外，还有声疗，比如超声波；光疗，比如红外线、紫外线、激光等。磁疗对于外伤的效果很好，外伤拆线后，做做磁疗，三天肯定就不肿了，疗效神奇，任何药物都达不到这样的效果。针灸有各种各样的针灸疗，包括针刀，我们可以进行组合，对有些慢性病确实疗效神奇。这些疗法是纯绿色的，对疾病有效果，对病人无损伤或损伤不大。运动疗法中的水中运动比较有特点，有现代的，也有传统的。现代康复疗法，包括作业疗法（OT）和物理疗法（PT），通常供不应求，病房安排不过来，需求量太高。

我们讲整合医学，康复与神经科的整合，应该越早越好，刚发病就整合，在医院或者回家开始康复。按摩在医院叫滚、拿、摩，特别受老外青睐。但要有一定经验，要选择合适的部位。前一段我们有一个压缩性骨折病人，按出了问题。因此，业内对骨折后能否按摩有争议。骨折后，肯定是恢复期才按，不可能刚骨折了就按。恢复期按，要看骨折的原因，原来是病理性骨折，即使恢复期，也不建议按；特别是踝、腰骶部稳定性不够，如果是骨质疏松导致的病理骨折，坚决禁止。反之，如果是外伤导致的骨折，很稳定，做个踩跷是没有问题的。从我们的角度可以做。另外，按摩医生要掌握医疗知识，要与之整合。物理疗法的治疗作用实际上分两块。第一个是非特异性的，基本上很多理疗都具有，包括：①改善血液循环；②抗炎作用，急性炎症不能做，热疗也不能做；③止痛，有些理疗能止痛；④促进组织的再生和修复，促进机体功能；⑤提高机体适应能力，比如感冒，吃药、休息、多喝水都可以，但大家尝试过紫外线吗？足底涌泉穴一照，照几次感冒就好了，或者流鼻涕打喷嚏就轻了。说起来有点神奇，比如血压高，同样用药，到我们那一住，也不知道什么原因，也许是脱离了工作环境，也许是休息好了，也许是自然物理因子的作用，病人的血压就平稳，甚至比正常用药时的血压都低。这是客观事实，目前解释不清楚，需要进一步加深研究。以上是非特异的。还有一种是特异性或相对特异性的作用。比如直流电，通过电流的阴极阳极，同极相斥，把一些药物导入，通过皮肤导入起作用。比如低频电，可引起强烈肌肉收缩，相当于按摩。骨折了组织有肿胀，里头有钢板更肿胀，肌肉软弱恢复不了，做做电疗，对消肿有好处，绝对不会让钢钉出问题。中频电流也没有问题，适当应用也可起按摩作用，改善循环，对创伤也如此，可以做机械的震荡和微细按摩。紫外线可以促进维生素 D 转换，有人补了很多钙，但血中钙浓度还是低，这就需要运动和紫外线照射，这些都是理疗类型。实际上我们专业人员要解决的是特异性的理疗问题，非特异性的老百姓自己都知道。

理疗有其特点，不同的物理因子有不同作用，同一种物理因子的剂量、时间和作用力不一样，产生的效果也不一样。同一种理疗因子可以治多种病，这个不像药品；反之，多种理疗因子可以治同一种病。大家要加强对理疗作用机制的了解，同时对疾病也要有了解，可以做出双向选择，还可以选择时机，不同时机又可起到意想不到的效果。理疗效果好不好取决于两点：一个是对疾病的认识，临床医生知道疾病的发病机制或不同病期，治疗更有针对性；二是对理疗因子的优化选择，两个必须整合，缺一不可。对理疗因子的选择有五个方面，即剂量、部位、频度、时间和配伍。关于剂量，一般来说，小剂量作用有特异性，这是一般规律，剂量大小不一样，作用的差异比较大。一定要对疾病有充分认识，同时还要考虑个体差异。按摩最典型，按摩的当时越来越舒服，但回到家的前三天既胀又肿痛，这是正常的；我们最好让这种正常过程最短，既起到治疗作用，肿胀感觉又最轻。要做到这一点，就要考虑个体差异，要考虑治疗部位或器官的特点。关于部位，一般都是直接定，比如理疗，把泥放哪儿，把蜡在哪儿。但要考虑间接作用，通过所选穴位治疗不是很好，要考虑神经反射区，有颈椎病的通过交感神经反射表现为心脏病、冠心病，是神经节段的反射。除了直接作用以外一定要考虑间接作用。关于频度，相对简单，一般每天 1 次，特殊的每 2 天 1 次、每周 1 次或每天 2 次。比如水疗，对牛皮癣等皮肤病，通常泡 10～15 分钟，牛皮癣泡 10～15 分钟可能没有反应，是因为有过度的角化增生，时间要长，有点和洗桑拿一样，有的是45分钟，有的是48分钟，有的是38分钟，因人而异。比如老年人有高血压，能否做水疗要做评估，要对血压、心功能进行评估，然后决定温度、时间。疗程长短要根据病人的疾病种类、性质、状况、理疗的反应决定，一般间歇期、急性病理疗的疗程短，慢病理疗比较长。最后是配伍，这很重要。一定要了解理疗的作用机制，原则上不建议在同一部位同时应用几种性质相同或作用相近的理疗因子，这和用药一样。比如骨折病人，当处于稳定的恢复期，可先做热疗，然后做电疗和体疗。热疗先让肌肉放松，改善循环，电疗也有这个作用，然后就做体疗，这时身体柔软，牵拉的效果就不一样。如果反过来做，也能有效果，但效果不好，而且很疼，会造成痉挛，这是一种主观的保护。又比如皮肤病病人，一般先水疗后光疗，水疗差不多了，循环改善了，再做光疗，这样效果比较好。虽然反过来也行，但不如前面说得好。有的用热疗配合离子导入，再配合一些光疗和药物理疗，一用好几个，实际上有些问题，真正到位的药物有多少？通过血液循环到局部有多少很难说。但理疗可直接做，用药物治疗也是很重要的办法，共同提高疗效。

关于理疗反应，不要简单以为理疗大家都可以做。虽然不一定非得是专业的人员，但一定要注意理疗反应。理疗反应的概念就是治疗过程中疾病反倒重了，一方面是局部的病变加重，越做越重；另一方面是出现全身症状。这两种都叫反应。我们经常看到局部症状加重的情况，比如类风湿，以前吃药，到我们理疗来就少吃药了，可是关节做了理疗反应重。再比如两个关节，治疗前左腿重，右腿相对轻，治疗10天后，左腿好了，右腿重了。这有两种可能：一是重的变好了，把轻的显现出来了；还有一种可能是同一个人不同部位疾病的轻重不一样，理疗反应也不一样。出现理疗反应怎么办？要坚定病人的信心，理疗的作用相对就是慢，这时候有反应，说明对理疗是敏感的。当然一定要区分到底是理疗反应来的，还是有其他病变了。大家要自信，病人心里不舒服，不是理疗反应。我们用理疗治疗糖尿病，叫绿色疗法，特别是针对并发症，不仅可以改善症状，还有辅助降糖的作用，对于减轻β细胞损伤，作用时间长、副作用小、价钱便宜、不易复发，病人容易接受。糖尿病经矿泉浴治疗后短期内就能看得出来疗效，而且用药量减少了，血糖平稳了。糖尿病的药物治疗血糖是波动的，危害很大，有时还不如不治；理疗的作用是使病情平稳，机制我们还不完全清楚，但实际疗效可靠。治疗并发症实际上是理疗的一个强项，当然剂量得控制。做完理疗后心理感觉很重要，有些病用同样的办法但心情不好肯定疗效不一样，要充分认识到心理的作用。糖尿病引起的周围神经病变是最常见的，治疗最难。用理疗，国内外治愈率都可达60%，文献报道为50%~95%，平均为60%。血管障碍、代谢障碍导致神经病变，现在很多治疗是改善血液循环，这些治疗方法几年前就有，没有太大突破，只不过个别药物有改换。但我们用泥疗，疗效达60%，作用机制有三方面：①通过矿泥的热作用，改善组织代谢，改善循环，这叫温热作用；②通过化学作用，矿泉水中有一些微量元素，与人体中微量元素的离子状态是一样，更容易通过皮肤进行交换，改善血液循环；③加强代谢物的排泄。所以，在治疗末梢神经炎或神经病变中有较好疗效。它可以作为一个辅助治疗，与药物、饮食、运动、健身等多种理疗形式整合起来，形成我们的优势。

理疗的适用性特别广泛，现在我们没有把理疗用好。整合医学的理念一定要拓展，一定要用到多学科、多疾病，以及疾病多阶段的临床实践中去。

综合医院的心身问题和整合诊疗

◎牛轶瑄

疗养院康复系统基本上属于综合医院的性质，相当于一个小的综合医院。我们周围有很多人，总觉得自己有各种各样的病，头不舒服，消化不好，毛病非常多，甚至涉及全身多个器官，而且症状游走、反复发生，经常去医院做各种各样的检查，有的人会拿出一堆检查结果让我们帮着看。病人说不出具体哪里不好，就是这不舒服，那也不舒服。每个科的医生都说不清楚是啥病，最后查的结果可能都是一个，即躯体化症状，没有器质性病变。我曾经有一个比较典型的病人，男性，43岁，一个煤炭企业主管，发作性的心悸、头晕。病人就诊时明显紧张，反复诉说不舒服，一会头晕，一会心里不舒服，感觉每天生活质量很差，影响他的工作状态，工作的效率很低，在当地省会医院做了全面检查，来我们医院又做了最全的检查，基本上能做的检查全做了，但所有检查结果都没有特别大的问题，有的指标稍高一点，无法用任何一个诊断标准诊断他的表现，不符合任何疾病的诊断标准。他自己的主诉特别多，但查体没有任何体征，最后经过全面分析结合他本人的焦虑情绪和抑郁量表评分，诊断为焦虑抑郁状态，加上躯体化症状。仔细追问后发现，前两年因他的煤矿出了点小问题，精神压力一下子特别大，连续性失眠，有几个月睡眠不好，然后身体表现出各种各样不适症状，继而紧张焦虑。经过评定他的焦虑基本达到中度偏上，甚至偏重度。考虑到发病时间较短，采用来士普（草酸艾斯西酞普兰）联合劳拉西泮，经2个多月的治疗症状明显好转，坚持服药半年后，基本痊愈。

围绕心身问题，本文主要从以下三个方面进行讨论：第一，"生物-心理-社会"医学模式；第二，综合医院心身问题现状；第三，心身整合诊疗路径。

关于"生物-心理-社会"医学模式，这个概念是20世纪70年代美国恩格尔教授提出的，即从生物学方面和心理、社会方面看待人类的健康和疾病，强调人的健康是由生物、心理、社会三方面因素共同决定的。健康不单纯是身体的健康，还应该包括心理健康和社会功能的健康，这是世界卫生组织提出来的关于人类健康的新观念。来我们这儿康复的人，不单纯是身体上有病，他的疾病可能已被治愈了，但心理上有问题，无法正常地回到社会工作，这也不是一个健康状态。健康状态一定要包括心理健康，还有社会正常功能的完全恢复。医学从神灵医学模式，后来逐渐转变成为自然哲学医学模式，现在依靠检查设备，是生物学模式。目前应该再前进一步，形成心理、生物、社会三方面整合的新的医学模式，这样才能提高生活质量，构建真正的健康。这就要求医学服务向心身整合诊疗服务转变。新的心身整合医学服务要求临床医生具备心身疾病的整合诊治能力，护士要具备心身整合护理能力，健康疗养机构的健康管理人员要具备心身整合健康管理能力。对于医生而言，"了解病人比了解病人患什么病更为重要"，我们经常接触到一些病人包括康复病人，有时会发现和他们来一段"话疗"可能比吃药的感觉会更好。"话疗"也是心理治疗的一种方式。国家这两年对心理健康越来越关注，明确提出各级医疗卫生机构要开展医务人员精神心理问题相关知识及诊疗技能的培训，对就诊中的精神心理障碍病人及时提供诊疗服务和专职指导，这是国策。

关于综合医院心身问题的现状。解放军总医院（301医院）是一家综合医院，我所在的健康管理研究中心偏重于体检及慢病治疗，人流量很大，每个月国内部加国际部大概有几千的人流量，一年就很多了。有很多地方的基层官员或一些领导层面的人，由于工作及其他各方面压力都很大，有些是来查体，但能明显看出焦虑、紧张，如果不理解这种情况，而是反复做各种检查发现不了问题，会令他们很不满意，其实有很大一部分人是并发了心理问题。心身问题也叫心理生理疾病，是指一组和心理、社会因素有关的躯体疾病或病理生理过程，也就是心理、社会因素在发病发展过程中起非常重要作用的，躯体功能性疾病和躯体器质性疾病。综合医院各个专业都有，心身问题到底该哪个科来看？它既横跨了综合医院的内外科，甚至临床所有科室，因为病人会表现出这些科室的一些躯体性疾病；同时又包含精神和心理科的一部分疾病，横跨两个空间。在发病中，既有某些生物性因素，又有某些心理、社会因素的作用。

综合医院存在的心身问题有哪些呢？首先是心理问题的躯体化症状，也是纯医学难以解释的症状。其次是躯体疾病引发的心理问题，是由身体引发的心理问题，由此严重影响疾病的康复。第三个就是常见的某些慢病如高血压、心脏病、糖尿病甚至肿瘤，这些慢病已构成现在医院的主流病患。慢病也存在心身问题，慢病的心身问题如果同诊同治，慢病的恢复包括预后都会比完全不关注要好很多。国内外文献对综合医院心身问题的统计显示，焦虑躯体化症状在综合医院相当普遍，国外发现初级保健诊所超过50%的就诊病人存在焦虑躯体化症状。国内一个多中心大样本调查研究显示：综合医院就诊病人共病患病率远远高于一般人群患病率，其中焦虑障碍占8%，抑郁障碍占12%，焦虑和抑郁障碍占4%。然而，焦虑抑郁躯体化症状识别诊断率很低，合理治疗率更低。综合医院的心身问题实际上非常严重，但很多非心理科或精神科医生，没有意识到它的存在，更没想到去治疗和干预。我国近几年各级医疗机构越来越意识到这个问题，相关专业相关领域都对本专业疾病相关的焦虑症状进行过统计，发表了很多文章。2016年12月《中华神经科杂志》上有一篇关于《综合医院焦虑、抑郁与躯体化症状诊断治疗的专家共识》的文章，专家共识具有一定的引导作用，这个专家共识专门针对综合医院焦虑抑郁躯体化症状进行了阐述，包括发病、诊断和治疗等，有很详细的说明。2017年，《中华内科杂志》刊出了关于《"医学难以解释的症状"临床实践中国专家共识》的文章，也就是医学上已有症状，但难以解释。以"医学难以解释的症状"为检索词进行检索，能检索到648篇文献，可以看到呈显著上升的趋势，说明这个问题已经越来越引起注意，因为大家见到的病人越来越多了。医学难以解释的症状是指不能用生物医学的病理结构改变和病理生理异常给予合理解释的躯体症状，它是一种现象，而不是一个疾病，它们是心理问题躯体化症状或者躯体化转化障碍病，这种症状往往是非特异性的、模糊多变的，很难具体化，且缺乏肯定的病理生理基础，但临床非常常见。这种病人的病程迁延，多数是反复的，而且会演变成某些特殊的主诉症状，比如疼痛、功能丧失或者障碍，感知觉体验改变。这种病人通常花了很多钱。我们老说心理问题，大家觉得可能是飘在天空中的一个月亮，实际上它是实在的东西。抑郁症虽然真正的发病机制还没搞清楚，但抑郁症病人大脑各个系统有明显失衡，抑郁症病人现在用调节神经介质的药物可以明显改善症状，有的可以临床治愈。心理学和躯体化之间的关系，简单说抑郁、紧张情绪、焦虑、苦闷，可以通过大脑影响自主神经系统，影响下丘脑垂体，进而影响细胞蛋白功能表达，从而影响躯体各器官。焦虑、抑郁病人常见的躯体化症状包括头疼、头晕、疲乏、失眠多梦、胸闷、心慌，还有背痛、月经紊乱、恶心、对抗等。如果一个病人说多个器官的多个躯体症状，主诉的症状越多，我们越要高度警惕可能存在的抑郁问题。我们中国人对心理问题始终比较回避，说有抑郁，有精神问题，有心理问题，还不如说有心脏病。在心脏科、神经科、消化科门诊，很多病人来了说胸闷、肚子不舒服、头疼、睡眠不好，实际上是焦虑抑郁。90%以上焦虑抑郁的病人对医生说的只是躯体症状，他不会说最近家里出事了，压力特别大，很紧张，很焦虑，心情不好。他主诉就是头疼、头晕，如果医生能意识到心理问题，通过话语回头追问，就会发现多数都有焦虑情绪的根源。病人躯体化症状的个数和抑郁症患病率呈正相关，涉及器官的症状越多，患病的概率越高。在疗养院这种很舒服的环境中，如果病人还反复说这儿疼、那儿不舒服，检查了又没事，怎么都不能让他满意，这时就要警惕有抑郁情绪导致的躯体化症状，没有被识别的焦虑抑郁躯体化的病人，他们存在的问题是反复就诊。就诊过程中，跑过若干科室，因为躯体症状特别多，从一个科到另一个科，来回折腾，比如在心脏科没有发现有问题，但现在医生又不敢说没问题，因为现在医疗纠纷特别多,这样病人就反复地在各个科室走来走去。在医院走得时间长了,没病的他越来越感觉自己有病,强迫自己成为病人的角色。另外是一个贻误诊断,焦虑抑郁如果早发现、早干预,前期病程越短,对药物的反应越好,根治率或治愈率就越高;如果没有解决,时间越长,药物治疗的效果会越差,需要巩固期吃药的时间就会越长。此外,加重家庭经济负担,反复跑医院,车船费、住宿费花很多。这是心理问题引发的躯体化症状,

还有一个是躯体疾病带来的心理问题。有一个人,本来挺好,觉得自己没问题,查出了一个1cm多的小结节,在肺科找了呼吸科主任会诊,说要考虑肺癌,需要观察。最后结节虽然切除了,但此后他到医院查体越来越频繁,总认为会不断出现毛病。当一个人以为自己很健康,突然出现某个疾病,人的心理压力非常大。有一部分人的性格特质导致心理承受能力差,一点小事就很焦虑、很紧张,造成一些心理问题。躯体疾病导致继发的心理问题,这种躯体疾病一旦出现会影响病人的认知,引发病人自我意识的改变,引发病人的情绪反应,同时也可以引发原发性的心理障碍,一旦出现这种情况会严重影响原发疾病的康复。综合医院很早以前最常见的是感染性疾病,生物医学方法治疗很有效。近几年医院里大部分是高血压、糖尿病、肿瘤、心脏病,慢病成为主流。人类的疾病谱已从急性传染病转变成慢性心身疾病。慢病是非单纯的生物学疾病,社会、心理为重要因素,从疾病谱分布可以看出20世纪50年代呼吸系统疾病占主要构成,现在心脑血管疾病、心理疾病、糖尿病、肿瘤是主要构成,疾病谱发生了明显改变。近两年心理神经免疫学越来越热,因为肿瘤性疾病与自身免疫紊乱有关,其他很多疾病也与免疫改变有关。中枢神经系统大脑皮层分泌很多神经递质,调控下丘脑,下丘脑是调节自主神经系统的中枢,包括交感神经系统和副交感神经系统。交感神经系统、副交感神经系统可以释放很多激素,后者调节机体的各种功能。这个调节过程中可以影响到免疫系统。另外,"皮层—下丘脑—肾上腺"轴可以调节激素的分泌,激素分泌也会影响机体的免疫功能。反之,免疫功能的改变又反馈到大脑皮层,这就是心理适应和免疫学研究的这个反馈环的生物学基础。通俗地说,生活中发生一件很重要的事可以通过大脑皮层,影响情感本能的部位——大脑边缘系统,继而影响下丘脑,下丘脑调节自主神经系统,通过调节自主神经系统、内分泌系统及免疫系统,影响心脏、肾脏及腹部各种器官,导致病人出现各种主诉,这种长期反复的慢性压力可以导致慢性疾病的发生。以前对急性压力应激影响机体的研究比较多,发现应激与心脏病有关,病人突然受到很大打击,很快会出现心脏问题。慢性压力使人始终处于一个长期慢性高强度的精神压力下,可以导致人肥胖、癌症、卒中、心脏病、动脉粥样硬化、认知下降,可能将来会更早发生痴呆。我有几个朋友,前一段时间要写一本大部头的书,集中起来两三个月,天天熬到晚上一两点,写书做幻灯然后做录像,两个月那么辛苦,瘦了吗?不,胖了,这叫"压力肥",压力肥可能是吃多了,其实不单纯是,当压力大时,可以影

响整个内分泌系统，从而影响代谢。因此，压力肥是有理论依据的。

关于心身疾病的整合诊疗。整体及时的诊断和治疗对焦虑是非常重要的。第一，它能改善社会功能，降低医疗费用。第二，提高躯体疾病病人对治疗的依从性，减低病人的痛苦和死亡危险，并实现完全意义上的健康。我们首先要认识这类疾病，要意识到它很常见。其次是如何去诊治，要有一个基本概念，即它的治疗原则是什么。碰到这种病人建议他怎么去治疗，作为一个非心理科、非精神、非神经科医生要开药物，就要知道病人是否存在这个问题，到什么程度了，应该怎么治疗。关于心身疾病整合诊疗的路径，我们中心两年前引进了一个系统，心理疾病的诊断主要靠量表，比如焦虑、抑郁的量表，各种各样的评分，根据评分情况，结合病程和检查结果排除器质性疾病，才能诊断焦虑、抑郁，所以心理测评非常重要。量表评定有要求，评定过程中和病人说话的语气、神态，以及对病人的指导等都可能影响其打分结果，这对诊断非常重要。我们中心采用的这个系统，里面有100多个量表，病人在上面进行量表测评，然后根据量表给出初步评定。我们在给病人进行常规体检的同时，要注意进行心理测评。评估以后，根据情况给病人一个合理的建议，同时还可以进行干预。心理的治疗包括抑郁等疾病的治疗，早期轻度甚至中度的病人进行非药物治疗，包括重度病人的非药物治疗联合药物治疗都可以明显改善病情。

从整合医学角度看"五位一体"整体保健

◎冯爱成

什么是"五位一体"整体保健?"五位"是指医疗保健、心理保健、营养保健、运动保健和其他保健,将五种保健整合成一体就像一架完整的飞机一样,使一个人的健康展翅高飞。我们利用的不仅仅是生物因素,还要把医疗、心理、营养、运动和其他保障整合成一体,共同实现健康目标。我结合我们华东疗养院的情况,简要介绍一下"五位一体"整体保健。

第一,医疗保健。医疗保健跟大部分医院是一样的,我们也是体检、质量管理。我们的诊室设施完善、服务优良,很多人会选择我们这里,我们病人的复住率达到90%。第二,心理保健。我们设有心理保健室,和上海市心理咨询中心联办,而且是私密的。很多人对心理问题很忌讳,不愿意直接讲,我们会严格替病人保密。第三,营养保健。我们有六个食堂,比较多。我们不仅要讲究营养搭配,还要讲究文化,教会病人怎么吃是宗旨,让人吃得健康是关键。我们在这方面下了很大功夫,每个桌上,小桌旁边都会有介绍怎么吃、如何吃、怎么吃得好,有这些小帖子,细节做得很好。第四,运动保健。"正确的健身运动"是我们的口号。我们有1.7千米的运动指标,还有红、黄、绿步行圈,针对年龄段大小不同,根据疾病的评估,有的人走绿圈,有的人走红圈,有的走黄圈。每人带一个牌子,根据医生的评估,只能走黄圈的病人不能走到绿圈里去。有些人运动量太大、损伤太大,走黄圈的人跑到绿圈里走,中间就倒在地上了。我们还有卫星GPS定位系统,每个人都在定位系统上,能及时发现异常情况,进行抢救。第五,其他保健。包括电影、直播、音乐疗法、书刊、手工制作。音乐、手工、茶道、教育在我们华东疗养院用得比较多,所以来我们这里疗养的很多人,放松了都不愿意走。

关于整合保健的平台战略,我们打造了九个平台,包括慢病康复平台、医养结合平台、三级预警平台、双向转诊平台、健康宣教平台、医学检测的生物学平台、休闲怡情养生平台、文化平台，还有员工自身的成长平台等。在院里，我们叫同志，不叫官职。他是部级干部我们也叫同志，一律平等，地位上没有差别，做到心理平等。我们有三级预警平台，在华东疗养院每年查出200多例恶性肿瘤，经过手术，早期干预，几乎没有因检查太晚导致死亡的。

整合泌尿外科学

保留肾单位与肾癌的整合医学治疗

◎许传亮

目前，肾癌的病例数越来越多，肾部分切除术越来越多，远远超过了肾癌根治性手术。

回顾保留肾单位的手术历史，1861年，有学者在做肾囊肿切除时，病理发现里边有肾脏组织，这其实类似于手术并发症。时隔6年后，有学者进行了部分肾组织切除的探索。但真正做肾脏手术是在1869年，目的是治疗尿漏。到1870年同样是这名学者，完成了第一例肾部分切除术，用于治疗肾积水，之后肾部分切除术逐渐开展，首先用于肾肿瘤治疗的是一名以色列医生，他治疗的是血管肉瘤。直到1950年，有学者提出，在有些情况下把整个肾脏切掉治疗肾肿瘤是不明智的，应行肾部分切除。1975年，有人总结了1954—1974年用肾部分切除治疗肾癌的5年生存率达到72%，觉得肾部分切除的适应证可以扩大了。1981年后，肾部分切除的报道增多，此后经历长达20年，直到2000年出现争议。先前，肾部分切除多数只用在肾功能比较差的双肾癌，也就是以前讲的肾部分切除的绝对适应证。到2010年，《新英格兰医学杂志》报道只要病人允许、手术可行，就可以做肾部分切除，不管双肾功能如何，都可以做。

肾部分切除现在慢慢得到了大家认可。不管是肿瘤的复发还是长期生存，肾部分切除都与根治性手术没有太大区别。特别是对肾功能的保护，肾部分切除明显优于根治性手术。长达9年多的随访显示，肾部分切除术对肾功能的长期保护，肯定优于根治性全切术。之后大家越做越多，肿瘤越做越大。4~7cm T1b期的，甚至大于7cm的肿瘤有些也在做。到2017年有学者回顾了21个中心的研究，在1万多例肾部分切除的病人中，对于T1b、T2期的肾部分切除可以很好地保护肾功能，也成为一些地区推荐的共识。肾部分切除对肿瘤的治疗效果并不亚于根治性手术，但手术并发症相对高一些，术后出血的发生率大概为3.1%，术后尿漏有4.4%，需要再次手术的大概有4.4%。因此提出，肾部分切除适合T1b，即4~7cm及以下的肿瘤。对T2应该有选择，也就是要个体化，要视病人的身体素质，评分最好小于10分。现在也有把肾部分切除用于转移性肾癌的治疗，2005年和2007年相继有报道。但需特别说明，经过选择后的肾部分切除，依然可获得和根治性手术类似的效果，要求是：一定要把肿瘤切干净，不然等于白做；术后采取综合措施；手术风险要可控。从T1a绝对手术适应证开始，到T1b、T2，再到转移性肿瘤，现在越做越多。但从整合医学角度思考，我们还需回答几个问题。

肾部分切除目前存在什么问题？保肾手术的最终目标应该是什么？"三联肾"是2013年提出来的，做肾部分切除对肿瘤来说，一是切缘要干净；二是围术期尽量避免并发症；三是肾功能要得到真正保护，不要把肾脏保留了，但肾功能没有了或肾功能明显下降。后来演变成新的"三联肾"，即①切缘阴性，在技术上得到体现；②肾双侧有肿瘤，或一个肾脏里有多灶性肿瘤，需要很早诊断才可以把它们做掉；③有肾脂肪浸润，需要有技术把它诊断出来。

保肾术能不能把肾肿瘤完整切掉？据目前报道，不管什么方法，开放性手术也好，腹腔镜手术也好，机器人手术也好，总的手术阳性率在0~7%，数据来自很多中心，小的病例数为几十例，多的有1000多例，总体上差不多，没有显示机器人更好或开放性的更差。有的病人是多灶性肿瘤，肾癌为多灶性肿瘤的占5%~30%，多灶性肿瘤一定要切干净，否则肾部分切除就没有价值了。

保肾术的安全性怎样？以往报道并发症的发生率为5%~9.2%，欧洲报道最高可达到27%，当然也有更低的。也就是说肾部分切除还不是那么完美，多少会有一些问题，包括出血、栓塞、尿漏等。还有术中把肿瘤切破了，这对于病人来说是一个噩梦。我们有个病人，2008年7月做的手术，时隔7年后，在同样部位又长出来肿瘤。还有一个病人，右肾肿瘤并不大（3cm）。术后2年做CT复查，腹膜后脂肪及腹壁里发现种植性转移灶。也就是说我们一定不要把肿瘤切破，不要发生种植性转移。

保下来的肾，其功能如何？保肾手术是沿着肾周围包膜外切，还是沿着很大范围切，切多了肾单位保留相对会少一些，也就是说术后不要觉得保留了肾，其实并没真正保肾。做保留肾单位的手术，可能做的过程中把肾动脉分支或者肾动脉给缝了，肾脏是留在了那儿，可它会慢慢萎缩，也就没有作用了。有一个病人做完手术，开放看到血流，有肾动脉的冒血，又加缝了一针，缝完后看到把动脉的分支也给缝了，等于所属一块的功能肾单位基本没有了。虽然这个器官保留得不错，但大量的肾单位没有了。应该尽量保留正常肾单位组织多一点。

综上所述，虽然我们都认可肾部分切除的地位，但还存在一些不完美的地方。它可能只是一个手段。肾部分切除只作为一种术式，并不是真正作为保肾的目的。以后怎样保留肾脏？不只是把肾器官保住，还要保留有用的肾单位。现在物理治疗越来越热，为手术提供了一些技术上的支持。物理治疗包括：①基于温度的物理治疗；②基于射线的治疗；③基于电压变化的物理治疗。比如射频治疗，现在是共识度最高的物理治疗方式。60℃以下可能无法把肿瘤完全杀死，但可能把它"打晕"了，过一段时间休眠了又长出来。到了100℃，肿瘤组织结痂会影响继续扩大治疗范围。射频需要选择中庸之道，在60～100℃可能是最好的结果。2000年开始，射频治疗肾癌越来越多，2015年有一篇关于肾癌射频治疗的总结，其肿瘤的控制略差于肾部分切除，但肾功能下降率低于肾部分切除，对肾肿瘤治疗的彻底性不如肾部分切除，但肾功能的保护要比肾部分切除好。总体评价是还不能完全取代肾部分切除。但如下病人为适应证：①高龄病人，有明显并发症，不适合做肾部分切除者；②不适合传统外科手术的病人；③保留肾单位术后局部粘连比较明显者；④肿瘤多发，不太适合肾部分切除的遗传性肾癌。第二种物理疗法是立体定向放疗，是基于放射线的物理治疗，包括在X线、CT，以及磁共振引导下进行立体定位治疗。单次大剂量照射，可能将来会作为肾癌立体定位放射的一个治疗技术。近年来进展为短期大剂量梯度放疗，使靶区放射比较强，而周围比较弱。在技术上使一部分人能够达到精准照射治疗，但杀伤机制还不很明确，可能是上皮细胞发生凋亡。第三种物理疗法是不可逆的电穿孔，即把一个针插到组织上去，利用高压电场以脉冲形式作用于细胞，使细胞膜的电压发生瞬间变化，细胞通透性发生变化，导致细胞凋亡。其优势是组织的选择性更好，不会损伤血管、神经；消融区和非消融区边界比较清楚；消融的组织时间比较短，5分钟之内就可以完成；组织细胞的损伤机制是凋亡，但疗效受到组织导电性能影响。

总之，什么将会代表肾脏肿瘤保肾手术治疗的方向？目前肾部分切除可能所占比重更大一些。随着冷冻射频消融、不可逆电穿孔技术的发展，肾部分切除可能会逐渐或者部分地被取代。回顾外科发展史，最早用针灸等物理治疗方式，后来变成拿手术刀进行治疗。今后在肾部分切除这一领域可能是手术刀联合物理治疗的整合治疗，物理治疗可能会迎来新的春天。

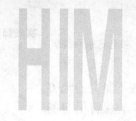

肾癌并静脉瘤栓治疗的整合医学思考

◎周利群

肾癌在我国越来越多。以北京大学第一医院泌尿外科为例,我们的床位有121张,在全国泌尿外科的床位数居中下水平,但一年收治的肾癌大概在900例,膀胱癌最多,1100例左右,留下病理的有600多例。肾部分切除的例数逐渐接近一半。合并瘤栓的例数逐渐增多,到2015年接近60例。也就是说我们现在每年做的肾癌合并瘤栓,比如肾静脉、下腔静脉瘤栓的达到了60例,是比较多的。肾癌中有4%~10%存在瘤栓,目前肾癌根治加瘤栓切除仍是一个首选治疗。

合并瘤栓的肾癌,手术比较复杂,出血比较多,尤其在取瘤栓时风险比较大。我们科经历了从纯开放手术转到纯腹腔镜这一过程,在截至2014年的过去15年中共有276例,其中250例有比较完整的随访数据。133例有肾静脉瘤栓,143例有下腔静脉瘤栓。我们提出了早期瘤栓和进展期瘤栓的概念,肝静脉以下水平叫早期瘤栓,肝静脉以上叫进展期瘤栓。根据数据分析,发现这两组瘤栓的预后有显著的统计学差异。这276例再加2015—2016年的120例,也就是说我们有近400例的瘤栓治疗经验。在133例肾静脉瘤栓中,左肾肿瘤82例,占61.7%,右肾占38.3%。在143例下腔静脉瘤栓中,左肾只占了23.3%,右肾占了近80%,因为右肾静脉短,非常容易进入下腔静脉。

我们刚开始做纯腹腔镜时很简单,就是经腹膜后进去把肾动脉断掉,和肾动脉栓塞是一样的想法,最后经腹膜后完全切肾,取瘤栓。对肝静脉以下的瘤栓,经腹膜后再经腹腔是一个非常好的联合方式。现在肝静脉以下的瘤栓泌尿外科自己可以解决。但是肝静脉以上的比如肝静脉以上膈以下,还有膈以上的三级、四级瘤栓,需要跟心脏外科合作,根据具体情况采用体外循环来处理。我们先经腹膜后切肾,或者经腹腔切肾,把肾切掉后,再转为开放去取瘤栓,这是一个过渡过程。我还没有发现它能够减少出血、缩短住院时间。因此进一步提出先经腹膜后把肾切掉，瘤栓断掉容易导致脱落，再改成45°斜卧位，经腹腔途径去游离下腔静脉近心端、远心端，阻断肾静脉，取出瘤栓。两者相结合，充分发挥两种优势，对腹腔镜取瘤栓很有利。

总之，肾癌合并肾静脉瘤栓或下腔静脉瘤栓，手术预后还是不错的。腹腔镜技术广泛开展，提供了一种用纯腹腔镜完成的术式，医生要考虑到手术风险，也要向病人充分告知。泌尿科医生可以通过纯腹腔镜办法解决肝静脉水平以下的瘤栓，可以经腹膜后，也可以经腹腔径路。我们认为经腹膜后和经腹腔联合途径取瘤栓是更好的方式，能充分发挥两种路径的优势，达到比较好的疗效。从我们的数据来看，肝静脉以下和肝静脉以上的瘤栓对肾癌的生存率都带来了显著的影响。我们的数据也证实，静脉瘤栓对预后的影响不如淋巴结转移及内脏转移那么明显。

分子病理学时代对前列腺癌的整合医学思考

◎黄教悌

前列腺癌大概是人类肿瘤里最特殊的一个疾病,有的病人发展非常快,手术之后很快复发,很快死亡。但也有很多病人可以存活几十年。美国最著名的病人来自美国前列腺癌基金会,肿瘤诊断时全部都是9分,已经转移;但20多年后,这个病人的情况还是相当好。前列腺癌的生物学行为差异性很大,使得不同个体的表现差异也很大,因此在诊断和治疗上一直令人相当困惑。像这样的病人,一定不能一视同仁,一定不能采取同样的治疗方法。

前列腺特异抗原(PSA)筛查在美国很普及,在中国还不是特别普及。在美国几乎所有病人诊断的第一步都是因为血清PSA水平升高。PSA水平升高的病人,接着应该做影像学检查,会有两种情况:一是没有发现可疑区域,二是发现可疑区域。对没有查出来的病人,应该采取传统的办法——活检,就是盲目穿刺。如果结果阴性,并不表示这个病人就没有癌,尤其在美国,PSA升高但活检阴性很多。没有看到肿瘤,并不表示他们完全没有肿瘤。可能有20%~35%的肿瘤在活检时被忽略掉了,这样的病人需要进行随访。如果发现不了,我认为就要改变活检方式,应该做靶向穿刺。靶向穿刺也有两种可能。如果是良性的,也需要随诊;如果发现了肿瘤,可以把肿瘤分成低危、高危和不确定,低危病人可以保守治疗;高危肿瘤需要手术,尤其是比较年轻的病人,身体比较好的病人,应该手术或者放射治疗;对于不确定的这些病人,未来的研究需要做一些分子的探讨,就是由标志物去决定,到底应该把它划分为低危的肿瘤还是高危的肿瘤去处理。这就是我对前列腺癌诊疗总的看法。下面具体和大家探讨一下。

第一,关于PSA。PSA对前列腺癌是一个很重要的贡献,20世纪70年代发现PSA,发现后在美国就开始进行大量普查,发现了相当多的前列腺癌病人。这么多年来做了大量的前列腺活检和前列腺癌根治术,也造就了很多非常知名的前列腺癌手术专家,可能还有很多经常到中国来做报告。比如某某教授,曾经做了1万例病人的手术,这可是个大数字。但不久前发表的一篇文章说,前列腺癌手术也许是做48例才会帮助1例病人。就是说在这1万例病人中,大概只有200个病人手术后能受益。其他9800个病人不但没有受益,还造成了并发症,或多或少都会有一些问题。这些病人不做这个手术,有两种情况:①病人的肿瘤本来就不需要手术,可以照样活得好好的,生活质量和生命不会受任何影响;②有相当一部分病人,肿瘤恶性程度非常高,手术没有帮助,手术之后很快复发,很快死亡。对这1万例病人,手术是不是都有必要?这不是任何个人的错,最大的问题是我们对前列腺癌的生物学行为知道得不多。

反思之后,在美国已有很多人提出PSA筛查不应该做,我不知道现在国内同行对PSA怎样看,我觉得中国情况跟美国还是差别很大,因为PSA并不很普及。去年去广州,有个很年轻的病人来找我,首发症状就是转移,这种情况在美国非常罕见,但在中国好像特别多。我个人感觉在中国,如果进行大规模PSA普查,可能会帮助很多病人,这是我对PSA普查的看法。

第二,关于影像学。我觉得前列腺癌的影像学是一个非常重要的检查。我们人类需要做活检的肿瘤,除了前列腺癌外,没有任何一个肿瘤活检是盲目活检。所有的肿瘤,不管是发生在脑、乳腺、胰腺还是其他实体器官,影像学都会非常精确看到非常小的肿瘤,做活检也做得非常精确。如果是腔道的肿瘤,像膀胱或者直肠、食管,内镜可以看得非常清楚,活检也非常精确。只有前列腺只能做盲目活检。所以我觉得影像学检查对前列腺癌有非常重大的意义,目前在西方国家取得了很大进展。他们可以看到前列腺的结构,看到前列腺的化学成分,看到血流情况,看到组织密度。有经验的影像科医生,现在诊断前列腺癌,尤其是高级别的前列腺癌,灵敏性和特异性已相当高了。在我工作的两个单位——加州大学和杜克大学,我的合作者都有一个是影像科医生。影像科医生每天唯一的工作就是看前列腺的磁共振影像,他们每天就做一件事情,所以他们的技术非常高。一个不经常看前列腺磁共振影像的影像科医生,和一个专门看的医生比较,诊断水平差别非常大。我觉得这也是国内要急需发展的地方,必须有一批专职的影像科医生专门来看前列腺的磁共振影像。

磁共振成像现在用得相当多,诊断精确度非常高,它的用处主要在哪里?如果一个人PSA高,可以看一下磁共振影像,看一下有没有可疑区域。如果活检之前没做磁共振,活检之后是阴性,这样的病人也需要做,因为活检阴性的病人,漏掉肿瘤往往是因为肿瘤位于一个比较罕见的区域,比如在前列腺的前部,一般活检针难以到达那个地方。对于现在处于随访期的病人,磁共振也是一个非常有用的工具。靶向穿刺现在已经开展得比较多,磁共振是不可缺少的工具。所以,在国内开展靶向穿刺,磁共振诊断一定要跟上。

中国目前用的工具和美国用的工具有些不同。但这两个工具都可以把磁共振的影像学信息输到里边,可以做靶向穿刺。靶向穿刺有很多好处:可以对着可疑区域穿刺,可以用数字方式把穿刺的位点记下,尤其对于那些不是立即做手术的病人;还可以做反复穿刺;如果想随访某些病人,可以在原点反复穿刺。靶向穿刺可以显著增加恶性程度高的肿瘤的检测率,对恶性程度低的肿瘤,盲目穿刺会经常发现,靶向穿刺发现的概率反倒降低,但这些肿瘤恰好是不需要知道的肿瘤,所以靶向穿刺有它的优点。

一旦活检诊断为前列腺癌后,要考虑肿瘤的恶性程度、进展和死亡风险。有很多临床指标,包括PSA的高低、肛门指检等,但病理学是一个非常重要的参数。一般认为,如果是6分的肿瘤,不会致死;如果是8分或者以上的肿瘤,肿瘤的恶性程度肯定很高,需要处理。对于7分的肿瘤,过去一致认为7分的肿瘤是不好的肿瘤,后来发现"3+4"和"4+3"有区别,"3+4"相对比较好,"4+3"恶性程度比较高。现在美国在做常规病理报告时,如果肿瘤是7分,一定要把"3"和"4"的百分比写清楚,同样都是"3+4",如果"3"是95%、"4"只有5%,与"3"是55%、"4"是45%,这两个肿瘤实际上是完全不同的肿瘤,对病理医生的要求也在提高,如果看到活检是7分肿瘤,一定要把"3"和"4"的比例写出来。对于7分的肿瘤,有的病人肿瘤进展很快;很多病人虽然也是7分,实际上和6分肿瘤没有任何区别。

现在有很多分子,美国食品药品监督管理局(FDA)已经批准了3个分子作为标志物,可以对肿瘤进行分类。这几个标志物,有的可以帮助判断转移,判断手术后死亡的概率,帮助我们决定手术后要不要再做辅助治疗。有的可以分析肿瘤的恶性程度,因为它的表达与细胞周期有关。还有的标志物原来来自乳腺癌,现在发现对前列腺癌有用。这些标志物不仅可用于手术切除的标本,还可用于组织活检。病理医生做活检时,如果碰到6分和7分的病人,很多都会要求去做这个检查,决定病人做随访,还是去做手术。

对一名年轻的泌尿外科医生,最初大家都想做手术,手术做得好,有很好的技能,将来可能成为很高水平的外科医生。到了一定程度,手术就不是唯一的本领,也不应该是唯一的方向了。到了一定程度,手术1小时做完和半小时做完没有太大区别,出血50ml和出血75ml也没有太大区别。不要只看到前列腺,看到的应该是一个病人,这个病人有前列腺问题,不同的病人虽然都有前列腺问题,但处理办法可能不一样。处理办法不一样一定需要多学科知识,这样才可以提高诊断和治疗的水平。多学科知识和本领从何而来?就是靠整合医学,整合医学中离不开分子诊断。

技术整合在腹腔镜肾脏手术中的应用

◎王东文

什么是技术整合？Macro Lansiti 教授是哈佛大学的一位教授，他的基本思想在全球商业圈颇受推崇，他提出在工业化时代，技术只有整合以后才能推动行业大踏步前进。技术整合的前提是为了整个社会的发展，其实我们医学领域也一样。整合医学就是把先进的知识和成功的经验有机地整合起来，形成新的医学体系，才能更好地推进医学的发展，更好地为病人服务。

我们现在面对的技术的确很多，有大数据、3D 影像、3D 打印、机器人等。医学要精准化，手术要精细化，这些技术能否借助整合医学这一平台发挥更大作用呢？下面我介绍的几项技术，如果能把它们整合起来，就能给腹腔镜肾脏手术的精准性提供很大帮助。首先是 3D 仿真，这个技术很成熟了，不需要外科医生研发，拿来用就可以。其次是影像移植技术，影像科医生已把事情做好，拿来在手术台上用就可以。第三是 3D 打印，别人打印好了，病人有依从性，拿来用就行。最后是大数据，可以把很多资料全部整合，手术的精准性就可以得到提高。

把 2D 变成 3D 影像，同时做 3D 影像移植，最后做 3D 打印，可以在术前、术中、术后，甚至整个围术期选择这一系列技术开展工作。在做 3D 腹腔镜的过程中，把事先设计好的手术方案在手术台上实时地做一个引导，这就叫影像移植，可以使我们做手术更加精细。我们做出来的 3D 打印，完全是 1∶1 的。可以把病人的动脉、静脉、引流系统、肿瘤和血管，非常精细地展现在医生、病人和家属面前。这些技术整合以后，完全可以对个性化的病人做 3D 仿真、3D 腹腔镜精细操作，以及 3D 打印，这三个 3D 加起来，可以做到全流程的管理，即包括手术前的规划、手术中间的引导，以及手术后的病例随访。技术的整合减少了手术并发症，提高了病人依从性，病人满意度也提高了。对此，我有三点体会。

第一点，在肾脏变异血管中的应用。腹腔镜手术能否安全下台，最主要的是医生能不能把血管处理好，血管如果处理不好，在手术台上很难应对。在术前，可给病人做一些肿瘤评分，看看难度大不大。目前有5种评分，但这些评分大部分都是对肿瘤本身、瘤体大小、肿瘤组织和正常肾组织接触面积多少、肿瘤的位置，还没有一种评价系统专门针对肾脏血管进行评分。我们在临床工作中已经发现有500多例的病例影像资料，其中大概有20%的血管有变异。原来我们不太注意，现在有这样直观的影像技术做支撑，能发现很不典型的、血管异常复杂的肾肿瘤。这样难度的手术泌尿外科医生怎么应对？手术之前能否充分获得这方面的信息呢？我们现在提出来一个初步评价。先看看肾脏血管的复杂程度，再看看动脉和静脉的支数，然后看看它的分支。理论上分支越多，手术难度系数越大，实践中也的确如此。这不仅与支数有关系，关键还要看处理区域的血管密度如何，比如有的病人虽然支数比较多一点，但密度并不大；而有的病人血管密度很大，所以手术难度就比较高。此外，还要看动脉和静脉空间构形的情况，如果是平行关系，3根动脉和3根静脉都是平行的，这样难度也不大；如果是交叉关系，难度相对大一些，最难的是缠绕的，动脉、静脉互相缠绕在一起，这样的难度就更大一些。我们对300多例影像资料和术中的验证结果进行临床分析，提出了一个系统，它可以在做手术之前，告诉医生血管分布对手术难度的影响有多大。有一个病人，根据其血管支数、密度程度、空间形态和构形，总体评分是7分。我们可以看到他的目标血管，可以做一个手术的预切。病人有血管变异，找到他的目标血管比较容易，可以把目标血管阻断。阻断之前，可以看到肿瘤基底血管的搏动，阻断后可以看到动脉搏动消失，也就是目标血管寻找得比较准确。手术切除后缝合，缝合后重新放开动脉，可以看到血流的出现。这是中度复杂的血管变异。我们不仅要看到肾脏以外的血管变异，还要把瘤体内血管做预先处理。我们的这个系统，主要是看血管变异对手术的影响，可以提高手术的安全性。

第二点，在静脉瘤栓中的应用。虽然血管我们可以看得很清楚，但血管里边的真实情况，有没有瘤栓则看不出来。用透视技术，静脉中的瘤栓可以看到。术中也看得非常清楚，用腔镜阻断一部分血流，把肾静脉切开，可以把整个瘤栓完整切除。

第三点，除了对血管，还可以对一些内生性肿瘤进行治疗。我有个病人，表面上看不到肿瘤，瘤子完全在肾脏里边。我们用透视技术看到瘤体，术中用超声帮助定位，也可用影像技术帮助定位。可以看到在肾脏体表的投影，根据投影，可以准确地把内生性肿瘤切除。

通过以上实例，我们可以看到对不同的技术进行整合后，在术前规划、治疗方案设计、术中引导、手术难点预警，以及在术后大数据的处理上，都可以给泌尿外科医生很大帮助。总之，现在到了整合医学的春天，我们何不将这些技术整合起来，为临床服务呢？让我们携手，把我们所能应用的技术全部整合起来，把新的理念、新的理论整合起来，努力为病人服务好。

前列腺癌手术治疗理念的变迁与整合医学

◎袁建林

对前列腺癌大家都不陌生，治疗的技术进步非常大，从过去对手术的畏惧，到现在已成为泌尿科的主力技术之一。前列腺癌治疗技术的发展可分为三个阶段：第一阶段是1982年美国开展的世界第一例解剖性前列腺癌根治手术；第二阶段是1992年开展的世界第一例腹腔镜下前列腺根治手术；第三阶段是2000年，美国完成的世界第一例机器人辅助腹腔镜下的前列腺癌根治手术，并且提出一个"面纱"技术，就是对性神经的保护，像面纱一样的一个技术。前列腺癌手术的进步，从开放手术到腹腔镜，再到机器人，目前美国每年机器人的手术量超过了8万例，占该病手术量的63%，开放手术仅为36.8%。机器人手术和开放手术相比，不论是在出血量、住院时间、并发症方面都有很大优势，另外在术后尿控和性功能方面也有很大优势。

前列腺癌根治术适应证的变迁是比较大的。2009年时对T3a期要不要做手术还有争议，现在已没有争议了，肯定要做手术。2011年时对T3和T4要不要做手术也有争议，结果是术前进行新辅助治疗比较安全。到2014年首次提出对中晚期前列腺癌以根治为主的整合性的治疗方案。另外，对前列腺癌根治术的适应证也在不断扩大。过去70岁以下的人才考虑做，现在演变为预期寿命10年以上的人就应该做。过去只做T1期和T2期，现在对T3b和T4期都可以完成。过去做手术前，要先做淋巴结活检，如果阳性，手术就中止，现在可以正常进行，但术后需要进行整合治疗。过去骨转移是手术的禁忌证，现在也可以进行手术。

机器人手术在全球的应用已非常广泛，在亚洲已有了502台机器人手术系统。机器人的手术量增加非常快。过去我们都要去香港培训，现在内地也有了自己的培训基地（在第二军医大学长海医院）。目前中国已有64台机器人手术系统。

2013年第四军医大学（现空军军医大学）西京医院引进了西北第一台达·芬奇机器人手术系统。截至2017年4月26日，完成了机器人前列腺癌根治术265例。

中国的前列腺癌死亡率上升比较快，因为中国的前列腺癌发现得比较晚，相对死亡率比较高。中国的前列腺癌病人确诊时年龄更大，前列腺特异抗原（PSA）水平更高。在国外，很少有PSA大于7ng/ml（μg/L）才发现前列腺癌的，但在中国在20ng/ml以内能发现就算非常不错了。另外，在前列腺癌确诊时，早期病人比较少，晚期比较多。特别是在西北地区，有很多是比较高级别的前列腺癌，而且很多都是特殊类型的前列腺癌。做过内分泌治疗的、体积比较大的病例不少。另外，做过经尿道前列腺电切术（TRP）的、中叶比较大的、中高级别的前列腺癌相对比较多。

我们科这几年共收治了126例上述情况的病人，占前列腺癌病人的48.1%。上述提到的第一类病人，既往做过内分泌治疗的病人，时间比较长，前列腺明显缩小，周围边界比较模糊，粘连比较重，保留性神经比较困难。用机器人系统分离比较精细，我们一般采取基膜的切除方式，通常性神经的保护基本上不太可能。第二类病人前列腺体积大，在120ml以上，前列腺与直肠间的空间比较狭小，分离时容易损伤直肠，而且进口相对较大，需要进口的重建。另外因前列腺较大，分离尖部比较困难，尿道膜部长度留取较短。做基膜时要压住增大的前列腺，分离时空间较小。切除后要在后壁做一个基膜重建，这样膀胱和尿路间的张力影响比较小。为了防止管口狭窄，可以置一个双侧导管，重建完后壁再把导管拔掉，然后进行膀胱颈和尿道的吻合。我曾做过一个比较大的前列腺，和拳头大小差不多，就是采取上述办法完成的。第三类病人是TRP术后的前列腺癌，TRP发现有前列腺癌，其特点是前列腺周围炎症和纤维化粘连得比较严重，膀胱颈和前列腺的分界不清楚，辨认比较困难；切除后膀胱颈比较大，也需要重建；术后膀胱颈的瘢痕化增加了膀胱颈与尿道断端吻合的难度。开放手术时，我们一般采取后入方式，可以先把精囊分出来，再转到前壁，这样切除前列腺相对安全。第四类病人是比较突出的前列腺癌，膀胱颈保护相对困难，需要重建，再吻合。最大难题是要保护输尿管，输尿管切口相对较近，术中一定要在输尿管支架上做一个标记。对中叶突出严重的前列腺，可以用3D提起来，然后完整切掉，切掉后，检查输尿管口，离切缘很近，可做一个后壁成形。把后壁直接和尿道吻合进行成形，按网球拍的成形方法进行吻合。常规方法后壁吻合一般3~4针，这个成形手术吻合需要5~6针。吻合以后，用剩余的线把前壁做一个悬吊，悬吊后减少膀胱颈前壁的压力。对术后尿控有很大帮助。前列腺癌根治术后影响尿控的因素比较多，有病人的因素，比如分期比较晚、年龄比较大、合并其他疾病；也有医疗的因素，比如医生经验比较少、手术方式比较粗糙、器械比较原始、缝线技术不是太好，加上术后盆底训练不够，药物等补救措施跟不上等。手术时，可行耻骨悬吊，保护膀胱颈口。对功能尿道可用断流式加基膜重建，还有膀胱尿道可靠的吻合，这些关键技术对尿控非常重要。对前列腺癌术后病人的随访,我们的尿控恢复第 1 年能达到 93%,第 2 年达到 95%,和国外的尿控比例相比略低一点,病人术后第 1 天就可以下地活动。但勃起功能和国外相比差别比较大,术后第 1 年可达 35%,第 2 年增加一点;国外第 1 年能达到 54%~90%,第 2 年能达到 63%~94%。这和中国人发现前列腺癌比较晚、体积比较大有直接关系。特殊前列腺癌的手术时间比普通的要长,出血量要多,尿控比常规的稍差,性功能保护也稍差。

西京医院多年来一直采取多学科整合,联合治疗前列腺癌,通过影像科、肿瘤科、病理科、放疗科联合诊治,以延长病人的总生存期为目标,取得了明显的效果。将来,我们的总体目标是继续发扬多学科整合诊治前列腺癌的优势,力争把病人的创伤减到最小,使病人能够活得更长、更好、更有质量。要实现这样的目标,就要靠整合医学的理念和实践。

前列腺癌的整合医学治疗

◎何志嵩

什么叫整合医学？我的体会是，医学发展到一定程度，遇到了新的情况，就应该有新思路。但有新思路却不能忘记历史，这涉及继承和创新的问题。比如，指南在一定时段指导临床，实践一段后发现问题就得改。前列腺癌在国外早期癌、局限性癌很多，在我国晚期癌比较多。但在美国，即便局限性癌、早期癌很多，依然会有一些病人在根治性手术后出现疾病的进展。进展后就涉及靶向治疗（ABT治疗）、内分泌治疗，而内分泌治疗的缓解时间各方面数据也不一样。

说到晚期前列腺癌的治疗，我们不能忘记美国芝加哥大学的 Huggins 教授，他开创了前列腺癌内分泌治疗的时代，并因此获得诺贝尔医学或生理学奖。但他说，虽然内分泌治疗可以很好地缓解症状，不过很多病人还是会在治疗后出现进展。在内分泌治疗时代，有一项纳入了 9346 例受试者的研究，观察间歇性内分泌治疗和持续性内分泌治疗对转移性前列腺癌的生存影响。平均随访了 10 年，结果发现，接受持续或间歇内分泌治疗的病人生存时间多在 5 年以上，肿瘤转移了还能生存 5 年，这在其他肿瘤是很少的。这是非常好的结果，影响了前列腺癌的化疗。早期认为前列腺癌是化疗抵抗性的，1985 年，有人做过一项回顾性研究，发现化疗只有 4.5% 的疗效，当时叫转移性激素抵抗，后来叫去势抵抗，4.5% 的缓解率太低了，即便肾癌在化疗年代的缓解率也是 4% 或 5% 左右。所以从历史上讲泌尿外科对化疗不太认可。

1975 年前，关于前列腺癌化疗的报道不超过 100 例。1975 年后，随着环磷酰胺的出现，化疗开始用得比较多了。但后来的回顾性研究发现，虽然化疗药物有很多，但疗效都非常差。需要注意的是，在 1985 年，对疗效的评价还没有前列腺特异抗原（PSA），因为 PSA 是 80 年代后期才大规模应用的，此前用的是评价实体瘤缓解的指标，比如完全缓解、部分缓解、疾病进展等。到开始使用 PSA 时发现，即便用 PSA 作为一个评价指标，化疗的有效率也只有 8.7%，病人的生存期只有 6~10 个月，效果非常差。因此，当时认为化疗对于激素抵抗的前列腺癌，不仅无效，甚至有害。

需要特别强调的是，临床现在还在用磷酸雌二醇氮芥，很多医生认为它是一个内分泌药物，有人把它放在二线内分泌治疗里，实际上这个药物应该是最早的治疗前列腺癌单一适应证的化疗药物，是拜耳公司最早在 1979 年研制成功的。当时是想用来治疗乳腺癌，但在乳腺癌没有效果，在前列腺癌中发现有疗效，因此这个药物目前只有一个适应证——晚期前列腺癌。因为氮芥是烷化剂，最早用于肿瘤化疗，因此有些医生认为磷酸雌二醇氮芥是一个烷化剂，但实际上不是，它治疗的靶点是通过抑制微管的功能影响细胞分裂。该药经口服吸收后先经过脱磷酸化过程，变成雌二醇氮芥和雌酮氮芥，这两个成分是主要起化疗作用的主体。它们继续变成雌二醇和雌酮，因此说它是内分泌药物也不算错，因为它确实有很强的雌激素作用，用磷酸雌二醇氮芥治疗 4 周后，病人的睾酮水平可以降到和睾丸切除很相近的水平，显示这个药物有雌激素的疗效。在早期，单一用磷酸雌二醇氮芥，反应率不超过 20%，这时候已开始用 PSA 作为一个疗效指标了。但从没有任何一个报道说单用磷酸雌二醇氮芥有生存期的优势。因此虽然临床上用它，但并不把它作为一个能够延长生存期的治疗。此外，到目前为止没有报道表明使用该药会出现骨髓抑制这一烷化剂所带来的毒副反应，由此证实这个药不是烷化剂，虽有氮芥这个名字，但和氮芥没有直接的相关性。

20 世纪 90 年代中期，化疗药物越来越多，逐渐出现一些突破，例如蒽环类药物——米托蒽醌，一个同样作用于微管的化疗药物。有两项研究先后在 1996 年和 1999 年发表，显示米托蒽醌联合类固醇可以缓解病人的症状。1995 年的研究表明，病人疼痛的缓解率从 12% 提升到 29%；1999 年的研究显示从 47% 提高到了 64%。但这两项研究多都没发现生存期的获益。因此在 1996 年，美国食品药品监督管理局（FDA）批准米托蒽醌联合泼尼松用于激素抵抗性前列腺癌的姑息性治疗，但它不能延长病人的生存期。后来又研发出蒽环类的新药，但米托蒽醌依然在指南里。

皮质激素在前列腺癌治疗中有什么作用？为什么许多研究中都是采用米托蒽醌加泼尼松，或者加氢化可的松来和泼尼松对比？其实在最早的时候，皮质激素用于前列腺癌，并不是用于治疗。早期时候，我们的先辈很大胆，那时没有抗雄激素的方法，该怎么处理肾上腺的雄激素呢？就把双侧肾上腺切掉吧。双侧肾上腺切除必须补充皮质激素，后来发现补充皮质激素后好像还可以缓解症状。早期认为，皮质激素是通过影响性腺轴来发挥作用的。但到 2003 年，有一项研究发现，它是通过抑制循环中白介素 6 的水平起作用的。在最新关于多西他赛的化疗研究中，多西他赛已经单用了，而不一定非得是多西他赛加泼尼松。1996 年，对转移性前列腺癌，如果到了激素非依赖时，是采用一系列化疗药联合雌二醇氮芥，但这些方案都没有生存上的获益。

真正的里程碑事件发生在2004年，有两项研究证明化疗可以延长转移性激素抵抗性前列腺癌病人的生存期。这两项研究分别纳入了9916例和327例病人，均有生存获益。前一项研究中，研究组是多西他赛加雌二醇氮芥，对照组是米托蒽醌加泼尼松。两组的生存期分别为17.5个月和15.6个月，虽然延长了不到2个月，但统计上有差异。就是说多西他赛加雌二醇氮芥，要优于米托蒽醌加泼尼松，而且有生存获益，这是首个有生存获益的研究。同时可以看到研究组的PSA缓解率同样要明显优于对照组，但病灶的客观缓解率两组之间并没有显著性差异。为何后来不再提这项研究了？主要是因为不良反应，在研究组330例有明显不良反应的病人中，有13例是5级毒性，而在米托蒽醌组只有4例。5级毒性反应就是死亡病例，多西他赛加雌二醇氮芥治疗的相关死亡率更高。因此，虽然研究结论依然认为对病人有生存获益，但在临床中用得很少。

有关前列腺癌化疗的最新专家共识在《中华外科杂志》上发表。对照组是米托蒽醌加泼尼松，研究组为多西他赛加泼尼松，一组为每周1次方案，另一组为每3周1次方案。最终结果从总体生存率上看，是接受多西他赛加泼尼松每3周1次方案的病人有生存获益，且没有出现5级毒性反应。

多西他赛加泼尼松可以延长激素抵抗性前列腺癌病人的生存。以前认为前列腺癌化疗不行，2004年后，概念已经改过来了，而且不仅是激素抵抗性前列腺癌，对转移性去势抵抗性前列腺癌病人，多西他赛加泼尼松也是一线选择，目前已被所有指南公认。过去经常把PSA作为非常重要的临床指标，现在发现即便PSA下降50%，但这种反应率并不能反映最后的生存优势。用新型的内分泌药物阿比特龙治疗，单纯出现PSA上升并不是更改治疗的指标。对晚期前列腺癌而言，PSA缓解率不足以反映病人的生存情况。

从2013年开始，陆续有一些研究关注在化疗早期能否联合去势治疗前列腺癌。法国的研究认为，新诊断的转移性前列腺癌，用内分泌治疗就可以了，加化疗没有效果。2014年，美国的研究发现，新诊断的转移性前列腺癌，如果加上多西他赛化疗，尤其对肿瘤负荷高的病人，可以获得很好的生存获益。2015年，英国一项研究再次证明对激素敏感的转移性前列腺癌，早期化疗病人可获益。因此，从历史过程看，最早期认为前列腺癌为化疗抵抗，现在认为化疗可以改善前列腺癌病人的生存，不仅在去势抵抗阶段，在激素敏感阶段，化疗同样是前列腺癌的有效治疗。

整合医学理念在肾细胞癌诊断中的应用

◎徐丹枫

自20世纪以来,生命科学研究从宏观逐步走向微观,从表型向机制探索转换,因此疾病分类越来越细,专科性越来越强,出现了很多亚学科、亚专业等。医生在自己的专科领域做得越来越精、越来越专,甚至只做一种手术。研究也做得更深入,这是好事,但也带来了一些问题。1980年初,美国学者首先提出了Integrative Medicine即"整合医学"的概念。逐步在临床治疗中得到响应;在国内,从2010年以后,樊代明院士等一批院士相继提出了"整体整合医学"(Holistic Integrative Medicine)的理念,指出在现代医学发展中需要多层次深度整合,一体化诊疗,个体化治疗,需要建立新的医学体系。整体整合医学的核心思想是将医学各领域最先进的理论和知识,临床各专科最有效的实践经验有机地整合,并根据个体的生理、心理等现实差异进行调整,使之成为更加适合人体健康和疾病治疗的新的医学体系。这个概念转变可能有一个过程,整合医学和多学科诊疗(MDT)的关系,以后可以进一步研究。从核心思想看,大概分为四个方面:局部和整体的整合,微观与宏观整合,基础研究和临床实践的整合,学科和学科之间的整合。

从肾癌来看,发病因素很多,包括吸烟、基因突变、高血压等。反映的是局部发病与全身影响因素之间的关系。如果能够很好地、整体地调整和控制,就可以减低肾癌局部发病的风险。在肾癌治疗方面,目前手段非常多,包括手术治疗、免疫治疗、靶向治疗、消融介入等一系列治疗方法,也就是说在肾癌治疗方面临床上已经是多种治疗手段的整合。一个肾癌病人来了,除了手术以外,对有转移等情况,可能会采用一些靶向治疗、免疫治疗,这是治疗手段的整合。除了手段整合,肾癌治疗还有靶向治疗的基础研究、免疫治疗的技术研究,这就是基础与临床整合。有些病人我们还要做介入治疗或者消融治疗，这又是多学科间的整合。从肾脏肿瘤治疗上反映了整合医学的现状。

关于肾癌预后因素的评价，肾癌的预后因素有解剖因素，包括疾病分期、肿瘤大小、肾上腺有无受累、淋巴结有无转移等；还有病理因素，包括核型分析、是否为肉瘤样改变、肿瘤有无坏死等；以及临床因素，如病人身体状况怎样、有无贫血、有无血小板减少、白蛋白水平等；最后，还涉及分子因素。我们如何来整合和评估呢？目前对肾癌评估主要有两个系统：一是UISS系统，二是SSITN系统。把分期、分级、包括体能评分等进行数据的综合分析，形成了UISS预后评估系统；而SSITN系统还把肿瘤大小、肿瘤坏死因素整合到一起。这两个系统无非就是把解剖、病理、临床因素进行有机整合，对肾癌进行低危、中危和高危分层，从而制定个性化治疗和随访策略。

上海瑞金医院在这方面做了一些工作，对局部肾癌中肿瘤相关性巨噬细胞侵蚀进行评估。第一，CD11C和CD206在巨噬细胞1型（M1）和2型（M2）中都呈低表达；第二，都是高表达；第三，在M1型中呈高表达，但CD206在M2型中呈低表达；第四，在M1型中低表达，在M2型中高表达。在M1型高表达的生存率最高，在M2型表达高，生存率最低。在M1、M2型中表达相对平均的，生存率居于两者之间。如果用UISS系统给肾癌预后评分，准确率可达77%；把分子因素整合进去，准确率可提高到85%。充分体现了分子、解剖、病理和临床等多因素整合的结果，可以进一步提高对预后判断的准确性。

关于转移性肾癌，目前也有两个评价系统，其实就是把多项临床参数进行统计，包括病人的治疗反应、细胞因子治疗、靶向分子治疗与预后经历进行分层，对预后进行判断，这是多因素整合的证据模型。在肾癌研究过程中，通过基础研究和临床研究多边协作可以获得很好的效果。基础研究的成果可以有效运用到临床实践，临床过程中发现问题，可以及时反馈给基础研究，肾癌研究实际上就是基础研究和临床研究整合的一个典范。我们通过局部和整体、微观与宏观、基础和临床，还有学科之间多因素、多层面的整合，在肾脏肿瘤治疗上形成了一个整合医学的肿瘤治疗模式。现在学科越分越细，专业越做越精，但碰到一些问题，怎样来解决，怎样主动去解决？迫切需要整合，即"贵在整合"，通过整合可以解决很多在细分情况下不能解决的问题；但整合还是有难度，即"难在整合"；如果做好了这个工作，在医学上会更上一层楼，也就会"赢在整合"。

基因临床整合的膀胱癌转移预测模型

◎ 林天歆

膀胱癌是我国男性泌尿生殖系统最常见的恶性肿瘤,有无淋巴结转移,对预后影响非常大,一旦发生淋巴结转移,2年的生存率只有25%。术前靠CT,诊断率只有百分之三十几到百分之五十几。CT最短0.8mm才能诊断,漏掉了很多淋巴结转移的病人。术前没有诊断清楚,淋巴结清扫范围不够,有些病人本来做新辅助化疗会有益处却没有做。能否建立一个新模型,整合到原来临床的诊断模型中以提高术前淋巴结转移的诊断率?以往有人做过这方面工作,发表过很好的文章,现在全基因组测序及大数据技术的发展使我们有可能利用这些技术,并将之整合到临床淋巴结转移的预测中。我们从公共数据库的几千个基因筛选,最后得到5个基因,然后在医院先进行验证,验证后再进行整合,加上临床分期、肿瘤分期、淋巴结分期,整合成一个模型。放到三家大医院进行验证,验证结果相当不错。

我们在肿瘤基因组图谱(TCDA)里选了19对病人,筛选出4077个有差异的基因,差异比较大,表达升高在1.5倍以上或者为相应程度的降低。然后慢慢缩小,发现14个基因和转移相关,再从这14个里边筛选出5个基因,接着在我们医院的192例病人中建立一个模型。然后在上海中大肿瘤医院的152例和上海仁济医院的107例病人中验证这一模型。在我们医院的192例病人中,有5个基因的预测模型。可以看到淋巴结病理阳性的,在低危病人中的比例比较低,为11.6%;在高危的比较高,达到了52.4%。高危的预测与最后病理的总体提示比较一致。这个研究的特异性达到72.4%,灵敏度达到76.8%,曲线下面积(AUC)值达到了0.755。在上海中大肿瘤医院验证,灵敏度达79%,特异性也在79%以上,AUC

值达到 0.7389。仁济医院的效果差不多。然后我们再整合临床来判断淋巴结转移的风险,把 T 分级、N 分级,还有肿瘤的其他分级都整合进来。刚开始分级时,我们还把肿瘤的数目、复发、年龄、性别等都进行整合,将淋巴结分级和临床分级整合考虑,AUC 值更高。

  我们这个研究就是把临床因素跟基因分类整合在一起,构建术前淋巴结转移预测的模型,预测准确率比较高,达到了 85%,可以用于指导临床预测。

生物输尿管的整合医学研究

◎ 王坤杰

我对整合医学的理解就是拿来主义，把只要对医学有用的科技进步，整合到临床治疗中来，不断创新和发展治疗手段。整合可以从低层面开始，也可以起点很高。我们医院要求先在校内整合，华西医学院和四川大学合并多年，医学需要多和其他学科合作，把别人领先的东西用到咱们的科研或者临床中，以提高我们的治疗水平和科研水平。

我平时主要做重建和结石，和管子打交道比较多。泌尿外科这个"下水道工程"，需要的导管非常多。除了泌尿外科，其他科用尿管也很多。在欧美，住院病人有17%要放尿管，使用量巨大。临床上除了导管相关的不适症状，感染是一个大问题，感染发病率很高，使医生处于两难境地。有一些输尿管狭窄的病人，需要长期放输尿管，放输尿管病人老发烧，一取腰部又胀痛，尿下不来，但狭窄又很长，选择外造瘘的也很多，有时非常纠结，非常困难。我们想解决这个问题，首先得想问题的根源在哪里。根源是导管放在体内，细菌很快在这个导管上形成一种生物膜，生物膜形成的速度远远超过我们想象，无论是体内和体外实验都证明，导管放进去后4小时内生物膜就形成了，完全形成为12~24小时。可怕的是现在用的无论是硅胶的导管还是硅化的橡胶管，甚至是亲水涂层的导管都无法抑制细菌长在导管上面。也就是说现有材料遇到了困难，于是就有很多学者想能不能在上面加一点东西，让它可以抗菌。人们首先想到的就是能不能把抗生素加进去，加进去的结果是做出来都不好，为什么？世界卫生组织抗生素的使用原则有一条非常明确，就是抗生素是不能局部使用的，局部使用抗生素不但没效，还会诱发非常难治的耐药性。这个方法显然不成功。又有一些学者把银离子涂在导管上，实际效果比较有限，接触银离子对细胞是有毒害的。还有人想了一个方法，让导管变得非常滑，细菌在上面"站"不住，形不成膜，但做成的亲水涂层导管国内外报道的效果并不令人满意。

我们陷入了一个困局，这么多聪明人想出了那么多聪明的方法，但都被击败了。怎么办？我们在武器选择上或许出了问题。人体有很多自然腔道，怎么细菌不在那儿生长呢？人体天然免疫屏障中有一个很重要的成分——抗菌肽，甚至包括精液里都有。它可以非特异性地和细菌或病原体的膜结合，对细菌产生毒性，且一般不产生耐药，细菌对抗菌肽产生耐药目前少有报道。如果选用人源性抗菌肽，毒副作用和抗原性都非常低。怎么把它装上去就需要整合医学，要与高分子学院、微生物教研室整合，一起做事。首先让抗菌肽能够黏附在导管表面，要有一个很好的载体或装载系统，这肯定是一些高分子材料，选择性非常多。现在进口的导管，一般是聚氨酯，国内导管的聚氨酯比例比较低。为什么进口导管用聚氨酯比较多呢？因为它的生物效能和稳定性非常好，但制作工艺比较复杂，比较好的工艺才能生产出聚氨酯。有了这个载体，怎么把抗菌肽装上去呢？以前有人像刷漆一样，刷一层聚氨酯，刷一层抗菌肽，层层叠叠地刷，不但制造工艺复杂，释放过程中还有问题，释放过程中外边的东西把它遮住，就释放不了了，释放曲线不好。我们考虑聚氨酯在低温下可呈水性，就可以做到共混，共混情况下是不影响抗菌肽生物活性的，随后制造了相应的产品。我们选择了抗菌肽的类型，首先对它的生物相容性进行细致的检测，这种乳液对体内细胞的生物相容性好，毒性非常低，说明安全。其次，选择一个比较好的抗菌肽，人源性抗菌肽类型比较多，泌尿系统常见的细菌是大肠杆菌，通过筛选发现一个效果不错，就把它作为实验的一个靶标，把它放在一起。装载时涉及载体浓度的问题，还要调整聚氨酯的缓释速度，经不断摸索后，我们找到了不同浓度和不同缓释速度，找到了不同抗菌肽的释放曲线。对短时间留置的导管，可以让它释放得很快，确保1~2周内不会有问题，但是如果需要长时间的，就可以调整它的缓释曲线。完成后，我们首先把装了抗菌肽的聚氨酯做成膜状放在体外一个很简单的系统里观察，看到装载的抗菌肽的缓释膜，对细菌生物膜的形成有非常明显的抑制效果。到48小时时，装载抗菌肽的膜上依然没有形成生物膜；相反，没有装载抗菌肽的这层膜则非常明显。这初步达到了我们的预想效果。

刚才讲的是一个静态系统。泌尿系统是一个动态的环境，尿液不断从管道流出，会怎么样呢？我们模拟设计了一个仿膀胱的尿液不断往外排泄的系统，从储尿囊到尿管，有个泵按一定速度让尿液从尿管排到尿袋里，里边的液体有人工尿液，我们加了一定浓度的细菌，细菌量远远高于病理状态下的细菌浓度，相当于做了一个急性实验，人体感染情况下不会那么高。我们发现这个模型建立比较好，通过这个模型可以很好地复制一个更接近人体带管情况下导管上形成生物膜的模型，变形杆菌、大肠杆菌都可以在这个管子上形成我们经常看到的硬壳，里边主要是细菌，还有一小部分是钙、镁、磷酸盐的沉积。我们把它放在里边观察抗菌肽膜的效果，结果很不错，明显优于不做任何处理的，导管堵塞的时间也明显延后了。同样在48小时，可以看到两组之间差异非常明显。通过实验，证明技术思路是可行的。通过表面不断的崩解，崩解时抗菌肽不断释放，使细菌难以在膜表面立足，发挥抑制细菌生物膜形成的作用。

  我们泌尿外科医生能干什么？泌尿外科医生其实主要是出主意，技术手段的实现全依靠大学里的研究高手。之所以能想到抗菌肽，是因为我有一个病人是微生物教研室的，他对抗菌肽见长。高分子学院的同事也是在一次医院对接会上认识的，后来慢慢延伸合作。我觉得整合无处不在，有一些小点子，借助别人的力，他山之石可以攻玉，这就是我对整合医学的体会。

整合盆底医学

从整合医学角度看盆底功能障碍的诊治

◎陈 捷

盆底功能障碍是指盆底缺陷和盆底支持组织松弛,导致盆底支撑薄弱引发盆腔器官的位置和功能异常。盆底功能障碍在产后的发病率高达41%,严重影响生活质量,包括对性功能、心理和家庭生活等的干扰。盆底功能障碍的诊治涉及妇产科、泌尿外科、肛肠科等。

盆底功能障碍可引发前、中、后盆的很多问题,如子宫脱垂、压力性尿失禁、穹隆膨出、便秘、大便失禁、直肠脱垂等。女性的盆底结构可以形象地比喻为"水""船"和"缆绳",盆腔脏器相当于船,肛提肌是水,各种筋膜韧带相当于缆绳。船是好的,但经常因水和缆绳出问题,所以水降下来了,船就下沉了,子宫就掉下去了,造成肠道或泌尿系统的问题。

经典的女性盆底局部解剖分为广义会阴或狭义会阴,都是各种组织结构的支撑,可分为尿生殖三角、肛门三角等。随着研究的深入,人们对女性盆底各种肌肉、韧带的支撑形成了解剖的新概念,包括纵垂直方向的"三腔室"理论、横阴道支持结构的"三水平"理论,或纵横合一的整体理论。盆腔垂直三腔室理论即前、中、后盆,前盆包括阴道前壁、膀胱、尿道;中盆是子宫及各种韧带;后盆是阴道后壁、直肠等。三水平理论是在水平方向上将阴道支持轴分为三个水平,即顶端支持、水平支持和远端支持。

盆底整体理论是 1990 年提出来的，当时认为盆底肌肉、神经和结缔组织作为一个整体的动力系统，相互协调共同参与尿道闭合机制。整体理论认为，不同腔室和平面之间的损伤，既相互独立，又相互影响，共同存在，就像多米诺骨牌效应，一损俱损。我们过去经常碰到堵了后壁，前壁出来了，补了前壁，后壁又出来了的情况，所以病人经常复发。在整体理论中，"结构"是静态的，"功能"是动态的，结构决定功能，只有通过手术修复受损结构才能完成解剖重建。

盆底功能障碍的检查包括压力试验、指压试验、棉签试验、尿动力学检查、尿道膀胱镜检查等，这些都是泌尿科和妇科常用的方法。排粪造影结合小肠造影术以前在妇科很少会查，以往病人一脱垂就做手术，不一定会考虑到肠道问题，比如直肠脱垂和直肠前突等。很多病人不是单纯的直肠问题和泌尿问题，不一定是前盆、中盆或后盆的问题，可能是复合盆的问题。以前有些病人手术做完后告诉我们，做手术前有便秘，肠道功能有问题，做完手术便秘好了，歪打正着，无意中把肠道问题解决了。也有子宫脱垂手术后尿失禁的问题，由于手术之前没有充分认识尿失禁的问题，所以做完手术出现了尿失禁。这些问题并不是孤立的，而是相互关联。大便失禁的病人，有 20%～53% 还存在尿失禁，7%～22% 存在子宫生殖器的脱垂、阴道膨出，往往伴有排尿障碍。这需要集合多学科模式，需要整合医学治疗。盆底功能障碍非常复杂，涉及多种因素，多学科的问题就要多学科来解决，这就是整合医学。

我们医院是福建省的整合医学中心，有福建省政府批准的整合盆底医学中心。同时，我们是中医药大学的附属医院，有非常强的中医临床队伍，有很多中医药特色的诊疗标准和技术规范。我们还有很强的妇科、肛肠科、泌尿科的临床、基础研究团队。可以通过大数据、信息管理平台和医学中心及复合型人才，创新多学科诊疗模式。这些年，大家已不再把盆底看成是孤立的，很多地方成立了整合的盆底医学科，但其主导学科有所不同，例如，美国密西根大学医学院以妇科为主导，美国加州大学洛杉矶分校医学中心以女性泌尿学为主导，而有的则以结肠直肠外科为主导等。国内其实也有很多，如夏志军教授负责的盆底医学中心也是多学科整合的，还有北大人民医院、北京朝阳医院等都做了一些整合。

中医和西医整合诊治是我们医院的特色，我们有很强的中医支撑，比如针灸、康复、推拿、中药等，在"治未病"、在术前方面均有独到的特色。医学模式从专科化向整合化发展，将现代医学技术与中医药特色技术相整合，探索有中国特色的整合盆底诊疗学，使临床科研一体化、多学科诊疗整合发展，这才是整合的中国医学发展之路。

通过多学科接诊并评估病人是前膨、中膨、后膨，还是复合膨，是泌尿科问题还是单纯妇科问题，或是多学科问题，通过诊疗平台把这些问题和各种诊疗手段整合在一起，使病人得到一站式服务。轻度的病人可采用非手术治疗，包括中医的针灸、推拿等特色技术，这些技术也可用于术后的康复，可延缓或防止复发。

过去认为盆底功能障碍就得做手术,现在认为有很多情况不一定要做手术。传统手术包括各种修复手术,如前后壁修补等。现在用补片手术,但有反复,补片有时作为固定或无粘胶的植入还是非常好用的。

中医学对子宫脱垂或盆底疾病有非常好的论述。在《诸病源候论》的"妇科杂病"中就专门列有"阴挺出下脱候"及有关论述。《妇人大全良方》曰:"妇人阴挺下脱,或因胞络损伤,或因子脏虚冷,或因分娩用力所致。"过去的那些文字语言非常美。一个很隐私的问题,写成产后阴脱、玉门不闭,写得非常美、雅致。陈修园的《女科要旨》对本病的病因、病机、症状、治疗都有所发挥,比如"突出一二寸及三四寸,大如指或大如拳,其形如蛇、如瓜、如香菌、如虾蟆不一,或出血水不断……"都是非常好的描述,分级也描述得非常清楚。

盆底功能障碍可视为慢性病变,就诊时常见体质虚弱、精神疲倦、四肢无力,而且形态下垂。中医治疗上可用中药补气、补肾等,还可用针灸,比如体针疗法、温针疗法等,有独到疗效。此外,可通过中医的推拿按摩诱导肌肉收缩,增加腹内压和盆腔整体血流。盆底功能障碍是泌尿、生殖、肛肠三系统的组织器官受累,肛肠、妇科、泌尿和女性盆底重建外科都在对此进行研究。分娩损伤是主要原因之一,因此产科分娩中应注意会阴保护,减少产科因素引起的盆底损伤。在治疗中妇科、产科、肛肠科、组织工程学科、泌尿外科、康复科等多学科都要主动积极参与,才能最终解决诊治问题。

我院肛肠科秉承国家级老中医陈民藩的学术思想,建立了中西医整合肛肠病治疗模式,创立了固脱、悬吊、挂线等独特的盆底疾病疗法10余项,并开展了肛门直肠动力学检测、盆底肌电评估等盆底功能评估的相关检查和盆底疾病生物反馈治疗。对直肠脱垂采用注射疗法,如黏膜下注射法、直肠周围注射法,以及悬吊疗法;对直肠前突采用经肛吻合器直肠切除术;对盆底失弛缓型便秘,施行经肛手术,开展肛门直肠动力学检测和生物反馈治疗、肛肠盆底疾病术后康复治疗,均取得了非常好的临床疗效。

盆底再生医学主要是补片和细胞治疗等。唐代孙思邈有言,"上工治未病、中工治欲病,下工治已病",未病先防,防微杜渐。可见"治未病"及中医疗法、康复在盆底功能障碍诊治中的重要性。盆底功能障碍中"船"往往是好的,针对没有病变器官的手术(如子宫切除、阴道壁切除等),只是一种姑息疗法,不能彻底解决问题;而且不可能把它们都切了,因为是功能性的,随便切除子宫也不行。基于不同腔室、不同阴道支持轴水平形成的解剖和功能的新认知,注重在整体理论指导下的特异位点的修复。植入替代物手术是对损伤或缺损的韧带或筋膜进行修补、再生,以纠正解剖学脱垂、解除功能障碍、提高生活质量、防止并发症。医学模式将从专科化向整合化转变,把现代医学技术与中医药特色技术相整合,探索出一条具有中国特色、集临床科研于一体的整合盆底诊疗与研究新模式,是生物、社会、心理、环境整合医学模式的具体呈现,不仅能挽救病人的生命,更重要的是提高病人的生活质量。

盆底器官脱垂评估和手术治疗中的整合医学思考

◎宋岩峰

盆底医学是一个新兴学科，也是老龄化社会非常具有挑战性和发展前景的学科。在多学科参与、专业广泛整合的推动下一定会有更好、更深的发展。和传统意义上的妇产科和其他专科相比，盆底医学和原来的单系统、单器官专科有所不同，很多疾病在治疗上具有很大的挑战性，需要整合才能突破。虽然我们提出了整合理论和整合思路，但要真正整合好，还有非常多的工作要做。在学术上要更紧密的整合才能解决难题，整合盆底医学才能更好地发展。

生殖器官脱垂发展到严重程度，对女性的危害非常大。盆底的结缔组织和多种器官，包括泌尿、生殖、肛肠等器官是一个整体的关系，不是只从盆底单一器官进行治疗就能够解决问题。脱垂的病因是多方面的，当然最主要的还是分娩损伤。胎儿要从那么小、那么紧密的盆底组织里完整地钻出来，会造成盆底支持组织极度的延长、伸展和拉伤，随着结缔组织的衰老退化，病情会越来越严重，对女性造成的危害也会越来越大。

在盆底，除了各个系统的器官以外，周围还有结缔组织和肌肉，这些组织非常有机致密地结合在一起。韧带是致密结缔组织，肌肉附着在筋膜组织，由筋膜固定在盆壁上，这样才能保持盆底结构的完整性，才能托住各种器官。所有器官必须有组织保护，如果周围结缔组织损伤，尽管膀胱、尿道、子宫等器官没有问题，但完全没有形态了，就会丧失功能，这也是盆底器官脱垂最难治疗的原因。它不是针对器官的传统治疗，把脱垂的器官切掉，这等于切除了一些没有疾病的器官，消除了表象但对真正损伤的组织，没有办法修复。整体理论给我们开辟了这样一个思路，即不是针对这些没病的器官，而是对它周围损伤的组织进行修复，这样的难度就大了，因为太复杂了，有致密的，有疏松的，有肌肉，有筋膜，还涉及很多的神经和血管。

盆底器官脱垂后，主要的症状是脱出物堵塞，然后伴随出现盆腔的各种症状。性功能改变、出现尿路症状及排便症状，当然排便症状不完全是在盆底，还涉及整个肠动力。盆底到现在很多治疗都有眉目了，就是便秘、肠动力的问题至今感觉毫无头绪。肠动力问题如便秘，不管做什么检查，可重复性都非常差。特别是中年后有些人排便非常困难，单纯做妇科盆底的医生要好好向肛肠、泌尿的医生学习。泌尿的很多理论得到了阐述，也有很多治疗方法，但肛肠方面困难还非常多，能够解决局部问题但很难解决肠动力问题。

盆底器官脱垂的治疗首先要有正确的认识，主要看它对生活质量有无影响，有些器官脱垂病人没有症状，可以先不干预。这个病和其他病不太一样，脱垂要不要上治疗手段与生活质量很有关系，要根据病人的生活质量，对生活质量的影响是最为突出的问题，这要作为上不上治疗手段的衡量指标。

要对体征的严重程度进行正确评估，定位损伤结构。同济医院、上海六院在盆底超声、三维重建方面做得非常好。对盆底疾病可以做到立体化的阐述，对于器官的动力、病变，以及整体的关系都三维化了，所以能非常形象地解释某些动力功能问题。国际上已经开始整合了，但还没有像我们这么明确提出整合，这在我国可能还是开创。福建省在盆底医学的整合领域处于领先地位，我们要尽全力来推动这项事业。

传统上脱垂的分度非常简单明了，分成三度，一度在阴道里面，二度掉出来一半，三度是全部掉出来，这种分法也能反映疾病的轻重程度；虽然现在不这样分了，但它有自身的优点，还可以继续用，只是稍微粗了一点。更细化的分成四度：一度在阴道中段以上，是轻度，这一类不需做太多治疗，或有症状时做一些保守治疗；二度在阴道中段的水平；三度是出来一半；四度是全出来。一般要进行创伤性干预的都是三四度病人，一二度还是采用一些综合治疗。

现在国内外广泛采用的分类法很复杂，很多人还不太清楚。有5个程度，0度为无脱垂；还有A点、B点、C点、D点。A点是前壁的意思，阴道前壁外面那一段脱垂，表示尿道有脱垂，下面的器官是尿道。B点是阴道前壁的中上段，如果脱出来就表明膀胱脱垂。这样记下来做分析就等于把盆底器官的脱垂更细化了，落实到器官上了。A点是尿道，B点是膀胱；而后面的A点是直肠，B点是小肠；C点是子宫颈，D点是后穹隆的顶端。把这六点的脱垂分别记下来，就可以知道尿道有没有脱垂，膀胱有没有脱垂，是直肠、小肠还是穹隆阴道的顶端。国内外现在把这个分析作为脱垂的一个细化分期，手术后也可对器官的复位有一个更细的评价。

盆底最容易损伤的有9个位置，前盆腔是尿道的外韧带，是管尿控的。中盆腔主要是宫颈环和筋膜。后盆腔是直肠筋膜和会阴体。在尿控方面，耻骨尿道韧带是尿控最主要的韧带。骶韧带和宫颈环在中盆腔，是阴道盆腔最顶端的结构。后盆腔是直肠筋膜和会阴体。评估时要明确到底是哪个器官发生了脱垂，做修补手术时要更加个体化。

治疗脱垂最困难的是第一水平的顶端修复，过去在盆腔器官脱垂的治疗上，多数是针对中下水平的筋膜的损伤和会阴体。对筋膜进行修补时，传统手术主要是放在补外面，忽视了它的顶端。现在很多术后复发的病人口是紧的，而上面是一个大窟窿，是松的，这样的手术做了，复发后病人更痛苦，因为外面很紧，上面卡着的东西掉下来，症状更严重。再手术又增加很多困难，我们最近总结了100多例这样的手术，手术比单纯的第一次手术困难很多，但我们经过细分，对结构细化后，还是可以做到修复的。临床诊断要规范、要细致，从里到外、从前到后、从上到下，要细化，判断最主要的损伤结构来设计手术。

要用标准问卷对症状进行评估，这很重要。我们刚开始做中国女性调查，用自己设计的问卷，结果把研究投到国际上，人家说我们的定义和标准与国际都不接轨，不能接受。因此必须要用标准问卷才能在学术上与国际接轨，才能达成共识。所以要把临床事情做好，一定要非常严谨，开头就要正确地评估。国际化的英文问卷一定要经过有效性双语论证，在研究设计时要注意。

最早的治疗是非手术方法，把病人倒吊起来，是非常残酷的保守治疗，说明盆底病确实难治。后来开始采用堵的方法，再后来出现了比较好的治疗方法。现在有很精细的器械用于治疗，此外，在生活方式干预上中医有特别丰富的经验。盆底肌的锻炼很有效。记得2004年召开全国第一届尿失禁和盆底功能障碍会议，原本会议定在2003年，由于"非典"暴发推迟到了2004年。那时病人很少，怕开会时没有演示的手术病人，在等待的半年中让病人先做盆底肌锻炼，结果等到2004年开会时，有近20个做盆底肌锻炼的病人好了很多，不做手术了。所以，盆底肌锻炼确实非常有效。对于盆底功能障碍病人，首先要采取一线治疗，即非手术治疗，中医方法尽量要先使用，因为是无创的，还有生物反馈疗法等，此外，要判断肌力指导治疗。尿动力检查、立体超声、磁共振、三维重建等，这些有条件时都应该开展起来。

传统修复手术包括前后壁修补、圆韧带悬吊等，现在国际上已明确提出不适宜再做，因为很多病人做这个手术后，子宫固定在腹壁上，但子宫颈常常从阴道底下脱出来。由于宫颈环、骶韧带等全部断裂后，子宫颈被拉得很长，我们碰到最长的病人宫颈长22cm，所以圆韧带和腹壁固定术不太做了。现在做腔镜的医生还有很多办法，用网片这样吊那样吊，八仙过海，各显其能。植入替代物的手术从理论上讲是非常正确的，也是非常现代的，对一个衰老破旧甚至缺如的组织，没有替代物怎么修复？进阴道植入网片和腹腔镜网片都要替代物，腹腔镜网片要把子宫和阴道从盆底拉回固定在骶骨上，距离那么长，没有替代物是不可能的。但腹腔镜还是舍近求远，病在盆底，跑到腹腔里面打开，腹腔镜的医生肯定会反对。我们的很多治疗都是很无奈的，在没有好方法时只能想尽各种办法。

盆底脱垂器官手术的目的是纠正解剖学的脱垂，这是一个新观点。过去只要把脱垂消灭掉就可以了，不管用什么手段，但现在主张要纠正解剖学，解除功能障碍，提高生活质量，从上中下三个水平进行完整恢复。前盆腔主要纠正尿失禁，这对病人是影响最大的。现在做得最多的还是无张力尿道悬吊术，切口非常小，一点几厘米，曾经还有一段时间甚至皮肤无切口，直接从阴道植入。这种微创手术是日间手术，病人诊断好后，上午手术，6小时后拔除尿管，当天就可出院，切口小、创伤小、病人无痛，治愈率达90%。现在国际上泌尿外科、妇产科学会都把它定为一线手术，也深受病人的喜欢。

前壁的修补也有从耻骨后筋膜进行修复的，这是传统手术，做起来比较复杂，对医生的脖子要求很高，对助手的要求也很高，耻骨后全部暴露出来才有可能做修补，手术难度大。实际上植入替代物是把这个手术简化成微创了，是一种很好的替代手段，是一种进步。联合缺陷一定要用替代物治疗，特别是盆底把整个替代物放进去，是不是非常牢靠地托起来了呢？中盆腔的治疗最困难，一定要有替代物，否则没办法恢复到前面去。如果没有替代物，一定要缝到顶端和坚固的组织上去，才能达到解剖学复位。后盆腔如果在顶端也要做顶端修复，如果在二水平、三水平、会阴体，做局部修复就可以了。目前对传统手术评价最高的是骶棘韧带悬吊，就是把阴道顶端缝到骶棘韧带上。我对盆底的关注和"开窍"就是因为这个手术。当时是去美国学习时看到的。我在出国前碰到过两例脱垂手术复发的，有一例当场就掉出来，脱垂很严重，做了子宫摘除，人还没离开手术室，病人一阵儿呕吐，就顶出来了，整个阴道顶端都掉出来了。当时百思不得其解，到底出了什么问题？看了他们骶棘韧带悬吊后豁然开朗。对于不严重的病人一般修补就可以，如果顶端完全断裂，病人一定要做顶端悬吊。骶棘韧带悬吊是一直沿用的手术，现在用替代物，因为骶棘韧带暴露太困难。植入网片是很简单和更好的方法。还有高位骶棘韧带悬吊，用腹腔镜做也是很好的办法。骶骨固定是目前应用非常多的手术，用腹腔镜做更加微创。

阴道封闭对高龄病人是很好的，对年轻人不合适。我2016年到德国见过8台手术，7台的病人都是快80岁了，全部都保留子宫，可能跟她们对性生活还一直有要求有关。不管怎样，作为医生，手术的最高境界应该是保留器官，能做到就要保留。

总之，我们强调精确解剖，对特异性修复要注重微创、效果持久和安全，特别是对植入替代物。美国食品药品监督管理局曾对使用替代物发出警示，因为有并发症。我们的并发症主要发生在早期，这些年基本没有什么并发症了。并发症和医生的技巧有关，医生的技巧出了问题说是病人对补片排斥，实际上很多出在手术上，没有把补片放到正确层次，没有放到膀胱和阴道之间，放到这个基本上没有什么组织的层面，不会排斥，也不太容易发生瘢痕化。把它放在阴道壁上，肯定会发生瘢痕化。所以在手术上一定要认真学习，掌握好技巧。

从整合医学理念看盆底器官脱垂的诊治

◎夏志军

整合是一种理念,是一种认识论、方法学,这使我们对医学的认识有了进一步提高。现在学科细分存在很多弊病,其实,现在的手术并不是全在外科做,内科也在大量开展微创手术。我们最初开始发展盆底时,有一些泌尿外科和肛肠外科的医生觉得这是他们的领域。整合医学给我们的概念,不是对学科细致的划分,而是对一种疾病进行重新认识,疾病没有明确界限,疑难的问题需要大家互相切磋,多学科相互整合起来,病人才能最大受益。不久的将来,肯定会出现真正的、专门的盆底医生,更多的盆底专门学科也会应运而生。

我真正接触盆底是在全国第一届尿失禁和盆底功能障碍会议上,宋岩峰教授讲的流行病学调研对我启发特别大,在向她请教并讨学当时的流行病学调查表后,我们便组织开展了东北地区首次大规模的盆底疾病流行病学调研。

对盆底疝的认识最早是在2011年全国普外科疝学大会上由肛肠外科和泌尿外科提出的,他们的理念比我们更先进。以往,很多普外医生应用"修补"的方式治疗所谓的器官脱垂,有的叫膀胱膨出,有的叫膀胱脱垂,有的叫阴道壁膨出,有的叫阴道壁脱垂……最初的外科疝的概念,认为只有内容物包括肠管等才可谓之为疝,实际上我们今天的盆底器官脱垂就是一种疝,筋膜破损、器官移位为什么不叫疝呢?其实器官脱垂本身就是一类由各种原因导致的盆底支持组织薄弱,造成盆腔器官下降移位引发器官的位置及功能异常的功能障碍性疾病。只有这样才能不断更新诊治依据,才能互相理解,器官脱垂的认识和治疗经过几个世纪不断演化、演变,说明过去的认识有缺陷、有局限。现在概念要进步,手术的发明也是思维和理念进步的体现。

小儿外科进行疝修补时,考虑到孩子具有生长过程,手术年龄偏小,一般都不采用替代物。但对成人疝，之前简单的修补术如腹内斜肌、腹外斜肌缝合固定等，现在应用甚少，临床多采用网片置入的方式，然后进行皮肤的缝合，简单有效。手术路径有的在腹腔镜下进行，有的在腹壁即可，更微创，这都是对疝气理念和手术的创新。

盆底疝给我印象最深的是穹隆疝，很多子宫切除术后的病人，阴道顶端膨出，磁共振或超声检查提示内容物含小肠时才称之为疝。实际上从广义讲，伴随盆底器官的移位，引发临床相关症状，涉及排尿、排便功能，尿道综合征等一系列功能变化的均可称为疝。1871年，Marcy第一次运用了疝外科的三个原则，即无菌术、高位结扎疝囊、缩紧内环，今天穹隆疝的临床处理原则也是一样。为什么有些病人做完了修补手术，甚至做完全盆底重建术还有复发，一些学者认为置入替代材料可以降低复发率，可是用替代材料往往都是成熟的医生，为什么还会有复发？真的是手术出了问题吗？这时候的根本原因往往是对疝的忽视，或是临床中存在隐性疝没有处理到。很多病人术后几个月复发，体格检查可以看到阴道外翻，做磁共振或超声检测，膀胱的位置并没有移位，所用网片的位置也没有移位，但是中间形成了缺陷，这主要是疝。

对疝的认识越来越多，认识的程度也越来越深。现在在普外科进行疝修补术，手术失败率逐年降低。妇产科做疝切除的多为切口疝。过去开腹手术比较多，老年人术后腹壁形成切口疝时，临床处理起来往往很棘手。部分医生也会存在疑问，明明当时缝得很好，为什么还出现切口裂开呢？其实根本原因并不是裂开，而是组织退化后造成的筋膜撕脱，薄弱的地方出现膨出。外科现在对切口疝的处理多用一个规格稍微比切口疝大一点的网片进行替代，修补后再复发的可能性很小，而不是进行二次缝合，这样的切口再次缝合再次"裂开"的风险也会相当高。

在妇科手术学中已开始有盆底疝这个概念，更多需要的是对概念的理解。比如会阴疝，现在在临床上遇到的病例比较多，而这些病例80%是普外科转至我们妇产科的，病人特别是在二便需要进行蹲位时，自己能感觉到在大阴唇的外侧或大阴唇的内上方出现一个包，平卧后这个包不太明显，甚至根本摸不到。由于病变位置位于会阴区，普外科通常会让病人到妇产科诊治。这样的手术最开始我们不太敢做，因为不明白机制，怕术中找不到这个"包"，甚至找不到疝的缺口，找不到缺口就修补不上，做完手术病人症状并没有改善，对病人和医生而言都会带来很多问题。

我有一个病人20年前做过先天无阴道成形术，近一年出现一侧阴道壁膨出，形成一个包，张力大，平卧时消失。我们用腔镜把肠管重新往上吊，使阴道疝闭合。在传统外科疝和盆底疝交织的地方，往往发生在穹隆缺陷处和有小肠的地方，实际上盆底这部分疝更多。关于器官脱垂的临床评估千奇百怪，筋膜断裂的位置不一样，有一些属于直肠型盆底腹膜疝，发生在直肠前间隙，就是从直肠阴道间隙里膨出，这时手术过程中就需要把疝囊游离出来，任何一个器官都不会因地球引力自己掉下来，也不会因衰老就掉下来。80岁的老太太不是个个都有脱垂，很多年龄大的器官都没有脱垂，但也有一些30多岁甚至没有生过孩子的有器官脱垂。那么，器官脱垂最根本的原因是什么？阴道型的腹膜疝很好理解，比如子宫切除后阴道壁形成疝。还有很多间隔型的，进行恶性肿瘤手术或腹腔镜手术时会分得很清楚，比如膀胱侧间隙、直肠侧间隙，既然叫间隙就有缺失，就可能是器官突出的来源。在临床上，有很多的手术，修补后很快复发，临床治疗后效果不理想甚至加重，其根本原因是我们还没有认识和理解这个疾病，所以临床处理方式不适合。子宫切除后会阴疝相对比较简单，临床上比较多见，特别是在妇产科，传统方式就是阴道前后壁修补，但临床效果可想而知。

由于盆底跟腹壁不一样，腹壁是维护盆腹腔的屏障，盆底除了维护盆腹腔的屏障外，本身镶嵌和穿行很多器官，比如肛肠、尿道、生殖器等。发生移位或有缺陷时，不像腹壁简单出现一个缺口，腹腔内容物往外突出而已；盆壁的缺陷不仅内容物向外突出，本身盆底镶嵌和穿行的器官也都跟着移位，导致功能障碍。临床遇到的症状和病人非常复杂，有尿急尿频的，有排不出尿的，有排便憋不住的，有一些是神经性原因，比如感受器异常出现尿失禁，而不是单纯的松弛。过去认为尿失禁是尿道松弛，总在尿道上做文章。肛肠外科也一样，我们跟肛肠外科结合很密切，有一些排便困难，临床治疗有一部分效果很差。因此对这个疾病要大家共同来治，整合不只是一个时尚的名词，而是大家对这个疾病的共同认识，单个学科都存在不足，我们应有更多整合的意愿来治疗病人。

对于膀胱膨出，要大家改变这个名词或观念，叫"膀胱疝"肯定不现实，需要慢慢来理解。既然能把它当成疝，做修补时就要有的放矢。现在为什么要做三维重建，重要的是想要知道脱下来的东西到底是什么。前壁不一定都是膀胱，也可能有一些小肠，现在超声科很多专家的报告让我非常欣慰，他们甚至描述哪个筋膜出了问题，膀胱移到什么位置了，非常详细。只有这样才能避免我们简单看膀胱膨出，如果简单地做一个修补，术后病人症状反复，我们就要惹麻烦。

过去曾有美国学者说，一个女性器官脱垂大概一生需要做2~3次手术，很多医生理解为这个手术太复杂，做一次肯定失败。其实是因为随着年龄增长和时间延长，器官和盆底会发生缺陷，有一个动态变化。40多岁器官脱垂解决了，医生不能告诉她80岁都没问题，这不太现实，就如同一根下水管不能保证使用30年不坏一样。

最早临床提到支撑结构时我们就在谈疝，狭义上是腹壁结构和筋膜的缺损造成发育不良，从而造成腹外斜疝，其实盆底疝也一样，有很多是先天性的。比如尿失禁并不一定是生完孩子才有，很多20多岁的人也有尿失禁，部分病人是先天发育的问题。我遇到过很多病例，比如母系的家族姐妹几个都有，她们的孩子也有，有一定遗传因素，甚至家族因素，这涉及发育问题。因此对这一类结构的描述和认识，整体理论今天大家都能够接受，更多是对这个疾病有更深入的认识，才能共同承担起治愈这个病的责任，才能在盆底疝修复中通过整合理念、整合手术，取得良好的整合效果。

我去过欧洲设在比利时的盆底中心，他们有肛肠、泌尿、康复、疼痛科，甚至还有一些其他特殊科室，包括心理科等。大家轮流出诊，有共同会诊日，一个疾病涉及几个学科，就找几个学科共同来探讨处理。比如产后抑郁症，要整合心理科一起来参与。产后抑郁症，病人心理上最大的问题很多是由于排尿、排便出问题导致的，器官膨出，有些病人说感觉肛门撕裂，甚至具体的形容自觉某个地方已经断裂。检查没有发现什么异常，但病人依然痛苦异常，最重要的是有些病人会感觉性功能出现问题，逐渐地，问题越来越多，她的一生可能就葬送了。对这样的病人，一方面要进行抗抑郁治疗，一方面要做盆底康复，全国已经成立了很多康复中心，临床效果确实不错。

我认识一名澳大利亚医生，她讲用手法按摩治疗压力性尿失禁，有效率达80%以上。其实盆底康复只是弥补缺陷，60岁以上做康复临床没什么效果，因为肌肉力量已经没有了，弥补的东西也没有了。外科疝治疗一定要高位结扎，然后修补，盆底功能也一样。做重建一定要把器官解剖游离出来，既然筋膜已破损退化，就用新的筋膜进行替代。

临床对这些疾病的认识要清晰，是哪一个器官脱垂，是哪个地方有了缺陷和膨出，而不是简单看一眼膨出的大致部位。有时直观感觉并不完全是真实的，器官脱垂最重要的是诊断，有些人认为诊断很容易，一眼就看出来，实际上并不是想象得那样简单，都是前盆腔器官脱垂但不一样，有的很光亮，有的有皱痕，有的形成宫颈环突出来……既然有这么多不同的表现，一定有更深层次的问题，不同的缺陷导致不同的临床表现。盆底器官脱垂是非致命性疾病，首选是保守治疗，病人耐受很好可以暂时观察随访。我曾经遇到一个非常重的病人，脱垂像小排球那么大，表面已磨有茧子，病人自述脱垂已有20多年了，我问她怎么不治，她说自我感觉还行，可以自行还纳回去。我当时非常惊讶，大的器官脱垂我们医生都很费劲，但她一只手就还纳回去了。我还有一个病人，只是有点松弛没有膨出，但她就诊时，第一句话就是快点给我做手术，我受不了了，腰也疼，浑身都疼。如果对这样的病人采取手术治疗，可能后续会比较麻烦，因为她的临床表现和实际并不一致，术后依然可能出现很多新增的问题。病人的自主感觉可能是肌腱快断裂还没有断裂时很难受的状态。我们盆底中心正在进行的流行病学调研发现，一二度脱垂的临床表现，尤其是产后的妇女，自我感觉到难受、疼痛不适的症状，发病率和疼痛程度要远比重度脱垂严重。过去认为脱垂越重越难受，但临床往往并非如此。

所以我们要正确认识到底哪儿出了问题，据此选择方法进行治疗。比如盆底重建术不是每个人都适合，我曾在兰州进行手术演示，病人33岁，子宫脱垂四度，非常重。考虑病人非常年轻，术前体格检查时，病人有保留子宫的意愿，而那时一般选择保留子宫的悬吊手术。术前家属和当地医生一直询问我，选择什么术式合适，我说先麻醉我再查一遍再定，后来我做了宫颈截除加修复，术中我进行了宫颈环结构的修复，她是属于宫颈环脱落，即所谓的宫颈延长，其发病的原因其实更多的是宫颈环筋膜断裂。

上述就是我从整合医学的角度对盆底器官脱垂的一点理论认识和诊治实践。总之，盆底功能障碍性疾病的临床诊治需要多学科合作，需要整合医学理念才能做好。

直肠前突所致出口梗阻型便秘手术的适应证

◎李玉玮

我来自天津市人民医院肛肠疾病诊疗中心,我们的盆底中心是以肛肠为主,兼顾妇产和泌尿;肛肠又主要是解决出口型梗阻便秘,再加混合便秘,主要以肛门疾病为主。

谈到便秘,不管是妇产、泌尿还是肛肠科的医生都深有体会,特别使人头疼,便秘病人就诊时往往喋喋不休,希望帮他尽快解决问题。有的医生没做过肛肠,没搞过便秘,认为开点药就行了,其实不然。有一些便秘病人可能是慢性盆腔痛或排便不畅,有些便秘病人还是医源性的,比如长期服用果导造成肠功能紊乱,引起了便秘。

以前用罗马Ⅲ标准诊断便秘,2016年推出了罗马Ⅳ标准,我国在不断向罗马Ⅳ靠拢。其中必须满足多条才能够诊断,不能单纯靠一个表现就诊断便秘。便秘现在分为四型,但门诊看到的多为三型,即慢传输型、出口梗阻型和混合型,慢传输型和混合型很好诊断,关键是出口梗阻型便秘,很多原因都可以造成出口梗阻型便秘,其中多为盆底松弛型,盆底痉挛型主要为耻骨直肠肌痉挛。在便秘治疗过程中,首先一定要判断是不是耻骨直肠肌痉挛,然后才考虑手术治疗。出口梗阻型便秘在门诊中或治疗中是重中之重,表现为排便费力、排便不畅、肛门直肠梗阻等。

直肠前突引起的便秘占出口梗阻型便秘的48%左右,有一半病人没有症状,排便非常正常。直肠前突的病人来了,不是马上就手术,首先需要鉴别。直肠前突常因会阴下降造成,每个病人都要做会阴部的肛门检查,发现有会阴体下降,特别是鼓出来的,要注意摸一下有没有直肠前突,参考病人的排便时间和症状。若有,要考虑做后续检查。直肠前突病人大便时因为组织松弛薄弱,使直肠前壁顶到阴道后壁，如果没有会阴下降，阴道后壁受阴道前壁阻挡，即便有前突也出不来。但因为会阴下降，靠近皮肤，阴道前壁或后壁的末端慢慢随时间延长会脱出来。病人来后，多要求赶紧做手术。但术前一定要和肛门直肠痛鉴别。如果造影正常，肛门的提肛正常，仔细摸发现肛门某个部位有触痛，阴道部位也有触痛，这可能是肛门直肠痛。肛门直肠痛的排便不畅，不是前突和黏膜松弛，而是排便有胀感。这种情况贸然手术可能会使症状加重，所以术前一定要排除肛门直肠痛后方可进行手术治疗。

直肠前突的症状包括排便困难，肛门坠胀、疼痛，大便不尽。直肠前突引起的便秘，有大便阻塞感，即排便时有时能排出来，但不能停顿，一有停顿由于力学改变，下后壁的粪便到阴道前部分。排便时因阴道膜薄弱，只要一停顿粪便就跑到前面了，前面是个囊端，再怎么使劲也排出不来，这是直肠前突的特有表现。有人用手指插入阴道内做手法助便，但早期也走了不少弯路，病人回去自己试很少能解出来，就把手术做了。现在知道了，当初要细问，手进阴道后是从哪个方向按压的，把前突部位往下按压再使劲可解大便。有时病人年老体弱瘫在床上，这部分病人也可以考虑手法助便，这种病人手术肯定是要失败的，或者根本不管用。

直肠前突手术治疗时还要注意直肠推动力的问题。如果排便时整个肠管的力量非常弱，是直肠推动力不足造成的排便不畅，这时做手术效果肯定不好。门诊诊断便秘都要经过排粪造影检查，还有3D固态肛门直肠测压，就是看直肠的推动力。做直肠前突手术前，一定要做肛门直肠测压，看肛门推动力怎样，如果有推动力可以做。可以看一下病人静坐后肛门的外观，如提肛后马上进行收缩，就是有潜在的肌肉力量。排便后直肠推动力非常好，即便不通过测压也能看出来，如前面形成一个囊袋，排便后直肠前突非常严重，这种情况做手术效果就很好。我有一个便秘病人，反复用药慢慢发生直肠脱垂。他下意识提肛就不使劲了，造成直肠推动力不足，整个直肠没有动力；而且排便后前突不太明显，用力使劲前突非常大，但直肠没有压力变化，直肠的末端没有推动力。这种情况强行做直肠前突修补术效果不好。

直肠前突分轻中重度，还分高中低位。如果排便没有推动力，手术要慎重，可以先做一段生物反馈治疗，看有没有推动力；如果没有推动力就不要做手术治疗了，可造瘘，因为肛门已经废了，做什么都拉不出来。很多直肠前突病人相对年龄偏大，治疗还是先以保守治疗为主，保守无效再考虑手术治疗。治疗方法有坐浴、灌肠、生物反馈治疗等，病人还可以定期到门诊来做排便训练、提肛放松等治疗。确实没效果时，才采用手术治疗。手术治疗从最简单的开始，吻合器痔上黏膜环切术（PPH）已经升级，之前主要是直肠黏膜套扎，在直肠前壁做一个结扎点，对直肠黏膜进行结扎，貌似改善了直肠前突的症状，但时间长了复发率很高。现在可在套扎基础上做内镜下黏膜剥离术（ESD）。如果是重度直肠前突，以治疗肠黏膜为主的，可以做ESD，把松弛黏膜过多的部分切除。如果效果不好或病人年龄特别大，做 ESD 也改善不了症状，一般可从阴道做修补术。刚开始从肛门做效果都不错。本来做补片后非常好，就是排便不畅。有时发现，七八十岁的老太太，补片放了以后固定不住，其实是阴道前后壁和子宫脱垂。当时我不认识，遇到后我说这个手术做不了。像两山之间的桥一样，要搭铁索桥，如果没有桥墩怎么把桥固定上去。通过对整合医学理念的认识，我慢慢认识到遇到妇产科的盆底子宫脱垂这种情况，就得把妇产科的手术引到肛肠科。妇产科的手术是悬吊在骶棘韧带上，悬吊后再盖上，我看这个方法不错。我们做了一些改进，我把补片放在子宫颈上部，下部固定在会阴体，然后在肛门周围再包一层，这样基本上没有复发。病人感觉手术效果非常好。

我提出一个观点，会阴体是造成直肠前突的主要原因，因为只有会阴体下降、会阴体松弛，直肠前突才出来。妇产科做手术把会阴体抬高，就是防止前突复发。这种手术用简单的套扎和补片是不行的，吊带发挥了重要作用，把整个突出的黏膜可以吊上去了。妇产科医生说不能切除过多的阴道壁，这是"不可再生资源"，对此我也深有体会。以前做手术，发现很多病人有阴道狭窄。现在阴道壁不切，直接锁边缝合，避免了阴道狭窄。真要感谢妇产科医生。

会阴下降是造成直肠前突的主要原因，没有会阴下降前突不会很严重。有些门诊病人影像检查后发现直肠前突非常严重，但指诊根本没有前突或前突很轻。为什么？这种情况让病人用力排便后会阴体往下移行，阴道后壁失去前壁阻挡，有时病人排便后进行直肠检查，可以很好反映当时排便的情况，前突一下下来了，非常明显。有些妇科病人子宫切除后，有不明原因的盆底下降、肛门下降、盆底坠胀感，我们做了手术效果非常好。诊断为直肠前突，能做手术的，前突搭建到阴道外面，效果肯定很好，如果不搭，小于 90°的，没有必要做吊带手术，做黏膜松弛切除和前壁缝合就行。黏膜状态是直肠前突手术的借鉴指标，如果直肠周围皱巴巴的，有直肠黏膜松弛，做切除非常好。判断直肠黏膜松弛时，要问病人大便的形状，是不是开始是干的，后面是软的，如果头特别硬，后面软，就是黏膜松弛造成的；因为每次大便都存一点，24 小时后又被后来的大便给挤出来了，所以头是干的。

直肠推动力是手术成败的关键，其他指标再合格，如果直肠没有推动力，做什么手术都是不行的。耻骨直肠肌痉挛综合征，尽量不要做手术，做完效果不好，因为不是器质性病变。POP–Q 评分特别有用。以前做直肠前突，做前后壁修补，有便秘就做吊带手术，术后发现尿失禁了；因为膀胱后壁把尿道的夹角位置改变了，如果在阴道前壁做一个修复，等于做了一个提拉，夹角一变尿失禁就出来了。肛门手术、阴道手术，在术前要给病人做一个心理测试，看有没有重度抑郁症。如果年老体弱或不适宜做手术的病人，建议做生物反馈治疗，促进病人排便。跟病人的沟通也非常重要，必须让病人有信任感。

腹腔镜下盆底结构与功能异常的诊治

◎梁志清

所有的盆底结构功能障碍的手术治疗归根结底都是解剖的重建，只有搞清盆底的解剖结构才能有的放矢；结构都不清楚，手术的效果肯定不好，或许可能当时好，但最终经过数年80%的病人都复发了。按教科书及参考书的描述，盆底功能重建中已淘汰的手术和正用的手术超过1000多种。盆底功能重建手术不是肿瘤手术，不是以5年来观察治疗效果，是以10年为一个周期进行随访观察的。一个手术经不经得住考验，要经过10年的随访，那时得出的手术效果好，才说明手术是可靠的。如果5年就复发了，说明手术是失败的，只是暂时解决了问题。所以，进行盆底功能重建手术，我们首先要搞清楚盆底的解剖结构。

盆底结构最受关注的有两个，即肌肉和筋膜，骨盆我们改变不了。盆骼肌主要由肛提肌和耻骨直肠肌、尾骨肌三大块组成，而肛提肌包括耻骨尾骨肌、髂骨尾骨肌。耻骨直肠肌主要维持平时张力，属于慢纤维，不解大便时，处于收缩状态，让直肠大便保留在肛管上方，此时肛管是空虚的；解大便时纤维松弛，大便进入肛管而排出。

耻骨尿道和耻骨宫颈筋膜损伤最容易使尿道角度发生改变，发生压力尿失禁。有时压力尿失禁的发生，大部分是因为耻骨尿道筋膜的撕裂，出现一个间隙，阴道前壁往下掉，尿道就往下掉。

宫颈周围的主要筋膜和韧带包括骶主韧带复合体、耻骨宫颈筋膜形成的一个模拟环，做全子宫切除术会破坏宫颈周围环的稳定性，而后发生盆底支撑功能降低，未来随年龄增长，盆底松弛会发生肠疝。做阴道骶骨固定时，在骶韧带内侧用超声刀腹膜切开，暴露出骶韧带附着的骶骨骨膜，找到骶骨岬下方的前纵韧带，有时找不到前纵韧带，可能将缝线固定在骨膜上。这会有一个潜在风险，时间久了缝线对骨膜骨质的破坏，会引起疼痛。

骶棘韧带紧邻坐骨结节的骨膜，位置靠外。骶棘韧带闭孔分为坐骨大孔、坐骨小孔，骶棘韧带由筋膜组织和血管组成，后方有坐骨神经。这一块比较薄弱，抗张力并不强。

从正面看，整个盆底结构发生改变可分前中后三部分，前盆腔主要是膀胱膨出、压力性尿失禁，中盆腔是子宫脱垂和肠疝，后盆腔主要是直肠内脱垂和直肠前壁膨出。

前盆腔结构异常的三种手术方式，包括阴道旁修补、阴道前壁网片支撑，以及 Burch 膀胱颈悬吊或尿道中段悬吊术。总体指导思想是薄弱的使它增强，拉长的让它缩短，断裂的给它修补，复合异常的则随机而变、综合选择，最终是恢复正常盆腔的锅底状解剖结构，必须使盆腔锅盖平坦，而不能某个地方有薄弱。腹腔压力来时，第一个发生脱垂的就是薄弱的地方，所以盆腔应该是锅底状的。盆底重建的基本原则是永远不变的，修补薄弱的部位，重建和修复损伤的筋膜，使脱垂组织重新回到正常部位，同时恢复阴道的深度、宽度和轴向。

神经和肌肉损伤是不能手术矫正的，因此，所有的盆底手术都是治标不治本。出现症状治一下，治本要采用组织再生方法，即干细胞组织工程。同时我们在进行盆底重建时，要根据病人的情况来综合考虑矫正策略和方法，盆腔的各种缺陷可同时存在，做手术时要针对每一个病人做整合干预方案。因此在行前盆腔矫正时，需要考虑矫正后对后盆腔的影响，以免病人术后三五年，前面修补好了，后盆腔突出来了。

腔镜手术比较简单，这些年推广力度比较大，现在县级医院都能做了。但用它做盆底还是比较困难，因为盆底手术缝合比较麻烦，特别是 Cooper 韧带缝合，有时找不准方向，缝一针要花40分钟。我自己的手术操作经验是，左手伸到阴道里，顶着阴道壁，右手缝针，缝时不能穿透阴道全层，只缝黏膜，否则会出问题。我们的理念是尽量采用缝合方法解决盆底功能障碍，尽量减少网片量，这样会减少对盆底器官的刺激。

中盆腔比较简单，假如病人只是单纯子宫脱垂，最简单的方法是在阴道顶端或宫颈采用缝线方法，缝后拉上来固定于骶骨岬上就可以了。另外一种方法是固定在骶棘韧带，对于早期和轻度的子宫脱垂，年轻病人二期子宫脱垂，可采用骶韧带缩短法。另外可以将网片固定在宫颈及阴道顶端后，再固定在骶骨岬的前纵韧带。网片要包在子宫动脉的外面，而不像做宫颈环扎时，要扎在子宫动脉的内侧去，不能阻断它的血供；同时网片不能张力太大，悬吊在阴道前壁和后壁，宫颈前壁和后壁的网片要有一定松弛度。

我们建立了一种腹腔镜辅助的全盆底重建术，一是针对阴道前壁薄弱与膨出的固定术，切开阴道前壁，分离阴道膀胱间隙，把网片贴到尿道前面，再把网片送入盆腔并与阴道顶端固定在一起，然后把网片吊在骶骨岬上，这样基本上就达到了前壁重建的要求。合并有阴道后壁膨出者，切开阴道后壁，分离阴道直肠间隙，放入与直肠轴平行的网片，半包直肠前壁，包后的网片同样与阴道顶端缝合，再固定在骶骨岬前的前纵韧带上，完成全盆底重建。

对于后盆腔结构异常的病人针对不同的脱垂类型选择不同的方式，对于直肠内脱垂病人，除了常规的黏膜切除以外，还可以采用直肠网片固定术，即将网片缝合于直肠周围，再固定于前纵韧带，而对直肠脱垂过长的病人可做部分直肠切除。对于直肠前壁膨出者，则采用阴道后壁网片植入，骶骨固定术，手术中要清楚辨识直肠阴道间隙，于间隙内分离，未找准间隙时容易出血或损伤直肠，一旦出现手术后分离部位积血容易发生感染，还会发生排异反应。

从整合医学理念看膀胱过度活动症的诊治

◎马 乐

很多妇科疾病或多或少都会有膀胱过度活动症（OAB）的症状，尽管 OAB 主要是泌尿外科的症状，但和妇产科的关系也很密切。我有一个病人，做了一次人流后出现顽固的 OAB，用药可控制。后来她又得了肾炎，把肾炎治好了 OAB 也好了。OAB 的病因目前还不是很清楚，是否与免疫有关？在治疗肾炎过程中病人用了很多免疫治疗，于是把 OAB 也治好了。病人是个整体，很多表现之间有内在联系，需要我们更多地整合和思考。

OAB 有很多是盆底功能障碍或妇产科疾病引发的。OAB 是一种以尿急症状为特征的综合征，常伴有尿频和夜尿增多症状，严重的会出现急迫性尿失禁。OAB 的症状分储尿期、排尿期和排尿后的相关症状。尿频指 24 小时排尿超过 8 次，当然这与喝水多少有关系，如果正常喝水情况下排尿超过 8 次，或有突然强烈的排尿欲望，就是尿急尿频。不出现尿失禁的属于干性 OAB，如有尿失禁就属于湿性 OAB。OAB 的核心症状是突发、强烈的排尿欲望，尽管是主观感觉，但可以通过量表等进行客观评估。不出现尿失禁时只是单纯的一种强烈的排尿欲望或者尿频，而湿性 OAB 不只"打雷"还"下雨"。尿动力学主要表现为膀胱逼尿肌不自主的收缩。OAB 有的是混合性尿失禁，有的是压力性尿失禁合并有尿频，但不出现急迫性尿失禁症状，不同的组合可有不同情况产生，临床上要加以区分，因为治疗方式不一样。

OAB 有一种是特发性的，就是不明原因的 OAB 症状；还有一种是症状性的，指伴发其他疾病的症状性 OAB，比如尿路感染出现尿频尿急、急迫性尿失禁等。20% 的妇女一生中会有尿路感染，尿路感染是排在呼吸、消化之后的第三大感染，在社区感染中居第二位。尿路感染在女性有其特殊性，性生活、年龄增长、绝经等都会使尿路感染机会增多。OAB男女发病率相差不大，随年龄增加有逐步增长趋势。女性更容易发生尿失禁，男性常和膀胱出口梗阻有关。OAB除了特发性的没有明确原因外，解剖学上的疝、膀胱肿瘤、出口梗阻、尿路感染、生殖器感染、放射性膀胱炎、宫颈癌、尿道外伤、神经系统相关疾病、神经介质失调，以及衰老后泌尿系统的病理改变等都可能是引起OAB的原因，此外，心理学因素也参与其中，如焦虑等。

妇产科疾病、器官脱垂及尿路的相关改变很容易引起OAB症状。女性更容易出现尿失禁OAB，与月经、生育及盆底功能关系密切。女性有时把症状控制得很好，但还依赖上厕所，往往是心理上的问题。OAB会对身体、心理、社会、居家、职业、性活动等都带来负面影响，有时病人还会出现尿床，严重影响生活质量。

在OAB的临床诊断中，要鉴别是特发性的OAB还是症状性的OAB，因为处理不一样。要了解病史，询问有没有相关梗阻等；要做相关的体格检查、尿常规等。尿急是相当主观的症状，排尿前能不能走到厕所，这是简单的判断方法。还一定要了解症状产生和液体摄入量有无关系；老年人一般尿的次数比较多，这跟他们的肾脏浓缩功能有关。还可选择性地进行诊断检查，包括病原学、细胞学、影像学检查等。OAB症状包括白天的排尿次数、夜间的排尿次数、尿急、急迫性尿失禁等，这些症状都要打分，3~5分是轻度OAB，6~11分是中度OAB，≥12分是重度OAB。女性尿路感染比较常见，应重点做细菌检查。一般阳性球菌感染更有意义，杆菌相对意义差一点。临床上需要重视排除假阳性、假阴性的问题。排尿日记要记录病人什么时间排尿，什么时间尿失禁，一天喝水多少等。全面系统地了解后，可以准确把握病情，把主观症状变成更客观的数据，这对我们分析问题更有意义。

对有梗阻症状或有尿失禁的病人，需做尿液检测，这很重要。有梗阻症状时，一定要测残余尿。这两个症状看起来是矛盾的，但经常混在一起出现。女性出现排尿困难或梗阻较男性少，所以用阻断剂相对大胆一些。尿动力学、膀胱镜、诊断性B超等复杂性检查，对非复杂性病人一般不作为常规推荐，而复杂性病人要做这些相关的检查。对无血尿症状的OAB不做尿液细胞学检查，该检查主要用于可能发生膀胱肿瘤的病人。对夜间排尿症状、夜间多尿要进行鉴别，除次数外，还要看尿量，如果每次尿量很大，是多尿而不是尿频，尿频量一定是少的，老年人夜间尿液浓缩功能比较差，会出现夜间多尿。女性压力性尿失禁常伴急迫性尿失禁混合存在，应加以鉴别。在压力性尿失禁手术后，尿急、OAB，甚至急迫性尿失禁发生的比例比较高，术后症状持续加重的比例比较高。如果随时间的推移甚至更重，就要考虑有无梗阻原因存在。如果术前是混合性尿失禁，应先控制OAB，然后再治压力性尿失禁。女性盆腔器官脱垂与OAB关系很密切，运动会诱发膀胱逼尿肌反射性收缩，引起OAB相关症状。复杂性OAB包括如下情况：并存有可能影响膀胱功能的原发疾病，如神经系统疾病或糖尿病；有尿潴留高风险的因素；

活动不便的老人；复杂未得到控制的糖尿病；排便有异常的；复发性下尿路感染、盆腔肿瘤等。这些都是复杂性 OAB。

症状严重，处理相对困难。有时药物效果不好的也是复杂性 OAB。这些复杂的病人要做更进一步的影像学、尿动力学，以及相关造影、X 线等检查，这也是 OAB 诊断的常规流程。如果有明确的细菌感染，OAB 症状比较好处理。特发性 OAB 必须要了解其他疾病的有关情况，例如要排除出口梗阻、神经病变、膀胱病变等。要避免治疗的误区，不该做手术的做手术，该做手术的没有做，这些都是不应该的。

在 OAB 治疗中，有时不能确定感染时，可给予抗生素，因为抗生素对尿路感染治疗效果很明显，敏感的抗生素治疗 3 天症状基本能缓解，就可确定为感染。OAB 并非一种疾病，只是一类影响生活质量的下尿路症状群，并不威胁生命，美国指南特别提到这一点。治疗用阻断剂会带来很多并发症和不适症状，所以要和病人沟通好，说清楚药用上会怎样，不吃药会怎样，取得病人的配合很重要。特发性的一般是对症治疗，有原发病引起的，要针对原发病治疗。同时要考虑潜在的不良反应和严重不良事件等。OAB 治疗分为一线、二线、三线、四线甚至五线治疗。一线是行为治疗，对病人没有风险；二线是各种抗胆碱药物，药物种类较多；三线是神经调节治疗；四线、五线是侵入性治疗，包括尿路改道等。一定要和病人沟通好，要尊重病人的治疗意愿。虽然行为治疗没有风险，但病人要有时间，要有耐心，所以也需要和病人良好沟通。

治疗上推荐的是膀胱训练等各种康复治疗，还有药物治疗、膀胱灌注、逼尿肌注射、神经调节、外科手术等。原发性 OAB 目前没有办法完全治愈，但一定要让病人对疗效与不良事件有一个合理预期。病人要参与到治疗过程中，OAB 治疗离不开病人的意愿，病人要能接受治疗过程中的副作用，这也很重要。行为治疗作为一线治疗可提供给所有病人，包括改变习惯、控制排尿，要训练病人参与的积极性和持久性，这样才能获得长期、稳定的症状缓解。

膀胱训练、盆底训练可以带来显著确切的效果。咖啡摄入可能会增加尿频症状。没有任何一种单一方式对缓解症状是必需的，要尊重病人的意愿，病人要喝咖啡你不让他喝，这是不尊重他的意愿。美国指南写得很详细，行为训练可与药物联合应用，两种方式联合治疗可获得更好的效果。抗胆碱药物作为二线治疗可推荐给相关病人，没有有力的证据证明不同抗胆碱药物之间有明显的差异，这一点指南写得很明确。虽然药物之间没有明显的好与差，但个体有差异，每个病人接受的情况不一样，有的病人可能对某个药效果好一点，副作用低一点，要更多从病人的安全性来选择。

不良事件主要是眼睛问题，还有口干和便秘，临床医生不应轻易放弃药物治疗。我有个病人开始吃了没有什么反应，后来逐渐调整，调到 4 倍剂量后效果挺好，也没有什么不良反应，所以个体差异很大，但风险也很大。这个病人当时正好在住院，我们特别强调抗胆碱药不能用于青光眼，如果残余尿量大于250ml，也是不能用抗胆碱药物的。经长期行为训练后症状得不到缓解，或抗胆碱药物治疗6周后失败，属于难治性OAB，应该换用其他方法。

评估病人的依从性、疗效、不良事件及其他可能的治疗方案，是OAB治疗后必须要随访的内容。随访的目的是了解整个治疗过程的情况，及时进行调整，及时进行反馈，及时了解病情的变化。

还可以通过神经电刺激抑制膀胱逼尿肌的过度活动，这是一个很好的解决办法，这种物理治疗没有太大副作用，比较安全，可重复使用。

盆底超声在整合医学中的临床应用

◎雷凯荣

临床上从 2003 年就开展了盆底医学，但盆底超声是近几年才开展起来的，且真正开展盆底超声的医院不是太多。

女性盆底，从传统的盆底结构解剖到功能性解剖，在垂直方向和水平方向分别提出了三个腔室，即前、中、后三个盆腔；以及上、中、下（或第一、第二、第三）三个水平的功能性解剖。盆底是整体的，而且是动态的，并互相影响。盆底的疾病很复杂，需要整体考量。

盆底的影像学检查或评估包括 X 线及超声等。X 线能观察膀胱颈的位置，还可进行角度测量，但有创，病人会受到 X 线辐射，最大的劣势是不能动态观察。磁共振对软组织的分辨能力比超声好，但价格昂贵，且做一个盆底的功能成像要 20~30 分钟，病人不能接受，有心理恐惧的病人更不能接受这种检查；此外，这么大的仪器无法移动到病床前，尤其是对产后病人进行盆底检查时，所以在应用上受到限制。超声在临床应用中有很多优势，尤其在妇产科的应用非常广泛，可以说是无所不在、无所不能、无可替代，比较实用且无创，更主要的是可以实时检查，而且价格比较低。超声可以对盆底器官和肌肉的功能性解剖异常进行实时、动态、可靠的评估，例如是哪个器官脱垂，脱垂程度如何等，这还有可能发展成治疗方法，改进外科手术。所以是非常有价值的影像学检查方法。

盆底超声检查的适应证包括很多，如压力性尿失禁、盆腔器官脱垂、盆底修复术前术后的评估、肛门内外的损伤，以及补片放置的位置等，都可以进行评估。现在产后的盆底康复也需要超声评估。随着后盆腔疾病越来越多，超声在其中也发挥了很重要的作用。

只要具备二维超声常规检查的仪器就可进行盆底的初步检查。二维超声可以把尿道、膀胱、阴道、肛管看得很清楚，完全可以判断器官的位置、有无尿失禁、有无尿道漏斗形成、有无漏尿等,以及器官的移动度、逼尿肌厚度,判断有无膀胱过度活动,也可以测量残余尿,还有尿道的旋转角、膀胱后角、肛直角有没有打开等。二维超声观察的内容和三维、四维高端超声仪器是不一样的,它是一种实用技术,可在基层医院广泛推广。它的探头可以是腹部的,也可以是腔内的。经会阴的检查方法和腔内的检查方法主要采取截石位,把探头放在病人的会阴部,而不是放到阴道内和腔内。会阴检查有几个分别代表三个腔室的点,比如膀胱颈和宫颈外口,超声显示不出来,只能植入检查。

三维、四维超声主要用于肛提肌裂口的判断。三维成像可以看到裂孔及其大小、面积,看有没有哪个器官脱下来。肛提肌的裂孔在用力和不用力时完全不一样。病人做相应动作,裂孔明显变大,缩肛状态下裂孔明显缩小,这可用于产后评估。排便时肛提肌松弛,整个肛直角拉直,裂孔增大。三维超声看器官孔道非常清晰,还可以进行超声的断层成像,就像磁共振的断层成像一样,每一个层厚都达毫米级,对每一层的结构,包括范围都会显示出来。

四维是一个动态的三维,能够更加逼真地观察到脏器的移动,检查比较省时间。用四维可以看到裂孔的断层扫描,每一层的层厚是一定的,在缩肛状态下可以显示肌肉有没有损伤。

超声最大的好处是动态观察,可以看到尿道口明显打开,观察有无漏尿。还可观察到膀胱变形朝前、朝下的移动,这是超声最大的优势。把探头旋转,可以观察到后盆腔直肠黏膜内括约肌、外括约肌,如果有损伤就会看到连续性中断。把探头横放,可非常清晰地看到黏膜内括约肌是低回声,外面是高回声;看肛管的横断面也非常直观,周围有没有肛瘘或其他损伤可以看得非常清晰,包括肛管位置以及后面呈"U"形的结构,肛管的横断面有没有损伤等。

盆底超声具有动态、便捷、经济、无创、可重复检查等优势,对盆腔器官结构和功能性异常可以进行准确观察和评估,从而为临床提供准确的诊断依据。相信将来一定会成为整合盆底医学中不可替代的重要影像学方法。整合医学非常必要,我们各科医生相互依托、相互促进,最后合作共赢,对病人最有利。

整合神经病学

脑血管病的现状与展望

◎王拥军

在1980年到2015年的35年中,医学发展越来越快,但脑血管病病人却越来越多,因此而死亡的病人也越来越多。详细分析发现,年龄标化后的脑血管病,包括脑梗死和脑出血死亡率是降低的。1990年心脑血管病死亡还没排到前三位,但2005—2015年最新的统计结果显示,缺血性心脏病和脑血管病已占全球死亡的第一位和第二位,全球的脑血管病负担越来越重。

我们对死因进行一些分析。首先是全球人口的增加,全球人口越来越多,当然脑血管病的人数就越来越多。其次是老龄化,老年人占的比例越来越大。两大原因促使脑血管疾病死亡人数越来越多。随着技术发展,年龄调整后的脑血管病死亡率降低了。从总体看,脑血管病领域还是取得了比较多的进展。此外,不管是1990年还是2015年的数据,也不管是缺血性心脏病还是脑血管病,全球都是男性死亡率高于女性,男性的死亡概率越来越高。

不同地区和国家,经济文化的差异非常大,对脑血管病是否有影响呢?2016年对188个主要国家卒中死亡和危险因素进行分析发现,大多数脑血管病是可以预防的,但不同国家差异非常大。脑血管病的发生率、危险因素和可控的危险因素,在国家和地区间的差异性非常高。对全球17个危险因素进行评估,第一位都是高血压,但从第二位开始有明显差异,也就是不同国家或地区脑血管病的危险因素不同。比如高血压,在中国和蒙古国,压力比其他国家更大。但高体重指数,在亚洲国家中国最低,所以中国目前的脑血管并发症并不主要是与高体重有关,其他因素可能更多一些。又比如代谢因素、环境因素和生活行为，中低收入国家和高收入国家差别非常大，像中国等发展中国家，环境因素占的比例非常高，所以，不同国家对脑血管病的防治策略是不一样的。可控危险性超过90%，即90%通过行为或代谢因素干预可以减少脑血管病的危害。对中国等发展中国家，空气污染等环境因素是最重要的危险因素。因此，对这些国家，要降低脑血管病发生率，就要减少空气污染，这是中国等中低收入国家和高收入国家在预防脑血管病发生中一个重要的差异。

从2016年的进展看，虽然阿尔茨海默病和脑血管病是完全不同的疾病，但最后采用的策略相类似。Framingham研究是全球队列研究时间最长的，目前已有相当一部分受试人去世了，随后把他们的子孙或子孙的配偶也纳入Framingham研究中。如果把痴呆挑出来分析，每隔几年对痴呆的发生做一下统计，共有4次统计。第1次是1977—1983年，第2次是1986—1991年，第3次是1992—1998年，第4次2004—2008年。统计发现，不管是阿尔茨海默病还是血管性痴呆，总体发生率都降低了。痴呆发生的相关因素包括年龄、血压、糖尿病，以及卒中病史和心血管疾病等，在过去35年的研究中，发现痴呆发生率在逐渐下降，但下降的危险因素还未阐明，原因还不清楚。

我们再看另外一个UK Biobank（UKB）研究，是英国的一个研究；中国和UKB对应的是CKB研究，CKB研究在中国东西南北部的10个地区开展，方案和UKB很多是一样的。纳入人群也是50万名志愿者。中国CKB是2003年启动的，英国UKB是2007年启动。两个研究近两年发表的文章越来越多，有可能改变以后的某些临床实践。在UKB中，对认知功能障碍采用几个评分进行相关研究，一是推理能力的评分，推理与认知功能障碍有关，推理与高血压、心脏病、糖尿病密切相关。如果两个疾病累加，相关性会更大。同样，逻辑反应和逻辑记忆错误也与高血压、心脏病、糖尿病密切相关。如果有一种疾病，推理或逻辑反应发生了一些变化，那么病人可能正在向着痴呆方向发展；如果有2个疾病或3个疾病，比如高血压、糖尿病、心脏病，或心脑血管病的危险因素越多，病人的痴呆会越来越重，这提示心血管代谢性疾病和认知功能障碍相关，随着心脑血管病危险因素增加，对认知障碍的影响有叠加作用。

因此，预防心脑血管疾病，从某些方面可以预防痴呆发生。另外有一个研究发现，家族性和散发性晚发性痴呆与卒中的发生也密切相关。就是说单纯痴呆的病人和以前想象的不一样，痴呆，特别是阿尔茨海默病，在某种程度上与血管因素密切相关，这是我们2016年得出的重要结论。怎样预防脑血管病的发生？影像学评估可能比量表评估更可靠，准确性更高。对4789例短暂性脑缺血（TIA）和小卒中病人进行评估发现，发病越早预后越差，此外，还和传统的ABCD2评分密切相关。另外，多发性脑梗死需要影像学评估，弥散加权成像（DWI）的评估应用得可能更多一些，做TOAST分型或病因学分析，也需要影像学评估。所以，除了临床表现外，要用影像学评估。卒中复发预测主要用森林图分析。复发概率与单纯 TIA 的关系现在有了新概念：如果 DWI 中有了新病灶，就是小卒中；如果没有，就是 TIA；如果神经影像学阳性，复发概率就高，如果是大血管疾病，比如动脉粥样硬化新的疾病，发病率也很高。神经影像学阳性和大血管疾病发展相加，影响会更大。

从哥伦比亚大学和杜兰大学两个队列研究得出的结果是相似的。对于单纯轻型卒中病人，即 DWI 上有一些病灶的病人，得出的结论也是血管影像和神经影像学参数能够预测复发性脑血管病事件。但传统的临床评估不能预测脑血管病事件的发生，这还需要前瞻性队列研究来证实。另外，我们对单纯 TIA 的变化也进行了评估，对 3500 多例 TIA 病人的预后，不管是 2 天还是 7 天，临床评估加上影像学评估的准确性会更高。所以影像学评估在未来几年中，对神经科预测预后可能作用更大一些。

关于治疗方面的进展。第一，关于用组织型纤溶酶原激活剂（tPA）溶栓。亚洲人和欧洲人比，不管体型、生活习惯或饮食都有明显差异。我们一直在讨论亚洲人 tPA 的剂量，欧洲人是 0.9mg/kg，亚洲人到底该不该一样？在亚洲人群中进行过 ENCHANTED 研究，2/3 受试者来自亚洲或亚裔。结果 0.6mg/kg 和标准 0.9mg/kg 相比，主要终点事件是一样的，P 值为 0.51，即用低剂量和用标准剂量差别并不很大；但次要终点事件包括出血事件，任何部位出血或症状性大出血事件有明显差异性。该研究说明，在亚洲人群中，在 90 天的死亡或致残方面，低剂量 tPA 不比标准剂量差，但低剂量引起症状性出血的概率更低。两大期刊对这一结果给出点评，认为该研究不足以改变亚洲人使用阿替普酶的现有指南，现有指南推荐是 0.9mg/kg。到目前为止，我们还不太建议改变临床习惯。目前绝大多数荟萃分析都证实标准 rtPA 会增加症状性出血，ENCHANTED 研究也显示低剂量组 0.6mg/kg 出血率更低，但主要终点未达飞跃性边界，因此不足以改变目前的治疗标准。现在急诊处理急性缺血，还是按照 0.9mg/kg 在用，但对将来改变临床实践或许有帮助。

关于颈动脉内膜切术（CEA）和颈动脉支架植入（CAS）的选择，从 2016 年的结果看，两者效果基本上是一样的。ACT1 研究是 2016 年美国卒中大会开幕式上的三个主题报告之一，虽然是阴性结果，但能放到美国卒中大会上，而且是最前面的位置，说明了该研究的重要性。研究中将 1400 多例病人按照 3:1 进行分配，CEA 组和 CAS 组的治疗结果曲线基本重叠，两者预后也非常接近，主要终点事件也基本一样。因此，对无症状性颈动脉狭窄病人，CEA 和 CAS 都可以考虑。随访 5 年，两者在手术相关的卒中及全部卒中方面没有明显差异。除 ACT1 外，大会也对 CREST 研究做了比较。CREST 研究的入组病人和 ACT1 不太一样，包括了一些症状性和非症状性需要进行处理的严重的颈动脉狭窄的病人。主要终点事件也包括心脑血管疾病和死亡，显示 CAS 似乎略微低一点，但没有统计学差异。CREST

研究从 4 年到 10 年的长期随访，差异性也并不是特别大。10 年随访的主要终点事件两组重叠性非常高。所以，从 CREST 研究的 10 年随访可以看出，两种手术都可以选择。

对颈动脉狭窄，支架和手术治疗的方法有一些改变，药物治疗其实也有一些变化，对是否必须进行介入治疗也有争议，所以在未来要设计一些新的临床试验，来比较药物、手术或支架治疗有无明显差异，特别是药物和非药物的比较。CREST2 研究目前正在进行中。在 CREST1 阶段，我们看到 CEA 和 CAS 没有明显区别。在 CREST2 研究，我们要比较药物治疗和非药物治疗，看两种治疗方案有无差异性。

关于抗血小板研究，2016 年发布了一个很重要的结果——苏格拉底试验，苏格拉底试验比较了新型的抗血小板药物治疗和传统的抗血小板药物治疗，我们很多医院都参加了该试验，中国区的牵头单位是天坛医院。对 13 000 多例病人，进行替格瑞洛和传统阿司匹林的比较，主要终点事件替格瑞洛似乎略微低一些，阿司匹林组主要终点事件（心脑血管病加死亡）略微高一些，但没有明显统计学差异，P 值是 0.07。但分析亚洲人群，主要终点事件有明显差异的，P 值是 0.04。就是说苏格拉底全球试验主要终点事件没有明显差异，但把亚洲人群分开统计，对亚洲人群是有意义的，但试验后还要做分析，不能改变目前的临床实践。替格瑞洛和传统阿司匹林从苏格拉底试验中未见明显差异性，那么替格瑞洛加阿司匹林是否比传统阿司匹林更好呢？现在正在进行 THALES 试验，THALES 试验是比较传统抗血小板治疗基础上加新型抗血小板药物能否降低脑血管病事件的发生，结果还没有出来。抗血小板研究中还有另一个试验，观察周围动脉性疾病，看替格瑞洛组和氯吡格雷组有无明显差异性。对于这种全身外周性动脉粥样硬化性疾病，用这两个药物，预后的主要终点事件也无明显差异，但对区域性卒中可能有差异，P 值为 0.03，出血事件两组也没有明显差异。总的来说，对症状性周围血管狭窄，在减少心脑血管事件方面，替格瑞洛组并不优于传统的抗血小板药物，所以目前指南在预防脑血管病发生上还是以氯吡格雷、阿司匹林这些传统药物为主，新型抗血小板药物在神经科的应用证据还不充分。

2016 年，脑血管病预防进入了药物遗传学时代，用氯吡格雷前临床上会查 CYP2C19，如果是 1 基因型即高代谢的，效果会比较好；如果是 2、3、4 基因型，效果比较差。功能缺失的等位基因是否会影响预后？2016 年有个重要研究结果。在早期 24 小时内，对于 TIA 或小卒中病人，使用双重抗血小板药物，病人能够获益。如为等位基因携带者，虽然也能获益，但获益不明显；没有携带变异的基因 2、3、4 型，预后要更好一些。这一等位基因的携带者或非携带者在出血事件上差异不是特别大，但对脑血管病预后的影响差异是比较大的，即基因不同，对药物的敏感性不一样。用药后，脑血管病的复发也不一样，这是我们首次发现不同基因对脑血管病预后具有明显的差异性。

2016年，还有一些其他发现。非糖尿病病人预防糖尿病后的结果，也是2016年美国卒中大会中的三大进展之一。发生卒中后，对胰岛素抵抗的病人，用降糖药物后效果会怎样？所有入选的病患都是非糖尿病人，但有胰岛素抵抗，用降糖药吡格列酮后，心脑血管病的复发率明显减低，吡格列酮与安慰剂比较，事件有明显差异性，所以，建议在临床上今后不要只查病人的血糖，可能还要算一下病人有没有胰岛素抵抗，如有胰岛素抵抗，可能病人会获益。同样，对没有糖尿病，但有胰岛素抵抗的病人用降糖药，会延长糖尿病的发生时间，糖尿病的发生概率也会降低。非糖尿病但有胰岛素抵抗这种新型的缺血型卒中或者TIA病人，用吡格列酮后，能降低脑血管病的发生，也能降低新发糖尿病的发生。

2016年，有关脑出血的进展并不特别多，期待的一个试验——ATACH-Ⅱ研究，也以失败告终。这个试验是全球的一项研究，中国区是天坛医院牵头。研究比较降压药在早期脑出血中的获益情况。标准治疗是把血压控制到140~180mmHg，强化降压治疗，是把血压控制在110~139mmHg，看能否给病人带来获益。用强化降压药物后，血压明显下降，但主要终点事件没有明显差异，P值是0.72，两者没有明显差异，包括血肿扩大和一些其他次要终点事件，差异性也并不特别显著。从改良的Rankin评分可以看出，强化治疗和标准治疗对Rankin评分也没有明显影响，包括死亡和重度残疾，改变也并不明显。所以在脑出血中，强化降压不能降低病人的死亡率和致残率，这是脑出血研究在2016年非常重要的进展。虽然是以失败告终，但也给了我们临床启示，对于什么样的病人应该降压，同样情况下降压是否会带来获益等，我们以后还要进行后续分析。从理论上降压对于有些病人肯定是获益的，但对有些病人，可能会有不良作用。区分出哪些脑出血病人可以从降压中获益，哪些反而从降压中受害，需要继续研究。

神经系统遗传性疾病的研究现状和发病趋势

◎史长河

神经遗传病是遗传病的一大类，约占遗传病的60%。临床表现非常复杂，各个系统都可受累，治疗效果很差，造成了沉重的社会负担。遗传病主要是遗传物质在结构、数量、功能上变异引发的一些疾病。临床上可以分为：①单基因病，包括显性和隐性遗传，以及X连锁的一些单基因病；②多基因病，严格意义上和遗传没有关系，包括性腺疾病和染色体病。遗传病的损害非常广泛，临床表现复杂，比如肝豆状核变性可以看见KF环，腓骨肌萎缩可以看到弓形足，再比如共济失调、截瘫等。遗传病可以发生在任何年龄，从婴幼儿到成年，婴幼儿往往到小儿内科就诊。到成人实际上局限于几种疾病，比如腓骨肌萎缩、共济失调等，在神经科多见。遗传病通过临床可以诊断一部分，但早期诊断、精确分型还比较困难，主要依靠分子诊断，它是金标准，治疗和预防，包括产前诊断，都要依靠分子诊断。传统上对神经遗传病的诊断主要是Sanger测序，这种测序方法比较慢，但对于常规筛查不可替代。目前没有很好的治疗方法，但有一些病，比如有些代谢病，是由于某些特定酶的基因突变所致，外源性补充该酶的替代药物是有效的。

最近业内比较关注高通量测序，分为靶向捕获测序、基因组测序等，检测通量高、费用高、设备要求高，对一些复杂罕见的遗传病诊断，有不可替代的优势。高通量测序技术的第一篇论文发表在2009年。目前已发表数万篇文章，发现了很多神经遗传病的新的致病基因。我国对此也非常关注，学者在《科学》《自然》上发表了很多文章，因此，我国在神经遗传病病因学研究领域并不落后。

我们从2009年开始神经遗传病的研究。首先建立了单中心的队列，收集病人的临床资料，建立了生物样本库，以指导诊断、产前诊断（包括优生优育），以及治疗。比如共济失调，我们现在收集了200多个家系，共济失调临床上较常见，表现为小脑萎缩、走路不稳，目前还没有很好的治疗方法。我们首先建立了一个亚型分子诊断平台，与一些遗传医学中心合作，优化了一套临床评价方法。开展过一项临床试验，首先在个别病人中观察，治疗 28 天，在 2 周和 4 周发现总评分的改善比较明显，尤其是个别病人改善特别明显，为临床提供了一个思路。虽然循证医学证据级别相对较低，但对一些难治性疾病提供了一个潜在的治疗方法。我们还关注过遗传性轴索变性疾病，可出现腓骨肌萎缩和痉挛性截瘫。通过基因检测，发现病人有 $GGB1$、GIS 及 $IGHMBB2$ 基因突变。此外，通过高通量测序发现，$CCM1$ 基因突变与家族遗传性海绵状血管瘤有关，该病发病率很低。我们还发现了一些新的基因突变位点，以及一些家族全新的假性类风湿关节炎，病人因为走路不稳到神经科就诊，最后检查不是神经科的病，也归到遗传病中。我们在全世界第二个报道了家族遗传性帕金森病家系，第一个是日本人报道的，病人有 ATP 基因突变。肯尼迪病大家临床可能遇到过，我们做了皮肤活检，发现皮肤里有一些多聚谷氨酸颗粒，这个家系表情特别特殊，表现为精神发育迟滞，临床不太好定性，肯定是遗传病，测序发现是甲基丙二酸尿症，病人有性腺损害，全世界没有报道过。我们还发现过一个新的遗传病，叫福尔摩斯综合征，是遗传性共济失调的一个特别亚型，表现为青春期起病，当时没有找到变化基因，两名女性病人到 20 多岁还没来月经，彩超发现卵巢很小，雌性激素水平很低，判断为隐性遗传性福尔摩斯综合征，考虑是新基因突变引起的。经全外显子测序及连锁分析定位，定位在 16 号染色体、9 号染色体的一个区间，做生物分析发现有一个基因突变；进一步做功能研究，发现编码蛋白和泛素化蛋白降解异常有关。我们把这个点突变导进细胞系，发现活性完全丧失，但和热休克蛋白结合的功能存在。将这一基因导入老鼠，老鼠表现为共济失调、性腺死亡，都很符合。

以前我们是先把基因找出来，病人要抽羊水做羊水穿刺，再做诊断。现在我们在做体外受精时，通过单细胞把基因全测出来，然后挑基因型正常的再移植回去，生出来的就是一个健康的宝宝。所以产检对阻断遗传病是一个发展方向。

治疗药物的进展要少一些。孤儿药慢慢在国际上得到认可。对一些罕见病的治疗药物，比如酶的替代药，由于特别贵，不可能做大规模临床试验，孤儿药只要做几十个病人，美国 FDA 就可以快通道上临床。此外还有基因治疗，基因治疗顾名思义是从根上解决，包括置换、修正、修饰基因等。这是随方法学进步而发展起来的，现在技术已经非常成熟，而且衍生了很多技术，但在临床上还没有开始用，相信未来 5 年肯定会推广到临床中。神经遗传病是神经系统受损引起的，神经细胞是永生化细胞，功能丧失后不能恢复，有时把致病基因去掉可能也不行。可以考虑用干细胞到体内去再分化，从而实现治疗，这是未来的一个发展方向。干细胞可以和基因修饰相结合，比如用经基因修饰后的干细胞诱导移植回体内。干细胞治疗将来肯定会用到临床中。

卒中早期规范药物治疗与卒中后管理质量的改进

◎聂志余

　　脑卒中是多发病和常见病，致死率、致残率和复发率都很高，在过去的十几年间，我国的脑卒中发病率在农村和城市都在上升。死亡率高居各类疾病死亡的首位。诊治水平与发达国家，特别是与美国相比还有较大差距，美国的脑卒中死亡排到第5位死因。在整个脑血管病中，缺血性疾病大概占70%，治疗费用也在逐年升高，给家庭和社会带来沉重负担。

　　缺血性脑卒中超早期最有效的治疗就是血管开通治疗，在发病后4.5小时内的有效时间窗内，给予静脉溶栓治疗或者动脉溶栓治疗，在有条件的卒中中心通过接入方法取栓治疗或对存在主要动脉狭窄的病人给予支架植入血管成形术治疗，都能使急性脑卒中病人获益，而且血管开通得越早临床效果越好。在急诊绿色通道的血管开通治疗过程中，需要急诊科、神经内科、神经介入科、影像科、检验科等密切合作，事实上就是这些学科整合的雏形，未来的发展需要整合医学，使病人最大程度获益。

　　能够接受静脉溶栓等血管治疗的受众人群还不多，占急性缺血性卒中的10%左右，无论是接受溶栓等血管开通治疗还是因为各种各样原因未能接受溶栓等血管开通治疗的急性脑卒中病人，都需要早期规范化药物治疗，这对病人的预后非常重要。急性卒中特别是NIHSS≤5分的轻型卒中，早期复发率很高，急性轻型卒中发病后1周内的复发率可达7%～10%，因此脑卒中早期规范药物治疗对预防复发也显得特别重要。早期规范的药物治疗对防止脑梗死病灶扩大、减少肺部感染等并发症、改善神经功能预后等都非常重要。

　　药物治疗被称为基石性治疗，包括他汀治疗、降压治疗和抗血小板聚集治疗三大基石。关于急性脑卒中的他汀治疗，有临床研究表明入院前已用过他汀的病人，再次使用他汀治疗的时间越早，死亡风险越低，发病后第 1 天开始使用比第 2 天更好，第 2 天比第 3 天或者更晚才用效果好。入院前未用过他汀者的变化趋势也是一样的，开始他汀治疗的时间越早越好，而且有显著的统计学意义。无论是旧版本还是新版本的各国指南推荐比较一致：对脑卒中发病前就已服用他汀治疗的病人，发病以后继续用他汀治疗；对发病前未服用过他汀的发生卒中后早期启动他汀治疗，越早越好；对接受过血管内治疗的脑卒中早期病人也要尽早开始他汀治疗，而且还建议高强度的他汀治疗。这在《2014 年中国急性缺血性卒中早期血管内介入治疗指南》和《2015 年血管内治疗指南》中，都有比较一致的推荐，关键词是尽早、即刻、强化。关于强化他汀治疗，是基于 10 年前国外临床试验 SPARCL 研究的结果，用的剂量很大，阿托伐他汀每天 80mg，这个剂量是否适合中国人还没有临床研究证实。强化他汀治疗持续多长时间也没有指南的一致推荐，我个人的理解是在早期肝肾功能正常的情况下，应该给阿托伐他汀 20~40mg，定期检测肝功能和血脂，根据血脂降低情况和肝功能改变情况及时调整，长期应用一般 20mg 就可以了。如果低密度脂蛋白胆固醇降低到 1.8mmol/L 或是发病时的一半就已经"达标"了，维持即可；如果低密度脂蛋白胆固醇降低到 0.9mmol/L 以下，是否还要继续服用他汀？目前没有明确的结论，我个人认为不应该继续再降低了。如果肝功能出现损害，则要根据医生的经验和病人的具体情况来调药，不能盲目、教条地执行指南。指南是一个大的指导原则，有原则性，但还得有灵活性，应强调个体化的原则；否则，不仅治不好病，还可能有害。

规范化的卒中二级预防治疗，已经明确应该使用他汀，但有一个问题需要特别重视，不管中国还是外国，都存在依从性问题。《2016 年血脂异常管理指南》里就说依从性依旧是一个不容忽视的因素，随着时间延长，依从性逐渐下降。我国的资料显示，在 3900~4000 例脑卒中病人中，发病后 6~12 个月低密度脂蛋白胆固醇达标的仅为 1/4。不少病人出院医嘱有他汀，但是出院没过多久就不用了。我有一个研究生做过一个调查研究，依从性差的原因五花八门：有的听别人说这个药吃的时间长了，对肝脏不好；有的说吃这个药对肌肉不好，不能走路；有的说血脂都正常了医生还让我吃药，是为了多赚钱；还有的是卖保健品的人员巧舌如簧说服老年人不吃他汀而吃保健品；当然还有一些医生因素，指导欠规范。上述诸多原因导致服用他汀的依从性下降，可能是动脉粥样硬化进展、脑梗死复发的因素之一。所以关于他汀的这块基石，早期启动高强度，长期强调依从性。

第二是控制血压，脑梗死急性期的血压对预后有肯定的影响。急性期血压该如何控制呢？一种观点是给予降压治疗，理由是降压治疗可以减轻脑水肿，降低脑梗死后出血转化的风险，预防进一步的血管损伤，预防卒中复发。反对积极降压的也有理由，降压可能会导致脑灌注压下降，进一步减少脑血流，使梗死面积增大。缺血半暗带区内的血管是麻痹的，血流依赖于平均动脉压，对有颅内外动脉狭窄的病人，如果把血压降得太低就会导致动脉狭窄远端的脑组织低灌注，加重脑缺血损伤，所以在没有做脑动脉检查（包括 CTA、MRA 或 DSA）之前，不能随便把血压大幅度降下来。多项临床研究提示，血压高了对预后不好，低了也不利，脑梗死急性期的血压与预后呈"U"形关系，具体数值各个研究结果不一样，对收缩压而言，有 130mmHg 的，有 150mmHg 的，还有 170mmHg 的。我个人经验认为，血压过高和过低对预后均有不利影响，这也符合传统的"中庸"思想。对血压高的病人，在干预之前应先查找原因，是暂时性的升高还是持续性的升高，每个病人情况不一样。工作中发现有些病人有膀胱潴留，一导尿血压就下来了。病人可能受某种刺激精神紧张，通过与病人的交流和安抚来缓解焦躁情绪，也会使血压下降。还有的病人血压高与脑压高有关，给予脱水降颅压后血压也随之下降。所以，早期进行药物血压干预确实要谨慎。

中国急性缺血性卒中的诊治指南及美国的指南关于脑卒中急性期何时开始降压、降到什么水平都是原则性的建议，没有给具体数值，关于控制范围到底什么水平最好，没有一致定论，主张慎重、适度和个体化的原则。指南指出"目前关于卒中后早期是否应该立即降压、降压目标值、卒中后何时开始恢复原用降压药，以及降压药物的选择等问题尚缺乏充分的可靠研究证据"。卒中急性期降压治疗的临床研究还不够，我们期待这方面的高质量的随机对照临床研究。对于低灌注型脑梗死，特别是脑分水岭梗死，早期是不宜降压的。

脑梗死急性期血压过高，比如准备急诊溶栓的病人血压超过 180/100mmHg 就需要降压治疗。急性期降压要用短效降压药，静脉用药，因为静脉用短效降压药容易控制，避免把血压降得过低。国内外多用拉贝洛尔、乌拉地尔等，每个国家推荐的不完全一样。需要注意的是要避免在脑卒中急性期使用肌内注射利血平和舌下含服钙离子拮抗剂（硝苯地平），因为它可以迅速吸收引起继发性低血压，导致脑缺血。避免用血浆半衰期长的降压药，如肼苯哒嗪，其可致脑血管扩张，进一步损害脑循环的自动调节功能。

急性期过后，恢复期的高血压治疗特别重要，因为高血压是所有卒中危险因素中最重要的一个，影响的权重最大。在 2017 年 2 月的国际卒中大会上最新公布的脑卒中全球五大危险因素中高血压是第一位，第二是低水果摄入，第三是高体重指数，然后是高盐和吸烟。亚洲包括中国依次是高血压、低水果摄入、高盐、吸烟和 $PM_{2.5}$ 可吸入颗粒物，可见控制高血压多么重要。治疗高血压的药物有六大类，每类里面还有许多种，选哪一种降压药很有学问，不管哪一种药，血压达标是最重要的，原则上应选长效降压药，钙离子拮抗剂、血管紧张素转化酶抑制剂（ACEI）和血管紧张素受体阻滞剂（ARB）类是最常选择的药物，长效平稳降压。具体选什么药应根据具体病人的情况确定，比如病人心率快，用美托洛尔；对心力衰竭的病人，利尿剂可能更有利。

第三大基石是抗血小板治疗，它是经循证医学证明的、肯定有效的预防脑卒中复发的治疗。指南明确指出：对于不符合溶栓适应证，而且没有禁忌证的，要尽早给予阿司匹林；对脑卒中溶栓病人，需要在溶栓治疗后24小时复查头颅CT，排除脑出血后就应给予阿司匹林治疗。对短暂性脑缺血（TIA）病人，要尽早给阿司匹林治疗，对ABCD2评分≥4分的高危TIA病人，要联合给予阿司匹林和氯比格雷"双抗"治疗，3周后改为"单抗"治疗。脑卒中预防复发是一个长期的过程，我们需要关注病人服药的依从性，如果没有口服阿司匹林的禁忌证，需要长期服用。

影响脑梗死病人预后的因素很多，病人的疾病状态是最重要的，疾病的严重程度、颅内外动脉是否存在严重狭窄、年龄、高血压和糖尿病控制得好不好都是预后的重要影响因子。病人的预后与诊疗机构的水平也有关，诊疗机构的整体水平、医生的水平当然会影响疾病的预后，所以我们医生要不断学习、培训提高。卒中的医疗质量是对病人生命的保证，因此全世界都在进行医疗质量的改进，最领先的可能还是美国。他们首先在全国建立了初级卒中中心和综合卒中中心，还在2001年启动了"跟着指南走"项目，旨在改进卒中诊疗质量，经过数年的改进研究，美国发病2小时内入院溶栓率从20%提到70%，他汀使用率达88%，5年内脑血管病住院死亡率下降20%，说明质量改进项目很有成效。近些年来我国脑卒中诊疗水平提高得非常快，全国各地相继成立了经过国家卫生计生委"脑防办"认证的初级卒中中心和高级卒中中心，中国卒中中心联盟认证的卒中中心和综合卒中中心，我国在多方不懈的努力下，发展得速度非常快，在不到2年的时间发展起1600多个卒中中心。我认为越是高级别的卒中中心，其技术水平更高、组织管理更完善，会把神经内科、神经外科、介入科、影像科及康复科有效地整合到一起，这种整合最好是有机"化学反应"的整合，病人需要哪科的诊疗哪科就能及时到位，但没有医院领导的支持很难做到这一点。

对脑卒中质量改进也做了近10年，出版了《中国急性缺血性卒中诊治指南》《中国缺血性卒中和短暂性脑缺血发作二级预防指南》《中国急性缺血性卒中早期血管内介入诊疗指南》《急性缺血性卒中血管内治疗中国指南》和《他汀类药物防治缺血性卒中/短暂性脑缺血发作专家共识》等，卒中中心整合了神经内科、神经外科、神经介入科、康复科、急诊科、医学影像科和检验科等相关科室，与院前"120"联动，建立了脑卒中急救绿色通道，这对提高我国的脑卒中救治水平起到了非常重要的作用。

提高脑卒中救治水平和预防复发，除了提高医疗水平还不够，还要对广大群众进行科普教育。要医患互动，通过对病人和家属的教育，让他们了解这方面知识，及时识别脑卒中的症状，第一时间能拨打"120"，尽早就医非常重要。病人和家属的医疗依从性也很重要，我们看到某些符合溶栓适应证的病人，家属对是否接受溶栓很纠结，犹豫来犹豫去，反复找熟人咨询，由此延误了治疗，这些熟人都是非专业人士，我们遇到一个病人家属为此耽误了至少2小时，错过了救治的黄金时间，非常可惜。解决这样的问题需要全社会努力，进行宣传和科普教育，提高居民的健康科学素质。对于二级预防采取健康的生活方式和服药依从性教育也特别重要，我遇到过一个67岁的男性病人，脾气很倔强，第一次脑分水岭梗死入院，左侧颈动脉狭窄只有50%，出院后，继续抽烟、喝酒，脾气暴躁，老伴管他，还会动手打老伴，抗血小板药物、他汀和降压药统统不吃，6个月零7天后再次发生脑梗死，第二次来住院时脑动脉造影显示，左侧颈动脉已经完全闭塞。动脉粥样硬化进展到底有多快，这个病例告诉我们如果不改变生活方式、不采用规范药物治疗，半年就可以从50%的狭窄发展到完全闭塞。相反，依从性好的病人，10年了还维持得不错，尽管有脑动脉粥样硬化斑块，但进展很慢几乎停滞，血流还是通畅的。我国3个月卒中复发率达17%，所以二级预防非常重要。

  脑卒中的发病与多种因素有关，包括高血压、糖尿病、高脂血症、吸烟、酗酒、肥胖、缺乏运动、高同型半胱氨酸血症等，都需要干预，要想得到有效的控制就需要神经内科、心脏科、内分泌科、影像科、检验科等多学科协作，也就是整合不同科室的资源来协作完成。介入技术很重要，综合卒中心介入的水平必须要上去。医生诊疗的规范流程也非常重要。卒中的组织化管理，早期的各种检查要能跟得上，能够配合。我们的经验是一旦来了早期病人，就派二线的主治医生全程陪同，陪同采血、缴费、做脑CT，这种办法确实有效。送往做脑CT的路上即开始溶栓事项的谈话，病人家属同意马上就做，可以缩短很多时间。超早期的血管开通治疗，包括静脉溶栓、动脉溶栓、桥接诊疗、取栓及支架植入等治疗及随后开始的常规药物治疗，也需要整合医学，刚才讲的这几大基石，一定要配合上。一线医生要定期参加卒中管理规范化培训，接受专业化教育，把知识转化成临床的实际行动。大众教育很重要，包括对危险因素、卒中警示症状的认知，什么情况下应打"120"，如何获得院前急救等。院内教育也很重要，服药依从性、生活方式的改进，说起来很容易，但做起来难，有些老人很顽固，听不进去。还有长期管理的问题，对长期服药、生活方式等要做到规范化随访。以上我认为本身就是整合医学，需要各种各样有效的干预模式。除了医务人员，还需要全社会共同努力来改进卒中的诊治质量，这是特别重要的一件事情。

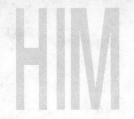

卒中血压管理中的困惑

◎田成林

卒中急性期的血压管理涉及几个方面：是否需要降压？如果需要，何时开始降压？降到多少？要回答这些问题首先要考虑卒中的类型，同一卒中类型，在不同病人之间不完全一样，在同一病人不同的患病时间段也有差别。甚至对某些特殊病人还需要升压治疗。

卒中类型与血压调整关系密切。在卒中的急性期有一些关于血压改变的调查结果，2003年美国提供了一份涉及600多家医院急诊卒中病人的数据，无论是在缺血性卒中、自发性脑出血还是蛛网膜下腔出血，或是把所有病人合起来看，血压出现升高的病人比例都非常高，最低的在缺血性卒中之中也接近80%，说明卒中急性期血压改变是非常常见的现象。这种血压升高的机制是什么？第一，病人病前就存在高血压，甚至病前存在的高血压直接参与了卒中的发生过程；第二，可能是反应性升高，就是高颅压时代偿性的升高，是维持颅内灌注压的需要。此外，还有神经内分泌系统的激活，伴发的焦虑及躯体不适都会导致血压变化。血压高的好处是维持灌注压，在蛛网膜下腔出血时，可以克服血管痉挛。坏处是导致血肿的扩大、蛛网膜下腔出血的再出血、梗死的出血转化加重脑水肿，有可能造成其他靶器官损害，比如心力衰竭、肾损害等。不同的卒中类型情况不同，有学者观察了4组病人，4组都是急诊病人，对照组是来自急诊的非血管病的病人，观察的3组分别是腔隙性缺血性卒中、血栓栓塞性卒中和出血性卒中。在这3组病人卒中发生的24小时内，都出现了明显的血压升高，并且3组间没有明显差别；最轻的腔隙性卒中，反而血压更高，和对照组形成明显差别。1天后，血压出现自发下降趋势，到第7天，4组病人之间几乎没有差别，这种血压变化的趋势，可能更多是反应性的，随急性期过后，逐渐趋于相同。

目前指南中，对急性缺血性卒中的血压管理有一些推荐。美国的指南只是对溶栓的病人有明确推荐，要控制在185/110mmHg以下；对没有溶栓的病人，放的标准非常宽，收缩压220mmHg以下，舒张压120mmHg以下，在这个水平之上才需要给予干预，建议比较缓和地降压，在24小时内把血压控制在较原有程度降低15%的水平。中华医学会脑血管病学组的指南没有给出推荐级别，这个领域研究太少，无法做推荐分析，标准相对保守一些，结合我国的实际情况，溶栓病人是180/100mmHg，没有溶栓的是200mmHg/110mmHg。明确的推荐意见并不多，大多数问题都没有回答，出现这种情况，就是没有相关的研究证据；或者有相关的研究证据，但给出的结论相互矛盾或有冲突。

关于卒中急性期血压的变化与预后的关系。首先，基线血压和预后有什么关系？研究发现，缺血性卒中14天死亡和卒中复发与基线血压呈"U"形相关，采用其他一些预后的判断指标，比如30天内缺血性卒中的死亡，其和基线血压同样有这种"U"形相关。1月内死亡和1年内死亡还是这种特点，包括48小时内神经功能的恶化、90天死亡率，乃至4~7天的梗死体积，趋势基本是高度一致的，不同的只是"U"形曲线的底部。这在不同的研究中有所差别，低的可能到120mmHg、130mmHg，高的到180mmHg，多数在150~160mmHg的水平。来自丹麦一个单中心溶栓的数据，他们根据基线血压把病人分为4组。发现143~163mmHg/80~90mmHg这组病人的预后是最好的。发病前有无高血压病史直接影响"U"形曲线的底部：有高血压病史的病人，"U"形曲线的底部偏高，在150~169mmHg，之前没有高血压病史的在130~150mmHg这个水平，即发病前有高血压，发病之后能耐受和容许的血压水平相应更高一些。

再看一看卒中发生后血压动态变化情况和预后之间的相关性。基线血压比较高的总体上预后不好。发病后的24~48小时，比基线血压又升高的病人，总体预后不好，没有出现我们常见的自发缓解情况。随着病程的进展，血压出现降低趋势的病人，预后相对较好。基线血压不同，能够容许血压下降的幅度不一样，基线血压比较高的，能够容许血压下降的绝对值相应较高一点，相反则较低。病人没有高血压病史且基线血压比较低，血压反而稍有升高可能是有好处的。有明确高血压病史，血压变化对病人的影响相对就小。

溶栓后血压的变化和预后是否有关？首先看溶栓后血压和出血转化的相关性。比较轻的出血转化，在溶栓后血压呈逐渐下降趋势；如果发生严重的出血转化，血压有逐渐升高趋势。是血压高导致了出血转化，还是出血转化激发了反应性血压高？两者之间的关系难以确定。伴随血压升高，出血转化的发生率基本呈逐渐上升趋势，出血转化情况并没有"U"形相关性，如果看最终的功能结局，3个月时的死亡率与"U"形或"V"形的相关性，底点大概是140~150mmHg。在缺血性卒中的超急性期，血压升高很常见，过高或过低的基线血压，都和不良预后相关。有高血压史的病人，可能适合比较高的基线血压水平，但如果血压持续升高可能和不良预后相关。

溶栓后高血压是否会增加出血转化的风险？血压与溶栓后的功能结局仍然呈"U"形相关。基线血压升高和预后不良有关，血压持续升高和预后不良有关，这些现象之间到底是不是因果关系，目前还不清楚。是反应性的血压升高还是血压变化直接影响了预后，还得不出结论。虽然没有结论，但发病到24小时后，血压升高和预后不良相关，那么在24小时后干预血压，会给预后带来什么变化？有一项研究入组的是发病6~24小时，血压要求在200/110mmHg以上，延后12小时要求血压是180/105mmHg的病人，开始治疗时间是发病29小时左右，分成坎地沙坦组和安慰剂组。12个月时的累积血管事件两组之间有显著差别，但两组之间血压没有差别，即没有理由把结局的差异归因于降压治疗。另一项研究是"2×2"设计，分别比较氯吡格雷与潘生丁/阿司匹林复合制剂，同时比较一个降压组和非降压组，结果降压组和非降压组间的血压产生了差别，降压组血压显著低于安慰剂组，但30天时死亡率和残疾率没有差别，降压组和不降压组是一样的。

还有一项研究是发病30小时内的出血性卒中或缺血性卒中，入组病人收缩压要高于140mmHg，同样随机分成坎地沙坦和安慰剂组。从7天时的血压看，治疗组的血压有所降低，但在复合血管事件终点和全因死亡上没有差别。在后续的分析中，在伴随颈动脉狭窄的病人中，坎地沙坦组更常发生进展性卒中，且进展性卒中的发生和狭窄程度有关，这个进展和病人最终的不良预后相关；反过来讲，颈动脉狭窄病人，即使在24小时后，降压也并不是特别安全。把出血和缺血区别分析，两者没有差别。

另有一项研究入组的是发病36小时内的病人，同样包括了出血性和缺血性卒中，要求收缩压大于160mmHg，分成安慰剂、拉贝洛尔和赖诺普利3组。3组的血压、2周时死亡和残疾情况没有差别，但到90天时死亡率有明显差别，这是到目前为止降压治疗唯一的一个阳性结果。最近一项研究是48小时内没有溶栓的缺血性卒中，分成降压组和非降压组，降压时对药物没有明确规定，只要求降压组24小时内血压下降10%~15%，7天时下降到140mmHg。14天时无论是整体结果还是各组之间都没有明显差异，3个月时的死亡和残疾情况也没有差别。他们发现的唯一一个阳性结果是，如果降压治疗在24小时后开始实施，这组病人的降压是有用的，这是唯一一个有效的亚组分析结果。还有一项研究不给病人施加任何主动干预，入组是48小时内没有溶栓的缺血性卒中病人。发病前正在使用降压药，分成两组，一组继续降压，一组停止降压，两组之间14天时的死亡和神经功能缺损同样没有差别，6个月时结局也是一样。

综上所述，急性缺血性卒中24小时内有比较高的血压水平，可能有利于这一时期挽救半暗带，维持半暗带的血流灌注。现有研究结果发现，24小时后的降压总体上是安全的，但有效性证据不充分。合并大血管狭窄过早降压可能是有害的。这些研究有局限性，没有考虑卒中的分型、大血管狭窄的程度和侧支循环状态，特别是没有考虑溶栓、桥接治疗后血管再通的状态等。在以后的个体化治疗，包括设计相关的临床研究时需要把这些因素整合考虑进去，开展整合医学研究。

脑血流储备分数研究的整合医学思考

◎秦海强

脑血流储备分数（FFR）概念本身就是一个整合，包括专业内容的整合、不同学科之间的整合。FFR到底和缺血性卒中有哪些关系？我们未来到底怎么应用FFR来诊疗疾病？下面将进行简要介绍。

心脏病和脑血管疾病都与动脉粥样硬化密切相关，但动脉粥样硬化性疾病不一定会引起脑血管病。大多数血管狭窄或血管闭塞，其实并未引起血管性疾病。临床中看到脑血管严重狭窄的病人，但没有脑缺血的任何改变和临床表现，这和侧支循环有密切关系。目前主要通过数字减影血管造影（DSA）来评价这个循环：0级是没有侧支循环；1级和2级有周围的一些侧支循环，快速血流充盈或慢速半路血流充盈；3级和4级有完全的侧支循环，即快速的和缓慢的侧支循环的血液供应。

通过DSA初步判断病人的侧支循环，可以定性判断病人的预后。有没有一个指标能够反映病人的侧支循环呢？有，那就是FFR，这一概念心脏科已经用得很多，我相信在未来几年也是神经科的一个发展趋势。FFR的定义是在缺血最大时，脑供血程度和正常时供血程度间的比值。这个公式在临床中是无法操作的，可以通过一个计算方法去计算，FFR等于PD除以PA，PD是狭窄远端的血管内血流的压力，PA是狭窄近端血管内血流的压力。

不管是心脏科还是神经科，都是通过DSA，从测压导管直接测出来压力值，然后反映病人的FFR。通常认为：FFR如果小于0.75，缺血的概率基本是100%，或多或少有缺血发生；如果大于0.75，大部分没有缺血，特别是大于0.8是没有缺血的，所以FFR和缺血密切相关。小于0.75或0.8，可能就需要做介入治疗；如果是大于0.75或0.8，在心脏科是不需要做介入治疗的。所以目前在心脏科放不放支架并不取决于血管狭窄程度，而是取决于FFR，它是金标准，由此改变了我们的临床实践。

通过 DSA 介入是有创的方法，有没有无创方法呢？在心脏科是有的。心脏科从 FFR 发展到 FFRCT，只要做一个冠状动脉 CT，通过云平台处理（美国有一个中心专门处理 FFRCT），几个工作日就能知道结果。有的病人测出来的 FFR 是 0.64，传统的 DSA 测出来的是 0.72，差别为 11%，还有的相差 17%，都在允许范围之内。相关检测在临床中已经使用。为什么要这样进行评估呢？狭窄为 50%～70% 的病人，大部分的血流储备是好的，FFR 大于 0.8，但仍有 35% 的病人 FFR 小于 0.8，这部分病人可能需要做支架治疗。传统认为严重狭窄的病人是指狭窄超过 70%，狭窄 70%～90% 的病人，认为需要做支架，但其中有 20% 的病人 FFR 值大于 0.8，如果给予治疗就是过度治疗。很多神经科医生都可能在进行过度治疗。即使是狭窄达到 91%～99% 的严重狭窄病人，仍然有 4% 的病人血流储备是好的，侧支循环已经建立，如果放支架就成了过度治疗。

最近几年，美国的几位知名教授强烈建议从神经科角度关注 FFR，因为脑血管的侧支循环比心脏科的侧支循环要更丰富，脑血管狭窄后通过其他途径供血可能更好，所以最近几年，在脑血管病领域 FFR 类似的概念提得越来越多。脑灌注不仅取决于血管狭窄程度，还取决于侧支循环形成的程度。脑血管病用 FFR 目前有三个解决方案：第一，测量狭窄远端和狭窄近端血流的压力比值，这个压力比值有时不太好测量，可用信号强度来替代压力比值；第二，定量 MRI，即通过能够看到脑血流的新的磁共振技术来看脑血流功能，通过计算流体力学的方法观察信号强弱，我们过去都没想到通过信号强弱对比能够反映脑血流情况，比值大于 0.9 和小于 0.9，病人的预后有明显差异，也预示以后的治疗方案或者二级预防的措施不同；第三，通过计算流体力学的方法来测量 FFR，未来几年中可能会有突破，也是我们目前正在抓紧做的工作。所有的脑血管病人都会做磁共振及血管造影，通过血管重建进行网格化，通过网格化把血管结构重构出来。有一些血流速度可进行后续处理，然后经过超级计算机方法超算。深圳先进技术研究院有全球运行最快的超算使用权，所以我们和深圳方合作，通过计算机后处理方法，得到脑血流储备功能。

过去，我们在最优化的内科治疗基础上加上支架治疗，病人预后反而变差了，这就是明显的过度治疗。主要终点事件，如果内科治疗是 11.5%，加上支架治疗就是 20.5%，有相当多的病人出现支架相关的副作用，包括任何部位的大出血，出血的概率增大。有了上述研究，颅内支架在神经科应用的总体趋势明显下降了。

疑似严重狭窄的病人，肯定会做磁共振。在磁共振检查基础上应加上脑血流速率测定。因为只有解剖结构无法做计算机后处理，脑血流序列其实安装起来很简单，清华大学专门做脑血流序列的专家可以负责安装。只要做磁共振多个三五分钟，就能把脑血流储备的原始数据拿到，然后上传到指定中心的云平台，指定中心就会自动进行处理，把病人的 FFR 反馈过来，供临床决策使用。当然，后面还会做一些随机对照研究，目前起码可供临床参考，这是整合医学中一个很重要的概念，虽然没有循证医学基础，但可以看到病人的整体情况。参考指标越多，考虑的范围越广，可能病人就获益越多。

整合肾脏病学

代谢性肾损害诊治的整合医学思考

◎陈香美

整合肾脏病学应该是以肾脏为中心，把与肾脏有关的知识和技术都整合到肾脏科，包括糖尿病、高血压、心血管疾病，以及其他很多涉及肾脏的相关内容等，这就是整合肾脏病学的理念。

古往今来，在医学发展的进程中，需要先进的理念、创新的理念指导我们，向一个更高的目标发展。在医学领域中，每一代人都要肩负起自己的历史责任。怎样把临床医学做好？临床、基础要整合，要把过去以器官为重点，转变为从系统，特别是从全身去构建新的观念和理念；在疾病诊治过程中，要多个学科共同努力去呵护整体，关注病人。

糖尿病肾脏损害是代谢所致的慢性肾脏疾病，其病因还不清楚，与生活方式、遗传背景有关。2010年全球有33%的死亡与心血管疾病、慢性肾脏病和糖尿病有关，防治形势非常严峻，我们需要用整合医学的理念去对待。国内外的流行病学调查数据均显示，2型糖尿病，包括糖尿病前期的患病人数十分巨大。我国糖尿病前期的流行病学数据引起了全世界的关注，好像中国就是糖尿病大国，药厂、企业也对准了中国糖尿病所致肾脏病这部分病人的治疗，投入相当大。

近5年的流行病学调查发现，糖尿病引起的肾脏损害在逐年增多，它也是美国和日本透析的第一位原因。中国按照现在对糖尿病前期发病率的预测，以及目前已有糖尿病病人的流行病学数据，糖尿病肾病导致的透析也很快就会占到第一位。当然还要看这个流行病学结果是否准确。从总的趋势看，每年因糖尿病肾脏损害走向透析的病人比例在不断增长。肾脏病科的医生能否发挥真正作用，能不能对有糖尿病潜在危害的病人进行早期干预、早期防治，不让他们走向尿毒症，或让他们延迟走向尿毒症，这些问题需引起高度重视。

代谢性肾损害算是整合医学的理念，是指代谢异常，如糖代谢、脂代谢、氨基酸代谢、尿酸代谢，还有嘌呤代谢等引起的肾脏损害，有时难以鉴别，代谢异常可引起肾脏损害，肾脏损害又会加重代谢异常，形成恶性循环。这是整合医学要研究的问题，也许是肾病科医生和专家永远要研究的问题，或许永远找不到原因或结果，在这种情况下，如何诊断和治疗至关重要。整合医学理念帮助我们临床医生更准确地诊断，更有效地治疗。樊代明院士说，整合医学是一种认识论和方法学。通过知识、经验的整合形成一种新的医学知识体系，所以认识论与方法学本身比结果更重要。

代谢性肾损害有的可以分清楚，比如由高尿酸引起的肾脏损害，或肾脏损害后引起的高尿酸，因和果应该能分清楚。对于开始有高尿酸血症没有肾脏损害，而多年后出现了肾脏损害的情况，我们急需开展严格的、前瞻性固定队列的研究，这样才能知道高尿酸引起肾脏损害后，肾脏发生了哪些变化。还有很多问题要去研究，比如如何提高知晓率，如何去除异常代谢的危险因素，如何寻找早期标志物，如何进行肾脏的针对性治疗等，这些都需要整合医学。代谢问题在没有引发肾脏损害时通常在不同的专科治疗，可能在内分泌科，也可能在风湿科等。到了肾脏损害时，才以肾脏为突出点。肾脏科医生应该拓宽自己的知识面，提升诊断的能力和效率，把这些病人都管理在肾脏病科。三级诊疗后，大医院的病人越来越少，今后，大型综合性医院的任务应该是对疑难危重症实施整合医学诊疗。建成以肾脏为重点的亚专科与多学科的整合诊疗非常重要。

在代谢损害中，多因素代谢异常一环扣一环，我们如何诊断？现在依赖的还是常规的临床检验来诊断，我认为现在这些基本检查可能满足不了将来整合医学的要求，所以我们要从更多生物标志物中找出个性化诊断的特异性方法。

找到代谢性异常的共性发病机制，可减少很多疾病。比如胰岛素抵抗，胰岛素抵抗过去没有得到应有的重视，但实际上它在代谢损伤中非常重要。肥胖可以引起胰岛素抵抗，单纯尿酸代谢异常可否引起潜在的非常轻的胰岛素抵抗？为什么尿酸增高往往伴有其他代谢异常？这些问题还有很多说不清楚。胰岛素抵抗与炎症的关系非常密切。糖代谢紊乱不仅与肾脏损害，还与血管损害、眼底损害和白内障有关，而这些都与内皮细胞的损伤高度相关。因此，糖尿病并发症最主要的细胞生物学靶点就是内皮细胞，内皮细胞损害的机制完全可以把多个器官和脏器的受累机制联系起来。

代谢综合征导致肾损害的发病机制很多，从氧化应激到促炎因子、促纤维化因子、三酰甘油、游离脂肪酸、缺血，以及高尿酸血症等，都可以引起细胞生物学的变化，包括内皮细胞、上皮细胞，中小血管的平滑肌细胞等。高尿酸血症所致经典的细胞损害就是内皮细胞损伤,由此加重了血管的病变。因此,高尿酸血症加上糖代谢异常肯定与血管的硬化及程度有关。但在不同的人情况不一样,有的人既有糖代谢异常,还有尿酸代谢异常,但不一定引起非常严重的血管硬化;而有的人糖代谢正常,尿酸正常,但血管硬化非常严重。所以,肥胖并不等于斑块形成多,瘦人并不等于不形成斑块,其中涉及很多个体化因素,还有很多未知问题。比较清楚的是,高尿酸血症中嘌呤代谢异常主要引起对血管内皮细胞的损害,而肾脏是血管丰富的器官,当然会引起肾小球及间质的改变。从病理生理过程溯源它的共同分子机制,可以归纳为胰岛素抵抗、糖调节受损、血脂异常、肥胖、尿酸代谢异常,这五大因素之间形成网络,相互影响,非常复杂。

这些共性的发病机制,与遗传、环境、膳食、锻炼是分不开的。锻炼应该是好的,但并不是对每个人都好,重要的是选择适合自己的生活方式,目的是使代谢保持在平衡状态,只有这样才能减少心脑血管和肾脏的损害,减少肾脏疾病。近几年,一谈代谢,肯定要说线粒体,线粒体是细胞内代谢最旺盛的器官,具有非常活跃的代谢功能,包括糖的转运、氧化应激活性氧的产生,线粒体越来越受到重视。线粒体病中有原发的,也有非特异的、共性的线粒体异常导致的疾病。人在很疲劳时,我认为也是氧化应激导致了细胞损害、血管斑块的形成。因此,适当的休息,不要太劳累是非常重要的。作为肾病科医生,不仅要看病人的脸,还要看到肾病,一定要看到细胞里面去,要想到糖代谢的异常、脂代谢的异常、尿酸代谢的异常,常年的异常必然会导致细胞的损害,包括内皮细胞和肾脏细胞,特别是每个细胞内的线粒体功能。想到这一点,作为一名临床医生,就自然会去早期注意这些代谢的异常分子,要去干预,不要让病人走向终末期的改变。自噬反应和内质网应激可以引起足细胞的损害,保护足细胞有多个层面,大量蛋白尿肯定会引起足细胞损害。足细胞的损害并不是特征性的,国内有人提出足细胞病,除非是遗传的,我认为在病理、生理过程中只要有大量的蛋白尿必然会引起足细胞损害。从解剖生理看,足细胞是肾小球基底膜最外的一层细胞,大量蛋白尿的漏出,大量的异常物质和氧化应激物质的产生必然会引起细胞的损害,尤其对肾小球基底膜,足细胞至关重要。足细胞的代谢生成能力非常弱,所以,保护足细胞、减少内质网的应激反应非常重要。

免疫代谢的病理、生理过程,主要集中在代谢损伤后所致异常免疫反应。过去认为免疫异常与糖尿病没有太多关系,现在公认与免疫代谢有一定关联,尤其是免疫相关的炎症因子,免疫调控与代谢导致的肾脏损害有关。

在代谢综合征中,对慢性肾脏病(CKD)进展的综合管理非常重要。比如一个糖尿病病人来门诊看病,有肾脏损害和心血管损害,我们就需要多学科的专家在一起为这个病人看病,这就是整合。从整合的理念去考虑糖尿病引起的肾脏损害、眼睛损害、心血管损害等,这些问题肾病科医生肯定说都能看,但我们毕竟不是专科,对白内障我们能看得那么好吗?对心血管评价有那么准确吗?不可能,所以要多学科共同为一个病人诊治，用整合理念制订一个好的方案为病人服务。说大了是整合医学，说小一点是多学科联合诊治。每一个大医院都应设联合诊治门诊，大一点就是整合医学门诊，对肾脏疾病，肾病科医生当主诊，相关学科当副诊，要整合到一起。

肾病科医生想要非常有能力，就需要掌握病理、生理知识，掌握现代细胞生物学知识，以及基因、蛋白质组学知识，这样才能在肾病科当主角，去主诊需要多学科整合的病人。在治疗策略上，无非从血压的管理、血糖的管理，从蛋白尿、血脂的代谢异常到生活方式的调整。生活方式的调整需要营养科医生参与。营养科医生也不一定能把生活方式调整好，我一直在想，将来我们科可以自设一个营养门诊，而且把相关学科整合起来，让病人进行合理的体能锻炼，拥有合理的生活方式和工作方式，使他们身心健康。现在每个人都有压力，因此在生活方式干预上一定要加上心理干预。心理健康，即便有了代谢综合征也不会郁闷。

糖尿病肾病蛋白尿的患病率在下降，这与血糖、血压的控制相关。包括血管紧张素转化酶抑制剂等的应用。现在很多内分泌科医生问，病人没有蛋白尿，但有估算肾小球滤过率（eGFR）下降，是不是糖尿病肾病？理论上叫疑似2型糖尿病肾病。有肾功能下降，符合CKD的2期或者3期，就应该诊断糖尿病肾病。但并不清楚肾功能下降是否真正由糖尿病肾病引起。所以，希望有标准和肾活检来证实，这些病人是真的糖尿病肾病，还是由于其他血管硬化导致了肾功能下降。在门诊经常会看到这样的病人，肾病科医生该如何考虑？糖尿病肾病中是否存在没有蛋白尿，而只有肾功能下降这样一组病人？准确的回答确实需要肾活检作为金标准。国际上有人提出质疑，认为单纯微量蛋白尿在糖尿病肾病的病程预测中有局限性。到目前为止，国际上对糖尿病肾病还笼统地称为DKD，糖尿病和肾脏损害从临床上只能诊断DKD。DKD中可分出单纯的糖尿病肾病、真性糖尿病肾病和非糖尿病肾病，因此，我们把糖尿病肾病叫DN，非糖尿病肾病叫NDKD，精准鉴别要以肾活检结果为标准。当然用临床科研得出的结果，可以为更多病人今后不做肾活检做出贡献，这是非常重要的。我们在1993—2003年做了一个方程，就是数学模型，去诊断是糖尿病肾病还是非糖尿病肾病，这个模型我们叫NDT方程。我们用了10年，觉得从病人发病来看，有一定局限性。所以我们又在2004—2012年，矫正了NDT方程，验证同时矫正，提出GDB方程。这个方程增加了更多因素，包括血红蛋白，准确率比原来的NDT方程更好。20年中我们提出了不同的诊断方程，但基本指标都是一样的，包括糖尿病病史、血压程度、视网膜病变、血尿和糖化血红蛋白等主要危险因素。糖化血红蛋白是这次新增加的一个临床内容。

在改善2型糖尿病肾脏结局的研究中，最新一篇论文对7020例确诊有心血管疾病的2型糖尿病肾病病人进行研究，经过整合医学治疗，发现进展成显性蛋白尿的比例下降了38%，血肌酐翻倍的比例下降了4%。其中一个复合终点是新发肾病和肾病恶化进展为显性蛋白尿、血肌酐翻倍，按照这个复合终点得到的结果值得我们参考。2016 年还发表了减轻 2 型糖尿病伴 CKD 病人蛋白尿的结果。随访 2.6 年，结论是整合医学治疗可以延缓微量蛋白尿变为大量蛋白尿，促进了微量蛋白尿转为正常值，但并不改善肾脏的结局。一项荟萃分析包含了 19 项随机对照研究，纳入了 25 414 例糖尿病病人，平均随访 3.8 年，结果建议糖尿病可以应用任何类型的降压药。说明应用血管紧张素受体阻滞剂和其他降压药相比没有显示出优势。这篇论文发表后也让我们思考，糖尿病必须要用血管紧张素受体阻滞剂吗？其对中度和重度肾脏损害的糖尿病具有很好的安全性。任何一个药物不仅要有有效性，更重要的是安全性。从以上两个研究结果看，还是有很好的结果。

在血糖控制的靶标上，我不主张将糖化血红蛋白降得太低，定在小于 7% 即可。有些内分泌科医生希望降得更低更好，但从我阅读的文献和自身的体会看，7% 以下就很好了。2016 年和 2017 年新发布的糖尿病肾病的指南，更新了几个要点，包括对冠心病、2 型糖尿病肥胖的管理，新增了胰岛素的治疗作用，更新了肥胖的生活方式，根据 FDA 更新降糖、降脂、降压治疗，这一点在美国糖尿病学会、美国内分泌医师协会、美国医师协会、英国糖尿病协会、中华医学会内分泌分会，在 2016 年和 2017 年发布的糖尿病指南中都有提及。更强调糖尿病及代谢异常的干预方式和综合管理，更注重糖尿病及并发症的综合管理，更新了降糖药的循证医学证据，其地位明显提高。

对高尿酸血症肾脏损害的精准治疗，主要在肾脏，从吸收到分泌，肾脏起了至关重要的作用。但高尿酸血症的产生与肾脏没有关系。高尿酸血症产生于嘌呤的代谢异常，与内皮细胞的损害直接有关。当然最后是由肾脏重吸收又重新排泄。这样，肾脏又是整合的器官，尿酸不管从哪来，都要通过肾脏，绝大部分通过肾脏分泌、排泄、代谢和吸收。所以肾脏至关重要。

单病种肾脏预后与尿酸关系的研究比较多，但因果关系不清楚。研究发现，改善肾功能能显著降低尿酸水平，降低收缩压和舒张压。但低尿酸血症，也是血液透析死亡的危险因素。所以，尿酸不能一味降低，一定要在正常范围，太低太高都不行。如果一个人血肌酐很低，说明已长期饮食很差，长期消瘦，肌肉减少必然会使肌酐很低。所以医生对肌酐的分析也要整合判断，包括对尿酸也要整合判断，不能一味给病人吃非布司他片，可能吃到尿酸很低，但没有表现，不像血糖低了有低血糖反应，却会给病人带来不良事件。我们还不知道病人为什么出现不良事件。我们内科医生、肾脏科医生，不能只看病人的面部和表情，更重要是看到疾病的实质。

到目前为止，还没有找到高尿酸血症真正的生物标志物，只是拿到一些内皮细胞损伤的标志物作为高尿酸血症的标志物。但在高尿酸血症时，内皮细胞标志物往往会发生一些变化，我们很希望能够从高尿酸血症的队列组学和大数据的挖掘中做分析，再验证，再做正确治疗，未来治疗的靶点应该是从尿酸的转运蛋白、尿酸变异高的热点基因等角度去治疗靶点。所以我们科吴教授在 20 年前，就做肾脏的尿酸转运蛋白，这些基础研究对尿酸的认识是非常重要的。当时大家对糖转运蛋白并不看好，但现在钠葡萄糖协同转运蛋白2（SGL2）不就是一个很好的新药吗？要很快把基础医学中发现的现象用到临床上去，整合医学就是这样的理念。

所以要重视代谢引发肾脏损害这一复合性的问题，找寻多种因素导致肾脏损害的共同机制，用整合医学的思路去诊断治疗代谢相关肾脏损害。要实现诊断前移，要对CKD病人和血尿酸水平合理范围的靶向治疗制定共识。要紧紧围绕代谢异常思考尿酸性肾脏损害。我们能从肾活检金标准拿到尿酸结晶，但这样的肾脏损害非常少。如何诊断尿酸性肾损害？胰岛素抵抗不引起肾脏损害吗？胰岛素抵抗往往伴有糖代谢异常、脂代谢异常，究竟是胰岛素抵抗本身，还是胰岛素相关的因素所致，还不清楚。代谢异常肾脏损害的网络复杂，治疗的靶点在哪里？我们经常说中医不知道所以然，西医的病理生理同样不知道所以然，我们在临床上看到很多现象，但并不知道所以然。我们要围绕代谢性肾脏损害的治疗理念、治疗重点、治疗模式、医疗质控这四大方面，以肾脏损害为中心、为核心，与其他多学科协作，构建整合医学模式和理念。整合医学是要构建更适合人体健康和治疗的新模式，特别要适合中国人的健康。中国人和外国人不完全一样，饮食、文化，以及表观遗传学都不同于国外，所以适合中国人体健康和治疗的新模式，就是我们追求的整合医学理念。

从整合医学角度论狼疮性肾炎治疗新策略

◎倪兆慧

系统性红斑狼疮（SLE）是一种慢性炎症性自身免疫性疾病，好发于育龄期女性，常累及多个脏器。狼疮性肾炎是 SLE 最常见的并发症，也是病人预后不佳的重要影响因素。若不能有效控制狼疮性肾炎病人疾病活动，病人肾小球逐渐丢失，最终将不可避免进展为终末期肾脏病，需接受肾脏替代治疗，严重影响病人预后。大数据研究显示，10%~15% 的狼疮性肾炎病人最终发展为终末期肾脏病。虽然近年来对 SLE 及狼疮性肾炎的发病机制有了更进一步的了解，但狼疮性肾炎的治疗效果仍不尽如人意。本文拟从整合医学的角度简要阐述狼疮性肾炎的诊治方案。

一、发病机制

狼疮性肾炎病因和发病机制非常复杂，遗传背景、环境因素、感染、激素水平和某些药物（包括某些现用药物及各种有机溶剂等）均参与其中。在各种因素的参与作用下，病人体内免疫调节机制紊乱，自身免疫耐受被打破，自身抗原暴露于免疫系统中，抗原提呈细胞与 T、B 细胞相互作用，产生并分泌大量自身抗体，抗原抗体免疫复合物形成，沉积于受累脏器，促进细胞因子、趋化因子、血管活性物质的合成及分泌，引起自身免疫反应及炎症反应，导致组织靶器官损害。

SLE 病人常存在多种遗传基因变异，导致免疫调节功能缺失，包括细胞凋亡异常、补体系统对死亡细胞的调节功能障碍，以及吞噬细胞对死亡细胞的清除功能异常。未被及时清除的死亡细胞释放多种细胞内降解产物，包括细胞核内蛋白和核酸等，细胞降解产物在通常情况下能被自身免疫系统辨别，从而与病毒核酸相区别。但在 SLE 病人体内，核内容物包括与核蛋白结合的核酸等被免疫系统误认为病毒核酸，从而活化树突状细胞、B 细胞，促进树突状细胞成熟、B 细胞增殖并大量分泌 I 型干扰素，引起多种下游抗病毒基因 *IFIT*1、*MX*1、*MX*2 等表达升高，促炎症趋化因子 CXCL10 和 CXCL5 表达上调，导致 SLE 病人出现类似病毒感染的症状。

B 细胞和树突状细胞被活化后将抗原提呈至 T 细胞，且 B 细胞和树突状细胞在这一功能上可以相互替代。正常树突状细胞的寿命有限，但 SLE 病人的树突状细胞不断在自身抗原的激活下，寿命得以延长且具有抗糖皮质激素诱导死亡的作用。抗原提呈细胞的不断活化导致了促 B 细胞增殖的有丝分裂因子 BAFF、APRIL、M2M 表达上调，B 细胞大量增殖并成熟，产生大量自身抗体。

自身抗体随全身血液循环游走至肾脏，与肾脏固有细胞结合，形成免疫复合物沉积，激活肾脏固有细胞包括肾小球系膜细胞、内皮细胞、足细胞和肾小管上皮细胞，导致炎症因子的释放和组织损伤。免疫复合物同时也通过 Toll 样受体（TLR）激活肾组织内巨噬细胞和树突状细胞，引起大量促炎症因子，如趋化因子和干扰素的释放。大量炎症因子的合成和分泌，引发了炎症瀑布反应；趋化因子诱导循环内大量巨噬细胞和 T、B 淋巴细胞浸润肾脏，进一步加重组织损伤。免疫系统的异常是导致狼疮性肾炎发病发展的主要原因。

二、诊断标准

狼疮性肾炎是 SLE 的严重并发症之一，在我国的发病率逐年升高，也是目前我国肾活检中最常见的继发性肾小球肾病。随着疾病谱的变化，糖尿病发病率逐年升高，糖尿病肾病也越来越多见，可以预见在不久的将来，糖尿病肾病作为继发性肾小球肾病的发病率会更高。但狼疮性肾炎仍是不可忽视的疾病之一，其仍高发于我国育龄期女性。而越早开始狼疮性肾炎的治疗，达到持续缓解并改善疾病预后的机会就越大。狼疮性肾炎治疗的最佳时间窗是发病后 3~5 个月内，至少是在肾脏受累及的 3~5 个月内，否则治疗缓解率下降，临床复发率及进展为终末期肾脏病的概率会显著增加。因此，在狼疮性肾炎的治疗目标中，早期诊断、早期治疗是关键。

狼疮性肾炎的诊断需基于 SLE 的诊断，仅凭肾活检无法确诊狼疮性肾炎。SLE 是一种全身性的自身免疫性疾病，必须先明确 SLE 诊断，方能结合肾脏病变情况确诊狼疮性肾炎。目前临床上最常用的 SLE 诊断标准仍是美国风湿病学会（ACR）于 1997 年修订的 SLE 诊断标准，病人需满足 11 条诊断标准中的 4 条方能诊断为 SLE（表1）。但在临床上常会遇见"四不像"的病人，"四不像"是指什么呢？指的是病人在 11 条标准中符合 3 条，另外一条没有，那么病人到底能不能诊断为 SLE？在很多情况下，发病后数年，病人会出现符合第 4 条诊断标准的症状，可以诊断为 SLE。那么是否能更早期合理诊断 SLE 呢？这一问题引起了很多风湿病学者的疑问。

表1　SLE诊断标准（1997年ACR修订）

1. 颊部红斑	遍及颊部扁平或高出皮肤的固定性红斑，常不累及鼻唇沟部位	
2. 盘状红斑	隆起的红斑上覆有角质性鳞屑和毛囊栓塞，旧病灶可有萎缩性斑	
3. 光过敏	日光照射引起皮肤过敏	
4. 口腔溃疡	口腔或鼻咽部无痛性溃疡	
5. 关节炎	非侵蚀性关节炎，累积2个或2个以上周围关节，特征为关节肿、痛或渗液	
6. 浆膜炎	1）胸膜炎：胸痛、胸膜摩擦音或胸膜渗液 或	
	2）心包炎：心电图异常，心包摩擦音或心包渗液	
7. 肾脏病变	1）蛋白尿：每天大于0.5g 或（+++）	
	2）细胞管型：可为红细胞、血红蛋白、颗粒管型或混合性管型	
8. 神经系统异常	1）抽搐：非药物或代谢紊乱，如尿毒症、酮症酸中毒或电解质紊乱所致	
	2）精神病：非药物或代谢紊乱，如尿毒症、酮症酸中毒或电解质紊乱所致	
9. 血液学异常	1）溶血性贫血伴网织红细胞增多，或	
	2）白细胞减少，少于$4\times10^9/L$，至少2次，或	
	3）淋巴细胞少于$1.5\times10^9/L$，至少2次，或	
	4）血小板减少，少于$100\times10^9/L$（除外药物影响）	
10. 免疫学异常	1）抗dsDNA抗体阳性，或	
	2）抗Sm抗体阳性，或	
	3）抗心磷脂抗体阳性（包括心磷脂抗体，或狼疮抗凝物，或持续至少6个月梅毒血清假阳性反应，三者中具备1项）	
11. 抗核抗体阳性	免疫荧光抗核滴度异常，或相当于该法的其他实验滴度异常，排除了药物诱导的"狼疮综合征"	

以上11项中满足4项或4项以上即可确诊为SLE

于是系统性红斑狼疮国际合作组织（SLICC）于2009年提出了新的SLE分类标准，于2012年整理成文。此标准更加清晰化，将临床诊断标准和肾活检标准分开，同时也将临床标准和免疫学标准分开，评价标准非常简练。在新的诊断标准中，仍需满足4项标准，其中至少满足一项临床标准和一项免疫学标准即可诊断（表2）。若病人肾活检证实狼疮性肾炎，且同时有抗dsDNA阳性或抗核抗体（ANA）阳性，也可以诊断为系统性红斑狼疮。研究发现，与1997年ACR修订版标准相比，SLICC诊断标准灵敏度较高，但特异性较低，误诊率较低，其诊断效能高于1997年ACR诊断标准。因此，当病人临床及实验室指标呈现"四不像"时，临床医生可根据SLICC的分类诊断标准和ACR诊断标准整合使用，即可以提高狼疮性肾炎的诊断率和救治率。

表2　SLE分类诊断标准（2009年SLICC修订）

临床标准	免疫学标准
1. 急性或亚急性皮肤型狼疮	1. ANA阳性
2. 慢性皮肤型狼疮	2. 抗dsDNA抗体阳性（ELISA方法需2次阳性）
3. 口鼻部溃疡	3. 抗Sm抗体阳性
4. 脱发	4. 抗磷脂抗体阳性：狼疮抗凝物阳性，或梅毒血清学实验假阳性，或中高水平阳性的抗心磷脂抗体，或β2-GPI抗体阳性
5. 关节炎	5. 补体降低：C3、C4或CH50
6. 浆膜炎：胸膜炎和心包炎	6. 直接抗人球蛋白实验（Coombs）阳性（无溶血性贫血）
7. 肾脏病变：24小时尿蛋白 > 0.5g 或有红细胞管型	
8. 神经病变：癫痫、精神病、多发性单神经炎、脊髓炎、外周或颅神经病变、急性精神混乱状态	
9. 溶血性贫血	
10. 至少一次白细胞减少（$<4 \times 10^9/L$）或淋巴细胞减少（$<1 \times 10^9/L$）	
11. 至少一次血小板减少（$<100 \times 10^9/L$）	

病人必须满足至少4项诊断标准，其中包括至少一项临床诊断标准和至少一项免疫学诊断标准，或病人经肾活检证实为狼疮性肾炎伴ANA或抗dsDNA抗体阳性

在2017年6月西班牙马德里举行的欧洲抗风湿病联盟（EULAR）年会上，由EULAR和ACR共同推出了SLE诊断的新分类标准（表3），该诊断标准在ANA阳性（Hep2免疫荧光法≥1∶80）的基础上，根据标准评分≥10分即可诊断为SLE。该诊断标准旨在更好地提高狼疮的早期诊断率，但由于是新分类标准，因此其诊断敏感性及特异性如何，仍需更多临床实践数据验证。

表3　SLE分类诊断标准（2017EULAR/ACR修订）

进入标准：ANA阳性（Hep2免疫荧光法≥1∶80）		
临床领域及标准		权重
全身状况	发热 > 38.3℃	2
皮肤病变	口腔溃疡	2
	非瘢痕性脱发	2

续表

临床领域及标准		权重
	亚急性皮肤狼疮	4
	急性皮肤狼疮	6
关节病变	≥2个关节滑膜炎或≥2个关节压痛+≥30分钟的晨僵	6
神经系统病变	谵妄	2
	精神症状	3
	癫痫	5
浆膜炎	胸腔积液或心包积液	5
	急性心包炎	6
血液系统损害	白细胞减少（$<4\times10^9/L$）	3
	血小板减少（$<100\times10^9/L$）	4
	免疫性溶血	4
肾脏病变	24小时尿蛋白>0.5g	4
	肾穿刺病理符Ⅱ型或Ⅴ型狼疮肾炎	8
	肾穿刺病理符合Ⅲ型或Ⅳ型狼疮肾炎	10
免疫学领域及标准		
抗磷脂抗体	抗心磷脂抗体IgG>40g/L或抗β2-GP1 IgG>40g/L或狼疮抗凝物阳性	2
补体	低C3或低C4	3
	低C3和低C4	4
高度特异抗体	抗dsDNA抗体阳性	6
	抗Sm抗体阳性	6

每条标准均需排除感染、恶性肿瘤、药物等原因，至少符合一项临床标准，在每个方面，只取最高权重标准得分计入总分，总分≥10分可分类诊断SLE

明确SLE诊断后，若病人有肾脏方面的临床表现，则可确诊为狼疮性肾炎。狼疮性肾炎的治疗则需根据病人肾脏病理分型确定，因此肾活检确定狼疮性肾炎的治疗方案非常重要。根据2003年国际肾脏病学会/肾脏病理学会（ISN/RPS）的分型诊断标准，狼疮性肾炎可分为6型（表4）。

表4 ISN/RPS狼疮性肾炎病理学分型标准（2003年）

分型		病理表现
Ⅰ型	正常肾小球	光镜下肾小球正常，免疫荧光下系膜区可见免疫复合物沉积
Ⅱ型	系膜增生性病变	光镜下见单纯系膜细胞增生或系膜区增宽，免疫荧光或电镜下可见系膜区免疫复合物，可能伴有少量上皮下或内皮下复合物沉积

续表

分型		病理表现
Ⅲ型	局灶型病变	活动或非活动性的局灶节段（或球性）毛细血管或毛细血管外肾小球肾炎，累及少于50%的肾小球。一般可见局灶内皮下免疫复合物沉积伴或不伴系膜区改变
	Ⅲ（A）	活动性病变：局灶增生性狼疮性肾炎
	Ⅲ（A/C）	活动性和慢性病变：局灶增生和硬化性狼疮性肾炎
	Ⅲ（C）	慢性非活动性病变伴肾小球硬化：局灶硬化性狼疮性肾炎
Ⅳ型	弥漫型病变	活动或非活动性的弥漫节段（或球性）毛细血管内或毛细血管外肾小球肾炎，累及超过50%肾小球。一般可见弥漫内皮下免疫复合物沉积伴或不伴系膜区改变。此型被分为：弥漫节段性（Ⅳ-S）狼疮性肾炎，即50%以上受累小球为节段性病变；弥漫球性（Ⅳ-G）狼疮性肾炎，即50%以上受累小球为球性病变。节段性定义为少于50%血管襻受累的一种肾小球病变。此型包括弥漫性wire-loop沉积，但很少或无肾小球增生的病例。
	Ⅳ-S（A）	活动性病变：弥漫节段增生性狼疮性肾炎
	Ⅳ-G（A）	活动性病变：弥漫球性增生性狼疮性肾炎
	Ⅳ-S（A/C）	活动性和慢性病变：弥漫节段增生和硬化性狼疮性肾炎
	Ⅳ-G（A/C）	活动性和慢性病变：弥漫球性增生和硬化性狼疮性肾炎
	Ⅳ-S（C）	慢性非活动性病变伴肾小球硬化：弥漫节段硬化性狼疮性肾炎
	Ⅳ-G（C）	慢性非活动性病变伴肾小球硬化：弥漫球性硬化性狼疮性肾炎
Ⅴ型	膜型病变	光镜、免疫荧光和电镜下可见球性或节段性上皮下免疫复合物伴或不伴系膜区改变。Ⅴ型狼疮性肾炎可能与Ⅲ型或Ⅳ型同时出现，在这种情况下，2种类型都需诊断
Ⅵ型	晚期硬化型病变	超过90%的肾小球球性硬化，且残余肾小球无活动性病变

三、狼疮性肾炎的治疗——KDIGO指南

狼疮性肾炎需根据病人临床及病理进行个体化治疗。其治疗主要分为两个阶段，分别是诱导缓解及维持期治疗。治疗目标为早期诱导缓解，控制狼疮活动，减少蛋白尿；维持期降低复发率，维持长期缓解，降低死亡率和终末期肾脏病发生率。诱导治疗时需注重尽快地控制体内炎症状态，诱导疾病缓解，这对病人的远期预后非常重要；而晚期则应尽量维持疾病缓解状态，减少复发率，长期保护肾功能，不同时期治疗时的侧重点不同。当然，在整个治疗过程中，也要尽量注意减少药物不良反应。狼疮性肾炎是一种免疫炎症性疾病，激素联合免疫抑制剂是目前临床常用的治疗方案。若用药过程中，医生忽略了药物的不良反应，病人很有可能会死于严重感染。因此，目前对狼疮性肾炎治疗方案的选择，充分体现

了整合医学在治疗上的运用。

对所有诊断为狼疮性肾炎的病人，临床上均建议给予一般治疗。如凡诊断为狼疮性肾炎的病人均需接受羟氯喹治疗，除非病人有该药物的禁忌证；而对伴随持续性蛋白尿和（或）高血压的狼疮性肾炎病人应给予肾脏保护治疗，包括降血压和降蛋白尿治疗。此时，就必须根据病人的全身情况来评估病情，将整合医学运用于治疗中；由于长期血压升高不仅对肾脏有进一步的损害作用，且是心脑血管事件发生的重要危险因素，因此在注重诱导狼疮性肾炎缓解治疗的同时，也要注意控制血压的治疗。

目前 KDIGO 指南推荐，根据狼疮性肾炎病人的病理分型确定治疗方案。Ⅰ型狼疮性肾炎主要根据病人的肾外表现确定临床治疗方案，这就需要医生从整体整合评估病人全身各器官受累情况，评估病人全身疾病活动状态，选择治疗方案。如果病人肾外狼疮并无活动，那么就无须选用糖皮质激素治疗，更无须应用免疫抑制剂，只需用羟氯喹、适时降压药物等治疗即可控制病人疾病活动。只有当病人有严重的肾外狼疮表现，如狼疮性脑病、肺狼疮等情况时，需要选用激素冲击治疗和（或）免疫抑制治疗，以及时控制疾病活动，诱导疾病缓解。Ⅱ型狼疮性肾炎的治疗方案与Ⅰ型类似，需根据病人肾外疾病活动情况确定治疗方案。当然，临床医生也不能忽视肾脏的病变，若Ⅱ型狼疮性肾炎病人存在肾病范围内的蛋白尿，则推荐选用激素或钙调磷酸酶抑制剂进行治疗。临床医生需要有整体观念，不仅要关注肾脏损害，同时也要评估和考虑全身疾病情况，以选用最适合病人的治疗方案。

Ⅲ型和Ⅳ型狼疮性肾炎，是最常见于肾脏科的狼疮性肾炎病理类型，目前推荐的初始治疗方案为激素联合环磷酰胺或吗替麦考酚酯。具体治疗方案包括糖皮质激素联合静脉环磷酰胺，糖皮质激素联合低剂量环磷酰胺，糖皮质激素联合口服环磷酰胺或糖皮质激素联合口服吗替麦考酚酯治疗。在此类型病人的诱导治疗过程中，常会遇到感染的问题，若病人就诊时存在严重的感染状态，则需全面评估病人病情，在抗感染治疗的同时，合理选用适量的糖皮质激素及免疫抑制剂，以达到控制感染和诱导狼疮性肾炎缓解的治疗目的。当诱导缓解治疗结束后，治疗方案将过渡到维持治疗阶段。此时，长期维持方案中，就应选用小剂量激素联合小剂量免疫抑制剂，如采用硫唑嘌呤（每天 1.5～2.5mg/kg）或吗替麦考酚酯（每天 1000～3000mg）联合小剂量糖皮质激素维持治疗，也可采用钙调磷酸酶抑制剂联合小剂量糖皮质激素维持治疗。需要注意的一点是，长期维持治疗使用的是小剂量激素而非大剂量，这主要是考虑到在维持治疗阶段，既需要维持疾病稳态不活动、不复发，也需要尽可能减少激素和免疫抑制剂的毒副作用。由于感染、心脑血管疾病、肿瘤等不良反应常见于狼疮性肾炎病人，因此在诊治过程中尤其要全面考虑到病人的全身状态，合理用药，以减少感染等并发症和不良反应的发生。

V型狼疮性肾炎病人，若合并有Ⅲ型或Ⅳ型狼疮性肾炎，则应根据Ⅲ型和Ⅳ型狼疮性肾炎方案进行治疗。若为单纯V型狼疮性肾炎病人，则倾向于推荐糖皮质激素联合免疫抑制剂治疗，免疫抑制剂可选用环磷酰胺、钙调磷酸酶抑制剂、吗替麦考酚酯或硫唑嘌呤。在用药过程中的注意事项同Ⅲ、Ⅳ型狼疮性肾炎。

若病人确诊时，病理分型为Ⅵ型狼疮性肾炎，那么是否需要像平时一样用激素治疗，还是否需要使用免疫抑制剂治疗呢？这时要借助整合医学的观念全面评估，判断病情。当病人肾脏病理已达Ⅵ型狼疮性肾炎时，其90%以上的肾小球均已硬化，建议使用肾脏保护治疗，联合免疫抑制治疗。但与此同时，应评估病人肾外狼疮的情况，如若病人肾外狼疮活动度高，那么还是必须要使用激素联合免疫抑制治疗。这时如何使用激素及免疫抑制剂又将是临床医生面临的另一个重要问题。这时激素和免疫抑制剂的使用并非是针对病人的肾脏病变，因为病人的肾小球大部分已经失功，无法挽救或逆转肾功能损伤；此时的治疗目的则是控制全身狼疮疾病的活动情况，在确定药物用量时也需慎重。由于此时病人的肾功能恶化，对药物的排泄作用也已基本消失，需要根据肾功能调整药物剂量，这一点十分关键。有时，临床医生会忽略了这一点而选用大剂量激素及免疫抑制剂治疗，导致病人短期或长期预后不佳。

四、狼疮性肾炎的治疗——新型生物制剂

目前针对狼疮性肾炎的治疗有不少手段，药物治疗也达到了一定疗效，几十年来改善了狼疮性肾炎病人的预后，提高了病人的存活率。20世纪70年代前免疫抑制剂还没有被引入狼疮性肾炎的治疗，能选用的仅仅是激素；到20世纪70年代中期开始用环磷酰胺，大幅度提高了病人的治疗效果；到80年代环磷酰胺序贯治疗及维持治疗方案开始运用于临床；90年代到千禧年，吗替麦考酚酯开始被运用于增殖型狼疮性肾炎的治疗；随后生物制剂也被研发，临床试验证实部分生物制剂对狼疮性肾炎有一定疗效，但仍没有药物的疗效能优于环磷酰胺。且新型免疫抑制剂的毒副作用较大，因此到目前为止，尚没有出现非常完美的治疗方案。研究数据显示，狼疮性肾炎病人的诱导期缓解率约在70%，仍有10%~20%的狼疮性肾炎病人最终会进展为终末期肾脏病，需肾脏替代治疗。药物的研发也从另一方面体现了SLE确实是一种复杂的、具有高度异质性的疾病，单一的传统用药确实难以根治。目前更安全有效的治疗药物及方案仍在不断探索中。

近年来随着生物靶向药物的研发上市，发现其与传统免疫抑制剂相比，相对安全、低毒，可能对改善狼疮性肾炎病人长期预后有帮助。靶向药物的研发主要是基于狼疮性肾炎的发病机制。T、B淋巴细胞的活化，细胞因子均在狼疮性肾炎的整个发病发展过程中起重要作用，因此目前生物制剂有针对B细胞的靶向治疗，有针对某些分子的靶向治疗，也有针对刺激因子抑制剂的靶向治疗，还有细胞因子的靶向治疗。

1. B 细胞靶向药物 利妥昔单抗是第一代 CD20 单克隆抗体，是针对 B 淋巴细胞的靶向治疗药物。利妥昔单抗通过与 B 淋巴细胞表面标志物 CD20 结合，引发补体依赖和抗体依赖的细胞毒作用，导致 B 淋巴细胞凋亡，从而清除自身免疫性 B 淋巴细胞，减少自身抗体的产生；通过清除 B 淋巴细胞，能进一步减少 T 淋巴细胞的活化，抑制炎症因子、趋化因子的产生，从而减轻组织损伤。研究还发现，利妥昔单抗还可能通过增加调节性 T 细胞产生跨膜受体 CTLA4，抑制足细胞表面的 CD80 的激活，保护足细胞，减轻蛋白尿，因此其对肾病综合征有治疗效果。利妥昔单抗最早期并非用于治疗狼疮性肾炎，而是用于治疗 SLE。2010 年发表于《关节炎与风湿病》（*Arthritis and Rheumatology*）杂志上关于利妥昔单抗治疗重症活动性 SLE 的大型临床研究结果提示，在主要研究终点及次要研究终点上，利妥昔单抗治疗并无显著优势，但在西班牙裔及黑人病人中，其疗效具有一定优势。而在血清学方面，利妥昔单抗治疗组的病人血清抗 dsDNA 抗体及补体水平改善较对照组更为显著。在此基础上，LUNAR 研究对利妥昔单抗在狼疮性肾炎中的疗效进行了验证，这是第一个使用利妥昔单抗治疗狼疮性肾炎的多中心研究，研究结果与利妥昔单抗在 SLE 中的研究结果相似，在主要研究终点的评价上，利妥昔单抗治疗组应答率为 57%，与安慰剂组的应答率 46% 相似，但利妥昔单抗对血清学改变有优势，尤其在黑人和西班牙裔病人的治疗中体现出疗效的优势。Moroni 等研究结果也提示，利妥昔单抗能诱导狼疮性肾炎疾病缓解，且其作用与吗替麦考酚酯、环磷酰胺并无显著差异，三种药物治疗后病人尿蛋白和血肌酐值并无显著差异。因此，目前 KDIGO 指南将利妥昔单抗作为一种替代治疗药物纳入指南，指出可在其他药物如环磷酰胺、吗替麦考酚酯治疗无效时选择使用利妥昔单抗。目前在临床上也越来越多地开始使用利妥昔单抗治疗狼疮性肾炎，其疗效也得到肯定。

奥瑞珠单抗是第二代 CD20 单克隆抗体，其最早用于多发性硬化病人的治疗，具有非常良好的疗效，且安全性较好。但在狼疮性肾炎的Ⅲ期临床研究中，由于奥瑞珠单抗治疗组病人感染等严重不良事件发生率显著高于安慰剂组，研究提前终止，研究并未发现奥瑞珠单抗的疗效高于安慰剂组，因此奥瑞珠单抗在狼疮性肾炎治疗中的应用仍有待进一步临床研究证实。

依帕珠单抗是抗 CD22 人源性 IgG1 单克隆抗体，通过与 CD22 结合，磷酸化酪氨酸激酶，调节 BCR 信号通路，抑制 B 细胞活化，减少自身抗体的形成。对重度活动性系统性红斑狼疮病人的Ⅲ期随机、双盲、安慰剂对照临床研究结果显示，在基础治疗上加用依帕珠单抗虽能有效减少 SLE 病人外周循环中免疫球蛋白量，但其疗效并不明显，治疗缓解率与安慰剂对照组无显著差异。因而，此类生物制剂在狼疮性肾炎治疗中的长期疗效还有待进一步认证。

贝利木单抗是特异性 B 细胞激活因子（BAFF）抑制剂，主要是通过阻断 BAFF 受体与可溶性 BAFF 的结合，抑制 B 淋巴细胞的活化发挥生物学作用。Ⅰ、

Ⅱ、Ⅲ期临床研究均证实，贝利木单抗能有效降低 SLE 病人的疾病活动度；BLISS 研究是一项多中心、安慰剂对照研究，比较了贝利木单抗与安慰剂治疗 SLE 的疗效，结果提示贝利木单抗治疗组病人蛋白尿缓解率更高，达缓解所用时间更短，且复发率较低。目前关于贝利木单抗治疗狼疮性肾炎的全球多中心临床研究正在进行中，其疗效静待研究结果揭示。

阿塞西普是另一种 BAFF 单克隆抗体，是一种包括 TACI 受体细胞外区域和人 IgGl Fc 段的重组融合蛋白，与贝利木单抗相比，阿塞西普可以同时阻断 BLyS 和 APRIL 对 B 细胞的刺激，更有效地清除 B 淋巴细胞。Ⅱ期临床研究发现，阿塞西普能有效缓解 SLE 病人的疾病活动，减少疾病复发。但由于在临床研究中，采用阿塞西普治疗组的病人出现严重感染等严重不良事件，因此阿塞西普治疗狼疮性肾炎的临床研究提前终止，目前尚不能确定其在狼疮性肾炎中的疗效。

2. **共刺激分子阻断剂** 阿巴西普是一种 CTLA4 – IgG1 Fc 融合蛋白，是一种针对 CD80 的靶向药物，能够抑制 T 淋巴细胞活化。在 Ⅲ 期临床研究中发现，阿巴西普能够有效降低狼疮性肾炎病人蛋白尿及血清抗 dsDNA 抗体滴度，以及血清补体 C3、C4 水平；但研究并未达到主要观察终点，在完全缓解率及缓解所用时间上，阿巴西普治疗组并未优于安慰剂组。但在随后的 ACCESS 研究中又发现，阿巴西普治疗组病人虽然在总体缓解率上与安慰剂治疗组病人无显著差异，但阿巴西普可有效降低病人复发率。因此，阿巴西普对狼疮性肾炎的疗效仍有待进一步观察研究。

3. **细胞因子抑制剂** 英夫利昔单抗是一种抗 TNF – α 单克隆抗体，目前广泛运用于溃疡性结肠炎及类风湿性关节炎的治疗中。在狼疮性肾炎病人中曾开展过两项临床研究，但均在未完成时叫停。一项在 V 型狼疮性肾炎病人中的临床研究也由于未纳入足够病例数而结束。

托珠单抗为抗 IL – 6 单克隆抗体，研究发现，托珠单抗能剂量依赖性地减少 SLE 病人的中性粒细胞数量。在一项纳入 24 名狼疮性肾炎维持治疗期病人的临床研究中发现，托珠单抗组病人蛋白尿有显著下降，肾功能也较稳定，但与安慰剂组相比并无统计学差异，可能与入组例数少相关。但目前的研究结果尚不能确定托珠单抗在狼疮性肾炎病人中的疗效，仍有待进一步临床研究明确其作用。

五、狼疮性肾炎的治疗——中西医结合治疗

如前文所述，目前针对狼疮性肾炎的现代医学治疗仍以糖皮质激素联合免疫抑制剂为主，但在使用这些药物时仍有毒副作用，且存在停药后易复发的问题，对免疫抑制剂的疗效和安全性研究，以及优化的联合方案研究也一直是研究的热点。中医药在狼疮性肾炎的治疗中有一定优势，随着研究的深入，逐渐发现在西医治疗的基础上配合中医的辨证论治、组方用药，较单纯西医治疗具有减毒增效的优势，使狼疮性肾炎的治疗缓解率得到较大提高。

古代中医文献中尚无狼疮性肾炎的确切对应名称，根据病人不同的临床表现，将本病归属"阴阳毒""肾痹""水肿""虚劳""腰痛""蝶疮流注""日晒疮"等范畴。中医认为狼疮性肾炎病因病机为先天禀赋不足、饮食劳倦、肝肾亏损、气阴两虚、正不胜邪，邪毒乘虚浸淫筋骨经络，流窜脏腑，导致热毒灼炽、津液耗伤、血脉凝滞、湿浊不化、气血失调，损害肾脏而发病，故热、毒、湿、瘀是其病理变化的关键因素。因此本病以肾虚为发病之本，热毒瘀结为致病之标。在本病的治疗过程中应注重清热解毒、活血化瘀相结合，使热毒得去、湿浊得化、血脉得通，做到扶正与祛邪兼顾，祛邪而不伤正，补益而不留邪，从而达到邪祛正扶的目的。

狼疮性肾炎的中医治疗，也应根据不同病情阶段的病机演变而辨证用药，本病应分活动期和缓解期来实施辨证论治。活动期分为两个不同证型，热毒炽盛型和阴虚火旺型。热毒炽盛型可选用犀角地黄汤加减或清瘟败毒饮合清营汤加减以清热解毒、凉血化瘀；阴虚火旺型可选用知柏地黄汤加减滋阴降火。缓解期可见气阴两虚、脾肾阳虚证候。气阴两虚型治以益气养阴，方用四君子汤合六味地黄汤加减，或予参芪地黄汤加减以益气养阴、清热活血；脾肾阳虚型，以温补脾肾、利水化瘀为法，用真武汤加减，或选济生肾气丸、理中汤、实脾饮等。

现代药理学研究也证明，清热解毒、活血化瘀类中药可以改善微循环、抗凝降脂，减轻肾小球硬化，延缓肾衰竭。活血养阴药能刺激网状内皮系统增生，增强白细胞吞噬细胞功能，改善机体免疫状态、减少疾病的发作。养血补肾药可减轻环磷酰胺对骨髓和性腺的抑制，还能减少药源性库欣综合征的发生。感染常是狼疮性肾炎复发和加重的原因，运用中药扶正祛邪，提高机体的抵抗力，可延长狼疮的缓解期。中医在整体观念、辨证论治原则的指导下，注重对气血阴阳和脏腑功能的调节，以达"阴平阳秘，精神乃治"的状态。中西医结合治疗狼疮性肾炎有一定的优势，若能在常规的西医治疗过程中，辨证使用中医药治疗，不仅可以起到减毒增效的效果，而且可以有效防止激素撤减期狼疮性肾炎的复发。当然，中西医结合治疗狼疮性肾炎的具体治疗方案及作用机制仍有待进一步研究证实，以便更好地在临床上推广应用。

总之，狼疮是一种全身性疾病，具有多环节、多因素、发病机制非常复杂的特点，在疾病的不同阶段影响全身各个脏器。在整个治疗过程中应全面判断，既要明确治疗的必需性，也要注意有没有条件治疗，能不能治疗，一定要做好利弊权衡，根据诊疗指南结合病人具体情况，选择个体化诊疗方案。且在决策狼疮性肾炎的诊疗方案时，不能仅从肾脏的角度评估病情，一定要注意从全身多脏器保护角度确定病人的治疗方案。希望临床医生能更好地以整合医学的思维指导临床诊疗，以让病人最大获益。

急性肾损伤的整合防治及其他

◎方 艺

急性肾损伤（AKI）是临床常见的危重症，可见于临床各科，尤其多见于外科、肿瘤、放疗化疗科，也是地震、交通事故等社会重大事件的常见并发症，是决定危重病人救治成功率的关键因素之一。其发病率高、预后差，死亡率可达70%~80%，即使存活，有50%左右的病人也会存在不同程度的慢性肾病，其中部分会进展到终末期肾病，需要肾脏替代治疗。

AKI 的救治能力是一个国家对危重病救治和突发事件应对能力的标志，也制约着其他众多学科的发展。2013 年发表的一项荟萃分析显示，不同地域 AKI 的发病率有所不同。该荟萃分析中的大部分数据都来自医院系统的 ICU，来自社区登记的 AKI 很少；在欧美国家发病率比较高，非洲贫困落后地区的报道比较少。

中国在 2015 年以前大部分的研究都是单中心小样本，2015 年北京大学第一医院杨莉团队发表了我国多中心的住院病人 AKI 的发病情况，医院内的 AKI 发病率在 1%~3%，ICU 的发病率更高。心脏手术高危病人 AKI 的发病率显著高于总住院人群的发病率，造影剂影响的 AKI 越来越受到重视。我们研究了 2004—2008 年 176 000 例住院病人 AKI 的发病率，大部分 AKI 来自泌尿系统以外的疾病，也就是说 AKI 来自各个学科。从整合医学理念看，AKI 的诊治需要多学科合作，今后应该用整合医学理念探索 AKI 的预防和治疗。

AKI 会造成病人的不良预后，轻度血肌酐的上升就可以严重影响病人的住院死亡率，严重影响病人的预后，使非 AKI 死亡率明显上升。多因素分析提示，AKI 的分期与预后相关。对高危病人、心脏术后病人，AKI 不仅是住院死亡的危险因素，同时也是远期及慢性肾脏病的危险因素。非 AKI 和 AKI 比较，AKI 远期预后差，2 年累计存活率低，AKI 的程度越重，预后越差。即便是肾功能完全恢复者，存活率比未恢复的要好，但 2 年内进展至慢性肾脏病的风险仍然远大于非 AKI。

AKI 的存在和出现给病人带来严重的不良后果，AKI 防治领域的一些问题仍有待解决：缺乏早期诊断的敏感标志物和有效的体系，对发生机制还不甚了解，危重 AKI 血液净化治疗方法尚需改进。今后研究要建立多学科协作网络，以整合医学理念，研究 AKI 发病机制，多靶点进行干预，同时优化血液净化疗法。AKI 不仅是肾脏的问题，AKI 的诊治不局限于肾脏替代这一种模式，AKI 治疗也不仅仅是肾科医生面临的挑战，而是多个临床学科共同面临的难题。所以，从 AKI 的整合诊治角度，要把握整体观，要整合先进的知识和有效的临床经验，治疗模式可能会从单靶点扩展到多靶点，从肾脏替代升华到多脏器的功能支持和保护，从肾科医生的参与变成以肾科医生为中心，多学科、多团队的合作模式。要从基础研究、诊断治疗、康复预防乃至卫生经济学层面进行全面探索，包括新药物、新透析器材的研发。

近年来我们在 AKI 诊断、机制探索及危重病人血液净化疗法等方面有一些心得和体会。

在 AKI 预防方面，早在几年前我们就意识到 AKI 不是肾内科单独面临的问题，而是多学科的问题。因此我们在院内率先以肾内科为中心，联合心内、心外、血管外科等科室，也包括检验科、营养科等多学科多团队，共同努力，建立了院内 AKI 信息登记库，建立了 AKI 的生物标本库，并在此基础上开展一系列研究，发现缺血性肾损伤是院内 AKI 病人的主要病因。随后聚焦于高危病人，通过危险因素分析，对于心脏术后 AKI 等有了一些新的预测模块和预测参数，以及术后的一些指标。从而建立了动态的院内 AKI 术前、术后、术中的预测模型，通过综合的干预措施，危重 AKI 的死亡率近几年有了显著下降。

缺血是 AKI 的主要原因，内皮细胞损伤、血管渗漏、微循环障碍、细胞凋亡、氧化应激在 AKI 病理生理过程中起重要作用。近年来免疫炎症过度反应在 AKI 发病中的地位逐渐被关注。针对氧化应激、细胞凋亡这些靶点的防治效果不是十分理想，加上针对免疫炎症过度反应这一环节的措施，对 AKI 的防治效果会不会有帮助？以往认为免疫反应在缺血性脏器损伤中发挥的作用并不重要，2011 年一些杂志先后推出一些报道，使人们逐渐认识到在心、脑、肺、小肠的缺血性损伤中，免疫炎症的过度反应起着非常重要的作用。随后在肾脏中也有越来越多的证据证实了免疫炎症过度反应在缺血性损伤中发挥重要作用。血管在受损后，释出一些炎症介质和分子，诱导固有免疫系统激活，随后适应性免疫随着 T 细胞的增生活化，T 细胞和 B 细胞的相互作用而展开。因此，缺血性肾损伤免疫炎症反应贯穿于整个缺血的始动、进展并持续至修复期。

近年来我们团队对树突状细胞在缺血性肾损伤中的免疫反应给予了较多关注。树突状细胞是肾脏固有免疫最早和最关键的启动者，起着承上启下的作用。有报道，抑制树突状细胞可以减轻急性损伤，促进修复。免疫炎症反应在 AKI 的作用有多细胞、多环节参与，即使是同一种免疫细胞，在 AKI 不同阶段的作用也可能不一样。不同巨噬细胞的亚型，不同成熟度的树突状细胞在调节免疫炎症的正向反应和负向反应中都起着不同的作用。

调控炎症的因子，在 AKI 的发病过程中呈动态改变，如果抑制其活性，可以有效降低 AKI 程度，肾脏的病理改变明显减轻，肾小管损伤较非干预组有明显改善。除病理学、组织学的改善外，一些炎症指标，如巨噬细胞、单核细胞的指标，以及氧化应激水平也得到缓解。这提示缺血损伤与免疫反应的强度及类型是相关的。

缺血性肾损伤机制非常复杂，需要全面认识 AKI 的发病机制，为临床早期有效的诊治奠定基础。这么多机制临床上如何干预？有没有更好的方式或更理想的模型研究 AKI 的发病机制呢？肾脏对缺氧刺激可能会产生不良适应反应，损伤程度比较低，机体产生一定的耐受，可能短时间强度不太大的缺血缺氧损伤，并不会对脏器造成严重损伤，或只造成比较轻的损伤。因此这就出现了缺氧耐受的概念，即机体对损伤的适应性反应和不良适应性反应的平衡。适应性反应，如抗氧化应激、促进血管新生、促进氧供的因子表达上调，促进了肾脏对缺血的耐受能力，可以使炎症反应、脏器损伤减轻。但当不良适应反应占上风时，炎症过度及氧化应激过度等因素会造成脏器的缺血性损伤。

在动物研究中，短时的脏器缺血可使脏器耐受长时间的缺血性损伤，我们称为缺血预适应，最早在心脑血管研究中发现，后来在肾脏研究中也被证实，是最强有力的内源性保护机制，也是研究缺血性肾损伤防治的重要模型和手段。我们团队建立了一个稳定的小鼠和大鼠的缺血预适应模型，发现 20 分钟的预适应，间隔 24 小时或者 4~8 天，能够很好耐受后期长时间的缺血。短期的肾脏保护作用，表现为减轻急性的肾小管损伤，血肌酐水平的下降；长期的预适应可以减轻肾小管间质的纤维化。

缺血预适应后的炎症介质及分子的表达都可以显著下调。缺血预适应也可以诱导一些因子的上调，比如低氧诱导因子（HIF）是细胞氧自稳态调控因子，它的激活可以激活下游基因，这些基因参与血管新生、能量代谢等。我们发现，事先给予缺血缺氧预适应后，可以上调 HIF 的表达，肾小管间质的损伤可以得到明显缓解。因此，我们提出了缺血预适应可以诱导缺氧耐受，通过上调适应性反应，降低不良适应性反应，可以减轻炎症，HIF 是有利于肾脏修复和耐受损伤的因子，从而发挥肾脏保护作用。但我们发现其长期活化对机体并非有利，HIF 的长期表达可以导致肾小管间质损伤后纤维化的发生。如何解释这一现象呢？HIF 对下游基因的调控可能有两种途径：一种是 HIF 经典途径，直接调控下游的靶基因；另一种是 HIF 通过下游基因对一些生理现象进行调控。在缺血预适应研究中，针对 miR21 进行干预，发现预适应后其表达是上调的，同时伴有肾组织改善；如果把 miR21 调低，缺血预适应的肾保护作用明显受抑。miR21 下游是程序性凋亡蛋白，miR21 调低了，对应的凋亡蛋白就上调了，于是促进细胞凋亡事件的上升。

我们把预适应的机制进行拓展，用惰性气体氙气发挥它的预适应保护作用，同时进行远期预适应的研究，目前在探索药物诱导的交叉预适应。氙气是一种麻醉型气体，无毒无色无害，起效很快，麻醉效果很快，血流动力学比较稳定，对心肺功能没有明显影响，今后可采用预适应提高病人对后续脏器缺血的耐受程度，也可能用于临床。我们在动物中研究了缺血预适应对庆大霉素肾毒性的影响。氙气预适应组，肾脏损伤病理学改变第 4 天和第 7 天都较对照组有明显改善。我们在缺血预适应小鼠模型中再次验证了氙气预适应可以通过上调 miR21 的表达，从而减轻缺血再灌注损伤的程度。

关于短时间缺血预处理对远隔脏器的保护作用。我们用多糖诱导肾损伤模型，发现预适应可以明显减轻肾脏的病变，同时肝脏、心脏指标也得到显著改善。肾脏缺血预适应可以上调肾脏的 miR21，它虽然在其他脏器也有表达，但只在肾脏表达上调。肾脏预适应对其他脏器的保护作用，是源于肾脏的 miR21 及其表达上调。透射电镜在实验小鼠的血清发现了一个外泌体的标志，在缺血预适应都有外泌体的表达。只有在预适应组 miR21 上调后，它的外泌体表达才上升。这个现象提示远隔脏器的缺血预适应 miR21 表达可以通过循环进入与它相隔甚远的一些脏器，从而发挥远隔脏器的保护作用。

最后介绍一下心脏术后 AKI 的临床诊治。心脏术后 AKI 非常常见，严重影响到预后，肾脏替代治疗的危重病人比例相当高。我们团队做了一个荟萃分析，纳入了 90 多项研究，提示心脏术后 AKI 发生与住院死亡率息息相关。我们在 2009—2013 年的几年中，心脏术后 AKI 的发病率并没有明显改善，通过综合防治，AKI 3 期病人死亡率有显著下降。我们对容量过负荷进行了研究，容量过负荷不仅对肾脏产生影响，对心脑等多脏器都会产生很多不利影响。我们对于心脏术后发生 AKI 需要肾脏替代治疗者，对容量负荷不同时段的预后进行了探索。我们发现，90 天的术后容量过负荷，预示病人预后不良。其中，容量过负荷超过 7.2% 是预示病人在 ICU 治疗期间死亡的一个界值。

除了容量外，临床上还面临时机模式的问题，目前对于替代模式还没有定论。目标导向的肾脏替代治疗这一理念，早在 1973 年国外学者就提出了，2005 年又重新提出。目标导向治疗提倡在非常危重的 AKI 中，先给予对症处理，解决威胁生命的重要参数。采用这个透析模式，对一些容量指标、电解质指标、血流动力学指标进行调整，目标导向肾脏替代疗法不是一个固定的治疗模式，需要临床医生根据不断监测的数据进行治疗模式的调整，以期达到平稳状态。我们和经典的高容量血液透析滤过比较，发现尽管目标导向治疗肾脏替代在总的死亡率上没有显出明显优势，但在肾脏转归方面具有优势。在治疗的安全性、血流动力学的稳定性上也具有优势，同时住院费用、需要机械通气的事件比例也显著降低。因此，我们提出了心脏术后 AKI 防治的综合策略，提出从心脏手术期开始监管病情，纠正一切可逆的危险因素，包括尽可能改善心功能、纠正容量过负荷、纠正贫血。

通过这些整合的防治策略，近年来我们危重 AKI 的死亡率得到了显著下降。

缺血预适应是 AKI 肾保护作用的重要模型，也可能成为今后 AKI 干预的重要手段。AKI 见于临床各科，需要用整合医学的理念来防诊治。AKI 的诊治需要从临床的数据、证据获得能够真正用于反映真实事件的经验和事实，通过临床的实践总结出行之有效的经验，最后用到病人身上，我们要用整合的观念来艺术地给病人进行诊治，达到最佳的整合临床疗效。因此，整合医学在 AKI 综合诊治方面的应用，是我们今后研究的必然方向、必由之路和必然选择。

糖尿病肾病的整合医学研究

◎易 凡

我理解的整合医学,最先是通过大数据进行致病因素的分析,再在临床上验证,最终通过临床和基础研究寻找新的靶点,通过靶点寻找并开发有效的药物,加在一起就是某种疾病的整合。搞基础研究关键有几个整合。一是医学与药学的整合,医学的最终目的是为了治疗,治病的手段主要是药物的干预。二是专业与专科的整合。我们虽然是肾脏专科,但把不同专业、不同专科的知识整合到一起,有利于疾病诊疗及健康呵护。三是基础与临床的整合,我们以疾病为发现、以临床为导向,最后要治愈或者进行药物的研发等,都离不开基础研究。

糖尿病肾病的发病率越来越高,但目前尚无一个更针对性的治疗策略。我比较关注代谢记忆的问题,糖尿病肾病是一个很好的范本。在糖尿病早期就把高糖降低,使血糖维持在低水平,但糖尿病肾病、糖尿病心肌病等所有并发症依然呈现持续性发展。这是为什么?是否存在高糖引起的糖代谢记忆?这种糖代谢记忆是不是在整个系统有所欠缺或有所加强?有研究表明,表观遗传调控可能起到了重要的作用。现在越来越关注乙酰化表观遗传修饰的作用。乙酰化修饰需要两个重要的酶,即组蛋白去乙酰化酶(HDAC)和乙酰化转移酶,分为很多类,有3个家族都是锌离子依赖性的。治疗心肾相关疾病的重要药物,或可以它们作为重要的靶点。在循环系统,有一个"心-肾轴",它的抑制剂可以减轻心肌肥大、心肌纤维化,同时也影响因子的释放。对于肾脏,同时发挥重要的作用,对于肾纤维化也有治疗作用。这涉及特异性问题,但和整合医学并不矛盾,整合医学是要把若干特异性有效连接、整合起来。不只解决哪个器官的问题,而是保持全身平衡、整体健康。但是目前使用的抑制剂都是非特异性抑制剂,这些非特异性抑制剂直接与不同亚型发生作用。这就需要用整合医学的思维来理解和分析。

目前对肾脏病,特别对糖尿病肾病,HDAC 特异性抑制剂一是不明确,二是在锌依赖的11个亚型中到底哪个亚型发挥作用，需要探讨。为此，我们首先建立糖尿病肾病模型，在锌依赖的几个亚型中，我们发现HDAC2、4、5型在糖尿病肾病中明显升高。我们特别发现HDAC2主要集中在肾小管的间质区域，而HDAC5主要在系膜区域，HDAC4主要在基底膜区域，大多数在足细胞边缘上表达。这就告诉我们HDAC4可能对足细胞起非常重要的作用。在糖尿病肾病肾活检中也得到了相似的结果。HDAC4可能在糖尿病肾病中足细胞损伤中起到重要的作用。

HDAC4特异性地在糖尿病肾病中的足细胞高表达，这种高表达直接牵涉足细胞的炎症凋亡反应，同时也影响到调控足细胞稳态平衡的自噬水平。这种水平的变化直接影响到足细胞的功能和细胞稳态调控，这种细胞稳态调控又直接影响到肾脏器官的作用。这个过程应该进行整合医学研究，我们可以用一个点去贯穿，最关键的是足细胞的自噬可致足细胞形态发生非常重要的变化，从而导致足细胞的支架变化及靶点改变。这种乙酰化水平直接影响某些转录相关因子的调控，这种调控可以直接通过电泳、形态学分析、炎性因子释放，以及整个足细胞相关指标进行分析和验证。

我们在放线菌、小白菌、雷公藤、病毒及一些草本植物中，提取了三个单体，这三个单体直接对HDAC4抑制剂起非常重要的作用。这一作用应用到肾病治疗，应具有非常长远的影响。这些HDAC抑制剂，是不是对足细胞的损伤有修复作用需要探讨。我们想在这些药物基础上把具有HDAC4针对性的抑制剂开发出来，目前世界上还没有这样的抑制剂。我们想通过它的功能基团分析，以及计算机虚拟模拟，进行整合医学研究。现在最关键的问题是，有些化合物是从天然草本植物中提取的，量非常少，需要生物合成，合成出来后才能对糖尿病肾病，特别是对足细胞治疗进行研究。

在科研中应该如何进行整合医学研究，我的理解就是把临床表现、基础机制，以及药物研发有机整合到一起。我想用SIRT组蛋白在足细胞损伤中的作用这一研究实例，告诉大家在研究中怎样整合。实际上是各个方法的整合，由此可以大大提升整个研究的进度和质量。

随着研究的不断深入，人们发现SIRT家族有7个成员，我们想将其向整个肾脏病的研究中扩展。我们建立了两个模型：一是糖尿病肾病的模型，二是阿霉素诱导的足细胞损伤模型。发现SIRT1、3、5、6在糖尿病肾病中表达降低，在阿霉素诱导的足细胞损伤中，发现SIRT1和6明显降低，而SIRT5呈上升趋势。这就告诉我们，虽然SIRT家族对足细胞状态的影响结果是一样的，但不同亚型发挥不同的作用。我们聚焦到SIRT6，SIRT6在1型糖尿病、2型糖尿病和肥胖中的表达都非常低，进一步发现SIRT6在SIRT6在足细胞中因高糖介质刺激表达有明显升高。

最重要的是基础研究和临床标本怎样有机整合在一起？我们收集临床标本，包含有非常典型的足细胞损伤，却是不同病因的疾病，但都发现有SIRT6表达低，这种降低直接与蛋白尿呈正比。这就意味SIRT6可能作为靶基因，影响到整个肾小球疾病的发生发展，这种对不同细胞损伤、不同疾病的整合过程，可能是我们对整合肾脏病学的思路和思考。

我们利用不同的老鼠模型，建立了足细胞特异性损伤老鼠模型，并对其进行了表征分析。发现 3 个月、6 个月、9 个月都没有问题，到第 12 个月这种老鼠的足细胞渐渐损伤，出现了蛋白尿现象。在进一步建立足细胞特异性的糖尿病肾病模型后，发现肾小球硬化和足细胞损伤程度加重，并进一步发现足细胞的 SIRT6 可以调控足细胞功能，这种功能调控直接影响到自噬水平和足细胞形态的变化。

我们发现了一个潜在的足细胞损伤标记蛋白——uPAR，其在糖尿病肾病中表达升高。SIRT6 可降低 uPAR 的水平，这提示我们，对于 SIRT6、足细胞损伤、肾小球硬化，以及不同病因引起的足细胞损伤，能不能有机整合到一起进行研究，这是我们思索的问题。在构建的另外一个阿霉素毒素诱导的足细胞损伤模型中，也发生了这种变化，这种变化均受到上述过程的调控。进一步发现 SIRT6 可以调控整个体系中组蛋白乙酰化的水平，这种调控机制需要我们把更多的实验手段有效整合、多学科整合。我们就做了数个基因芯片分析，不仅是对糖尿病肾病病人，也对最简单的足细胞进行分析，结果发现 SIRT6 确实影响了 Notch1 和 4 介导的信号通路调控，通过直接影响到其转录水平，从而影响到它的下游基因，通过炎症、凋亡、自噬水平和整个细胞支架的变化给了我们对整合肾脏病学的感悟。

临床医学、基础医学、药学、流行病学如何进行有效整合？怎么把不同疾病进行有机整合？怎么尽可能利用临床标本、利用不同方法开展整合科研？这些是我围绕整合肾病学需要思考的问题。

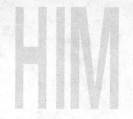

健康医疗大数据与整合肾脏病学

◎张路霞

本文主要介绍健康医疗大数据在肾脏领域的应用，健康医疗大数据是整合肾脏病学的一部分。

人工智能的概念起源于20世纪50年代，当时全世界的科学家特别兴奋，认为有20年时间，人工智能就会取代人类。但20年后，即70年代由于世界形势的变化、资金冻结，人工智能的研究被中止了一段时间。到21世纪，美国的大公司，包括IBM、谷歌等重新启动了关于人工智能的研究。2011年，美国有一个特别著名的知识竞赛，有一个选手连胜了73场无敌手，但他最终败在了IBM的机器人手下，这件事情重新引发了大家对于人工智能的关注。之后谷歌、微软在图像人工智能识别方面投入了大量人力、财力。人们曾把一堆图片扔给计算机不告诉它是什么，计算机通过自己的学习，知道这个图片是一个猫。2016年，发生了一个著名的新闻事件——谷歌的人工智能设备打败了人类的围棋高手。在过去的十几年间，人工智能在国外发展十分迅猛。

在国际范围内健康医疗已成为热词，各国政府都投入了大量的人力、财力，启动了很多与健康医疗有关的项目。美国国立卫生研究院启动了BD2K计划，不仅支持健康医疗大数据有关的课题，更重要的是在美国启动了和健康医疗大数据有关的人才培养。随着各国政府投入资金的增加和资助项目的增多，2016年，医学界的很多主流杂志，开始发表越来越结合新机器学习方法的临床研究。比如关于机器诊断皮肤癌，还有机器学习诊断糖尿病的眼底病变等，《新英格兰医学杂志》发表了关于大数据和临床医学的一篇论述性文章。

在这样的国际大背景下，我国对于健康医疗大数据的推动也在加速跟进。2016年6月国务院办公厅发布了一个关于健康医疗大数据的非常具体的应用指导意见。时隔2个月后召开的全国卫生与健康大会，就提到要大力推进健康医疗大数据的应用；又过了2个月，我国第一批健康医疗大数据中心和产业园建设试点就公布了。卫生计生委领导希望到2018年数据应用和产业园建设有一个雏形，2019年成熟，且必须是可复制的模式，到2020年向全国推广。如此快速推进数据的整合共通，一定会给临床研究带来新的数据生态。

我们做传统的临床研究，从设计、实施、随访到终点，比如到尿毒症这个终点，研究周期非常长，需要耗费大量的人财物。国务院相关文件提到，要大力推动信息系统和公众健康医疗数据的互联融合，打破信息孤岛。这种短时间内迸发出来的可研究数据可能会对传统研究形成很大冲击。举一个假想的例子，比如我们要做一个关于肾脏病的全国多中心的前瞻性队列，研究终点是常用的肾脏研究的复合终点，进入终末期肾病或者死亡。中国病人就医的流动性非常大，长期随访病人很难，失访率过高会影响研究质量。传统方法是增加人力、财力的投入，尽量保持随访率，让失访病人不要太多，但有时失访是难以避免的。如果有一天，国家能在保障病人数据安全隐私的情况下，把数据库对研究者开放。比如失访的病人，他的资料和我国的死亡登记系统和基本医疗保险数据对接，因为基本医疗保险会覆盖终末期肾病的治疗。如果这样，我们研究中获得研究对象终点的成本-效益和传统研究模式相比显然不可同日而语。

国外已经有了很多新的数据处理方法、机器学习方法，估计国内新的数据生态很快就会出现。同时，在健康医药领域，对新技术是高度抵抗的，很多新技术，包括很多管理流程新理念，真正在健康领域落地比较困难。从研究角度讲，传统的流行病学生物统计、研究设计和数据分析方法已是非常成熟的学科体系，在大数据、机器学习的背景下，我们需要思考二者有没有契合点。

为什么说数据大、大数据会对我们的传统数据分析模式形成冲击？举一个例子，就是P值。如果P值小于0.05，说明有统计学差异，为阳性结果。但P值公式和样本量直接相关。当样本量足够大时，比如样本量到2000人时，即使是极其细微的差别也会变成有统计学意义。当面临大数据，上千万甚至上亿病人，这时即使是最细微，甚至小数点后几次方的差异也会变成有统计学差异。这时怎么解读数据结果，而且这么大量的数据，传统的数据分析软件不够用了，这时该怎么办？

有一本特别有意思的书，是一位2016年被评上美国科学院院士的学者写的，叫《关于统计学的全部》。作者讲道，在过去很多年间，统计学家和计算机学家互不对话，甚至描述同一个术语，两个领域的专家用词都不一样。这种情况在十几年前有所变化，计算机学家引入了一些统计学最基本的概念，即便是深度并不高的整合，也铸就了过去10年间机器学习的黄金发展时期。这种不同学科的交叉整合形成了科技进步的巨大推动力。

我们讲健康医疗大数据，没有必要把大数据、机器学习和传统的研究设计、生物统计对立起来，两者应该很好地整合到一起，这样才能做成一些健康医疗大数据比较好的研究。

在肾脏病方面，我简单介绍北京大学第一医院在健康医疗大数据领域做出的尝试、思考和行动。全球范围内，糖尿病是尿毒症的首位病因，占1/3。在我国历年见到的透析报告中，肾炎始终是占第一位，差不多占到一半，糖尿病肾病的比例并不像国际上报道的那么高。中国糖尿病的患病率在不断攀升，现在是世界第一的糖尿病大国。在肾脏病界几年前就有讨论，这么多糖尿病病人，会不会对肾脏病的疾病谱造成影响。肾脏病和内分泌疾病相比，我们的大人群研究非常少，也没有全国性的监测体系，已有的数据绝大多数集中在各种各样原发和继发的肾小球肾炎或尿毒症上。我自己做肾脏病人群的研究，觉得是在以管窥豹。

基于这样的背景，从2015年开始，在世界卫生组织项目的资助下，中国启动了中国慢性肾脏疾病谱的研究，这个研究用到了两个人群。一个是全国有代表性的一般人群，横断面的数据；另一个是国家卫生计生委因为卫生监管目的建立的全国三级医院住院病人病案首页的数据库。在一般人群筛查出来的肾脏病人，大多数是比较早期的，住院病人中是相对中晚期的。在一般人群数据库中，是在2009—2010年抽的样，不管是在城市还是农村，结果显示糖尿病肾病实际上已经超过肾炎了。如果看住院人群，2010年的住院人群中糖尿病肾病在城市刚刚超过肾炎，在农村仍然是以肾炎为主。5年后，在城市糖尿病肾病超过肾炎的趋势更加明显，农村两者的差距在缩小，但仍然是肾炎略多。刚拿到结果时我特别恐慌，因为我们做人群研究希望有外部验证，一个人群得出来的结果，希望在另外一个人群有验证，显然这两个人群的结果是不一致的，问题在哪里？我们仔细回顾了我国糖尿病人群的变化。

我国糖尿病在城乡发病率的增加不同步，在城市大概是从20世纪80年代，在农村是90年代。因为大量的碳酸类饮料，最开始是从城市开始的，所以导致糖尿病在城乡发病的增加不同步，导致它的并发症在城乡也不同步。对于早期的糖尿病肾病，在一般人群中，从糖尿病到早期糖尿病肾病需要的时间短，2010年无论是城乡都发生了疾病谱的转化。但这些早期病人已经发生了糖尿病肾病和肾炎的病因交叉，糖尿病肾病的新发尿毒症的病人超过了肾炎，而且两者差距在扩大。这种病因的交叉在亚洲其他地区国家都可以观察到。中国台湾地区血液透析的例子比大陆大概早10年，如果我们把这个疾病谱画全，从糖尿病发生到终末期肾病这么漫长的过程，只有在北京这样的大城市发生了疾病谱的转化。我们把两个不同人群的数据铺在一起，比较清晰描绘出了从糖尿病到糖尿病肾病终末阶段的人群变化。这个研究更有意义的是，我们识别出在中国，从人群的角度来讲，在社会经济发展造就的糖尿病肾病防治的非常独特的历史阶段，我们仍然有大量的病人是位于早期阶段，这个阶段是可防可治的，如果等10年，大量的病人进入中晚期，那时防治的效果一定不好。根据这个研究我们提出来政策建议，建议中国肾脏内科的学科建设，应该向高危的糖尿病肾病倾斜。这一点不仅是我们肾内科医生自觉的行为，更需要卫生行政部门和科研管理部门的主动导向，从医学教育、临床培训到医学研究。北大医学部八年制学生讲肾脏病，60%的内容是原发和继发的肾小球疾病，糖尿病肾病讲得很少，确实需要做调整。

我们第一次用大数据呈现了中国肾脏病疾病谱的变化，而且在我们的研究中，大数据的规律自现的特点表现得特别突出，病因交叉的曲线非常漂亮，这就是大数据的规律特点，也是整合医学研究的优势。

我们利用这样的数据库，生成了一个近 200 页的中国肾脏病的年度报告，对于肾脏病病人、住院病人的病因构成、疾病特点、异地就诊进行了整合分析。2017 年 6 月该报告以增刊的形式在《美国肾脏病杂志》全文登出，这个年度报告也是一个大数据时代下，在肾脏领域整合医学研究的新尝试，我们希望把这个报告做成一个可持续的，为中国肾脏病的研究者提供比较翔实数据的基础库。

我们也在反思，我们做的研究虽然在著名的学术刊物上发表了，但它可以叫健康医疗大数据研究吗？其实只是基于量很大的数据，使用传统的描述性的统计方法完成的研究。下一步我们到底应该往哪个方向走？通过前期积累的肾脏病人群研究，我们脑子里有很多医学问题。比如关于肾脏病的疾病谱，实际上肾脏病包括的病很多，又受复杂的社会经济因素影响，我们希望能够更加深刻地看待这些问题。2016 年我们重组了团队，研究团队里不仅有肾脏专科医生、公共卫生专家，还纳入了北京大学大数据方法学的专家，希望这样的整合能够碰撞出更多的火花。我们用到了一些新的机器学习方法，更加深入地探讨肾脏病的问题，分析复杂肾脏病的变化，以及社会经济环境因素的影响。对于肾脏病的异地就诊和区域医疗中心的建设，也可进行更加深入的研究。我们引入了机器学习的方法，希望对肾脏疾病的诊疗能做到智能化的决策支持，包括医疗保险的控费研究等。

这样的模式有没有可复制性？怎么拓展？健康医疗大数据在肾脏学科的应用有无可能成为一个学科体系？北京大学 2016 年 8 月成立了健康医疗大数据研究中心。从健康医疗大数据中心的角度，我们希望基于大数据再加上国际前沿机器学习的方法，最终落地一定是在医疗实践。我希望利用健康医疗大数据中心平台，在肾脏疾病领域做出更多更好的工作。

我们讨论传统的流行病学生物统计，起到的作用就是把数据进行分析和解读后产生证据，来指导肾脏疾病的临床诊疗。从这个角度来讲，健康医疗大数据加上现在新的机器学习方法，起到的作用和我们传统的流行病学其实并没有区别，只不过是数据更多了，或者是手段更先进了，分析的结果更准确了。在过去的几十年间，把流行病学的一些理念引入了肾脏病学科，极大地推动了肾脏病学科的进展。我相信，健康医疗大数据也一定会给肾脏疾病领域带来新的机遇，产生新的结果，我认为这就是整合医学理念和实践带给肾脏病学的机遇及帮助，这也就是整合肾脏病学。

整合心血管外科学

中国先天性心脏病的诊治现状

◎庄 建

广东省心血管病研究所做了10余年流行病学的调查研究，发现先天性心脏病的发病数在逐年增长，中国也呈上升趋势。前不久发表的一篇文章表明，这些数据还不能代表先天性心脏病发病数在增长，而是说明了检出率的增高。我们把最近3年的检出率视作可能的发病率，大概在7‰。我国既往的数据并不完全一致，和欧洲国家相比似乎略高。我们的资料提示，2004年时大概只有21.6%的病人在出生1周内得到诊断，在1个月内诊断的不到50%；但现在先天性心脏病患儿出生后1周内的诊断率达到80%，新生儿期诊断达到90%，诊断明显前移，这可能是先天性心脏病早期检出率越来越高的原因。

我国先天性心脏病外科手术量2013年为8.5万余例，不到3年时间，降为年7.6万余例，下降了近1万例的手术量。2011年，先天性心脏病在心脏外科手术的占比为42.7%，现在下降到34.9%，先天性心脏病手术将会从第一大病种向下发展，今后占比可能会低于1/3。现在瓣膜病的年手术量是6万余例，先天性心脏病是7万余例，这种结构很快就会发生变化。2016年是"二孩"元年，从全国的统计数据看，2016年先天性心脏病手术量比2015年减少了2600例，有3.3%的下降。从2013年达到最高峰8.5万余例后，逐年以3%~4%的速度下降。2017年是"二孩"最鼎盛的一年，下降可能不明显。先天性心脏病数量肯定呈下降趋势，既往总说内科介入治疗抢了相当多的病人，2016年先天性心脏病介入治疗只2.6万余例，比2015年增长一些，但总体大概占25%，也就是说现在先天性心脏病治疗，内科占 1/4，外科占 3/4。我国这几年先天性心脏病的外科治疗进步了，但没有评判的体系，不知道进步到什么程度，和其他国家比较怎么样。

我们从 2009 年开始把数据放到欧洲先天性心脏病数据库，应该说是国内比较完整的资料，能与跟国际系统对接，从国外能看到我国先天性心脏病的状况。从 2014 年到 2016 年先天性心脏病的年发病人数基本稳定，还没有开始下降。从整体来看，手术死亡率有比较明显的下降，2009 年是 2.56%，现在是 1.33%。这么多年，手术死亡率稳定在百分之一点几，我院每年死亡为 30 个病人左右。随着手术量增长，我们希望控制在 30 个以内。我们术后 30 天的死亡率，总体来说呈下降趋势，当然不同年龄段不一样，比如新生儿的手术接近 700 例，死亡率还有 4.3%，婴儿平均是 2.05%，儿童期和成人期在 1% 以下。2009 年和 2010 年有些比例不完全一致，基本可以反映出病种的比例，新生儿占 5%～6%，婴儿占 30% 多，成人占 20%～23%，可能婴儿的比例略高，儿童的比例较低。婴儿以 1 岁为界限。从欧洲看，他们的数据和我们有些不一样，欧洲新生儿接受手术的比例在 15%～20%，国内新生儿接受治疗的比例偏低，个别儿童医院稍高，但总体来说比欧洲的比例低。我们和欧洲及整个数据库比较，整体死亡率比他们的低。但新生儿死亡率还不稳定，波动比较大，婴儿死亡率基本上还处于略低的状况，儿童比较低，这几年我们在成人先天性心脏病领域做了一些工作，现在成人死亡率也比较低。

这几年的数据反映我们的手术难度系数，从早期的 6.5 分上升到 6.7 分，治疗水平从 0.4 分上升到 0.48 分，总体来说难度有所增加，外科水平也有所提高。但不同年龄段不一样，新生儿手术的难度平均系数是 8 点几分，欧洲数据库评分的标准是将法洛四联症定在 8 分左右，新生儿期总体来说难度相对要高，其他病种相对要低一点。这两年特别是 2016 年，手术的平均难度系数有所下降。分析原因，我们收治的病人基本是来者不拒，难度系数有所下降或许是由于病种结构发生了变化，这个现象值得思考。介入的数据有所增长，介入多数是常见病。随着产前诊断的推广，大比例复杂的病人在产前已进行了干预，生出来后病种结构难度非常大的病人可能比较少，从而导致现在接收的病人复杂比例相对低一些，但还不能断定。

与整个欧洲数据库的平均死亡率相比，我们这一组资料在欧洲是手术数量最大、手术死亡率最低的，但我们和他们的难度系数还有些差异。难度系数低的手术我们表现非常好，可以做出很好的结果，但难度系数高的和他们还有一定差距。即简单病种的死亡率可以很低，比如室间隔缺损，我们的手术死亡率 0.4%，欧洲数据库可达 0.99%；法洛四联症我们的死亡率是 1.75%，欧洲数据库是 2.37%；这几年我们在肺静脉异位引流上做了技术改进，死亡率很低，已降到 2%～3%，较 10 年前的 8.33% 有大幅下降，包括瓣膜内、房室管畸形、单心室的病变做的结果也都很好。我们对 427 例单心室各种类型病变的处理，死亡率只有 5.39%，与欧洲的数据相近。其他类型，包括大血管转位，我们现在总体的手术死亡率还是与欧洲有差距。

从室间隔缺损、法洛四联症、完全性肺静脉连接异常、瓣膜类、单心室类，甚至肺动脉闭锁等的治疗上看，我们的结果已比欧洲好。但有几个病种，比如大血管转位，我们的死亡率明显高。前几年没有同种带瓣管道，多数永存动脉干病人直接切下来吻合，术后肺动脉高压、肺动脉反流，对右心功能的维护非常麻烦。国外做 Norwood 手术非常多，他们的文献报道死亡率可以低到 10% 以下，但数据库统计死亡率还在 24%；我们做得少，总共只有 15 例，死亡率为 40%。

这几年我们重点推两头。一方面向产前发展，包括 2015 年底做的产时心脏手术，去年开始做胎儿宫内治疗，2016 年 3 月初做了两例。第一例做完后，右心室发育差一些，出生后加做了 Glenn 术；第二例做介入治疗，右心室发育比较好，达到了宫内治疗的目的。另一方面，我们在推进成人先天性心脏病的管理，现在对成人先天性心脏病治疗有一套自己的体会，能有效地控制死亡率。

心脏病微创治疗的整合医学思考

◎易定华

整合医学是将医学各领域最先进的知识理论和临床最有效的方法,根据"生物-心理-社会"现代医学模式和生命整体观加以有效整合,使之成为更加符合整体健康与疾病心身整体诊疗的一种新的医学体系。

我们尝试将心血管疾病、外科疾病治疗与各专科先进的技术、临床经验加以整合,构建更全面、科学、有效的心脏病微创治疗的模式和体系。

西京医院2016年心脏科手术加介入治疗,一共5446例。心脏常规手术创伤大,还会带来炎症反应等并发症和死亡等问题。减少创伤是发展趋势,心脏手术的微创化包括设备、器械、机器人技术的发展,以及其他综合治疗。据2015年统计,心脏病微创治疗,冠心病介入是50万~60万例,先天性心脏病介入2.6万余例,大血管病介入2万多例,加在一起超过了60万例;而心脏手术才21万多例,差距很大。换句话说,60多万例不做介入的话可能都是心脏手术的病例,手术的分量越来越小。他们的广告说,不开刀,微创小。我们正面临心脏手术微创化的挑战。西京医院针对心脏病的微创治疗进行了统筹管理,整合相关的技术,包括介入技术、机器人技术等,还研究了一些器械,自己有两个厂家,现在又买了一些产品,在杭州建立了一个瓣膜厂,生产一些微创手术器械、治疗器械。我们第一是和工科整合,第二是与普通心脏病治疗的有关学科整合,比如与介入、腔镜、放射、超声、材料学、生物医学工程相整合。我们的做法是病人住院后统一会诊,确定诊断。一次性确定适于病人的治疗方式,这是多年的传统,有利于病人,否则会把能做简单介入手术的病人拿去"开大刀"。院里有很多分散治疗单元就存在这样的问题。会诊后我们按照专业分工统筹安排,给病人最适合的治疗方式。如果治疗单元分散在医院的各个学科,将要反复会诊,病人转科也麻烦,甚至丧失了机会。整合的做法促进了心脏外科心脏病微创治疗技术的发展。

到 2017 年 4 月,我们对先天性心脏病的封堵做了 8580 例,动脉瘤腔内隔绝 2752 例,全腔镜心脏手术 4430 例,机器人心脏手术 117 例,杂交手术包括冠心病杂交手术 386 例,瓣周漏介入封堵 89 例。在介入治疗的 8500 多例中,死亡率是 0.024%,与常规手术比有很大优势,并发症明显减少。但美国食品药品监督管理局(FDA)到现在为止还没有批准室间隔缺损的封堵器。

我们自 2000 年 3 月开始开展全腔镜心脏手术,共 4000 多例,成功率 99.5%;与传统开胸术比,并发症少,手术时间和住院时间都明显缩短,现在整个手术时间短一点,但心内操作时间、体外循环和阻断时间稍微延长。全腔镜心脏手术只有 3 个小切口,机器人还要超过 3 个。机器人也是很好的方法,对复杂的看不清楚的病变很有优势,最大优势是放大,比较清晰。腔镜辅助心脏手术还有一个大切口,我们改良的机器人心脏手术做了 117 例,结合腔镜技术做机器人手术,心内操作用机器人放大,心外的操作进去用腔镜。现在最大的问题是,器械用得多,花钱就多。

在各单位的帮助下,我们还做了主动脉夹层注册登记的研究,收录病人 5000 多例,很多大中心都参加了。注册研究的 5000 多例手术死亡率是 7.94%。国际上的主动脉夹层注册研究,一共收录 4428 例,死亡率 19.9%,我们的死亡率明显比他们低。但并不代表我们的手术技术比别人好。研究中,我们也有体会,术前有脏器缺血并发症,死亡率会明显增高,同时有三个脏器缺血,死亡率达到 30% ~ 40%。脏器缺血的、下肢缺血的、胃肠道出血的,国外都在做;昏迷我们不做,国内哪家都不做,因为死亡率太高。所以我们的死亡率低并不代表技术就好,当然我们有长处,改良了一些手术技术、器械,但他们术前病人的复杂程度明显比我们高。

我们也做了一些杂交手术,包括分段杂交、分流杂交,甚至颈部血管分流方式,不需要开胸。杂交手术对老年重症病人有适用范围,用介入和手术相整合的方法,并发症明显减少。老年重症病人大开胸风险确实大。微创冠状动脉杂交手术,我们做了胸壁小切口,加介入方法的杂交手术,但做得也不多。机器人杂交手术我们没有做,阜外医院做了一些。以上总体效果也不错。

在微创器械上,我们和工科联合。整合医学确实可以做很多工作,器械研发我们与工科联系紧密,拿过器械注册证、出口销售证,拿过欧盟、俄罗斯器械注册证。

心脏病微创治疗是发展大趋势,也有利于病人。把各专科最先进的技术加以整合,在临床上实施统筹管理,不仅可以促进心脏病微创治疗的发展,而且可使病人得到恰当的治疗,获得更佳的治疗效果。心脏外科医生面临挑战和机遇,介入技术不是一个学科的专利,外科医生更有能力和条件应用新技术手段。我们熟悉心血管解剖、心灵手巧、有外科手术基础,能够及时转换和处理。心脏外科医生尤其是年轻医生要学习和应用微创新技术,这就是我们外科目前急需的整合医学。

从整合医学思维看
继发性三尖瓣关闭不全的治疗

◎ 肖颖彬

继发性三尖瓣关闭不全是一个非常令人困惑的问题，怎么用整合医学概念理解继发性三尖瓣关闭不全呢？

樊代明院士提倡的整合医学概念，远远大于现在国际上非常热衷的多学科诊疗（MDT），MDT是整合医疗，不叫整合医学。整合医学的概念远远大于整合医疗，整合医疗是把多个学科拼在一起治疗疾病。世界卫生组织在2008年对整合医疗有一个概念，是比较小的范围，不同学科摆脱碎片式医疗状况，对病人进行连续性治疗和预防，达到三个目标：改善医疗状况，改善病人的就医治疗体验，特别重要的是降低医疗费用。这和我们现在医改的方向非常相似，即达到六个目标：合规、安全性、及时性、平等性、以病人为中心、有效和节约。

每一个心脏外科医生都会遇到继发性三尖瓣关闭不全，都会或多或少感到困惑。几乎所有的病人发展到最后都会表现为顽固的右心衰竭，一旦出现顽固右心衰竭，治疗效果非常差。我经常劝病人不要拖到三尖瓣病变很严重了才来就诊。三尖瓣是评价整个心功能的最后一道防线，三尖瓣坏了，就开始出现非常严重的全身问题。

我们需要用整合医学理念深入思考三尖瓣出现关闭不全对心功能的影响和对病人预后的影响。继发性三尖瓣关闭不全发生时不单是瓣环扩张，重要的是右心室成一个球形扩张，有时打开看心脏成了球状，怎么做修复都很困难，特别是做三尖瓣下移时，三尖瓣下移越做越麻烦，当右心室成球状时真的不知道怎么做手术更好，右心室呈球形扩张时三尖瓣关闭不全非常难治疗。不同心脏病发生继发性三尖瓣关闭不全的机制相差很大。经常讲的继发性三尖瓣关闭不全，是左心瓣膜病继发的，不同瓣膜的病变损坏三尖瓣的过程不一样，三尖瓣出现关闭不全的含义也不一样。二尖瓣狭窄出现三尖瓣关闭不全预后好一些；出现二尖瓣反流和主动脉瓣病变时，如果把三尖瓣损坏了，这样的病人预后非常差。开始为单纯主动脉瓣狭窄的病人，最后把三尖瓣损坏了，治疗起来非常困难。二尖瓣狭窄对左心室有某种保护作用。再往前主动脉瓣和二尖瓣关闭不全会使左心室衰竭，常常造成左房压增高，倒流回去损坏三尖瓣。对不同的病人要分别理解三尖瓣关闭不全，这也是非常重要的。现在很少关注先天性心脏病术后三尖瓣继发性关闭不全的问题，碰到这个问题非常头痛。有两种情况。一是残留的肺动脉高压造成三尖瓣关闭不全，而且三尖瓣关闭不全很重，国外提倡做房间隔打开，可以缓解，但再去做三尖瓣整形非常困难。国际上这方面报道很少，国内过去关于先天性心脏病继发三尖瓣关闭不全的报道也很少，现在多了，但都认为治疗起来非常困难。二是右心室术后三尖瓣关闭不全，像法洛四联症，包括严重的肺动脉疾病后，非常难治疗。我觉得整合医学很可能给我们提供一个在这方面做深入研究的思路，但研究还得从外科医生的角度去做，这些方面我们并没有解决得很好，至少我自己还有很多认识不很清楚的地方。

继发性三尖瓣关闭不全还牵涉到右心室结构代谢和功能重构，不单是形态上出现关闭不全，可能心肌的结构代谢和功能重构都有难以处理的问题。做完三尖瓣治疗，使右心室很好恢复功能也是非常困难的。三尖瓣出现继发性关闭不全后，出现多系统功能减退或者不全，首先会出现肝肾功能不好，会出现严重的恶液质，有些病人表现为骨髓抑制，出现血小板减低，甚至造血功能不好；有时做过三尖瓣成形后，甚至换瓣后，会因为全身多功能恶化难以逆转给病人带来很大的痛苦。这些病人会出现碎片状的医疗问题，他们会跑到消化科，也会跑到血液科，我们不断踢皮球，让血液科把血小板提上来再做手术，血液科经常让心外科把三尖瓣搞好了再来治疗血液病，有时血液科说肝功能不好已经肝硬化，推到消化科他们也不干，说因为心脏不好病人成了心源性肝硬化。整合医学可以把多学科放在一起处理这个问题，可能确实能改善病人的情况。继发性三尖瓣关闭不全到后期病人是非常痛苦的，我们也非常无奈。整合医学可能给我们提供一种思路，指导我们更好地整合治疗。

外科治疗重要的是在心脏疾病没有把三尖瓣破坏前尽早做手术。以前老是说观察观察，瓣膜病变到一定程度要尽早做，避免出现左心功能降低、肺动脉高压和三尖瓣损害。现在有三项指征：避免出现房颤，避免出现三尖瓣问题，避免造成逆向肺动脉高压。早做手术病人会受益。我们现在觉得用环更好，病人经济条件不好用不起环，可以用德国心脏中心提倡的组织环，切一块心包加一个垫片做一个环，这样比简单的缝合效果好一些。

我们病人数最多，国外100多例的三尖瓣治疗就可以发文章，我们一个组的医生都做了不止那么多，但我们对三尖瓣不够重视，我国应该把三尖瓣治疗做得更好。

急性冠状动脉综合征的整合医学思考

◎周新民

最近几年，整合医学趋势越来越明显，从双心医疗到双心护理。我们心脏外科在哪里做手术都是一个团队，缺了谁都不行，确实是整合。心外科近几年与心内科、介入科从"明争暗斗"到最后合作也是一个整合过程。为什么？一切为了病人。下面从让病人获得最好的医疗效果出发，谈谈急性冠状动脉综合征（ACS）的整合医学思考。

ACS是一个经典疾病，在冠心病的基础上，发生斑块破裂，血管内形成血栓，导致冠状动脉不完全闭塞，产生一系列病理过程。据报道，我国从2005年开始ACS发病率逐年增高，死亡率呈直线上升，高于肿瘤、呼吸疾病及消化疾病。未来我国心血管病人将成倍增长，因此我们任务繁重。2016年的ACS急诊诊断指南中给出了ACS的新定义，即ACS是指冠状动脉不稳定斑块破裂或者糜烂引起的血栓形成事件。指南由中国医师学会急诊医师分会、中华医学会心血管病学分会、中华医学会检验医学分会共同发布，这本身就是整合医学，涉及多学科。从定义看，完全是一个医学相关学科的整合。ACS包括急性ST段抬高性心肌梗死、急性非ST段抬高性心肌梗死和不稳定性心绞痛。有无ST段抬高，其处理对策有所不同。ACS诊断的依据也要有整合，包括病史、症状、体征、心电图、实验室检查等，诊断要靠各个亚单位的整合。临床上经常见到临床表现、心痛频率、年龄、持续时间与病变不相一致的情况。心痛的诊断要个体化对待。ACS的鉴别诊断在临床上也要整合，原来对心痛的治疗是单纯的，比如心痛后大部分有ACS表现，都到心内科做造影。目前很多单位成立了胸痛中心，这也是一种整合形式，病人到急诊室后，1%的病人有夹层出现，还有肺栓塞。因此，心痛原因也很多，诊断要整合。经常碰到夹层的病人在心内科溶栓，或者吃大剂量的阿司匹林进行抗栓治疗；夹层诊断确实有困难，同时可以合并ST段改变和心肌酶的改变，有时的确难以发现。

对 ACS 的诊断要看心电图的动态变化，这样更准确。对于急性主动脉综合征，部分病人有畸形的冠状动脉堵塞，也会产生心脏急性综合征，并出现心律失常等症状，需要各科室整合做出诊断。

ACS 时，有心肌酶高或不高两种情况，出现夹层时心肌酶高的也不少，在诊断中一定要提高警惕。早期评价指标是影像学检查，指南上建议超声心电图评估心脏的结构、运动及功能，同时具备诊断和鉴别诊断的意义。超声可以发现夹层，可以发现识别的运动到底和冠状动脉有无关系。结合反复心痛、心电图，进行一系列分析。在 ACS 中，轻痛的病人，从急诊室绿色通道进来后，要组织一个心脏团队对病人进行处理，把救治时间缩到最短。还要做风险评估，尤其是 ACS 出现并发症的病人，要做冠状动脉造影以提供冠状动脉分层的重要信息。

关于 ACS 的综合治疗，首先是就诊后 10 分钟内要求心电图出来，心电图可鉴别心痛与心脏有无关系；其次是肌钙蛋白、肌酸激酶同工酶（CK-MB）的检查，了解心脏是否受累。心电图诊断后，要立即进行常规处理。选择的治疗包括溶栓、药物治疗或冠状动脉旁路移植（搭桥）等。临床上经常碰到病人造影溶栓后，发现病人有夹层，再把病人交给心外科，在这一过程中可能会出很多问题，病人用了大量抗栓药，再转到心外科做手术，很令人纠结。因此，在溶栓治疗前要慎重鉴别。

对栓塞病人要持续开通血管，对无关紧要的血管要手下留情，后面的治疗要团队讨论后再处理。病人有分层，极高危的病人建议早期介入治疗，心脏团队的整合任务非常繁重。病人来后心内科、心外科、介入、放射科、ICU 医生都要参与处理。整合对外科尤其好，因为病人之前全部到过心内科，对一些情况已经进行了界定。病人合并某些情况，如室间隔缺损、心源性休克，这些病人如果做支架肯定有风险，国内外指南都认定是外科的任务，而且效果是肯定的。我们过去跟内科医生竞争，现在走向整合。我们对 ACS 的整合医学思考，首先要想到以病人为中心，时间就是生命，时间就是心肌，心肌就是生命。根据心电图初步诊断为 ACS，再根据有无 ST 段抬高，决定是否选择 PCI。流程中，心内科、心外科、急诊科、检验科等要高度整合，整合好坏关系到病人的生命，这种整合对病人是十分有利的。

据统计，心肌梗死总时间每延长 30 分钟，死亡率增加 7.5%。因此，时间就是生命，要尽量减少发病后病人到医院，以及住院再灌注治疗的时间。当然也包括对病人的教育，以更好预防 ACS。《中国心脏内、外科冠心病血运重建专家共识》发表在 2016 年《中国心脏外科杂志》第 1 期，从以医生为中心转变为以病人为中心，从追求近期的疗效到远期生存率，从延长寿命到追求质量。现在对病人的治疗实际上开始进行多学科的整合，中间推进使用评分系统和分型。心脏团队决策包括心内科、心外科、影像科等多科联合会诊制度。血液重建策略完全以病人为中心，要个体化治疗，每个病人都有不同的策略。抗血栓的策略、药物治疗的策略，内外科医生要达成一致，不能各行其是。

2017年的《中国冠心病动脉杂交血运重建专家共识》已公布，这个共识参考了很多专家共识，包括内科、外科的，里面涉及很多问题，形成了评分系统，包括解剖分析、外科分析，对病人进行综合评估，评估结果再由各科医生一起讨论，病人是先做旁路移植还是先做支架，或先支架后旁路移植；病情属1期，还是2期等。根据大家讨论的意见，再进行适当治疗，这对病人肯定有益处。

心内团队制订血运重建策略，我认为是很好的案例。心内团队在医院要打破壁垒，心内、心外、介入对病人的诊断和处理要有整合的标准和评判。旁路移植继续作为复杂冠状动脉疾病的治疗策略，前景令人期待，要实践来证明。

我国ACS的发病和死亡率迅速增长，通过健康教育和媒体宣传，使公众了解ACS的早期症状，做到早预防。在发现疑似急性心肌梗死的症状时及时就医，避免多次用药影响治疗。治疗需要多学科的整合，及时、合理、规范、系统的整合诊疗措施，对预后至关重要。

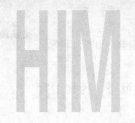

生物瓣膜临床应用的整合医学评估

◎韩 林

近20年来,生物瓣的应用越来越广泛,有一种替代机械瓣的趋势,尤其是介入瓣的开展,生物瓣的占用量越来越多。因此,生物瓣膜临床应用的评估就显得尤为重要。

从临床效果看,2015年美国克利夫兰医学中心发表了大组长期随访结果,12 569例病人随访20年,平均年龄71岁,10年和20年的结果提示,因生物瓣摔坏、免除,需要再次手术的比例非常低,10年的再次手术率是1.9%,20年的是15%左右,效果非常好。还有一组瑞典的报道,随访了20年,生物瓣预期的耐久性是19.7年,所以15~20年免去了再手术,不管是哪个年龄段,效果都非常好。是不是真的这么好呢?下面做细致的剖析。

我国生物瓣的使用率比较低,从2008—2012年的数据看,我国生物瓣的使用率只有百分之十几,非常低,主要与我国风湿性心脏病占绝大多数有关系,另外病人的年龄也比较轻。

从近三年我们单位的2000多例病人来看,生物瓣的比例逐年上升,将近50%左右。生物瓣应用应该是一个趋势,但根据欧洲和美国的指南,并非全年龄段都可以使用生物瓣,70岁的病人还是主张用生物瓣,60岁以下以机械瓣为主,对合并有慢性房颤的病人,对选择生物瓣还是机械瓣还有争议。2010年《美国心脏病学会杂志》(JACC)有一篇文章,对瓣膜的选择做了明确界定:大于60岁、没有房颤的病人,一般用生物瓣;小于60岁有房颤的病人,明确选择机械瓣;对合并有房颤或有血栓,形成危险因子,另外考虑到生命生存时间,对选择生物瓣还是机械瓣要慎重考虑。

从生物瓣的寿命而言,不同部位的生物瓣衰败率有差异。其中二尖瓣的衰败发生率比较高,因为它承受左室收缩时很高的收缩压,所以二尖瓣的衰败率最高。

主动脉瓣的衰败率相对于二尖瓣要低，三尖瓣的衰败率最低，效果最好。对于不同的生物瓣，其衰败发生率也不一样，其中牛心包瓣膜发生衰败率相对比较低。

临床应用情况和随访效果都比较好，究竟是不是这么好呢？我们进一步探讨生物瓣临床效果的评价标准。现在对生物瓣进行评价主要根据以下 5 个指标：长期存活率、血栓形成率、出血发生率、结构衰败率、再手术率，因为有结构衰败才可对再手术率进行比较。生物瓣最大的问题是衰败率高，不管哪一种生物瓣——牛心包瓣、猪主动脉瓣或介入瓣——都可能发生衰败。不同瓣膜发生衰败的机制也不一样，牛心包瓣发生衰败主要是钙化导致瓣膜狭窄，猪主动脉瓣因为生物强度、耐久性有限，所以容易导致关闭不全。从牛心包瓣的组织结构来看，不管采用哪种办法处理，因残留细胞比较多，均容易导致远期钙化，所以表现为以瓣膜狭窄为主，猪主动脉瓣以关闭不全为主。究竟生物瓣衰败到什么程度需要再次手术呢？指南上对生物瓣衰败发生的关闭不全、狭窄或者血栓形成，都有明确定义。但这些定义都比较含糊，都是以医生自己选择手术、再次手术作为标准。2008 年有一篇文章，对生物瓣做了比较明确的定义，由于再次手术或者病人因为其他原因死亡的尸检，或者进行临床彩超检查发现，瓣膜出现钙化、撕裂或瓣叶扭曲等导致瓣膜的失功，即生物瓣衰败。根据这个标准，再看前两篇文章，克利夫兰大组的随访，尽管他们的 10 年、15 年、20 年的再手术率很低，但仔细研究一下这组病人，只有 25% 的病人得到了 10 年以上的随访，15 年随访的病人只剩下 5%。也就是说，这组病人中，有 5117 例的病人是在瓣膜失功之前，病人就因为其他原因死亡了，这部分病人占了 76%。在瑞典那篇文章中也可以看到，病人中有 1098 例在随访期间死亡，所以不包括因衰败再次手术的病例，如果单纯根据免除再手术率，或因为衰败进行手术，这个标准就不大适合。

我们再看生物瓣早期发生衰败随访的结果。有一组病人共 617 例，随访 3.8 年，发生衰败 39 例，但因衰败手术的病人只有 4 例，占 10.3%，所以术后 1 年的再手术率是 0.2%，2 年再手术率是 0.8%，术后 5 年再手术率是 8.5%，其实还有 35 例尽管生物瓣发生了衰败，但没有进行手术，有 51.4% 的病人未被推荐行外科手术，有 14.3% 的病人拒绝了手术，有 11.4% 的病人在等待再次手术时死亡，还有 11.4% 的病人在确诊后就死亡了。只单纯用因生物瓣的衰败再次手术或免除再次手术作为标准来评判生物瓣的好坏有待商榷，这容易对临床使用生物瓣选择产生误导。

通过再次手术或者尸检发现生物瓣衰败肯定不是很全面的，所以要临床调查。尽管有很多研究，采用了很多标准，但目前还没有一种很确切、客观、理想的评分标准。相对来说，用彩超来定义生物瓣衰败的标准比较简单，也比较确切。主动脉瓣跨瓣压差大于 30mmHg 或者主动脉瓣的瓣口面积小于 $1cm^2$，可作为瓣膜狭窄的标准，也可作为主动脉瓣处于二级反流的标准。也有作者对比了彩超诊断与手术中诊断，如果用彩超发现生物瓣 10 年的衰败率是 14%，手术中诊断只有 4%。

还有的报道是，彩超发现是15%，手术诊断5%，相对来说，超声诊断比较客观。现在比较接受的衰败标准是，跨瓣压差超过40mmHg或反流量3~4级，但二尖瓣还没有明确定义的标准。

生物瓣如果单纯采用衰败标准进行手术，进行评分还不是很全面，术后长期存活率能否作为生物瓣功能好坏的标准值得商榷，可能还是不够客观。因为瓣膜出现狭窄或关闭不全，病人不一定马上会死亡或马上需要手术，部分病人不愿意接受手术，或迟疑接受手术，这部分病人术后生活质量降低。所以，能否采用超声对生物瓣的衰败进行轻度、中度或重度的定义？

综上所述，单纯以生物瓣衰败来决定再次手术可能产生误导，也不够合理。用心脏彩超检查评价生物瓣的衰败率比较合理。用长期存活率作为生物瓣的临床效果也不够合理，因为中度和重度的生物瓣，可能已经导致了对心功能的影响或者已经影响到生活质量。

尽管很多数据表明生物瓣的5年、10年甚至20年的再手术率很低，但还是需要理性选择，因为生物瓣尽管是中心性血流，血流动力学比较优越，但同一型号生物瓣的开口面积要小于机械瓣，尤其是AP360这种大口径瓣膜，还是有一定局限性。从这两点来看，在选择生物瓣时，要严格遵守指南的标准。另外，对60岁左右合并有房颤的病人，选择生物瓣还是机械瓣，要进行理性思考。

整合心脏病学

心血管病介入治疗创新中的整合医学实践

◎高润霖

冠心病介入治疗的发展过程就是不断克服治疗技术本身存在问题的过程。经导管主动脉瓣置换术（TAVR）的技术从发展到现在广泛应用，是多学科整合心脏团队工作的成果。心脏团队的概念实际上就是一个整合医学概念。

1977年，Gruentzig完成了世界上第一例经皮冠状动脉腔内成形术（PTCA）。他从70年代初就开始研究这项技术，想请企业帮他做球囊导管，进行动物实验；但没有一个公司愿意干这个活，觉得他是奇思妙想。他就在自家的厨房自己动手做了一个球囊，然后做动物实验。在1976年美国心脏学会（AHA）会议的壁报上发表了动物实验结果，但展出后没几个人去看。1977年，他在瑞士苏黎世为一位40多岁的男性心绞痛病人的前降支做了第一例经皮球囊扩张，以后又做了4例。1978年，在AHA大会报告后与会者全体起立致以热烈掌声；1979年，在《新英格兰医学杂志》发表了40多例PTCA结果。Gruentzig开创了心血管病介入治疗的新纪元。

我国PTCA的发源地应该是西安第四军医大学（现空军军医大学），1985年郑笑莲教授做了第一例PTCA。PTCA技术上很简单，但存在两个重要的问题。第一，球囊扩张的机制是把病变处血管内膜撕裂，撕裂后修复成完整内膜；但如果撕裂过度则可造成血管急性闭塞。3%～6%的病人在术中或术后发生血管急性闭塞，需要急诊旁路移植（搭桥）。所以当时做 PTCA，要通知外科准备。第二，血管对创伤的反应首先是血管弹性回缩，继之内膜增生，造成再狭窄。根据血管内超声（IVUS）研究，再狭窄中 60%～70% 是由于血管弹性回缩，30% 左右是因为内膜增生。再狭窄成为限制 PTCA 术后长期疗效的最重要原因。为解决再狭窄，做了一系列研究，发明了许多新技术。首先尝试的是斑块消融或切除减少再狭窄。在 20 世纪 80 年代发明了斑块旋磨、斑块旋切、激光血管成形术等，结果这些新技术再狭窄率并不低，并发症反而高。现在只有斑块旋磨在严重钙化病变时仍然在用，斑块旋切已不用了，激光目前用得非常少，只用于少数慢性完全闭塞的病人。这些创新都没有发挥应有的作用，淡出了历史舞台。

在这个阶段最重要的创新应该属瑞典医生 Sigwart 于 1987 年应用于临床的冠状动脉内自膨胀支架，这是一种记忆合金支架，支架植入可解决血管急性闭塞问题，还解决了部分由于弹性回缩引起的再狭窄。但这种自膨胀支架应用不便，很快就发展了球囊扩张型支架，大家都记得的是 Palmaz-Schatz 支架和 Gianturco-Ronbin 这两种支架。第一代的支架头端大，柔顺性差，不容易植入，以后技术逐渐进步，Nir 支架问世给了介入医生一根"救命稻草"，因为头端小，容易植入。以后 Multilink、Vision 等支架相继问世，使支架植入更为容易，这个创新首先解决了 PTCA 术中急性闭塞的问题；其次减少了 60%～70% 由于弹性回缩引起的再狭窄。但是，金属支架作为异物植入后，仍有组织增生和再狭窄，再狭窄发生率仍在 20%～30%，对组织增生造成的再狭窄怎么办？有人想，如果把支架带上药，用药物支架是不是既可以解决弹性回缩，又可以解决血管增生的问题？于是发明了药物洗脱支架（DES），第一代的药物洗脱支架 Cypher 于 2002 年、Taxus 于 2003 年进入中国。

当时大家认为药物洗脱支架可能基本解决了冠心病介入治疗的再狭窄问题，但 2006 年在巴塞罗那召开的欧洲心脏病大会和世界心脏病大会上，瑞典医生 Camanzind 报告了惊人的结果，药物支架 Cypher 增加了晚期死亡，这一结果轰动了全世界。第一代药物支架解决了血管内膜增生问题，但药物造成了内皮愈合延迟，可能发生晚期血栓。为了解决第一代药物支架存在的问题，第二代药物支架问世了。第二代药物支架 Xience、Promus、Resolute 这三大类，是钴铬合金或铂铬合金的骨架，支架变得更薄，聚合物涂层有更好的生物相容性，另外应用了西罗莫司衍生物，这三个方面的改进的确减少了不良反应，增加了安全性，而且疗效也增加了。

新一代 DES 的安全性和有效性究竟如何？它的安全性和裸支架比怎么样？网络 Meta 分析把所有美国食品药品监督管理局（FDA）批准的支架研究资料汇总在一起进行了对比，入选了符合标准的 49 个研究。结果表明，第二代药物支架钴铬合金依维莫司支架（CoCr-EES）对比裸金属支架（BMS），血栓发生率减少；CoCr-EES 对比紫杉醇洗脱支架（PES）血栓减少；CoCr-EES 对比西罗莫司洗脱支架（SES）血栓减少更明显。结论是第二代药物支架 CoCr-EES 比第一代的药物支架减少血栓，和裸支架比较也减少血栓。另一个网络分析研究了支架有效性，共分析了 76 个临床试验，结果表明靶病变血管重建 SES 比裸金属支架减少了 68%，比 PES 减少了 52%，比 EES 减少了 72%，比佐他莫司支架（ZES）减少了 44%，DES 确实减少了再狭窄；再看心肌梗死发生率，除了 PES 较裸支架略有增加外，其他的 DES 与裸支架相比心肌梗死的发生都减少了。急性心肌梗死的病人植入 DES 后事件数更少。这些分析表明，DES 尤其是第二代 DES 比裸支架安全，DES 安全性和有效性均比裸支架好，所以目前大家认为对于不能耐受 1 个月以上双重抗血小板治疗的病人，植入裸支架有意义，其他病人植入 DES 尤其是第二代 DES 价值更大。

我国新型 DES 的研究发展很快，这几年上市的新一代支架临床试验效果都很满意。药物支架已经几近完美了，冠心病介入治疗是否就可依此延续，平稳发展了？理论上支架植入血管 6 个月后在血管内存在就没有必要了，因为 6 个月后血管不再弹性回缩，内膜增生也停止了，支架永久存在于血管内，造成血管收缩舒张功能障碍，如果植入多个支架，有时会妨碍搭桥血管吻合，所以 DES 若能降解吸收是最理想的。现在 DES 研究的热点就是可吸收的药物支架，可吸收的药物支架有两大类，一种是聚合物可吸收支架，一种是金属可吸收支架，可降解金属主要是镁、铁、锌。

研究最多的是雅培公司的聚合物可吸收支架 ABSORB BVS，它是一个聚合物骨架，携载依维莫司。动物实验表明，2 年时，通过光学相干断层扫描仍能看到 BVS 支架丝；3 年时支架丝已显示不清楚，组织学观察支架丝已经吸收，被糖蛋白取代了；4 年后血管壁完全愈合。动物实验获得满意结果。然后开始临床试验，到目前为止，BVS 做了大量临床试验，比较大的关键性研究包括 ABSORB Ⅱ、ABSORB Japan、ABSORB China 和 ABSORB Ⅲ，分别在欧洲、日本、中国和美国进行。

在美国进行的 ABSORB Ⅲ 入选 2000 多例，其他研究都在 500 例左右。把 4 个临床试验荟萃分析，1 年时病人相关的复合终点 BVS 与对照组 CoCr-EES（Xience）没有差别，器械相关复合终点两者也无差别，全因死亡无差别，心肌梗死 BVS 比 CoCr-EES 有增加的趋势（$P=0.07$），但没有达到统计学差异。在肯定和可疑的支架血栓方面，BVS 有增加趋势（1.3% vs 0.6%，$P=0.8$），没有达到统计学差异，但是确有增加趋势。1 年的结果很乐观，BVS 的结果可与当代最好的 DES（Xience）相媲美。但 1 年时美国的 ABSORB Ⅲ 研究也提出了问题：在非常小的血管［冠状动脉造影定量分析（QCA）直径小于 2.25mm］，BVS 血栓发生率高，ABSORB Ⅲ 的入选标准是血管直径 2.5~3.75mm，但因医生肉眼判断与 QCA 测量有差别，如果以 QCA 测量血管直径为准，18% 的血管直径小于 2.25mm，小于 2.25mm 血管血栓的发生率明显高于直径大于 2.25mm 的血管（4.6% vs 1.5%）；但在大于 2.5mm 的血管中，BVS 与对照组没有差别（0.8% vs 0.5%）。ABSORB Ⅲ

研究第一次提出第一代的 BVS 植入 QCA 直径小于 2.25mm 的小血管会增加支架血栓发生率。

ABSORB BVS 的 2 年结果出现了明显问题。日本 ABSORB Japan 研究发现第 1~2 年靶病变失败率增高，血栓发生率增高（3.1% vs 1.5%），262 例植入 BVS 的病人发生 4 例血栓。这 4 例血栓大部分植入支架偏小，后扩张不满意；还有病人支架降解过程中支架杆断裂突入管腔造成血栓。在欧洲进行的 ABSORB Ⅱ 是 BVS 最早进行的随机对照试验，3 年结果表明，器械相关复合终点事件分别为 10% 和 4%，有明显差别，肯定或可能的血栓 BVS 组为 9 例，Xience 组为 0（2.9% vs 0，$P=0.03$），统计学上有显著差异。这个研究结果发表后，大家对 BVS 提出很大质疑，究竟 BVS 的安全性如何？

美国 ABSORB Ⅲ 研究按原计划两年时不揭盲，但鉴于 ABSORB Japan 和 ABSORB Ⅱ 都出现了血栓问题，所以 FDA 要求美国研究者揭盲，美国的数据显示 BVS 与 Xience 有一些差别，但没有达到统计学差异，血栓发生率分别是 1.9% 和 0.8%。在所有研究中，ABSORB China 的研究结果最好，血栓的发生只有 2 例，一例是亚急性血栓，另一例是肯定的极晚期血栓（发生在支架植入后的第 622 天），2~3 年间事件没有增加。中国结果为什么好？分析主要原因可能与中国医生肉眼判断血管直径较准确，从而避免了在极小血管植入 BVS 有关。经多项研究分析，业内提出 BVS 植入的 PSP 技术，即 Pre-dilatation（预扩张）、Sizing（正确估量血管直径）和 Post-dilatation（后扩张）。要求所有病变都要预扩张；正确估量血管直径，避免在 QCA 直径 <2.25mm 的血管植入 BVS；植入 BVS 后都要用非顺应性球囊后扩张，后扩张压力一定要大于 16atm（大气压），球囊直径与支架直径比大于 1:1，但小于支架直径加 0.5mm，例如，用 3.0mm 的支架，应该用 3.25mm 或者 3.5mm 的后扩张球囊。中国有 32 个病人完全符合上述严格标准，无任何事件发生，也没有血栓。所有事件都发生在没完全按 PSP 操作的病人。再看美国 ABSORB Ⅲ 研究，在血管直径大于 2.25mm 的病人中血栓发生率非常低，分别为 0.9% 和 0.6%。但在小于 2.25mm 的血管分别是 4% 和 0.2%。ABSORB 这 4 个研究中，QCA 小于 2.25mm 者 ABSORB Ⅱ 占 19%，ABSORB Ⅲ 占 18%，ABSORB China 是 9.6%，ABSORB Japan 是 14%，ABSORB China 中小血管所占比例最少。

再看一下各国的医生肉眼判断血管直径和 QCA 测量的差别，中国医生差 0.25mm，美国、日本、欧洲的医生均差 0.33mm。ABSORB China 发生血栓少，可能与中国医生肉眼判断血管直径误差较小，选择支架大小比较正确有关。多个研究表明，按照 PSP 操作，可明显减少不良事件，减少支架血栓。第一代 BVS 的主要问题是支架丝太厚，有 150μm，而 Xience 只有 80μm。支架丝厚影响内皮愈合，容易发生血栓。所以第一代聚合物可吸收支架 BVS 存在的问题需要进一步研究改进。改进的方向是改进聚合物性能，降低支架丝厚度，增加支架径向支撑力。中国在聚合物可吸收支架研究方面发展较快，国内研制的 Xinsorb（华安）和 NeoVas

(乐普)两款可吸收支架临床试验已基本完成。Firesord(微创)是第二代的可吸收药物支架,其支架杆厚度已较第一代明显降低(100~125μm),而保持良好的径向支撑力。初步人体试验表明6个月内无靶病变失败、无支架血栓形成,6个月造影节段内晚期管腔丢失为0.1mm,支架内晚期管腔丢失为0.16mm,光学相干断层扫描观察内膜愈合完整。目前,随机对照临床试验已开始入组病人。

镁支架(Biotronic)已获批准在欧洲上市,带西罗莫司的镁支架晚期管腔丢失为0.27mm,但缺乏大规模临床研究。镁合金支架支撑力弱,支架杆厚度150μm,降解速度过快,这是需要进一步改进之处。我国也有科研单位和厂家在研究改进镁合金支架性能。另外,铁也是可降解金属,我国铁支架(先健公司)的研究已经进行10余年,表明裸铁支架在组织内大约4~5年完全降解,生物相容性好,铁腐蚀的颗粒被巨噬细胞吞噬变成含铁血黄素在血管外膜沉积,需等待时日被网状内皮细胞吸收。裸铁支架降解慢,加聚乳酸涂层以后降解变得非常快,为延长铁降解时间,铁骨架外镀一薄层锌,将铁与聚合物暂时隔离,外面涂以多聚物涂层携载西罗莫司,构成铁基可吸收药物支架。一系列动物实验表明,生物相容性好,安全性和有效性都与对照组(Xience)相似,正在申请临床试验。如果获得成功,这将是全世界第一个原创性的铁支架。

TAVR是介入心脏病学又一重要的里程碑。老年严重退行性主动脉瓣狭窄会引起心排血量下降、心力衰竭、心绞痛,甚至晕厥、猝死。过去经典治疗就是外科手术换瓣,但老年人经常由于伴发疾病、严重心力衰竭或极度衰弱,不能耐受换瓣手术,球囊扩张只能暂时缓解症状,药物治疗无效。

2002年法国医生Cribier做了第一例TAVR,开启了TAVR的新时代。第一代的TAVR装置主要是两类,一是球囊扩张型,一是自膨胀型。全世界目前已植入20万例以上。

几个大型临床试验证明了TAVR的有效性和安全性,使用球囊扩张型Edwards瓣膜的PARTNER研究分成两组,一组是不能外科手术(外科手术禁忌)的病人,一组是能手术但手术高危病人。不能手术者行TAVR后,与内科药物治疗相比,1年死亡率绝对值减少20%,从50%降至30%。能够手术的高危病人与外科手术比,1年的全因死亡率无显著差别。

TAVR装置在不断改进,现在已发展成第二代、第三代,PARTNER 2A和S3试验对手术中危的严重主动脉瓣狭窄用第二代Sapien XT和第三代Sapien3,结果表明,应用Sapien3的TAVR其全因死亡率比外科手术低,卒中也比外科手术少。在美国也对中危病人采用自膨胀式支架(CoreVale)进行了关键临床试验,结果TAVR也比外科手术的全因死亡率低。这样,TAVR治疗老年严重主动脉瓣狭窄,不但将外科手术禁忌或高危病人,而且将中危病人都已列入了指南推荐。

Venus-A(启明公司)是我国第一个研发、进行临床试验,并且第一个上市的自膨胀TAVR装置。其瓣膜的设计符合我国病人特点(钙化重、二瓣化多),临床研究过程充分体现心脏团队的重要性。介入医生、不做介入的心脏科医生、心外科医生、麻醉医生、放射科医生、超声影像科医生，以及 ICU 医护人员等密切配合，形成一个整体，即心脏团队，其实就是整合医学的一个范例。

我国 Venus-A 的临床试验共入选 101 例，主要终点是 1 年全因死亡与严重卒中，发生率 7.1%，比国外低。目前全世界已有多种 TAVR 装置上市，中国现在除了 Venus-A 上市外，经心尖途径的 J-Valve（杰成）也已上市。另外还有 Vita Flow（微创）和 Taurus One（沛嘉）正在进行临床试验。有一位 100 岁的老人，有很多疾病，身体很弱，曾做过旁路移植，患有慢性肾衰竭、慢性阻塞性肺疾病，还有周围血管病、房颤，所幸没得肿瘤，因严重钙化性主动脉瓣狭窄做过 TAVR 手术后，仍在享受快乐人生。

综上所述，冠状动脉介入治疗是在解决自身存在问题的过程中发展起来的，与生物工程学的发展密不可分，发展轨迹是"创新—发展—创新"。创新驱动发展，创新源头始于临床需要。TAVR 是近年来发展最快的领域，是多学科紧密结合的、整合医学的范例。心脏团队建设是介入心脏病学发展的必由之路，心脏团队在临床试验和日常临床实践中是必需的。在未来医学发展的道路上，单独一个科室、一个介入医生不可能完成对病人的圆满治疗，必须依靠多学科整合的团队，这就是我体会的整合医学及其最基本的实践。

抗栓治疗发生出血的整合医学诊疗共识

◎ 聂绍平

急性冠状动脉综合征（ACS）与血栓密切相关，抗栓治疗已经成了 ACS 治疗的一个基石。现在的抗栓药物越来越多，作用越来越强，缺血风险确实降低了。以前觉得内膜暴露、胶原暴露就会长血栓，现在这些理念都在更新。但带来的问题也非常明显，出血风险明显升高。影响抗栓治疗最大的问题是出血，尤其是大出血。所有 ACS 大出血的发生率实际上很高，接近 4%，这是 GRACE 研究的结果，尤其是在 ST 段抬高型心肌梗死（STEMI）病人中。我国的数据显示，STEMI 病人严重出血的发生率是 6.4%，非常高。美国的一个注册数据提示，非 ST 段抬高的 ACS 病人总体出血变化不太明显，总体出血尽管有所下降，但非穿刺部位出血，甚至还有升高趋势。

大家更多担心心肌梗死、缺血事件，但我们要更加关注严重出血，严重出血 1 年的死亡率比单纯心肌梗死还要高。实际上大出血是严重影响 ACS 抗栓治疗获益的拦路虎。抗栓治疗大出血后死亡风险的增加，是因为大出血可以导致阶段性休克、增加缺血事件，同时贫血、输血导致炎症反应等，这些都是增加死亡的因素。但很多心内科医生对抗栓治疗出血的危害缺乏认识，包括支架放得很好了，还要使用低分子肝素等，其实很多病人不需要，也没有证据。

出血处理起来非常麻烦，涉及多个专业。往往病人放完支架，出院后发生消化道出血，很多医院都推到消化科去；但消化科可能说是心内科放的支架，药也是你们用的，应该你们处理，所以经常存在推诿情况。到底该谁来主导处理这个病人？我个人认为，心内科医生在 ACS 相关抗栓治疗出血中应该发挥主导作用，因为药是我们用的，支架是我们放的。当然，有很多问题需要大家一起来解决。所以心内科医生应该担起责任，应该向其他学科学习，需要主动整合。发生出血后，由于缺血和出血的风险共存，而相关的研究证据不足，没有指南共识，所以治疗非常棘手。比如一个消化道出血的病人，心内科需要进行很多风险评估，调整抗栓策略；而从消化科角度涉及用什么药物，哪些可以用，哪些不能用，内镜诊断治疗该什么时候做等。如果止血不成功还牵扯到介入放射科，需要栓塞治疗。栓塞治疗还不成功，可能牵扯到普外科。所以一个消化道出血可能就牵扯到4个学科。

目前国外相关的指南很少，国内2012年开始，以消化专家为主，组织心内科专家一起写了一个抗血板药物损伤的专家共识。前段时间出了更新版，但总体来说还是偏消化、偏抗血小板药物，目前还没有一个真正的多学科整合的专家共识。

我们从2015年开始，与消化科等11个专科的37位专家开展讨论，历时约1年，达成了相关共识，应该说是一个整合医学的尝试。关于共识的主要内容，我们做了很大努力说服其他学科接受我们提出的出血分级。我们统一采用8个分级，价值比较高，尤其是3级以上出血，对预测经皮冠状动脉介入（PCI）术后死亡的价值非常高。

我们要了解出血的机制。抗栓药物非常复杂，比如阿司匹林，既有直接损伤，也有间接作用。再比如氯吡格雷，主要是抑制血小板衍生生长因子和血小板内皮生长因子，这两个因子都是胃黏膜修复相关的因子，所以很多病人用氯吡格雷可能不利于溃疡的修复，这些必须要了解。

对于出血风险评估，需评估的因素非常多，包括病人因素、药物因素及机体相关因素等，但目前预测模型有限。大家熟知的CRUSADE出血风险评分，对预测严重出血的价值还是非常好的，很多指南把它写到I类推荐中。但2015年欧洲指南开始往下降，变成了IB级，不过我国还是建议采用，因为现在没有更好的办法来进行总体出血的预测。实际上可能还需要一些更具体的预测，比如有没有办法来预测消化道出血，我们也在做这方面的尝试，目前准备做一个专门预测消化道出血的模型。

在关于出血的处理中，有很多常见的误区。比如遇到出血，很多医院还用老办法，上来就是10 000U的肝素，不按照体重追加；有的医院稀释也非常随意，用一个5ml就做一个稀释，甚至漏掉很多，要么就是追加少了，要么追加多了，这些都是不规范的行为。很多医院可能不检测活化凝血时间（ACT），但ACT检测确实非常有必要。根据ACT的指导，ACT延长到一定程度后缺血事件可能没有减少，但超过300秒或350秒，出血发生会明显增多。我们有很多病人对肝素不太敏感，即便按70~100U追加肝素，ACT达标率可能还不到20%，所以还是建议PCI开始时就按剂量追加，继之在监测ACT下追加普通肝素，这非常重要。我有过教训，有个病人追加了肝素，但做的时候血栓疯长，结果发现ACT根本就没有上来。所以普通肝素的影响非常大，个体差异非常大，甚至还有的和凝血因子病有关。

此外，低分子肝素使用不规范，本来应该是按千克体重来算，但有的地方经常为了节约成本，不按此追加。一定要严格按照千克体重来追加。低分子肝素不是一个单药，而是一个混合成分，不同的低分子肝素差别很大。对低分子肝素，尤其是在心内科，我们强烈建议最好还是用依诺肝素，现在国外指南已经不提低分子肝素这个词了，在心血管指南中直接就是依诺肝素。低分子肝素术中一体化抗凝时，追加剂量一定要严格按照指南推荐的剂量，比如术中想用低分子肝素抗凝8～12小时，以后怎么追加，手术超过90分钟后怎么追加，都有明确推荐。对肾功能不全者一定要调整低分子肝素剂量，甚至有些严重肾功能不全的还不建议使用。

关于抗凝药物交叉使用的问题，有时不得不交叉，有时可以不交叉。对于术中，尤其是对STEMI病人能不能用低分子肝素的问题，欧美两个指南有些不同，美国指南没有写，但欧洲指南列上去了，可以用于术中抗凝。目前国内总体上还是用普通肝素的多，这是交叉使用的问题，交叉使用确实会增加出血。

还有一个误区是经常过多使用血小板糖蛋白Ⅱb/Ⅲa受体拮抗剂，现在很多医院把它当成一个预防血栓的救星，术前用、术后用，支架放得好好的，还要接着用。其实用药没有获益，应该把它列为禁忌证。此外，常规使用也没有获益，常规使用还会显著增加出血风险。现有指南推荐是在某些情况下，在冠状动脉辨别不清楚的病人中，不推荐进行血小板糖蛋白Ⅱb/Ⅲa受体拮抗剂（GPI）相应的预处理，只有在一些紧急情况比如血栓明显、血栓负荷血流，以及血管闭塞等情况下，一些高危病人可能获益，而且推荐级别不高，都是IA或者IB级，所以很多出血可能和我们过度用药密不可分。同时，还存在高风险抗凝药使用不合理的情况。

另外，目前认为非ST段抬高的ACS病人在术前、术后如果没有什么特殊情况，建议停用一切抗凝药。对于ST段抬高病人术后该怎么用抗凝药目前有争议。溶栓后肝素可用至7～10天，直到出院。但PCI术后的病人到底要不要用，目前没有证据，有待进一步研究。在PCI后延长使用没有获益，一般建议不要超过7～10天，否则会增加出血。还有一些误区，PCI术后常规用抗凝药，只是一些指南建议。中国指南明确建议，除非有其他抗凝指征外，应停止抗凝治疗。

抗凝药物使用不严格、不规范。在PCI时，经常术前用低分子肝素或用磺达肝癸钠。这些病人术中一定要严格按照规范。比如术前用了磺达肝癸钠，一般在术中建议按照普通肝素来追加，这都是有明确循证证据的。这些数据介入医生一定要非常清楚。

口服抗凝药物的合用也是导致出血的一个非常重要的因素。另外，质子泵抑制剂（PPI）的预防使用不规范。PPI的使用可以明显减少消化道出血，现在欧美指南中PPI的适应证越来越宽，除了消化道出血的病人必须要用，马上使用抗凝治疗、合用非甾体类抗炎药、年龄在65岁以上、消化不良、胃食管反流病，这5项中只要有2项，都要用PPI，属于Ⅰ类推荐。此外，对肾功能不全的问题关注度不够，很多病人的肌酐清除率是异常的，不能只看血肌酐，尤其在一些低体重老年病人，一定要算一下肌酐清除率。

在出血的预防策略上，首先是规范化用药，在 ACS 中特别强调替格瑞洛，现在是优先使用。尽管有增加冠状动脉旁路移植大出血的风险，但总体来说对其安全性还是肯定的，尤其是能减少缺血事件。年龄在 75 岁以上，也可以考虑使用。但对溶栓治疗的病人，目前不建议用替格瑞洛。

关于长期使用抗凝剂的问题，一般的共识指南都写得很清楚，建议采用 DAPT 评分决定是否延长使用。尤其对出血风险高的病人，术前如非 ST 段抬高的病人，特别建议选用磺达肝癸钠，因为有明确证据显示，其出血风险比低分子肝素要低。PCI 术后延迟使用比伐卢定，减少血栓，建议术后延迟 3~4 小时，这是国内和国外结果不一样的重要因素。

对 75 岁以上的特殊人群，一定要注意调整用药。对特殊人群还有卒中的问题，合并卒中和短暂性脑缺血（TIA）的病人一定要仔细询问，因为缺血的可能性高。但和氯吡格雷相比，替格瑞洛能降低卒中和 TIA 病人 1 年死亡率。国外专家非常明确地建议，如果 ACS 病人没有卒中、TIA，建议优选替格瑞洛；如果有 TIA，建议优选替格瑞洛；如果有卒中，1 年内建议用氯吡格雷，1 年以上建议优选替格瑞洛。

当然还有脑出血问题，相关共识非常清楚。一方面是出血相关的评估，一定要明确出血相关的部位及原因、止血方法。这些评估只有心内科主导才能完成。另一方面还要完成缺血相关的评估。要权衡出血和缺血两个风险。既要考虑诊断、并发症、合并症，还要考虑靶血管、PCI 程度、支架性能。这么多内容没有心内科医生参与，没有技术医生、专家参与，是不可能完成的。完成这两个评估后，决策路径是整合缺血和出血评估，决定是否调整抗栓药物；怎么调整，药物是全停，还是部分停，停多久；何时恢复，恢复后何时再用，恢复使用再用多长时间等，这是一个完整的决策轴，只有心内科医生作为主导才能够完成。

关于输血，目前一般是以 70g/L 作为临界值。70g/L 以下考虑输血，70g/L 以上不建议输血，否则增加死亡率。

关于上消化道出血，建议有临床评估、风险评估，尤其是有些评估模型，国外指南特别推荐 Blatchford 评分，内镜做完后还要做 Rockall 评分、Forrest 分级，这些都是有价值的。共识里对上消化道小出血和严重出血都有非常明确的建议，尤其在上消化道出血后，关于何时恢复使用抗血小板药物一般有 6 项指征，其中 5 项是必需的，包括血流动力学稳定、不输血血红蛋白保持稳定、尿素氮不继续升高、肠鸣音不活跃等，满足这些条件 5 天后，就可以考虑恢复抗血小板药物。

内镜可以明确诊断，还可以治疗，非常重要。现在很多医院消化科和心内科合作不好，严重影响病人的救治。我们这两年和消化科积极合作，挽救了很多病人。内镜操作是低风险操作，一般建议在 24~48 小时尽早做内镜治疗。相关药物治疗目前主要是 PPI，不建议用抗纤溶剂类药物，对有些中药像云南白药的使用，还有一定争议。内镜止血后不一定是终点，10%~20% 的病人还可能再出血，有的病人还会发生大出血，一旦发生大出血，死亡率非常高。所以上消化道出血后既要有药物治疗、内镜治疗，还要考虑后续治疗，有可能还要用动脉栓塞、外科治疗。因此，影像学评估非常重要。还有很多病人是下消化道出血，结肠镜是最好的诊断方法，应该及时做。

颅内出血最危险。在共识中我们用很大篇幅给出了颅内出血的决策，包括内科治疗、外科治疗。作为心内科医生一定要了解颅内出血、幕上出血、幕下出血的手术适应证。幕上出血30ml以上、幕下出血10ml以上，都是手术指征。当然能不手术就不要轻易手术，因为手术风险很高。心内科医生一定要了解不同术式。和神经内科、神经外科医生一起做出非常明智的决策。

学科交叉、学科整合在心内科，尤其是在抗栓治疗时非常重要。很多的出血都和不规范用药有关，所以预防是关键。注重评估、规范用药都很重要，但最重要的是一定要多学科合作，只有全程广泛开展整合医学的救治，才能抢救病人的生命。

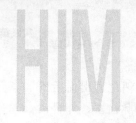

从整合医学角度看高血压指南的变化和发展

◎王继光

高血压处于整个心血管事件链的前端。如果能在血压开始升高时就进行有效治疗，就可以避免后面严重心血管问题的发生。高血压是心血管学科内部的一个分支，但同时又是一个多学科问题，需要和很多专业科室打交道。很大一部分病人是在其他学科看病的过程中发现的，比如，外科医生要手术，因为血压太高没有做；因为视力问题到眼科去看病，发现是血压升高导致的眼底问题等。因此，高血压不只是在心血管内科量量血压、吃吃药的问题。需要多方面、多方位、多学科合作，也需要开展整合医学研究和诊治。

美国人是最先写高血压指南的，1977年他们就写了世界上第一个JNC指南。JNC是美国政府制订的一个高血压防治指南。因为它整合了很多学科，一起写指南，就起了一个名字叫Joint National Committee，也就是联合的国家委员会，联合多个学科。当时，内分泌医生、心血管内科医生，甚至外科医生，很多学科的医生都参与了该指南的制订工作。中国的指南撰写是从高血压指南开始的，1999年写了中国第一个高血压指南。但大家可能只看到过1999年中国高血压指南的印刷单行本，因为没有在任何期刊发表。但到2004年和2010年再写指南时就发表了。尤其是2010年指南，在国内的两个中文期刊同步发表。目前我们正在写新的中国高血压指南，预计还将会在《中华心血管病杂志》和《中华高血压杂志》两个杂志同步发表。2017年欧洲和美国也在写指南。目前美国政府不再直接参与指南的撰写。几年前把这个任务交给了美国心脏学会（AHA）。AHA会在2017年发布新的高血压指南。欧洲长期以来是欧洲高血压学会（ESH）在写高血压指南。但从2017年开始，欧洲心脏病学会（ESC）也实质性地参与撰写工作。

从美国人1977年写指南，再到时隔22年后我国在1999年写出第一个中国高血压指南，这么多年过去，发生了很多变化。在今天这样一个讨论整合医学的时代，高血压有很多理由重新回到心血管学科的舞台中央。未来高血压指南可能既要在学科内部整合、学科之间整合，更多的是可能要整合我们这个时代很多新的技术，才有可能真正解决我们这个时代所面对的问题。什么问题？就是高血病人越来越多，而且只会越来越多，绝不可能减少。我在10多年前说过：预防高血压是不可能的，手段很多但没有一个有实效。我们只能面对大量病人，想办法解决几亿人的血压管理问题，依靠更加先进的技术手段解决问题，与老百姓一起想办法解决问题。在过去几年，我们在几个领域进行科学研究的同时，也进行各种各样的技术推广活动。主要有三个方面。

一、血压测量

首先需要解决血压测量问题。我们现在讨论血压测量，可以把血压测量分成三个方面：一是老百姓在家里测量血压，进行家庭血压监测；二是普及24小时动态血压监测；三是医院血压测量，包括高血压专科医生在看病时测量血压、自助式诊室血压测量，以及非高血压学科的血压测量，这是一个很大的领域。比如外科医生有一个病人做了消化道手术，术后需要吃降压药，但手术后第1周病人不能吃饭，更不能吃药。如果手术做好了，但病人得了卒中或者得了其他病，是很严重的问题。因此，这一段时间里管理好血压非常重要。

血压测量已经成为一个很大的产业，尤其是家庭血压测量。每个家庭都应该有一台血压计，每年需要数千万台，比汽车用量还要大。我们现在也非常强调诊室的自助式血压测量。最近我们刚在上海做了一个自助式血压测量的样板，希望在未来5年能够在全国范围内推广高血压门诊自助血压测量，既解决血压测量的准确性问题，也可以减轻医生测血压的负担。同样很重要的是24小时动态血压监测。动态血压监测看起来复杂，实际上更方便，使我们管理高血压更加简单，不再需要选择不同的降压治疗目标。可选择一个统一的比较强化的治疗目标，比如，白天的血压在135/85mmHg以下，帮助所有的高血压病人解决好降压达标问题。

二、药物治疗

降压药物治疗已成为一个沉重的社会负担。但仍然需要去做，而且要做得更好。10多年前我刚回国时提出，所有高血压病人都应该吃长效降压药物，即那些一天一次服用可以有效控制24小时血压的降压药物。当时有些人觉得不可行，觉得老百姓还没有吃到药，怎么吃长效药？但经过几年的努力，大部分医生都使用长效药物，大部分高血压病人用上了长效降压药物。如果能够进行长效药物的联合治疗，尤其是足剂量的联合治疗，不达标的高血压病人人数将显著减少。在这样的理念支持下，很多企业开始提供足剂量、大剂量的药品，临床医生也开始使用这样的治疗方案。当然，最重要的仍然是需要改变病人的想法。中国老百姓通常认为不吃药最好,少吃药比多吃药更好。

我个人不太赞成在确诊1级高血压后,还要再进行3个月或者半年生活方式干预的建议。如果高血压的诊断没有问题,这样做实际上可能是有害的。应该尽快把血压降下来。而不是再让病人去试一试非药物治疗,即生活方式的干预。这样的生活方式干预如果有效而且可靠的话,就没有必要让病人试3个月或6个月,完全可以一直使用这样的方法;所以这样的建议并无任何证据,但已在指南当中存在了很长时间。生活方式干预是重要的,但必须是在把血压降下来的基础上进行生活方式干预,否则可能是有害的。最近我们看到一个病人,20多岁的小伙子,2级高血压。医生要给他治疗,他说要先生活方式干预,加强锻炼。锻炼了两年,变成了3级高血压,出现了主动脉夹层,这是一个非常典型和极端的例子。因此,药物治疗是必不可少的,而且应该是优先的选择,而不是在生活方式干预无效情况下再使用,那样很可能是有害的。

三、分型诊治

最近我们提出了高血压分型诊治的理念。有些高血压可能需要特殊治疗,不进行特殊治疗,高血压很难管理,或者不能管理,或者是尽管管理但没解决问题。

高血压分型诊治不是单纯的继发性高血压诊治问题。实际上,100多年前形成的原发性和继发性高血压的概念早已经过时。大家已经习惯了,看到一个病人就要判断是原发性或继发性高血压。怎么判断?一个人体重100多千克,在25岁时高血压,没有查到肾脏的问题,也没有查到肾上腺的问题,难道就诊断为原发性高血压?实际上,如果减重到60kg,血压可能就正常了,怎么能说是原发性高血压呢?所以说这个概念早就过时了,但我们仍然这样做,而且在写诊断时也这么写。我本人不管在门诊看病,还是在查房时,很少用这个诊断。我提出这样一些想法,也把它写成文字发表了。如果一个人在80岁的时候,动脉粥样硬化了,说是原发性高血压可能有点道理。当然也不是真的原发,高血压是动脉粥样硬化造成的,如果有一天有个灵丹妙药吃进去后能够使动脉恢复弹性,也就可以治疗了。几乎所有的高血压都有原因,只不过没看出来或者是看见了也不认识,因此我们提出要进行分型诊治。先看一看少见但很严重且明显的问题,包括肾血管和肾实质、肾上腺、主动脉。主动脉的问题看起来简单,我们每年都还是会诊断许多长期诊断不出来的主动脉疾病导致的高血压。这样的孩子在出生时如果稍微仔细一点,应该能够查出来,因为动脉血管杂音很响。但有的病人竟然到40岁时才发现。主动脉疾病、主动脉缩窄导致的高血压,实际上可能并不是一个罕见病。少见,但不罕见,在我们高血压的临床工作中经常可以见到。

对所谓原发性高血压的分型诊治我们也有一些想法。首先要抛弃刚才已经提到的原发和继发的陈旧概念。这个概念阻碍我们去更加认真地进行病因学分型诊治。比如,一个非常肯定肾血管有问题的高血压病人,不见得就一定是肾血管性高血压，可能是后果。当然这个后果可能会加快肾脏功能的损伤，加重高血压，让血压更高，让血压更难控制。但其高血压根本原因可能是动脉粥样硬化，可能是因为长期吸烟和代谢紊乱，导致动脉粥样硬化，导致高血压，也导致了动脉粥样硬化性肾动脉狭窄。如果你告诉病人，放个支架高血压就治愈了，这个病人放完支架后一定非常不高兴，因为放完支架后他仍然需要使用降压药物，可能还不止一种或两种药物。如果一开始就给他讲清楚，可能从5个药变成4个药，他一定会非常满意。

在管理高血压病人时，要有不一样的思维，也要用好现代所有的技术能力，对所谓的原发性高血压已经到了这样一个时代。我们可以检测大动脉的弹性，也可以检测神经和内分泌功能，甚至可以从代谢的角度判断一个人是不是因为代谢的原因导致了高血压。不仅可以这样判断，还可以进行更有效的治疗，选择更有效的治疗方案。一堆普通的医学数据对一个非高血压专科医生而言无法用于高血压的病因学分型，但交给高血压专科医生就可能对一个高血压做出更加明确的判断，包括病因学分型。

之所以现在提出高血压分型诊治，是因为我们这个时代强大的技术能力，包括大数据、云平台的使用。大数据基础上的智慧医疗可以帮助我们有效地解决筛查问题，从而解决可行性问题。从大量的病人中筛查出少量可疑病人，再由医生进行整合判断，包括病因学判断、靶器官评估，制定最有效的治疗方案。最近我们正在老年高血压病人中开展一个类似的房颤筛查研究，在很大程度上就是这样一个工作模式。先利用手持式心电图仪采集心电图，上传到云平台，利用云平台的心电图智慧阅读能力，筛查出可疑房颤的病人，最终再由临床医生进行确诊。这些病人因此就可以得到及时、有效的专业治疗，包括房颤的射频消融复律治疗、抗凝治疗，当然也包括降压治疗等危险因素控制。这显然实现了多学科整合，通过整合帮助这些高危而且非常难以管理的高血压病人恢复健康。

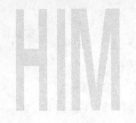

从重症心血管病救治看整合医学的重要性

◎陶 凌

樊代明院士提出整合医学理念后,我最在意的是整合医学对心血管内科有什么帮助。这些年来,虽然介入医学发展得非常快、非常好,但这两年在管理科室中我遇到了很多困惑,觉得特别不容易。我感到我们的医疗水平和医生的整体能力需要提高。除了临床外,在科研上还遇到了很多困难。目前做的基础科研得不到转化。解决不了这个问题,就解决不了后面临床的问题,心血管内科很难发展。

我们现在正处于一个技术医学时代,每个人都掌握了很多技术,用技术来解决病人的难题。我们的心血管药物越来越多,手头可用的武器越来越多,比如β阻滞剂、血管紧张素转化酶抑制剂、他汀类等,接着是介入治疗,一下子让我们看到了曙光。以前很多疾病单靠药物无法处理,有了介入治疗后,很快解决了部分病人的问题,非常迅速、有效。加上心脏外科的辅助,帮助我们解决了更多问题。现在药物、介入、手术以及一些诊断技术,促使我们发展成了很多细分的亚科,医生的分工越来越细,我们认为自己真了不起,太强大了。没有什么难的手术我们做不了,什么样的房颤都能打下来,什么样的心脏再同步化治疗(CRT)都能做,但病人的死亡率还很高,对很多病人我们还是束手无策,特别是对于临床复杂心血管病的救治。我们确实需要再做点什么,需要再改变点什么。

从1991年到2014年心血管病的死亡率持续增长,并没有因为技术提高而降低,2014年,不管在农村还是城市,心血管死亡的占比最高。心血管疾病的治疗费用也在逐渐增长,2016年做了近70万例的经皮冠状动脉介入术(PCI),费用一定是在增长。

樊院士提出的整合医学不等于全科医学。一开始有些医生说,我们每个医生都要掌握不同学科的知识,那不就相当于全科医学吗?也有一些医生说,实际上整合医学就相当于全院大会诊,请不同的学科坐到一起来讨论一个病,就是多学科联合。但樊院士一直坚持说整合医学不是全科医学,也不是多学科大会诊,因为这两种方法都解决不了现在病人的问题。起初我也不太理解,但经过多年的实践和思考,我觉得心血管科确实需要整合。首先心血管科研就需要整合。举个例子,我们科做了很多基础科研,在著名刊物上发表了很多文章,做了很多分子或血浆标志物,但我发现基本找不到一条出路来转化。再往下做,除了发发文章,基本上解决不了什么问题。我从国家申请了一个"863"项目,做设计时想做一个新药,但我发现根本没有一个平台,我需要用大动物来做药物设计,发现在全国找不到一个好平台,说明现在从根本上医疗的基础科研和转化是脱节的。产学研整合只是喊喊而已,我们根本没有这个条件,整个链条理论上不清晰,各个环节不完整,所以很难做出成果。目前的基础科研越来越难做。

临床科研更困难。现在统计学专家不了解我要做什么,我收集了大量病例,不知道如何去统计。主要研究者和实施医生之间的整合很难实现,很多临床研究发表出好的文章,但通信作者都是国外的。这说明我们有了一些数据,但我们根本就不会把这些数据转变成真正有用的临床科研。举一个我们科的临床转化案例。我们发现了血浆中的一个标志物,想把这个标志物做成一个试剂盒,做成试剂盒后拿到了一个专利。试剂盒能用后,在临床收集了很多病人来验证。到这个阶段我突然不知道自己该怎么办了,包括怎么才能让它上市,怎么才能把它真正用于临床,我真的不知道。我发现医生缺乏很多资源,很多事绝不是一个医生能做的,需要很多人的加入共同来做,包括企业的协助、资本的投入等,这些离我们实在太遥远。

我们科有一些很了不起的教授,但面对一些复杂心血管疾病,还是无能为力,虽然有些疾病发病比较单一,但救治时涉及很多问题的处理。中国急性心肌梗死的死亡率在过去10年没有改善,我一点都不觉得奇怪,因为我们的胸痛确实没有搞好。西京医院费了很大力气,整合了下级医院、"120"的站点和胸痛中心,只要下级医院和"120"有需求,立刻就可以转到西京医院胸痛中心。西京医院胸痛中心24小时有心内科医生值班,看到了属于我们胸痛的病人,就会进行评估,分成不同的疾病,比如主动脉夹层、急性心肌梗死、肺动脉栓塞等,然后再分诊。即便是这样我们还是有困难,因为我们的冠心病重症监护室(CCU)医生、手术医生和胸痛中心的医生会产生评估上的问题。

曾有一个急性心肌梗死病人,胸痛3小时,看似做手术就可以,结果却发生了问题。做手术的医生评估后,觉得这个病人病情稳定,症状已经改善,血流可能已经再通了,所以觉得不需要夜间做急诊手术。而CCU的主管医生不会做手术,只管这个病人,但他坚持应该做急诊,他说这个病人才发病3小时,心肌酶很高,即使症状有减轻,及时选用血运重建对病人是有利的。胸痛中心的医生把这个病人收进来,当时还涉及床位够不够的问题,经过很长时间评估,说这个病人一定要收。这三组医生搞了一晚上，最后病人还是没能上手术台。即便是一个医院里的胸痛中心，在救治病人时对一个疾病的危险评估和谁来决定都有很多问题，何况是多种疾病。我们还收了一个肺动脉栓塞的病人，住了 5 天，刚把他转到普通病房，就突然猝死了。

这些问题对我的打击很大，我们的评估出了问题。在心内科我们要有心肌梗死的团队，团队要有不同学科的人员参加，还要协调一致，还要多学科的整合救治肺栓塞的病人。一个肺栓塞病人住在心内科，只进行抗凝治疗和评估不够，还需要心外科的医生、呼吸科医生，还需要影像科来评估所有的栓塞，包括下肢栓塞，还需要评估该什么时候做辅助下腔静脉滤器，哪个医生来决定病人什么时候植入滤器，什么时候可以出院，这些我觉得根本就不是一个医生能做的。如果我们不把整合医学做起来，让一个首诊医生负责，让某一个教授去救这个病人，这个病人的死亡风险非常大。我们以前的首诊医生负责制和一个教授负责制完全不适合现在的治疗模式。

我国的肺栓塞发病率其实非常高，目前在胸痛中心没有看到那么多，是因为在基层的漏诊或误诊，或者有药物保守治疗。实际上，肺栓塞不但发病率在增长，死亡率也不低，所以要充分认识这个疾病。肺栓塞的应急小组，我们叫 response team，这个团队建设迫在眉睫，绝不是说某一个科或某一个医生就能把这件事情做成的。我们要抽调人手，抽调专家，还要整合多学科进行培训，还要联合做各个方面的准备，才能把肺栓塞的应急小组建立起来，真正运转起来，并且去推广。对我们科这么多已经非常亚专业化的教授来说，再想把他们抽调回来去做肺栓塞，他们不会干，这是现在面临的一个难题——人员不足，所以胸痛中心现在急需整合医学人才。

之前的心脏重症包括急性心肌梗死都是首诊医生负责，一个教授收了一个心脏重症病人，他会在他的知识水平内来救治，超过了他的知识水平，他可能意识不到，仍然按照他的方式去救治，最后这个病人死亡了，实际上很多知识点超越了他的知识水平，是因为这个原因导致了病人的死亡。我们科曾收治了一个心肌梗死病人，当时出现了心力衰竭，根本就上不了手术台，熬到第三天夜里，病人连血压都维持不住了。我和家属说，我们试一下体外膜肺氧合（ECMO），要不然今晚就过不去。他的主治大夫根本就没有这个意识，因为他只做 PCI，没有搞过重症。所以我们一定要有一个非常好的整合医学团队。ECMO 上了之后，对病人非常有用。病人能躺平了，把血管打通了，把支架放了，射血分数很快就升高了。我认为 ECMO 非常有效，充满了希望要把他救过来了，但实际上不是这样。病人心功能恢复后，之后又面临很多问题。没有尿了，我们请肾病科上了透析；透析需要考虑肝素化，否则可能出现血栓，我们又做好抗凝，觉得病人有救了，我们又感觉充满了希望；然而，他又出现了肺功能的问题，我们请呼吸科把呼吸机装上，血气不断改善；但又出现了肺部感染，因为之前有心力衰竭、肺水肿，又用了抗凝药，有少量渗血，开始出现肺部感染并有肺功能不全；之后还发现有心包积液，心力衰竭导致的心包积液和胸腔积液；我们把胸腔积液和心包积液全部解除后，发现原来呼吸机模式下，满足不了病人的需要，呼吸机和自主呼吸产生对抗，我们又把呼吸科医生叫来。

虽然有这么多科的支持，但最终还是没有把这个病人救过来。最后发现这个病人意识越来越差，呼吸机满足了，血气正常了，意识却越来越差，我们赶紧把神经内科医生请来。最后发现，因为病人支气管插管，需要麻醉科给镇静药，心内科医生又不了解镇静药的使用，使用了两种镇静药，可能产生了一些蓄积效应，引发了病人的意识问题。神经内科说要把镇静药改变过来恢复病人意识。经过四五天的治疗，在第4天我觉得心功能完全没有问题，可肺功能还是有问题。广泛请教国内教授，他们说早就该从VI模式转为VV模式，也就是当射血分数到40%时，不应该采用循环辅助模式，而应该采用呼吸系统辅助模式，也就是VV模式。我们哪知道这么多？病人又开始出现各种各样问题。我想通过这个病例说明在现有知识水平范围内，心内科医生已经解决不了这么多问题，我们把六个学科的医生叫来坐在一起，还是没有解决病人的问题。原因是每个学科都不知道别的学科发生了什么问题，所以我认为这个病人如果要活，一定要一个人了解六个学科的知识，这是我最后对这个病人的深刻体会。

心内科要想把重症的心力衰竭病人或者其他重症的病人救过来，一定要有整合医学的人才，一定要有整合医学的概念，而不是多学科坐在一起会诊就能解决问题。要求一个医生要了解所有知识，才能够从宏观角度来判断病情，才能做出全面正确的判断。我觉得心脏重症整合的学科要多，整合的技术要多，涉及方方面面的知识。如果从一开始我就能了解这么多知识，我觉得这个病人就能救活。现在感觉做整合医学还不算晚，但已迫在眉睫。我从我们科的胸痛中心、从肺栓塞的救治、从重症的管理，真正感觉到亚专业再这么分下去不行了。没有整合医学的指导，我们其实还是不会看病，没有办法降低病人的死亡率。

心内科最常碰见的还有心源性脑卒中。之前碰到很多房颤的病人合并脑梗死或者很多其他疾病，如果没有一个整合医学团队，没有一个医生掌握很多知识很难去把这类病人救活。还有结构性心脏病，我们科已做了18例，发现有太多的环节，一个环节出问题整个病人就会出问题，不是两个手术医生简简单单把瓣膜放进去就可以了，术前的评估和术后的管理非常重要。我们一定要懂得所有学科的知识，才能把这个病治好。

我经常给我们科的医生讲，不能指望影像科医生来帮你看CT片子，因为他根本就不懂心内科，我们自己必须非常细致地去看CT，大半身的动脉要我们自己去看，要我们自己去算，要我们自己去理解。麻醉医生也帮不了我们，术中连监护都指望我们，舒张压突然掉下来了，麻醉科医生理解不了，只有心内科医生才能理解为什么舒张压会突然掉下来。

整个团队需要有一个医生掌握所有学科的知识，只有这样才能把病人治好。关于手术团队的建设，包括科室内的整合、科室间的整合，以及跨医院的整合。我觉得将来跨医院的整合很重要，不是所有重病人都到西京医院，其实很多重病人还是在县医院或者市医院，不能说重病人在那里就不管。他们只要求助，我们就应该去管。这样才能降低死亡率。否则只能降低西京医院几个病人的死亡率，怎么可能降低中国心血管病人的死亡率。所以跨医院的整合是非常重要的。

现在很多心内科一头扑在 PCI 上，想拉回一些人再做重症、做肺栓塞、做经皮主动脉瓣置换（TAVR）已很难。但再艰难还是要继续做下去，这就是我们做整合医学的意义。把一个学科真正做大做强，一定不是说做了多少 PCI，或者做的 PCI 有多难，一定是所有心血管病人找到我们，都能得到一个合理的救治，这才是我们的目的。希望我们能认识到这个问题，希望我们一起来克服这些困难，把整合医学做好。

整合血管外科学

主动脉夹层分期对 TEVAR 术的意义

◎常光其

主动脉夹层腔内修复成功的关键有两点：一是保证真腔的重新灌注和复张；二是假腔要形成血栓，而且要回缩。要达到这两点，做手术的时间点很重要。

传统的主动脉夹层分期以2周为界，2周内叫急性期，2周后叫慢性期，大部分人至今在沿用这一分期。研究认为，2周以内行胸主动脉腔内修复术（TEVAR 术）能够显著降低术后并发症，促进假腔内血栓形成，2周以后再手术效果会变差。慢性期做手术，假腔的血栓形成率只有52%，此外，二次手术率达16%。因此，对复杂型主动脉夹层的处理大家意见一致；但对非复杂型主动脉夹层是在急性期还是在慢性期处理，尚有争议。有学者对欧洲39个中心的609例病人进行分析，主动脉夹层急性期的死亡率是慢性期的3倍。

2008年，我们中山大学第一附属医院血管外科对165例主动脉夹层 TEVAR 术后进行回顾性分析，发现一个有趣现象：发病7天内行 TEVAR 术，术后的住院死亡率是12.8%；在30天以上手术，死亡率是7.3%；而在8~30天手术，死亡率是1.4%。我们认为，在急性期和慢性期之间，可能存在一个过渡阶段。因此，我们提出一个 TEVAR 术治疗主动脉夹层的分期方法，也就是率先提出一个亚急性期的概念，即在发病7天以内是急性期，8~30天是亚急性期，30天以上是慢性期。2013年有学者对1815例主动脉夹层进行整体分析，也发现一个有趣现象：7天以内 TEVAR 术后死亡率高，慢性期随访期间二次手术率比较高。他们也建议将主动脉夹层按照7天以内为急性期、8~30天为亚急性期、30天以后为慢性期这一分类。这与我们的意见一致。

在欧洲现有两个著名试验,一个是 STABLE 试验,一个是 VIRTUE 试验,试验研究者也倾向于按急性期、亚急性期和慢性期将主动脉夹层分期,不过急性期沿用以前的 14 天以内,但亚急性期是 15~92 天,慢性期是大于 92 天。

2008 年 6 月到 2016 年 5 月间,我们对在我院行 TEVAR 术并获得随访的 318 例 B 型主动脉夹层病人进行回顾性分析,然后根据我们 2008 年提出的急性期、亚急性期和慢性期,评估这一分期方法的可行性和合理性。对 TEVAR 术前、术后的主动脉真腔及假腔直径变化进行测量,分以下 4 个层面进行评估:一是左锁骨下平面,二是降主动脉、肺动脉分叉平面,三是降主动脉左心房平面,四是降主动脉膈肌平面。测量的结果与年龄之间没有显著的相关性,但在住院死亡率方面,急性期是 10%,亚急性期是 3%,慢性期是 2.6%;脑卒中、脊髓缺血、近端支架源性新破口(SINE)的发生率,均是急性期明显高于亚急性期或慢性期。急性期的全因死亡率及主动脉相关死亡率都明显高于亚急性期及慢性期。急性期的全因死亡率是 31.6%,主动脉相关死亡率是 15.8%;而亚急性期仅为 5.1% 和 2.5%;慢性期的又比亚急性期的高,分别是 12.3% 和 4.1%。

关于主动脉重塑,3 组病人 TEVAR 术后仍按 4 个层面研究。在急性期和亚急性期病人,前 3 个层面的真腔在 24 个月内能够显著扩张,相应层面的假腔都能够显著回缩,差异有统计学意义。但在慢性组病人,仅在层面 1 和层面 3 真腔有明显扩张,但假腔没有明显回缩;层面 4 的假腔较术前反而有扩张,也就是有浮动。我们将本中心 318 例病人,按前述的 VIRTUE 试验分期,以寻找导致两种分期差异的原因。两者有相互重叠的区域,因此我们又进行了区间的分组,这样就分成了 5 组:一是急性组,7 天以内;二是区间 1 组,8~14 天;三是亚急性组,15~30 天;四是区间 2 组,31~92 天;五是慢性组,92 天以后。我们重新进行分析。区间 1 组即 8~14 天组的随访期中,主动脉呈现的预后趋势与亚急性期病人的基本一致。区间 2 组即 31~92 天组的随访期中,主动脉呈现的预后趋势与慢性期病人的基本一致。

近端 SINE 需要足够重视,这个在急性期发生得比较多。还有主动脉呈现的预后影响,随访期间,主动脉相关死亡事件主要与远端夹层破裂有关。在 TEVAR 术后,主动脉重塑是一个渐进的过程,以传统二分法划分主动脉病程后,急性夹层的重塑过程要明显快于慢性夹层,离主动脉弓越近,重塑效果越好。慢性夹层承受能力不佳,大概有 27% 的病人在 TEVAR 术后,需要二次处理远端,继续扩大一个夹层。在 VIRTUE 试验组中,急性期、亚急性期、慢性期病人采取同一种长度支架的覆盖策略,慢性期在随访期间处理远端夹层的需求要比其他两组更大。在慢性期施行的 TEVAR 术,支架远端假腔内形成血栓的比例比较少。在支架覆盖区域内的主动脉夹层,假腔内更有可能完全形成一个血栓,并带来一个更好的中远期预后。如果增加支架覆盖区域,脊髓缺血的风险相应会增加。从该研究可以看到,亚急性期病人，其主动脉承受能力在急性期与慢性期比相差很大，这个结果也说明，在主动脉夹层发病 30 天内，包括急性期和亚急性期，进行 TEVAR 术，可以获得比较好的主动脉重塑。对于慢性期病人，主动脉夹层的组织结构已相对稳定，可塑性逐渐下降，所以在 TEVAR 术后，重塑能力明显低于急性期和亚急性期病人。

对比两种分期方法，一个是我们的分期，一个是 VIRTUE 分期，区间 1 组随访期间的预后与亚急性组类似，但区间 2 组的主动脉重塑与慢性期病人类似。我们认为，发病在 8~14 天的病人行 TEVAR 术，其临床预后与 7 天内行 TEVAR 治疗的病人相比差别很大，与亚急性期即 15~30 天的病人相比，比较接近，可以把它归到亚急性期。发病 31~92 天的病人，主动脉夹层的结构已趋于稳定，TEVAR 术后的重塑能力显著降低，其实可以归到慢性期。

总之，按照中山大学一附院的分期，对 TEVAR 术治疗 B 型主动脉夹层，按中远期的疗效及主动脉重塑而论有比较好的指导意义。在亚急性期行 TEVAR 术治疗的 B 型主动脉夹层病人，临床中远期疗效显著优于急性期或慢性期的病人，主动脉的重塑也更理想。对无须急诊处理的非复杂型主动脉夹层，可在亚急性期，也就是起病后 8~30 天行 TEVAR 治疗，以获得较好的中远期预后及主动脉重塑。从 2009 年到现在，我们基本上是按照自己 2008 年的模式，发生主动脉夹层导致死亡的情况非常少，除了一些急性期有并发症的非复杂型主动脉夹层，基本都在亚急性期进行手术，效果确实不错。

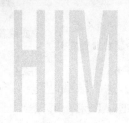

腹主动脉瘤破裂整合救治的体会

◎赵纪春

各个医院这几年基本上每年都能遇到几十个腹主动脉瘤破裂的病例,还有一部分病人到医院时就已死亡,或没到医院就死亡了,这部分还没有算在内。我们主要关注能救到的那部分病人。

最近几年,腹主动脉瘤的发病率在增加,破裂的也越来越多。过去都做开放性手术,虽然对各个流程包括手术都做了优化,但手术死亡率仍达25%以上。1991年出现腔内治疗,大家认为腔内治疗可以降低腹主动脉瘤破裂的死亡率。现在各个中心都有腔内技术和外科技术,怎么选择要根据病人的条件和手术的条件。1999—2016年,我们有84例腹主动脉瘤完全破裂的病例,有15例做的是腔内修复,其余为开放性手术。从年龄来看,腹主动脉腔内修复术(EVAR术)的年龄平均要高一些,并发症也要多一些,但手术时间也要短一些。如果EVAR成功,病人在ICU的时间、术后禁食时间都会短,EVAR术后恢复很快。但以术中出血为例,EVAR不出在外面,也许腹腔还在继续出血。我们前不久做了一个腹主动脉瘤破裂的EVAR手术,1小时就做完了;但病人的腰动脉、肠动脉还在不断往腔里渗血,如果止不住就会发生后期并发症。所以,我们得到的EVAR术和开放性手术的30天死亡率分别是22%和25%,确实没有显著性差异。

要建立一个通道,能最快把病人从急诊科接到手术室。第一要务是把膈下腹主动脉压住,出血会立刻缓解。等输上血,安好血液回收装置,各方面准备好后,再慢慢想办法分离瘤体。一开始打开瘤体,由于满肚子都是血,很难分离,一旦打开瘤腔,必然大出血,有时没有足够血源,可能就支持不了。过去老去分离瘤体,现在发现,把腹膜打开,找到血肿,顺着血肿可以找到瘤颈位置,再把上面压住的手松开,有时不好压,可用很长的阻断钳。完全靠手感摸到瘤颈后,把剩下的瘤颈阻断。如果无法阻断,可以把膈下主动脉压住,然后把瘤腔打开,用18

号 Foley 直接插上去，打上球囊可以阻断。同时也要干湿化，远端基本上没有分，都用 12 号 Foley 球囊阻断，然后在瘤体腔内完成血管重建。快速缝扎腰动脉有一个小技巧，就是不要忙着打结，而是先缝，缝好了拉紧，先把血止住，等全部缝完后，再一个个打结，这样出血就更少，因为缝得快。如果一个一个缝，一个一个打结，出血会很多，腰动脉有时出血很厉害。然后用直型人造血管做重建。

目前开放式手术 1 小时或最多 1.5 小时就可以结束战斗。腔内技术也是 1 小时，最多 1.5 小时也可结束战斗。说明这两种技术，实际上没有显著性差别。两种办法，术后病人 1 周都可以恢复，都可以出院。为什么要反复比较？我们在术中，压到膈下腹主动脉后，血压从 80mmHg 一下就上到 100mmHg 以上，作用很明显。生命体征稳定了，做好充分准备，远端是用 Foley 球囊阻断。我们最早发表在 2003 年《中华普通外科杂志》上。这和常规手术肯定不一样，要做人工血管置换，打开整个腹膜后的血肿，没有做过普通开放性手术的医生，没有经验，进去可能不知道从何下手。首先是要摸到膈下腹主动脉把它压住，然后再去分。主动脉瘤破裂后，它已把腹主动脉的外膜撑开了，有部分血块，顺着血块往上走，总会走到破裂或瘤颈的地方。开放性手术做得越快越好，这样出血少、恢复快。术后会发生腹腔高压综合征，所以发现巨大血肿，要迅速清除掉。低血压时间长了，还可能发生多器官功能衰竭。而腔内治疗最好的就是不用那么紧张地去输血，因为第一次破裂后，血还在腹膜后，形成一个局限性血肿。腔内治疗这几年发展很快，一个标准的腹主动脉瘤腔内治疗也许只要半个小时就可以结束。但遇到复杂不好做的腹主动脉瘤，做起来也很辛苦，而且血流不断往腹膜外走。这时要快速选择：第一，要选适当的腹膜支架；第二，腔内技术要很熟悉，遇到不同情况，要有办法处理，否则一旦出现二次破裂，血压持续下降，很难救过来。很大的血肿腔内治疗也可以完成，完成后实际上腹膜仍然有血肿存在，这是随后发生腹腔高压综合征的主要原因。要把全身的水尽快排出来，让大血肿尽快止住并吸收，这十分关键。腔内治疗快速控制出血就是用球囊，快速穿刺，穿刺后上一个大鞘，然后把球囊送进去，把瘤颈阻断，选合适的支架马上放上去，放开后就把血流阻断了。放开后顺着主体，再上一个球囊，就把放开的那个主体上面再次阻断，然后再去套腿。在出血血压不稳定的情况下，如果运气不好，是套不进去套腿的。如果把进入主体的球囊控制在血流之上就可以了，出血不至于那么厉害，然后套上去，再上套腿，拉下来再侧开，这个流程跟常规不一样，腔内破裂的口，一般也不一样。我们遇到过血肿很大的病人，很快就完成了，但血肿也许还在形成，摸起来很大，腹腔压力越来越高，当时我们很想手术探查，尽快放松减压；但家属有异议，因为病人年龄大了，到不得不手术时肠管因腹腔高压已经坏死，打开瘤腔，没有活动性出血，支架已经完全阻隔了。血肿可能还有内漏，就是腰动脉的血还在源源不断往血肿里面走。要达到一定的压力才停止。腔内治疗必须关注这一问题。

开放性手术和腔内治疗对腹主动脉破裂治疗的对比研究，国际上做了很多。2014年发表的前瞻性对照研究，纳入了30个血管外科中心的613例腹主动脉瘤破裂病例，EVAR组和开放性手术组的30天死亡率分别为35.4%和37.4%，没有显著性差异。荷兰阿姆斯特丹的对照研究显示，腔内治疗和开放式手术的30天死亡率和术后并发症，以及随访6年的远期效果基本一样。所以对腹主动脉瘤破裂，两个治疗或称两个手段没有差异，就看你熟悉哪个手段，就尽快用哪个手段。

腹主动脉瘤破裂，无论是腔内治疗还是开放性手术，都可能出现腹腔高压综合征。如果是开放性手术，估计病人有腹腔高压综合征，可以清除血肿，如果不清除也可把血液掏掉一部分，减轻压力。但腔内技术无法清除，国内有些专家已经报道，确实要清除血肿时，一旦发生腹腔高压综合征，病人的死亡率会增加，会影响呼吸、心肺功能，血流动力学不稳定。所以腹腔高压综合征，对总体死亡率是有影响的，更容易发生后期的多器官衰竭。因此，如何提高腹主动脉瘤破裂的疗效，也一直是我们探讨和思考的问题。

首先是要建立规范的救治流程和高素质的团队。急诊科、麻醉科、手术室、导管室要密切配合，血管外科医生第一时间要做出诊断。疑似腹主动脉瘤破裂，循环不稳定，立即手术。有条件的，在杂交手术室行球囊阻断造影，条件符合的，就做腔内治疗，不符合的就做开放式手术。流程要快，需要各科整合。病人一旦来了，马上要各就各位，什么东西都要准备好。要备好血源，使病人收缩压维持在70～90mmHg比较好。在我们城市周边，比如距医院2小时车程，我们开车去抢救都救过来了。遇到这种情况，可以让当地医院先打开，先慢慢输点血，控制低血压，有时压一下，等我们赶到后马上手术，我们已救治了十几个病人。在等待我们的过程中，不要发生第二次破裂，有时一着急就深压，一深压就出现第二次破裂，这样就很难控制了。球囊阻断是腔内治疗的第一步，如果循环稳定，就直接上主体。基层很多三甲医院都有杂交手术室，有的比我们的杂交手术室还好，大而且宽敞，设备也先进，做开放性手术可以，做腔内治疗也可以。要有侧切的开放性手术和EVAR手术的经验，这很重要。不管做哪一种，如果缺乏经验，手术超过2小时就很危险了。关于器材，做腔内治疗的条件更高一些。腹腔高压综合征关键是要监测。要监测膀胱压力，如果超过了25cmH$_2$O，就一定要开腹探查，释放压力，缓解后再把内容物放回去，至少不让多器官比如肠管出现坏死。

总之，对腹主动脉瘤破裂的治疗，仍然需要不断积累经验，探索快捷有效的救治流程，还要有熟练的外科和腔内技术，才有望提高救治率。进一步的研究包括探索腹主动脉瘤破裂病人发生的病理生理变化，并发症出现的时间，如何尽量减少围术期并发症。建立腹主动脉瘤破裂救治团队，从急诊室到杂交手术室形成绿色通道，非常重要。现有的临床研究显示，外科手术和腔内治疗效果无显著性差异。我们需通过进一步研究寻找证据，看究竟哪一种方法更好。此外，要根据不同医院的条件和不同医生的经验来选择做开放性手术还是腔内治疗，这很重要。

激光原位开窗技术中的细节

◎陆信武

主动脉的弓型及分区,与开窗有很大关系。开窗有很多方法,包括应用各种导丝、穿刺器具,以及返回真腔的器具等;可以用射频,也可以用准分子激光开窗。准分子激光能够贯通一些人造血管,但最大的问题是磁波非常多,容易产生卒中,所以在临床上应用并不广泛;更多用的是静脉腔内的激光,波长是810~1100nm,顶端温度达1000℃,可以穿透目前临床上所有可用的覆膜支架。这一波长的激光能被吸收,主要是血红蛋白和水;产生的气泡大部分在5秒内都能被吸收掉,所以很少出现神经系统并发症。最主要的还是这种激光的穿透力只有0.3mm,如果打到主动脉上,不往前推,一般很少把主动脉打散。

激光开窗有很多细节需要提及。第一是用球囊,开窗的初始球囊,常用4mm或5mm的,外径较小,因为是带球囊用的。预扩张和后扩张的球囊最好是高压球囊,特别是三开窗时,用一次大球囊打爆会引发卒中。我们一般要打到2次才能打开。在支架的选择中,如果在左锁骨下只单开窗时,任何一款支架都可以;但双开或三开时,最好选跨弓支架。现在临床用的大部分是裸支架,特别在双开时,裸支架的边刚刚抵达肾主动脉的位置,很容易出问题。分支支架可选支撑力强度较大的支架,可以用裸支架,也可以用覆膜支架,要根据病变情况,如果是动脉瘤,大部分用覆膜支架,如果病变在小弯侧,也可以用裸支架。

关于鞘和粘连管,我们多只用一次,最主要为转流用,包括WIFI,它主要是用来固定光纤。临床上很多使用的是600μm的光纤,比较硬,不能顺应到达血管的相应部位;200μm的光纤比较软,400μm的光纤也行,可以跨过所有弯曲的血管。之前必须要进行测试,在做之前要剪掉一点,否则会有碳化效应,做完后光纤转不回来很麻烦。我们主要用球囊带着光纤做,用WIFI固定,到达部位后,用球囊的Mark做标记。到达相应部位后,启动激光,只要光纤顶在膜上,基本都可以打破。打破后,一定要确定光纤球囊是否进入覆膜支架里,证实的方法很多,可通过造影,也可通过导管法。根据跟踪血管的情况选择不同球囊,放置不同支架。中国人无名动脉通常是 15~16mm,我们在临床上很少有这样的覆膜支架,所以都是剪掉一半用,但剪过后有毛边。做双开或三开时,一般要做断流。

单开窗比较简单,用一个光纤抵达相应部位,然后扩张,扩张后安置支架就完成了。双开窗难一些。早期做双开窗不做断流。颈动脉开一个窗,一般 1 分钟内就可完成,但医生精神非常紧张,因为不做断流,一个动作不到位,就很麻烦。事实上,最早做三开窗时,也不做断流,一个手术下来,所有的人都很忙,因为在做之前,要求所有的人知道自己做哪一个步骤,哪一个步骤都必须按总要求来,一个步骤出问题,可能就过了阻断时间,因为支架是放到位后再开窗,所以很紧张。关于 I 型主动脉夹层和主动脉瘤的一次性治疗,双开和三开都用一个断流系统。做三开首先开的是颈总动脉,其次是无名动脉,即先把颈总动脉开完,然后把断流换到无名动脉。前不久我们做过一例无名动脉夹层,颈总动脉相对好开,但对于特别大的动脉瘤,因为瘤腔很大,开口刚好走侧后,很难把鞘或光纤顶在膜上,最后我们还是双开后把它关了。对于三型弓,有的不好办,一定要把光纤送到覆膜支架上,我们有专门开窗的鞘,这个鞘的主要目的是保证光纤在中间出来。我们用鞘的姿势,常常顺着导丝的方向,顺着血管边向外行走,支架可能会出现一定角度,这就可能带来问题,如果有鞘,就能用双导丝,把一根导丝放到动脉,调整鞘的方向。为什么不用调弯鞘?现在手头上的调弯鞘,周径都在 20~30mm,常常在手部下只有 8mm,调弯后再进入小血管,根本没法调弯。另外,光纤硬度强,调完后根本没法过来。我们做了 75 例病人,在这个过程中,有 2 例死亡,一个是心包填塞就发生在手术台上,做完后血压就下来了。一边做,血压一边下降。麻醉医生问是不是导管问题,半小时后,血压还是上不来。另一个心包填塞的病人是 2 型主动脉夹层,当时意识到心包填塞,做心包抽血,一共抽了 1000ml 血,手术还是完成了。做开窗技术,要意识到有心包填塞发生的可能。另外,要考虑卒中并发症的问题,我们有一例并发卒中,当时没用高压球囊,用的是普通球囊,打爆了,大的球囊、深度的球囊,充气后有打爆的情况。但这个病人没有产生任何其他的副作用。

对于激光开窗只要能到的部位,一般成功率较高,死亡率较低。我们做了近 100 例,有 28 例三开窗,17 例双开窗。对于三开或双开,要有程序,最好在之前做一次单开,熟悉这个程序,再做双开或三开。做双开或三开,最好做断流,这样会给医生充分的时间,转流可以慢慢做。熟悉每一个技术细节和操作流程,可以减少并发症。另外,支架的选择也很重要。

术中瘤腔内聚焦治疗腹主动脉瘤

◎陆清声

本文介绍一种简单，但能解决复杂问题的技术。近端内漏，特别是 Ia 型内漏，是主动脉瘤腔内修复（EVAR）治疗失败的重要原因。手术中碰到这种情况会很麻烦。较为理想的情况是瘤颈长度至少 15mm，瘤颈角度小于 60°，瘤颈形状是直筒型，瘤颈质量是正常主动脉。但如果碰到瘤颈非常短的病人，用开窗还是用烟囱？瘤颈非常扭曲，我们要用一段光纤或用裸支架把它抻直。瘤颈形状不规则，用什么方法避免 I 型内漏？钙化比较很厉害，放完支架后，缝隙很大，内漏就非常厉害。

我们用的器具比如一些贴服性好的器具，可使适应证有所改变，可使瘤颈长度为 10mm 的或角度大的也能得到治疗。但是进一步怎么办？目前全国都在试用的一些方法，比如烟囱、开窗、分支和裸支架等，这些方法要么贵，要么操作起来非常复杂、非常耗时，不能在全国所有中心开展。我们想到了一种办法——打蛋白胶，这种胶在腔内不常用，但外科医生做大手术常用，比如用于吻合血管。血管冒血，将这种胶喷在冒血的地方，一会儿就把血止住了。我们能不能把这种胶直接打到瘤腔里的接缝处呢？其实和用在吻合口或局部注射一样。

我们有一个病人，瘤颈扭曲且短，通过反复定位，最后锚定在了肾动脉下。为了精准释放支架，在释放前再反复定位，最后慢慢释放支架。释放结束后留一根导管在瘤腔里面，在支架外面有另一根导管，专门留在瘤颈部位。释放完毕，打造影剂，发现造影剂是流动的，可能存在 I 型内漏，我们把球囊阻断掉，把近端的肾动脉保护起来，同时把近端血流阻断掉，再往里打蛋白胶，在管子里留一点造影剂，可以显示蛋白胶的弥散情况。在瘤颈部位反复注射，然后把球囊松开，血流恢复，发现里面的造影剂不动了，说明里面已经凝固。再造影，近端的内漏一点都没有，保持通畅。另外一个病例，瘤颈成"T"形且短，放完支架造影发现内漏非常厉害，按上面讲的方法近端阻断，保护肾动脉，阻断近端血流，瘤腔内预置一根导管，然后往里面打生物蛋白胶。同样，当近端阻断松开后，瘤腔内造影剂不动，说明已凝固。再造影看一点内漏都没有。我们不仅通过造影法显示有无内漏，还可通过所置导管进行瘤腔测压，来显示内漏情况。在放动脉支架之前，看它的血流和血压。放入支架后，如有内漏，血压会有所下降，但波动很大，等打完生物蛋白胶，再去测压，虽然保持一定压力，但没有波动，说明近端内漏已封闭，而且非常完整。

上述方法并不是近几年才用的，我们很早就用过，也曾经在英文期刊上发表过文章。为什么现在才大范围介绍并希望在全国，甚至全世界推广？因为需要时间检验，我们担心蛋白胶的副作用，蛋白胶是纤维蛋白原和凝血酶两种混合物，打后会不会将来被溶化掉，被自己的纤溶系统溶化了，I型内漏重新出现？会不会漂到远端，引起腰动脉栓塞，引起截瘫？会不会引起肾动脉逆向栓塞，会不会漂到髂内动脉去？经过多年的检验，我们发现远期效果非常好，整个围阻期并发症的发生率非常低，我们觉得安全，所以值得推广。它的基本原理就是把动脉瘤腔当作一个囊袋，用蛋白胶把里面填满，不只是助凝，其实是把整个瘤腔完全血栓化了。它完全降低了瘤腔内压力的波动，因为阻断后，保证近端不往上流，瘤腔内的血流速度很慢，有一定促凝时间。采用这个办法后，适应证可以扩展，瘤颈长度在5mm之内都可以做。瘤颈角度大到90°也可以做，对瘤颈形状无要求，瘤颈质量就算不好，也可以做。

腹主动脉瘤破裂可以用这个方法而且效果非常好。腹主动脉瘤破裂无论发生哪型内漏，都难以忍受，如果出现腹腔高压综合征更是如此。我有一个休克的女性病人，年纪非常大，用这个方法做腔内治疗，给她放了支架，之后发现有内漏，但不知是几型。无论是几型都给里面打满，不只在近端，在瘤腔内包括接头处等都打上。打完后一点内漏都没有，大大减少了腹腔高压综合征的发生率，也不会有II型内漏进去，瘤腔整个都变实，不会再有血液渗进去。这个方法完全可以减少EVAR术后并发症，给做EVAR术树立更大信心。

综上所述，对于瘤颈小于10mm，甚至是5mm以内的，瘤颈角度大于75°，甚至达90°的，瘤颈严重钙化，有瘤颈附壁血栓的，我们这个办法都适用。在急性期，所有破裂的腹主动脉瘤都可以用这个方法。

CEA 的争议热点与整合医学思考

◎ 曲乐丰

在颈动脉狭窄的外科治疗中，有颈动脉内膜切除术（CEA）和颈动脉支架（CES）等方法。自 20 世纪 50 年代直到 90 年代初，经过不断的循证医学验证，CEA 确实安全有效，得到国际公认。CEA 开始于 1951 年，有据可查是 1953 年，经历了 10 多年后，学者才发表了相关文章。CEA 的术式在不断改进，早期都是一些探索性的手术方式，包括切除、重建及外翻式术式等。我国 CEA 的发展，得益于两个方面：一个是血管外科的发展，以汪忠镐院士为代表，1983 年就做了一个相关手术；另一个是神经外科的周定标教授，他 80 年代末回国，一直致力于颈动脉相关手术的开展和推广。CEA 手术真正在全国大范围推进，应该感谢当时的国家卫生部（现卫生计生委）王陇德副部长和巢宝华处长，他们在政府方面做了大量的支持工作。我去德国进修的那个地方，一年 CEA 可以做到 1300~1500 例，病例非常多。

我回国后在这方面做了一些相关技术推广和带教工作，得到了政府的关怀和认可。当然也总结出目前的几个问题。第一，关于概念。我们经常讲的 CEA——颈动脉内膜切除术，一开始这个概念我也接受不了。为什么要切颈动脉内膜呢？实际上切的是颈动脉内膜的斑块。血管壁分内膜、中膜、外膜，我们主要是切内膜上的斑块。有的医生做手术，层次搞不清楚，到底是切内膜还是切斑块。所以，有些医生，包括一些大医院的医生，手术过程中使劲剥，剥完后血管都烂掉了，又渗血，最后缝，缝完后形成一条棍，最后颈动脉闭塞了。所以，对这个基本概念的理解非常重要。第二，手术方式。一提颈动脉内膜手术，大家自然认为是一种手术，包括几种术式：A 术式国内还是主流，但在国外越做越少。因为大量的循证医学证据发现，这种手术围术期的并发症和远期的通畅率都比较差。B 术式是补片式的，用或不用转流管；C 术式是外翻式的。当然 B 和 C 都可用转流管，也可以不用转瘤管，这两种方式是主流，因为围术期并发症率低，远期的通畅率效果比较好。D 术式为实在没办法时，如果把血管剥烂了，可以做 D 术式，有人用静脉，也有人用人工血管来做相关手术。

哪一种术式好，哪一种术式快？各有优缺点。我们讲整合医学，应该对每一个病人的全身情况和局部情况进行评估，然后再决定用哪一种术式。我有一个 70 岁的女性病人，同时患有糖尿病、颈动脉狭窄。对她而言，CEA 的效果就比 CES 好。在 CEA 术式选择中，外翻式比补片式效果好。我个人做外翻式更多一些，这个术式比较简洁、快速，从切皮到缝皮大概三四分钟就好了。还有很多相关的好处，比如在清除斑块的同时如果冗长可以做一个矫正，把吻合做一个成形。选择手术方式，应该是个体化选择。直接的缝合方式，国外做得越来越少，国内包括神经外科很多人都还在用这种手术方式。我看过一个病人，术前用双抗，要做 CEA，哪种手术方式更好呢？我们用外翻式，因为外翻式用的是自己的组织和自己的组织吻合，出血少。这个我有过教训，过去碰到过一位病人，做了补片式手术，大概 20 分钟做完了，结果针眼一直出血很厉害，因为用过双抗，止血止不住，出现很多细节问题。伴有冗长，外翻式可能更好一些，如果治疗后再狭窄，当然首选补片式，如果很冗长，可用外翻式，也可做其他相关手术。

神经外科一直在用显微镜做，血管外科直接用裸眼做，哪个更好？很难说哪个好，但要把握一个原则，比如神经外科讲究精雕细琢，血管外科讲究行云流水，但在做的过程中，都要有爱护组织的观念，不要把血管内膜剥完了，使劲擦，把血管外膜的神经网和交感神经全给破坏掉了。把组织破坏掉了，将来会产生再狭窄问题。另外，剥离到什么程度为好？要用放大镜看，都会看到毛毛须须的东西，只要没有大的漂浮的东西，就早点结束。血管做了手术后，有一个重新内皮化过程。首先是蛋白沉积，血小板沉积，到最后慢慢内皮化。内皮细胞在体内有三个来源，它自己可以内皮化。最后，缝的针距是不是越密越好，我的观点是，只要缝的过程中，缝得不漏血就行。缝得过密有一个问题，时间长了，对血管损伤大；缝线留得多，容易产生内膜增生，继后再狭窄。

我对 CEA 操作过程中有一些相关的理解，可能和很多人不太一样。第一，就近原则。作为血管外科医生，做常规开放手术，有一个基本原则就是就近原则，解剖血管时要靠近血管。第二，锐性原则。一把剪刀，一把镊子，靠近血管直接解剖就完了。第三，减少损伤。在手术过程中，发现出血，双击电流就去烫，损伤了血管外膜。血管外膜中有很多交感神经网，也有很多相关滋养血管，损伤之后，容易引起将来再狭窄。第四，操作适宜。在做 CEA 时，不是只把内膜斑块拿掉，同时要做血管相关的剪裁和吻合后成形。所以，在操作中要安全、快速，避免相关并发症的发生，这非常重要。很多人认为缝得越多越好。2000 年我在中山医院做博士后时，做过一个课题，将血管用 7-0 的缝线缝合与用胶水粘起来相比较，再用扫描电镜看，缝线放大几千倍，那几个 "0" 就像房子里的几根大柱子，非常大，里面也不光滑，不平整，坑坑洼洼的，但不用担心，人体有自然的修复能力。所以，我们对现在外翻式的相关缺点进行了改进，收到很好效果。

很多人做手术，都是直接切断，这对颈内动脉容易处理，但对颈总动脉、颈外动脉则不容易处理，所以切口的位置一定要合适。既可以把颈内动脉，也可以把颈总动脉和颈外动脉处理到，要把整个内膜斑块拿出来。在手术时，颈内动脉要往上剪剪，颈外动脉往下剪剪，然后做一个吻合后的成形。当然皮肤可以做横切口，也可以选颈外动脉的入路。大家都认为 CEA 是预防卒中的，确实可预防卒中，但在临床工作中也发现它对认知功能有比较好的改善。我们也做了一个单中心、小样本的对照研究，证明 CEA 术后，病人的视力、视野、认知功能等都有不同程度的改善。

总之，虽然 CEA 在国内开展的时间不短了，但开展得并不是非常好，特别是在血管外科，开展得并不很理想。观念的认识、术式的选择、操作中的一些纠结，都对这项工作的开展有重要影响。我曾问美国麻省总医院的血管外科医生，在美国，CEA 是神经外科医生做，还是血管外科医生做，他说 90% 以上是血管外科做；然后我又问英国血管外科学会的主席，他说英国 95% 以上是血管外科医生做。我们的神经外科医生就哑然了。我们的血管外科医生要对这方面高度重视，好好推广。不仅要做这项工作，而且要做好这项工作。

主动脉夹层逆撕的整合治疗策略

◎王文辉

现在发生主动脉夹层逆撕的情况比较多。对主动脉夹层,在临床上是与时间赛跑,时间就是生命。在主动脉夹层中,A型夹层比例少,占5%~25%。由于我是介入科医生,因此,更想推荐和论证的是对主动脉夹层的腔内治疗。对于高龄病人,外科手术限制比较多,手术并发症也多,很多文献回顾,开放性手术的死亡率还是比较高的。

在国内,2002年王志平教授开展了第一例逆撕主动脉夹层病人的手术,效果非常好。还有张学梅教授、舒畅教授等,都给我们做过指导,有很多的病例报道。可以说,腔内逆撕A型病人,通过腔内阻隔治疗,可获得非常好的效果。

我们现在也想去做一些其他尝试,比如一名64岁的男性病人,高血压病史20年,突然发病1天,可以看到主动脉周围有血肿,而且很大。术中看到破裂口比较远,我们就移到左侧锁骨下开口,覆膜标记线,准确放上后,看到转灰。术后1周,常规CT复查,看到血肿密度减低,但体积好像有增大,1个月时看到明显缩小,4个月时完全吸收。另一例病人,有一个窄腔,密度很高,在主动脉右侧有血肿,当时看到累及面比较远,所以就实施了人工血管再加支架腔内隔绝,做完后,逆撕和夹层隔绝非常好。第三例病人,是逆撕A3型。我们靠左锁骨下进行了隔绝,复查时候看到血肿没有吸收,肯定有问题,病人症状也没缓解,再复查时看到在升主动脉有一个破裂口,紧急请张小明教授来院会诊。他说可能在术前,在升主动脉上有一个小破口没有发现;我们紧急调集了所有的原始数据,结果发现,有一个不足1mm的小口子,隔绝后出口破了,下口变得很大,紧急做了一个下壁手术,病人没有出现大问题。第四例是公安局的一名同志,在执勤时突然发病,非常危重。检查发现破了一个口,比较远,我们沿着左锁骨下进入,做了一个隔绝术,术后病人生命体征平稳,在ICU住了6天生命体征维持很好。转回我们介入科前，做 CT 显示胸腔积液吸收非常好，1 个月时吸收更好。对于这种逆撕夹层，是急性期做开放手术，还是腔内治疗，是在急性期做，还是在慢性期做，以及怎么选择合适的锚定区等，我想应该根据破口位置、逆撕程度、和局部的关系，来设定支架锚定区和术中对三分支的处理预案，然后观察。

关于支架大小的选择，按照文献，大部分是 15% 或者 20%，也有人认为可选 25%。我们选了一个最小的 10%，只要术中没有内漏，随后观察发现效果非常好，术后整体恢复非常平稳，无一例死亡。此外，是在急性期，还是在慢性期做手术？大部分文献都建议在慢性期做，可能是因为内膜比较稳定，不会出现并发症；但我们的病例，在急性期处理后血肿吸收非常快，整个生命体征非常平稳。所以，手术时机要力争在急性期，然后去做腔内隔绝术，有利于主动脉的重塑，血肿吸收比慢性期快。慢性期可能血栓化比较慢，死亡风险相对较小。支架大小的选择有人靠 CT，有人靠弥散光谱成像（DSI），我们将 CT 和 DSI 整合考虑。如果 CT 测得的体积小，DSI 测的体积、宽径和直径比较大，我们一般坚持比较大，给病人做不大于 10% 的支架，就可避免内漏的发生，还可避免内膜损伤形成新破口。锚定区要根据逆撕延伸的距离，设定支架壁膜区的锚定点，可以获得非常好的效果。

总之，全国的神经外科医生和介入科医生要团结起来、整合起来，让病人能够获益最大。

一站式杂交技术对弓部主动脉夹层的整合治疗体会

◎刘建林

主动脉夹层动脉瘤是一个灾难性的临床急症,死亡率非常高。过去的外科技术或介入技术,对很多单纯的主动脉夹层可以治疗;但问题是,不管是 DeBakey 分型还是 Stanford 分型,都未涉及弓上的几个分型,临床处理起来很困难。

临床上,有时善于介入的就单纯做介入,但单纯的介入手段有时很困难,不能够完全保证脑或者上肢的血供。而单纯做外科手术,可能更复杂,死亡率更高。能否把外科技术与介入的技术整合起来以更好地治疗?单纯介入的高手,可以开个窗,还可以做烟囱。但如果病人没有经济实力,即便很好的介入方案,还是做不了。我们想,能不能既少花钱,还能解决问题呢?我们想到了杂交技术,就是一站式杂交技术。在杂交手术室,我们通过介入方法,重建可能因介入带来的脑内缺血,然后再实施手术。

我们做了一些尝试。有个病人是动脉瘤,我们给他做了颈动脉的救治,右侧颈总动脉到左侧颈总动脉的杂交,把左侧的颈总动脉在左侧锁骨处直接覆盖,结果相当不错,这是一种杂交技术。可以看到,脖子上仅做了一个架条,用覆膜支架覆盖,效果不错,花钱又不多。做了颈-颈杂交后,即右侧颈总动脉到左侧颈总动脉底下血管一覆盖,就完成了治疗。手术过程中掰开两边切口,直接搭上人工血管,做一个引流,然后做支架,一切除,效果也不错,在杂交手术室一次完成,能少花很多钱。还有穿透性的溃疡病变,看着很简单,但发现无名动脉完全畸形,如若覆盖,有可能把一侧都覆盖了。怎么办?现在我们采取的技术是,右侧颈动脉直接连到右侧锁骨下动脉,做一个旁路直接盖,比较简单。对非常复杂的病人,既有大夹层导致的夹层动脉瘤,同时又有无名动脉发自假腔,盖完后就是个优势的假腔,对这样的病例可以采用基本的一站式杂交技术。用管子把患侧无名动脉直接堵上，堵完后，右锁骨下动脉直接封堵，防止内漏，同时做一个左侧颈总动脉到左侧锁骨下动脉的旁路手术，用人工血管直接覆盖。基于这样的技术，我们有了不同分型，而且据此采用不同的方法。比如 A3 型夹层，左侧锁骨下动脉直接封堵就没有问题，个别病人封堵后会有一些缺血症状。对 A2 型夹层，一般要封颈总动脉，通常需要在颈总动脉到右侧颈总动脉做一个旁路，或在左侧颈总动脉到左锁骨下动脉做个旁路，这样能恢复脑血流，防止脑梗死的发生，可直接用覆膜支架封堵。有的病人可做颈总动脉到颈总动脉的旁路，再做颈总动脉到锁骨下动脉的旁路，然后用人工血管封堵。当然这涉及面更广，可以三开窗、四开窗。但我们这里一缺乏技术，二缺设备，加上还缺钱。没钱有没钱的方法，给病人做旁路，再融入血管，封堵。采用的大部分是 8mm 的人工血管，相对比较粗，现在新兴的快速覆膜人工血管，远期通畅率可能更好。一站式杂交技术的远期效果到底怎么样，我们开展的工作还不是非常多，时间也不够长，结果还在密切随访中。

所以，对于特定累及弓上的一些 Stanford B 型的主动脉瘤，我们可以采用一站式杂交技术。对部分病人，尤其是年老体弱、呼吸比较差、开胸风险比较大的，以及经济条件差的病人，不失为一个很好的选择。近期效果满意，至于中期和远期效果，还需要进一步观察。

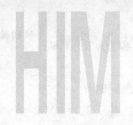

Kommerell 憩室合并迷走右锁骨下动脉的手术及腔内治疗

◎禄韶英

本文介绍一则个案。病人76岁,以"间断胸闷气短1年"之主诉入院。1年前病人无明显诱因出现胸闷气短,于活动后加剧,在心率加快和血压增高时,气短尤为明显,就诊于当地医院按呼吸系统疾病给予药物治疗,未见明显好转。近5天,上述胸闷气短症状突然加重,遂来我院。入院查体,血压高达230/100mmHg,呼吸频率35次/分,端坐呼吸,两肺管状呼吸音和哮鸣音。实验室检查无明显异常。CT血管造影(CTA)提示主动脉弓先天畸形,降主动脉至胸主动脉可见动脉瘤形成,右侧锁骨下动脉迷走于降主动脉起始段背侧并被动脉瘤累及,左椎动脉起始于主动脉弓,符合Kommerell憩室合并迷走右锁骨下动脉的表现。CT重建发现,动脉瘤对主气管和左侧支气管有轻度压迫,但气管受压程度较轻,理应不至于引起明显的呼吸困难。经过文献检索发现,由于动脉瘤紧邻气管,当主动脉搏动时,特别是在心率加快和血压增高时,气管上的神经反复被主动脉刺激,病人就出现非常急迫且气短的表现。

Kommerel憩室首次由Burckhard Friedrich Kommerell于1936年提出,其主动脉弓变异与我们的病例极其相似,如果不积极治疗,不仅病人的胸闷气短无法有效缓解,更有动脉瘤破裂危及生命的风险。病人的症状很复杂,且是一个典型的2型弓,锚定区非常短,支架释放后会不会发生内漏?后来根据病人三维重建的结果,我们设计了一个手术方案,先行右侧颈总动脉-右锁骨下动脉转流术,结扎右锁骨下动脉近瘤体端,然后行胸主动脉瘤腔内隔绝术。支架紧邻左颈总动脉释放。非常幸运,虽然有一些内漏,但是左椎动脉完整保留,支架的锚定也非常好。病人1月后门诊复查CTA,瘤腔已被完全隔绝,无明显内漏发生,右侧锁骨下动脉转流后非常通畅,病人已无胸闷及气短表现。

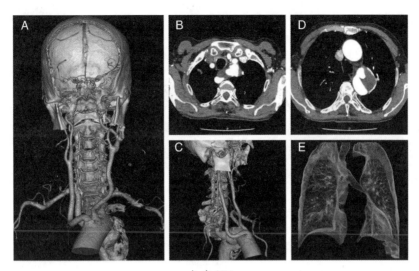

术前 CTA

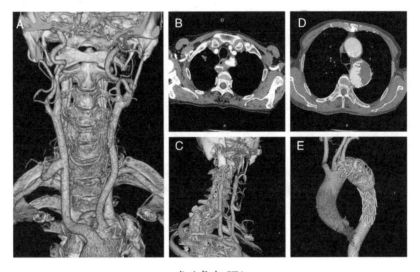

术后复查 CTA

颈动脉狭窄内膜切除术须知

◎史伟浩

　　颈动脉内膜切除（CEA）手术是治疗颈动脉狭窄的一个传统手术，在30天围术期脑卒中发生率和死亡率方面，CEA明显优于颈动脉支架术（CES）；从远期再狭窄发生来看，也是CEA优于CES。在我们中心，除以下情况，如颈动脉夹层、颈动脉狭窄有一侧能即刻处理但有另外病变、术后再狭窄、串联性病变、病变位置过高或过低、颈动脉发育不良、一般情况比较差没有条件做手术、病人只愿意做CES不愿意开刀，除此之外，CEA是首选的治疗方案。

　　在进行CEA前，有些问题需要讨论。首先是手术支持的把握问题。对一个无症状颈动脉狭窄的病人，CEA的效果是否优于现在最好的药物治疗呢？20世纪八九十年代的研究结论是，CEA手术可以降低无症状重度颈动脉狭窄病人5年围术期同侧脑卒中的发生率，但前提是与药物治疗即阿司匹林的对照。近20年来，内科药物治疗发展有很大进步，生活方式也有进一步改善，导致无症状颈动脉重度狭窄的病人脑卒中发生率有显著降低。从20世纪80年代每年的3%~6%，到现在已降到每年不到1%。所以，有文章报道，对无症状中度硬化狭窄的病人，内科药物治疗应该作为首选治疗方案。对任何颈动脉硬化狭窄的病人，都应该重视在术前进行多角度的评估。现有的手术指征，更多是从狭窄度方面考虑，忽略了病人的现状，忽略了斑块本身的易损性，忽略了病人情况对手术效果的影响。通过术前多角度评估，可以从中筛选出真正高危的病人来进行CEA手术；而且在术前可以充分评估手术风险，从而指导治疗方式的正确选择，使病人最大程度从CEA手术获益。

　　从症状评估病人是不是真正属于有症状的颈动脉硬化狭窄，需要建立一个多学科诊疗（MDT）团队，要有神经内科医生参与进行专业评估。除一般症状外，有无典型的卒中表现，此外，现在越来越多地认识到，颈动脉硬化狭窄会导致某些认知功能障碍，所以现在把认知功能作为 CEA 干预的一个指标。对每个病人在术前和术后，都要用认知量表进行评估。我们的经验是，部分病人通过 CEA 手术后认知功能会有改善。

除症状评估外，对斑块的易损性也要进行评估，这非常重要。斑块易损性评估包括：斑块有无溃疡、表面纤毛是否完整、是否有破裂、斑块内的血供情况及有无出血。我们中心最常用的手段是磁共振血管造影（MRA），用一个对颈动脉便利的线圈对斑块进行评价。国外文献报道，通过 MRA 可以对斑块进行评分，首先测量颈动脉壁的厚度，如果小于 2mm，可认为是低危的斑块。如果大于 2mm，可测斑块内脂质核心的比例：如果小于 20%，可以认为是中低危斑块；如果脂质核心成分在 20%～40%，可认为是中高危斑块；超过 40% 的是高危斑块。我们中心还采用颈动脉超声造影，可以鉴别某些斑块的新血管，如果斑块中新血管比较多，这类斑块有破裂风险，属于高危斑块。所以，对一些颈动脉硬化，并有高危斑块的病人，即使狭窄度不到 70%，也要特别注意，应该及时进行外科干预。

除了斑块评估，还要对病人进行评估。因为有斑块，有狭窄，有闭塞，但病人不一定有症状。因为颅内有一个威廉斯环，可以通过"全球通"补偿，也可以通过眼动脉的开放进行代偿，我们要干预的病人是有狭窄、闭塞，且颅内代偿不是特别充分的，如果没有这种特殊循环代偿，它的风险可高达 32.7%。如有一条特殊循环，风险可下降至 14.5%，如果有两条以上特殊循环可降到 2.7%。颅内侧支循环代偿，可以通过 DSA 来判断。DSA 首先是造影，比较直观，有的病人是通过"全球通"代偿的，有的病人是通过眼动脉或其他动脉代偿，我们可以通过 CT，对颅内代偿进行评估，这是一个好方法。

关于手术时机的选择，基本上是公认的，即在卒中高危期不建议做 CEA 手术，它会增加脑出血风险，一般建议在卒中期后 4～6 周手术，但对短暂性脑缺血（TIA）反复发作的病人，特别是对稳定的斑块，还是建议尽早外科干预。CEA 是一个比较精细的手术，有很多细节要关注。最怕的是颈动脉分叉位置比较高的病变，处理起来非常困难。针对这样的情况，可采用一个插管，使下颌下角以下的显露增加 1～1.5cm，不要小看这 1～1.5cm，可给手术带来很大方便。要充分跨在颈内动脉，前面有一些静脉，必要时可切断二腹肌，并把有效神经超前移位，建议用一些特殊角度的颈内动脉的阻断，尽可能向颅底方向，尽量在高位做一个阻断，从而给手术操作提供更多空间。

要特别重视颈内动脉远端的栓塞，特别强调早期做肝素化，一般在动脉鞘打开后，在游离颈动脉前，做一个全身的肝素化。在分离颈动脉时，避免过度触碰和牵拉。要充分显示颈内动脉远端，至少要把斑块上面的范围显示好。手术后要掌握一个合理的顺序，先颈外动脉再颈总动脉，然后再颈内动脉，保证一些碎片能够冲到颈外动脉去。关于围术期的血管治疗，我们认为一定要停，如果是二次疾病，我们中心常规不会停。要做全身肝素化，活化凝血时间（ACT）要达到

250s。对于转流管的运用,现在的主流意见是根据手术的监测,做一个转流,有一些测定方法,但现在认为,所有这些监测都不很可靠。最可靠的还是在局麻下,颈动脉阻断60%之后,病人不出现难受的情况下做转流,这是最可靠的方法。颈内动脉远端的固定也非常重要,它可以防止远端夹层的发生。我们中心常规使用人工补片,对颈内动脉很细的病人、颈内动脉成角的病人,或者二次手术的病人,特别对一些女病人,我们要用人工补片,当然人工补片使用会也带来一些问题,它操作时间长,可能颈动脉阻断时间长,在转流时,再用补片,有可能导致静脉破裂。人工补片还有感染风险,所以术后强调,要反复搓补片,并检查每一针是否有出血。

最要强调的是围术期管理,特别是血压的控制,主要是防止术中的低灌注和术后的高灌注。在术中,要确保收缩压不低于100mmHg,心率不低于60次/分。如果颈动脉牵拉有反应,在颈动脉处要做一个阻滞,通过转流保证术中有持续灌注。术后的血压对供血非常重要,收缩压一定要低于150mmHg,高过150mmHg发生高灌注的风险明显增加。关于降压药的选择,建议选用对脑血流影响小的药物。建议选用二合一,可以防止术后高灌注发生。所以,CEA手术要做好,关键在于对病人的评估,筛选出确需手术的高危病人,使病人最大程度从CEA中获益。同时,对手术技术要做到熟练,要加强围术期的监测,把可能产生的并发症阻止在摇篮中,防患于未然。

颈动脉支架术后扩的整合医学实践

◎李 雷

我们经常讲循证医学，其实循证医学有非常显著的局限性，有的可以说是致命的。随机对照研究所限制的那些前提条件，在我们现实世界中几乎很难重复，我们平时遇到的病例，真正符合随机对照研究的可能不会超过20%，80%不在其中。这些问题该怎么办？

曾经有一篇很有名的文章，分析颈动脉支架术（CAS）后扩的后果，结论是不建议后扩。原因是：第一，栓塞事件多；第二，循环控制难，颈动脉窦反射比较大；第三，大多数支架是自膨的，到时间自己能恢复得比较好。但是，如果预扩比较充分，且能避免这三个危险，后扩还是有好处。可以利用物理降压，尽量减少药物的干预。后扩的目的有几个。第一，避免亚急性栓塞。大家很少关注这个问题，手术做完了，病人醒了，好像就成了。但如果观察，这些病人大概在第四五天或七天左右，有可能发生亚急性栓塞，文献报道大概有2%。有些人有症状，有些没有症状，无症状的甚至达到5%~10%，但一做磁共振都能看到。我有一个病例，是一个次全闭的病人，在全麻下做手术，有30%狭窄，没敢后扩。情况非常好，但术后第二天发生了对侧肢体运动障碍，磁共振显示支架内有一个暗影。我们在几年前就开始关注这个问题。神经科的文献讲得很清楚，有学者对270多例病人，常规在2周时做CT血管造影（CTA），发现在43.5%的病人中会看到一个暗区，暗区或者是挤出来的斑块，或者是形成的血栓。他们的所有病人都没有做后扩，觉得后扩可能会增加栓塞事件；但我们这两年完全后扩的病人，几乎没有见到暗区，这是我坚定要后扩的第一个理由。第二，大部分卒中的血栓都发生在卒中1周之前，也就是在这1周内，很难形成一个血栓，所以大多数呈亚急性。第三，后扩的目的还有塑形。从血流恢复来讲，它的贴壁性没那么好，经常会有一些很大的龛后面留个大血龛，有时对这样的病人，我们要宏观塑形。现在我们的观念已从宏观塑形变成了微观塑形。再就是循环控制，要了解收缩压大概的变化状态，术前用一些方法，不一定是药物方法，让血压升到 140mmHg 或更高，经过预扩支架，我们可能会用后扩来调整血压变化，减少药物的使用，这样会更有好处，即用物理方法来控制血压，然后再进行后扩。有很多因素参与狭窄，而且是再狭窄独立的危险因素，如果没有参与狭窄，毫无疑问，它的长期通畅会较好。我们有一个放了支架 8 年的病人，8 年前那个支架没太膨，但膨的那个地方，曾经是狭窄的地方，现在膨胀得非常大，支架确实有自己膨胀的能力，我们做了后扩后，它能恢复得更好。

做手术要有计划，术前要有评估，可能会出现血压变化，要用药物或做好应变。一旦发生情况，比如心动过缓，做 CAS 的医生，一定要具备放临时起搏器的能力，其实很简单，比大家想得要简单得多。具备这样的能力，手术就会安全很多。此外，重要的是预防栓塞，坦率地讲，我看到很多医生连保护伞都几乎没用对。不是保护伞放上去就起到保护作用了。保护伞的贴壁必须要做伞的造影和避免位置的移动，大多数医生很少注意两个伞贴壁性的评估。当要后扩时，在后扩之前，一定要对伞做确定的贴壁性评估，用其他的伞也有类似问题。伞的正确运用及使用什么样的保护装置，对斑块做正确评估就会有相应措施。此外，可能还有一些特殊的操作，比如要有一个常规的去栓动作。

这样做完了，病人新发脑梗死的概率并没有增加，我们原以为会增加。我们觉得有三个因素最重要。第一，要有选择。以前有选择的后扩，现在我们的概念是有选择的不后扩，能后扩的尽量后扩，因为我们的主要目的是从大体塑形要变成微观塑形，就是把贴壁的、一时看不到的那些斑块，全给挤出来；此外从药物控压要尽量向物理控压改变，因为升血压比降血压要容易，要安全，我们要尽量用物理方法造成一个偏低一点的血压。第二，要有准备，说起来复杂，但很简单，要有很好的血流动力学的冗余，要给病人提供冗余，术前把血压调整足够好，要有很强的心率控制能力，要有很恰当的血栓防护，根据病变选择不同的栓塞防护方式。要有完备的器材和药物，一旦发生血栓要有取栓或溶栓的东西，要有必要的药物，要有临时的控制能力。

有些技巧非常重要，术前要有非常好的多模式的斑块性质评估方法，才能决定使用什么伞，一个伞不能适用所有病变，也不是一个伞适用所有的斑块。要非常完善地评估血流动力学和颅内血管床有无冗余，要非常规范地使用器材。最重要的是要有应急处理能力，后扩后堵伞的概率确实高，这时怎样快速处理？如果发生心脏意外，比如血压降得过低，心脏有什么问题？怎么处理？如果发生脑血管意外，应该有一套处理办法，长期结果或即刻的结果都要保证。我们是从之前血的教训中一点点总结出来的，供大家参考。

体外开窗治疗急性主动脉夹层的整合医学实践

◎李晓东

作为一名临床医生，体外开窗治疗急性主动脉夹层，我的体会最欠缺的是测量这一部分。我们每天有各种各样的病例，用各种各样的方法，有开大窗的，有开窗不放支架的，有放一个支架的，有放两个的。实际上，开出来的窗各有不同，形状不一样。开窗时，还有刻意不按照我们理解或测量的数据去开的。为什么？时间做得越久，体会越多，经验也就越多。

2014年7月，一次偶然的机会，我们做了第一例开窗，当时开的是三角形的窗。2014年11月，做了首例开窗加分支支架，做完效果很好，到2017年4月我们中心一共完成了105例开窗加分支支架手术，其中开槽开窗加支架重建左锁骨下动脉共59例，这是一个比较大的数字。双开窗加左颈总动脉和左锁骨下动脉支架重建12例。开槽开窗加左颈总动脉和左锁骨下动脉支架重建只有5例，我们现在已经不敢再做了。三开窗保留头臂干，左颈总动脉、左锁骨下动脉支架重建共6例。三开窗三大分支重建只做了1例。近期Ⅰ型内漏有11例，半年后治愈了8例，二次栓塞、栓堵治愈了2例，1例还在随诊中。近端内膜损伤2例，二次腔内栓堵治愈1例，二次外科治愈1例，术中对位不良致远期分支支架闭塞1例，脑部多发栓塞1例。我们深深体会到，在做分支支架时，如果仅仅是做左锁骨下动脉，可能觉得没有多大压力，但要碰到左颈总动脉，做到双支，甚至三支时，如果术前对三大分支的钙化、各种各样斑块的情况没有很好判断，要出大问题，病人做完后会有广泛脑组织多发缺血。

我们的经验与教训是，全面扎实地学习，掌握影像技术、介入操作技能、介入器材知识，这是体外开窗成功的基础，也是绝对的保障。其次是深弓一直移行到前上部，应作为主动脉支架裸区间断降落的禁区。刚才说的单开槽、双开窗重建左颈总动脉、左锁骨动脉，左锁骨动脉下那个地方正好放在升部和弓移行部的前上。这个位置在缩的同时，还有一个短缩的力量。我们做 5 例就发生了 2 例短缩，所以再也不敢做了。横轴位方向对位不佳，需撤回降主动脉，在直行段进行轴位方向调整，再上送到弓，反复上，上去对不准最好拉下来。在直的情况下，按照感觉差多少走多少，再送上去，这样的位置等释放时，不容易移位。我们曾经遇到过这样的情况：上去之后觉得差不多，拧的时候放不出来对准，等把后面的第一二节覆膜再往出放时，前面突然一下跑了。在输送系统里面，因为有拧的力量在里面藏着，只要一放开就会展现出来，但头端没有释放出来，头端没有打开，它的附着力又不是很稳，所以容易发生转位。

  以上几点很重要。第一是介入治疗的技术和经验，这需要时间在临床上摸索和积累。第二是工作站的工作，可能很多人都说我做原位开窗、做杂交、做烟囱很好。但是，如果把工作站做完后，就能够踏踏实实地完成相关操作了。我们医院要求做完后必须发片子，而且发的片子不是一张，要有整个界面，这样才能判断做得对不对。还要了解器材备货单，经过两三年时间，加上平时的交流，对大血管疾病的认知就要深得多。第三是植入器材的性能，一定要掌握数字，在什么地方，选什么支架。没有哪一款支架是最优秀的，要看是否把它用对了地方，发挥了作用。做开窗技术，国产的器材也可做，做弓部这一部分，往前走时，我也曾经想拿格尔的做，因为它的头端损伤内膜的概率很小，但做不成体外开窗。

椎动脉颅外、颅内段重度狭窄的评估与治疗

◎冯　骏

后循环的卒中现在越来越多,很多病人后循环症状非常明显,病因多为椎动脉狭窄。后循环缺血性卒中占整个卒中的25%~40%。椎动脉的起始部,由于动力学紊乱等原因,是动脉粥样硬化发展的一个重要部位,也是一个明确的病因。9%~33%后循环缺血病人都有椎动脉起始部狭窄。用新英格兰后循环缺血登记的年发病率预测,美国每年有1万~2万后循环缺血的卒中病人,都是因为椎动脉起始部狭窄造成的,但至今仍然未得到重视。椎动脉与颈动脉比,在病理上的形成特征是不一样的,它的动脉粥样硬化斑块比例比较低,纤维成分比较高,溃疡发生率低,狭窄是向心性的几何狭窄,病变基础不同,治疗方案也不一样。

腔内治疗的适应证包括:一侧狭窄大于50%,伴有症状;或双侧狭窄大于50%,伴有前后循环症状。如果是直直的左椎动脉,开口有一个狭窄,导丝上去,用稍硬一点的支架支撑起来,有一个好的支撑力,再做一个后扩,病人的血流就重建了,很简单。但是,当做到迂曲伴有狭窄,我们不仅要解决狭窄,而且要校正迂曲,这时支架的定位就要非常准。做右侧椎动脉狭窄,开口定位很难做,因为它拐了两层,建议用双导丝技术,一根导丝进入右侧锁骨下动脉,一根导丝顺畅地进入椎动脉,到达椎间孔段,这时定位该点一动不动,可以精确操作支架定位,最好支架出头2mm左右,然后做一个后喇叭口的定位、定形。血流就会非常通畅,预后非常好。遇到重度狭窄,右椎开口,定位后做支架成形,我们用这种方法既顺利又安全。有时椎动脉起始部还有一个迂曲,我们能不能放支架?它是唯一的椎动脉,其实是可以的,我们可用一个稍微软一点的支架——阿波罗支架,校正迂曲,可以解决开口部的狭窄,支架术后血流通畅。有个病人的右椎动脉的开口狭窄,伴有颈端迂曲,术后部分校正了迂曲,开口狭窄完全解除。双导丝技

术怎么做？开口如果有一个反角度，导丝很难正向回弯，进到椎动脉的椎间孔段时，可以进行导丝的塑形，导丝的弯曲度大于血管的 1.2 倍，我们就可以找到开口，然后顺向反角度进入椎动脉，最后在开口部定形，精确释放支架，血流通畅。当然，只有技术娴熟时，才可以用这种方法，如果技术不好，对初学者，最好还是经过脑动脉，直接右椎开口，可以非常好地放置一个定位支架。

有一个双椎动脉狭窄的病人，经股动脉穿刺，先做主椎动脉开口的一个支架，右椎开口有明显的反角度，可能小于 30°。能否同样通过正向法解决？我们用一个双导丝腾拉技术，进导丝后，把支架送到位，完整释放，狭窄解除。开口部位做完后，有的病变已经升到颅内，颅内病变该如何处理？有个病人右椎动脉完全闭塞，左椎起始部迂曲，颅内"V"字段重度狭窄，基底动脉和双侧后动脉几乎不显影，即次全闭塞。这样的病人后循环缺血非常严重，我们做了 CT 灌注成像（CTP），看到缺血非常明显，病人即将出现不良后果。病变直接进入左椎动脉的椎间孔段。我们用导丝轻柔地通过次全闭塞部位，放入基底动脉，球囊预扩，最后支架成形。原来的狭窄完全消失，而且基底动脉和双侧大的后动脉显影非常好，病人的症状立刻解除。

还有一个右椎动脉闭塞、左椎动脉迂曲、颅内基底动脉次全闭塞的病人。病人走路不稳，无法正常行走。我们用导丝通过次全闭塞，先用小球囊预扩，再用大球囊预扩，显影非常好。这时放支架还是不放支架？基底动脉这个地方有很多穿支动脉，直接供应脑干和小脑，这个地方不要拿支架过多去挤压斑块，可能会造成穿支病变，应该就此收手。

我们还有一个病人，双颈动脉狭窄，双椎动脉闭塞。双侧的椎动脉闭塞，一个是起始部闭塞，一个在颅内段的"V"字段闭塞。病人症状非常重，眼睛不开，床下不了。放一个盆放在床边，过一会吐一口，一天要吐十几次。我们首先做了一个右侧颈动脉的成形，放了一个支架，通过右侧前循环，对后循环有部分代偿。然后在全麻下，进入右椎动脉的一个闭塞部位，导丝通过后，用小球囊先预扩，再用大球囊扩。血流改善，基底动脉显影。这时放支架还是不放支架？我们发现里边的血栓负荷非常多，这时候放支架有可能把血栓挤到穿支动脉，因而决定后续双抗加抗凝。用药为阿司匹林加氯吡格雷片，然后给予磺达肝癸钠（安卓）做抗凝。术后 3 个月做了 CTA，右椎动脉颅内段通畅，虽然有一些动脉硬化钙化的成分，但血流不受影响。颅内 CTA 显示双侧大脑前、大脑中动脉血流都很好，后循环也很好。

小结如下：第一，后循环缺血占卒中的 25%～40%，椎基底动脉病因是主要的；第二，双导丝技术可为椎动脉开口、部位支架的精准定位创造有利条件；第三，在做血管内治疗时，如果椎动脉远端直径大于 3mm，病变是溃疡型有高栓塞风险的，建议用远端保护伞装置，如果没有可以直接上支架；第四，椎动脉开口处，支架最好出头 1～2mm，做一个喇叭口的塑形，有利于规避再狭窄；第五，椎动脉的"V"字段至基底动脉成形术后，再狭窄小于 30%，术后双抗可有效预防急性原位血栓形成。

溶栓在下肢动脉硬化闭塞治疗中的作用

◎张望德

下肢动脉硬化闭塞治疗方法很多。对长段闭塞病变的介入开通，曾经认为是难题，随着技术的进步和器材的不断改进，开通长段闭塞性病变逐渐变得不是太困难了。但是，在长段开通过程中，很容易遇到合并血栓性病变，这部分病人治疗起来常常比较棘手。过去有些学者尝试做杂交手术，杂交手术也确实有效，但创伤相对还是偏大，还有其他一些问题有待解决。传统溶栓术有其应有的地位，临床应用有其合理性。对急性缺血血栓的紧急清除，国内外的指南已经达成了共识——或者用药物的方式，或者用经皮血栓机械清除（PMT）方式。但对慢性闭塞性病变合并血栓的情况，还没有涉及。

主-髂动脉硬化闭塞长段病变，介入开通常常很困难。分析病史、结合影像学检查，很多病例应该是在狭窄基础上合并血栓形成。我们尝试先给置管溶栓，溶栓后产生了奇迹。有个病人病史超过半年，加重3个月，下肢间歇性跛行，最后做了介入手术，先行导管溶栓，每天75万单位尿激酶，3天后，主动脉末端血栓居然溶开了，两侧髂动脉闭塞处的血栓也溶解了，显示出狭窄病变，再用介入支架解决了问题。支架内的血栓也常常是再闭塞的原因，随着介入技术的开展，支架放置越来越多，支架内再狭窄也越来越多。很多伴有支架内血栓形成，如果判断支架内有再狭窄，伴有血栓形成，应常规进行溶栓治疗，会收到很好效果。溶栓过去都是置管后用尿激酶溶栓，现在也用重组组织型纤溶酶原激活剂（rtPA），在手术台上用rtPA溶栓，效果确实强，如果身体有创面，可看到创面明显渗血。要严格掌握适应证，不适合过多应用。

关于溶栓的时间问题，有一例双髂动脉长段闭塞病人，溶栓治疗3天，一侧的髂支完全溶开了，另一侧没有溶开，继续再溶栓3天，也没有进一步效果。还有几例病人，由于导丝一时难以穿到闭塞段，以普通造影导管顺着血流方向，不进入血栓内，溶栓有很好的效果，但也不尽然，有时候需要先破坏闭塞近段的硬化斑块。我曾经做过一例平肾的主-髂动脉闭塞性病变。我把导管直接放到病变近心端。开始用多功能导管试了试，一开始没有开通，就开始溶栓，以为像先前那样，3天后应该有点效果了，谁知道溶了3天，一点效果都没有。后面继续试，可能斑块不是很硬，穿过那个血栓段。最后又置管，溶了不到16小时，摸到了股动脉搏动，已经溶通了。再造影发现有一个比较短的狭窄，做了一个支架很好地解决了问题。目前下肢动脉硬化疾病，大多是动脉支架治疗，下肢溶栓目前讲得比较少。过去普遍认为，溶栓在2周之内最有效，时间越近的血栓，溶栓效果越好，远期肯定效果比较差。但现在发现并不完全如此，有些学者提出了溶栓的第二个时间窗的问题。半年左右的动脉慢性血栓也可以溶栓治疗，可能与血栓的某些机制有关，还并不完全清楚。凝血和纤溶两个系统是动态平衡，适用于正常的机体，但对已经形成的血栓斑块，血栓在血管内，是不是也存在动态平衡呢？目前还存在争议。希望相关的基础研究获得突破性进展。要判断是不是有血栓，要结合病史，同时要有术前超声，即使术前做了CT血管造影（CTA），也应做超声检查，这是我们团队的一个常规。术中用导丝做试探，如果有血栓，常规做选择性溶栓。用PMT现在也做得不错，但溶栓还是常规开展的项目。

用药大部分还是选用尿激酶，可持续泵入或给予冲击量，但基本上还是选择持续泵入。导管接触性溶栓的效果远远好于普通的导管溶栓，溶栓的价值其实是不言而喻的，它能把一个复杂的病变变得相对简单，让这些病变更容易开通。下肢介入发展到现在，从原来多放支架，放了保持更好的近期开通率，到现在支架越放越短，越放越少。药物支架国内已开始应用，新的支架产品不断进入国内市场。未来，也许可降解支架是一个发展方向。高分子聚合材料支架在动物实验中遇到极大困难，用于临床的可能性非常渺茫。现在人们把这种支架转向生物体，现在已有成功的报道，未来就是生物安全性问题，生物支架应该是最好的发展方向。溶栓是一个比较成熟的技术，能解决现在的问题。在某些疾病的治疗中，我们一定要重视溶栓治疗。

下肢腔内治疗的选择

◎庄百溪

下肢腔内治疗的疗效不确定，不能维持长期疗效。因此，不断有新产品出来。怎么选择？腔内治疗从开始的普通球囊，到支架植入，到现在的药涂球囊和减容装置，这些还是主流。

球囊扩张一直是腔内治疗最基础的内容。曾有一个病人，严重的血管狭窄，做了普通的球囊扩张，扩张后即刻效果非常好，半年回来做造影，发现一长段的闭塞。为什么会这样？因为球囊的刺激造成内膜增生。普通球囊是折叠的，球囊在打气时折叠的叶子翻起来，压力增高，对正常的血管壁产生了损伤。此外，它还有一个旋转作用，产生剪切力，可使斑块或内膜有时移位，从而造成严重狭窄。能否找一个低压球囊，有序地切割斑块，使管腔恢复得更好？

下肢腔内治疗再狭窄主要是由于内膜增生，为了减少增生，药涂球囊应运而生。它能抑制内膜细胞分裂，但对钙化和血栓没有效果，也是一个短暂的支撑，不能长期像支架一样支撑血管，所以对夹层，仍然需要放支架。

关于减容技术，减容是减少血管内的异物，把血管瘤剔除掉。血流动力学随着血管半径的增加，血流量增加，而且减少了支架的植入，为后续治疗创造条件。掌握减容技术，不像单纯球囊扩张和支架植入那么简单，学习有难度。用激光旋切存在技术问题，不能切除钙化的斑块。对于支架内的血栓、血管内的血栓有一定作用，但现在我们有很多抽吸血栓的办法，既抽吸，又去除斑块。我们用普通球囊扩张时，在挤压斑块时，正常血管受到挤压，造成再狭窄、夹层等一系列问题。在斑块严重钙化的情况下，它的药物吸收及通畅率逐渐降低，因此把这个斑块切下来，再用药涂球囊似乎是很好的选择。迄今唯一的一项相关多中心临床试验显示，旋切加药涂球囊和单纯药涂球囊不旋切对比，结果发现，不管是病变长度大于10cm的，还是严重钙化的，旋切加药涂球囊几乎对所有病人都有优势。因为病例数比较少，还不能说疗效显著，但效果确实是不错的。

从远期疗效而言，支架是不能完全放弃的，病人切完后，腿伸直时还好，蜷曲后下面马上就出问题，因此支架还是不能被完全替代的。现在提倡一个理念，用雕刻支架和仿生支架或叫超级支架。对于支架的使用，一直强调它是一个弥补措施，不是首先使用的措施，要考虑适应证，要尽量少用支架，尽量用短支架。对于严重缺血的病人，虽然方法很多，但要多种技术整合，整合到一起，才能得到很好的结果。

糖尿病足治疗的几个误区

◎郭连瑞

糖尿病足治疗需要多学科共同参与，需要整体整合治疗。本文主要谈糖尿病下肢缺血的诊断和外科治疗中一些常见的误区。

第一个误区，在我国，糖尿病足溃疡里一般都有一个观念，即更多的是神经性溃疡，是内科疾病，外科治疗是无效的。国内主要有三组数据，包括306医院在2004年和2012年分别做的流行病学调查，从600多例病人中得到的数据表明，神经性的只占20%左右，缺血性的和神经缺血性加起来，近80%，这提示我们，有80%的糖尿病足病人有缺血因素存在。此外，2015年从国内15家医院的670个病例中得到的结果，同样是有缺血性因素的占到80%，也就是说，在糖尿病足的治疗中，有80%的病人有缺血性因素存在，需要积极去处理。现在筛选出来的病例还严重不足，有更多的病人需要得到相应的处理以改善缺血。很多观点认为糖尿病足外科治疗无效，既然那么多病人有缺血性因素，改善缺血后，肯定对溃疡愈合非常有意义。实际上从20世纪80年代初，汪忠镐院士就已经开始做这样的工作了。

第二个误区，很多人认为根据踝肱指数（ABI）就能判断糖尿病足病人有没有下肢缺血。华西医科大学做过这样的研究，发现在ABI正常组中，有大量病人实际上有下肢缺血存在；ABI大于1.3的病人，仍然有40%肢体存在动脉粥样硬化闭塞。糖尿病病人很多都发生膝下动脉病变，很多有钙化病变，所以单纯ABI并不能作为判断肢体远端有无缺血的指标。那应该怎么办呢？在国际指南上，有一个综合指标，既考虑ABI因素，同时又考虑到趾动脉压，还考虑波形的变化，整合几个方面，联合判断患肢有无缺血。另外，从临床上，更应该有一个综合判断。首先要看病人有无相应的临床症状，有无动脉血压和波形的变化，包括ABI、趾肱指数（TBI）、超声多普勒波形，还要有相应的影像学检查，做相应的组织灌注，以明确有无缺血的改变。这些改变，现在有相应的指标，有相应的评估方法，我们已经开始用荧光造影来判断肢体局部的缺血区域有无真正缺血，缺血到了什么程度。但目前还没有一个确定的指标。哪种方法更好或确实有效，还需要进一步的探索。

第三个误区，有人认为外科血运重建，长期通畅率低，对糖尿病足没什么意义。糖尿病足治疗的目标，力图保肢是要治愈溃疡，而不仅是维持血管的长期通畅。当一根血管闭塞形成，患肢已经出现缺血性溃疡，出现间歇疼痛时，实际上是临时性血供不足，如果这时改善了血供，一旦溃疡愈合，间歇痛减低，病人的肢体就能够保住；等溃疡愈合后，将来即使血管再闭塞，也并不需要那么多的血流，并不会导致截肢，所以在患肢严重缺血的情况下，即使是短时期改善血供，对病人也非常有意义。已有相应文献报道，无论是做血管旁路，还是做腔内治疗，都能够明显降低病人截肢的风险，同时通过血运重建，还能使病人的死亡风险明显降低，也对病人非常有意义。

文献还提示，一个严重下肢缺血的病人，如果在8周内能够进行重建，早期重建能明显增加溃疡愈合率，降低大截肢率。因此，对病人进行相应治疗，建立有效、直达缺血区域的血供，只要能够有效改善血供，对病人都是有益的。要根据病人的具体情况，个体化选择治疗方法，有直接开通和间接开通两种。直接开通确实可使保肢率明显提高。间接开通的有效率实际上也相当高。就是说，当不能达到直接开通时，间接开通对病人也非常有意义，能够提高无截肢的生存率。

最后一个误区，就是足部血供改善后，很多人认为缺血性溃疡就可以自行愈合了，不用再去处理创面。很多血管外科医生都有这样的观点。实际上需要改变这种观点，因为血供改善后，很难获得长期通畅率，要求我们在血供通畅情况，尽可能赶快使溃疡愈合，这样才是治疗的有效方法。国外文献已经证实，很多糖尿病足溃疡平均的溃疡时间在10周左右。如果早期对病人进行积极处理，能在前4周使溃疡的面积减少50%，溃疡愈合的概率明显增大；如果达不到这一点，溃疡愈合率明显减低，也就是当血供改善后，应该尽可能使用各种方法，使溃疡在愈合时间窗内尽快愈合。我有一个病例，很多单位认为只有截肢，但病人坚决不截肢。我们给他造影后发现，膝下动脉还有三支。故给他做了一个旁路，再做清创，这个病人8年后随访还是非常好。还有一个病人有间接开通，似乎足弓还好，但是溃疡就是反复不愈合，我们给他做了一个简单的小旁路，溃疡愈合。像这样反复不愈合的糖尿病病人，所有的血管实际上都是闭塞的，通过介入方法，开通了一支腓动脉，足弓的血管已经完全能够到达足趾，溃疡完全愈合。

我们要充分认识糖尿病足治疗中的一些误区，尽可能避免错误认识，克服无能为力，给病人有效的处理。

颈动脉体瘤外科治疗的整合医学思考

◎袁时芳

颈动脉体瘤比较少见,但现在临床上也经常碰到。最早是在1891年就报道了相关的手术,但当时术后3天病人就死亡了,风险很大。应对颈动脉体瘤仔细评估,因为这与手术方式的选择密切相关。一般来说,颈动脉体瘤要直接切掉,如果侵犯到血管,要做颈动脉重建,也有人做结扎。手术评估、分型与手术方式选择,非常值得仔细研究。2008—2015年,我们有81例病人,之前我们科里报道过24例,做的例数比较多。

在影像诊断方面,首先要做B超,然后是CT血管造影(CTA)或磁共振血管造影(MRA),无论是单纯CTA,还是CTA或MRA加B超,这些都是必要的术前评估。对双侧颈动脉体瘤的手术,一般是分开做,做同期手术风险比较大,两次做应该更有把握。病人以青壮年(30~50岁)多见,女性多一些。左右两侧的发病概率相当,瘤体以2~6cm多见。手术后,会有舌下神经、舌咽神经和面神经下颌支损伤的情况。手术后要特别注意观察有没有缺血再灌注损伤。侵犯动脉很严重时,可考虑做姑息性切除。

一般颈动脉体瘤,如果颈内动脉没有明显包在里面,或者瘤体比较大,或者整个没有包住之前,相对比较简单。一般要把颈动脉、颈静脉整个解剖出来,这样做心里比较踏实。如果瘤体比较大,把颈内动脉包进去了,甚至完全包进去了,这种情况是有挑战性的。过去一般都是往头侧去剥,后来发现,瘤体大的往前面剥时易出血,干脆从后面把瘤体掀起来,剥起来就容易多了。

关于双侧颈动脉体瘤,一般来说,分期手术比较好。小的比较好做,容易的先做,先做大的,可能切得不顺利,影响到二次手术。颈动脉体瘤的手术,常规的传统是往上剥,后来反转起来做,可以缩短手术时间和住院天数。两种术式的切口选择没什么不同,暴露切口没什么区别,事实上最主要的是把瘤体翻出来后,把颈内动脉、颈外动脉分叉那里,尤其是把颈内动脉分出来,这样手术就相对比较简单。另外,对 2 型和 3 型,要不要做辅助性的供支栓塞?文献报道,对 2 型和 3 型栓塞后可以获益。2016 年的《血管外科年鉴》报道了近 30 年颈动脉体瘤的手术经验,发现早期手术切除有可能避免永久性神经损伤和其他一些并发症。如何防止术中大出血?如把整个颈动脉都控制了,尤其是远端,瘤体很大时,把远端的颈动脉找出来比较好,不找出来,瘤体很大,颈内动脉被压迫得很细,痉挛了,有时切掉了可能还不知道,很麻烦,所以分出来是安全的。关于减少瘤体渗血,每个人有不同经验,我们觉得用双极电凝仔细操作或是超声刀,减少创面渗血比较好。颈动脉体瘤切除,有时表面渗血非常厉害,一出血,看不清结构,甚至会把颅外神经损伤了。所以,减少出血手术会做得更精细。

CTA 是颈动脉体瘤诊断和术前评估的有效措施,手术切除是有效的方法,保留和重建颈内动脉是手术成功的关键。手术前的充分评估、选择合适术式、术中的仔细操作是预防和降低手术并发症的关键。

静脉血栓栓塞的整合治疗

◎金 毕

静脉血栓栓塞是沉默的"杀手",有多种常用的治疗方法。抗凝是基本治疗,不管其他方法怎么治,抗凝少不了。主要的抗凝药是华法林,但华法林受到各种因素影响,会影响疗效,华法林过量可能导致出血。近年来,一些新型的口服抗凝药不断问世。

消除血栓有很多办法。现在临床上碰到的血栓后综合征(PTS)特别多,各种各样的PTS。PTS导致血栓治疗疗效不好,因为没有消除血栓,血栓最后导致整个下肢静脉出现功能障碍。我们通过腔内治疗,目前可通过插管溶栓、机械吸栓和支架植入消除血栓。插管溶栓是用专门的溶栓导管,插到血栓里面去溶。这种导管有很多侧孔,给药可以喷射到血栓内部,使药物能够均匀地在血栓里分布,达到最佳的溶栓效果,溶栓导管喷出来的药液,可把血栓打成很多裂缝。

机械吸栓是近年来用得最多的一种方法。Tapas系统最近进入了国内市场,它有两个鞘囊,鞘囊之间的距离可以调整,把两个鞘囊放在血栓两边,中间可以把溶栓药打进去,作用一段时间后,一起将栓子、溶解的血栓和注入的药全部抽回来。有的病人对溶栓非常敏感,会有出血倾向,这样可以把溶栓药抽掉,多次反复应用,可以发挥有效的溶栓作用,国内已有很多医院在用这个系统。还有一个叫Trerotola网篮系统,现在用的这种网篮系统很精细,可以吸出心脏、冠状动脉、颅内的,特别是静脉窦里的血栓。一般的球囊导管不敢在这些地方用。还有一种叫Angiojet,这种吸栓装置现在用得比较多,主要用在动脉吸栓。对于静脉吸栓,它的负荷不够,静脉血栓负荷太大,用时间长了开始发热,据说还有把导丝熔断了的。因为里面有机械在转动,转动太厉害了,导丝发热,最后断了,或者导丝在里面缠绕了,所以这种系统用在静脉不太理想。现在用得最多的还有一种装置,通过一种流变血液吸栓,一边打压,一边抽吸,这样既可以溶掉栓,又可以把血栓打碎，然后全部抽吸出来。

最后一个治疗方法是支架置入，支架其实都是配合前面的疗法用的。静脉里有些纤维，还有一些隔膜等，这些东西可致血管压迫和狭窄，必须用支架把它撑开，否则所有的治疗都无效。Angiojet 对血栓清除的优势是，能够迅速减轻血栓负荷，使静脉压力很快缓解，因为病人压力大了很痛苦，迅速减轻负荷，快速开通血管后，恢复血流，消除了肿胀，又能保护瓣膜的功能，这一点非常重要，这也是预防 PTS 的重要措施之一。吸栓完了再加上抗凝，病人很短时间就能出院，减少平均住院时间，也就节省了整体治疗的费用。

为了预防 PTS 的发生，病人应该进行腔内去除血栓的治疗。随着设备的不断完善，血栓去除装置的地位越来越重要，效果也越来越好。

锥形支架治疗颈动脉狭窄

◎杨 林

在缺血性卒中病人中，约半数有不同程度的颈动脉狭窄。颈动脉狭窄是引起卒中，甚至致残、致死的主要原因。目前对颈动脉狭窄的治疗是药物治疗、外科治疗，以及介入治疗。介入治疗的目的是扩张狭窄的颈动脉，恢复大脑的正常血供，改善脑组织缺血状态。同时防止颈动脉斑块向远端脱落，预防卒中的再发。

颈内动脉的直径正常是 4~7mm，颈总动脉是 6~10mm。一项大宗的病例报道显示，放置在颈内动脉的支架大概占 23%，放置在颈内到分叉部位的是 77%。颈内动脉与颈总动脉之间的直径差大于 2mm 的是 64%，这是一个正常的生理状态。现在使用的支架有开环的、闭环的、混合的，还有直形的、锥形的。开放支架有它的病例选择，有优点也有缺点。本文主要讨论锥形支架，优点包括：第一，适应颈动脉的解剖形态；第二，避免直形支架对颈内动脉，尤其是窦部和颈内动脉段的过度扩张和过度刺激，术中血流动力学的并发症最低。由于有一部分病人的颈内动脉与颈总动脉直径差异在 4mm 以上，另外 80% 的病变发生在颈动脉分叉部位，因此，常规的直形支架存在一定的缺陷，而锥形支架现在越来越多成为颈动脉支架植入（CAS）的主要选择。

国外的相关统计数据显示，运用开环锥形支架的大概占 70%，直形支架只有 30%，闭环设计的锥形支架在大宗病例报道中是 80%，直形是 20% 左右。为什么选择锥形支架？有很多理由：首先它是预防脑卒中的主要术式之一；第二，支架扩张引起颈动脉窦部的重要反射，经常导致术后的不良事件，尤其是持续性血流动力学异常，往往见于重度狭窄及颈内动脉和颈总动脉直径相差较大的病人。我们的选择标准是，狭窄两端直径差大于 15% 或者超过 2mm，选择锥形支架更好一点，更符合生理状态，刺激小，术中术后心率和血压波动较小，对血管损伤小，不易形成血栓，更安全。国际上有一篇文章表明，锥形支架的再狭窄率低于非锥形支架,对颈内动脉和颈总动脉直径差距较大者,在 CAS 治疗中,常规选择锥形支架,不选直形支架。锥形支架虽然有很多优点,但也不十全十美,也有不足,支架移行段覆盖分叉的部位,因为在支架设计过程中,要尽量避免后扩,我们有一个病人就把移行段扩开了。颈内动脉和颈总动脉直径相差如果超过 50%,现有的支架很难满足治疗,这种情况下,血管外科医生应先选择颈动脉内膜切除(CEA)加补片修补,而不是做支架。

下面介绍两个病例。第一个是 68 岁的老年人,急性脑梗死后功能障碍,危险因素是糖尿病,高血压多年。诊断为脑梗死、颈动脉重度狭窄。常规降压药物治疗。评估后做了造影和支架治疗。术前右侧的颈内动脉有非常严重的狭窄,远端的血流基本上看不见;右侧椎动脉代偿,左侧次全闭塞;锁骨下也有狭窄;右颈动脉闭塞,左颈次全闭塞,整个大脑的血流受限制,同时左颈下支中等狭窄,血流受限。属于高危病人。手术策略是造影加球囊预扩张,再做支架植入,然后根据情况,确定是否需后扩,病人手术风险很大。我们常规放置保护伞后,先用 4mm 球囊扩张,发现残余还挺大,然后又换 5mm 的球囊扩张。术后发现基本上扩开了,就放置了锥形支架,发现大部分供血改善。病人尽管用了锥形支架,做了两次扩张后,他的反射比较明显。我们感觉血流明显恢复后,没有再进一步扩张,回收了保护伞。同时做了一个左锁骨下支架治疗。术后用常规药物治疗,恢复非常好,术后 5 天出院。继续治疗半年,恢复相当不错。

第二个病例是 47 岁的中年男性,间断性左侧肢体麻木。危险因素是吸烟 20 多年,每天 1 包,恒定不变。其后喝酒 20 年,每天半斤白酒,戒酒未果。常规检查,有弓上和右侧狭窄,颈内动脉没有狭窄,但直径和颈总动脉差距将近 4 倍,造影发现左侧的椎动脉、锁骨下动脉都有问题。复查 B 超发现颈动脉斑块,50% 的狭窄,测量颈总动脉的直径是 7.7mm,颈内动脉直径是 5.6mm,两个直径相差明显,考虑这个病人可能是一个长而大的斑块,直径差别大但年纪不大,做支架肯定不合适,我们就选择做了常规的 CEA 切除斑块。术后恢复良好,偶尔有头晕症状,目前控制很好。

颈总动脉和颈内动脉直径差别大,是一个正常的生理状态,在病变中要合理选择支架。如果两端直径差大于 15% 或超过 2mm,用锥形支架更好。锥形支架目前对 CAS 治疗有优势,但并不能解决所有的颈动脉狭窄。如果颈内动脉和颈总动脉直径相差超过 50%,最好选做 CEA。

仿生支架在国内应用的体会

◎曹文东

仿生支架在中国上市不久，我们治疗了几例病人，有一些体会，和大家分享。

下肢病变十分复杂，从解剖上看，股动脉和腘动脉的运动非常复杂，不但有前后左右运动，还有轴位压缩和延伸运动。正常人在屈曲位不同角度时，血管的解剖变化及移位情况非常大，带来很多问题。股腘动脉随年龄变化，角度也有变化。我们做手术的病人，大部分是高龄病人。股腘动脉这段的支架，设计起来或使用起来是最复杂的一段，因为它的移位特别厉害。正常下肢的动脉有生物应力，这种应力要求保持一定硬度，从而保证在正常运动状态下，它不会被压瘪，不会打褶，不会出现更多问题。但随着年龄增长或支架植入，血管的硬度增加了。血管硬度增加，在运动过程中出现抵抗，支架本身对血管的切割力也就增加，因为在运动过程中，会产生对支架和血管本身扭曲的一些对抗。有很多支架断裂的病例，实际上就涉及这个问题。股腘动脉病变，原则上能不放尽量不放；但不得不放时，应选择什么样的支架？我个人的观点，一定是要顺应血管解剖环境的支架，也就是要顺应它的解剖结构，要顺应它的运动结构，要顺应它的生物应力学等的变化，现在还没有完美的支架。我们的选择一是柔顺性，下肢的股腘动脉，随着运动状态，要前后左右，甚至上下移位，支架必须顺应它，如果不顺应，一定会对血管运动产生刺激和扭拧，这时血管闭塞和断裂的概率就很高。二是要有好的支撑力，即抗塌陷能力，而不要让它有外扩力，要保持管腔的完整性。三是抗折，抗折很重要。很多病人做完支架后，在运动过程中，因支架的设计问题或使用问题，出现断裂。四是支架的轴向压缩和延伸性，这段血管会压缩，也会伸展。在屈曲位和非屈曲位是不一样的。如果没有这个作用，支架会跟血管产生相应的移位，会造成一些问题。

下肢深静脉血栓的腔内治疗

◎赵 刚

对于下肢深静脉血栓,首先是防止血栓的蔓延和复发。抗凝药物是治疗的基石,此外,要预防肺栓塞发生,并要保护静脉瓣膜功能,恢复静脉系统的通畅,尽可能预防和减轻血栓后遗症的出现。

如何恢复静脉的通畅呢?腔内治疗是目前比较好的选择。主要的术式包括静脉置管溶栓和血栓抽吸、球囊扩张、支架植入。我们有一个病例,为髂-股静脉血栓,进行置管溶栓,4天后造影,髂外静脉和股静脉血流恢复。静脉置管溶栓是目前最常用的治疗方式。对于机械血栓清除,我们目前也是采用Angiojet的血栓抽吸系统,Angiojet抽栓后发现髂总静脉有狭窄,我们同样做了球囊扩张、支架植入。支架植入后发现腔内仍有残存的血栓,我们进行二次抽吸,术后第3天数字减影血管造影(DSA)发现效果不错。3个月后做了顺行静脉造影,支架内通畅。

本文的重点是髂静脉狭窄的处理。根据指南,髂静脉狭窄大于50%,建议球囊扩张或支架植入,但如何判断髂静脉的狭窄呢?可进行DSA多角度造影发现狭窄,然后要做球囊扩张,通过球囊的压迹来判断狭窄的位置和程度;但是,髂静脉是一个三维结构,髂静脉受压后是一个前后位的狭窄,这个位置又不能像颈动脉一样,做一个正位和完全侧位的造影,而只能取一个斜位造影。斜位不能真实反映髂静脉狭窄的程度,所以难以准确确定狭窄是否达到50%。我们想,能不能通过静脉测压来间接反映狭窄的程度?我们刚刚开始做,还缺乏大数据。有文献提示,如果静脉系统的压力梯度超过$2cmH_2O$,可以间接反映静脉有狭窄或受压。但在实际操作中,我们发现结果的灵敏度不够,而且压力会随着病人的呼吸发生变化,测压的数据也会随呼吸有变化,所以并不精确。此外,测压的结果,会不会跟导管的粗细和血流方向有关,这也需要再做工作。我们开展了两例血管内超声,因为血管内超声可以真实分析髂静脉横截面的面积,对判断髂静脉狭窄可能会更精确一些。腔内支架应该什么时候植入？当然对血栓清除良好，髂静脉压迫明确的病人，肯定选择一期进行支架植入。但是，如果血栓清除比较差，有残余血栓的病人，到底是再做溶栓，还是先做支架植入再做溶栓？也有待商榷。我们自己做过一个病人，球囊有明确压痕，但扩张后发现髂外静脉里有血栓残留，之后进行支架植入。支架到分叉的地方，看到一个血栓影，我们进行置管溶栓，溶栓后1周复查，血栓影好像看不到了，但髂外好像还有一点窄。我们也没有再补支架，后期再随访。

关于支架植入的范围，对于急性深静脉血栓的病人，我们主要要解除髂静脉的压迫，对于血栓后综合征和血栓复发的病人，支架植入要更长。我们做过一个病例，股浅静脉有一个血栓，髂静脉有明显压迫，进行血栓抽吸，抽吸后股浅静脉显影好，但股总和髂静脉处造影剂上不去。我们又进行一遍抽吸，抽完后，造影结果变化不大，这时考虑上面有陈旧的残余血栓，选择一期放置支架。支架放到股骨头上1/3，下面还有残余狭窄，我们又往下延了一个支架，延后这段好了，但下一段好像又比之前窄了。这种长段支架，面临的问题缺少一个长期随访的数据，远期的通畅率也需要时间去验证。对急性血栓，尤其是残留血栓，可否考虑先行溶栓，然后二期再行支架植入？

总之，如何精准判断髂静脉狭窄的程度，什么时候选择支架植入，以及支架植入的位置和长度，这些都是目前遇到的新问题，需要开展整合医学的研究去寻找答案。

下肢动脉粥样硬化闭塞症的治疗策略

◎代 毅

下肢动脉粥样硬化闭塞症,在55岁以上人群的发病率为10%~25%。70%~80%的个体不一定有症状,有些病人主要是亚临床症状,即间歇性跛行不适。一旦发生下肢动脉粥样硬化病变,1年内,病人出现严重缺血静息痛时,截肢率达25%,心脑血管病的并发率大约25%。危险因素包括吸烟、糖尿病、高血压等。下肢动脉粥样硬化闭塞症的分类方法,对临床治疗选择有一定参考价值。如果诊断为下肢动脉粥样硬化闭塞4~5级,在1年内截肢或发生直接坏死的比例相当高。诊断方法包括踝肱指数(ABI)、阶段性测压、肢体运动试验、多普勒超声,最主要是CT血管造影(CTA)或磁共振血管造影(MRA),这些辅助检查都有帮助。侵入性检查最直接的是动脉造影。治疗策略方面,遵循2007年发表的下肢动脉粥样硬化闭塞症的指南,这一指南在今天还有指导意义。根据病变位置、大小、形态分为ABCD四型,A、B型主张通过保守治疗,或药物,或腔内治疗;C、D型主要以外科手术为主。

在治疗方面,首先是危险因素的去除,即积极的预防,治疗相关疾病如糖尿病,做适当运动,降脂或抗血小板治疗。对间歇性跛行病人,早期进行药物干预、戒烟,必要时行腔内介入、血管重建等干预治疗。

治疗的目的:一个是要减轻病人的疼痛,另一个是促进伤口、溃疡的愈合,再一个就是避免截肢。如截肢无法避免,至少可以降低截肢平面,这是我们治疗的终极目的。治疗的方法大概分成三类:保守治疗,腔内治疗,手术治疗。保守治疗首选是危险因素的去除,加上运动、戒烟、降脂、糖尿病的控制,以及包括抗血小板药物等的药物治疗;对于持续性血管痉挛造成的缺血可考虑交感神经的切除;必要时,对跛行、间歇痛、难以治愈的溃疡,以及一些急性症状,可以进行血管重建。在药物治疗方面,推荐的很多,我们主要用盐酸沙格雷酯,这个药也是指南推荐的；还有 5 - 羟色胺阻滞剂，主要特点是对血管的双重作用，它不是扩张，而主要是抑制了受损血管的收缩，抑制侧支血管的收缩，通过双重作用来改善缺血部位的循环过程。它通过 5 个靶点抑制血小板。我们在临床上使用多年，很多病人在间歇性跛行几年的保守治疗后取得了一定的疗效。很多病人坚持吃，经过随诊，症状明显改善，这方面我们有一定经验。对一些轻微的病人，或一些间歇性跛行早期的病人，有轻度、中度缺血的病人，如果给予保守治疗，我们的经验是用这个药。

关于外科手术，要根据斑块部位和严重程度来决定。可以直接切开做斑块切除，也可以做旁路移植重建。最后还有截肢。在腔内治疗方面，随着这些年技术的发展，腔内治疗起到重要作用。腔内治疗成功率高，对股动脉或主 - 髂动脉结合做经皮球囊扩张血管成形术（PTA），疗效与外科手术不相上下。临床出现严重缺血，或严重功能障碍，病人出现不能忍受的静息痛或影响生活的跛行时，我们必须进行干预。国外对 C 型或 D 型病变首选外科治疗，但近十年来，对 C 型病变或 D 型病变，首选腔内治疗的病例是越来越多，资料也越来越多。

腔内治疗已被广泛接受作为首选，许多病人可以选用，肱动脉入路是比较好的新的选择入路，它的路径是顺行的，对主 - 髂动脉操作比较方便。

下肢静脉曲张的微创治疗

◎马建仓

静脉疾病的发病率非常高,我国有1亿多静脉疾病病人。采用的分类是CEAP系统(即临床、病因、解剖及病理生理)对病人进行分级。治疗方面还有很多不足,且对不同的分级办法还缺乏统一共识。现在业内依据的是美国2001年的下肢静脉曲张及慢性静脉疾病治疗指南、2014年的欧洲国际血管联盟的指南,以及2011年中国下肢静脉疾病的专家共识。下肢静脉曲张有多种治疗方法,以下主要讨论微创治疗。

微创治疗包括几种:第一种,静脉腔的激光治疗,适用于早期、轻度或中度下肢静脉曲张,可在局麻下进行,不需要住院;第二种,静脉腔内电凝治疗,可以减小切口和并发症,缩短住院时间,不影响患肢美观;第三种,腔内射频治疗,适应证主要是前期静脉缓流的病人;第四种,刨吸术,它适用于较大面积的曲张团块。

我们中心主要是进行第四种手术。2014年至今,共做了300余例病人,男性194例,有246条肢体;女性124例,143条肢体。患肢分类主要是C4~C6级,C4级110例,C5级151例。进行主干的高位结扎加剥脱,然后浅静脉旋切。旋切时间刚开始最长达1小时,随着手术例数增多,可以减少到最短8分钟,中位切口数是4.5个,住院大概3天。观察主要是术后并发症。早期主要是皮下瘀血,其次是感知异常,发生率近10%;随着手术技术的改进和经验积累,并发症越来越低。像皮下瘀血一般3周可以完全吸收,肢体感觉异常也在2~3个月消失,没有深静脉血栓发生。对原来的病变,如色素沉着、肢体肿胀,90%以上可以缓解;像湿疹、溃疡形成,可达100%治愈。总结优点:第一,手术比较彻底,遗漏比较少,有点像做外科清扫术的感觉,通过照明棒,可以看到明显曲张血管,然后通过旋切刀头,完全清除掉;第二,切口少,并发症相对会少,尤其对明显C4级以上的病例，切口少，切口出现相应并发症会明显减少；第三，术后美容效果非常好。但也有局限性，旋切到底是微创还是巨创。做好了，就是微创，做不好，在皮下大面积扫荡，那就是创伤比较大的手术。皮下瘀血的概率会高一些。因为下肢的隐神经往往伴随血管，在刨吸过程中，可能对隐神经损伤比较多，所以下肢皮肤的感觉异常发生总体会高一点。

综上所述，对下肢静脉曲张，可以选择各种微创治疗，比如激光加泡沫硬化剂治疗，射频消融加分段剥脱加泡沫硬化剂治疗，还有浅静脉旋切术等。治疗安全、有效，复发率比较低。

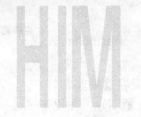

整合血液病学

整合医学与出血性疾病初探

◎阮长耿

什么叫整合医学？简单来说整合医学就是以人为中心，从身体、情感、精神、社会等层面全方位治疗疾病，整合医学是对传统医学观念的创新，是医学从专科化向整体化发展的新方向。我们要解决临床很多问题，就应该以整体医学的观点去分析病因、综合运用各种有效的治疗办法，包括药物性的和心理性的，这样不仅可以促进病人的身体康复，更重要的是能使病人尽快重新融入社会，创造财富。对于临床医生，解决临床的问题不仅仅是发表文章，更要能提出更好、更全面的诊断和治疗方案。提倡整合医学的概念就是不只看一个人身上的病，而是看一个整体有病的人，目的是还病人一个健康的身心。

我们搞血液病研究的一直在向精准治疗方向奋斗，特别强调临床与实验室的有机结合。不同于肝脏、肾脏等器官组织的难于获取，血液组织易于获取，因此便于开展实验研究，因而在血液学领域开展临床与基础有机结合的研究具有得天独厚的优势。我国血液学领域的先驱和奠基人之一陈悦书教授就有这样一个理念，他认为临床很重要，但实验室更加重要。所以他一直认为实验室对我们内科医生就相当于外科医生的手术室。但不管是实验室还是手术室，都是为病人整体服务的，不能割裂来看。可以说在血液学领域，我们很早就已经开始了整合医学实践。

下面谈谈整合医学与出血性疾病。出血性疾病涉及临床各个学科，各种原发或继发病因影响机体止血功能时都可能发生出血性疾病。作为血液学工作者，我们不仅要关注造血、淋巴系统异常造成的疾病，如白血病、淋巴瘤等，我们更要关注血液和血管壁的相互作用，以及相关疾病如出血性疾病和血栓性疾病。血液在血管里流动，经常会因为血液成分改变或血管壁受损，特别是发生动脉粥样斑块及斑块破裂而导致血栓栓塞性疾病。近年来在血栓防治方面取得了很大成就，随着对血栓性疾病危险因素的防控、影像学诊断技术的提高，以及器械和药物抗栓疗法的临床应用，已经挽救了大量心脑血管疾病病人的生命。

出血性疾病已逐渐受到关注。某些出血性疾病因临床表现轻微常常难以发现，易被漏诊和误诊，如血管性血友病等。出血性疾病与血栓性疾病不同，它是止血功能异常的另一种极端表现。出血性疾病包括初期止血障碍性疾病和二期止血障碍性疾病。初期止血障碍常因血小板减少或血小板功能异常，发生血小板黏附和聚集功能异常，难以形成血小板血栓。二期止血障碍是因凝血因子异常或纤溶活性异常，最终导致凝血酶形成和纤维蛋白凝块形成障碍。实际上这个止血过程，不仅与止血和血栓相关，还与炎症反应、肿瘤转移、血管新生等病理过程相关。

此外，在临床上还要关注遗传性出血性疾病。遗传性血小板疾病常引起初期止血异常，如巨大血小板综合征、血小板无力症等，属于罕见病范畴。这种病人的出血表现与其他血小板减少性疾病相似而常被忽略。血管性血友病是遗传性出血性疾病中最常见的，其发病机制和临床表现均不同于血友病，血管性血友病主要影响初期止血过程，而血友病是凝血异常，影响到二期止血功能。最近10年，我国在血友病诊断和治疗上有很大进展，特别要提到的是血友病预防治疗观念的普及和推广，血友病病人尤其是血友病儿童通过积极治疗可以做到和常人一样工作和学习，这是很大的进步。血友病的综合治疗包括基因治疗正在研究中。血友病防治工作也得到了卫生管理部门的重视，在国家卫计委指导下建立了全国血友病登记网络，目前已登记1.4万余例；而且成立了全国的血友病诊疗中心协作组，得到了爱心企业的资助。从血友病防治的过程中可以看到，目前对血友病的诊治已不仅仅是补充其缺乏的凝血因子，而是对病人从幼年到老年的全过程给予关心和治疗，尽可能减少关节损害，保持身体机能，恢复其健康的体质和心智。这在观念上是很大的进步，也是整合医学的实践典范。

血管性血友病虽常见，但我国没有进行发病率统计。根据国际上的数据，每1000人中即可检出1例血管性血友病病人。照此推算中国大概有130万血管性血友病病人，但现在全国统计的病人人数不超过1000人。所以我们要在这里呼吁加强对本病的筛选和诊断，减少漏诊、误诊。比如1型血管性血友病出血表现常较为隐匿，这些病人平时可能不出血，但在手术或外伤后表现为出血难止。目前我国血管性血友病防治工作的开展仍局限在几个较大的血液中心，需要建立有效、简单的常规实验，并能积极推广应用。血管性血友病因子（vWF）结构很复杂，其中A1区是结合血小板的区域，它结合在血小板糖蛋白分子GPIb上，这样就介导了血小黏附和随后的血小板聚集反应。vWF的D'-D3区也很重要，它结合凝血因子Ⅷ保护其免受过早被清除。2N型血管性血友病是一个特殊类型，因D'-D3区病变而不能结合凝血因子Ⅷ，造成凝血因子Ⅷ活性下降，易被误诊为血友病。笔者在1981年首次证明了血小板膜糖蛋白GPIb分子是vWF受体，因而提出了血小板vWF-GPIb反应轴在血小板初期止血中的重要意义。vWF的A1区突变还可导致 vWF 与血小板 GPIb 的结合异常，引起其他亚型的血管性血友病。由于血管性血友病因子在止血过程中发挥多种功能，因而其基因突变可导致病人临床表现各异，临床上需注意鉴别。

血管性血友病的临床表现有较大的异质性。1 型血管性血友病最常见，病人出血表现不明显，非常容易漏诊。2 型血管性血友病更复杂，它是 vWF 分子质的改变，表现为 vWF 分子各种功能异常。主要分 4 个亚型——2A 型、2B 型、2M 型和 2N 型。目前 3 型血管性血友病检出率较高，病人因出血症严重而就诊率高，血浆 vWF 水平极低，易被发现。国际上，特别是意大利和荷兰在血管性血友病诊治方面做得比较好，国际血栓与止血协会根据出血部位和出血程度制订了一套出血评估系统，可以量化出血表现，从皮肤黏膜出血，一直到中枢系统出血，都可打分。在我们统计的 162 例血管性血友病病人中，异常出血的比例较高，其中 3 型血管性血友病异常出血病人最多，也常因此而就医，1 型病人因出血轻微而评分较低。对因月经过多引起缺铁性贫血而无其他原因者，通过相关检查可以发现部分系 1 型血管性血友病病人，这需要引起重视。

血管性血友病的实验室检查包括常规检查和特殊检查。vWF 抗原浓度和活性、凝血因子Ⅷ活性检测是诊断所必需的。分型比较复杂，vWF 抗原和活性之比是重要指标，比值大于 0.6 归为 1 型，小于 0.6 归为 2 型血管性血友病。分型诊断实验比较复杂，2B 型比较难，要用低浓度瑞斯托霉素进行血小板聚集试验；2N 型可通过因子Ⅷ结合试验确诊。所以，诊断流程是先测抗原，再做 vWF 抗原和活性的比值分析，以及相关特殊检查，基本上就可对血管性血友病进行确诊和分型。

血管性血友病治疗的目的是控制出血，根据出血积分来判断。2 型和 3 型血管性血友病的治疗策略最好是替代治疗，即补充缺乏的 vWF，恢复正常止血功能。但使用血浆源性制剂存在病毒传播风险，基因重组产品已进入临床应用。1 型血管性血友病也可以用非替代治疗，如醋酸去氨升压素（DDAVP），它可刺激血管内皮细胞释放 vWF。其疗效与血管性血友病亚型有关，2B 型不能用 DDAVP，3 型无效，1 型和部分 2 型血管性血友病有效。最近世界血友病联盟推荐，在新诊断的血管性血友病病人中使用 DDAVP 诊断性治疗，即在用药前、用药后 2 小时，检测 vWF 水平恢复情况，可为今后的治疗方法选择提供基础。氨甲环酸作为抗纤溶药物在血管性血友病的出血治疗中具有辅助作用，对轻症黏膜出血有良好效果。

刚才强调了血友病的预防治疗，血管性血友病现在也开始进行预防治疗。整合医学提倡以病人为中心，要预防在前。对反复出血的年轻病人，包括月经过多、反复胃肠出血等内脏出血病人可以进行预防治疗。对将进行大手术、小手术，甚至拔牙操作的血管性血友病病人都要进行预防治疗，避免大出血事件发生。

总之，血管性血友病虽比血友病常见，但漏诊、误诊很多，现在登记的病例数还不到血友病病人数的 1/10，这需要多中心、多学科合作，以提高血管性血友病的诊断和治疗水平。也希望相关企业生产出更多的治疗血管性血友病的制剂，来满足这些病人的需求。

从整合医学角度看单倍体骨髓移植的成功与争议

◎黄晓军

单倍体移植是骨髓移植的一部分,本文尝试用整合医学的理念谈一谈对其应用的一点体会。

讲到单倍体移植,全世界公认的有三个模式:第一个是"北京方案"[即粒细胞集落刺激因子(G-CSF)+抗胸腺细胞球蛋白(ATG)],对此我们有一些探索;第二个是移植后环磷酰胺(PTCY);第三个是体外去除T细胞(TCD),相当于最古老的方式,现在已经做得比较少了。单倍体移植不管用哪个方式,都能取得一样的疗效。因此,单倍体移植在全世界,尤其在中国呈现快速增长趋势。我在参加欧洲血液和骨髓移植学会(EBMT)年会时,见到PTCY模式的创建者人之一,他听了我的报告,说我们这么多的病例非常有说服力,觉得很震撼。多年来,我们携手共进,推进单倍体移植的工作,使这项技术能为更多人接受,造福更多病人。

原来我们为没有供者而苦恼,现在供者多了,却同样很苦恼,因为不知道找谁作为最好的供者。以前为什么说单倍体移植不能做,是因为单倍体移植时人类白细胞抗原(HLA)位点不合时,它的排斥和移植物抗宿主病(GVHD)发生率太高。GVHD其实和HLA位点相合程度没有太大关系,这个观点是我们较早,甚至是最早提出来的。但早期国内有同行反对,觉得5个位点相同,总比3个位点相同要好一点,要踏实一点。

实际上随着数据积累的增多,包括巴尔的摩的方式(即应用PTCY),已经证明HLA位点相合程度与排异没有关系,其影响因素是供者的年龄等。所以我们第一个结论是随着单倍体理念的普及,HLA位点相合程度不是重要的。我记得在EBMT年会上我讲完这个问题后,EBMT主席当时问了我一个问题:既然位点不重要,未来是不是可以考虑不需要做HLA配型?其实第一个提出这个问题的人并不是他,而是中国科学院的高福院士,我们团队的成员也提过这个问题。从理论上讲,不用HLA配型是完全可能的,但现在还做不到。传统理论认为必须HLA全合才能做,现在亲属HLA半合才能做。现在讲HLA不重要,当然是指在半相合范围之内,什么最重要呢?供者特异性抗体(DSA)很重要。我们来看看CD34选择的TCD方式(即早期TCD),它的排斥率是9%;等到PTCY的方式,排斥率是13%;而用我们的方式,排斥率只有1%。当然排斥率的概念有两种:一种是排掉了,一种是细胞没长好。我这里讲的是完全排掉了。

看起来是完全排掉了,实际上不是这样。如果病人出现了DSA,这个抗体滴度超过1:10 000时,可以看到排斥率高达20%。从1%到20%是什么概念?如果移植进去,但没长好,排掉的加上没长好的合在一起达60%,这两种情况都是非常恐怖的。我们有过惨痛的教训,记得在两三年前我们刚开始做这项工作时,一些医院请我去会诊,他们发现病人排掉了,问我为什么。我说你们做DSA了吗?他们说没做,后面一做果然是阳性。有的单位并没有把DSA作为常规。虽然偶尔碰到这种排斥,但一旦发生是致命的,这非常重要,跟器官移植一样。

除DSA外,还有什么重要呢?供者年龄很重要。年龄因素也是我们首先提出来的,我们在2014年发表过一篇文章,其中已经讲到供者年龄最重要。前不久的一个登记研究结果,也重复了我们的结论。在EBMT年会上,其中很重要的一个讨论就是供者的选择。此外,男性供者更好,对此基本没有争议。对于自然杀伤细胞(NK细胞)的重要性,我们和国外一些学者有很大争议,NK细胞肯定是杀肿瘤细胞,对此没有疑问。但对预测模型,当供受者存在同种反应性NK细胞时,所谓的杀伤细胞免疫球蛋白受体(KIR)不合时,我们的模型和他们做出来了完全相反的结果。当然方法本身有局限性,但随后我们又从机制上阐述了这一问题,所以我们很肯定地说,在不同的模型下,KIR对结果的预测可能是不一样的。在这种情况下,我们在2016年写了一篇关于供者选择的文章,引用率很高,因为引起的争议大。我们强调DSA是非常重要的,这一点在国内没有像国外那么重视,因为国外必须做DSA,但国内很多单位并没有做。

对于DSA阴性,我们要考虑供受者的年龄,现在新的数据显示,在供者的选择上,把合的和不合的都放在一起,形成了一个通用原则。总是,基本原则是HLA不重要,供者年龄重要,供受者的性别配对重要,血型重要,这原本是一个在HLA相合情况下,供者选择的通用原则。未来做移植,有可能不需要准备HLA配型。

我们首先要强调供者的选择不要遵循HLA,而要根据DSA,还有根据年龄、性别的配对。其次要强调,在不同模型下,有一些原则会不太一样,比如说现在争议最大的就是我们认为母亲作为供者的效果最不好,但有人一直坚持母亲比较好,但他们并没拿出有说服力的证据,只是根据所谓的非遗传母系抗原,在怀孕时通过胎盘有一些免疫交换。早期做了一些研究不支持，随后有一些数据都是回顾性的，和临床结果没有相关。所以有争议，但无论如何供者选择是一个热点问题。

我们选择供者，有单倍体供者，有全合的供者，有非全合的供者，还有脐血供者。在更高层面如何整合考虑，怎么选供者？我们现在的问题不是谁是最好的替代供者（单倍体或非血缘），而是谁是最好的供者。我们现在不断讲单倍体移植都是替代供者移植，即便取得和全合移植一样的疗效，它真的是替代供者移植吗？难道不能成为就是一个供者移植吗？如果是，那自然要问谁是供者。我们通过1000多个病例，最后发现与HLA相合程度没关，真正影响临床结果的是供者的年龄、供受者的性别配对，以及ABO血型符合的程度。非常有意思的是同胞全合的老年病人，比如病人50多岁，他有同胞全合的供者，同时还有一个20多岁或30多岁的孩子，孩子单倍型的效果比年龄相仿的同胞全合的效果还要好。国际上五六年前老问我这个问题，我们回答不了，但一直试图回答，当然我们今天仍然回答不了，因为它的P值是0.08，就算P值小于0.05，我也难说清楚。我们目前的知识按整合医学的要求显得非常渺小，但数字确实告诉我们是这样一个结果，所以我们胆子要大一点，未必总是全合的供者好。

做移植的病人有很多状况，其中有一种病人要格外注意，就是微小残留病（MRD）阳性者，MRD阳性时，容易复发。但是，已有研究证明在同胞全合的情况，MRD阳性病人移植后，复发率肯定要比MRD阴性的高。所以，如果这个病人是MRD阳性，有条件还是应接受同胞全合移植；如果没有，肯定得去做单倍体移植。做单倍体移植后，复发率会明显低于同胞全合，单倍体移植的疗效要好于同胞全合。但问题又出来了，单倍体在另一种情况下，即在MRD阳性时，单倍体供者应该比同胞全合还要好。然而，在同时有同胞全合供者和单倍体供者情况下，你选择单倍体而不选择同胞全合供者吗？显然不敢。不是说数字是假的，也不是说自己不相信自己，是因为即便我正确，也需要时间让大家接受。

我还是用一句话，医学需要整合，我们需要整合医学。我们要让全世界知道，我们中国人不仅在学习西方的东西，我们通过整合也可以创造我们自己的东西。

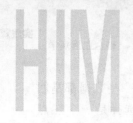

骨髓增生异常综合征的整合医学治疗

◎金 洁

我遇到过一个病例：男性，82岁，一般生活能够自理，发病时血红蛋白87g/L，白细胞、血小板计数正常，骨髓检查有红系病态造血，考虑骨髓增生异常综合征（MDS）。染色体正常，脾脏不大，诊断是RA（难治性贫血）。给予以下治疗：促红细胞生成素（EPO）10 000U，隔天皮下注射；安特尔40mg口服，每天3次。血红蛋白上升至120g/L并稳定，3年后出现白细胞计数下降，血小板后来也下降。再次骨髓检查发现原始细胞增多达6%，诊断为MDS-RAEB1（难治性贫血伴原始细胞增多-1型），国际预后评分系统（IPSS）评分属于中危-1。

2008年世界卫生组织（WHO）对MDS分类进行了修订，与FAB分型相比，主要包括以下变化：①增加了难治性血细胞减少伴单系发育异常的亚型，包括难治性血小板减少、难治性贫血和难治性中性粒细胞减少；②将伴有多系发育异常的环形铁粒幼细胞增多（RCMD-RS）归入伴多系病态造血的难治性血细胞减少症（RCMD），铁粒幼细胞性贫血现在有两种类型，一是单系病态造血，一是多系病态造血；③将诊断急性髓性白血病（AML）的骨髓原始细胞比例阈值由30%降至20%，将RAEB-t亚型并入AML；并根据外周血和骨髓的原始细胞比例将RAEB分为RAEB-1和RAEB-2；④将慢性粒单核细胞白血病（CMML）划分入一个新的髓系肿瘤类别MDS/骨髓增殖性肿瘤（MPN）；⑤增加一个以5q-为分类特征的亚类，即伴有单纯5q-的MDS；

2016年WHO关于MDS分类的修改，则特别强调遗传学和分子学检查对MDS亚型的诊断价值。有以下几点变化：第一，如果是铁粒幼细胞性贫血，原来要求骨髓中铁粒幼细胞比例大于15%，现在的变化是，如果发现存在*SF3B1*突变，铁粒幼细胞只要≥5%就可以诊断MDS-RAS；第二，伴5q-MDS的诊断也有变化，原来的标准只能是单一 5q-异常，现在允许在 5q-存在情况下还可以有另一个染色体异常，但是这个染色体异常不能是 7 号染色体异常；第三，以骨髓有核细胞计数重新定义原始细胞比例，把因采用非红系有核细胞计数而诊断为红白血病的病例，纳入 MDS 范畴。

此外，随着基因检测水平的提高，临床研究者强调将基因突变，特别是 T53 突变的监测纳入 MDS 的分子预后评估，因此在 MDS 随访中，要做基因的突变检查，特别是 TP53 基因检测查，还要查 NPM1、MLL 等基因突变，如果病人在疾病过程中出现这些基因突变，就要考虑有可能向白血病转化。

关于 MDS 预后评分，我们最熟悉的是 IPSS 评分，现在有一个修订版，即 IPSS-R，比过去更精准，把骨髓原始细胞比例再进行区分，IPSS 评分系统里原始细胞 5% 以下评分为 0 分，而 IPSS-R 系统，把 5% 和 2% 之间再分一个档，2% 以下才是 0 分。细胞遗传学则在原来的染色体分层基础上，特别强调了 -Y、11q-、12p-、+19、inv(3)/t(3q)/del(3q) 的预后意义，分层也增加了，包括非常好、好、中等、差、极差 5 个层次。对血细胞减少也进行了细分，如血红蛋白在分类基础上又分了档次，分成 100g/L 以上、80~100g/L 和 80g/L 以下三档。血小板计数也分成 10×10^9/L 以下、$(5~10) \times 10^9$/L 及 5×10^9/L 以下。中性粒细胞分两档，0.8×10^9/L 以上和 0.8×10^9/L 以下。因此 IPSS-R 危险度的分层也增加为 5 层：极低危、低危、中危、高危、极高危。应该说 IPSS-R 分层更精准一些。

关于治疗，前提是先明确诊断，然后考虑是否需要治疗，如果不需要治疗就是观察，判断哪些病人属于观察对象，要靠危险度的分层。应根据 MDS 病人的预后分组，同时结合病人年龄、体能状况、治疗依从性等进行综合分析，选择个体化治疗方案。有些病人骨髓有病态造血，或有染色体异常等，但没有临床表现，可以动态观察，定期随访。

治疗有几个选择：一是支持治疗，包括造血细胞生长因子、输血及铁过载的去铁治疗；二是去甲基化药物；三是免疫抑制剂、免疫调节剂来那度胺、化疗及造血干细胞移植；四是中药治疗，中药临床用得还是非常多，只是没有很好的随机对照研究，用和不用效果差别有多大不明确。下一步我们要讨论加不加中药，加了中药是不是可以改善病情，比如改善血象表现、延长生存期等。

临床上在 MDS 病人中，细胞生长因子的应用还是很普遍的，首先是 EPO，目前最佳治疗剂量尚不清楚，起始剂量为 150U/kg，至少每周要用到 40 000~60 000U，也就是说每天 5000~10 000U，每天 1 次。低危 MDS 病人对 EPO 的反应率为 30%~60%，起效时间是 2 个月左右。治疗前应检测血清 EPO 浓度，低 EPO 浓度（<500U/L）、红细胞输注依赖较轻（无或每月 <2U）、正常原始细胞比例、正常核型、低 IPSS 评分的 MDS 病人 EPO 治疗的反应率更高。

其次是粒细胞集落刺激因子（G-CSF），部分 MDS 病人会出现白细胞减少、粒细胞减少。没有感染尽量不要用 G-CSF，因为如果原始细胞高，G-CSF 可能让原始细胞进一步升高，所以一般不用。在哪种情况下和 EPO 联合应用呢？如果 EPO 治疗 1 个月无反应，就可以加上小剂量 G-CSF。因此在输血依赖的低危组 MDS 病人中，推荐 EPO +/- G-CSF 治疗，剂量为每周 40 000 ~ 60 000 U，G-CSF 依白细胞计数调节，使白细胞维持在 (6~10) $\times 10^9$/L，而且强调早期应用，输血依赖的病人在 8 周之内应用，才有更高的可能性摆脱输血依赖。

关于血小板生长因子，到目前为止还缺乏这方面的资料，国内有很多使用重组人促血小板生成素（TPO）治疗 MDS 病人的血小板减少，国外的血小板生成素受体激动剂罗米司亭则主要用于免疫调节，而不用于 MDS 伴血小板减少，以防促使向白血病转化。另外一种 TPO 受体激动剂艾曲波帕联合阿扎胞苷治疗 MDS 的临床试验正在进行中。如果要用，艾曲波帕可能更合适一些。今天讲整合医学，我们可以把国内的药整合进去试一试。

关于去铁剂的应用，临床研究显示接受输血治疗，特别是红细胞输注依赖的病人，可出现铁超负荷，并导致输血依赖 MDS 病人的生存期缩短。一些指南推荐血清铁蛋白（SF）>1000μg/L 或输血量每年达到 20~30U 的 MDS 病人可接受去铁治疗，但目前还缺乏大样本资料说明它对病情有改善，或有多少改善，这些都要靠未来的整合医学研究进一步探索。

如果不考虑细胞因子治疗，就要看有没有 5q-，如果有 5q-，病人又有输血依赖性贫血，且对细胞因子治疗效果不佳，可应用来那度胺治疗，67% 的病人可减轻或脱离输血依赖，并可获得细胞遗传学缓解，生存期延长。如果没有 5q-，也能改善输血依赖，约 25% 的病人有效，血红蛋白能提高 30g/L。国外的一项临床试验也发现，来那度胺治疗 200 多例非 5q- 的病人，效果还不错。用量是每天 10 mg，连用 21 天，起效时间是 1 个月，中位持续有效时间是 7 个月。主要不良反应为骨髓抑制，表现为白细胞、血小板减少。

免疫抑制治疗即抗胸腺细胞球蛋白（ATG）单药或联合环孢素治疗。有学者认为免疫抑制剂可以延长病程，因为 MDS 的病理生理更接近骨髓衰竭，而与白血病不同，因此认为 MDS 可以考虑使用免疫抑制治疗。病人如果是 HLA DR15 阳性，效果比较好。年轻的病人、血小板较低、原始细胞不高的可以用。因为原始细胞不高，骨髓呈低增殖性，用免疫抑制剂比较好。可以改善 1/3~1/2 病人的血细胞减少，对于年轻且原始细胞不高的病人可以试用，有时会取得意想不到的效果。其风险是血清病及感染，所以最好在无菌层流床里治疗。

关于移植治疗。MDS 是异质性疾病，自然病程和预后的差异很大，低危、中危、高危都在一起，而且以老年病人多见，合并症多，耐受性差，所以不是每个病人都推荐做造血干细胞移植。如果是年轻的高危病人应该早做，既往临床研究数据表明，极低危与低危病人推迟至中危阶段再进行移植可延长生存时间，但是中危病人推迟至高危或极高危阶段则生存期缩短，病情越重移植效果也越差。建议在移植前给予一两个疗程的去甲基化药物桥接治疗。

现在移植的老年病人也比较多，会有减剂量的移植，减剂量移植和清髓性移植各有利弊，减剂量移植，复发率高（56%），死亡率相对降低。而清髓性移植相关的死亡率增加，复发相对减少。所以做移植的医生，一定要评估是清髓还是减剂量。

高危病人或依赖输血的年轻病人，都可以考虑清髓性移植。要根据病人的生理年龄来决定，但目前缺乏一批 65~75 岁减剂量移植治疗的数据，微移植的效果也有待总结。

关于去甲基化药物阿扎胞苷治疗的报道很多，总体有效率为 45%，其中完全反应率是 13%，血液改善为 31%，部分缓解为 1%，合计大约 45%。2004 年美国 FDA 批准用于 MDS 的治疗，用法是每天 75mg，一般用 7 天，也有用 5 天的，4 个疗程起效。国内常用药物为地西他滨，$20mg/m^2$，连用 5 天为推荐方案，也有研究者探索更小剂量的应用，如 $10~20mg/m^2$，每周 1 次。

目前 MDS 的治疗也有许多新药在探索中，如氯法拉滨、组蛋白去乙酰化酶抑制剂、去乙酰化酶抑制剂等，国内还有尿多酸肽，是一种天然去甲基化药物，能对血液学有一定的改善，不良反应少。

总之，MDS 的治疗应个体化，结合病人年龄、危险度分层等确定治疗方案，所有高危的 MDS 病人都应考虑移植，5q- 首选来那度胺，其他可选去甲基化药物。中药可作为辅助用药，应选择副作用不大、治疗有效的药物。

慢性淋巴细胞白血病治疗中的整合医学思路

◎李建勇

慢性淋巴细胞白血病（简称慢淋，CLL）和小淋巴细胞淋巴瘤（SLL）本质上是一种病，只是表现不同。此病以成熟小 B 淋巴细胞在淋巴结、脾脏或骨髓等聚集为特征。临床上，部分病人可转化为弥漫大 B 细胞淋巴瘤等侵袭性淋巴瘤，称为 Richter 转化。2016 年世界卫生组织分型提出了加速期慢淋的概念，预后差，临床医生要知道这个病，才能更全面地理解这个病。

首先看如何诊断慢淋。在慢淋诊断过程需注意几个问题：一个是样本来源，样本来源特别重要的是外周血，慢淋诊断一般无须骨髓检查；二是外周血涂片以小淋巴细胞为主，涂抹细胞为其特征，尚可见少量幼稚淋巴细胞或不典型细胞，如幼稚淋巴细胞在淋巴细胞中的比例 55% 为慢淋，大于 55% 为幼稚淋巴细胞白血病（PLL），需要强调的是占淋巴细胞而不是全部白细胞的比例；另外是克隆性，指慢淋细胞表面单纯表达免疫球蛋白（sIg）的 κ 或 λ 轻链，表达强度弱为其特征，共表达 CD5、CD19 及 CD23，CD20、CD22 及 CD79b 弱表达。慢淋需与其他 B 细胞慢性淋巴增殖性疾病（B-CLPD）特别是套细胞淋巴瘤（MCL）鉴别。免疫表型的诊断价值，除阳、阴性外，表达强度也具有非常重要的价值，如一个病人 CD5、CD19 和 CD23 阳性，CD20 和（或）sIg 轻链强表达，不能肯定是慢淋，特别要排除 MCL 的可能，如出现以下情况可诊断 MCL：常规染色体核型分析或荧光原位杂交检测到 t（11；14）(q13；q32) 即 CCND1－IgH 阳性、免疫组织化学 B 细胞核 CCND1 阳性（如阴性，SOX11 阳性有补充诊断价值）。另外两个比较重要的免疫标志：CD200（流式细胞术免疫分型）和 LEF1（免疫组织化学），慢淋 CD200 阳性，LEF1 除慢淋外，其他 B-CLPD 基本不表达。

另外一个比较重要的，在国内尚未引起足够的重视，就是常规核型分析显示的复杂核型（CK）异常的预后意义，无论是经典化学免疫治疗还是最新的 BTK 抑制剂伊布替尼靶向治疗，CK 病人预后极差。慢淋的成熟 B 细胞分裂能力差，常规核型分析异常检出率仅 20%~40%，而采用 CpG 刺激的核型分析（采用外周血即可）的异常检出率可高达 80%，国内仅少数单位开展，中国慢性淋巴细胞白血病工作组正组织全国多中心协作，推动在国内广泛、规范应用。

SLL 的特征为免疫表型同慢淋、淋巴结或脾肿大、无贫血及血小板减少，外周血单克隆 B 淋巴细胞大于 $5\times10^9/L$。SLL 的异常淋巴细胞主要在淋巴结及骨髓聚集，而慢淋还包括外周血有大量异常细胞聚集。单克隆 B 淋巴细胞增多症（MBL）的特征为存在单克隆 B 淋巴细胞但小于 $5\times10^9/L$，无肝脾、淋巴结肿大及血细胞减少。MBL 细胞的免疫表型主要同典型慢淋，少数为类似于其他 B-CLPD，对于后者，需进行 CT、骨髓等系统检查排除外周血受累的 B 细胞非霍奇金淋巴瘤。对于慢淋表型的 MBL，我们血液科医生需注意的是，慢淋表型 MBL 有低计数的和高计数的两种，高计数 MBL 单克隆 B 淋巴细胞大于 $5\times10^9/L$，这部分病人的临床、生物学特征类似于早期慢淋，每年 1%~2% 的病人转变为需要治疗的慢淋；对于单克隆 B 淋巴细胞小于 $5\times10^9/L$ 的低计数 MBL，可出现于相当高比例的高龄老人，罕见进展为慢淋，无须随访。

在诊断过程中，除了比较高级的技术外，最基本的形态学检查非常重要，特别是幼稚淋巴细胞的比例。慢淋的幼稚淋巴细胞不同于急性淋巴细胞白血病的幼稚淋巴细胞，前者是成熟淋巴细胞，表达表面免疫球蛋白、CD45 强表达，不表达 CD34、TdT 等标志。

关于慢淋的预后影响因素，临床分期很重要，国外 80% 左右的病人诊断时处于疾病早期。处于同一临床分期的病人的预后差异很大，生物学特征的研究可能具有更重要的预后意义。关于生物学特征预后因素如 53 基因异常［缺失和（或）突变］的检测时机，就诊时对于迫切需要知道预后的病人及经济条件许可者可以做；对于有治疗指征（初治、复发）、改变治疗方案的病人，治疗前尽量检测预后相关因素。因慢淋的很多预后因素随病情变化而变化，如 *TP*53 基因异常率：有治疗指征时为 10%、复发难治时为 40%，Richter 转化时甚至可能高达 60%，所以整个病程中需重复检测。免疫球蛋白重链可变区（IGHV）基因突变状态在整个病程中一般不发生变化，无须重复检测。

临床上我们一直在谈克隆演变，如 *TP*53 异常，复发难治发生率明显增高，到底是治疗诱导的，还是它本来就存在？最近采用敏感性更高的二代测序发现，复发难治 *TP*53 突变的病人，大多治疗前就存在 *TP*53 突变亚克隆，也显示有此种亚克隆预后差。

关于慢淋的治疗，从 20 世纪 50 年代到现在，从早期的苯丁酸氮芥至现代的靶向治疗，进展得非常快，最早化疗只能提高有效率，不能改善生存。化疗结合免疫治疗，除了可提高有效率外，还可延长病人的生存期（无论是老年还是年轻慢淋病人均如此）。但是，尽管化学免疫治疗的疗效显著，甚至可能治愈病人，但是对 TP53 基因异常、复杂核型异常及 IGHV 基因无突变等高危病人的疗效仍不满意，对复发难治病人的疗效也不好。BTK 抑制剂（如伊布替尼、Zanubrutinib 等）、BCL2 抑制剂（如 ABT-199 等）及 PI3K 抑制剂（艾代拉里斯等）等新型小分子药物可以显著改善此类病人的预后。尽管新药改善预后，且使用方便、副作用相对较小，但尚无证据显示早期（无治疗指征）干预可以改善病人包括高危病人的预后，所以还是要强调治疗原则，无论是初诊还是复发病人，一定是有治疗指征才能开始治疗。

关于血小板减少，一定要搞清楚病因。如果是免疫性血小板减少症，则按此病治疗，难治时才考虑治疗慢淋。另外，对于单纯淋巴细胞增高，如没有其他治疗指征，不是治疗指征。

对于没有治疗指征的病人，定期随访。一般每 2~3 个月门诊随访一次，随访内容包括是否有发热、盗汗、体重减轻等症状，以及是否有肝、脾、淋巴结肿大等体征。对于诊断明确的病人不要反复进行免疫分型等检查。

对于有治疗指征的病人，影响治疗方案选择的因素包括年龄、体能状态、肌酐清除率、染色体异常及基因突变等预后因素，以及经济条件和是否适合参加临床试验等。对于符合条件的病人，鼓励参加临床试验。对于没有 TP53 异常等的低危初治病人首选治疗主要为化学免疫治疗：年轻、适合者采用氟达拉宾联合环磷酰胺及利妥昔单抗方案、老年、不适合的病人可选择苯丁酸氮芥联合利妥昔单抗或新药伊布替尼治疗。对于短期复发（<3 年）及 TP53 异常、复杂核型、IGHV 无突变等高危病人（无论初治或复发难治），均首选伊布替尼等新药为主，无效则考虑嵌合抗原受体 T 细胞疗法（CAR）-T 及减低剂量预处理的异基因造血干细胞移植等；对于缓解期大于 3 年的病人，治疗方案选择参照初治病人。

总之，在慢淋的诊断、治疗及随访过程中，要始终贯彻整合医学的理念。

老年髓性白血病治疗的整合医学思考

◎艾辉胜

老年髓性白血病治疗难度大，我们需要把整合医学理念用到老年髓性白血病的治疗中，即把传统医学和现代医学相整合，把精准医学和整体医学相整合。

老年髓性白血病的疗效很差，缓解率比较低，很少超过55%，特别是70岁以上的病人缓解率更低。这可能主要是由于耐药和脏器功能差导致的。在一项共纳入179例病人的多中心研究中，按年龄将病人分4组：65岁以下组、65~70岁组、70~75岁组、75岁以上组。结果发现，75~85岁的缓解率仍然达到73%左右，但长期存活比较差，这个结果在目前全球老年髓性白血病中，应该是最好的结果，中青年的髓性白血病缓解率达到70%~80%，但长期存活也比较差。60~70岁者，1年或2年的存活率没有大的差异，70~75岁组略低一些，最差的是75岁以上的病人。死亡率也大致如此。重要的是，65~85岁的4个年龄组中，虽然2年存活率在75岁以上病人比较差，但死亡率并没有明显差别（包括80岁的病人）。年龄大的病人复发率更高，但复发率更高的原因，并不单纯是年龄的原因，很大一部分是由于75岁以上的病人，没有再接受正规的缓解治疗。

一个很有趣的现象是，有一组病人的配型都来自儿子或孙子辈，甚至完全不相关，但发现HLA类型相差越多，疗效相对更好，对于复发和存活也是这样。现在有相当一部分中心，甚至包括一些大中心，对老年髓性白血病的态度是，病人能吃能喝就行了，有些给予小剂量治疗，认为病人能够多活几个月就行了，这种观念我认为是错的。过去单纯用化疗肯定不行，既然有新手段可以解决或部分解决造血问题、脏器损伤问题，当然应该考虑用。现在国人的平均寿命大概是80岁，从60到80岁病人还有20年时间，因此，对于60岁以上的老年病人要给予更多关注，也包括骨髓异常增生综合征（MDS），有办法就应该积极治疗。

我有个病人，85岁，一般情况比较差，伴脑血栓一侧肢体瘫痪，白细胞低、血氧低，病人不能说话，不能自主，这样的病人，如果不积极治疗，估计生存期为 1~3 月。病人的女儿强烈要求给他治疗。我们给予病人低剂量化疗 1 个疗程，5 周达到完全缓解。但缓解后病人拒绝再做治疗，后来勉强给他做了一次细胞输入，17 个月时复发，25 个月时死亡了。

还有一个 88 岁的老年髓性白血病病人（75 岁以下叫年轻的老人，75 以上叫老老人），白细胞情况尚可，骨髓 35% 是粒细胞。病人酷爱打麻将，他说治得能让再打麻将就行，多几个星期也行。我们用他儿子的粒细胞治疗，4 周达到完全缓解。后面也是不肯再做治疗，仅做了一次单纯的细胞治疗，在 10 个月时复发，12 个月时离世。

我还有一个 78 岁的老年病人，白细胞计数较高，用了 MA 化疗（米托蒽醌+阿糖胞苷），联合供体的细胞输入，10 天达到完全缓解，这个病人接受了 2 个疗程中剂量阿糖胞苷联合治疗，至今还存活得非常好。

从这些病人可以看出，缓解后治疗非常重要。我有一个年纪相对年轻的病人，65 岁，白细胞计数很低，用了一个相对接近标准剂量的治疗，2 周达到完全缓解，经 3 个疗程治疗后，到目前仍然处于完全缓解中，已有 10 年了。

我认为，对于老年髓性白血病，需要治疗但要减量，不可以加量。为什么不考虑加量？现在标准的低剂量亚叶酸钙治疗，提高剂量后不一定增加疗效，所以不建议增量。是否减量？最重要的是看病人的脏器功能和身体状况，从临床实际来看，仅对 75 岁以上的老年髓性白血病才考虑减量，其他不考虑减量。65~75 岁的病人是否减量，取决于其肝肾功能和评分。如果一个 60 岁的病人连走都走不了，当然要减量；但如果 75 岁的病人脏器功能还好，则不需要减量。这就是整合医学思维。

老年髓性白血病也应该做缓解治疗，只不过剂量要减少到中剂量，或者更低的剂量，缓解治疗对长期存活非常重要。对 65~75 岁病人应该是标准剂量化疗，联合微移植治疗，缓解后要做中剂量的微移植联合治疗。老年髓性白血病较少，但是治疗困难，可以用微移植联合嵌合抗原受体 T 细胞（CART）治疗。这是特异性治疗和非特异治疗的联手，我相信未来 2~3 年，会成为一个新的治疗方向。我有一个 71 岁的老年病人，多次复发，最后化疗完全无效，骨髓 98% 为恶性粒细胞，病人用了 5 个点的供体，联合 CART 和一个小化疗，做了一个微移植，但白细胞和 CD19 细胞快速下降，T 细胞快速恢复，2 周后达到完全缓解，最后完全治愈。

整合医院管理学

协和之整合

◎ 王海涛

在卫生体系中，能整合、会整合的真正高手是谁？是院长。要把医、护、技三个专业，把药品、器械、耗材三种产品，把社会、民众、医保三项资源，真正整合到一块，提供高质量的医疗服务，让全社会满意，实际上要求我们这些医院领导必须以科学整合之观念，做好整合管理之实际。本文以北京协和医院与美国约翰·霍普金斯医院为例，谈谈人本管理的最佳整合实践。

北京协和医院和美国约翰·霍普金斯医院是一对姐妹医院，约130年前约翰·霍普金斯医学院和医院先后成立，约30年后北京协和医学院和医院先后按约翰·霍普金斯的标准建设。多年来，他们开展了很多以人为本的整合管理实践，值得与大家分享。

一个企业的生存，一年靠运气，十年靠经营，百年靠文化；医院也是一种社会组织，其发展也遵循同样的道理。我在北京协和医院工作了20多年，2016年在约翰·霍普金斯医院学习了一段时间，做了一些分析和对比，发现两者有很多共同的地方，其中最主要的是共同追求最佳实践。最佳实践就是我们医改的目的，希望做到病人满意、医者满意、政府满意和社会满意。实际上也是整合各种资源，达到一种均衡。通过大量的实践来提炼、提升，提高医疗的效率和产出。也可以看作是两种资源的整合：一流技术的整合，一定要有一流的医疗技术、医疗条件、医疗环境；一流服务的整合，从服务环境到服务水准，包括对病人躯体的治愈、心灵的抚慰和交流，以及有尊严的身心感受。

约翰·霍普金斯医院展现的是一种什么样的合作与整合的氛围？医生团队体现的是严谨、专业的团队协作，这也是资源整合的过程。一个病人从门诊挂号开始，到诊断、检查、住院、手术、出院、康复，一直到随访，整个过程都通过团队协作来实现，没有团队就没有产出，没有整合就没有服务。他们鼓励医生回到病人床边去，开展多学科专家的深度查房和会诊，也让病人、家属共同参与多科协作和会诊。在术前的沟通中，拿上模型给病人讲解即将做的是什么手术，整个过程既体现了专业，也体现了温暖。此外，无影灯下的种种安慰也很重要。术前病人被推到手术室的麻醉等候区，我曾采访过200多名病人，100%认为术前的15分钟是他们人生中最焦虑、最不安的时刻。虽然术前签字前已经讲得很多，但不如那时给病人一些安慰，握着他们的手，他们会很感激，也坚定了信心。在对孩子的关照中，脱掉白大衣，医生的内涵和外露的颜色可能更丰富、更温暖。认真倾听是良好沟通的基础，如何把前因后果说明白并不是简单的事，医患间的沟通除了专业之外还有技术、艺术和技巧，还有温暖和亲情。对少数民族要给予更多的关心，投入应该更多，因为他们语言不同，宗教、文化理念也不同。对老、少、边、穷、困、重这几种病人要有更多的关心，因为他们是特殊群体，就医需求比别人更特殊一些。他们透过你真诚的脸，能看到你温暖的心，病人会被感动；所以一个带温度的听诊器，可能比一剂药方作用更大。在看病过程中，要没有医者的沉默，也没有病人的沮丧，陪伴比治疗过程更贴心。在国外的医疗组织，有很多的医疗辅助人员，甚至很多来自社区的义务社工提供更多的陪伴治疗、心理治疗和治疗成功之后的分享，把更多的活动带到医院来。现在的医院更多是强调医疗环境优越和医疗服务流程优化，但医院最初设立时，是一个社会组织，院中有救赎的场所，有痛苦和灾难的人来到医院，因此不要把医院做得那么封闭，其实开放性的、整合社会资源的医院更好、更优秀。

我国台湾花莲有一家拥有700张床位的医院，每天在那里提供义工服务的有900人，都是来自周围社区的大爷大妈，他们把医院做成了一个业余生活的场所。看一看我们的医院，专业性很强，封闭性更强。医院里应该有开放日，让一些社会活动、社区活动走进去。国外很多医院的社会活动是很多的，包括生活照料也融入医院中，治疗后一些病人要带着残障去生活或需持续很长时间康复，应该鼓励他们，比如举行一个有意义的出院仪式等。在现实的医疗救治工作中，有些是医疗技术解决不了的问题，但整合式的医疗服务会让病人及家属接受现实，让他们即使有忧伤，却没有怨恨，这就需要一个互动过程。约翰·霍普金斯医院的人员脸上有专业性的微笑，内在有很强的自信心，很强的职业自豪感。行政人员在医院中也是非常重要的角色。一名德国的医院管理者曾在我们医院工作了3个月，当时我们请他来帮我们做新大楼投入运营前的后勤培训。3个月后他离开时和我们座谈，他提到一个被我们忽略却很重要的事情，他说你们的工勤人员、后勤人员、保洁阿姨、保安等走在医院没有自信心，不敢面对病人，更不敢面对穿白大衣的医务工作者，甚至贴着墙边走，其实他们也是这个组织的一分子，也代表了医院的形象。提高他们的归属感和自豪感，培训他们与病人和家属的交流很重要。这件事给我们很重要的提醒，他说这件事你们不去做，将来在医院后勤的评级中，我不会给你们打勾的，因为这是核心要素。不是采购了好机器、好的消毒药品、好的清洁工具就能提高效率，所以，在医疗工作的环节中，行政和后勤人员也是需要被整合进去的。

约翰·霍普金斯医院的创建人约翰·霍普金斯先生是一位银行家，生前把700万美元捐出来建立约翰·霍普金斯大学、医学院和医院。他当时建医院的目的就是，无论病人的背景怎样，支付能力如何，都要给他们提供医疗服务。现在的约翰·霍普金斯医学院和医院变成了一个整体的医学部，有医学院、护理学院、公共卫生学院和其他学院等；医疗服务系统由6家医院组成，还有专业的护理公司，有自己的保险公司、社区医生集团，还有国际部。我们现在大量接触到的约翰·霍普金斯的服务是通过国际部来链接的，国际部相当于一个"三产"公司。这些医疗服务组织实际上是帮助约翰·霍普金斯医疗集团赚取利润的组织，构成了医、教、研紧密有机整合的服务体。现在整个医学部年收入超过70亿美元，员工超过41 000人。他们4万人，我们是4000人；他们的床位数是2600张，我们是2200张；他们拥有6家医院，但门急诊人次数等服务量的指标加在一块，还没有我们北京协和医院一家多，但他的效率高。医教研的经费投入比其他机构的多得多，2002年达20亿美元。在教学和临床诊治上有很多开山鼻祖的"作品"。比如"4+4"的医学教育模式，4年预科，再加4年医学教育，奠定了国际化医学教育的标准；再比如住院医师规范化培训体系（以下简称"规培"），这种成熟的培训体系是他们当年从德国引进的，推进了美国医学教育改革，在"协和"创立之初，被搬到了东方；此外，建立社会服务组织，即医院与市场、社会服务有机整合，它不独立于社会体系之外，没有政府拨款，需要更多的资金支持，需要挣钱支撑这一组织并使之高速运转。

再说说慈善和募捐。一个医院如何到社会去募捐，既是艺术，也是学问。比如他们院内有两栋大楼，一栋是企业家建的，一栋是沙特王子建的，两人都是他们医院的病人。他们和病人除了在救治过程中有良好的联系和沟通外，出院后还有大量的信函往来，包括医院各种社会活动也请他们回来参加。医院和社会之间的整合与联系非常有机，表现得非常自然。国内大学里有以捐赠者命名的大楼，但医院没有。所以，我们还需要学习他们的开放性和社会融合度。这家医院连续21年全美排名第一，神经外科、泌尿外科、内分泌科、老年病科、耳鼻喉科等很多专科都是排名第一。他们反复强调医、教、研紧密整合，以病人为中心，把病人的利益放在第一位，充分发挥团队合作和共享精神。这样的组织是常青树，创新能力和持续发展的动力不会枯竭。他们的医院和大学间没有行政隶属关系，附属医院不属于大学，但他们的合作极其紧密。比如，在医院工作的医生，由大学招募，医生在医院工作，医院提供平台，但由大学给医生发工资，这是一种很特殊的现象，也是一种整合的服务模式。

我们再看看北京协和医院，第一笔捐款是750万美元，是1921年由洛克菲勒家族捐献的。当时他们想建一所与欧美的医学院同样好的医学院，具有优秀的教师队伍和良好的实验室、高水平的教学医院和护士学校（他们对护理很重视，100年前就开创了4年制的护理教育）。

2016年，国家在中国医学科学院启动了"医学与健康科技创新工程"，2016年拨付了4亿元，2017年是7亿元，2018年为10亿元，到2030年之前，累计投入将超过100亿元。这说明在医学研究和医学创新领域，要有国家任务、国家高度和国家产出。国家是希望我们向世界一流团队冲击。中国医科院和北京协和医学院是两个组织、一套班子，两个名字、一套人马。二者之间相互依托、优势互补、教研相长，体现整合意识。现在这样一个庞大的组织，也是整合的结果，只有医教研紧密整合，才能有创新能力。北京协和医院是一家综合性医院，阜外医院是世界最大的心脏病专科医院，医科院肿瘤医院是亚洲最大的肿瘤综合防治医院，还有血液病医院、整形外科医院、皮肤病医院，相当于一个综合医院加5个专科医院，是一种高度的整合，综合与专科之间有协作。在这一体系中，5个专科医院都是从"老协和"分出来的。复旦大学医院管理研究所有个医院排行榜，协和系统的6家医院有13个学科全国排名第一，25个学科排名前十，其中协和医院有18个学科在全国排名前十，8个学科排名榜首。协和现有4000多人，2200张床，创立之初是200张床，100年也只发展到如此，我们一直坚持的是高水平的内涵式发展模式，不是规模扩张的模式。教授、图书和病案，依然是协和的"三宝"。我们看得更重的是一年能收到千面锦旗和千封感谢信。我们会在每个月的某一次周会上，对全院公布所有科室收到的锦旗和感谢信的来源。病人的承认才是医务工作者最大的安慰。协和的精神是严谨求精，她的做人之道、从医之道、治学之道和为师之道对新"协和人"的影响非常深刻。协和的学生，不是教出来的，是"熏"出来的。协和是双导师制。协和这两个汉字，我理解为"协自然科学之精神，和人文关爱之文化"，它是医学和人文的完美整合。进到郎景和教授的办公室，看到的大量是文学的东西，出了办公室，大量是医学的东西，在协和像这样的教授很多。现在很多青年学者，能写书、写电视剧，甚至还能拍电影，这是艺术能力与人文水平的体现。所以在协和，以人为本的诊治、服务及管理是一种均衡的模式。

郎景和教授说过大树、小树和森林的关系。他说专家教授是"大树"，青年人是"小树"，团队是"森林"。在"小树"没长起来时，"大树"要替他遮风避雨，当他长起来时，"大树"要主动让贤，不能再去遮挡他的阳光，他才能慢慢长起来，形成一片"森林"。在清华读完4年预科后到协和，进入基础学习阶段配基础导师，后面3年进入临床阶段配临床导师，一个学生毕业基本上配一个辅导员，加个基础导师和临床导师，3个导师都要做为师之道的事情，传授的不只是知识，还包括做人的道理，导师的作用可想而知。到目前为止，我们规定8年制的博士毕业了，完成3年"规培"才能分到协和医院，一天都不能少。北京各大医疗机构，很多人申请到协和医院来做住院医师"规培"，到了协和一年或者一年半，很多院长说能不能放回来，我们这里缺人干活。我们说可以放回去，但不会有结业证。我们坚持住院医师"规培"，一直坚持到现在，即便出国，回来也要补上才能拿证。

医疗质量的"三基三严"是老协和的看家本事。在协和真正强调的就是最基础的东西，大事故的背后一定是低级错误，这是最简单的道理。在协和我们搞分级手术管理，提出了知名老教授做有创检查、手术何时挂靴，这也是在一次医疗检查事件之后提出来的，当时对我们触动很大，而且是由老教授本人提出来的，后经过协和临床管委会讨论而确定。8点钟"刀碰皮"也作为制度提出来，以前确实经常出现手术不按时开台的情况，制度化后提高了整体效率。还有不良事件的自主报告体系，我们向航空系统去学习，这也是协和开创的，每年通过不良事件报告，我们改进了系统，避免了很多不良事件的再次出现，而对自主报告不良事件的医护技人员只有奖励，没有惩罚。此外，协和的木桶理论不是短板理论，而是整个木桶的底板有没有缝隙，在医疗领域如果木桶的底板有了缝隙，一滴水都盛不住，不是最短的那一块板决定了盛水的高度。管理上，我们提出的是"以病人为本"的管理服务环，即医生护士围着病人转，医技部门围着医生转，行政部门围着临床转，管理围着所有转。院领导要围着所有的系统去转，要把医院整个资源整合起来，围着病人去转，效率就提上来了。所以我们提出"如果我是一名病人"，换位思考主动服务，同时也要明确大家在管理中的作用。

再有一个是团队优势，这是长期沉淀和文化积蓄形成的一种动力，是一种协同协作的习惯，也是协和强大的真正原因。协和的影像诊断、核医学、病理、检验、放射治疗等平台性科室能力非常强。协和强大的原因，是通过均衡协调打磨出来的。在科室建设中，比如妇产科有7个专业组，很多到协和进修妇产科的人，只想学妇科内分泌或者妇科手术，那不行，要到协和进修妇产科，就要转7个专业组，这样才能真正学到协和妇产科的东西，目的是让大家多竞争少碰撞，形成一个公平的竞争机制。我们还有一个扶手、携手和牵手理论。此外，要有对病人生命的尊重，病人把这里当成生命的最后一站，全国人民上协和，协和的压力非常大，协和医生不能轻言放弃。我们有一个年轻医生，接诊了一名外地病人，是刀斧伤后的腹部联合感染，很多人看后都摇头。最后这名年轻医生愿意承担这样的责任，从接诊病人开始到病人离开ICU转回病房，一共45天，他几乎没有离开医院。医生要有"以病人为师"的境界，一个医生真正的老师是病人。我们要有"人本办院"的理念，待病人如亲人，提高病人满意度；待同事如家人，提高员工幸福感。我们对住院医生、青年医生，包括来协和进修的医生，都要提供好的食堂、好的宿舍、好的健身环境，让他们满意。人永远是核心，永远是发展的基础，也是发展的目标。一个医院的经济建设、基础运行是保障，医院不挣钱肯定不行，政府不投入肯定不行，特别是面对社会竞争，员工收入不够，医院就发展不好。如何最大限度调动人员的积极性，产生凝聚力和向心力？此时，人本管理的独有文化价值就体现出来了。老协和有很厚重的基础和历史文化，在创新的时代环境下，借助互联网的优势，通过资源的整合、提升和服务，可为下一步的发展奠定更坚实的基础。

以人为本的实践和文化发展是永无止境的。把医疗、教学和科研有机地整合在一起，是现代化医院和现代医院管理者重要的责任，也是我们将来提升医院的手段和最终目的。

多学科整合医疗的探索和实践

◎闻大翔

近几十年来,新的诊疗模式不断涌现,前几年提出循证医学,后来引进转化医学,随后时任美国总统奥巴马又提出精准医疗,今天我们又迎来了整合医学。整体整合医学是由樊代明院士提出的,前三个都是舶来品。我在想,无论是循证医学、精准医疗、转化医学,还是现在更大概念的整合医学,所有诊疗模式的变化和新模式理念的提出,都围绕一个核心,那就是病人,要能够提高我们的服务能级、服务质量,要给病人以关爱。樊院士说,多学科诊疗(MDT)是整合医学的一种初级形式,我想万丈高楼平地起,我们搞整合医学应该从 MDT 开始。

仁济医院是一家百年老院,在上海是历史最悠久的医院,已有170 余年的历史,是英国的一个传教士创建的,也是中国第二家从事西医的医院。仁济医院体量很小,现在核定床位只有1400 张,开放床位1860 张。前不久在中国医院床位规模排行榜中,排在全国前50 的医院,上海一家都没有。上海复旦大学中山医院和上海交通大学瑞金医院是上海最大的医院,核定床位都是1900 多张,开放床位在2500 张左右。我想说的是,我们已经没有物理的发展空间,但医院总是要发展,GDP 要稳增长,所以我们要改变理念,转变模式。仁济医院发展的战略定位,实际上上海市政府早给我们定好了。在城市总体规划中,上海要把瑞金、中山、华山、仁济建成亚洲一流的标志性医院,这是政府对我们的要求。围绕这一定位,医院从"十二五"的开局之年制定总的战略方针为9 个字——稳增长、调结构、促转型。因为我们没有更多的床位,没有更多的空间,在诊疗模式上我们要改变,比如推广日间手术,推进 MDT 等。关于结构调整,像仁济医院这样的大学附属医院是综合实力比较强的三甲医院,应该聚焦重点病种、重点手术,不是什么都做,以此提高手术和病种的含金量,来优化结构。围绕这一战略目标,医院发展的数据显示,2016 年的出院人数达到了12.1 万,门、急诊量达到427 万,手术例次达到9.8万，医疗业务收入超过40亿，平均住院天数降低到6.1天，药占比降到了34%。这些医院运行指标，在上海所有三甲医院中基本上都处于前三位，名列前茅。我们的床均产出，包括人均产出都比较高，这就是我们对现代公立医院在没有很大规模的情况下运行和经营的体会。在科研方面，医院作为大学附属医院，注重医教研并重和均衡发展，在学科建设、人才培养上付出了很多，取得了一定成果。2013年到2016年，每年国家自然科学基金中标数都超过了90项，在全国医疗机构名列前茅。每年的纵项科研经费都突破1亿，其中近60%都是国家级项目，代表了医院的整体学术能力。在医学教育方面，2014年10月，由国家教育部正式给予资格认定，我们与上海交大医学院和渥太华大学医学院成立了一个"中加联合学院"，到目前为止，这是国家教育部唯一认定的一家中外合作从事医学本科教育的办学机构，我们想探索医学本科教育的国际化道路。中加联合班从2015年开始招生，已招了两届，目前招生也包括我国港澳台地区。2018年北美的医学教育论证委员会将对我们这个办学机构进行一次论证评估，如果通过，2019年将实行全球招生，到时的学费就是每学期2万~3万美元，而不是现在的每年1万元人民币了。

很多医院都在推动和实践MDT，MDT实际上是针对一种疾病，依靠多学科团队，讨论诊断和治疗中的问题，为病人制订个性化的、最合适的、规范的整合诊疗方案。主要的优点很清楚，凸显了以病人为中心，克服了传统上临床科室各自为政、单打独斗的弊病。好比一个航母战斗群，形成真正整合的军事战斗力，只靠一艘航母不够，还要有驱逐舰、核潜艇、预警机、补给舰等，才能形成真正强大的战斗力。这一理念是由丹麦医生提出来的。在临床工作中，比如有一个病人肺部CT发现一个结节或肿块，外科医生倾向尽快做手术。如果碰到呼吸内科或肿瘤科，医生会说赶快先做化疗，临床医生的思考、思路容易局限在自己的学科范围，需要多学科的团队来做，才能为病人设计一个最佳方案。仁济医院前几年开始试行建立"以疾病为纽带"的MDT模式，首先在乳腺外科试点，后面还增加了胃部肿瘤和结肠直肠肿瘤，希望加大学科间的合作，提高对病人整体的诊疗服务能级。从医院的管理层面，出台了MDT的管理制度，对整个诊疗流程、组织及最终的实施，都起到了很好的规范作用。这些制度包括诊疗流程制度、质量评价制度、数据制度、随访制度、病例筛选制度，以及专家库建立制度等。从运行和实施方面，医院采用"三定原则"，即定时间、定地点、定专家，进行诊断和治疗。同时，为每个团队每年核定了一定的运行经费，用于团队办公、人员配备，医院还为团队配备有专职文秘。要把专家和医生，从繁琐的日常事务中解脱出来。病人的预约，专家的预约，与病人的沟通协调，资料的收集、整理、随访，这些工作交给专人去做。医院人事处专门招聘了5个文秘，围绕13个团队，为首席专家完成事务性工作。从医院的绩效及分配制度上，我们给予了分配倾斜，每完成一个病例，我们会计算他们的绩效并给予奖励，比如专家号的50%可以作为专家的提成。

  从组织构架上，医务处是管理的主要负责部门，下辖全院的专家委员会，每个团队有一个首席专家作为总负责。秘书组配合专家委员会，为首席专家服务。专家委员会主要承担以下责任。一是评审，对团队进行组织评审，考核 MDT 的实施情况，针对提出的要求给予临床支持。二是对信息系统进行管理，指导相关人员进行数据收集、整理，以及整个随访工作。以乳腺外科为例，乳腺外科成立最早，乳腺外科主任陆劲松教授是团队的首席专家，围绕他有超声、病理、肿瘤、核医学、影像放射等学科组成的一个团队。信息科提供信息支撑，为该团队设定专门程序。另外，我们还制定病人的筛选标准，比如在本院经历过 2 个以上专科诊治，仍不能明确诊断或治疗方案者；有 2 种或 2 种以上疾病需要明确诊断或治疗；疑难危重需要尽快明确诊断治疗；疾病诊断明确，但治疗可能需要不同手段和方案；以及外院转来的疑难杂症。这是初步筛选标准。2014—2015 年共成立了 7 个团队，都是以疾病或疾病群为纽带，比如乳腺主要是以肿瘤为主。2016 年又成立了 6 个，一步步推进，这与常规大会诊相似，当然要结合医院的学科特色优势。仁济医院免疫科非常强，泌尿外科临床实力很强。我们的运作流程包括提出讨论申请、分享病史资料、预约和组织讨论、对讨论结果进行反馈、进行诊断和治疗、跟进整个随访结果及病人的情况，形成了一套比较完善的运作流程。从成效来看，2014—2016 年 13 个团队共讨论了 1250 个病例，使各学科能相互学习，不断提升了我们整体为病人诊断和服务的能级，取得了很好的效果。

  举几个案例。有一个病人 77 岁，冠心病，冠状动脉三支严重病变，合并消化道肿瘤。很多医院都拒绝治疗，拟做肿瘤手术却顾虑心脏问题。最后我院通过多学科诊治团队，用一台手术为病人解决了两个问题。另有一个病人，检查发现乳腺和肺上各有一个肿块，是乳腺癌肺转移，还是肺癌转移到乳腺，还是单独发生的两个肿瘤？治疗上到底先做新辅助化疗再手术，还是马上手术再做化疗？手术是先开乳腺还是先开肺，还是两个同时开？这个病例需要乳腺外科、胸外科专家，以及影像学、病理学相关专家形成一个团队来制订方案。我们不局限在院内，有时会请国内的同行专家来，甚至国际上的专家一起讨论，我们的国际交流很多，在美国、欧洲、日本等很多国家都有固定的合作医院和医学院，有时会专门邀请，或趁他们的专家来访时参加我们的讨论，逐渐把这种模式，从院内、市内、国内，演变成一种国际化的实践模式，两三年来取得了很好的效果。2016 年，仁济医院大手术量是全上海所有医院中最多的。我们再聚焦一些重点手术和重点病种，由此提高医院的服务能级。我院还建立了日间化疗，现在我院的普外科是不准做化疗的，我们希望普外科医生专注于手术，手术做完后，无论是新辅助化疗还是术后化疗，都交给肿瘤科或日间化疗中心做。我们床位很少，希望多做一点手术。有些外科大夫自己做化疗，收一些化疗病人，把病床都占了，原因或多或少都与基本利益有关。我们就给临床一线专家讲，外科大夫通过手术，通过技术治疗病人，医院会给予很高的报酬，其他不用考虑。所以我们成立日间化疗中心，运行非常高效，43张床位，每月日间化疗病人出院在1000例左右；不仅更专业，而且通过模拟日间手术的方式，我们在国内医院中第一家真正用了化疗药物静脉配制机器人，把护士从化疗药物静脉配制受到职业伤害中彻底解放出来，两台静脉配制机器人发挥了很好作用。为了方便病人，在整个日间化疗中心，可以当场办出入院，当场结账。这种结账也是多渠道、多手段的，支付宝、微信、银行卡都和医保卡连接，病人的体验非常好，效率也大大提高。例如胃癌，2014年、2015年仁济医院的胃癌手术在900多例，当时在全上海38家三甲医院中，我们年度的胃癌手术量都排在第四或第五位。2016年我们的胃癌手术量超过了1100例，冲到上海市第二位，胃癌病人的市场占有率大概是12.8%。我们很关注疑难杂症或重点病种、重点手术。医院某个科在上海占的市场份额越大表明医院的口碑越好。我们不但看数量，还要看它的质量和效率。仁济医院收治的胃癌手术，平均每个病人花费4.9万元，但上海市三甲医院平均花费是6万元；我们每个胃癌住院手术病人的平均药费是1万元，上海市三甲医院平均是1.8万元。我们都是全市最低的。我相信如果这些数据，加上平均住院天数，向老百姓公布，对病人的选择会有很大的引导作用。医院手术多、花费少、住院时间又短，病人肯定愿意来。

MDT是一种很好的诊疗模式，但它有别于一般传统的大会诊，对门诊病人和住院病人在实施上还是有些不一样的。MDT到底要不要收费，怎么收费？从医院的经营角度看，五六个专家团队一个下午讨论三四个病人，还不如让这些专家每个人开半天特需门诊的收益。所以在这一点上，在考虑提高优良服务的同时，还要兼顾医院的经营问题。

物联网医院助力整合医学发展

◎李晓康

物联网，就是物物相连的互联网，是互联网的进一步深化和应用。大家想象一下生活中这样的场景：天气炎热，你开车下班，想要回到家后非常舒适，你可以发一个短信，用无线打开家里的智能空调，再把智能窗帘关上；走一走，收到智能冰箱发来的短信，家里火腿肠没了，要及时补充，马上上网采购，还没到家，快递已把火腿肠送来了；到家后，室内凉爽，打开智能音响播放背景音乐；再把智能烤箱打开，显示板上会显示怎么烧农家小炒肉，按步骤放多少盐多少辣椒等。这些早晚都要进入我们的实际生活。而本文要介绍的是，物联网进入医院的场景和实践。

确保质量和安全最主要的是正确的人在正确的时间做正确的事。比如正确地识别病人，提高有效沟通，把控风险药物的使用，保证正确的手术部位和正确的手术操作，减少医院风险，减少病人跌倒造成的意外伤害等。在质量和安全管理中有很多难点：第一，现在医院管理人员少，医院又是一个非常复杂、非常高效的运行机构，这之间有巨大的矛盾；第二，管理制度特别多，但落实到位率实际非常低；第三，考评及数据不客观，往往是人盯人、人考人、人评人，很多地方不客观。物联网技术引进医院可形成安全和质量的改进系统，是一个方向，是早晚的事情。物联网是物物相连，物质和物质之间呈零距离联系，无缝隙，且客观、真实、实时。它通过感知获取数据，是一个闭环式管理，它的对象是全对象，没有选择、没有设计。

我认为信息化的发展有三个浪潮。第一个是个人计算机时代，属于信息处理时代。第二个是互联网和移动通讯网时代，是信息传输时代。现在我们将迎来第三个浪潮，即物联网时代，也就是信息获取时代。国家正在大力鼓励物联网建设，比如在国家"十三五"规划中，提出要大力促进大数据、云计算、物联网的广泛应用。所谓的物联网,物就是全对象,联是全方位,网是全过程。医疗上对全对象进行感知,包括病人、医护人员、器械耗材、床位资源、医疗信息。全过程包括医护过程、检查过程、诊断过程、追随过程、质控过程、安全过程等。记得很多年前一次大半夜,有人报告病人走失了,还是从ICU走失的,你说我们当领导的有没有责任?医院有没有责任?这个病人还是个女病人,光着脚走失,怎么办?发动所有相关的人到处找,找了整整一夜,第二天有个学生在离医院不远的街道上发现了她,最后按腕带把她送回来了,幸亏没出大事。如果是现在,我们有智能的腕带系统,对这种精神上、智力上有问题的病人,或老年人、婴幼儿,只要上了智能腕带监控系统,出病区时就会报警,即使出了病区,也能在院内定位。物联网在医院的应用,还只是一个尝试,有些医院在推行,已用于以下几方面,但还不一定全面。比如人员定位与服务管理系统、仓储智能管理系统、卫生智能管理系统、创伤急救管理系统、婴儿防盗系统等。物联网建设对医疗管理有非常大的价值:一是闭环管理,提高服务效率和管理效率;二是通过数据分析,持续改进整个流程,对所有的资源,如床位、手术台、器械、人员、耗材等进行实时管理,也可以提高效率;三是通过决策、数据,可以建立考核系统,调动人员的积极性,使分配制度更加科学高效,特别是对医生和病人的安全,尤为重要。

国外目前有超过50%的大中型医院都实现了物联网应用,美国排名前100的医院,约70%都有不同程度的物联网实施,大多数国外医院都是单向物联网实施,全院性的物联网医院还没有。我院2014年向国家发改委申请,建设物联网示范医院,发改委2015年给予批复,重点建设医疗质量管理的物联网一体化服务平台。希望通过三年,建成一所物联网医院,达到示范、模范、可推广水平。

我们建的平台主要有几个方面。比如医疗质量和管理平台,即智能工卡系统,现在已研发完毕。每个人戴一个智能工卡,相当于很好的智能计算机,它的处理芯片等功能非常强大,涉及创伤急救系统、药品管理系统、感控洗手系统、药品仓储系统等,这几项已开发完毕。它的主要架构,比如各处的感知终端,通过物联网的AP(智能信息接收和发送的设备),实时地把所有获取的数据传到智能物联网数据中心,中心进行计算,形成业务报表,医院根据业务报表进行决策,由此提升相关的管理水平。一个医生的智能工卡,正面是人员信息,便于他人辨识,后面有个凹槽,是报警系统,报警系统连接监控大厅和保安值班大厅。如果病人在病区或诊室把医务人员给堵住了,出不来了,准备殴打或者侵犯我们的医生,那医生可以把智能工卡捏3秒钟,信号就会传到安全大厅,保安、监控人员、指挥人员第一时间就会知道是第几诊室谁的胸牌有报警,就可以及时把力量调动到这个地方进行处理。智能工卡上还有一些提示信息,比如工作状态信息,三级查房时主治医生和副教授参加了没有,又比如考勤,你说你九点到的,实际上你的工卡十点才到,做不了假。再比如手术核查,过去我们是人去点,看医生来了没有。现在不用点,我在质量科已经看到了。还有医生呼叫系统、手卫生的依从管理系统等。发达国家特别注重手卫生，对手卫生比国内重视得多，不彻底洗手感染会增加30%，我们经过规范彻底的洗手后，医院的感染率下降了50%。医生、护士、麻醉师的依从性决定了医院的感染率。我们设计的洗手系统，医生进入ICU，这个系统就感知到他进来了。如果某医生进来了，没有洗手，直接到了病人床边，查完第一个病人，应该去洗手，依然没洗，又到了第二个病人床边检查，数据都会实时、真实地传送到数据中心。这个系统安装后医生的依从率不高，只有46%，护士为88%，护工为72%，平均为69.52%，这就给管理者提供了信息，医生最不遵守洗手规则，科主任以上不遵守的情况更明显，而护士很听话。我们试用了4个月，获取了3万例数据，从3万例的数据就能看出手卫生依从率和感染之间的关系。手卫生的依从率1月份为82.4%，2月份为82.4%，3月份为68.5%，为什么仅68.5%？因为有很多医生没戴工牌，工牌不戴了，依从率就下降了。在管理上，数据不用反馈给个人，把表算出来，到医院周会上一讲，他就知道情况了。安装前感染率是35.56%，安装后是7.8%，下降非常明显。仓储管理系统我们也已研发完毕。军队经常出去执行任务，背囊里东西很多，有水壶、被子、床单、缸子、牙刷等。每个人清理一遍背囊很困难，现在有这个智能系统，出门时，系统就会感应到，第几个人的背囊里缺一个水壶，第几个人的背囊里缺一个蚊帐，它会报警，提醒这个人补上这些东西。

未来，大数据应用将驱动管理变革。大数据时代有三个重要理念：采集数据不是抽样而是全体，数据获取不是精准而是混杂，分析数据不是因果关系而是相关关系。医疗将进入4.0时代，物联网传感器和监测将产生大量的数据，要利用高性能计算机对海量数据进行挖掘和分析，以提升管理效果进行分析。智能化寻找隐藏在数据背后的关联和有价值的关系，实现管理的提升和管理的优化。物联网从感知到决策，通过AP的感知监测到大数据，到人工智能再到最后决策，实现管理效能的提高。物联网是一个方向，早晚要进入医院，早晚要进入病床和医护人员的生活中。希望我们共同努力去探索，它事实上是整合医学的思想，反过来又服务于整合医学的发展。

医学人文在整合医院管理学中的地位和作用

◎耿庆山

医院的发展除了靠科技进步之外，医学人文不可或缺。医学人文没了，医院管理的出发点就没了。此外，躯体病合并精神心理问题时，躯体病治了，心理问题谁来管？由此可见，在医院的管理中需要整合很多因素。本文简要探讨心身医学和医学人文与医院管理之间的关系。

一、医学的本质及其历史

医学到底是什么？这个问题非常难回答。王一方教授为此写了一本书叫《医学是什么》，后来他又写了第二本叫《医学是科学吗》，看似简单的问题，我们行医一辈子，但很难做出正确的回答。美国医生在墓志铭上写"有时是治愈，常常去帮助，总是去安慰"，这才是医学的本质，目前实在难以找到比这句话更能把医学讲明白的一个回答。遗憾的是，咱们的医学分科越来越细，从系统走向了器官，走向了组织，走向了细胞，一直走到了分子。美其名曰分子医学、分子诊断，其实完全变成了彻头彻尾碎片化的医学。医学关注的是整体，樊代明院士倡导的整合医学，这一点我认为咱们中国无疑走在了世界的前面。樊代明院士说的 HIM（Holistic Integrative Medicine）是整体整合医学的简称，既是整体医学又是整合医学。

医学需要整合，医院管理自然需要整合，这是相辅相成的。作为管理者，必须要明白医学到底是什么，医院是怎么来的，从哪里来，到哪里去。医院是因为战争和瘟疫而诞生的，当然也包括自然灾害，带来大量死难者。这些死难者需要拯救才有了医院。此前，这个责任是教会、修道院在承担，之所以医院诞生在修道院，是因为四个字——仁慈教规。台湾有家慈济医院，就是佛教慈善医院。当然最初修道院能解决的只是非常原始的医疗服务。

医者要仁心仁术，整合医院管理学最终要面对的，就是如何让医务人员真正具备仁心仁术，这是永恒的主题。西方的文艺复兴带给医学两个进步：一是解剖学，二是人道主义。正是因此导致了医学真正、快速的进步。文艺复兴之前，在西方解剖尸体是犯法的，甚至是死罪。文艺复兴以后，赋予医务人员一个权利，可以解剖病人尸体，从那时起医学才逐渐发展起来。

从有医学、有医院开始，技术进步和医学人文，就像左右手、像手心和手背、像身体和影子，谁也离不开谁。所不同的是科学讲"天道"，人文讲"人道"，天人要合一，万物随风长。所以当下谈医院管理的整合，很大意义上要强调人文与科技的整合。在医学拯救苦难、拯救病人的过程中，打动人的不只是技术进步，而是人类智慧、人道、情感的丰富表现。谈医学的三个要素，离不开科学、技术和人文，所不同的是人文处于战略层面，科学和技术处于战术层面，人文在"道"的层面，科技在"器"的层面。科技和人文之间应找到相互的联系，由此我们要反思医院的管理制度。例如，精神医学强调了身心整合，躯体和心理整合，但在现今的医院管理制度中，心身是分离的，躯体病治好了，心理问题留下来了。有人把心理问题交给精神科医生，其实他们不仅是做不完，而且是不会做，也不能做的。像肿瘤、心肌梗死或脑卒中病人，合并有精神心理问题，精神科大夫是不太容易介入的，介入了也不敢下手，因为躯体病是主要矛盾。在这种情况下怎么整合是咱们管理者要深入思考的问题，即从管理入手，让病人能够得到很好的救治，既解决躯体问题又解决心理问题。我认为这不是一个纯技术问题，而是一个难度很大的管理问题。全国只有不到2万名注册精神科医生，纯精神疾病都解决不完，躯体病合并的精神疾病诊疗，没有办法解决。现在躯体病合并心理问题在综合医院占80%左右。作为医院管理者，不去琢磨这件事肯定不行。

二、医学人文的意义及其作用

大家都在申报三甲医院，包括三甲医院的复审，都有一个专门的对照标准，遗憾的是标准里面没有医学人文管理层面的考量指标，即使有也不具体、不系统。所以我一直呼吁能不能在医院管理中把医学人文的评价、医学人文的诊断、医学人文的测量作为医院管理工作的一个出发点和抓手来做。这样做的最终结果是病患获益，医务人员也会从中获益。有位院士一直强调，鄙视把医学当成纯技术的工匠精神，只看到手术刀，看不到手术刀后面人的存在。教育的关键是人，没有合适的人，刀就危险。所以医学人文或医学领域倡导的心身整合，才是医院管理的重要抓手和切入点。樊代明院士说，现代医学发展之路有些走偏了，离科学越来越近，离病人越来越远。医学研究越来越纠结于微观，离人越来越远。现代医学应该向中医学习，帮助自己纠偏。在此基础上两者整合可以形成一个从整体出发，重点关注人且真正有效地保障人类健康的新的医学体系。从医学体系构建上，樊院士高屋建瓴，他领衔的世界上最大规模的西京消化病医院就是一个榜样。我认为学科都在整合了，医院管理不整合，将来必然会落后于学科发展。在这方面必须要反思。我理解，医学人文包括人文精神、人文主义、人文价值、人文科学，是一块"三不管"地带，这方面对医生的教育不系统、不具体，学科建设中没有人去涉猎。

习总书记说，要让人文和科技接轨，让科技闪耀人文之光。科技和人文是密不可分的，关键是怎么办？医务人员每个人都有一个手机，院长们整天要求科主任、护士长、医生护士不准关手机，从医学人文层面我们的决策者显然是错的，医院的员工会有幸福感吗？我从来不反对他们关手机，关了手机找不到人怎么办？我是从培训值班科主任、值班院长、值班处长开始的，从总值班的培养开始的。比如医院发生了事，第一件事不是找科主任也不是找医生，先找总值班，一级一级找。国外一些企业要求员工不关手机，但支付额外工资。咱们只要求开机但不付额外费用，这也算是管理中的错误。很多医院称部分员工是临时工，这本身是不人道的，这个叫法是蔑视，应该叫员工、同志。还有假日门诊的问题，原国家卫生部倡导假日门诊，门诊到节假日开多一点没有错，但要有足够的人力投入假日，同时要保证他们正常的休息。我们经常宁愿欠着员工的假不增加人。医疗是服务行业，周六、周日理应开着，而且比平时的值班人员更多才对。遗憾的是我们没有做好，这都是管理学中必须关注的问题。

再比如问诊的问题，一般都问病人"哪里不舒服？"，接着一堆化验单从电脑里开出来，病人还没讲完医生就不让讲了，快做化验。这不是服务态度问题，是缺乏人文知识。应该问"怎么不舒服？"，"怎么不舒服？"和"哪里不舒服？"是不同的提问，一个是人文提问，一个是生物学层面或科学层面的提问。我们不是常提从纯生物医学模式走向"生物 - 心理 - 社会"模式吗？真的要落到实处，让医生、护士受教育，并上升到理论高度，落实到实践之中，目前还有很大差距。

三、医学人文在整合医院管理学中的实践

我院2014年4月创办了"白求恩学堂"，以快速提升我院员工的医学人文素养。谈人文素养大家都想到医生护士，其实整个医院六大类人员哪个都不能少。通过"白求恩学堂"把国内外的大家邀请到医院来讲学，推动医学人文精神的普及。像秦伯益院士，我邀请他讲《如何让人文把握医学》，大家听完后茅塞顿开，知道该怎么做了，特别是怎么去和病人沟通。这些都是管理者的事。很多医生一辈子读书，读硕士、博士，甚至留学回到医院岗位上，从科技层面武装到了牙齿，但医学人文素养非常不足，需要进行系统教育。我们这个学堂每周四下午4点到6点两小时雷打不动，而且只发通知，没有提出目标人群，愿意来就来。结果变成了一种自觉行动，通过这种方法，员工的综合素质实现了快速提升。

医学人文关怀要把医患共同决策整合起来，很多地方会诊不让家属参加，我

们医院欢迎家属参加，而且医患共同决策，叫作"'医疗、健康'我们都有话语权"。病人应有话语权，无须担心风险，特别是当下有什么密可保呢？要把它变成一个开放的医疗体系，实现医患共同决策。医患共同决策解决了很多医患纠纷，打开了医患间解不开的死结。例如，我们医院有一个全夹层撕裂的病人，医生说必须马上介入抢救，病人是体检发现的。但病人说就选择保守治疗，医生说必须要知情同意签个字出院，病人说我就不出院，矛盾不断升级，最后到我这里。我说咱们医患共同决策，我组织会诊，医生护士、管理者，以及病人家属都参加。听后病人觉得这个病有很大风险，但做手术很痛苦，结果也不好预料，能不能选择既不手术，也不进心脏重症监护，将来死了我认了。孩子们觉得要不积极治疗会落一个不孝的骂名，不应该拒绝治疗。最后我说了一句话，非手术治疗不失为一个理想的选择，这个病人是 80 多岁的老人，手术未必就是一个最佳选择。最后病人家属破涕为笑，说你让我们彻底读懂了。病人说我为什么不出院，是为有这个说法。最后病人签署了知情同意书，我们制订了治疗方案，保证血压、血糖达标出院，病人家属很感动。我一直在动态观察这个病人，已经 3 年了，病人很好，没有事，没有像我们预期的马上会死亡。人的生命力非常顽强，顽强到难以想象的程度。所以医患共同决策相当重要，你越不让他知道，他越想知道，决策者、医院管理者要与时俱进，要实现平衡决策、医患共同决策。

　　陶行知先生说，"千教万教，教人求真；千学万学，学做真人"。求真是什么？追求的是科技的进步，是讲科学、讲天道。学做真人是什么？真人是讲人道，强调人文、以人为本。一个"天道"，一个"人道"，作为管理者，不能偏废任何一方，否则这个医院就很难形成一个高品质的医院，也很难把医务人员培养成参天大树，医院也很难形成品牌。这就是我对整合医院管理学的一些粗浅理解。

整合医学在"互联网+医学检验"实践中的应用

◎朱蜀秦

互联网医学检验服务,对分级诊疗和互联网医疗都是一个极大支撑,加之社会发展和医疗的刚性需求,因此,从 2015 年开始,各种支持互联网医学检验服务的政策不断出台。"互联网+医学"可以满足人民群众很多医疗需求和服务。

从老百姓看病的刚性需求看,中国不是线性地进入老龄化,20 世纪六七十年代出生的人会齐步进入老龄化,这对医疗服务提出了严峻挑战。现在三甲医院人满为患,小医院却几乎没有病人,这是严重的优质医疗资源的分布不均和短缺造成的。从社会发展趋势看,手机约车、订餐等移动服务已成为常态,共享单车、共享汽车、共享办公空间等共享社会的特征已初步形成。

再看互联网医疗服务的现状。现在医院的官网、微信,当地的"114"电话,各地区的挂号平台等都可以完成挂号服务。挂完号病人要问诊,我们有医生、"好大夫"平台,甚至某些医生开的微博、微信等都可以为病人提供服务。看完病后病人可以在京东医药等互联网医药企业买药,陕西最大的医药连锁企业可以在微信平台买药,国家对互联网药品销售的政策还是比较宽的。不管是在线挂号还是买药支付,通过微信和支付宝都可以完成。

在医疗环境中有一个非常重要的环节不能被忽视,即检验医学,它是整合医学中不可或缺的一环。现在,病人只需添加医学检验的微信公众号,在网上下单,我们的服务人员就会告诉病人,他要做的项目需要满足哪些身体条件,明天早上不要吃早饭,甚至有的检测要求的身体条件是相反的,他们都会告诉你,相当于做了医院和病人之间的一个桥梁,即医生助理的角色,我们后台的系统人员会为来网上预约化验的病人服务。

病人到我们这里,我们根据病人的身体条件有序地组织他们到西京医院、唐都医院或西安交大一附院检查,我们只选当地排名前5位的医院,直辖市选择排名前10位的医院合作。临床上,有时病人排一个长队就是为了开一个化验单,当天还拿不到报告,甚至吃了早饭不能做或者身体条件不允许,等身体条件允许了可能得等待下一次再挂号。下次挂号好不容易化验结果等出来了,可教授下班了,下一次门诊可能在下个星期,因此病人有时得不到及时的诊断和治疗。我们这里最快的一个检测病人是9点钟上门采血,11点钟把电子报告推送到他手机上,同时把电子报告发给医生,医生就可以准确判断疾病应该怎么治疗,药物怎么调整。

病人可以根据后台信息选择医院,信任哪家就选择哪家,然后选择项目微信提交。服务流程是先关注微信公众号,选择所需要的项目购买。然后自助预约,老年人可人工预约,平台会把订单派到他附近的社区医院或者诊所。他们派专业护士或学过检验的检验师,按质量标准配送到病人指定的医院,我们在第一时间把电子报告传送到微信后台。我们这个平台成立后第一单检验报告是2年前,现在这个病人在我们那里做了4次化验,4次化验的结果都能看到。2年内能做到把化验结果一次性拿出来的太少了。有了这个平台,病人不用自己保管电子病历和纸质病历,只要进入微信后台,所有做过的化验结果都会按时间顺序排出来。有时一个检验报告只能反映最近一段时间的身体状况,如果化验报告长期保存在这里,医生会更加客观、准确地知道病人的病情变化,调整用药,这对身体健康是加分的。纸质报告随即会邮寄给客户。

我们怎么服务医院呢?比如医院有个项目想和我们合作,首先让用户购买,然后走流程做标本采集和运输。就是帮助医院把化验直接卖给用户。小医院说,很多项目没有开展,国家要求病人到基层去,病人到了基层,检验项目又没办法开展,病人还要跑到大医院,大医院还是人满为患。怎么办?医院有哪些检验需求就到我们这里来发布,我们就匹配就近的第三方检验机构或是三甲医院,既帮病人解决了化验问题,还能帮助小医院解决这个领域没有开展的项目。

这个服务肯定给病人省时省钱,符合国家的医疗政策,可以助力分级诊疗。平台收费与三甲医院相当,而且发挥了三甲医院硬件及人才的优势。现在好多检验项目并不是硬件到位报告就能出来。给县医院只放个测序仪,没有相关人才还是做不出来,发挥三甲医院硬件及人才的资源优势,可以协助基层医院、诊所完善医疗服务。现在挂号、买药、问诊、看病、支付都完成了,达到了就医服务过程各个环节的整合。确实可以提高整个医疗服务的效率和用户体验。病人把大量的化验做完后,再到医院,对医院的资源提升、效率的提升也很有意义。

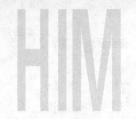

分级诊疗实践过程中整合医学的思考

◎顾建秦

本文介绍一下我院在分级诊疗工作中的实践和体会。我认为分级诊疗就是国家在做的一个比较大的整合，即把不同层级和不同水平医疗机构的服务能力进行一个大整合。

我院成立于1904年，是从一家教会医院发展起来的。1950年更名为"河南省人民医院"，2010年变成郑州大学非直属附属医院，2012年变成省部共建医院，2016年和河南大学共建了医学院。

经过100多年的发展，我院形成了自己独特的文化。我们的发展战略是以"人才学科、互联智慧、健康服务"为方向，锻造了十大建设工程。目标是建设省内领军、国内一流、国际知名的一个国家区域医疗中心。《"健康中国2030"规划纲要》提出了一个宏伟的发展目标，如何实现这一目标？如何明确分级诊疗各级医院所处的定位和服务内容？学科怎样建成？资源如何合并和共享？我院经过探索，通过"互联网+"措施，推进了河南省分级诊疗的建设。首先对区域内三级医院进行任务的功能定位，即明确了基层医院、县级医院、市二级医院、市三级医院应该做哪些不同的事情。在这些理念指导下，以省人民医院为龙头，以市级医院为区域分中心，以县级医院为纽带，以社区和基层为基础，形成了一个分工明确、覆盖广泛、资源共享、互联智慧、服务同质、便民利民的网络体系。

首先我们建立了一个互联智慧的分级诊疗中心，在省人民医院下分了几个中心，比如综合服务中心、远程会诊中心、质量控制中心、教育培训中心和学科联合中心。主平台业务界面针对市级医院和县级医院建立了自己的分中心，通过互联网实现全时空、全终端、多协同的远程资源共享，包括数字资源共享、远程教育、远程预约、远程诊断、远程会诊、远程监护、视频会议等。另外，在学科也打造了互联智慧分级诊疗平台下的学科联盟，比如成立眼科联盟、糖尿病联盟等。

通过"96195"电话平台，完成了测量调度并有服务、后勤、指挥等功能的电话辅助网络建设。如何才能使服务到位，真正能做到互联互通呢？我们通过20条核心服务措施来实现落地。比如专家坐诊日，每月都向我们的网点机构派去部分专家进行坐诊。手术指导日，派专家下基层进行疑难手术的指导。多学科的会诊日，在中心上开展多学科讨论并直播下去，包括团队到基层医院进行多学科讨论或多学科针对一个疾病的教育培训等。还有健康讲座日、双向转诊日等20条措施来真正实现资源互联互通和共享。

如何保障机构的正常运营？首先是形成一个组织架构，每个医院的领导分片包干到各个地市，每一家医院都派一个首席专家兼任他们的科主任或业务院长，对每个地市都派一个联络员进行各种业务的对接和服务。其次是采用"三固定"工作模式，即固定医院、固定时间、固定专业，形成一个工作机制帮扶和指导联盟体系中各级医疗机构的建设。

在创新管理机制方面，牵头成立了河南省医院协会分级诊疗管理委员会。我们还加大全科医生的培养，在省级医院设置了全科医学科。通过全科门诊、日间病房、延伸病房、社区基地、慢病管理中心、社区联盟，构建立体化全科发展模式。全科医学很重要，现在开展的家庭医生签约服务，还有后续的社区对于分级诊疗下转的慢性病人恢复期的康复指导，具有很大帮助。在创新服务机制方面，河南省首先建立了中国紧急救援河南航空服务基地，我们的直升机救援，以郑州为中心，在东西南北设立了5个基地，覆盖了150个紧急降落点，实现了空地一体化的救援服务体系。

分级诊疗体系建设初步看到了效果，在远程诊疗上，对下向地市县医院，对上和解放军总医院、首都医科大学附属医院、上海华山医院、上海交通大学瑞金医院及美国的梅奥诊所等很多知名医疗机构进行远程会诊、远程医疗，尤其是远程病理阅片达到了10 049例，是全世界远程病理做的数量最多的一家。

医学模式转变中的整合医学

◎李永奇

整合医学将来会改变医学模式、医学体系。整合医学要在医院路径上落实,必然涉及医院管理的方方面面,医院管理的思维必须要发生相应变化。医学思维和医学模式发生变化,医院的管理理论、管理体系、管理方法必然要发生相应变化。未来要成立一个具有理论引领性和颠覆性的医院管理学学术组织。

21世纪,医学必然要从生物医学模式跨入整合医学模式。现在临床治病的模式是生物学模式,看得见的东西就看,看不见的东西就认为不是疾病,临床医生就不管,这种情况越来越多。医学为什么要从科学医学时代走向整合医学时代?有一个鲜活的病例,一个女孩儿咳嗽发烧,去呼吸科上抗生素,去神经内科按病毒性脑炎治疗,按生物学模式都是对的,但药都用错了,这个病人最后发现是转换障碍症,后来通过精神治疗好了,她类似于大人说的"装病",装得很像。心理问题可以发烧到40℃,医生见到这种情况很愿意用抗生素,这不是个别现象。我们把疾病分成一个科一个科去治,好多病人不看上三五个科不行,看好了吗?没有,很多是治标不治本,每个医生都对,每个程序都对,但是治错了。大家能接受这种现实吗?生物医学模式不可能诊断"医学无法解释的症状"(MUS),用药不可能准确,治疗也不可能有效。所以慢性病越来越多,像盲人摸象,生物医学治标不治本。人类已进入慢病时代,医学技术飞速发展,可病人越来越多,越治越多,我们要反思这个问题。实际上更多是MUS病人,这类病人往往是治不了,转了10个医院10个科,把一个病人分成10个看。所以现今的生物医学模式必须要用整合医学的概念修正。

整合医学的根本概念不只是临床多学科的协作,这只是整合医学一种很基本、很基层的具体实践,最多引致物理的效果,达不到化学效果,是一种量的提升,达不到质的飞跃。整体整合医学提倡的是整合,不仅是生物学模式的整体整合,还有生命本质的整体整合。一只活的蝴蝶可以飞,死的蝴蝶做成标本和活的蝴蝶是一样的，用生物医学模式去解剖分析，它的结构和活的是一样的。用整体整合医学的观点去看，活的和死的之间真正的差别是生命或能量的问题。一个有能量运转系统，这个运转系统更多的是心理系统，蝴蝶有系统我们不理解它，不是说生物没有心理，只是理解不在一个界面上，你理解不了它，它也理解不了你。人到底是什么？是躯体加心理，躯体和心理是两个东西吗？不是，是一元性的，只是我们人为把它分割了。身体是分子的大网络池，发现一个单分子和一个疾病有关，可解决分子后并没有减缓疾病的发生，因为有一个大的分子网络系统在影响它，大系统让人得病，把一个分子封住了，那个病还照样得。所以生命的本质是能量系统，能量系统可以解释为精神心理系统。心理背后代表的是分子网络，起心动念要进行修炼，分子在发生变化，功能状态也会发生变化。

我们把生命简化了，西医看到了细胞或系统，用解剖方法要找到看得见的东西。中医说的脏腑，不是西医的脏器，是功能学的表述。心理学压根儿没有脏器，心理学说的是状态，抑郁就是状态，焦虑也是一种状态。对心理的表述，中西医不一样，抑郁和焦虑，中医是阴虚和气虚。概念是相通的，整合医学分析它们之间的区别，但更主要的是把它们从更高一个层面整合到一起。

我们把西医、中医和心理整合起来，形成一个新的医学体系，对病人的治疗效果会更好。这几年在健康管理中心应用整合医学的概念，治疗了很多疑难疾病，也治疗了很多亚健康。亚健康临床医生是不管的，体检中心发现了疾病交给临床医生，没有发现疾病就等着发现疾病交给临床医生。事实上把亚健康管起来，医学可以向前推移，这些年我做这方面的研究，取得了非常大的进展。正常的诊疗路径，一个病有三个诊断，一个是西医诊断，一个是中医诊断，一个是心理诊断，三个相互补充。我现在越来越发现中医治心理的效果非常好，因为它把心理病看成分子网络系统的综合障碍，要调理。心理是聚散无形的东西，看不见，但是可以体会出来，是可诊可治的。目前这三大医学体系经过历史检验是有效的。一个成熟的医学体系应该有理论、诊断、治疗、预防，只有中医、西医和心理，兼而有之。

1971年美国总统在国会上讲，40年的抗癌历史，肿瘤不仅没有减少，反呈井喷状态。一年化疗下来平均要29万美元，却只能延长3.3个月的寿命，而保守治疗也能延长2.7个月的寿命，这样一比29万美元花得值吗？肿瘤化疗虽然劳民伤财，没有效果，但现在仍在大量使用。我建议至少在没有很好的化疗药出现之前，可以停化疗换成抗抑郁和焦虑药，加用中医治疗，或许效果比化疗好得多。中医的核心是阴虚、阳虚等体质，是功能表述，中医用好了，也会很快起效，而且还便宜，要慢慢体会。此外，应对肿瘤，病人的精神心理状态非常重要。抑郁时情绪低落，机体很多激素水平下降，功能下降，能量评分下降。曾有过实验，给一只快乐的小鼠和一只痛苦的小鼠同时打上肿瘤细胞，快乐的小鼠长得慢，痛苦的小鼠长得快。治愈肿瘤的力量需要心理和中医激发，而西医有时恰恰是伤害这种力量的。我建议医生试一试给肿瘤病人使用抗抑郁药，我认为这是人道主义关怀，是启动生物医学以外的力量来治疗肿瘤。此外，通过精神平衡训练的冥想，加上营养支持，对有些病人也会有意想不到的效果。

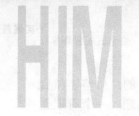

整合预防医学

从整合医学角度看猪链球菌的多点平行传播模式

◎徐建国

大家普遍认为传染病是"天灾",其实一部分传染病也是"人祸",也就是说,人的因素是主要原因。过去我们研究传染病,有点一叶障目,只关注病原体的问题;后来发现,许多传染病疫情或传染病事件和我们的行为相关,包括社会行为或个人行为。我们的社会发展模式、居住环境、生活方式、个人行为及社会行为等都在不断发生变化,传染病的模式也在随之发生变化。

就人感染猪链球菌而言,过去,医学微生物学教科书没有猪链球菌的内容。猪链球菌主要引起猪的疾病,是兽医微生物学的主要内容。按道理说,兽医微生物的问题不属于我们考虑的范畴。然而,猪链球菌的生存环境改变了,可以引起人的感染,于是,也进入医学微生物的范畴。

严重急性呼吸综合征(SARS)疫情暴发以后,我们研究所的重要职责之一是完成国家细菌性传染病暴发疫情的病原学诊断。可是,能够引起暴发疫情的病原菌很多,人员有限,无法研究所有的病原菌。因此,我们召集专家集思广益,提出未来最有可能引起暴发疫情的80种病原菌目录。根据这个目录,逐步布局,开展技术储备性研究,确保能够及时诊断重大传染病疫情,确保国家安全。猪链球菌就在这个目录上面,因为猪链球菌曾经于1998年在江苏省等地引起人间感染,病死率很高。

一、2005 年四川人感染猪链球菌疫情的病原学诊断

2004 年,我招了一名博士研究生,背景是兽医微生物。我建议他做猪链球菌研究。他用 1 年时间建立了分离和培养技术、PCR 检测方法、毒力基因检测方法、分子分型方法,购置了参考菌株、诊断血清等,准备开始博士论文的工作。不曾想,2005 年四川省暴发了世界上最大的一次人感染猪链球菌疫情。由于病原菌发生了变异,病情凶险,病死率高,临床表现和国外描述的显著不同,全球学术界高度关注,争议很大。我们承担了病原学诊断任务。一些科学家怀疑是猪链球菌感染,可是没有从病人中分离到菌株。社会和主管部门都在急切等待疫情诊断结论,我们的责任重大,压力显而易见。非常幸运,关键时刻,这个研究生发挥了重要作用。全体人员协作配合,很快就拿到了决定性的结果。标本是深夜到达实验室的。2 小时后,第一个 PCR 检测结果出来了,我们就知道标本里有猪链球菌,一定能够分离出来。只不过是时间长短的问题。大家只用了 3 天,在细菌能够生长到获得纯培养、满足研究工作所需要的足够菌量的最短时间,给出了疫情诊断报告,包括菌株分离、鉴定、毒力基因检测、细菌染色体酶切片段脉冲场凝胶电泳分析,乃至毒力基因的序列分析结果,为控制疫情确定了方向。可是,四川疫情表现的特点,和以往的文献报道完全不同。对病原学问题,从远离现场的国外视角观察,存在不同的学术观点。为了确保疫情诊断准确无误,回答全球科学家的疑问,世界卫生组织驻北京办事处把我们交给卫生部(现国家卫计委)的疫情诊断报告译成英语,交给全世界十几个开展猪链球菌研究的专家和实验室进行讨论。专家小组肯定了我们的诊断报告,并把书面意见转发给卫生部。由此可见,传染病疫情病原学诊断的科学性要时时准备接受全球学术界的评估,科学性一定要强。

二、血清 2 型猪链球菌之惑

2005 年的时候,业界普遍认为猪链球菌有 30 多个血清型。我们后来发现,可能有四五十个血清型,或许更多。其中,最常见的最多引起人或猪发病的,是血清 2 型。血清 2 型猪链球菌名气很大,猪链球菌研究人员人人皆知。

同样是血清 2 型猪链球菌,在欧洲和亚洲很多国家,包括越南等,常常引起人的感染和死亡;而在美国和加拿大,却几乎没有死亡病例的报道。差别为什么如此之大?为什么四川菌株的毒力如此之强?显然,仅了解血清型是不够的。在这里我们引进基因型的概念。细菌是肉眼看不见的,需要建立一系列的方法来鉴别和区分。基因型和血清型就是鉴别和区分细菌的方法。几乎所有的细菌都有多种血清型和基因型。血清型,是指细菌因为表面结构的不同,能够刺激实验动物产生不同的特异性抗体。用显微镜无法区分细菌不同的血清型。在细菌发现之初,细菌学家发现,把细菌注射给兔子等动物,兔子可产生针对这些细菌的特异性抗体。注射了这种细菌的兔子的血清,含有特异性抗体,可以和这些细菌结合,发

生抗原抗体的凝集反应。凝集反应是肉眼可见的。因此，可使用血清学方法，把相同种的具有不同表面结构的细菌区分开来。我们把这些相同种类的、对一种特异性诊断血清产生凝集反应的细菌，称为一种"血清型"。鉴定猪链球菌血清型的诊断血清，有30余种，血清2型是其中的一种。和猪链球菌诊断血清2型发生凝集反应的细菌，我们称之为猪链球菌血清2型。血清型的概念产生很早。细菌基因型的概念是近30年才产生的，所以，大多数人只关注细菌的血清型，没有关注细菌的基因型。其实，细菌的基因型也非常重要。基因型，是指遗传学关系。在细菌基因组序列分析技术还不十分成熟、测序成本还比较昂贵的时候，科学家们从猪链球菌的2000多个基因中，选择了7个基因，研究猪链球菌的种群遗传学结构，我们称之为序列型，这种方法，称之为多位点序列分型。关键是，决定细菌血清型的基因，是可以水平转移的，即所有获得这些基因的细菌，都可以具有相同的血清型。我们可以使用基因工程技术改变细菌的血清型，但细菌的基因型不可改变。

怎么能够把细菌的基因型和血清型，使用科普的语言讲清楚呢？我有个比喻，不一定特别科学，但是很形象，容易理解。我认为，基因型回答"你是谁"的问题，血清型回答"你穿什么衣服"的问题。你是谁，是遗传学问题，是不变的；你穿什么衣服，是表现型问题，是可变的。譬如，一个球队的球员，都穿球队的服装，但球员是不同的个体。同一个球员，为不同的球队服务，可穿不同球队的队服，但是，无论到哪个球队，球员是不变的。

四川疫情分离的猪链球菌都是血清2型，美国、加拿大，以及亚洲、欧洲的优势菌株也大多是血清2型。可是，四川的血清2型猪链球菌是序列7型，亚欧的血清2型猪链球菌大多数为序列1型，北美的血清2型猪链球菌主要是序列25型。序列7型是从序列1型进化来的，发生了变异。序列7型猪链球菌，只在中国分离到了，其他国家还没有报道。基因型研究的结果，很好地回答了"同样是血清2型，为什么四川猪链球菌的致病力强"的问题。答案是：四川猪链球菌是序列7型，发生了变异，毒力增强了。我们有充分的理由认为，猪链球菌是从欧洲传播来的。我国猪的优良品种是从欧洲传过来的，这些优良品种的瘦肉率比较高，口感比较好，长得比较快，价格比较高。在引进优良品种的同时，把猪链球菌也带到中国来了。猪链球菌在中国发生了进化和变异，出现了序列7型。从序列1型到7型，猪链球菌发生了很多变化，获得了毒力岛。致病机制也发生了变化。

过去认为，猪链球菌感染人后，通过血脑屏障引起脑膜炎。在越南，猪链球菌脑膜炎的发病率很高。可是，序列7型猪链球菌不同，它进入细胞后4小时就可刺激机体产生"细胞因子风暴"，严重时导致休克，病人可很快死亡。因此，猪链球菌的治疗，不仅是抗菌性治疗，还要特别预防"细胞因子风暴"，降低病死率。

据此，我们提出了猪链球菌两阶段致病机制：第一阶段最重要的是防止休克，这是死亡非常重要的原因；第二阶段才是发生脑膜炎。我们把猪链球菌分为三类：

第一类是中度致病型，如序列 25 型猪链球菌，基本上不引起休克，没有人间感染死亡的报道，主要分布在美国、加拿大等地；第二类是高致病型，主要是序列 1 型猪链球菌，可引起脑膜炎，很少引起休克，主要在欧亚流行，包括英国、越南、韩国等；第三类是流行型猪链球菌，也就是序列 7 型猪链球菌，可以引起休克和大人间暴发疫情，截至目前只在中国分离到。

三、四川猪链球菌疫情的传染源和传播途径之惑

虽然 2005 年四川人感染猪链球菌疫情得到了较好的控制，但许多基本流行病学问题没有得到回答。例如，传染源在哪里？是通过何种方式传播的？我们只知道病人和病人之间没有传播，病猪和病猪没有直接传播。一些基本的传染病问题，在四川疫情中没有答案。显然，这与以往的疫情不同。

2005 年，我们使用细菌脉冲场凝胶电泳（PFGE），研究不同分离菌株的相关性，这是研究细菌基因型的一种常规方法，可以看细菌染色体的酶切图谱，也就是通常所说的"指纹"。如果从病猪标本和从病人标本分离的猪链球菌菌株的酶切图谱相同，我们认为可能是猪传染了人，如果酶切图谱不同，肯定不是猪传染的。当时，这是一种先进的方法。2005 年四川疫情分离的 100 余株菌的酶切图谱，几乎都是一样的，包括 1998 年从江苏分离的菌株。因此我们认为，2005 年的四川疫情可能最早是从江苏传过来的。但依据这些数据，无法解释传染源和传播途径的问题。

其实，PFGE 的技术是有局限的，不够精细，不是基因组水平的，不是以序列为基础的。大概 10 年后，在科研经费允许的情况下，我们使用基因组流行病学方法，重新审视四川疫情。我们对 2005 年从病人中分离的 84 株猪链球菌，以及 2005 年从病猪、1998 年从江苏病人中分离的猪链球菌，开展了基因组测序。基因组序列比对分析发现，这些菌株是有差别的。细菌基因组水平的分析，可把中国序列 7 型猪链球菌分成 6 个群。基于全基因组序列的分子钟分析结果提示，第一群猪链球菌分化于 1997 年，1998 年在江苏引起人间暴发；而后继续分化成 5 个群。在 2005 年 1 月，我国存在 41 个分支，也就是说，存在 41 种在基因序列上有差异的猪链球菌，我们可以准确定位这些差异位点。结果提示，2005 年的四川疫情不是由一个病原体引发的，存在至少 41 种病原体。

当地农民养猪的基本流程是，从公司购买优良品种猪崽，在自家饲养 6 个月左右，猪出栏。2005 年四川疫情最早发生在 6 月份。如此推算，从理论上讲，2005 年 1 月已经有 45 种基因组序列不同的猪链球菌进入农户了。

我们继而发现了 8 群猪链球菌，合计 32 株菌。每个群内菌株的基因组序列是完全一致的。科学假设是，按照一般原则，这些基因组序列完全一致的菌株，非常可能是同一来源，也就是说，可能存在传播关系。

这些基因组序列完全一致的菌株分布在什么地方？研究发现，这些基因组完全一致的菌株，分布在不同的乡、县或市，相距数十或上百千米以上，没有任何流

行病学联系。在理论上，四川 2005 年疫情的病人与病人之间不可能存在传播。早期的流行病学调查数据是正确的。那么，出售优良品种猪崽的公司，是否在疫情的发生方面发挥了作用呢？我们的假设是：①每个公司优良品种崽猪携带的猪链球菌可能是一个或少数克隆，这些菌株在遗传学上相似；②购买崽猪的农户和公司地理距离较近，在一定范围波动。通过网络信息，我们发现在 2005 年四川疫区存在 7 个规模较大的出售崽猪的公司，其中有 2 对公司相距不到 10 千米，作为 2 个看待。我们把每个病人居住的村庄，按照 GPS 数据精确标注，发现这些病例大多数分布在主要公路的附近，和公路的距离在 50 千米之内。我们把每个病人的猪链球菌的基因组分析数据标到地图上，发现序列 7 型猪链球菌的 2、3、5、6 群，分别和崽猪养殖场 A、B、D、E 相关，具有统计学意义。4 群的菌株数量太少，此处忽略不计。

四、猪链球菌的多点平行传播模式

根据上面的分析结果，我们提出猪链球菌"多点平行传播"模式。传染病的传播和流行必须具备 3 个环节，即传染源、传播途径和易感人群。一个传染病疫情，通常有一个或多个传染源。一个传染源可传染多人，发病的病人也可作为传染源，继续传染健康人。四川疫情显然不同。我们的解释是这样的。猪链球菌在进入中国后，不断发生变异，出现了序列 7 型猪链球菌，毒力增强，病死率高。在条件成熟的情况下（我们尚不清楚成熟条件的具体指标），猪的带菌率很高，特别是作为发展经济重要举措的优良品种崽猪。崽猪公司没有对所计划出售的崽猪进行病原学检测，把携带序列 7 型猪链球菌的崽猪销售给农民散户。大约 6 个月后，崽猪长大了，要出栏了，猪发病了，病原菌通过破损的皮肤、黏膜等方式感染了人。非法屠宰、处理、销售、消费病猪，是导致感染的主要因素。病人与病人之间没有传播，也没有发现农户散养猪之间的传播。

所以，和其他传染病疫情不同，四川猪链球菌疫情的病原体不是一种猪链球菌，至少有 41 种猪链球菌。一个病猪，感染一个病人。在 2005 年 6~8 月，200 余个病猪，感染了 200 余名病人。如果把一个病猪感染一个病人看作是一个独立的事件，2005 年四川疫情是 200 余个独立感染事件的集合。我们称之为"多点平行传播"。"多点"是指 200 余个病猪感染 200 余名病人；"平行"是指病人与病人之间没有传播关系，每个感染都是平行的事件，没有传染关系。

这种多点平行传播并不是猪链球菌特有的，至少在我国如此。这是一种和农户散养经济动物方式密切相关的传染方式。在传染病疫情调查中，我们常常说高度散发，即没有观察到病例和病例之间的传播现象。1999 年苏皖发生大肠杆菌 O157：H7 疫情时即如此。通过农贸市场传播 H7N9 禽流感的疫情，也应该是这样。所以，我们在发展经济的同时，一定要重视传染病安全的问题。否则，就要付出代价，无法保证社会经济的健康发展。

从整合医学角度看老年预防医学的发展

◎何　耀

老年医学与整合医学关系非常密切。实际上，在我国的医学发展史上，老年医学算是最早提出的医学概念。因为过去的皇帝追求长寿，从秦始皇时代就对老年长寿的理念做了相关的研究。两千多年前的《黄帝内经》，就提出保健之道，提出"治未病"，这是预防医学最原始的基础。到了唐代，孙思邈的《千金要方》和《千金翼方》，对老年病进行分类，对老年病的主要防治措施做了描述。当时以药补法为主，食疗为先，养性服饵，防病延年，当时就已提出预防的概念。我国第一部老年医学专著——宋代的《养老奉亲书》，实际上就相当于现在的老年医学专著，对老年的生理、病理、心理，以及老年病主要的病种防治分章进行了精辟阐述。到了明清时期，明清皇帝非常关注炼丹术和长寿之道，应该是古代老年医学一个发展的高峰。这一时期，各种专著非常多，特别是李时珍的《本草纲目》应该是历史上一部里程碑式的巨著，对各种延年益寿的药物和古方进行了全面阐述。世界上第一个老年医学会成立于1942年，同年，《美国老年医学会杂志》创刊，是老年医学中最重要的一本杂志。我国最早的老年医学研究，不是在医学院，而是在中科院。1964年中华医学会成立了老年医学分会，也召开了第一届老年医学的学术会议。

世界卫生组织对老年医学的学科定义是：研究人类衰老机制、人体老年性变化、老年病防治及老年卫生保健的学科。从定义体现了整合医学的理念和研究方法。我们研究衰老的过程和老年病的防治，应该将社会、医学、心理等各种知识都整合起来。

原来老年医学是临床医学、内科学下的三级学科。现在最新的评定是把保健医学与内科学、外科学并列为二级学科，老年医学是列在保健医学下的三级学科。

我国和西方在老年医学的研究对象上有所不同,世界卫生组织的标准是将60岁以上作为老龄对象。主要的学科构成有老年的基础医学、临床医学、预防医学、康复医学、保健医学和社会医学。老年医学的目标有四个核心内容:第一,老年人要独立地生活在社区,不要在医院或医疗机构中,那不适合老年人心理和生理需求;第二,让老年人生活能够自理,提高他们的生活质量;第三,预防老年性疾病;第四,持有正确的生命观和死亡观,尽量缩短老年人临终的依赖期。现在有句话说得好:活得长,活得好,死得快。"死得快"的目的是让老年人在生命的最后阶段不要受那么多罪,之前尽量让他生活自理,保证生活质量。

老年卫生是公共卫生理论和实践中,以老年人的主要健康问题及对策为主要研究内容的重要分支和领域,不是严格意义上的学科概念。它主要运用老年医学和预防医学的理论,研究常见病的病因和一些因素,同时采取有效预防措施。根据这个概念的内涵,大致可以把它等同于老年的预防医学,包括预防医学的主要学科和主流学科,如流行病、营养、运动医学、养生等。所以,判断学科之间的相互联系,要以老年医学主要的内涵,即四个主要目标为根据:一是一级预防目标;二是防止疾病和控制伤残,是二级预防;三是在生活中能自理,提高生活质量;四是有尊严地离世。

从这个框架来看,应把老年流行病放在老年医学总体研究框架中来考虑,流行病学应该是在老年人群中重点考虑的学科,它如何发展,资源如何配置,人才如何培养,这些都应该进行认真的顶层设计。从历史的发展进程和贡献来看,流行病学工作者,在老年医学发展中做出了应有的贡献。老年流行病学与老年医学的发展是相伴而行的。20世纪50年代,北京医院和解放军总医院的老年医学研究所就开始对老年人的健康状况,生理参考值,长寿原因,多发病、常见病的分布,社会生活及老年的生理状态等开展了研究。这些研究实际上对我国老年常见病、多发病的监测、登记和常见病的重点防治等提供了基础数据。同时在医养结合模式、社会服务模式上,也做了大量工作,特别是国家基本公共卫生服务中的老年卫生,对它的流程和内容也做出很多贡献。但在老年卫生整个工作中还面临一些问题,我国现在老年人口已达2.3亿,80岁以上的高龄老人近4000万,这个4000万带来的社会和医疗负担是极其严峻的。

造成我国老龄化的原因,0~14岁人群的占比与大于60岁人群的占比,形成了"剪刀差"态势,造成了我国快速的老龄化。老龄化带来的重要问题包括:第一,老年人的失能和生活质量下降非常突出;第二,慢性病逐渐增加。老年人是带病生存最主要的人群。随着医疗条件改善,大多数老年人都在长期多种慢病共存的情况下生活。2000—2015年,我国老年人口中慢病人数增幅达66%。预计今后10年,这一比例仍呈快速增长。我国人口基数大,增幅如此高,将会给我们的医疗和社会带来沉重负担。此外,我国是典型的"未富先老",国外的老龄化,一般都是经过了经济高速发展后出现的,我国的老龄化,从成年国家到老龄国家,我们的周期是 16 年，法国是 45 年，加拿大和其他很多国家都是 80 年以上。他们有大量的社会资源储备，能够预测或支撑老龄化。我国主要是原来的计划生育政策导致了快速老龄化，加之相应的政策、机构、队伍、资源和支持普遍不足。老年人应住院而未住院的比例接近 1/3。尽管 2008 年后，新农合和城镇医保已涵盖了大量的医疗支出，但仍有近 1/10 的人群没有任何医疗保障措施。

我国城市和农村，两周患病率的变化增长很快。另外，慢性病也是老年人重要的死亡构成之一，占到近 3/4。我国老年人的健康问题主要有几个。一是共病，同时有两种以上疾病的老年人在老年人中的占比达 70% 以上，这一方面增加了医疗资源的使用，而且严重影响了老人的健康和生活质量，还存在大量的医疗服务问题。二是失能，目前的城市老人，自理困难的约 17.5%，能部分自理的有 8.5%，完全不能自理的达 9.0%。大概每 10 个老人中就有一个完全不能自理。失能问题在 80 岁以上老年人中更为突出，比例达 41%。三是失智，阿尔茨海默病在我国日益引起重视，85 岁以上人群的发病率近 20%，90 岁以上基本一半人都傻了、呆了；随着预期寿命的延长，这部分人的问题越来越突出，还有卒中后的痴呆。尽管碰到这么多困难，但国家在老年卫生上的投入，以及这几年做的工作是非常值得肯定的，无论是政策、经费，还是在加强人力和机构的建设上都做了很多工作。此外，我们还应加强如下工作。第一，国家卫生管理体制、行政职能和卫生资源，应该由过去单纯重视急性传染病防疫，向非传染性和急性传染性疾病并重的整合考虑。第二，老年医学应该由过去的卫生部门向多学科和全社会转移。老年卫生保健，应由对单个病人和少数以城市为中心，向社会和广大农村转移。第三，老年病的防治，从过去只治疗疾病，向主动改善生活环境、预防疾病和促进健康转移。

我国健康老龄化已有一些国家战略，可概括为：一个目标、一个体系、两个保障和三个结合。"一个目标"就是坚持预防为主，倡导正确的健康生活方式，提高老年人的生活质量，促进健康老龄化的实现。"一个体系"是以社区为核心，这要跟现在的分级诊疗和家庭医生签约服务挂起钩来，以家庭为基础，以专业老年机构、卫生和养老机构为依托，以及预防医疗康复护理临终关怀为一体的、整体的社会服务保障体系。"两个保障"是医疗保障体系和老年护理照顾保障制度，这两个保障，对将来提高老年人的生活质量很重要。"三个结合"是和医改结合、和社区卫生服务相结合、和重点慢病防治相结合。这是国家发布的一系列国家层面的发展规划。最重要的是，国家在老龄化的立法和公共政策的建设上，主要是从社会保障，从法律、经济等各个方面做社会的支持和政策的引导。

我们说的健康老龄化的卫生服务体系，以社区为核心，探索和建立基层卫生服务机构和社区家庭双向互动的操作模式。公立医疗机构应发挥公益的作用，形成双向转诊或互为支撑的医养结合模式。当然相关政策和工作的落地，还要结合国家重大的行政计划。国家基本公共卫生服务当中，有很多项目实际上和老年人的预防保健有关，比如健康档案的建设，基本公共卫生服务的计划免疫，重点慢病，如高血压、糖尿病的慢病管理，老年人的膳食行动，以及失能长期的照顾等。实际上，在这套体系的建立和补偿机制方面，已经做了很多的工作。

最重要的还是经费的问题，要让国家投入把老龄化的问题完全包下来是不可能的，现在鼓励私营企业投资，建设一些民间的养老机构和非营利性老年医院。这涉及人才培养、科技创新的问题。老年流行病学的主要任务，是常见病和多发病的预防，举办健康促进活动，提高老年人生活质量，同时开展一些医养结合和慢病防治的试点研究。应该利用流行病学和卫生统计学作为预防医学主干学科的作用，真正发挥战略学家或战略学这一角色的重要性。还要针对重点人群，对长寿地区、百岁老人开展长寿老人研究，我们的海南分院，就是利用现在的资源，开展了海南省百岁老人研究，我们目前收集了 1000 名百老人的资料，采集他们的生活习惯、血液标本（包括生物标本）等数据，对他们主要的遗传基因、生活环境，以及基因和环境之间的交互作用进行研究，希望将来能够有所突破。

什么叫健康老人？什么是健康中国？1949 年我国的人均寿命才 35 岁，1969 年是 51 岁，1999 年时的人均寿命是 68 岁。到 2019 时人均寿命期望达到 80 岁，这是大家要一起奋斗的方向，也是老年预防工作非常重要的使命。

队列的协调整合

◎詹思延

队列研究对流行病学十分重要。对危险因素、病因的研究,很难做随机对照试验,通过队列研究得出的结果,在循证医学中就是等级最高的证据。因为这样的研究设计,时间顺序最好、最合理。传统上认为,队列研究不适合低发病率疾病的病因研究。我们做队列,从设计角度,可以做完全前瞻的;也可以根据历史数据进行暴露的分组,做历史性队列;也可以把这两个整合到一起,做双向性队列。

大家都知道经典的 Framingham 队列研究,是对心脏的研究。从 1948 年第一代人开始做起;到 1971 年,儿子这一代已经入组了;到 2002 年,孙子这一代也进来了。这一心脏研究的样本量并不大,每一代 5000 例左右,男女大概各一半。但这样的研究,几十年做下来,对慢性病危险因素的确定会起到奠基性的巨大作用。当然研究的这些危险因素通常比较常见,关联强度相对比较大,研究的这些病发病率也比较高,这个研究仍在继续。队列研究近些年在不断发展,其中一个发展就是大的队列和队列的整合。传统上讲关联强度时,认为相对危险度(RR)大于 3 或小于 0.3 是强关联,很多疾病强关联的因素已经找得差不多了,现在开始关心关联强度比较小的,比如 RR 是 1.2 或 1.5 的情况。一方面可能有环境因素的暴露,另一面可能有遗传因素,以及基因和环境或基因和基因的交互作用。尤其是对慢性病,一般是多因素疾病,有遗传和环境的共同作用。那么,在关联强度较小的情况下,如何找到这么小的危险呢?要靠大队列,大型队列是开展精准医学研究的一个重要基础。要有足够的样本量,我们才有足够的把握。无论是遗传的多样性,还是环境暴露的多样性,借助大队列都可以开展研究,当然要做到精准,离不开各种生物样本的收集,如果有了很大的生物样本,又结合人群的信息,我们就能够发现、验证组学标志物,就能制订个体化诊疗方案。一个大型前瞻性队列要有 10 万例以上,甚至是 20 万例以上。

有了这样的大体量，就可以研究过去做不了的，尤其是前瞻性研究做不了的、发病率低的一些疾病。当然现在有很好的手段，可以进行长期随访，甚至整个人生的随访，加上有生物标本库，应用IT技术，通过与各种数据库的连接，比如和死因的等级或者和医保数据库连接，就可以得到结局的信息。这些大型的前瞻性队列确实对现在非常重要。"十三五"期间，国家在发展精准医学上有大量投入，建立各种各样的队列。当然建队列是流行病学工作者的梦想，但这个梦想不是每个人都能实现的，我国虽然也有很多的队列，但真正要有很好的产出，还得十年磨一剑。李立明教授团队的CKB队列，包括了50万例35~70岁的成人，做了10年，非常艰难，前些年没有什么产出，现在才看到成就，国际四大顶尖医学期刊（《新英格兰医学杂志》《柳叶刀》《美国医学会杂志》和《英国医学杂志》）被他们全覆盖，他们回答了非常多的生活方式问题，比如吃新鲜水果好不好，吸烟有多大危害，什么可导致高血压的负担，吃辣和健康有多大关系等，做得非常精细。这个队列还会有源源不断的产出。队列建设，不是一般流行病学工作者能想象的，要有能力、有资源，才能实现这样的梦想。

我们一般的流行病学工作者，有没有办法把队列做大一点呢？有一个出路，就是共享其他队列的部分数据，做回顾性整合分析。传统分析是合并人家发表文章的结果。但近年来越来越强调，要它的原始数据，即个体病例数据（IPD），做基于个体资料的分析。这样就可以把样本量扩大，当然不是自己的队列，而是把别人的队列拿来。这些年国际上就有很多，比如有一个观察肥胖、糖尿病与未来结局的关系的分析。他们怎么做呢？先上网找一找，看谁在做这样的研究，有什么队列，结果一下找到100多个，然后给每一个队列研究者写信，最后有37个队列愿意和他们共享，一下拿到26万人的数据，这样分析结果就更全面、可靠。再比如，英国剑桥大学有一个团队，他们在做疾病新发危险因素的观察，我们引进了他们团队中一名搞统计学的专家。在他们的新发危险因素中更多的是遗传因素，比如各种各样的基因多态性和疾病或慢病发生的关系。我们只要他们的部分数据，要他们的变量，比如检测基因多态性，它的结局和混杂因素，将这些进行整合，取得了很好的效果。哈佛大学的营养流行病学家，去年用同样的方法，针对环境也进行过类似工作。他们对全球239个队列进行数据整合，回答体重指数和全因死亡的关系。开始也是和每一个队列去要，国内到目前为止一般很少配合，国际上的人比较愿意共享，他们把别人已有的队列，针对自己的研究问题，需要哪些变量，这些变量对应的信息等，拿来共享，再做相关性，扩大了样本量，最后结果共享，得到了很好的结论。我国现在已有各种队列资源，李立明教授的队列是一个标杆，这些年来还有很多社区队列，像江苏泰州的队列就是20万人，还有河北开滦的队列、吉林东丰的队列、黑龙江大庆的队列等，这些都是以社区为基础的队列。同时还有一些特殊人群的队列，比如李立明教授还有一个4万例的双胞胎队列，洪雪华教授有一个房山的家系队列，就是收集家系的信息，我们现在也有一些儿童队列、围产队列。临床医生还做了很多疾病的队列，像卒中、糖尿病、慢性阻塞性肺疾病、骨关节炎等，这些队列现在存在的问题是均为散在分布，自成体系，缺乏整合，队列的价值没有得到充分挖掘。

社区队列主要关注的是一般的因素与疾病发生的关系，但目前相对缺乏发病后详细的诊疗信息。疾病临床队列的问题是，都是到医院来的病人，即使做了队列，但依然缺乏发病前相关的暴露信息。我们需要把这些队列进行协调整合，形成一个双向或者前瞻性的队列。这项工作国外已有成功的经验，尤其在欧洲。欧洲每个国家都很小，也很愿意把他们的队列共享，进行整合，回答的问题都是慢性病。急性传染病好像不需要这样做，但慢性病通常需要做这样的工作。通过队列的这种协调整合，总结出一些基本原则——规划增量，整合存量，统一标准。举一个例子，我们申报的呼吸疾病的专病队列，用的就是这个理念。呼吸系统疾病，常见的有慢性阻塞性肺疾病、哮喘、间质性肺病、肺栓塞等。慢性阻塞性肺疾病、哮喘是气道的问题，间质性肺病是肺间质的问题，肺栓塞是血管的问题，即把肺的解剖结构和动力都包括进去了。这个研究有20个单位参与，既有临床医院，也有拥有数据的社区，由我们北京大学医学部作为平台。我们想联合社区队列和临床队列，形成专病队列。其中纳入的社区队列，包括李立明教授的CKB队列，包括成人肺部健康的队列，开滦、东丰、泰州的队列。这些队列包括的人数不一样，公益区不一样，但有一个共同点，即在收集信息时都有呼吸疾病相关信息的调查，这就为我们整合奠定了基础。此外比较好的一点是还有血标本可以借鉴，而且队列里面，比如说CKB队列，已随访到现在，已经有了哮喘的病人，有了慢性阻塞性肺疾病病人，结局都已出来了，我们拿来使用非常方便。

我们还有临床的4个队列，这些队列同样也分布在不同的地方，都有一定的存量。怎么整合呢？我们把社区人群队列里有呼吸问题的已经成为病人的纳入进来，把有呼吸相关的询问和进行肺功能检测的，还没有成为病人的也纳入进来。在选中的地区，对这些人进行密切观察，一旦在未来的几年成为病人就纳入专病队列，即已成病人的队列，这样就整合到一起了。这样就做到了统一标准、资源共享、系统整合，由此建立包含从暴露到发病到转为信息的一个呼吸专病队列。总体研究思路是首先要做这样的整合，一定要评估已有的队列资源，无论是社区还是疾病的队列，都要对其进行很详细的评估，这一点非常重要。我们这个平台要做的，就是统一标准，我们会与各方面专家讨论，制订一个最小数据集，就是未来平台上，最小的、大家共享的那些信息。对其他疾病队列有的我们会开放，由各自去设定他们的信息，构建通用数据模型，制订随访的数据采集标准、样本采集标准和随访方案。我们会建共享平台，包括标准化的数据库，还有样本信息平台，将来在这个基础上，各个专病队列去做长期的随访。通过长期随访，为未来医学的研究奠定基础。对各种队列回顾性的整合过程，国际上已有指南，欧洲国家及加拿大做得比较好。首先一定要明确研究问题，目的和方案是什么。我们这次非常明确，就是针对呼吸疾病，建呼吸专病的队列，针对不同的病来考虑。接下来就是收集信息，选择要纳入什么研究。这个过程中需要详细记录每个研究的设计、方法和内容。通过讨论决定哪些可以纳入进来，纳入进来的研究进入变量的层次，确定它的变量，并评价有没有可能把它们整合到一起。

我有两个学生在对这几个队列做整合，同样的肺功能检测做得不一样，这就是问题。有没有一个标准化的东西，未来如何去使用？所以这一步要选择定义，要协调整合核心变量，也就是前面说的最小数据集的问题，要评价使用研究特定数据项生成核心变量的可能性。原有的不一定符合，要考虑如何进行转换，能够生成我们需要的。接下来才是对数据进行处理，确保获得足够研究所需的数据。要形成数据处理的基本架构，要在通用模型下去解决特定数据的问题，能够生成一个协调整合的数据集。再进一步才是评价协调后形成的数据集到底质量如何，是不是能够为未来的研究所采用，最后才是保存发布协调整合后的结果。这几个专病队列未来的随访都要在这个平台建好的基础上才能进行，我们现在评估的指标包括队列的特征、随访的计划、既往有无随访的情况、呼吸疾病相关信息量、生物样本的收集、数据库和样本库的建立。在这个基础之上，才能决定到底这些队列里面哪些人可以纳入专病队列中。

当然我们希望，纳入的一定是相关信息，是针对呼吸疾病的，相关信息应该是完备的，希望都有标本。这些人现在一直在随访，又在指定区域内，我们能够管理他，这样才可以把他纳入来。这里面很重要的就是数据标准的制订。实际上，各个队列都有自己数据的标准和格式，首先要制订统一的标准才能够共享。我们要把这些理念和共同的东西找出来，不同的东西进行转换，就是数据的抽提转换标准化，再加上同聚分析。最简单的转换的基本做法是辨别变量，每个数据都有变量，有的可能用的是0和1；有的队列用的是男和女，怎么办？找最小数据集，即找最大公约数。当然找最大公约数不一定合理，我们现在在社区基本用的是李立明教授关于队列的技术标准，这也是大家公认的。通过我们的讨论，形成了一个呼吸疾病相关数据变量的标准，给后面做呼吸疾病的人员提供一个基础。最小数据集和最大公约数就是这样一个理念。接下来，我们会有一个标准化共享的数据和生物样本平台，未来会用一些移动载体，到每一个队列去抽提这种数据，建立标准化的数据集。如果有一些队列，其原本用的变量和标准是不能改变的，我们就再抽提，在中间过程中进行转换。未来可能要对这些队列进行随访，这需要按我们的要求，因为是大家共同参与的项目，根据提出来的随访变量和标准，由我们来生成。所以，我们需要和IT专家来协作，才能做好这一平台的工作。我们需要共同形成一个专病队列的数据共享平台。里面有接入层，有通用数据整合层，有基础应用模块，有共享模块。接入层就是每一个队列，包括现有的数据、随访的情况和样本。通用数据模型，我们要提供标准，建整合的平台和数据源的管理平台。下一步就可以做数据输入、数据查询、数据展示和数据分析。这样就达到了整合共享的目的，当然所有一切都离不开安全体系。因为把别人的信息拿来了，保证安全性特别重要。

从出血热的研究看整合预防医学

◎ 王敬军

陕西一直是我国出血热发病最多的省份之一。陕西的发病高峰基本上都在全国的大高峰之前出现。人们常说"八水绕长安",所谓"八水",就是八条河,即渭河、泾河、涝河、沣河、滈河、潏河、浐河和灞河,陕西的出血热也就集中在这八水绕长安的地方,陕北很少。陕西的出血热以每年11月到次年3月高发,病人以农民为主,大概占到47%,人口多的地方发病也多一些。16~60岁的人群发病占75%。

目前很多地方的防控措施,不管是灭鼠还是防鼠,都流于形式。尽管有大量疫苗上市,但疫苗只能做到75%的保护。出血热病毒的传播与地理和气候有关,需要进行整合性分析。我们需要深入了解人群感染出血热病毒后的情况,以及疫苗干预的情况。此外,需要加大出血热疫苗的保护范围。

在陕西榆林地区没有出血热,所以有条件作空白对照,包括疫苗对照等。在长期流行的地方,工作条件比较好,也是新农村建设推进力度最大的地区,我们做了生态变化对出血热影响的研究。

出血热的发病率与老鼠的感染率密切相关。老鼠捕获率与发病率,以及带毒率与发病率,相关程度明显不同,带毒率与发病率的截距非常短,相关性很高。

降雨量跟老鼠怀孕密切相关,老鼠一年怀孕基本上是两次,降雨量增多,老鼠怀孕率也就增高,妊娠峰与降雨峰高度吻合。在两个繁殖季节,出血热的发病率和黑线姬鼠的密度相关,这在全国的情况基本相同。在陕西,每一次出血热的流行都是全国的高峰。2012年,老鼠的带毒率是14%,2013年是5%,到2014年下降;老鼠的感染率2012年是66%,2013年不到50%,2014年降到了13%。过去说带毒率跟发病关系很密切。但用带毒率去预测来年的发病,发现很不符合。老鼠的寿命不长,只有两三年。所以我们引入老鼠的感染率来分析发病的情况。

结果发现，当带毒率和感染率都上升时，发病率也升高。反映感染的 IgG 抗体产生得很快。带毒率和感染率出现分道时，发病率不一定上升。比如宝鸡，老鼠的感染率是 52%，上升了 80.4%；带毒率从 5.9% 上升到 12.9% 时，宝鸡的发病急转直上。但当带毒率和感染率出现背离时，发病率反而下来了。过去老前辈们做大人群观察出血热的疫苗、免疫、发病及隐性感染时，当时提出隐性感染率大概是 5%，但现在的工具发达，手段多样化，我们做出来的隐性感染率非常高。出血热发病人群 IgG 抗体的总阳性率是 87%。高发区的接触人群抗体总阳性率是 45%，低发区也达 32%。在高发区既没有接种，也没有发病的人群，IgG 抗体阳性率高达 26%，在低发区也达 22%。说明隐性感染率还是很高的，这和过去的观点不一样。

我们正在做出血热疫苗接种研究，把 16~60 岁接种疫苗的人群拿出来，发现有 25% 的人群，其中有 8% 是 60 岁以上的。现在大部分是 16 岁以上的人在农村干活，这部分人发病比较多，16 岁以下的只有 6.5%。陕西 2003—2016 年，疫苗接种量非常大。我们观察了 600 人，免疫前、免疫后、加强免疫后各是什么情况，加强 1 年后又是什么情况。在教科书上，谁也没有说清楚疫苗能保护多少时间，该不该加强，什么时候加强。把这些数字做了一个拟合，结果发现出血热疫苗保护期应该是在 7.5 年，即 7~8 年，之后抗体滴度下降。目前相关研究还在进行中。

耐药结核病的流行和控制

◎ 徐 飚

世界卫生组织确定了一个目标,到2035年要全面实现"End-TB",不是控制结核病,而是要消除结核病。要达到这一目标,需完成三个指标,即结核病死亡率要下降95%,发病率要下降90%,任何一个病人都不能有灾难性支出,因为这是一个"穷病"。根据最新的全球结核病负担排序,结核病患病率高的,耐多药结核病(MDR-TB)患病率高的,以及同时合并艾滋病病毒(HIV)感染率高的,三种情况兼有的、高负担的国家有中国。过去20多年,对普通结核病的控制,我们取得了巨大成就,达到了发展目标。本文主要讲耐药结核病。

我们面临的主要问题是MDR-TB,即同时对治疗结核病最主要的两个药——异烟肼和利福平——耐药。最近几年又谈到广泛耐药(XDR)的概念,即在耐异烟肼和利福平时,需要二线药物治疗,而在二线药物治疗过程中,又开始对二线药物中的氟喹诺酮类耐药,然后在三个注射药中至少耐一个。一旦成为XDR-TB的病人,不但耐异烟肼、利福平,还耐二线药,至少耐四个药物。世界卫生组织称,全球正处在MDR-TB的危机状态,每年新发MDR-TB大概48万人,这些新发的MDR-TB大多数都没有被报告;在新发病例中只有12.3万人被发现,在这12.3万人中大概有11万人得到了诊断。在得到诊断的人中,即使获得治疗,治愈率也只有50%,这是目前面临的危险状况。在所有估计的MDR-TB病人中,54%出现在三个国家——印度、中国和俄罗斯。

我们从2001年开始做结核病的研究,包括结核病的流行和控制框架等。结核病从感染到出现症状,就诊,确诊,治疗,可能耐药、复发或者再发,也可能治愈。在这一过程中有很多问题,感染了结核杆菌后有些人可能一辈子都不发病,但有10%的人,一生中任何时候都可能发病。病人出现咳嗽症状几周,大多数人不会想到结核病,可能不去看病,即便去看病,医生也不一定能想到是结核病。

因此，怎样做到及时发现、诊断并治疗十分重要。一旦治疗，药物副反应比较大，还要治疗至少 6 个月，病人会出现不依从，从而发生获得性耐药或者中断治疗。整个过程中，每个环节都可以出现很多问题。我们做流行病学研究的，接触的人群中包括没有感染的社区人群，感染的人群，出现症状的病人，病人中还有 MDR 的高危者，然后变成 MDR，又回到社区引起传播。我们会接触到不同阶段的人群，健康促进该怎么做？我们在复旦大学做卫生政策和结核病控制的研究，有两个侧重点：一个是卫生服务的公平性，即怎样保持贫困的脆弱人群能够获得结核病的医药服务；另一个是怎样研究创新的技术和创新的管理。

我国是 MDR-TB 的"大户"。我国的新发结核病人中，直接的 MDR-TB 已达 5.7%，全球为 13.4%；可能是在治疗中获得 MDR-TB 的比例大概是 25.64%，全球为 19%～20%。所以我国的情况比较严重。按照我们耐药检测的估计，一年有 10 万名新发的 MDR-TB 病例，其中大概 9000 名是广泛耐药，即对二线药也耐药。根据我们的这一数据，上海又根据长期的检测做了一些估计：在所有已经登记的普通结核病人中，最新的估计是每年有 5.2 万的 MDR-TB，但我们的发现率比较低，大概每年只发现了几千个病例。我国的耐药 TB 和 MDR-TB 分布，东北部相对严重，东部轻一些，中西部的研究和报告比较少，中西部对耐药检测能力有限，很多地方没有耐药诊断能力，所以看不到这个情况，但其实问题可能很严重。我们在新疆地区发现耐药情况相当严重。在做分子流行病学研究中，我们主要采用的理论是看结核分枝杆菌上相应的基因位点。最直接的方法是测序，现在用得比较多的是 PCR，主要应用结核分枝杆菌散在分布重复单位及可变数目串联重复序列（MIRU-VNTR）技术。如果两个病人感染的结核分枝杆菌的基因图谱是一样，提示它们之间相互传播。如果差别有 5 个核酸，那提示可能是过去感染后，在一生中某个阶段发病了。用间隔区寡核苷酸分型（Spoligotyping）主要是区分是否为国内流行的优势菌株，即"北京家族"基因型菌株。

我们发现，中国农村地区的传播率不是特别高，即使是相互传播，人群也比较小。此外，很多中老年人结核病是原来感染，现在发病。现在看到年轻人中的发病，很多还是相互亲密接触后的传播。我们发现耐药结核病传播有一个优势菌株，即"北京家族"菌株，"北京家族"还有很多亚型，其中一些亚型是传播华东地区的 MDR-TB 的元凶。这提示，用中国的这些信息并针对它来发展疫苗，是很重要的。我们觉得，从基因型看分子流行病学研究，反过来可以评价政策的效果。国家对结核病的策略是发现一个，治疗一个，治好一个。如果这个工作做得很好，那这个地区的传播就应该很低。如果没做好，病人没管好，病人的传染性始终没消除，发现率又低，传染性病人都在人群当中，那它的传播率就应该高。我们发现在长期实现国家的现代结核病控制 DOTS 策略的地区，结核病的传播都低于 DOTS 策略实现得比较晚、时间比较短的地区。如果能够把 DOTS 策略做到位，我们不应该有很大的传播问题，我们是能够控制结核病流行的。如果每一个病人都能很好完成治疗，且治愈，我们就不应该有这么严重的 MDR-TB 问题，即不应该发生获得性耐药，然后进一步再传播。这就是分子流行病学研究的重要意义。

华东地区 MDR-TB 已经开始越来越多了，同时也在出现 XDR-TB，XDR 之前耐药都已出现，比如对氟喹诺酮类的耐药，二线药物的耐药已近 40%。氟喹诺酮类的耐药克服很好，相互之间的传播还是很低的。这可能与氟喹诺酮类（左氧氟沙星、氧氟沙星）广谱抗生素的滥用有关，但目前相互之间的传播率还是相对比较低的。这也提示我们，二线药的使用一定要规范。新发结核病病人，国家规定是用标准疗法，但实际上一线药、二线药都在用，没有指标的也都在使用二线药。有的专家认为，为了效果好一点，只要能确保效果好就用。但二线药不是效果更好，而是在没有一线药，没有更好的药使用的情况下才替代上去的。二线药的效果其实不如一线药，但很多地方都在用，这里面有经济利益。

华山医院的学者做过一个研究显示，二线药已经出现耐药，是获得性耐药，产生了很多 XDR-TB，更大问题是 XDR-TB 也在相互传播。他们一共有 9 例 XDR-TB，4 例是治疗过程中的获得性耐药，另外 5 例是由前面的 4 例传播引起的，这个情况很严重，因为二线耐药目前来说基本上没有什么方法治疗。怎么来防二线耐药的传播，具有很大挑战性。

最近我们在重点关注吡嗪酰胺，中西部地区的相关数据特别缺乏。吡嗪酰胺是一线药，但作为二线药也在用，即在 MDR-TB 的治疗中也在用。它的特点是在酸性条件下发挥灭菌作用，所以是所有抗结核药物中唯一能针对胞内半休眠期结核分枝杆菌的一种药物。吡嗪酰胺是被动进入细菌细胞的，如果这个细胞有 $pncA$ 基因，就会编码吡嗪酰胺酶（PZase），从而催化吡嗪酰胺变成吡嗪酰酸（POA），POA 是带电的，可以抑制结核杆菌反式翻译，另外 POA 还可以蔓延出去，再回进时就不带电了，这时它能够破坏细胞，使细胞液酸化发挥作用。吡嗪酰胺非常重要，在初治结核病病人、治疗过的复治结核病病人、MDR-TB 病人的治疗方案中，强化期都要有吡嗪酰胺，强化期结核杆菌的内环境是酸性的。吡嗪酰胺的耐药情况如何呢？美国因为病人很少，做得也比较好，因此检测出的耐药数据不是特别高；但从全球看，在 MDR-TB 病人中大概有 60% 耐药，在 MDR 的高危病人（慢性结核病一时没有恢复的）中大概有 43% 对吡嗪酰胺耐药。因此，吡嗪酰胺的耐药情况不容乐观。

我国没有吡嗪酰胺的常规检测，从基层到市级的接防机构，多数还用固体罗氏培养基培养，但罗氏培养是一个酸性基础，不适合做吡嗪酰胺耐药的检测。好一点的三级医院或者很专科的二级医院会有 960 全自动快速分枝杆菌培养仪，能做液体培养，然后做药敏检测。我国现在要求县级能做培养，但有很多地方特别是在中西部还不能做培养。培养要 4~6 周，甚至 4~8 周，然后再做药敏又是 4 周，至少 3 个月，吡嗪酰胺还做不出来，所以缺乏吡嗪酰胺的数据。有少数医院在做，浙江的一个中西医结合医院做了 274 例，吡嗪酰胺耐药达 43%。所以，吡嗪酰胺耐药在我国越来越突出，但研究很少，检测数据也很少。

从吡嗪酰胺研究的机制上看，pncA 基因是编码吡嗪酰胺酶的基因，吡嗪酰胺酶催化吡嗪酰胺转变成吡嗪酰酸去发挥作用。在这个过程中，如果结核杆菌有 pncA 基因突变，就会影响吡嗪酰胺酶的表现。目前国内或国外大多数使用的基因诊断都是基于 pncA 的，如果能用测序，它的灵敏度、特异性会相对比较好。用线性探针也非常好。还可用 Wayne assay 方法，其灵敏度、特异性也都比较好。但问题是，吡嗪酰胺的耐药，其表型检测本身不是很稳定，我们不知道哪个是金标准，如果表型很多则检测不出来，基因型检测出来阳性，表型是阴性，我们用表型做金标准，就很难说灵敏度和特异性是多少。pncA 基因突变分布在不同的密码子部位，有时比较分散，耐吡嗪酰胺或 MDR 所致的耐吡嗪酰胺，在分布上有什么特别，有什么差异，还很难分辨。目前另一个基因即 rpsA 基因逐渐引起人们的关注，这个基因发挥什么作用呢？吡嗪酰酸的作用，不是抑制细菌的繁殖，不是直接去抑制 tmRNA，而是要和 rpsA 蛋白结合后发挥作用，去抑制细菌的繁殖。一旦这个位点发生突变，它就无法阻止细菌的繁殖，所以细菌还是会产生耐药。用 pncA 诊断可能还是敏感的，但用 rpsA 基因诊断它已经是耐药的了，目前还在继续探讨中。中西部地区的结核病不仅是结核分枝杆菌，还有牛型分枝杆菌的感染，牛型分枝杆菌感染对吡嗪酰胺全部是耐药的，因为它的 pncA 基因是突变的。如果把 rpsA 和 pncA 加在一起来做检测，对于中国病人，其灵敏度大概可以从 85% 提高到 90%，但特异性会有所降低。还有一个基因最近刚刚开始有报道，就是 Rv3603C，这个基因起什么作用？吡嗪酰胺药物进去，该基因的 C 端结合可以影响辅酶 A 和烟酸，细菌的代谢需要辅酶 A 和烟酸，一旦这个基因发生突变，就会影响代谢物质生成。对 panD 基因突变后的研究很少，北京胸科医院做了一个 6 组吡嗪酰胺的耐药，但并没有发现这方面的基因突变。

在吡嗪酰胺研究方面，我们不仅做细菌，做细菌的基因，还想看药物的吸收浓度，因为耐药有时是因为作用浓度不足，吸收浓度太少，所以我们想同时做治疗药物检测（TDM）。同时，我们还要看细菌的最小抑菌浓度（MIC）。结合临床表现、药物作用时间等，来整体看吡嗪酰胺耐药及其他二线药物耐药的机制。我们从 2002 开始做，原来的现场主要在江苏、山东、浙江等地，现在已经扩大到四川。目前尽管是一个断面上的研究，但把两年里诊断的所有结核病病人，以社区人群为基础全部纳入。通过 960 全自动快速分枝杆菌培养仪诊断做表型的标准，再做基因测序。发现吡嗪酰胺的耐药，单药耐药大概是 4.2%，在所有人群中，这个数值比较低，但在 MDR-TB 中是 29%~30%，总体大概是 16.7%。

我们看到 pncA 基因的密码子分布比较分散，但还是有一些密集区域，我们想把这些区域进一步深入研究下去。我们可以看到，耐药程度的不同，pncA 基因分布的密码子也有些不一样。接下来我们想看看表型到底怎么定义，如果没有一个明确的金标准，从流行病学角度而言，是特别难以接受的。其次，我们想看看吡嗪酰胺耐药有无相互间的传播，想明确接触传播发生的时间点。我们碰到的问题是，在基因型上有证据显示是传播的，但流行病学的关系不明确。有的病人细菌是同一个基因型，但他们之间根本不认识，如果进一步追踪，他可能会在同一个村的活动场所，或者其他地方相遇过。有个病人是个兽医，天天走家串户，可能起到传播链的作用。结核病如果没有长期传播的纵向检测，就看不到一个完整的传播链。相关的观察研究结果有待后报。

从整合医学理念看癌症的进化和发生

◎曹广文

肝癌在我国高发,即便是生活在美国的中国人肝癌的发病率也比较高。在围绕肝癌的研究中,我们提出了癌症进化发育学的理念。

大家认为癌症的发病率和死亡率都在提高,其实不是真的提高了,而是人的寿命长了,寿命长了癌症的发病率自然会增高。把病死率标化后,所有的癌症都平了。过去的10年,有些癌症发病率上升,死亡率呈同种态势上升;而像直肠癌、胃癌的标化发病率下降了,标化死亡率也同样下降。说明过去10年临床治疗并没有提高癌症生存率。癌症到底是什么?有的癌细胞是70条染色体,有的是60条染色体,当然癌细胞还不只是染色体的改变。我们现在做二代测序发现,真正的染色体变化是单碱基的突变,单碱基改变有两类:一类是后天的,一类是先天的。先天和后天相比,后天可能是"大海",先天可能是"一瓢水";从变异的数目看,我们说癌症是老年病,每多活一年都会增加很多变异,但99.9%的变异都是安全的。我们说某某人多么年轻,但基因不会作假,基因有多少突变是改变不了的,变异越多,人越老,但那0.1%的变异,变异到关键基因上了,就得癌症了。

虽然有些变异是先天性的,有些是后天获得的,但它们之间有一些共同的东西,在癌症起始过程中起很大作用,包括胃癌、肝癌都有这样的问题。这么多变异怎么去找,像大海里找一滴水?其实,真正有意义的变异很少,我们做二代测序时发现,肝癌的变异有成千上万,但真正有用的只有39个非同义变异,就是基因变异后把氨基酸改变了,即基因改变,蛋白表达也改变了,蛋白质的一级结构、二级结构,甚至三级结构都发生了变化。儿童的肿瘤变异数少,成人肿瘤变异数多。有一种微卫星不稳定性肠癌,基因很乱,变异数非常多;还有一种微卫星稳定性肠癌,变异数就少。

基因出现变异后,如果癌基因变得更"恶"了,或是把抑癌基因灭活了,才能生癌。正常情况下癌基因和抑癌基因处于平衡状态，如果平衡被打破了，就会出问题。有时癌基因变异后把抑制基因去掉了，使癌基因更加活跃。做二代测序时发现，癌症的变异特别多，但变异的频率都是百分之十几，最高50%。如果100个癌症里只有50个变异，那么这个变异不能用于诊断，当然也不能用于治疗。那么，它的意义在哪里？它的意义是改变了细胞生长的基本的信号通路，一个信号通路有成百上千条基因，无论什么地方，只要有一个变化，反映出来的是一条信号通路的改变。信号通路实际上可以分成三大类：一类是调节细胞生存的，一类是调节细胞扩增的，还有一类是调节基因稳定性的。为什么会发生癌症？癌症一定是变异后的结果，变异后影响了通路，最后形成了癌症。

整合神经外科学

复杂性脑血管病需整合医学研究

◎赵继宗

整合医学是近年来提出的一个重要的新兴医学体系，可以预见整合医学在神经外科中也将会有重要作用。

我国脑血管病的治疗经过多年的努力，已经取得了有目共睹的成绩。但是随着我国经济的发展、社会的进步，人民群众对疾病治疗的要求也在迅速提高。一些疑难、复杂、以往认为无法治疗的脑血管病逐渐成为新的研究焦点。现在提出了复杂性脑血管病的概念。有人问我如何定义复杂性，我觉得定义并不难，归纳起来大概有以下几个方面，包括动脉瘤合并颈动脉狭窄、多发动脉瘤、治疗失败的动脉瘤、巨大动静脉畸形，以及功能区的一些病灶等。从历史上来看，神经外科的临床落后于影像学发展，影像学发现了很多问题，但临床目前还无法解决这么多问题。比如CT可以扫描全身各个部位，各个地方的问题都可以显示出来。治疗上选择也很多，例如对脑缺血疾病，可以外科干预，也可以用药物控制，还有现在比较热门的介入治疗。究竟怎么选择治疗方法就比较复杂。

由于CT血管造影（CTA）和磁共振血管造影（MRA）的检查现在越来越普及，发现的未破裂的颅内动脉瘤就越来越多。有文献报道，4000多例这类病人共患有6000多个动脉瘤，共随访26年，5年内动脉瘤破裂率只有1.2%。因此不是所有未破裂动脉瘤都需要做手术。有的病人动脉瘤很大，但一直观察没有发展。患有狭窄性血管病的病人，比如颈内动脉分叉部的狭窄，同时合并动脉瘤，对这样的病人治疗是矛盾的：对于颈动脉狭窄做内膜切除手术，术后需要吃双抗；但动脉瘤要防止出血，用双抗对其不利。两个病发生在一个人身上，应该怎么选择、怎么处理？目前还有一部分复杂性血管病，单纯手术或单纯介入治疗无法解决，比如巨大动脉瘤和复杂性动静脉畸形，单纯一种方法无法治疗。能不能把介入和手术结合起来处理这些病人？再有，动脉瘤手术中尽管术中可做吲哚菁绿荧光造影，但仍出现残留，也就是说病人术后复查血管造影，动脉瘤仍然存在。再次手术发现动脉瘤夹子脱落了，这在临床时有发生。再举一个血管畸形的例子，一名18岁男性病人，因为颅内血肿起病，血管造影诊断为颅内动静脉畸形。虽然病变不大，但切完后仍有残存，这是因为血肿压迫了血管畸形，所以血管畸形可能有些闭塞。当清除血肿后，没仔细探查周围，可能就把它遗漏了。一名67岁的男性病人，是颈内动脉狭窄，要做颈内动脉内膜切除，但同时合并冠状动脉狭窄，出现了急性心绞痛，这样的病人又该如何处理？如果不处理心绞痛，不处理冠状动脉狭窄，那无论是开颅手术还是介入手术都没法做，两个谁先做谁后做？到目前还是一个问题。

关于复杂性脑血管病，目前科技部有两项"十三五"课题：一个是颅内动脉瘤破裂出血的早期规范和未破裂动脉瘤的风险，另一个是建立新型的复合手术室来治疗复杂性血管畸形。项目启动会已经召开，全国有10所医院参加。我国很多医院都有了绿色通道，但绿色通道工作完成得不令人满意。缺血性脑血管病溶栓治疗在国外是3小时，国内已经拖到了6小时，而且6小时在全国很多单位也很难完成。能不能在技术上有进一步提高，缩短抢救时间，也是目前需要做的工作。对未破裂性动脉瘤，能不能用阿司匹林也是一个课题。无论是阿司匹林还是其他抗凝药在神经内科病人，或动脉粥样硬化和高血压病人中都成了常规，这种病人如果合并动脉瘤，吃阿司匹林和氯吡格雷双抗药物对动脉瘤破裂有没有影响？这都是"十三五"期间准备解决的问题。还有各单位正在开展的颈内动脉内膜切除，效果并不理想。原卫生部副部长王陇德院士大力提倡让我国，特别是神经外科要开展颈内动脉内膜切除，我国颈内动脉内膜切除的应用率远远低于支架，这有悖于该病的正常治疗模式，所以王院士在不断呼吁。无论是支架还是颈内动脉内膜切除都面临一个问题——血管再通后脑组织的重新灌注，这涉及血压的管理，即术前血压、术中血压、术后血压如何来控制。这种病人往往伴有高血压，如果降血压治疗，术后可能出现脑梗死，不降压有过度灌注的问题，这也是"十三五"要研究的课题。

对于闭塞的颈内动脉内膜切除，单纯的手术切除和单纯的介入治疗都无法解决。介入科可以把血栓取出来一部分，外科可以切除分叉部位内膜。但如果下颌上还有血管狭窄，回血会很差或根本就没有回血，这时就可以同时通过介入在颈内动脉的切口上再放支架。复合手术最广泛应用于巨大的动脉瘤，首先用球囊把颈内动脉封堵，然后再手术夹闭，夹闭后残存的部分要用支架或弹簧圈将动脉瘤完全闭塞。对于巨大的或深部的血管畸形，用Onyx胶进行部分栓塞后，手术时分离病变比较方便，出血也很少。在复合手术室还可复查血管造影。

以上的病例充分说明，现有的医疗模式已经不适应现在疾病的发展和现在的病人，整合医学要解决的就是这个问题。能不能脑心同治，无论是脑还是心，都有一个同质性疾病，就是动脉粥样硬化。病人必然有吸烟、喝酒、糖尿病、高血压、高血脂等基础因素，最后的共同结果是冠状动脉和脑血管的狭窄，也可能合并动脉瘤或脑出血。两个科室的病因相似，治疗方法也雷同，心脏和神经外科都是支架植入，能不能考虑脑心同治呢？我们已经和心内科和血管科的同事讨论过这一问题，并已经开始合作。有一名65岁的病人来我院就诊，诊断为右侧大脑中动脉闭塞，症状是左侧肢体活动差，临床症状和诊断相符合。初步诊断时认为只有一个脑血管狭窄，但进一步检查发现双侧颈内动脉也有狭窄，再往下检查发现冠状动脉也有狭窄，腹主动脉也有狭窄，双下肢所有血管都有狭窄，对这样的病人如果单纯考虑脑血管的问题，那其他部位的血管狭窄就无法尽快得到治疗。对这种多发病变的病人，我们可以考虑脑心同治。目前我们可以进行以下几种手术：冠状动脉支架和颈内动脉支架植入，冠状动脉支架植入结合颈内动脉内膜切除，冠状动脉支架植入和脑动脉瘤栓塞，冠状动脉支架植入和脑动脉瘤外科手术等。其中难度最大的是冠状动脉做完支架后或神经介入科做完支架后，常规需要用3~6个月或更长的抗凝药物，这期间做开颅手术是目前无法跨越的门槛，我们争取在"十三五"解决这个问题。如果这个障碍解决了，就解决了神经外科开颅和心脑血管做介入的病人，不能同时在治疗后的短期完成脑肿瘤或脑血管疾病治疗的难题。

还有关于脑血管病造成痴呆的问题。中国医学科学院基础所的研究人员在和阜外医院合作研究腹主动脉瘤时发现病人血清IgE含量有增加，因此跨界研究发现，血清IgE含量和脑动脉瘤也有关。我们要思考的是为什么神经外科医生就没考虑跨界去做腹主动脉瘤？这件事提醒神经外科医生，不能把眼光局限在自己的小领域，而是要放大眼界。特别是2017年年底肯定要实施的"脑计划"，是一体两翼，神经外科直接面对大脑，应该责无旁贷参加到脑研究中去。我希望大家无论是做哪个领域的，都要思考如何主动出击去做脑研究。"两翼"中的"一翼"就是神经性疾病，神经性疾病无论是精神的、神经的都和我们有联系，我们应当开动大脑去发现哪个方面能够与之对接，能积极参加到国家的脑研究计划中。

单一学科很难处理复杂性脑血管病，复合手术是解决方法之一。神经外科的临床医生面对国家在临床和脑研究计划的投入，应该思考如何在脑肿瘤、脑血管病及其他神经变性疾病中有所突破。总之，如何开展整合医学研究，是摆在我们面前的机遇和挑战。

从眼科学现状看整合医学发展

◎谢立信

尽管每个医生在临床、科研、教学工作中可能始终贯穿着整合的理念,但真正做到整合还是很难。比如颅脑外伤病人,眼球脱位、破裂了,需要眼科医生马上处理,如果是二期处理,那时病人可能早已没有光感了,所以,就需要神经外科和眼科密切的配合和深入的整合。整合医学实际上包括很多,我们要把心理学、哲学、人文等很多内容整合进去。我经常听郎景和院士讲课,他能专门讲人文和医学,而且非常精彩。眼科与神经外科要整合,中医和西医要整合,很多都需要整合。中华眼科学分会下面分了很多专业组,仅眼科的临床学科就已经从白内障开始分到神经眼科去了。医学专业到硕士阶段就开始分了,到了博士更专,一名眼科博士毕业,学的是白内障专业,从硕士到博士六年全搞白内障,毕业后已经非常非常专业了,但他去处理没有见过的问题时,常常手足无措。这样的情况越来越多,越来越明显,我们希望通过整合医学的发展来推动这些问题的解决。

眼科现在分成了 11 个亚专业,亚专业之间怎么整合?比如真菌性角膜炎,现在是眼科角膜病致盲的首位原因,这个病很重要,而且非常常见。我总结了 1414 例真菌性角膜炎,这一数量相当于北美和欧洲所有国家加在一起的总和。中国和印度的农村人口很多,发生的眼病跟美国、欧洲也不一样,它不只眼睛前部出问题,后面的玻璃体视网膜内也化脓,外科医生怎么处理脓包?切开引流。一个眼球那么小,切开引流,还塞上块纱布引流,那就完了。一看角膜上有感染,首先看要不要找眼底病大夫,因为角膜长在前面,和后边的玻璃体视网膜完全不一样。刚才说了,如果这名医生受过六七年硕士博士的培养,他可能对眼球后部的基本知识很缺乏,怎么能处理这种状况呢?眼内炎的发生率是 4.1%,尽管我们这么好的医院在进行各种抢救,但最后还是有 1.77% 的眼球摘除率,即 100 个人中有 2 个眼球要摘掉,这是非常可怕的事情。问题是要想做好眼球前面的手术,不是一个角膜医生能单独做得了的,一定要有眼底病的医生,大家要整合才能解决这一问题。真正要做成这类手术就要有整合医学中心,各个大区域能够整合在一起解决这一临床事件。如果整合成一个团队一起去做这个手术,病人前边有脓,后边玻璃体也有反应,大家一起上,前边做角膜,后边做玻璃体,角膜移植上去了,后边的玻璃体也切割了,很重的病眼做完后还会很好。可见专业之间的整合很重要。

樊代明院士讲,很多病的实质就是纤维化,各科都有这个病变,但各研究各的,何时才能成功?举一个眼科的例子。中国大概有1.2亿糖尿病病人。眼科经常遇到糖尿病视网膜病变、糖尿病角膜病变。眼科中搞角膜专业的一定去研究角膜和糖尿病角膜病变,搞视网膜的一定去研究视网膜和糖尿病视网膜病变。我们在三年里发表了很多文章,没有任何一个国外合作者,都是自己做的。所以第一篇非常难投,他们要求非常高,而且他们不相信中国自己能做出这种文章。但问题是,我们做了这么多工作,但没有解决临床的问题。我们对糖尿病不很了解。我们知道糖尿病血糖高,有神经病变、心血管病变等,但我们并不知道糖尿病的主要损害与晚期糖基化终末产物(AGE)有关系。AGE对角膜到底有什么影响,我们不知道。我们的这种研究只是就事论事,只是去研究它的分子机制,而没有真正去研究糖尿病的整个发病规律、分子致病机制及其与角膜之间的关系。我们需要有个大平台,大家在大平台上联系在一起,可能会产生更好的结果。这需要国家层面,包括国家卫生计生委、科技部来推动。例如,可以专门列一个国家重点项目,专门研究纤维化,这样大家才能凑到一起,这点非常重要。

除发病机制外,还有如何干预的问题。我们都在做转导信号,包括神经递质,但问题是说到最后不知道哪个靶点最重要,这个靶点和全身糖尿病发病之间是什么关系,在这种情况下如果没有一个大平台联合起来很难做下去。糖尿病虽然可怕,但如果血糖控制得很好来做手术,术后效果也是很好的。但我们并不知道为什么控制好了糖尿病,控制好了AGE,对手术会产生这么好的效果。我们经常看到分子是分子、粒子是粒子、信号是信号、临床是临床,它们之间的因果关系很难整合起来。眼科这种情况很多,比如与神经有关系,经常碰到神经麻痹性角膜炎,开颅做三叉神经节,一做完就麻痹了。面神经的问题更多。有些病毒感染也会导致这个病。眼科医生的处理办法是把眼皮缝起来,保护起来,神经科医生什么时候让三叉神经节功能恢复了,我们再来给病人打开。眼科和其他专业间的整合非常多。做角膜移植,最主要的失败原因就是排斥,我从美国回国时,国内有学者研究了一个缓释药,要我给他们做临床。这给我一个启发,美国用缓释药治疗病人就放一个地塞米松抗排斥,我可以做一个环孢素的缓释药。我请中国科学院化学所帮忙,他们用热解气-液色谱(PGLC),把环孢素包进去进行动物试验,放进眼睛里看能否抗排斥,最后成功了,申请了专利,获得了国家食品药品监督管理局(SFDA)的批准,而且在《美国眼科学杂志》发表(并放在了封面作为重点）；但我们无法实现产业化，因为没有临床转化平台。目前大家都面临一个共同问题，就是文章一大堆，国家奖有好几个，但关键是能解决不了临床问题。现在临床面临的很多疾病都非常复杂，没有明确或单一的病因。单看一个专科很难解决问题，即使眼科的一个小手术，也同样面临高血压、糖尿病等很多内科、外科或其他学科的疾病。一个白内障，并不是想象的一个单纯的老年白内障，需要把多学科的知识整合在一起。此外，还有一个关键的问题是要改革医学教育制度。很多人大学一毕业就做医生，博士一毕业就是主治医生，但不会手术，不会看病。美国的眼科医生，需要有八年医学教育，做四年的住院医生。四年住院医生后，如果自己想开诊所，就自己去干；如果想要去大医院，做眼底病医生或做角膜医生、白内障等专科医生，还得再花两年。博士一毕业就当主治医生，会发生问题，这不是能简单解决的，需要建立配套的教育制度。"5＋3＋X"和临床技能培训，能解决根本问题吗？临床技能培训，简单培养出来拿个临床证怎么行呢？大家都在搞联体，成立集团。国务院和卫生计生委应该有配套政策。我们有很多问题要解决，要从学术平台上发展，在理论和技术上提高；但更重要的是政府要转变职能，适应整合医学发展的规律。国家要有转化平台，一个单位成立一个转化平台解决不了问题。要做好整合，就需要在政府层面深化改革来支持配套整合。

"脑计划"研究需要整合医学思维

◎ 张亚卓

大家总想知道我们从哪来，我们是什么，我们到哪去，大脑是终极的科学问题，这也是"脑计划"研究的背景。我认为"脑计划"是典型的整合医学。"脑计划"其实不是今天中国有，上千年前，人们都已开始认识脑了。现在成了国家行为，这将加深加快人们对脑的认识、理解和应用。对大脑的研究很难，我们每次取得的欣喜成绩其实都是阶段性的，距离终极还早。是大脑使我们人类区别于其他生物，使每个人能成为独立的个体。目前人类对大脑所知甚少。神经外科医生最有资格说大脑，但也最没资格说大脑。为什么？因为要了解脑的本质就要知晓其微观和宏观，而我们只是了解了表面，只是了解了一般功能。只有把微观和宏观两极叠加在一起，把微观研究、宏观研究整合到一起，才能循序渐进、越来越深入、越来越全面地了解大脑。不是单纯的多学科合作就是整合医学。"我们现在能够探索数光年之外的星系，却对两个耳朵之间三磅重的大脑知之甚少"，这是奥巴马曾经说过的。当然，奥巴马也是引用科学家的话，他的实质是要引出他的"脑计划"。在世界范围内每4个家庭中就有一个深受脑疾病伤害的人。脑相关疾病的死亡人数占总死亡人数的约25%，疾病负担达上万亿。最早脑图谱的构建是100年前的大体解剖，是投射性的。我们知道了左脑、右脑的大致功能。现在进一步知道了具体功能、相应联结，认识越来越深。现在手段进步了，层次也更高，是多维度、多模态的脑科学研究。从微观上达到了纳米和微米级的分辨率，可以看到神经突触之间的细节联络；从介观层面上达到数百微米的分辨率，了解脑细胞的分布规律及特异联结方式；从宏观层面上达到毫米的分辨率，可探究不同脑区之间的联结。

"脑计划"号称可媲美"人类基因组计划"，完成后人们对人类大脑的认识、行为的理解、认知的理解会更深入。基于这样一个背景，欧洲国家、美国及日本、韩国等都在开展相关研究，总预计投资 77 亿美元，超过了人类基因组计划。脑计划虽比基因组计划复杂，但具有更重要的科学意义和转化意义。所以我国对此也非常重视。脑计划研究不都是脑，也不都是神经外科本身，绝大部分还不一定是神经外科。中国脑计划和神经外科有所联结，因此我们应该有所贡献。国内的"973""863"项目中，针对脑研究都有一些资助，像脑结构与功能的可塑性研究、人类智力的神经基础、脑神经功能重塑与临床应用关键技术研究等。国家自然科学基金项目也启动了一系列关于脑认知的研究。特别是近两年关于不同层次脑功能联结图谱的研究，做了相当多的工作。这些正好是神经外科医生、神经内科医生、神经科研工作者能够参与的。中国脑计划有"一体两翼"，"一体"是理解大脑，"两翼"是诊断和治疗脑疾病。从概念上和我们密切相连的是通过疾病过程来认识脑，理解疾病和脑的关系。神经外科医生在研究过程中还有一个验证的手段。

　　脑科学研究构建多学科整合平台非常重要，有很多工作和整合医学是连在一起的。神经外科医生对脑科学的研究做出的贡献非常大。从早期研究到现代神经外科之父对神经内分泌的研究、脑脊液循环的研究，以及对脑功能区定区的研究，都做出了巨大贡献。我们的老师王忠诚院士是中国神经外科发展的奠基人，他在神经功能可塑性研究上，在脑干、间脑和大脑间联结功能的认识方面做了很多工作，先辈们所做的工作为我们打下了很好基础。神经外科在脑科学研究中怎么发挥作用？第一，从研究方法的创新上；第二，从干预行为观察脑；第三，从干预脑观察行为。从这三个角度启程。手段上从分子水平、细胞水平、脑区的水平和网络思维水平，从这几个角度来识别。神经外科是与大脑建立最直接联系的学科，也就是上帝给权力让我们合法把脑打开，识别脑区域并做验证，给了我们先决条件，我们要用好这个"权力"。所以神经外科与脑科学研究是用人脑不同的生理、病理行为作治疗靶点，开颅完成不同脑区病变的切除，研究脑功能区与哪些神经有相互调控等，是众多领域中唯一能直接面对大脑的专业。所以在脑科学计划中，如果我们没有一个立身之地，确实很遗憾。手术前后对病人的神经功能、高级认知功能不同状态的动态监测，是我们得天独厚的手段，我们还能检验其他脑研究方法的准确性，我们是金标准。

　　脑科学研究中多学科合作平台构建是完成脑科学研究的先决条件和重大需求。医学研究已经发现了 500 多种脑疾病，大部分病因并不明确。2013 年世界卫生组织的疾病负担报告指出，脑神经系统疾病和脑血管疾病一共占了全球疾病负担的 19%，这个数据很惊人，相当于 1/5。欧盟委员会提出 1/3 的欧洲人患有与脑有关的疾病，脑相关疾病的医疗费用高达 8000 亿欧元。脑计划研究要围绕脑科学研究，要围绕重大疾病进行研究，然后回到临床应用，瞄准两类疾病：一类是器质性疾病，一类是功能性疾病。在具体研究中建立脑功能图谱，包括疾病状态下图谱的规律、大脑运行规律、用动物模型模拟结构图，以及脑功能开发、数据库建立，这将对临床诊断和评估治疗、脑保护、脑功能重塑、脑损伤恢复等，都有非常重要的作用。这都是神经外科医生能够参与的,这就是整合医学或称整合脑科学。构建多学科平台,进行大数据整理,从多层次、多手段、多角度、多学科完成认知科学、神经生物学、影像学等整合研究。

多学科平台下各平台的脑科学研究,以往有些亮点。在基础方面,用前沿的手段做了很多工作。脑计划研究已有很多关键技术,包括用多模态成像理论、数学模型、高维度多重构建,以及电生理与磁的整合来识别大脑。对临床应用也有很大推进作用。在大脑功能区识别方面,现在的手段也越来越多,除了临床宏观手段外,在介观、微观角度也有很多,特别是光遗传学技术,有了很大的发展。脑肿瘤的自动识别、分割和重建,目前在影像学上已有很多进步,还有脑多模态影像三维重建、可视化软件开发等都已走向临床可用的阶段。

神经外科新技术推动神经外科发展。在重大脑疾病的诊断和评估中,用多模态融合和模式识别可诊断癫痫等功能性神经外科疾病,目前在疾病诊断和识别能力、动态监测上有了很大进步。在功能和结构上,在网络层面的融合能进一步优化诊断能力。在癫痫的整个诊断过程中,除了电和磁的融合外,还有多模态整合后的新的数学模型运算。在脑功能区手术、唤醒手术等一系列工作中对于运动、语言、听觉、识别功能的保护,已有很大进步。应该说,通过大量脑功能区的应用研究,对脑神经多模态影像理论的认识,以及系统参数验证方面,已经很成熟。前些年说唤醒手术,大家觉得很特殊,现在在研究上已成为一个常规手段,很容易做到。比如胼胝体前、中、后哪个部位的损伤,损伤程度多大,带来皮层区域哪些变化,对这些已有越来越深的认识。在脑功能重塑、神经系统损伤慢恢复过程中,对脑卒中、脑损伤、脑瘫等的动态监测也已取得了长足的进步。

开展脑科学研究,神经外科资源目前分配并不均匀,开展这项工作主要集中在国内的核心区和医院,实际上很多需要多中心整合研究。目前具有临床、科研优势的神经外科中心多集中在"北上广"等区域,还有很多地方有很多优势但没有整合起来。在"脑计划"背景下,神经外科医生应该具备临床、科研、跨学科和跨领域的能力,要发现和培养这样一批人。神经外科医生既往单纯就在一个平面,只有一种本事。现在需要新的方法,临床应用研究、高级脑功能研究和脑计算机研发都需开展深度合作。在这种情况下,能够建立脑科学研究的技术平台与资源库,重点研究大脑疾病的发病机制与治疗手段,发挥脑认知功能的研究优势。未来智能医疗的开发,要注意与人工智能结合来开展脑机接口。智能医疗已在悄悄热起来,值得关注。神经外科应该参与"脑计划",参与过程中如果能用整合医学去思考,肯定会办得更好。

脑胶质瘤的分子分型是一种整合医学实践

◎毛 颖

在胶质瘤治疗中我以前很反对分子病理,我曾经讲过,分子病理实际上就是科学算命。现在发现这个算命算得还非常准,这个算命还可以指导我们将来的发展方向,所以,我也变得越来越热衷于做分子病理工作。分子病理这几年有了很大发展。用IDH1突变这个非常重要的指标对胶质瘤进行分型,可以完全指导病人的治疗,而且可以更好地分析病人的预后。其中有几个非常重要的指标,包括IDH1突变,1p/19q缺失(单缺失或共缺失),最多的、有代表性的是H3K27M,这一突变在胶质瘤治疗中起到非常重要的作用。我在2017年写了一篇文章,从分子分型看胶质瘤的精准治疗,里面把现在的几个概念整合到一起。其中最主要的观点是认为我们现在做的有些胶质瘤已经不是我们以前认识的胶质瘤了,也就说现在治疗胶质瘤,所采用的方法和5年或10年前已完全不一样了。

大家可能非常清楚记得TCGA(肿瘤基因组图谱)和CCGA(中国脑胶质瘤基因组图谱)。CCGA是北京天坛医院江涛教授团队做的工作,TCGA是更早美国研究者做了分子病理后提出来的。基于基因表达谱,胶质瘤可分为4种亚型——前神经元型、神经元型、经典型和间质型,其预后完全不同。进一步研究发现,除了这4种类型外,很多分子病理与这些型别不完全符合,在神经元型或经典型中,每一种分子靶标是不一样的,通常选用较多的是TERT和IDH1。在2017年发表于《新英格兰医学杂志》的一篇论文中,根据预后和分子病理分型,病人之间的差异非常大。这在以前是不可想象的。胶质瘤同全身肿瘤相比是一个小肿瘤,没有太多人会关注这个肿瘤。乳腺癌有三阳性或三阴性的病人,现在我们欣喜地看到胶质瘤研究也开始向这个方向发展。TERT和IDH1突变的病人预后非常好,如果三者(TERT、IDH1和1p/19q)突变都是阳性,病人的预后也是好的。如果只是一种 IDH1 突变，预后差，为倒数第二；最差的是三阴性的病人，这个概念跟乳腺癌已经非常相似；只有 TERT 突变的病人预后也很差。国内江涛教授团队将胶质瘤突变分为三种类型，这主要是根据国人的一个特殊类型，所用的指标是 1p/19q 和 IDH1，加上 TERT，还有 EGFR。

我们做的中国胶质瘤分子指南，对中国胶质病的治疗非常有用。我们还有一个胶质瘤的诊断和治疗指南，这两个指南使中国胶质瘤的治疗目前已处于国际水平。我们华山医院也建立了分子病理实验室，得到批准，可以开展合理收费的分子病理治疗。我们把胶质瘤分为低级别和高级别两种。过去，2 级胶质瘤病人做完手术有时 8 个月就回来找医生，病人很奇怪，说怎么我 8 个月就复发了？以前医生会自责可能是自己手术做得不好，或者是哪个地方治疗不完全。但现在我们可以理直气壮或者非常准确地告诉病人，低级别胶质瘤可以分型，很多胶质瘤实际上是不一样的。我们 2015 年做过一个研究，把华山医院的低级别胶质瘤做了一个分子分型，可以看到，IDH1 突变的病人和 1p/19q 共缺失的或 TERT 启动子突变的病人，他们有非常好的预后，也就是完全符合现在所说的低级别胶质瘤。但是 IDH1 野生型的病人，EGFR 如果阳性，病人的预后非常差，这些病人的预后和 4 级胶质母细胞瘤的预后一样。对这些病人，确实需要注意，这些病人实际上属于高级别胶质瘤。所以我们认为，TERT 启动子的突变、1p/19q 共缺失，以及 IDH1 突变三者的整合才能预测低级别胶质瘤病人的预后。《新英格兰医学杂志》发表了我们的文章，认为低级别胶质瘤三阴性的病人，预后很差。再进行两个亚型分类，即用 TP53 及组蛋白的 K27M 这两种指标，TP53 如果是野生型的，病人的预后好；如果发生了突变，预后很差。反之，如果组蛋白是 K27M 表达的，预后很差。

最近我们在考虑一个问题，为什么 IDH1 突变的病人预后会好，因为 IDH1 突变以后，影响了肿瘤的一个代谢路径。其中会有 2-HG 的积累，2-HG 实际上是一种代谢酶，它会使 DNA 去甲基化受到影响，那么最后导致胶质瘤 DNA 都是高甲基化的，也就是 DNA 的一个修饰就会引起肿瘤的发生。H3 系的组蛋白作为一个组合蛋白，跟 PRC2 可以发生非常好的整合，如果说它发生了突变，它们的整合会发生改变，也会引起整个基因的改变，最后引发组蛋白的修饰，造成肿瘤的生长。胶质瘤，通过 IDH1 突变会引发其他改变，会引起 1p/19q 共缺失，最后形成的一个通路使胶质瘤往少突的方向走，而不是往星形细胞方向走。

分子病理和放疗有无关系呢？人们一直认为放疗对胶质瘤是有作用的，是不是每个病人都一定要放疗呢？我们看一下 Li-Fraumeni 综合征，这种病人实际上是 P53 的突变，这种病人严禁放疗，因为放疗会导致症状加重。在美国旧金山的一家医院曾因为给病人做放疗，导致病情加重引起死亡。我有这样一个病人，肿瘤手术后，不放心做了一个放疗，结果在两三个月里出现明显的肿瘤复发。对这类病人，必须先做分子分型后才能给病人做合理、精准的治疗。反过来看，化疗需不需要分子分型？40 岁以下的低级别胶质瘤，如果接受了次全切除，采用化疗后，与一般不化疗的病人相比，预后明显改善。带有 IDH1 突变基因的低级别胶质瘤，比野生型的预后要明显好，这种病人化疗是获益的。但 IDH1 野生型或 TERT 野生型的病人，是不能获益的。分子病理对今后的靶向治疗非常重要，我们一直推崇的是用贝伐单抗。我们叫贝伐单抗"8 月剂量"，病人用贝伐单抗后，后面的生存时间是 8 个月。8 个月后病人会出现非常严重的血流量改变，所以把贝伐单抗留到最后一关使用，而不要过早使用贝伐单抗来治疗胶质瘤。

2014 年的一项研究显示，对胶质母细胞瘤，贝伐单抗不能延长生存时间，就是因为有其他原因在里面。在各亚型中，只有（51∶30）亚型用贝伐单抗治疗有效，其他无效。华山医院的研究也发现贝伐单抗没有效果，贝伐单抗用在术前或术后，它在通路上是完全不一样的。用贝伐单抗后，在缺氧环境下可导致肿瘤向另外一个通路生长，最后导致肿瘤失控性生长，所以分子分型非常重要。免疫治疗是未来的发展方向，未来的免疫治疗是否和分子分型有关？我们做过树突状细胞（DC）疫苗治疗胶质瘤的 II 期临床观察，发现治疗方法是安全的，但没有看对胶质瘤的预后有多大影响。但在亚组中可以发现，IDH1 野生型的和 TERT 野生型的胶质母细胞瘤，对于 DC 疫苗可能更敏感，但现在还无法解释原因，是不是影响了里面的一条通路还待研究。分子病理与手术肯定有关，我有一个胶质瘤病人，1997 年来就诊，因各种原因没有手术，2016 年再来时他的肿瘤变化不大。我们一般看到这种胶质瘤都会极力推荐去手术，实际上这个病人 10 年不手术，不做任何治疗，肿瘤的生长也非常缓慢。有时我们非常困惑，什么时候手术对胶质瘤病人有效？2016 年给他手术时，发现是一个甲基化肿瘤，就是 MGNP 启动子被甲基化了，而且这个病人 IDH1 没有突变。所以，这个病人存活时间长除跟分子病理有关，可能还有其他原因。胶质瘤从手术到复发，每次经历的时间是不一样的，而且在每次手术中，肿瘤的突变是完全不一样的。应该在进化的初期就彻底治疗，否则后面会引起非常严重的失控，我们无法用原有的分子病理来预测它将来的发展，因为第二次复发以后分子病理也会发生很明显的改变。

最近我们用快速诊断方法，在术后 45 分钟就可以明确告诉术者，病人是 IDH1 突变还是（55∶10）突变。在进一步改善条件后，可以在 35 分钟之内快速诊断病人是不是 IDH1 突变，这对将来分子刀的应用有非常大的帮助。把肿瘤吸出来后，直接通过拉曼曲线或通过质谱曲线快速做出分子诊断，这是将来的一个发展方向，我们在这个过程中发现了很多非常有趣的现象。我们现在用的方法可使诊断率达到 92%。所以，胶质瘤已经不是以前所说的胶质瘤，胶质瘤可以更细分了，是 IDH1 突变的胶质瘤，还是 1p/19q 共缺失的胶质瘤，或者其他的胶质瘤。我相信分子病理的方法和手段会越来越多，意味着胶质瘤已经进入分子病理时代。不论从手术、放化疗和靶向治疗，包括将来的免疫治疗，都需要分子分型。现在的临床试验结果有效还是无效，如果没有分子分型，是值得怀疑的。从这个角度讲，需要进一步完善分子分型，需要有更多的分子分型供我们参考，我们的治疗才能做得越来越好。

从整合医学角度看岩斜区脑膜瘤的切除技巧

◎张俊廷

整合医学其实就是让我们从理念上要改变过去的单打独斗,把每一个小的、局部的工作整合起来,实现病人的整体健康。我们外科医生平时注重局部,只顾头不顾尾,今后的发展不应该再是这样。本文重点讲岩斜区脑膜瘤的手术技巧。

在解剖上,岩斜区是脑部比较深在的区域,该区域的病变相对比较复杂,发生在这里的肿瘤可以向多个方向生长,治疗难度非常大。如何把肿瘤切除掉,又不造成病人的残疾,这是外科医生面临的挑战。由于岩斜区脑膜瘤很多发生时间很长,逐渐对周围形成侵蚀,在解剖中很难做到不损伤正常组织。遇到这样复杂的问题,我们必须坐得下来,沉得下去。

首先是充分暴露,用充分的切口做好一个病变,术前要认真评估,这非常重要。暴露充分了,才能看得到,才能很准确。病人的术前状态对我们是最大的挑战,很多脑膜瘤病人就诊时状态非常好,基本上没有脑神经障碍,但做完手术有时反倒出现了脑神经障碍。在操作过程中,最大的锐性分离非常重要,由于肿瘤长时间的生长,瘤体会与周围的神经组织等紧密联系,硬性地分离下来,非常困难,包括一些细小的神经,如滑车神经、外展神经等,要把这些神经保护好,还要把肿瘤分离下来,这是最大的挑战。比如发生在内侧的一个蝶骨嵴脑膜瘤,神经和血管包绕在里边,这样的肿瘤往往出血比较严重。切得是否彻底对预后影响极大,少切一点,可能并发症少,但残存瘤组织危险性大,反之亦然。在根部处理肿瘤基底时,肿瘤基底必须要有正常的解剖,神经非常软,而肿瘤往往比较硬,要保证神经血管都不受损伤。在处理肿瘤基底时,一定要跟随血管去游离,如果肿瘤整个包绕血管,在游离时要找间隙,找间隙非常重要。分离和切除时要有距离,切除得要彻底。有时还可以看到动脉瘤,既然肿瘤都可以切除,也应该把动脉瘤夹闭。如果没有整合医学的理念，单一地做自己的工作，动脉瘤就夹闭不了，只能关颅，下一步再请介入医生来栓塞，这就会给病人造成很大的损失。所以在切除肿瘤中，处理肿瘤基底时，看到动脉瘤应该进行处理。

在分离肿瘤时，血管往往被肿瘤包裹得非常紧密，单纯用双极电凝烧灼肿瘤再切除，会有肿瘤残余或致动脉狭窄。我们用很细巧的小钩圈，把肿瘤和血管轻轻游离开，游离后肿瘤可以切得很彻底，血管损伤也很轻，甚至术后没有任何神经功能障碍。所见的动脉，包括颈内动脉的一些分支、细小的血管等都要保护得非常好。特别是微小血管往往缠在肿瘤的中间并包裹，如果不仔细去辨认，不是锐性分离，把肿瘤基底处理后，任意去烧灼，往往会损伤血管，特别是细小血管；病人在术中非常顺利，术后则出现电解质紊乱等问题，因为这些细小的血管正好分布到下丘脑或涉及垂体功能，病人的预后非常不好。所以在术中每一根细小的血管，都是一个挑战。用双极电凝烧灼后去切除，往往损伤概率非常大。

肿瘤旁边的动眼神经、视神经等，有时和肿瘤粘连得比较紧密。保护动眼神经有理念性问题。动眼神经从小脑幕缘进去，操作中很少用双极电凝，因为在小脑幕缘区域一电灼，小脑幕缘会收缩，从而造成病人动眼神经的骤缩，出现动眼神经麻痹，病人的预后往往非常差。在小脑幕缘可以看到滑车神经非常容易损伤，在滑车神经入小脑幕缘的地方，可以看到一个细小的滑车神经，如果损伤，在临床体格检查时，看不到病人出现滑车神经麻痹的问题，但在病人的实际生活中能够看到滑车神经麻痹。做颅咽管瘤手术的终板切除时，也要考虑锐性分离。锐性分离对我们切除肿瘤非常重要。比如在牵拉情况下，视神经视束和肿瘤粘连紧密，如果过度电烧或不用锐性分离，而用钝性分离，视神经往往损伤严重。所以操作是一定要在界面当中，没有界面可以找肿瘤界面，用锐性分离方法，小心翼翼把它分开，先游离后切除，然后再分再切，用循序渐进的办法切除肿瘤。这样做使巨大的颅咽管瘤病人的生活都不会受影响。

关于额眶颧手术入路，2/3 的手术基本用额前入路来完成。做额眶颧入路可以扩大，也可以缩小。在中线间隙中，可用额眶颧。考虑到它损伤小，在颅底这部分，范围比较大，包括一些血管病都可以处理。额眶颧的处理范围，在中线的肿瘤或侧方的肿瘤 2/3 的病人都可用这个手术入路处理。我们有一个蝶骨嵴内侧脑膜瘤的病例，瘤体看着很小，实际上涵盖了动眼神经、外展神经、滑车神经等，我们用一个简单的额外侧入路，可以看到肿瘤体积很小，但出血非常厉害，在处理肿瘤基底时，器械一离开手术野，蛛网膜下腔都是血。处理完肿瘤基底，肿瘤就没有血液了，所以合理地把肿瘤的基底处理好非常重要。一开始处理很困难，但越做越容易。因为有肿瘤间隙，通过间隙就可以循序渐进把每个角落都切除干净。在操作中用锐性分离，每个界面都可考虑用，这样，在肿瘤表面或卷在肿瘤中间的一些细小血管都可以分离下来。否则，肿瘤基底不处理，可能始终都在"浴血奋战"，正常解剖关系不清楚，细小血管在肿瘤之间穿行，常常被我们用烧灼损伤了。肿瘤表面的小静脉看起来很简单，但非常重要，因为有些静脉是沟通的。有些静脉未必沟通，深部的重要结构没有静脉沟通，被损伤后，病人也会出现一些临床症状。所以在术中，细小的动脉或静脉，都要用锐性分离把它轻轻游离下来。操作时团队作用非常重要，比如助手得轻轻帮主刀者牵拉肿瘤，游离完后可分块切除，这样肿瘤切得完整、彻底，而且不造成严重损伤。术后会有短暂的神经麻痹，应在恢复期内得到恢复，这是最关键的问题。有些病人可能出现神经缺失，临床出现缺失是永久性的，还是暂时性的，只有术者才能亲自评估预后。要给病人希望，告诉他们术后3个月或半年，一些暂时性的操作性的麻痹可以恢复。此外，我们在临床中要追求更高的目标。如果术后出现了外展神经麻痹，你认为是正常的，第一例出现了你觉得很正常，第二例出现了你仍然认为是正常的，这说明你没有什么追求。

最后，我想针对手术技巧谈一下外科医生的培养。无论是"规培"，还是"操作"，其实一个合格的外科医生基本功非常重要。在培训期间或操作期间，就能看出这个医生今后会不会成为优秀的外科医生。在"规培"过程中，上级医生怎么教这很重要，什么样的师傅带什么样的徒弟。老师的不良习惯、不良动作，对低年资医生的影响非常大。上级医生的操作理念、操作过程对年轻医生培养非常重要。我们有时候做事情总觉得差不多就行，但对待年轻医生的操作和理念不能说差不多、过得去就得了。有时，我们周围的某个人太执着，大家人会说这人"太死性"，一条道儿走到黑。那些获得诺贝尔奖的人，我想最初他们绝对不会为了得诺贝尔奖而工作，他们是对这项工作有兴趣、执着才能获奖。我们的操作依然如此。这个病人今天我在操作，告诉他可能会出现动眼神经麻痹，病人能够接受我们就做手术了，出现了动眼神经麻痹，自己不以为然。那么第二次、第三次动眼神经麻痹就还会出现。如果这次操作中出现了动眼神经麻痹，你睡不着觉，起床把从切皮一直到手术结束的整个过程捋一遍，你就可能避免下一个病人再出现动眼神经麻痹。所以在某个手术后出现问题，都要打个问号，每次讨论病例，可能更多的医生夸我们操作非常好，但病人为什么还出问题，只有术者知道。因此，上级医生对下级医生的影响是非常大的，每个动作如果不是认认真真完成，就培养不出更好的年轻医生。此外，具有动手能力的医生和写文章做研究的人，完全是两个概念。做其他学问只要执着，对某个问题感兴趣，就能做出非常好的成绩；但外科医生，要在临床做大量工作，不总结经验不行，每个教训也要让大家分享。一个医生出现问题，只是自己接受教训，自己的经验自己分享，与其他医生无关，那就谈不上培训，更谈不上坐在一起做学术交流。神经外科的动作往往很轻柔，有些人做外科医生很潇洒，巨大的动作使整个过程干得非常潇洒，但我觉得该潇洒的地方要潇洒，该细腻的地方一定要细腻，接触肿瘤和神经之间时，一定要细腻。

再说说双击电凝和吸引器的问题，有些人可能是左利手，用吸引器非常习惯，就提倡左利手用吸引器。吸引器比双极电凝更重要，比剪刀更重要，因为如果有出血，不把它吸出来，更确切地看到出血点在什么地方，可能会误烧或用很长时间才能把血止住，小出血变成大出血，最后无法处理，把动脉结扎、夹闭了，以这样的处理告终。所以说在处理过程中一定要看到吸引器的重要性，一定要吸得确切，然后要细心地找到出血点，不要过于去压或盖。我们右利手的人往往用右手持吸引器非常方便，就不要非得用左手去做。操作时哪个是主要的操作手段，就顺其自然地用哪种操作手段，这样才游刃有余，才不至于做一场手术非常累。到现在为止，我从来没有恐惧哪个手术下不来，或有很大压力，我只说这个手术需时长一点而已，在术前没有恐惧的心理。这就和我们开车一样，如果是新司机，开上50千米，就累得不得了；如果是老司机，车和人融合在一起，手术和术者融合在一起，轻松地就把手术做完了，所以没有疲劳感。术者要和疾病融合在一起，一定要动脑，而不是用四肢发达来做这个工作。这是培养年轻医生更好的方法。

中国颅脑创伤救治的挑战和机遇

◎冯 华

中国基层医院神经外科的生存和发展关乎两个基本疾病:一个是颅脑创伤,一个是颅内出血。中国大多数基层医院仍以颅脑创伤和脑出血的救治为主要救治模式。

全世界目前公认,在颅脑创伤的现场基本救治流程中,做好评估十分重要。在野战外科学中有分诊和后送,分诊非常重要,尤其是遇到大批伤员时,分诊是非常关键和核心的问题。在个体病人救治中,要特别注意保持气道基本通畅和止血。由于头皮血供丰富,头皮出血可致病人休克。要注意意识评估、呼吸道评估、血管评估,同时还要注意安全迅速转运的流程。苏格兰的格拉斯哥大学集中了很多脑外伤病人,格拉斯哥昏迷评分就是从那里出现的。苏格兰规定,格拉斯哥大学的英国医保病人必须要做尸检,在整个尸检病例中,脑外伤病人尸检中发现有1/3合并颈椎损伤,所以在转运过程中要特别注意是否有颈椎损伤。急救包括呕吐和窒息的紧急处理,紧急控制出血等。急救设备包括移动CT、生命支持系统等,比如体外膜肺氧合(ECMO),ECMO系统对颅脑创伤生命体征不平稳时的救治非常重要,神经外科医生过去对此不太熟悉,我们要向心胸外科、ICU医生认真学习。关于颅内压监测下的紧急转运和后送,一位美军军医曾告诉我一件事,在用军用运输机运送在伊拉克战场上受伤的美军伤员返回美国本土时,有一名低年资的军医把颅内压监测拔掉了,在飞机上这个病人出现了问题,回去后伤员没救过来,拔掉颅内压监护的这名医生被停职了,而且以后不能从事医生工作。所以神经外科专科医生在创伤救治中的早期介入非常重要。目前我国在颅脑外伤救治中还有很多问题:全国的创伤急救网络不完善,部分基层的医生未经过颅脑创伤救治的专业训练,部分地区基层医院的急救设施不够完善,颅脑创伤救治的分级诊疗体系还没有建立。

随着经济的发展，我国的急救体系有了很大的改善，颅脑创伤救治"黄金1小时"的观念进一步普及，颅脑创伤的损伤控制外科观念也在进一步普及和进步。"互联网+"的普及将会使越来越多的基层医务人员更便利地学习颅脑创伤的救治。苏联红军军医总监，也是苏联神经外科创始人，曾经说过这样一句话：谁掌握了颅内压，谁就掌握了神经外科。所以颅内压监测在颅脑创伤的救治中非常重要。近150年来重型颅脑外伤的死亡率有了两次显著下降：第一次世界大战时，对颅脑创伤，尤其是颅内压增高引起脑疝的理念有了认识后，重型脑外伤的死亡率有了明显下降，但从此后就进入平台期；随着1979年豪斯菲尔德发明CT，颅内压监测广泛应用，颅脑创伤救治技术的改进，重型颅脑外伤的死亡率由50%降低到30%。虽然颅内压监测的临床价值大家都很熟悉，但仍有很大争议。例如，《新英格兰医学杂志》曾经报道，与CT临床观察等监测手段相比，颅内压监测对颅脑外伤早期和远期生存率的改善并不明显，业内对这篇文章有很大争议。发达国家的颅内压监测率已达60%以上，而我国还到5%，主要是由于颅内压监测的探头价格比较昂贵，我们在"十二五"科技支撑计划支持下已经研发出可以替代进口设备的颅内压监测仪和颅内压监测探头。当然颅内压监测属有创性操作，有一定的并发症，还需要规范化的临床研究才行。

颅内压监测的目的是为了监测脑的有效灌注压，有效灌注压是保证脑氧的核心环节，所以脑组织氧分压的监测非常重要。从文献看，脑氧分压监测和病人死亡率及预后密切相关，甚至有文献报道，颅内压监测加脑氧分压监测，这种多模态监测优于单纯的颅内压监测。但是脑氧分压监测需要通过有创植入探头，而且价格高昂，现在有一种近红外光谱脑氧饱和度监测仪是无创的，而且价格比较低廉，目前国产的和进口的都已上市，值得临床进一步研究。我科护理组对重症脑外伤用国产近红外光谱正在进行脑氧饱和度监测。近红外光可以透过颅骨，可以客观地监测脑氧饱和度，近红外光谱脑氧饱和度监测有可能成为无创脑氧监测的一个新方法。

对于颅脑外伤病人的去骨瓣减压一直有争议。很多时候降颅压治疗是最后的救命手段，可以通过增加颅腔容积降低颅内压，改善脑灌注压。尽管在《新英格兰医学杂志》上报道过，但关于去骨瓣减压对降低颅脑外伤死亡率还是充满争议。去骨瓣减压虽降低了颅内压，但并没有改善病人预后，对此也有很多争议。江基尧教授牵头的随机对照研究表明，标准大骨瓣即包括额嵴、颞嵴、额底、颞底，以及到顶结嵴的这样一个大骨瓣减压，可以降低颅脑外伤的死亡率。这也是我国为数不多被收入美国颅脑创伤救治指南的循证医学证据。颅脑创伤去骨瓣减压的中国专家共识，强力推荐的主要是脑疝病人和广泛脑挫裂伤的病人，颅压监测时颅内压持续增高，超过30mmHg，且超过30分钟。标准的大骨瓣减压术非常有用，2016年年底《新英格兰医学杂志》报道了一篇重型颅脑外伤颅压增高后去骨瓣减压的临床试验。该临床试验选择的是颅内压持续大于25mmHg的病人，在伤情和病人具有可比性的前提下，得到了期望结果：颅脑外伤颅内压监测持续超过 25 mmHg 的病人，去骨瓣减压可以改善病人 6 个月时的预后，这是去骨瓣减压治疗颅脑外伤非常明确的新的循证医学证据。

对亚低温治疗也充满争议，《新英格兰医学杂志》报道，短期的亚低温治疗并不能降低颅内压，或者说即便可以降低颅内压，但最后并没有降低病人的死亡率，甚至可能预后更差。对这个解读也有很多争议，美国参加这项临床试验的 11 家医院，疗效完全不同，病例数量多的几家医院得出来的结论是亚低温治疗可以降低重型颅脑外伤病人的死亡率。把病例少的医院混杂在一块，却得出了阴性结论，所以亚低温治疗的并发症和亚低温治疗期间的管理非常重要。亚低温治疗也有很多挑战。首先是治疗时间窗、治疗时程、最佳温度、复温速度，以及哪些病人适合亚低温治疗，都需要进行相应研究。外伤性脑积水是一个非常常见的并发症，发生率可达 50%，机制尚不明确，也缺少相应的预防手段。外伤性脑积水的救治从文献看，整体起步较晚，过去的研究证据力度不够，缺少循证医学的证据。我们科做了一些临床研究、临床前研究，给大鼠注血，研究发现红细胞分解后的铁离子或直接注入的铁离子，可以诱发脑出血，而铁离子的螯合剂去铁敏可以减少脑积水的发生，我们在《卒中》（Stroke）杂志上发表了几篇文章，进一步证明去铁敏能减轻脑室内出血及之后的脑积水。目前美国国立卫生院资助的去铁敏治疗脑出血的 I 期临床试验证明是安全的，II 期临床试验初步结果证明可以减轻脑出血病人的死亡率。到目前为止，对于脑脊液的产生、循环和吸收的机制还不完全清楚，临床也缺乏相应的研究技术和方法。外伤性脑积水发生的机制也不清楚，缺少高质量的随机对照研究，虽说动物实验初步证明去铁敏可减轻脑室出血后的脑积水，但目前还没有注册的临床研究。主要问题一是目前的临床试验都是药厂资助的，去铁敏剂早都过了专利保护期，所以没有药厂愿意来做这件事。二是我国的科技体制对临床研究还缺少像自然科学基金这样的申请，常常是指定性的。我们还需要对外伤性脑积水进行系列研究。

我国临床肿瘤外科专家汤钊猷院士曾经说过，他的工作分了几个阶段：首先，作为肝胆外科医生考虑怎么把肝癌切下来；随后，发现有相当多的肝癌病人事实上是切不下来，所以开始寻找甲胎蛋白；甲胎蛋白发现后，可以对早发性小肝癌进行手术，能够提高肝癌的成活率。对于脑外伤，我们也应考虑通过血清或脑脊液生化标志物的筛选来进行相关预测。美军近年来的几场战争，很多士兵发生了海湾战争综合征、创伤后应激障碍综合征，可能都和受伤当时 CT、磁共振看不到脑实质性损伤有关。美国投入了 4 亿多美元进行多中心研究，希望在脑外伤病人中筛选出可靠的、影像学看不到的、能够代表脑实质性损伤的标志物，我国目前还没有这方面的研究，今后应该加强，这非常关键。

整合医学影像学

从超声医学看现代科学对医学发展的支撑

◎王威琪

医学影像中有两种性质的波，一种是电磁波，一种是机械波。机械波是振源在介质中传播的波，它与电磁波性质不同，但传播规律诸如反射、折射等却类同。要产生机械波，当然不只是机械运动，还要与电联系起来，这就是压电效应。压电效应是1880年法国的皮埃尔·居里和雅克·居里两兄弟发现的。大家熟知皮埃尔·居里和玛丽·居里夫妇。皮埃尔·居里年纪很轻就死于车祸。玛丽·居里是迄今为止唯一获得过两次诺贝尔奖的女性科学家，被大家尊称为"居里夫人"。压电效应发现后首位打开应用领域的人也是法国人，叫朗之万，他是一位赫赫有名的实验物理学家。

医学超声是从20世纪40年代末到50年代初从工业上的无损检测发展出来的。航海造船业的钢板焊接牢不牢靠，靠无损检测。这个技术应用到医学后逐步发展成超声医学，它在医学上的应用范围和深度，远远大于工业。在医学超声学发展中有很多里程碑，起初是A型，以后到B型，然后发展到血流检测。首位报道血流检测技术的是日本人里村茂夫，他39岁研发了多普勒效应，并用于医学。公式、数据、表格在临床不太实用，需要将血流图像化。血流图像化最早由日本的Aloka公司研发成功，后来美国公司的技术更为先进、实用。超声增强剂的问世是出于临床医生希望能把待查部位更加突出地呈现出来，实际上就是把病灶和周围组织的对比度提高，国人形象地叫造影。超声增强剂不仅可用于诊断，还可用于治疗。

医学超声正在蓬勃发展，比如立体三维、实时三维、内镜超声。常规内镜加上超声，使得内镜检查实现了飞跃式的进步；还有血管内超声、分子成像等。成像方式在不断改进，成像速度也有动态的、实时的。动态与实时不一样，动态和静态也不一样，动态就是像动漫，像卡通片。商业上所谓"四维"则是三维加时间。按理说时间跟空间是不同的量纲，从学术上来讲不应该再叫四维，实际上比较确切地应称作"实时三维"。实时三维图像可以反映人的生理变化过程。医学超声的工作频率现在越来越高，超声显微镜工作频率已到了几百兆。当然仪器还要小型化、定量化、网络化、智能化。小型化能够将超声仪器与手机结合起来，可以放在袋子里作为一种检测工具，像听诊器那样普遍。

医学超声不论在国外还是国内都在快速发展。从学科上讲，人们对机械波/弹性波认识的深入是医学超声发展的动力。这个深入表现在三个方面：第一，对介质的弹性有深刻认识；第二，对传播到深层有深刻的认识；第三，对检测靠回声有深刻认识。这三个深入，研究创造出更新的方法或使原有方法得到进一步的提高。

1. 介质有弹性 两边介质弹性不同，其界面就有回波产生。依据回波，我们就可以将解剖结构的边缘呈现出来。然后进一步扩大弹性的差异，用超声增强剂（造影剂）就更能显示出来。通过对扩大弹性性质的认识，研发现在的弹性成像。弹性成像就是把本来隐在里面的弹性波性质用图像显示出来。这是对介质（人体组织）弹性的进一步认识。

2. 超声波在介质中能传播至深层 超声波跟电磁波不同，电磁波在介质里传播会很快地衰减，光波（作为电磁波的一种）也一样会很快衰减。它们都只能在表层传播。介质有弹性，振动波可以靠介质弹性的作用，传到深层去。为此超声波就可取得深层的信息。超声波的信息获取，起初从体外经皮到体内，然后结合内镜，超声进到内腔，从腔内到腔外。它们都是取得超声波传播方向上的深层信息。

3. 检测靠超声波的回波（回声） 回波（回声）反映（离发射初始时间点的）时间，此时间又相当于长度。我们检测人体内器官的回波，可以显示它的组织大小是不是正常。由于回波也带来检测部分的声学特性，包括衰减、散射等。它们反映组织、器官的性质。有经验的医生以此鉴别病灶的性质。从目前医学成像设备的时间分辨率来看，最高的还是超声设备。常规的医学超声设备，不难得到实时图像。在信息传递方面，包括远程医疗，超声图像比其他的图像要求来得高。

医学要发展，科技、人文要渗透到医学领域。现代科技的颠覆性技术，是对传统技术、主流技术产生颠覆性的效果技术，当然是创新技术，还是跨学科、跨领域的创新技术。著名的咨询公司——美国麦肯锡公司——归纳了12项颠覆性技术，至少有 9 项不仅和医学影像，乃至和整个医学都有关。

第一项，移动互联网。它是移动互联设备（手机、平板电脑）、高速无线连接、应用程序的组合。

第二项，物联网。物联网是新一代信息技术的重要组成部分，其英文名称是"Internet of things"。顾名思义，物联网就是物物相连的互联网。

第三项，云计算。利用云计算，用户只需最低配置，甚至无需本地软件和处理能力，就能通过网络共享计算机应用或服务。云计算切入医疗卫生的信息化，健康云就要有网络。当前网络医疗中重要的一项是可穿戴技术，即可穿戴设备。可穿戴设备可应用于慢性病管理、健康保健、居家养老、运动健身、疾病早期预测、早期诊断、远程监护及分布式个性化医疗等方面。这就把被动的疾病治疗变为主动的健康管理、维护健康。

第四项，机器人。从工业机器人到服务机器人（家用机器人、专业机器人等）。现在专业机器人已用到健康上，例如达·芬奇机器人。机器人辅助手术进行主－仆式远距离操作。手术者通过立体视觉系统和动作定标系统控制操作杆，再由机械臂和手术器械在病人体内完成手术操作。该手术的主要优势包括：立体高清视野、直觉式动作控制和仿真多自由度转腕机械臂，即使在狭小的体腔中也可获得清晰的视野和灵活的操作。机器人辅助手术已在心胸外科、泌尿外科、妇科和腹部外科等应用。

第五项，3D 打印。它在医学上特别在个性化医疗方面有很多应用，例如个性化定制假体和人工器官的加工。

第六项，新一代基因组学。新一代测序技术、大数据分析和生物合成技术的组合，包括重组技术和 DNA 合成（即合成生物学）。

第七项，知识工作自动化。运用计算机来进行复杂分析、精确判断、创造性地解决问题。

第八项，新型材料。医用材料对医学至关重要。

第九，储能技术。能量在人体中要能够保持 10 年或 15 年以上。今后年纪大的人离开世界不是因为起搏器等的电池，而是因为体内器官的衰亡。

另外，还有大数据。大数据是医药研究的一个新方法。此外，还有无创能量医学，包括超声波、冲击波、电磁波、激光等用生物力学的办法进行生物细胞能量传递，从而研发各种无创和微创治疗。

除了上述这些还有很多与医疗有关的因素。生活方式、卫生条件、自然环境、近期状况、文化教育，以及管理体制都和医疗有关。医学要创新，医学影像更要创新。创新是一种形象思维。形象思维与文化素质有关。文化素质高会思路开阔、高瞻远瞩、触类旁通。文化素质高，形象思维能力就强。

分子影像研究及应用中的整合医学思维

◎申宝忠

临床上常遇这样的问题：同样性别、同样年龄的病人，最后诊断都是肺癌，病理也都是腺癌，采取同样的治疗方法，但肿瘤的生物学行为不一样，有的迅速增长甚至转移，有的没有这样的表现。同样治疗获得的效果不一样，预后也不一样。

医学影像通过现在的成像技术，可以细微地发现病变，但依然无法解释刚才提出的临床问题。基础研究肿瘤的发生是从基因开始的，再向分子、细胞、组织、器官逐层对肿瘤进行了解。遗憾的是在临床就诊，我们的临床思维恰好相反，我们是从病人的形态学看到解剖学改变，来推断功能学改变。而这就引发了基础、临床各持一个观点，各走一条路，如何将二者整合起来？

肿瘤的分子靶点很多，以肿瘤驱动因子为特征的新的肿瘤分类，可能对肿瘤治疗更有价值。临床靶向治疗也充分证明了这一点。如果有明确的分子分型，靶向治疗的有效率可达70%，如果没有明确的分子分型，有效率不足20%，说明分子分型在肿瘤生物学行为识别系统中发挥重要作用。

既然分子分型如此重要，它的检测方法就成为现在研究的一个重点。遗憾的是，分子分型面临着巨大的瓶颈问题，首先是肿瘤的超级异质性，尤其是肺癌。每一个体的分子事件不同，同一个体不同病灶的分子事件不同，同一病灶不同部位的分子事件不同，相同分子事件随时间的推移出现变异，也就是我们总结的叫人间异质性、空间异质性和时间异质性问题，这是实现系统分子分型的一个重要挑战。

进行分子分型的标准就是分子病理学，分子病理学有很多优点，准确是它的金标准，但也有明显的不足。首先，它是体外检测，和体内的检测有一定差距。其次，明显依赖影像学诊断，影像学没有发现病理组织就无的放矢，无法找到它。

即使找到了，由于肿瘤有超级异质性，取的病理组织可能量不足，或位置不对，得出的结论也不一样。临床大规模数据统计发现，只有70%的成功率。

随时间变化还会出现时间异质性，为了确定分子分型，随时间推移还要不断取病理组织来做检查。以肺癌为例，重复取材成功率不足1%，这意味着技术层面严重制约临床肿瘤的分子分型。另一种方法是血清学检查，虽然是很有前途的检查方法，非常敏感，可测得具体的分子分型，但有一个致命的缺陷就是缺乏原位信息。在血清里可以测到很多种分子分型，但不知肿瘤长在哪里，有几个病变。如果是一个病变，它的分子事件有什么差异，所以血清学有其局限性。

目前影像学所展示的影像学只能发现肿块，而不能看到分子事件。现在最时髦的是PET-CT，用氟代脱氧葡萄糖（FDG）做肿瘤扫描。然而，在临床实践中，假如病人有表皮生长因子受体（EGFR）突变，通过FDG成像是无法区分的，也就是无法实现分子分型。

分子影像学通过特异性分子探针来实现准确的分子分型，这已成为目前研究的重点，也是未来通过载体实时动态进行分子分型的一个希望所在。用分子成像进行分子分型，不仅保留了原来传统影像学直观活体的优势，同时用特异性的分子探针，可以实时动态地进行分子分型。

EGFR是目前公认的肿瘤发生发展的一个驱动者，是重要关键的分子靶点。现在80%以上的靶向治疗药物都是围绕EGFR靶点开展的，EGFR分子靶点的识别，已成为分子影像研究的热点。用^{11}C标记，成像效果非常好，做FDG对比后，非常明显。治疗靶向药物有多种，最初的是一个抑制剂单靶点，然后开发出来多靶点。前面说的靶向治疗都是可逆的、动态的，现在用不可逆的来成像，取得了很好的效果。国内专家已于多年前开展了相关工作，用^{11}C标记了一个小分子探针，对肺癌实现了靶点成像。

我们从2004年也开始做小分子探针成像，最初用天然的EGFR标记荧光物质进行成像。当初取得的效果特别好，原发灶和转移灶用同一个分子分型，做的是光学成像。我们用这个光学成像来评价三氧化二砷的治疗效果，在活体动态下看治疗效果。但是光学不管做多好也不能进入临床，很快就开始做FDG标记的小分子探针研究，在实验动物效果不错。

围绕着肿瘤分子分型，从2002年做工作至今，形成了一个系统的研究体系。我们现在做的小分子探针，用计算机模拟其亲和性和靶向性。我们从中筛出多个前体，然后对前体进行改造和优化。在此基础上进行修饰，肝脏中摄取比较多，说明探针的脂溶性太强了，于是我们做了一个改造，增加了水溶性。这个探针有明显的亲水端和疏水端，放到一个浓度体系里，就会自组装形成纳米小颗粒。

用透射电镜对纳米颗粒进行验证，纳米材料为30nm左右。有一个非常好的优点，就是有高渗透长滞留（EPR）效应，它不像小分子探针可在全身弥散，我们的纳米探针可定向通过不完整的血管壁到肿瘤区域，全身其他地方弥散很少，这就增加了局部的浓度。

我们做出来的探针，针对有突变的 EGFR，全身代谢情况符合 FDG 显像。FDG 是美国 FDA 通过的，我们的和他们的一样也是经过肝肾代谢，同时靶区有明显的显像。它还有一个优势，在大脑中没有背景干扰，这对揭示脑部肿瘤非常有意义。

我们用这个探针做了 102 例病人。有名女性肺腺癌病人，EGFR19 外显子有突变，成像有很明显的吸收，标准摄取（SUV）值达 4.6。另一个肺腺癌，是 EGFR 野生型的，它的 SUV 值仅 2.0，吸收率明显低。还有一个肺腺癌，EGFR19 外显子有突变，但病人口服了靶向药物，她的 SUV 值仅 1.5，吸收率很低。也就是在人体上可直接进行分子分型。

探针 SUV 值≥2.255 为阳性，我们以此为标准，灵敏度、特异性和准确性都在 85% 以上。有了这个探针，改变了临床靶向治疗的策略，可以用这个探针先去筛选，哪些病人是敏感的，哪些病人是耐药的，哪些病人是不适合的，再对优势人群进行靶向治疗。靶向治疗结果还可用探针来做疗效检测，而不仅针对 EGFR。

分子分型不仅针对 EGFR，现在还可以做雌激素等的显像。肺部有一个肿瘤，是乳腺癌转移还是肺癌原发，通过雌激素标记分子成像就可就以判断。前列腺特异性成像，国外做得比较多，因为前列腺癌发病率比较高，针对膜蛋白可以成像。还可用趋化因子进行标记、成像。应该说这个领域工作取得了非常大的进步，但也面临着非常严峻的挑战。

随着分子生物学技术的不断发展，靶点越来越多，不可能发现 100 个靶点，100 个都能用作成像。如何把分子靶点进行梳理，找出关键靶点进行成像，这是一个要认真思考的问题。

不管在实验动物上做得多么精彩，如果不积极走向临床，价值就要打折扣。所以设定问题、研究问题一定要以临床需求为导向。过去思考问题、解决问题常有偏颇，强调肿瘤细胞重要，就围绕肿瘤细胞找各种分子靶点。强调新生血管重要，就围绕新生血管找靶点。实际上肿瘤细胞在肿瘤生长中不是悬浮于肿瘤中的一个悬浮物，它是形成巢状的。在关注肿瘤细胞本身分子事件的同时，要关注肿瘤微环境中的分子事件，同时还要关注肿瘤细胞之间的信号传导。

肿瘤细胞之间有缝隙连接蛋白，其中有个亚型叫缝隙连接蛋白 43，在肿瘤出现了重构，一旦出现重构，细胞接触性抑制能力就丧失。正常细胞一接触就会不增长，如果这个能力丧失，不仅会增长还会出现旁观者效应，如果杀了这个细胞，另一个细胞没有反应而出现旁观者效应。所以肿瘤细胞生长的微环境及肿瘤细胞之间的信号传导，其中的关键分子靶点都值得探讨。

我们做了 17 年分子影像的工作，越来越觉得必须多学科交叉，要把各种先进的技术理念引入研究中我们才能发展。我们中心有专门从事纳米工作的，纳米研究给分子影像带来很多优势，同时还有化学、信息学等，我觉得多学科整合是发展的必然方向和必由之路。

影像组学中的整合医学观

◎田嘉禾

说到影像组学和整合医学，我们需要思考：两者是什么关系？影像组学到底是什么？它能做什么？今后怎么发展？

随着科技的发展，新理论、新技术不断涌现，我们对事物的认知发生了巨大的变化。很多技术，例如人工智能等开始进入医学领域，带来了工作模式的改变。从观念到实践，从方法到结果，很多过去认为是真理的东西现在可能要被否定，很多过去认为不可能存在的东西现在存在了。比如胆固醇以前认为与心脏病有关系，现在被"平反"了；循环中的肿瘤细胞肯定是转移的因素之一，但现在有证据证明，转移肿瘤归巢之后可以起到一定的治疗作用；很多经典的抗癌药物甚至可以促进肿瘤，权威杂志上说2/3的肿瘤靠运气，运气好运气坏和医学个体有关，等等。

现代医学从人体解剖开始，我们今天把人分成组织，组织分成细胞，细胞分成分子，再往下分……到现在提出来整合医学，其实是在不断向医学的本质回归。面对一个病人，我们要回答：病人是什么疾病？影响到什么部位？是什么原因引起？如何进行治疗？治疗是否有效？最后还要考虑卫生经济学是否合理等，这些因素我们必须考虑。

基因治疗已开始正式进入临床，但只有基因恐怕不够。即便通过基因检测测出很多种类，是哪个组织，但还是无法说明更具体的位置信息等。过去的研究实际上造成了很多偏差，从小分子到大分子、到细胞、到组织、到小动物，一直到人群，到不同的个体，最后到人体之间的变化，其间存在着很多差异。过去很多的经验包括老师教的医学知识都是分段得来的，没有把它们有机地整合起来。因此造成了现在医学上的困惑。我们必须把病人作为人来看，而不是把病人作为病来看，只有这样才能真正成为一名医生。医疗现在不是衰落，而是过于昌盛，但我们却不知该怎么办了。樊代明院士说，我们用解剖刀把人体变成了器官，把器官变成了分子，最后不知该怎么办了。

大数据是个热门话题，但我们没有真正从大数据中得到有用的东西。大数据真正在临床上使用，实际上是很有限的。化疗每年要花费 6000 亿美元，但有效率非常有限，说明很多问题我们实际上还是不了解。我们现在还是相信那句话：偶尔去治愈，经常去帮助，总是去安慰。

我们希望能够在活体上做些事，而不是在尸体上；我们希望能够看到整体上的表观，而不是看到局部的改变；我们希望能看到有机的联系，而不是只看到一个结构。

核医学的各种设备，分别从不同的角度来看人体的结构和功能，这是肉眼看不到的，但这仍然不够。近些年 CT 和正电子发射断层成像（PET）结合变成了 PET-CT，磁共振（MRI）和 PET 结合变成了 PET-MRI。国内厂家也已经推出了相关设备，并用于临床。这些设备把结构和功能结合起来，实际上就是整合的概念。达·芬奇是公认的世界上最聪明的人之一，有人说，世界上最有可能是外星人的就是达·芬奇，因为他太聪明了，什么都会。他画的一个像叫维特鲁威人，这是大家公认的最标准的人体像。现在影像可以做出维特鲁威人像的全身 MRI。现在还要做的事情是把分子生物学、分子影像学、分子信息学整合在一起，这样我们看到的已经不只是一个单纯的人，而是机体里各种各样的功能、信息、联络、组学、器官变化及其相互间的联系等。

影像学在不断发展，现在走到影像组学，这非常符合整合医学的理念。影像组学有几个层次，首先是做影像，然后要和全基因组相关性研究整合，回答活体上看到的现象和基因组到底有什么关系。把影像和信息组的概念放到治疗上，哪些病人用什么方式进行治疗，哪些病人需要调整治疗方案等。现在讲四维世界，就是 X、Y、Z 轴和时间轴。再往上涨到 11 维、12 维，甚至还有 256 维。怎么理解？实际上人已经理解不了了，需要借助 IT 来帮助识别，帮助我们理解大数据和影像组学获得的信息。我觉得 4 个维度整合在一起，才可以叫影像组学，影像组学在医学中具有非常重要的作用。

人们对基因的研究取得了巨大的进步，也推动了医学的突飞猛进。但是，我们也不能忽视临床表型的变化，很多临床表现仍然没有搞清楚，现在不得不放到影像上。但这仍然不够，现在发展成影像组学。对于量化分析，我们知道的还不够。检查一个靶点不够，要检查多个靶点，把可用靶点都利用起来最后整合结果。就像我们不可能用一个卫星来做 GPS 定位，需要多个卫星来做 GPS 定位，多个才能得到最好的结果。实际上，最后的结果是通过多种方法得到的更准确的诊断，能更好地进行危险度的分层，能进行个体化的治疗，能预测治疗效果，这是我们临床希望达到的目标。以往认为，肿瘤病人能手术最好做手术。但如果做 PET-MRI，发现病人骨信号已有异常了，可能就不再适合做手术了，只能做一些其他治疗。利用影像组学可帮助医生在临床上选择合适的治疗。再比如，同样的垂体微小腺瘤，用各种增强看不清楚，因为不是整体看，但又必须在活体上看，此时用影像组学可以发挥非常大的作用。头颅影像现在是非常热门的领域，影像组学可从形态、结构，从不同方式来研究头颅各方面的联系，做出头颅全景图，全景图对理解人的思维非常有价值。

现在数据越来越多、越来越大，必须依靠IT来帮助我们找到真正需要的信息。我的研究生做过一个课题，当时在国内组织了一个多中心临床研究，II期研究有20多个单位参加。对255个病例进行分析，分南北两个医生队，用盲法阅片，每个队有10多名医生。然后用计算机模式识别。结果显示，人的准确率只有74%，计算机的诊断准确率达83%，比人高；当然这是平均的水平，而不是指有经验的医生，人工智能的方式或IT方式，实际上非常有价值。我的另一个研究生，找了4种不同类型的肝癌，不同类型的肝癌生物学行为是不一样的，有的转移、有的没转移，用PET来看是不一样的，摄取不一样。这个学生最后分析时遇到困难，最后请教IT行业的人，他们做了一个多维处理，做了简维显示。如果做普通显示，只能分清两组——高危和低危，不能分清4种不同的肝癌。进行简维后，用不同象限分析，可以把4组不同的肝癌分别显示在不同的象限，可以完全把它们区分开来。

我们为什么要搞整合医学？科学研究最后要转化到临床上，如果不能转化到临床上，做的东西没有用。所有科学研究，包括医学研究最后都是为人类谋福祉。准确定靶、精确治疗是临床真正的关键，从这一点讲，离开影像组学是不大容易做到的。PET-CT图像和PET-MRI图像，不只显示解剖结构，还显示血管渗透性等很多其他指标。把这些指标整合到一起，得出一个多元的参数，再把这种多参数的图像整合起来，通过IT的帮助最后可以实现更好的诊断，进行更好的分期，实施最佳的治疗，进而更新我们的知识，最后找到最适合病人且负责终生的方案，整合医学就是为了这一目的而提出的。

整合的概念和实践在生活中也随处可见，比如热狗和冰淇淋，这两种东西其实都是两个人合作的结果。热狗的发明开始是由于做香肠的人香肠不够了，他就和做面包的人合作，变成了热狗；冰淇淋是在第一届世博会上卖冰淇淋的人没容器了，和旁边卖小薄饼的合作，结果变成了现在标准化的冰淇淋。

爱因斯坦说过一句话：我们发现的任何一个重大问题，都不可能用发现那个问题时的思维方式去解决。也就是说必须往前走、往前看才能解决。凯恩斯也说过一句著名的话：我们不在于有没有什么新观点，而在于能不能摆脱旧习惯的影响。我们所学的临床知识都是分段得出来的，然后一段一段拼到一块；都是从不同人身上得出来的，然后拼到一块；都是从不同时间得出来的，然后拼到一块。最后说这就是真理，但这不是真理。分段的东西不代表整体，我们说整合医学的概念是摆脱旧习惯的影响，我们要张开双臂迎接整合医学，迎接影像组学带来的全新数据，来帮助我们更好地服务于病人。

从整合医学角度看肿瘤影像组学的发展

◎田 捷

当前，影像组学、人工智能的应用越来越深入，越来越受大家的重视；但计算机代替不了人，人是根本的，计算机和人工智能包括影像组学，只是一个工具，可以辅助我们。分子影像研究在众多专家的努力下终于成功申请到"973"项目的支持，相信，国家对这项事业的支持，会使医学影像学的发展取得更长足的进步。

医学涉及大数据。传统医学的望闻问切，实际也是大数据，是上千年经验的总结。望闻问切形成的经络和针灸的逻辑体系和哲学体系依然是很完备的，这是在当时的生产力状态下提出来的，很不容易。现在我们把医学影像大数据、人工智能这些技术整合在一起，实际上是希望提高疾病诊断的正确性和准确率，提高疗效评估和预后判断的准确性。从这一点上看，它是一个工具，是由临床问题驱动的。把医疗大数据影像组学、人工智能整合来解决问题，这是典型的整合医学。

把工科和医学整合到一起，把影像不同组成部分整合到一起，整合能实现"1+1>2"的效果。这一领域国内外都很重视，国际上有三个著名的信息技术公司投入了大量经费，工业界的驱动是一件好事，可以大大推动医学影像，特别是医工交叉的整合。我们面临的挑战是什么？以肿瘤的5年生存率为例，尽管50多年来，国际上进行了大量的人财物的投入，但从大数据可以看基本是一条平线。癌症常常发现晚，到医院治疗后人财两空。所以，现在国外强调生存期预测。预测病人还有多少生存期，病人不甘心躺在医院花钱，他希望在有效生存期中能享受生活。

以上充分说明，我们现在面临的挑战是，在肿瘤诊断和治疗上需要新技术新方法。影像组学也是新技术新方法中的一种，50多年的大数据说明肿瘤诊疗需要新技术，现有的方法不是很奏效。通过大数据看到的另一个问题是肿瘤异质性，现在讲靶向治疗，只是针对某一个靶，或者是现在认识了的一种靶，这能解决根本问题吗？有一篇引用率特别高的文章说，一种靶只是找到了一种靶，而组织中有几百种上千种靶，这是肿瘤的异质性造成的。肿瘤的异质性还可表现为时空异质性，从而造成了肿瘤的复杂性。所以我们需要大数据，需要计算机帮助我们做系统处理，需要我们的认识不断深入。我们现有的影像学，灵敏度最高的是PET-CT，PET-CT看到的是5mm以上的肿瘤。PET-CT的灵敏度在不断提高，但再小些的肿瘤现在是看不到的，只能凭经验来判定。现在热门的精准医学检测只是"基因异常"，从"基因异常"到5mm肿瘤的形成，中间要5～20年时间。这段时间用什么来看实际上是未知数，也是一个挑战。分子影像、影像组学是一块未开垦的荒地，是未知的。现在看到的是5mm以上的，可能是中晚期了。精准医学检测的"基因异常"也许太早了，未必形成肿瘤。基因异常不意味一定形成肿瘤。疾病的预测现在开放了几种，非常少，基因本身很复杂，因此做出基因检测未必能对应出来多少病。相对来说，根据大数据，把影像、基因、病理等整合在一起分析才能更加全面完整，但还不能说正确或准确，所以，影像组学的思路是从宏观到微观，结构影像是宏观的，再到分子影像。从另外一个角度看，医生看片的过程也是这样，从影像数据里提取特征，经验越丰富提取的特征越完整，对肿瘤可以做出分型分期的诊疗方案，然后作为经验传授推广。

  学工科的对如下流程特别熟悉，这个流程是我们典型的模式识别流程，先用影像提取特征，然后建立模型，最后进行预测。这一部分工作完全可以交给机器去做，用机器提取高危特征，用人来提取结构特征。两者整合就是"1+1＞2"。人的看片过程可由计算机模式识别，再加上大数据就有可能比人看得更准确，但它代替不了人，所以影像组学是在放疗相关的一个评估研究中提出来的。当时是从CT的大通量数据中提取高危特征进行分析，2012年就把这个概念从CT拓展到磁共振，拓展到PET，拓展到核医学。核医学对此非常重视是好事，实际上超声也很重视。我觉得核医学也好，超声也好，放射也好，大家要整合起来做影像组学，发挥各自的优势，把它做大做强。这就是整合医学。

  2014年我把组学与临床整合了，这是非常关键的一步；组学本身就是方法论，但组学要和临床整合才有生命力。蛋白组学、基因组学有几个医院在用？目前还在基础研究阶段；而影像组学已经走上临床，解决临床问题了。比如影像组学可以量化肿瘤的异质性，肿瘤异质性很复杂，但影像组学可以量化它。我先从临床问题入手，找了多个肺癌和头颈癌的数据，然后用组学的方法把影像、病理、基因整合一起来量化肿瘤的异质性。这是与国外的医生在一起合作的，既有美国的数据，又有欧洲的数据，是一个多中心的研究，第一次用在临床，具有开创性，非常重要，说明了组学能解决临床问题。其实影像组学的应用过程和医生的看片过程一样，只不过有一部分工作让计算机做了。我们看片是人脑提取特征，然后建立模型，分析预测，给出结果。而影像组学是用计算机做数据分析，提取特征，然后整合基因信息、病理信息做分析预测。

第二个例子是一个更具体的临床问题，即胶质瘤要不要做穿刺。胶质瘤要测基因，要在胶质瘤组织上找一块组织做穿刺，这个穿刺风险很大。用影像数据来推动基因，就不需要做穿刺做基因测序了。这听起来像天方夜谭，但有人做到了。从200多个数据中提取300多个影像特征，聚类分成3类——高风险、中风险、低风险；然后再跟美国TCGA数据库做关联分析，就知道基因是什么类型，从而确定应该用什么样的靶向药物。拍一张磁共振片子，居然把基因推测出来了，非常有用，工具就是影像组学。第三个例子是病理的，关于皮肤癌，是斯坦福大学用人工智能技术做的，用皮肤癌的片子提取特征做分析，最后预测良恶性黑色素瘤并做筛查，达到的效果基本上能和一个主治大夫持平。

下面举的三个案例都是国内学者开展的影像组学研究。第一个是临床问题，即直肠癌要不要做淋巴结清扫，过去这是个挑战性问题。外科医生认为不做有可能转移，做了70%是阴性，即假阳性。现在用影像组学做分析，提取特征聚类分析，可以把假阳性率从70%降到30%。这篇文章的第一作者是广东省人民医院吴一龙教授团队的一个硕士二年级的女孩。第二个研究是用影像组学做肺癌的无病生存期的预后预测。广东省人民医院肺癌的数据比较完整。外国人对这个问题很关心，他们不希望一有病就在医院待着，放疗、化疗、手术，到最后人没了，钱也没了。他们希望知道无病生存期有多长，要有效地生活，人生态度比较乐观。但乐观要用技术手段来支持，要能预测出来。第三个研究是新辅助化疗，新辅助化疗有的有效，有的效果不好。能不能做到病理完全缓解，这需要有手段。这个研究数据很有意思，才对48例做了分析，预测效果很好，发表在著名的肿瘤学杂志《临床癌症研究》（*CCR*）上。

我们有大量的数据，但这些数据不代表能用，因为需要有预后随访信息，有病历信息，要把这些信息整合在一起，才能建模，才能有效进行预测分析。多中心研究非常重要，如果能联合起来搞一些多中心研究，我们会事半功倍，会出更好的结果。我们配合超声科开展多中心研究，即肝纤维化和肝硬化预测，结果用影像组学比常规方法做的效果要好得多。

下面再简单介绍几个方法的结果。一个是自动分割，就是到底特征在哪，特征能不能找出来，人工做一些示范后，机器可以学习，然后自动分割，正确率能达到81%，相当于一个主治医生的水平。机器有它的优势，即便再有经验的医生，能记住1000个病人，但如果1万个病人，人脑就加工不了了。计算机一次能提取几千个特征，可以对照几千个特征来计算；而人眼看片不可能对照几百个特征、几十个特征来判断是肺结核还是肺炎。因此，这种大数量化的特征只适合计算机来加工，只适合机器来学习，而且可以从大数据中提炼。这种提炼的数据一定要与我们的经验值形成互补，这也是组学或人工智能的生命力所在。

从某种意义上讲，不一定特征越多越好，可以对这些特征进行分类，有了分类，可以进行良恶性预测。经一些初步应用后，还可以进行降维，有那么多维度到底哪一个是关键特征？这在人工智能和模式识别里叫降维，我们叫影像学标签的建立。就是找出主要特征作为标签，然后建图，方便医生来看，不需要看复杂的表，看一幅图就知道生存期还有多长，疗效还有多少，知道会不会复发，一清二楚。我们有一个宫颈癌的分类，是用CT来做的，核医学我们也做了一些。它的数据不多，宫颈癌仅靠人来分类有限，用机器来做效果不错。还有肺癌的基因突变，现在肺癌病人都在吃靶向药，但可能一段时间后就耐药了；如果不知道什么时间耐药，让病人一直吃，花钱又没效果，对正常组织损伤很大。用影像组学我们可以预测，上海肺科医院、广东省人民医院和华西医院三家医院预测的准确率达78%。可以不做基因检测，就知道什么时候有耐药了。

影像组学是机遇，也是挑战，如果我们能做起来，不只是发表更好的文章，关键是能解决临床问题。

医学影像学的发展离不开多学科整合研究

◎卢光明

医学影像学科需要多学科交叉整合。医学影像要解决临床提出的问题，临床需要我们解决诊断、疗法选择、疗效评估、预后评估等。过去，拍胸片可以看肺结核，20世纪七八十年代可以诊断肺癌，现在基本上不用它诊断肺癌了，用CT。胸片可以看心脏，看大小轮廓，但看不到冠状动脉，既看不到大小、厚度，也看不到运动情况。有了CT，心脏看得清楚，冠状动脉也看得很清楚。有了CT我们看脑部，可以看到脑室，可以看到白质、灰质。我们用磁共振不但可以看到结构，还可以看脑功能。影像学上不断有新的问题提出，我们要去不断解决看得见、看得清、看得懂、看得全等一系列问题。

影像组学就是要解决这些问题——如何做出正确的诊断，如何指导临床治疗方案的制订，如何判断临床治疗的疗效，如何改善病人的预后，到最后能够把医疗费用降低等。这些都需要多学科交叉合作，影像学科一个鲜明的特点，就是需要我们整合资源开展各学科整合医学研究。如何开展各学科交叉合作？我从三方面来考虑：一是临床影像学研究，二是分子影像学研究，三是脑功能影像学研究。比如肾脏科的肾病综合征病人，过去只知肾静脉血栓比较多，当时有病人咳嗽咯血，但不知道肺部的情况。我们就和西门子公司一起开发双能量CT的应用，同时又和肾脏科合作应用在肾病综合征中，开展对肾和肺的联合扫描。516例病人入选，肾静脉血栓的发生率是22%，肺动脉达33%。这个结果给肾脏科一个很大的提示，即血栓发生率很高，而且在肺脏更高。

现在我们的肾脏科常规对这些高危病人做预防性治疗，降低了血栓发生率，改善了病人的预后。我们对双能量CT技术的研发到应用，被国际指南、专家共识采用达13次。关于分子影像方法，乳腺癌做分子影像过去一直讲早期诊断，分子分型这一概念没有提出来，我们提出分子分型，分子分型和精准诊疗密切相关。乳腺癌好发于女性，早期诊断有手段，但诊断率比较低；因为民众没有这个意识，在上海、北京这样的大城市，早期普查率也很低，早期诊断很少。诊断时大多数都是进展期乳腺癌，到了进展期需要做分子分型进行诊断和治疗。

分子分型很重要，比如乳腺癌，有些人用赫赛汀治疗效果不好，有些人效果就很好，赫赛汀并非适用于所有乳腺癌，经分子分型后筛选出的适用者，不仅可增加疗效，还可以减轻医疗负担，同时延长病人的生存时间。现在分子分型是以病理来做，靠记忆芯片、免疫组化，这些手段都需取得病理结果。能不能针对病理的分子分型，进行分子影像的评价？答案是可以的。做诊断靠病理的分子分型有一些缺陷，比如只能在单个活检点、检查周期长、有创伤性等；此外，分子分型仅针对实质细胞，没有对乳腺癌的间质成分进行分析。我们提出完善病理分子分型，采用分子影像技术，实时动态、在体无创、快速简便。用多模态的方法进行乳腺癌的分子分型，这种分子影像的方法和病理相比有诸多优势。

但要解决这么多问题一定要多学科才能完成。比如分子标志物、分子成像技术，这不是单靠我们影像科医生能完成的。我们针对三个关键科学问题开展了四项研究，包括分子标志物、分子探针、分型的模式，然后开展分子分型标志物的筛选、多功能探针的研制、分子分型模型的验证，以及建立影像分子分型的模式。要解决这么多问题，只有多学科交叉合作，因此，整合医学的理念和实践是开展分子影像学工作的保证。

整合中医药学

整合中医药学之我见

◎吴以岭

19世纪到20世纪,还原论思维占主导地位,对中医药传统文化形成了巨大冲击。但到21世纪,生命科学研究面临着从还原论向整体论的提升,钱学森一直做系统科学研究,他认为中医的现代化可能会引起一场医学革命,而医学革命又可能引起整个科学的革命。为什么钱学森把中医提到这么高的位置?他作为一名杰出的科学家,站在世界科学未来发展的高度,看到了蕴藏在中医药中整体和系统的思维方法对未来科学发展的引领作用。未来医学的方向一定是向整体医学发展,整合医学恰恰代表了这种趋势。

中药有哪些整体系统思维方法让钱学森给予这么高的重视?我看过《易经》上的一段话,体现了中药系统原创的思维优势。《易经》讲"形而上者谓之道","道"的研究是在形而上的哲学层面,采用阴阳五行哲学思想对生命运动和疾病的发生发展及防治规律进行把握。"形而下者谓之器","器"的研究即格物致知,不管是解剖求证或临床实践都属于自然科学的研究。所以,当"Science"这个词刚翻译到中国时叫"格致学",后来才改成了"科学"。"化而裁之谓之变",要解决方法路径,适应变化。"推而行之谓之通",推广应用。最后要"举而措之天下民谓之事业",研究成果要造福天下老百姓时才能称之为事业。现在的研究,大部分是在"器"和"变"的层面上做了一些实验,拿了一些数据,没有上升到"道"的层面,更谈不上"举而措之天下民",很难成就古代的辉煌事业。中医药两千多年来对中华民族的繁荣昌盛起了这么大作用,不能不说和这种思维和治学的方法有关。

整个中医学术的体系形成有几大要素，形而上、形而下、临床辨证论治、理法方药。在"形而上"重点用"气论哲学"，"气论哲学"是中华传统文化的核心，它在哲学层面上解决了三个问题。第一，"气"是构成世间万物的精微物质。中医彻底站在了反迷信的起点，所以古代中医讲"拘于鬼神者，不可与言至德""信巫不信医者，六不治也"。现在那些搞迷信的巫婆神汉，跟中医不搭界，那是监管不力的问题。第二，"气"是永恒运动的，它的运动形式在哲学上叫"升降聚散"，在中医学上叫"升降出入"。第三，"气"的运动规律是可以被认识的，它遵循了阴阳动态平衡和五行生克制化的规律，从气论哲学延伸到中医学产生了整体观念、天人相应、辨证论治一系列中医的优势学术。

"形而下之谓之器"，"器"应当属于实验科学的范畴。古代中医学的解剖和手术治疗已有相当的基础。史籍记载古代一个外科名医应当掌握割皮解肌、抉脉结筋、搦髓脑、揲荒爪幕整个手术过程。《内经·灵枢》也记载："其死可解剖而视之，脏之坚脆，腑之大小，谷之多少，脉之长短，皆有大数。"这都是解剖学的记载。现在来看，古代解剖学和现代解剖学没差多少。

古代运用外科手术治疗"脱疽"："不衰，急斩之，不则死矣。"如果控制不住要做紧急截肢手术，如果截肢应如何止血、止痛、控制感染，古人做过一些研究，可惜很多资料都没有遗留下来。如果病结积在内，针药不能及，就做外科手术，给麻沸散，"须臾便如醉死"，就是麻醉后手术的记载。这都是做的"形而下"的工作，中医把"形而上"的整体系统思维和"形而下"具体操作整合起来形成了中医临床辨证体系，不管是八纲辨证、望闻问切或是辨证论治的理法方药，都属于成功的案例。

李时珍是一位伟大的中药学家，实际上李时珍当过御医，是一位名医。李时珍正是从医学角度对中药功能做了全面记载和深刻的分析，创制了很多处方。达尔文称《本草纲目》是中国古代的百科全书。1951年在维也纳举行的世界和平理事会上，李时珍被列为"古代世界名人"。

这些成功的案例启迪我们，确实应当从"形而上"与"形而下"的整合中寻找中医药的发展。结合今天的发展，比如络病，络病不是新创的概念，早在《黄帝内经》中就已提出经脉、经络、络脉、络病的概念。汉代张仲景在《伤寒杂病论》中已创立了通络治疗的方药。清代叶天士又进一步研究了方法，但没形成系统理论。但他们成了络病发展史上的三个里程碑。到清代喻嘉言讲"十二经脉，前贤论之详矣，而络脉则未之及，亦缺典也"，叶天士讲"遍阅医药，未尝说及络病，医不知络脉治法，所谓愈究愈穷矣"。这两位医家所讲的，就是中医络脉理论对临床有重要指导价值，也讲出了络脉理论没有像其他理论那样形成一个系统理论体系。1979—1982年，我在南京中医药大学上研究生期间，看到了这两段话，才把"络病"作为一生的研究目标确立下来。

与国内专家共同努力，我们首先建立了络病诊治体系，就是研究国内所讲的络病，包括心血管病、糖尿病、风湿免疫病、肿瘤等疾病的临床辨证论治方法体系，简称络病诊治。2004年工作完成后，专家认为是首次形成了系统的理论，为络病学科的建立奠定了基础。后来成立学会，建立学科，都是基于这项研究。现在的教材也反映了络病诊治的内容。

本文主要讲"血管病变脉络学说"的构建。承担国家"973"计划项目后，我们对中医文献，尤其是秦汉时期有关中医成果的文献做了系统整理。看到《汉书·艺文志》讲"医经者，原人血脉、经络"。为什么把血脉和经络并列讨论？带着这个疑问，我们发现，《黄帝内经》中的经脉实际包括经络和脉络，它讲的不光是经脉的功能。不知从什么时候开始，把经脉和经络两个概念等同起来。看《中医大辞典》的解释：经脉即经络，这等于把血脉这半边丢掉了。

实际上古人已把络脉分为了气络和血络，或者经络和脉络。张仲景在《伤寒杂病论》中提到，所有疾病的发病有"三因"学说：一者经络受邪，经络病变；二者血脉相传，血脉病变。从经络病变和血脉病变两个角度讨论所有疾病发生发展的规律。这和《黄帝内经》的学术思想一脉相承，可惜后世陈无择的三因学说出来后，张仲景的三因学说被废掉了。这不仅对张仲景不公平，也丢掉了中医血脉脉络理论的半壁河山。

既然古代存在一个指导血管病变的理论，那古人研究过哪些血管病变？中风——脑血管病，现在西医把脑血管病也叫中风；心痛——心绞痛；真心痛——心肌梗死；心悸——心律失常；心积——心力衰竭；心痹——风湿性心脏病；支饮——肺心病；脱疽——周围血管闭塞症。现代医学讲的心脑血管的重大疾病，在汉代以前文献中都有记载，且有非常丰富的理论和指导方药。可惜的是，脉络学说缺位，在文献中没有进行系统的整理。

中医讲究整合、系统，认为血液在脉络中运行受气的统率而推引前行。和血液运行关系最密切的"气"是什么？营卫之气。营卫之气是中医非常重要的概念，六经辨证谈到了营卫，卫气营学辨证谈到了营卫，血管病变也谈到了营卫。《黄帝内经》讲"营在脉中，卫在脉外"，《伤寒论》讲"营卫不通，血凝不流"，《金匮要略》讲"血脉相传，壅塞不通"，《难经》讲"损其心者，调其营卫"。我把四部经典中的32个字放到一起，恰恰说明了血管病变的生理、病理、诊病和治疗。比六经辨证和卫气营血理论讲血管病变更清楚。但气的运行，遵循了阴阳动态平衡和五行生克制化的规律，所以我从阴阳五行中又概括出四个字："承"，人类生命运动存在内在的调节机制；"制"，在病理状态下整体的代偿性自愈调解能力；"调"，中医治疗学的最高境界；"平"，是中医治疗学的效应目标，也是效应规律。

这四个字在形而上的哲学层面，概括了中医的生命观、疾病观、治疗观和预后观，把营卫理论和"承制调平"整合起来，"承制调平"实际上揭示了人体作为一个复杂系统，心脑血管病变作为一个复杂性疾病，在生理、病理、治疗不同阶段的内在规律，这六个字提出来后，以西医为主的方案全都得改。为什么中医不叫"治"叫"调"？《说文解字》讲"调者，和也"，用"和"来解释。实际上中医治疗是用儒家"和为贵"的思维，用调理国家和社会的思维调理人体，所以《吕氏春秋》讲"治身与治国，一理之术也"。调理一个国家和调理一个人的身体是一样的道理。中医的"调"不同于西医的对抗和替代，追求的是人体内外环境的和谐与平衡。"调"和"抗"是两种文化、两种认识论、两种医学在治疗学上的分水岭。现在提整合医学，高就高在不是对立而是取长补短。

复方中药是一个复杂系统，人体也是一个复杂系统。当复方中药这个复杂系统干预了人体这样一个复杂系统后，所呈现的特征性改变，我们把它叫作"系统效应"，最好叫"整合效应"。实际上是人体的自适应、自调节、自修复，最后重建自稳态的过程。张仲景《伤寒杂病论》中所有治疗心脑血管病的处方其实就一个简表，就是把调营卫气血的应用规律概括出来。按照这样一个规律临床开处方，疗效会提高很多。正是在这个规律中，我们整合了络病的理论特点，整合了冠心病、心律失常、心力衰竭三个心血管疾病，制订了通心络胶囊、参松养心胶囊、芪苈强心胶囊三个处方，15~20年后才制成了新药。

按照脉络学说的核心理论，我们系统研究了血管病变发病、病机、辨证与治疗。气候变化异常，外感六淫；社会心理应激，内伤七情；环境污染影响，毒损脉络；社会起居异常，劳逸失度；代谢产物蓄积，痰瘀毒。我们从瘀血治、从痰毒治、从毒血治，总结出八类临床证候类型，直接指导了临床。

通心络中什么是缺血性心脑血管病最优的临床主方？四个字："搜"，搜风解痉，解除血管痉挛的作用；"剔"，剔除络瘀，抑制体内血栓形成；"疏"，疏畅络气；"平"，内平功能、外脉功能。七种药整合到一起。

我们从黑龙江到广东对11个城市3469例临床病例进行了调查。从症状到诊断，最后揭示络气虚滞为四种因素，贯穿全程。络气虚滞后导致气化功能失常，痰瘀热毒，最初影响到脉络形体时，缩脉络引发血管痉挛。脉络瘀阻、动脉粥样硬化并脉络瘀塞、血管堵塞，中西医的认识已经一致。

临床上我们选了络气虚滞和郁滞的人群，西医此时诊断没有疾病，但对中医认为的气虚、气滞两种人群做代谢组学的研究，可以看到他们的代谢物和正常人已经完全不一样。可见气虚和气滞有物质基础，在代谢组上可以表现出来。进一步分析发现还产生了一些代谢前体物质，这些前体物质如果不加以调整，会发展成高血压、高血糖、高血脂。这时稍微干预一下，改变一下社会心理行为，他们的代谢组学、体内代谢环境会发生变化，可实现"零级"预防和超前预防。

这时用中药和辛伐他汀干预，在动物实验，在改善内皮功能障碍上，通心络和辛伐他汀疗效相当。如果把全身心的功能失调全都放进去，通心络明显优于辛伐他汀。中国医科大学曾定尹教授发现，损伤内皮、外膜可以诱发血管痉挛。用通心络后痉挛发生率可从91%下降到87%，因为配有搜风解痉药，这类药具有很强的解除血管痉挛的作用。纳入了中华医学会冠状动脉痉挛诊治的专家共识。

上海吴宗贵教授研究证实损伤内皮和外膜均可以诱发动脉粥样硬化的发生，但机制不一样，外膜主要是神经内分泌的激活。用通心络后两组动物斑块都有好转。张运院士研究证实，通心络中小剂量，都有抑制和稳定易损斑块的作用，和超大剂量他汀类药物的作用没有差异。这篇论文发表在《美国生理学杂志》上，该杂志评价这项研究对未来高危病人点燃了希望之灯。

北京学者从 2000 年开始用这通心络做急性心肌梗死无再流的动物实验。10 多年来的研究证实，通心络可明显保护急性心肌梗死缺血区的微血管，保护心肌冠状动脉单元，从而明显缩小无再流和心肌梗死面积。他还做了一项随机、双盲、多中心的临床循证研究。两组病人都是急性心肌梗死，都用常规的西药和介入治疗（支架）。在放支架前，一组给予通心络，一组给予安慰剂，24 小时之内，通心络组心电图回到等电位线的比例高于对照组 20%。核素扫描心肌造影、超声、运动试验的结果一致。西医抢救一天包括介入可能要花几万元钱。吃一天中药就 10 元钱，放在一起，临床疗效提高 20%，中医药不仅可治重症、难症，还可治急症。

上海董强教授的研究证实，急性脑梗死采用通心络也可保护微血管、血脑屏障、脑星形细胞，缩小脑梗死体积，疗效优于丁苯酞。丁苯酞是一类新药，是重大创新。但复方中药通心络有多方面功能，作用优于丁苯酞。血管病变是非常复杂的疾病，单一干预难以达到预期效果。而复方中药的系统效应体现了血液保护、血管保护及基于微血管的缺血组织保护，显然会给病人带来更多益处。

目前心律失常的治疗效果还不如动脉粥样硬化，现有的抗心律失常药物副作用太大，不能长期应用。20 多年来心律失常的治疗进展主要是非药物治疗。为什么没有找到一个新药？因为西医的抗心律失常是对抗思维。单离子通道阻滞了，更多不协调发生了。心律失常发生的原因非常复杂，我提出整合调节心律失常药物干预性策略，从抗律到调律的思维转变。把西医心律失常和中医络病理论中叶氏"络虚通补"的学术观点整合在一起，我们总结出心律失常的主方原则："温清补通"，双向考虑，这个主方带来了良好的临床效果。治疗室性早搏，疗效优于美西律；同时可以治疗阵发性房颤，和心律平（普罗帕酮）疗效相当，整体改善优于心律平。快慢兼治、承制调平，让快的下来，慢的上去，这是中医的特色和优势。

心律失常伴心力衰竭是临床难题。黄从新教授进行的循证医学研究证实，参松养心胶囊在有效治疗心律失常的同时可以明显改善心功能，增加左室射血分数，且具有良好的安全性。这为临床难题的解决提供了一个药物选择。如果在同一个病人身上，心率很慢，期前收缩又很多，这类心律失常目前缺乏药物治疗，往往需要先安起搏器再给予抗心律失常药物，因为抗心律失常药物大部分会降低心率，可能引起心脏停搏。南京医科大学的曹克将教授发现，参松养心胶囊在有效治疗期前收缩的同时可以提高心率，与对照组比较有显著的统计学意义。从临床表现看，其药效学有多离子通道阻滞作用，同时调节自主神经、促进多环节恢复，改善心脏传导、改善心肌缺血和心脏功能。黄从新教授证实，从改善微循环、心功能和神经抑制作用看，与胺碘酮这个王牌西药相比，这种系统效应的中药在临床上可用于多种心律失常特别是复杂性心律失常，到目前为止还没有发现心脏的不良反应。

美国专家认为，慢性心力衰竭是人类心脏病最后的大战场。多数心脏病最后的结局都是心力衰竭。我们提出"络息成积"这样的新观点，揭示心室重构、心脏扩大、心功能逐渐损伤的病理过程。"络息成积"如何来？张仲景《金匮要略》有水、气、血三分。这三个分对临床非常重要。气分是神经体液调节异常。气虚不能运血，则脉络瘀阻，血不利则为水。实际上都涵盖了西医所讲的慢性心力衰竭血流动力学的一些改变，也涵盖了心室重构、心脏扩大、心功能衰竭的过程。由此提出有效的治疗心力衰竭的处方，一定是气血水同治分消这样一个组方原则。对参松养心这个处方，国内心力衰竭的专家，分别和西药治疗心力衰竭的一线、二线四类药物进行对比。发现它的强心作用和西药地高辛药效相当，利尿作用和呋塞米相当，但它降低肾脏水通道蛋白-2的作用优于呋塞米，抑制血管紧张素Ⅱ的作用优于雷米普利，抑制心室重构作用优于美托洛尔。同时发现可以促进心肌细胞以分裂方式发生的增殖，改善心肌的能量代谢，有效治疗心律失常。从临床观测指标也取得了很好疗效。从降低明尼苏达生活质量评分看，单纯西药标准化治疗组，只降了4分，中药组降了12分；从增加6分钟步行距离看，单纯西药治疗组平均增加了17米，加中药这一组平均增加了40米。这对心力衰竭病人显然是有好处的，这篇论文发表在《美国心脏病学会杂志》（*JACC*）上，编辑部评论：让衰竭的心脏更加强劲，中国传统医学给我们的启示。美国专家评论，"这项富有前景的研究打开了一扇利用最新科技研究传统中药在心力衰竭治疗中协同作用的大门"。国外很多媒体都报道了这项研究。*JACC*把它列入2013年度的学术亮点。中药研究在国际上列入学术亮点，这种现象比较少。评述认为：参松养心胶囊治疗慢性心力衰竭的多中心双盲平行对照研究证实，中药有可靠的疗效，与西药联合治疗，可获协同效应，使心力衰竭病人获得更显著的疗效。

总之，中医药的研究最近几年正显示着诱人的前景，中医的学术研究要与实验室平台、学科、专科、学会、教育整合起来。在研究中要注意"形而上"和"形而下"的有机整合，注意以中医为主体，多学科交叉，学科间要相互渗透融合，才能在学科前沿找到切入点，找到创新的突破点，所以，整合中医药学的理论与实践具有很重要的学术价值。

中药研究需要整合医学思维

◎李大鹏

我们一直在搞医改,有专家说医改变成"改医"了,换个角度讲,是该改改医了。过去的医就是西医,中国目前很多年轻人都崇尚西医,不相信中医。我初次评院士上会时,也有人提出中医中药不可信,认为我潜心花20年研制成功的抗癌中药是万金油、辅助药、保健品。但随着实践的结果,很多人现在不但相信中医药了,而且认为必须把中医药的传承发展和理论技术创新提上发展日程,充分重视中西医并重,发挥中医药优势。同时对中国多年医改的缓慢成效及深刻教训应予总结和反思,应根据中国实际规划出具中国特色的利国利民新一轮医改方案。

医药实际上发源于中国。我们在周朝就有了医院的雏形,设在成周大会会所旁,为诸侯有疾病者置医药所居。欧洲最早的医院在苏格兰中部的伊特图斯尔,那所医院也很"发达",有传染病的病房,后来被罗马占领,距现在大概两千多年。周朝是在公元前一千多年,所以中国要比欧洲早一千年就有了医院。药学的发现,我国要追溯到神农尝百草,据说神农就是从大自然寻找药物的鼻祖。有一次到云南,当地专家告诉我,老虎很聪明,受伤后采些树叶嚼嚼往伤处舔涂,伤口就愈合了。后来人们慢慢发现云南白药能止血。这些都是有据可考的医和药的起源。

英国科学家李约瑟在《中国炼丹术与古代化学》的论文(1978)中曾指出"医药化学源于中国"。理由何在?大家都知道葛洪炼丹,有很多炼丹成果——膏剂包括硫黄软膏,都从当年一直沿用到现在。再讲药典,世界上最早的药典是中国的《新修本草》,由唐代著名大医苏敬等组织编写,唐高宗于公元659年颁布。比欧洲最早的《佛罗伦萨药典》(1498年出版)早839年,比1535年颁布的世界医学史上有名的《纽伦堡药典》早876年,比俄国第一部国家药典(1778年颁行)早1119年。

所以医也好，药也好，中国都是最早起源。但我们继承发展得不好，现在发展水平仍落后于西方国家。就像我们最早发明了火药，后来仅用来放鞭炮烟花，英国人拿去却做成了大炮。

这几年中药产业发展得很快，"十二五"产值已达7000多亿，"十三五"要超万亿，这个增长速度远远高于国家GDP的增速，保持两位数的增长。中药市场上升也很快，但整个国际中成药市场我们占的份额还是太小，占不到总量的10%，大部分被日本和韩国占领（2015年数据）。国内的形势倒是不错，2015年销售过亿的中药产品有500多个，超10亿元的有50多个。说明中国今后中药市场发展前景非常广阔，我们要有信心。

再看中药在国际上的地位。我们主要还是依赖几个在国际上有影响的传统中药产品，如青蒿素、三氧化二砷等，但专利权和生产厂商均是国外的。现在有些中药开始在美国申报注册。前不久获悉，莲花清瘟也已向美国FDA申请注册。我相信如果临床试验成功，西方市场潜力巨大。2000年康莱特是中国大陆第一个向FDA注册申报的中药注射剂，那时FDA一共接到7个中药产品申报注册。现在申报的就多了。康莱特是注射剂，又针对癌症，用药不便等因素导致病例入组很慢。2014年我们已通过Ⅱ期临床试验，结果比化疗对照要好得多。

此外，中医药对肿瘤、心血管病及各种疑难杂症的治疗有很大优势。《科学》杂志对康莱特的评价很高，说是继青蒿素、麻黄素之后又一有突破性的成果。美国已经出台植物药指南，对中医药很有利，批准不像过去那么苛刻，一定要单体，现在只要安全有效、质量可控，复方也可以。

关于肿瘤治疗，国内有一部分人总以为还要依赖化学药物或生物靶向药，近几年化学药物临床上用得确实比较多。我认识几名癌症病人，化疗后白细胞都不足3000（即3×10^9/L），抵抗力很差，我要他们改用中药康莱特试试，结果现在都活得好好的，短则七八年，长则二十余年。美国2014年ASCO年会主题就是肿瘤治疗寄希望于免疫治疗，而不是化学药。化学药快走到尽头了。我在动物模型中做过观察实验，一组给化疗，一组不给化疗，结果先死的是化疗组。检查肿块确实小了，但体质要比不用化疗药的差，存活时间更短。

下面我重点讲讲某些观念认识的误区。

1. **中药是辅助用药**　很多地方，也包括有些专家，曾经想把中药注射剂甚至部分中药都列为辅助药，我坚决反对这个观点。为什么注射剂效果比口服的好，却偏偏要作为辅助药？同一个药的不同剂型，国外把注射剂认为比口服剂型高一档，因为吸收快。我们因出了个"鱼腥草事件"，就认为中药注射剂都不安全。反观使用青霉素过敏死亡事件经常发生，为什么不把它停掉或作为辅助药？这不是注射剂剂型本身的问题，而是药品质量把控及临床用药规范化的问题。就像康莱特临床使用20多年，应用的病人达300余万例，没有1例因用药导致死亡的报道。所以对于中药不能因噎废食，搞"一刀切"。

大量数据，也包括我自己所做的试验证明，中药和化疗药联合用，疗效"1 + 1 = 2"，甚至等于 3 或 4，这个 2、3、4 的结果到底谁是主、谁是辅，说得清清楚楚吗？是我帮了他还是他帮了我？当年磺胺类本身疗效不好，后发现加上磺胺增效剂疗效大大提高，效果很好，直至研制出复方制剂——复方 SMZ（复方新诺明）。说得清楚是谁的功劳吗？它们都是药品，没有讲谁是辅助药。明明很有效的中药却要作为辅助药，这个观点我不赞同。专家今后在评审时应该多呼吁一下。

2. **"中医让病人糊里糊涂活着，西医让病人明明白白死去"** 这个话题前几年很热。实际上中医的理论体系是在五行学说、阴阳平衡、体质学等辨证论治理论指导下的完备理论体系，再清楚不过了。就连欧美也认为：中医药有完备的理论和实践体系，与对抗疗法（西方主流医学传统疗法）独立或平行发展而来。

吴以岭院士讲人体科学一定要讲整体观，这是中医的核心观点。中医的五行学说、辨证论治、天人合一、阴阳学说都是基于整体观。西医的核心是对抗医学，出什么问题，就用什么办法对付，不是从整体出发考虑。所以今后医学的研究方向是中医而不是西医。西医最后也要走到中医的道路上来。这是钱学森老科学家 1980 年就提出来的。钱老还讲中医要是真正搞清楚以后，会影响现在的科学技术。我们把中医的理论和实践真正理解透、总结好，才能用以完善、修正和改造现代科学技术，从而引起科学革命。钱老的专业是物理动力学，可他对中医有自己独特的观点。

3. **中药现代化的问题** 国家提出中药现代化，尤其是把很多药物的标准与西方评价接轨，按国际标准评价药物有没有效。西方标准不一定是金标准。我很早就提出来，肿瘤讲缓解率，更要讲生存期。单讲缓解率肯定是化疗有效，一化疗癌细胞都死了，肿块肯定小下去。可不讲生活质量、存活时间对于病人又有什么现实意义？所以我们不能完全和西方标准接轨，因为我们的优势是让病人活得更好、活得更长。讲缓解率的同时更要讲生活质量和生存期，这就是整合医学的观点。

有些中医医生开的方子病人不信，我觉得首先是中医本身没有传承好。我有次在千人大会堂讲座，问在座的中医药博士生、硕士生、本科生，有没有人通过读中医药四大名著，结果没有一个人举手，当然一个也没有也不至于。没有好好研读学习，何谈继承？何谈发展？何谈医学革命？我相信中医界研究过老祖宗留下经典瑰宝的人不在少数。但要真正悟透老祖宗的理论不是件容易事。有个中医理论家，他说在修阅中药方剂典籍时，某个朝代的人把剂量刻度搞错而沿用至今，所以导致用了没效。还有一个关键问题是现在年轻中医对望、闻、问、切这些基本手段学得不精，甚至用现代仪器代替，譬如号脉仪。浙江省中医院妇科有个非常有名的裘笑梅，很有本事，就靠望闻问切治疗妇科病。月经不来，她三贴药就给你治好；不能生孩子，照样让你生出来。有次我带病人慕名去找她，就开了三贴药，我说人家外地赶来能不能多开几贴，他说三天吃不好就不要来找我了。过了一个月，那个病人跟我说月经来了。他就是搭脉，然后开方子。所以现在人家不信中医有我们本身没传承好的因素。

二是道地中药材的问题。广州一位老教授对 20 个来自不同产地的"三七"样本进行活性成分检测，结果发现有 5 个样本检测不到活性成分"三七皂甙"，还有含量高低相差 5~20 倍。若医生开了不含活性成分或含量很低的三七饮片，怎么保证疗效呢？我很早呼吁国家应该成立中药材标准委员会，后来设立了专业委员会。中药必须有一个道地药材的标准。

最后再讲讲中药国际化。在我看来只要药品安全、有效、质量可控，进入国际市场并非遥不可及。方向：无论复方、化合物或单体都可以；剂型：传统的、现代化的都无妨；关键要做要规范化、标准化，包括质量标准控制，药物活性成分明确且稳定及药理研究，机理研究，临床研究（要有一个很好的疗效评价标准）等。中药材要上美国药典，只要你按上述要求做到了，也不难。

希望中医药学者要开动脑筋，精准理解感悟"整合医学"思想，使中西医并重，优势互补，以此促进医学事业的发展，利国惠民，更利人类大健康事业的发展。早日使我国的医疗技术水平跨入世界领先行列。

从整合医学看分子生药学的研究

◎黄璐琦

我曾说过,中医与西医是男人和女人的关系,这句话被很多媒体引用,意思是中医和西医应相互融为一体,相互间没有谁代替谁,只有整合在一起,才能孕育现代医学的产生。所以中医和西医应该互融互通,完美整合。对于中医中药的前景,我们可以从三个方面讨论,即认识规律、科学技术的发展和国家实力的提高。

首先看认识规律。世界发展呈螺旋式上升,螺旋式上升有不同的面,所以要整体、系统地看世界。这是认识规律。《科学》杂志2002年提出系统生物学。整合医学的认识基础,包含有系统生物学的概念,因此,系统生物学为整体整合医学的发展打下了基础。

《科学》杂志2003年专门用了3页的篇幅介绍中医药的发展,其中包括了科学技术的发展,中医药为世界所关注。2015年,屠呦呦教授获得了诺贝尔生理学或医学奖。之前有学生问我,中国有没有可能在医学领域获"诺奖",我说最有可能的是中医中药,因为中医中药是我国独特的,是医学里具有原创思维的学科。

记得屠老师获得"拉斯克奖"时,媒体要采访,组织要求我给屠老师带三句话:青蒿素的发现是中医药对人类的贡献,青蒿素的发现是中国科学家共同智慧的结晶,青蒿素的发现是中国社会主义举国体制优越性的体现。屠老师获奖确实是中国国家实力提高的重要表现。我为什么推测医学"诺奖"会出在中医药学上呢?

2008年中国举办了奥运会,中国获得的金牌数第一。当时塔斯社报道,说中国健儿获金牌数第一,原因有四条:第一,中国发现了新的类固醇药物(没有这种可能性);第二,在中国比赛,中国运动健儿免检(这也是不可能的,因为有很严格的规定);第三,中国运动健儿有吃树根草皮;第四,中国运动健儿有针灸、推拿、按摩。大家看，就金牌数得第一这件事从别人的视角分析，四条里有两条是与中医中药有关。所以，如果我们获"诺奖"，肯定是我们独特的东西，那就是中医中药，中医中药具有科技的原创性。

中医药的前景非常好。在这样的背景下，樊代明院士提出整合医学，我想他也是受到中国优秀传统文化思想的启发，然后借鉴系统生物学概念，从而提出了整体整合医学。我们在整合医学中做什么工作？如何把现代科学技术整合到我所做的工作中去，于是我们就提出了分子生物药学。

分子生药学就是在分子水平上研究生药中有效成分的生成、生产，以及药用植物的保护等问题。它有很好的前沿方向，比如药用植物的分子学、生药的分子鉴定、道地药材形成的分子机制，以及药用自身代谢产物的生物合成和代谢调控、药用植物有效成分合成的生物学研究等。

道地药材是中药资源的核心，道地理论是中医药的精髓，但道地的生物学本质并不清楚。在500种中药中，道地药材占200种，用量占80%。有一个统计，2009—2011年，累计销售额较高的98个中成药中，使用频次超过5次的中药材是冰片，冰片是一个纯化合物。除冰片外，其他都具有道地性，比如人参，最好的人参长在长白山地区，野生参产于辽宁宽甸的石柱，通化那一带产最好的人参。据说15年以下的宁夏参就要下山了，可能有几百吨。我们很担心人参的价格一下子要下来。丹参产于陕西商洛，天士力药厂在那里有丹参基地。金银花要数山东平邑的金银花，甘草要数内蒙古的甘草、乌拉尔甘草等，这些药物都有很好的道地性。道地性既引起了人们的高度重视，也引起了高度担忧。比如重楼从2001年到2010年，暂且不说品质怎样，从外观上个头已越来越小，这样的药材质量让人担忧。道地药材有没有科学内涵？明确的概念是什么？我们专门开了第390次香山科学会议，提出了道地药材的概念。道地药材是经过中医临床长期应用优选出来的，在特定地域通过特定生产过程产生的，较其他地区同种药材品质佳、疗效好，具有较高知名度的药材。这个定义已写入《中华人民共和国中医药法》，我们很自豪。

从这个概念看，道地药材有几种含义。首先，是长期临床优选出来的，经常有人问我，中药现代化和中医道地之间是什么关系。中药现代化好像已走得很远，而中医好像还是停滞不前。中药有一个概念，即在中医理论指导下的用药叫中药，但有时觉得很空洞。现在这样一讲就能理解了。道地药材的标准应该就是临床标准。

临床标准来自望闻问切。如果望闻问切做不到，定性和定量就不能建立相应的评判标准，临床的评价标准就建不起来。临床标准建不起来，道地药材的评价标准也就建不起来。很多道地药材的科学内涵，包括评价，实际上最终溯源都还归宗于临床。现在有人专门做道地药材的临床评价标准，已有一些新结果。其次，是在特定的地域通过特定的生产过程所产生的药物。古人没有现代的化学药理，但古人很聪明，他们怎么控制药材质量？"一方水土养一方人"，一方水土也养一方药材，就像龙井茶一样。一种药材的质量控制模式，是通过比较得出来的，这就是道地药材的含义。道地药材是中药资源研究非常多的对象，但一直没有很好的突破。探讨道地药材不外乎理论研究、观察分析和实验研究三个方面，目前这三个方面没有形成有机整体，没有从生理学的本质考虑。我们只有从生物学的本质考虑，才能把三者研究有机整合到一起。因此，这也决定了我们的工作思路和内容。道地药材的生物学本质该怎么评判？第一，关于如何认识，要有好的办法，才能评价它；第二，要了解道地药材是如何形成的及其机制；第三，要保护和利用好道地药材。

我们的工作思路：第一是评价。道地药材好，是不是有效成分高就好呢？我们专门做了一个研究，比如苍术，最好的苍术在江苏的句容市茅山镇。我们是一株一株采，很多搞化学的不是一株一株采，而是一麻袋一麻袋提取，分出一个有效成分就代表水平，如果有新的就更好。但从生物学来讲，很多生物学的规律必须用数学来揭示。怎么揭示？就是一株一株取，测茅山苍术有几个有效成分，然后分析，里面含多少苍术酮、苍术素、苍术醇、β-桉叶醇，以及这四个成分之间的比例关系，我们发现这几个成分在道地性和非道地性上有本质区别。而且揭示了一个问题，发现茅山苍术的这几个成分之间变化也很之大。茅山苍术好，不是某个成分的高和低，而是这四个成分之间有一个很好的配比关系，也就是说有一个独特的化学结构。从化学成分上我们懂得了道地药材应该如何认识，道地药材化学成分的特征应该怎么认识，应该是遗传和环境相互作用带来的。这种相互作用在哪里？首先是物种建立，在物种基础上有品种建立，最后还有基因差异。

我们研究物种、品种，在品种基础上，研究基因变异加表观修饰，最后研究独特的化学特征。我们建立了物种鉴定的快速方法，就是快速 PCR 方法。这些方法对现场非常需要。我最早去调查血竭，最好的血竭叫皇冠牌血竭，原产地在印尼的苏门答腊，我到苏门答腊买，买回来化验达不到含量不可能再回去找卖家。因此，我们必须建立一个现场快速检测的方法。最好是拿水摇一摇，把试纸放进去一测就知道成分达不达标。这种快速的现场鉴别对搞生药的人是非常必需的。我们建立了一系列试剂盒，然后进行相应培训。制定了中药分子的鉴定规则，有这样一个技术后，对每个品种建立相应的 DNA 身份证。以金银花为例。金银花有不同品种，大毛花、小毛花、大鸡爪、小鸡爪，只要能分得开的，都收集起来。我提过一个观点，药材应该定点栽培、定向培养。定点栽培就是定点在道地药材的产出地。药材给谁用？给医生开饮片用。定向培育是给工业化生产用。屠老师曾和我说，她当时的青蒿采自北京，北京的青蒿素含量很低，所以她的提取工艺有个创新，就是葛洪的《肘后备急方》里面记载的"青蒿一握，以水二升渍，绞取汁，尽服之"。屠老师用 40℃ 萃取，萃取后还有很多步骤，最后拉出了 3 个晶体。报告后，重庆说这个方法太复杂，他们用汽油一浸泡，第二天晶体全出来了，且只有一个结晶,就是青蒿素结晶。青蒿素含量达到 0.5% 以上就有工业化生产的价值。这个故事的意义是什么?对于工业化生产,比如针对几个有效成分,含量达到一定程度,会减少很多提取步骤、减少很多工艺、降低很多成本。所以我提出定向培育,满足工业化生产。国外的玉米,有做淀粉用的玉米,还有做爆米花的玉米,不同品种有不同作用。我们一共收集了 1500 份组织材料,设计了 58 个品种和体系,用核心基因组 SSR 建立相应的 DNA 指纹工艺,每一个种子都有一个 DNA 的身份证。

我们把每一个品种的形状是什么样,在显微镜下是什么样,最后 DNA 是什么样,分得非常细。对品种、物种、化学成分有了了解,两者之间结合在一起如何评价?我们建立了遗传和代谢物相结合的道地药材评价方法。药物成分的表达可能更多与环境的修饰有关,是不是由于基因结构和功能分化及基因表达导致了差异?我们研究了直系同源和旁系同源基因的结构和功能分化。通过分析金银花基因表来评价金银花的质量。研究化学成分特征在遗传和环境之间怎么起作用,这样,我们建立了以化学成分为导向,根据金银花这种区域药材建立方法,从而分析金银花的产地特征。对金银花 222 个不同产地、390 株金银花样品进行研究,分成了不同的化学型,比如化学型 1、化学型 2、化学型 3,主要根据它们的绿原酸 C、绿原酸和马钱苷酸等成分分成不同的化学型;还包括这种化学型的生物合成途径,比如绿原酸途径基因的表达情况。

最后我们对雌雄甲基化进行基因结构的分析,获得了不同产地金银花的单核苷酸多态性(SNP)背景,发现实际上不存在产地间的 SNP,也就是基因结构没有多大区别。最大的区别是在甲基化上,即基因的表达上。从而发现了两条途径中一个甲基化的不同。不同产地的药材,化学成分的差异更多体现在表达上,也就是常说的表观修饰,是表观遗传学的作用。通过这项工作,我们对 39 个产地的金银花做了地域药材的分析。

这种评价方法从化学成分特征一直到物种的鉴定、品系鉴定,以及基因表观遗传学的分析。有了这个评价方法,就清楚如何认识道地药材,以及道地药材是如何形成的了。

关于道地药材的生物学内涵,我们提出三个理论,就是道地药材的道地性越明显,基因特化越明显,逆境能够促进道地药材形成,以丹参为模式的药用植物揭示了道地药材活性成分的生物合成机制。最好的黄芩产自河北承德,我们进行全国采样,发现河北黄芩祖先单倍型 HapB 的分布群,也就是黄芩的起源中心和多样化中心。在这个过程中,我们还发现一个很有意思的现象,就是环境胁迫可以刺激自身代谢物的积累,从而验证了道地药材形成的逆境效应,就是突然缺水,黄芩的总黄酮成分升高。有一个很有趣的现象,苍术的有效成分积累有一个最好的区域,越往北走,从适宜到不适宜;往南走,到广东,基本上就没苍术分布了。所以,有效成分积累的地方跟生长适宜的地方不是同步的,恰恰生长越好的地方,有效成分的积累反而不好，这说明存在逆境效应。现实生活中我们发现，草莓的个头儿越来越大，但草莓的味越来越淡，因为都是温室长出来的。把苹果横着切开，里面是一个五角星，有五个室，每个室里有一粒或两粒种子，并且非常光滑，小时候大家都尝过，非常苦涩，上面有一层氰化物。任何生物的本能就是要生存和繁殖。首先生存，然后繁殖后代，这是上天赋予任何一个生物的本能。它让我们吃甜美的果肉，而不让我们吃种子，把种子带到全世界各地。植物的成分是为人类所用吗？绝对不是。植物的成分是为了保护自己，植物在什么情况下要保护自己？就是在环境越不好的情况下越要保护自己。

大家会发现，药材表观不好看，"歪瓜裂枣"，就是要保护自己。有一次我们做试验，同事们去买甘草，买回来一测，甘草含量达不到。我让他们不要买特别好看的、个头特别大的，而是买小的、厚实的，拿去一测，甘草含量上去了。所以药材不强调高产，强调稳产、强调品质，品质往往是在逆境条件下才能形成。大肥、大水、好环境，温室里往往培育不出好药材。

有了逆境效应的概念，再回到遗传途径上，它是怎么调控的呢？有效成分是为了保护自己，保护自己也是一个生理升华的代谢过程。以丹参为例，丹参的代谢途径，是由一些关键酶控制的。我们就把这些关键酶进行了克隆，并进一步催化形成了次丹参酮二烯的二萜合成酶（KSL），KSL基因是新功能基因，CPS基因是被子植物上首条克隆鉴定有如此功能的基因。有了这个认识，我们就知道在什么外界环境刺激下，对这些基因的调控可形成什么样的表达。如果能刺激它的表达，这样的栽培措施，这样的外部环境，就能够形成有效成分，对它品质的提高就有保证。这些工作具有一定的原创性。现在回到整合药学，回到药学研究的最前沿，就是合成生物学。从丹参中找到的基因能不能克隆到大肠杆菌和酵母中去，让它合成丹参的有效成分，这就是合成生物学。这样，中药和药学一下子贯通了。在"十三五"的重点研发计划中，合成生物学的项目也备受重视。在这一领域，我们有很好的药用植物基础和药用植物有效成分的基础，我们将大有作为。我们把得到的CPS基因和KSL基因整合进大肠杆菌。我们把两个高等植物的基因整合到低等的微生物中去，就像生产抗生素一样，通过建立不同的合成模块，最后达到每升能够生产365mg次丹参酮二烯的成效。这一水平已经达到国际先进水平，我们通过合成生物学，产出了次丹参酮二烯。

合成生物学在重要资源可持续运用中将发挥重要作用。对一些珍稀、濒危的有效成分，利用这个方法可以生产。合成生物学最关键的是一句话——"不劳而获"。以后对很多珍稀濒危的有效成分，不用再去种地，可以直接从工业化生产获得所需的药材。

从针灸治疗功能性消化不良看整合医学的重要性

◎ 梁繁荣

长期以来，我们运用整合医学的方法研究针灸治疗各种临床常见病和优势病种的临床疗效和作用机制，取得了一系列成果。本文简要介绍我们运用整合医学研究针灸治疗功能性消化不良（FD）的进展。

FD 以长期持续餐后饱胀、上腹部疼痛及烧灼感为主要特征，没有器质性和代谢性系列原因可以解释，现代医学治疗方法不多。FD 对生命健康影响不是很大，但发病率高，病因不明，临床治疗方法不多，对病人生活质量有显著影响，成为一个难题。寻求有效的补充或替代疗法，特别是针灸，意义十分重大。针灸不失为一种绿色疗法，它没有什么副作用，已经成为学术界关注的重点和热点。

针灸治疗 FD 已有几千年历史，但缺乏高质量的临床研究证据，为此，我们从临床疗效的评价和作用机制两个方面进行了深入系统的研究。针灸治疗 FD 最常用的经脉和最常用的穴位是足阳明胃经及其腧穴，但其机制还不明晰。我们的研究目标主要围绕足阳明胃经经穴特异性，评价临床疗效，阐明作用机制。

首先我们做了系统评价，看看以前的临床研究到底质量如何，有没有可靠的证据。我们在学术网上注册了针灸治疗 FD 的系统评价研究，对针灸的疗效和安全性进行评价。根据一系列的工作，我们纳入了 7 项水平相对比较高的临床研究，涉及病人 542 例，同药物相比，临床上针灸在改善 FD 症状和发作频率上未见差别。与假针灸（即安慰针灸）相比，发现针灸在改善症状、生活质量，还有情绪等方面的优势也不确定，副作用差别也不大。主要原因是这些研究样本量偏小，研究质量还不是很高，不能说针灸治疗 FD 无效，还提供不了可靠的证据，这就需要我们做一个很好的系列研究。过去常用针灸治疗功能性胃肠病，但没有很好的证据来证明它的科学性、有效性和安全性，所以特别需要开展更高水平的研究。因此，我们设计了一个高质量的临床研究,临床研究前对研究方案进行了很好的设计和优化。做研究关键在方法,关键在顶层设计,最后结果才能重复。我们采用了整合医学的理念,运用了多学科方法,特别是运用现代医学包括循证医学的理念建立一系列的标准和规范。

把循证医学理念与中医针灸特色整合起来,既运用循证医学的理念、原则和方法,又保持中医针灸理论特色和临床实践的特点。在针灸研究中,国外多使用穴位和非穴位对照,后者就是安慰对照。我们发现穴位好找,对照教科书、标准规范里都有记载,但非穴位不好找,到底哪里是非穴位?你找到这个地方,可能是经外奇穴或阿是穴,所以我们做了一系列前期工作,把非穴位选取方案在参考国内外一系列研究的基础上,进行分析。然后通过专家咨询建立了两套非穴位取穴方法:一是穴位远端,扎扎足三里,然后在上肢找一个非穴位;另外一个是在穴位旁开两经之间,要避开经脉,避开络脉,找一个非穴位。

当然,临床研究关键是疗效评价指标的选择,原来我们常用痊愈、好转、显效这些指标进行评价,比较宏观、主观,肯定会影响疗效的评价。我们引进了国外比较好的临床评价量表来进行客观评价。我们对引进量表进行了一系列信度和效度的检验。最后发现有一个量表比较适合我们研究 FD 评价。当系统评价、方法建立、标准规范完成后我们再做临床研究。在方案设计中,我们特别强调体现整合医学思想,强调体现中医特色,不只是一个穴位和非穴位,我们在经络理论指导下选择了治疗胃肠病的特定穴、非特定穴和他经穴位进行对照设计。这些穴位分三类:一类是最好的,胃经特定穴;另一类差一点,叫胃经非特定穴;第三类是其他经即胆经穴位。考虑胃肠病属于脏腑病,脏腑病中医针灸常用俞募穴,所以也设了一个俞募穴组,最后是非经非穴,目的是看穴位和非穴位、特定穴和非特定穴、本经穴和他经穴之间的差异。所以不简单是一个穴位和非穴位,还体现了在中医针灸理论指导下的优化穴位方案思路。每组都取四个穴位,非穴位也是四个。在肯定临床疗效的基础上再深入研究其作用机制。

通过一系列整合研究,我们得出比较可靠的研究结论,即针灸治疗 FD 疗效确切。特别是胃经特定穴疗效非常明显。胃经特定穴在症状、生活质量改善上都显著优于其他经的穴位,证明胃经特定穴具有相对特异性。中医临床特别强调辨证,除了循经取穴外,还要对症取穴,所以我们再做了一个辨证循经取穴治疗,来自三个研究中心,治疗组为辨证取穴,用非穴位做对照。辨证取穴我们有两个基本穴位,然后分虚实,实证加什么,虚证加什么,中医特色千万不能丢。在循经基础上,再结合辨证,疗效就更加突出,比循经特定穴效果更加突出,我们的研究结论:辨证循经取穴可以更好、更显著地提高针灸临床疗效。

在临床疗效肯定的前提下,其背后的生物学机制或科学基础是什么?我们做了穴位局部机制的研究。正常动物没有生病时,穴位比较小,一旦生病,比如造模慢性胃炎或 FD,动物的穴位就变大,病得越厉害,穴位变得越大,我们觉得这个穴位是被激活的,古代医家提出穴位有开合,强调时间医学,子午流注。这与人的状态密切相关,所以健康时穴位相对沉寂,一旦生病穴位就被激活。到底是什么东西被激活了?我们研究穴位局部一系列的生物学机制。原来做穴位研究靠解剖,找来找去找不到什么,是不是有些东西还没有反应出来,我们对此做了一系列探索。发现穴位中有很多细胞,其中有一种细胞叫肥大细胞,穴位和非穴位比,穴位中肥大细胞相对要多一些。20世纪70年代,有很多专家也发现过这种现象。我们研究也发现针刺穴位,可以导致穴位中肥大细胞脱颗粒,这些颗粒里面有大量生物活性物质,比如腺苷,而且和穴位效应密切相关。腺苷增高可以循经,即同一经脉中的腺苷都明显增高。通过抑制穴位中肥大细胞激活可以阻断穴位中腺苷等的升高。生物活性物质中还有组织胺也是相同的表现,组织胺也可以从细胞中脱颗粒脱出来,有些穴位掐一掐就变红晕怎么来的?是因为很多生物活性物质的释放,特别是组织胺,组织胺释放后引起穴位中毛细血管的扩张。所以,从局部机制来看,是穴位被活化了,穴位功能增强了。

针刺穴位后,除了局部有一系列反应外,可能在大脑中枢也有一系列变化,扎一针,脑子里有感受,我们对中枢机制也做了一系列工作。首先看FD病人的功能和结构有什么特殊变化,现代西医对FD在中枢的功能和结构的变化研究不多,我们这个属于开创性研究。运用了多模态功能成像技术,来探讨FD病人的功能和结构到底有什么异常,来寻找针刺作用的靶点。我们观察了110例病人和100例健康对照,采用一系列脑成像方法,包括PET-CT、fMRI。主要从功能和结构两个方面,来观察中枢的病理变化的特征。研究结果非常有价值,国际上对此给予了很高评价,认为是为FD运用脑成像技术进行诊断提供了金标准,不只对中医,对西医都有很大的贡献。病人和健康人之间有很多不同的变化,FD病人确实存在中枢神经功能和结构的异常。FD不仅有消化道的临床表现,也可以去做一个脑成像检查,从而明确诊断。其中前扣带回、脑岛这些区域和疾病的严重程度密切相关,可能是FD中枢病理变化的核心区。

在此基础上,我们找到了一个关键脑区,找到一个重要靶点,我们再采用针灸经穴和非穴、本经和他经、特定穴和非特定穴,就是刚才讲的临床介绍方案对脑功能的影响。同样用该系列病人,从穴位和非穴位,不同经脉不同穴位,同一经脉不同穴位,既有中医的特色,又运用现代先进的脑成像技术进行整合研究。研究发现,对胃经特定穴位的针刺对脑功能的影响非常明显,对非特定穴针刺影响就小得多,特别是对那些特定的脑区,如前扣带回等,非经非穴对其几乎没有什么影响,或者非常弥散,没有什么规律。这个研究的结论:与非穴位相比,与胆经、胃经非特定穴相比,胃经特定穴作用尤为明显,不仅在局部,在中枢的反应也非常明显,对前扣带回、丘脑和脑岛的影响更为明显。我们发现,中枢效应,首先有靶向性,还有动态性,动态性就是随着疗程的增加,对中枢靶向区域的影响有明显差异。另外,我们还对针刺治疗FD的影响因素做了系列研究,包括机体状态、穴位配伍、针刺疗程等。

  我们的研究证实针刺治疗 FD 安全有效,穴位的疗效优于非穴位,从临床疗效和生物学机制两个方面,证实了胃经特定穴,即针灸临床最重要的穴位有更好的作用。应该高度重视这些穴位的选取,它们能够很好提高针灸临床疗效,所以,应用整合医学的思路和方法研究针灸临床疗效和作用机制,具有十分重要的科学意义。

阳明病诊治中的整合医学思考

◎吴雄志

我们讲整合医学,中医究竟如何与西医整合?一方面要去寻找中医的科学依据,它的物质基础;另一方面是在临床上如何操作。回到中医经典上,用西医的观点,看一看传统中医经典中究竟记载了什么?如何在临床上进行实际操作?以下围绕《伤寒论》中的阳明病谈谈看法。

一、阳明经证

经证用什么?白虎汤。腑证用什么?承气汤。实际上,阳明病的经证讲两个汤,除了白虎汤还有栀子豉汤。栀子豉汤主治胸中窒、胸疼、胃灼热,属于炎症的局部反应。炎症的局部反应是红、肿、热、痛。病人告诉我们胸痛、胃灼热,这个痛与热,我们可以观察到。红和肿可以通过胃镜观察,在胃镜下可以看到局部炎症反应是红和肿。其次是炎症的全身反应。炎症的全身反应在《伤寒论》中的记载是大热、大渴、大汗、脉洪大,是炎症反应导致的高动力循环表现;西医认为这是全身炎症反应综合征,表现有发热、心跳呼吸增快、白细胞增高等。

二、阳明腑实的形成机制

持续的全身炎症反应,会带来两个问题:第一,由于持续发热,大热、大渴导致水分丢失;第二,全身炎症反应时,交感神经兴奋,持续的交感兴奋会抑制胃肠道的蠕动,交感神经兴奋使机体处于应激状态,血液更多地流向大脑、肌肉,而不是流向胃肠,结果是抑制消化吸收功能和胃肠道蠕动。

持续的全身炎症反应综合征导致机体水分丢失,胃肠道蠕动功能抑制,进而出现阳明腑证。连续发烧两天,大便排不出来,腑实证就形成了,《伤寒论》叫"痞满燥实坚"。例如,"发汗后腹胀满,厚朴生姜半夏甘草人参汤主之",我们用麻黄汤发汗,发汗后会形成腹胀。为什么感冒后不想吃东西?感冒后肾上腺素大量增加,导致腹胀,所以很多感冒病人不思饮食。麻黄碱具有拟肾上腺素作用,用麻黄碱发汗,包括西医用的康泰克、白加黑都含麻黄碱类药物,会导致腹胀。这种腹胀,我们用"厚朴生姜半夏甘草人参汤主之"。为什么加甘草、人参呢?它们是补气的药,可促进胃肠道蠕动。气虚的人感冒后最易腹胀,气虚的人发汗后最容易导致腹胀,所以发汗后腹胀,以厚朴生姜半夏甘草人参汤主之。脾虚的人交感神经持续兴奋时,用麻黄发汗,同样会导致腹胀。

持续全身炎症反应综合征为什么导致水分丢失和便秘?《伤寒论》是这样写的:"伤寒四五日,脉沉而喘满,沉为在里,而反发其汗,津液越出,大便为难。"就是出汗导致了津液丢失,大便不好解。阳明病"其人多汗,以津液外出,胃中燥,大便秘",还是在讲持续的全身炎症反应导致腑实证。人体水分的排出有三个途径:一是出汗和呼吸,分显性蒸发和隐性蒸发,显性蒸发是出汗,看不到汗珠叫隐性蒸发;二是小便;三是大便。这三个是机体水分丢失的途径。

阳明腑实证放在外感热病中,形成的机制就是持续的全身炎症反应导致水分丢失和交感神经持续兴奋。一方面水分在胃肠道被过多吸收,另一方面胃肠道蠕动功能减退,食物在肠道停留时间过长,形成便秘。

三、阳明腑实的临床表现

典籍上记载的临床表现:"阳明病,脉迟,虽汗出不恶寒者,其身必重,短气,腹满而喘,有潮热者,此外欲解,可攻里也。手足濈然汗出者,此大便已硬也,大承气汤主之;若汗多,微发热恶寒者,外未解也(一法与桂枝汤);其热不潮,未可与承气汤;若腹大满不通者,可与小承气汤,微和胃气,勿令至大泄下。"

具体表现如下。第一,潮热。日晡所发潮热,下午3~5点时发热,体温明显增加。第二,手足汗出。手心、足心摸着有汗,要与桂枝汤证的手心汗出相区别。第三,胸闷、短气和身重。一天不排大便都不舒服,如果连续三五天没排大便相当不舒服。大便排不出来,有毒物质在肠道里堆积,通过肠肝循环,吸收入血,病人会出现乏力、困顿,没有精神,全身不适,所以会身重、胸闷、气短。第四,脉象异常,脉沉迟有力。此时的脉要与附子汤证脉区分,后者的脉没有力,阳明腑实证的脉是沉迟有力。第五,苔黄。《伤寒论》讲"舌黄未下者,下之黄自去"。大便一通,苔黄就下去。天然的黄苔形成主要有两个因素:第一,白细胞增高,吞噬了细菌的白细胞变为脓细胞,变为黄色,从毛细血管渗出来,把舌苔染成了黄色;第二,因为大便秘结,有机物代谢小分子,如硫化氢等在肠道聚集,沿着肠壁往上,一直到舌根导致染色,把舌苔染成了黄色。这与我们喝药、吃东西染成黄苔的机制是一样的。阳明腑实证的黄苔特点是舌根最黄,从舌根向舌尖,黄苔逐步减轻。如果便秘的人打个饱嗝,那气味就是小分子气体。阳明经证的黄苔均匀分布在舌上有苔的部位，可以看出区别来。阳明经证的黄苔是吞噬细菌的白细胞，导致舌苔变黄。大便一通，小分子气体一排出，黄苔就退了。

四、阳明腑实的代表处方

治疗阳明腑实证有两个代表性的处方——大承气汤和小承气汤。大承气汤中有大黄、枳实、厚朴、芒硝。小承气汤中没有芒硝。大承气汤的特点是大黄促进肠道分泌，厚朴、枳实促进肠道运动，芒硝是电解质，形成肠道内高渗状态，导致大便稀释排出。

还有调胃承气汤，《伤寒论》认为服大承气汤的病人容易出现绞痛，有人吃了大黄肚子阵阵绞痛，调胃承气汤不用大黄，去枳实、厚朴理气，加甘草和胃，甘草能抵抗大黄引起腹部绞痛的副作用，这是调胃承气汤的机制。

此外，也可用厚朴三物汤，"通而闭者，厚朴三物汤主之"。病人没有吃泻下的药，想排便，排便时候引起腹部绞痛，治疗办法重用厚朴、枳实，然后加大黄。厚朴三物汤与小承气汤的药物组成是一样的，只是剂量不同。便秘兼有腹痛，有的人一上厕所就肚子绞痛，用厚朴三物汤；吃了泻下药肚子痛，用调胃承气汤。两个方不一样，一个是排便时腹痛，一个是吃了大黄泻下后腹痛。

如果是"腹满，发热十日，脉浮而数，饮食如故，厚朴七物汤主之"。如果伴有发热，在厚朴三物汤的基础上，合上桂枝去芍药汤。

"阳明病篇"的承气汤主要讲了以上的大承气汤、小承气汤、调胃承气汤，厚朴三物汤、厚朴七物汤。

五、阳明禁忌

"阳明病，潮热、大便微硬者，可与大承气汤；不硬者，不可与之。若不大便六七日，恐有燥屎，欲知之法，少与小承气汤，汤入腹中，转矢气者，此有燥屎也，乃可攻之；若不转矢气者，此但初头硬，后必溏，不可攻之，攻之必胀满不能食也。欲饮水者，与水则哕，其后发热者，必大便复硬而少也，以小承气汤和之；不转矢气者，慎不可攻也。"

以上说明，有麻痹性肠梗阻的人，不可与大承气汤。有麻痹性肠梗阻的人，用了大承气汤，方中的芒硝是电解质，导致肠内大量肠液分泌；但是，肠麻痹的人肠道不能蠕动，肠液又大量分泌，会导致腹压进一步增加，不再矢气。腹压进一步增加导致细菌移位，入血后出现菌血症、败血症、自发性腹膜炎，从而加重感染。所以"慎不可攻也"。

"初头硬、后必溏"，这是阳虚便秘，比如肠麻痹。我有亲身经历，我有一次得病，他们说我是肿瘤科大夫，不懂急诊，不准我自己开中药，给我灌大承气汤，灌得我实在受不了。因为是肠麻痹，真的不能吃，但你要遵医嘱。后来我还是开了大黄附子汤，药一吃一个小时就排泄了，腹压减轻了，很快就舒服了。

我本身是阳虚体质，当时大承气汤灌得我生不如死，最后脑子都不大清楚了。因此，麻痹性肠梗阻时，千万不可用大承气汤，可用小承气汤去试，如果肠道用了厚朴、枳实还能动，再用大承气汤。如果用小承气汤，用了厚朴、枳实肠道都不能动，再加芒硝只会加重腹压。

六、阳明死证

阳明腑实证容易导致死亡："喘满者死，脉短者死，下利者死。"

"直视谵语，喘满者死，下利者亦死"，就是严重的阳明腑实证，严重发热可致谵语，如果伴有喘满，容易导致死亡。西医上对应的应该是炎症导致急性呼吸窘迫综合征。中医认为"肺与大肠相表里"。阳明腑实证的炎症，导致肺发生急性呼吸窘迫综合征，所以讲喘满者死。

当然，这里不仅讲喘满者死，还有脉短者死和下利者死。脉短者死是寸脉短而喘满，就是肺功能衰竭。中医摸脉分左右寸关尺，右手的寸脉候肺。如果阳明腑实证右手寸脉特别短，病人有喘息，是急性呼吸窘迫综合征，这是个死证。如果阳明腑实证伴下利，讲下利是下通，严重感染时，肠道功能受抑制出现下利，很严重，是菌群紊乱和胃肠功能衰竭，也是一个死证。

还有一个死证是脉涩者死，就是阳明腑实证伴严重循环量不足和休克，容易导致死亡。血液运行往来艰涩，有两个原因：第一，瘀血，血液处于高凝状态，运行不畅，往来艰涩；第二，血少，就是血量严重不足，休克时摸脉，就是涩脉，由于循环量不足，导致血液运行非常迟缓，往来艰涩。如果阳明腑病摸到涩脉，说明炎症反应导致感染性休克。

为什么感染性休克很难治？原因在"伤寒若吐若下后不解，不大便五六日，上至十余日，日晡所发潮热，不恶寒，独语如见鬼状；若剧者，发则不识人，循衣摸床，惕而不安，微喘直视，脉弦者生，涩者死。微者，但发热谵语者，大承气汤主之。若一服利，则止后服"。这条讲严重感染时，出现了神经系统症状。经过吐和下，耗完了津液，本来就大热、大汗，体液丢失进一步诱发感染性休克，表现为脉涩。这种情况非常难治。

"阳明病，谵语发潮热，脉滑而疾者，小承气汤主之。因与承气汤一升，腹中转气者，更服一升；若不转气者，勿更与之。明日又不大便，脉反微涩者，里虚也，为难治，不可更与承气汤也。"不可与承气汤，可与什么方？《温病条辨》讲用"增液承气汤"，现在最简单的办法是输液，可补充血容量，在补充血容量的情况下，用增液承气汤，或者用其他承气汤，效果来得更迅速和直接。我的看法是先输液，液体先上去，然后再通腑，更直接。

"脉反微涩者，里虚也"，讲的是两条，一条是脉反微，微是没有力气。脉搏微弱，心脏收缩的强度取决于肾上腺素水平，肾上腺素水平低表现为微脉。感染时肾上腺素分泌增加，交感兴奋；但是，当处于感染性休克时，会出现交感神经系统的抑制，肾上腺素水平降低。休克病人刚开始血压还可以升高，表现为细数脉；随着感染性休克的进展，交感神经系统抑制，肾上腺素分泌降低，血压下降，表现为微脉。这时要补气，新加黄龙汤在养阴通腑的基础上，加人参等补气药。如果单纯是一个涩脉，血容量不足，就用增液承气汤。如果表现为微脉，再加人参。如果没有外感疾病导致津液丢失，而是内伤病，单纯气虚引起的便秘，可用大黄配人参，比如温脾汤中含有人参，可以增强肠道蠕动。

另外，涩脉的原理是津液内竭。关于涩脉，外感病感染性休克，张仲景没有给出基本处方。内伤病伴有阳明腑实证，给开了方。"趺阳脉浮而涩，浮则胃气强，涩则小便数；浮涩相搏，大便则硬，其脾为约，麻子仁丸主之。"麻子仁丸主治润肠通便，用麻子仁、杏仁、芍药、枳实、大黄、厚朴，润肠通便。麻子仁、杏仁含油脂，与猪油治疗大便不通的道理一样，利用油脂发挥润肠通便的作用。

第二个处理办法是，"阳明病，自汗出，若发汗，小便自利者，此为津液内竭，虽硬不可攻之；当须自欲大便，宜蜜煎导而通之。若土瓜根及大猪胆汁，皆可为导"。这条讲阳明病发汗多，不能再发汗了，再发汗就要脱水。"虽硬不可攻之"，大便虽解不出来，也不能攻之，因为没水了。蜜煎导，就是肛门给药，把蜂蜜熬了之后"手捻作挺，令头锐，大如指，长二寸许"，塞进肛门里，让大便排出来。这都是张仲景给出的脉涩治法。后世的吴鞠通用增液承气汤，在承气汤的基础上合成增液汤。所以，中医各医家本质上是通的，没必要把伤寒、温病分得太明显。

七、阳明再下

"大下后，六七日不大便，烦不解，腹满痛者，此有燥屎也，所以然者，本有宿食故也，宜大承气汤。"外感热病须反复下之，比如肝衰竭，甚者病人可排出一盆，连续下一周，大肠排空了，大便就由小肠推进大肠，要把整个腹部下空为止。

大承气汤有几个证：一是谵语；二是直视；三是惊厥，发热引起惊厥；四是腹满痛，腹满不减，减不足言，阳明证的腹满痛是持续的，如果有减轻，则是脾虚导致的；五是厥逆，感染性休克，条文说是少阴病，其实感染性休克的手足厥逆本质是阳明病。

小承气汤和大承气汤的区别是什么？小承气汤证大便硬但不坚。《温病条辨》综合起来列了五条：第一是证气虚的，用新加黄龙汤；如果水不够，用增液承气汤；如伴肺部感染，用宣白承气汤；如果伴小便刺痛，用导赤承气汤；如果伴邪闭心包，出现神经系统症状的，用牛黄承气汤。另外，如果病在升结肠，用大黄附子汤。人直立行走之后，消化功能减退了，肠胃受地心引力作用往下行，只有升结肠往上行。升结肠的便秘，用大黄附子汤，横结肠的便秘用附子泻心汤。"心下痞，而复恶寒汗出者，附子泻心汤主之"，心下在胃的前面，胃里面是没有大便的，这种便秘是横结肠压在胃窦的上方，导致心下痞，不是胃的问题。

我们有一个阳明病的叩诊法，叩到升结肠的是阳虚，用大黄附子汤；叩到横结肠，直接以寒热处置，用附子泻心汤；叩到降结肠，用小承气汤；叩到乙状结肠，用大承气汤。大便中的水分在乙状结肠最后被吸收。大便在降结肠已经成形，但是大便是稀的，只有到了乙状结肠水分被最后吸收。水分被过多吸收，才需要用大承气汤，才需要加芒硝。如果只是硬的大便，没有形成像羊屎疙瘩样的坚硬大便，用小承气汤就可以。如果是寒热错杂，大便有硬有稀，用大黄附子汤。

整合医学助力中医药国际化

◎王琛琛

我曾经在美国做研究,回国前,我们的科主任问我:"你回到中国后准备到哪里?"我说:"到陕西去做中医药。"他说:"中医药不都是安慰剂吗?"他可是美国骨关节炎的顶级专家。在美国,几乎所有的同事、朋友说起中医药研究,基本上都抱怀疑态度。所以,我们不能闭门造车,需要知己知彼。

我在2013年写过一篇中医药治疗风湿性关节炎的文章。文章发表后引起很大争论,有学者写信给杂志编辑,说我误导这个领域。有个荷兰教授给我写信,语言非常激烈,他说中医药研究了几千年,特别是针灸,根本不知道它有什么作用,而且现在也不知道有没有作用。说我在鼓吹针灸。

2016年,在荷兰举办了世界骨关节炎大会,最后总结为骨关节炎无药可治,针灸是安慰剂。对与会代表用一种嘲笑的口气,说针灸是安慰剂,我感到非常难过。2016年9月我到布达佩斯去领奖,我们的临床研究获得了欧洲整合医学最佳临床研究奖。我看到他们有一个非常有意思的沙龙,有美国、德国、瑞典、芬兰等国的医生,他们在谈哲学和医学。他们说哲学起源于欧洲的综合医学体系。后来,我站起来说,哲学在《黄帝内经》中早就有了,《黄帝内经》六次提出"治未病";老子的"道生一,一生二,二生三,三生万物"早就有了。他们大吃一惊,后来我告诉他们,中医药有几千年历史,历史悠久深远,他们非常接受,我们也成了朋友。

到底西方对我们的东西知道多少?有多少西方医生理解并相信咱们的中医药研究呢?有一位中医院士说:"整合医学一定要有中医学,没有中医学怎么整合?"说得非常好,我也很同意。

美国现在面临严峻的医疗挑战,每年的健康支出非常高,但病人的生命质量并没有提高。美国正在寻找经济有效的方法，来促进国人的健康。所以中医药在美国有非常好的机遇，虽然他们还有质疑，但中医药已日益获得美国人的相信。近5年来，外国人对中医思想有所改变。

美国学者说的"整合医学"和樊代明院士提倡的"整体整合医学"是不一样的，他们过去叫替代补充医学，这个名字遭到大家反对。现在他们把相关的研究机构叫"国立补充和整合医学中心（NCCIH）"。我在那里担任国际顾问，也是一个主要的亚洲人。我的主要任务是总结过去美国整合医学的工作，制订下五年计划。我们有18个人，有6个是美国的大学校长或医院院长，意见基本都从我们6个人中来。NCCIH支持的项目很多，主要是天然药物和身心疗法，投资很大，竞争也非常激烈，大约9%的成功率。在过去5年中，有5个目标方向：第一，身心医学；第二，天然药物；第三，真实世界研究，用到临床；第四，建立严格科学方法；第五，制订客观的循证医学标准并用到临床。近5年中，NCCIH遭到许多批评。在一次峰会上有个辩论，辩题是"中医药是不是一种伪医学"。一个正方，一个反方，最后正方反方合在一起，反对中医药。说NCCIH过去几年浪费了这么多钱，发表的文章都是假阳性的，一点科学证据也没有。我站起来说，NCCIH只成立了15年，中医药有五千年的文化哲学史，你能用十几年时间回答五千年的问题吗？后来他们说对不起，不是我们不相信，而是没有证据啊！所以我们的整合医学要多听听不同的声音，不要老是觉得发表了一大堆文章就满足，要看真正能够走向世界，让世界相信的有多少？

2010年我在《新英格兰医学杂志》发表了一篇文章，他们说我拯救了中医学。这篇文章发表到《新英格兰医学杂志》，确实很不容易，我们历经20年的艰苦劳动，但我们还需要继续努力。

在2016—2020年的目标规划中，我们首先是促进基础医学的研究。其实，美国学者对阴阳的研究已经很多，他们借用了阴阳的概念，研究阴阳对白介素-2免疫治疗的影响，发表在《新英格兰医学杂志》。现在用阴阳理论做出的工作，在美国许多高端杂志都发表了，特别是阴阳理论在药物治疗中的指导作用已广受重视。其次是预防，预防为主的观念从《黄帝内经》来。《黄帝内经》从1683年到1949年三次被翻译成英语和法文，"治未病"的理念在美国已深入人心。张仲景、孙思邈的食疗为先、人气平和，他们也非常接受，美国已把我们的东西作为他们今后的指导方向。第三是增加临床疗效，西方医学之父希波克拉底早就谈到天然食物是最好的药物，是真正来自自然的力量。第四是强化年轻的研究队伍。少年强则中医强，年轻人是将来中医的希望、世界的希望，第五是把研究结果用到临床。

我是搞疼痛研究的。世界上20%的人都有过疼痛。在美国，很多疼痛病人会服用类鸦片药物，由此导致不少人死亡。其实，用太极和瑜伽对疼痛治疗很有效。我们在《新英格兰医学杂志》发表的文章，首先发现许多风湿性疼痛是中枢性疾病，骨关节炎现在也认为是中枢性因素占非常重要的作用。对风湿性关节炎等慢性多发性疾病，我们考虑用太极、用阴阳原则来治疗，效果也相当不错。

整合中医药学的发展前途光明

◎李 锋

中医药学伴随中华民族的繁衍生息一路走来，从钻木取火、伏羲采桑至今，中医药学的实践从未间断。中医药学伴随华夏文明不断进步、一路奋发。在漫长而悠久的历史长河中，中医药学接力传承，创新发展，更新复兴，博大精深；在医药科技高度发达的今天，仍散发出沁人心脾的超强魅力。与世界其他传统医药学相比，为何唯有中医药学能辉煌于古，妩媚于今，更能璀璨于未来呢？原因有三。

第一，聚集精品传承。何为精品？按樊代明院士的话"精品是不随空间拓展而缩水，可随时间延伸而增值"。中医的"证"表述病人的整体状态，辨别为病性、病位、病事，据此创立的辨证法则，指导中医临床实践。中药四性五味的不同，衍生出升降浮沉、功效归经的变化，据此创立的中药配伍法则，指导中药临床应用。保护和开发药材，不仅决定着药材的品种和质量，更是临床疗效的保证。辨证论治和方药配伍成为中医临床既难把握又必须掌握的精品技术。不仅成就了中医的精英、名医，而且创制了中医的精品名方。诸如补肾之地黄丸系列、温中之理中丸、消食之保和丸、归心肺之生脉散等，堪称药中精品。其配伍严谨、组方精当、效如桴鼓，至今仍在普济苍生。

我科研制的平消片早已被收录国家药典中。临床应用30年，效佳价廉、济世明正，正是精品药，标志着中医药学的技术进步。

第二，紧扣医药创新。中医药学源于临床。古代医家通过临床实践，认识脏腑病变与五脏六气的内在变化规律，形成了病机十九条。这一理论又回归于临床指导，指出了湿痰瘀新的病理。创立了活血化瘀法指导临床用药。以此创制的足浴汤系列、补阳还五汤、生化汤、大黄䗪虫丸等，屡用屡效。完美体现了中医治疗学的精髓，方证相用。

依据中医若干理论揭示络病研治。吴以岭院士创立了中医的络病学科,研制了通心络,促进了中医与西医、中药与西药的整合共赢。促成了临床心脑与血脉同治,体现了医药整合优势。

糖尿病,临床上分四期,会出现反复水肿,属于血瘀水积状态。我们依据中医学"肾主水,瘀水同源"理论,提出了瘀水证,创立了化瘀水法,组方具有利水、消肿之效,而且可降低血压。我们借助与水代谢密切相关的水、葡萄糖、蛋白质,发现该药利尿是其下调肾集合管上皮细胞功能,减少了水的重吸收,增加了尿量。该药主要由泽兰、泽泻、黄芪组成。那么该药消肿与血管内皮细胞膜有关吗?我们能否以此为靶点筛选该方的有效成分?近10年,我科获国家中药西药证书两项,研制中药新制剂11种,这是中医药学赋予我们临床中医师理论创新与西药创制的临床任务。

在明清时期,瘟疫流行,先前大家通过临床实践,创立了"温病"学说新理论,开辟了中医药学防治传染病的先河。那一时期的银翘散、桑菊饮,至今在防治"非典""甲流"中仍然有效,赢得了人们对中医药的再度认可和青睐。一位西方著名医学杂志的主编曾质疑中医"这个处方是什么成分?",中国学者回答:"请问汽车运走货物,主要靠轮胎、发动机、车厢、还是方向盘?"这位主编无话可说。

中医临床要以医药整合创新中医学理论,来创制中药新配方。这一无止境的医药整合,有力推进了中医学的学术发展。中医药学源于生活,我们有很多谚语。"生克熟",即萝卜生用能顺气消食,能化痰止咳通便;熟用则是小人参,能补气健脾,调理胃肠功能。生姜呢?生、干、炮不同,功能也不一。生姜,专于解肌、发表、清肺;干姜长于温中去寒,健脾胃;炮姜更长于摄血调经,固肝肾。在西药中是很少有这样多药效的。在生活中,山药、百合、槐花、藕节、薏米及大枣等都是药食同源之品。临床上以山药、鸡内金、山楂3:2:2的配比,形成消食方,老少皆宜还没有副作用,食疗药正是今后中药创制的领路人。在临床和生活中我们可以多食薏苡仁,它既是食品又是药品。广西、贵州、湖南等地的居民平素多食薏苡仁,肿瘤发病比较低。研究发现薏苡仁中所含薏苡仁甘油酯,具有抗瘤效应,也催生了康莱特这个新药,并走向世界。

中医药学源于临床,升华并指导临床,源于生活而又回应养生。折射出临床治病向防病,生活保健向养生转变的时代性。中医药学追求的最高境界是"治未病",美国人已意识到这个问题。中医的特色技术,如针灸、推拿等非药疗法在防治功能性疾病、心身平衡、养生保健中也已证实具有实用价值。

第三,交叉整合发展。医药整合和人文结合,伴随中医辨证疗病的全过程。医药整合带来中医药临床的新用途,促进中药西方的创制和验证;人文整合体现了人体社会性,催生了医者"精诚大医"的境界。随着科技进步和医学发展的快速整合,中医药学逐渐形成了辨病、辨证相结合和中西医整合的体系。辨病、辨证相结合将西医的病症诊断与中医的证候有效统一，提出同病异治和异病同治，反映了病与证必然的联系，丰富了中医学的理论。

中西医整合的杰作，包括中医药学临床信息的数据化、规范化。临床证实，几乎所有活血中药防治心脑血管疾病均疗效确切。中药具有降低血黏度、改善微循环、调脂、减轻氧化损伤、保护血管内皮细胞等多重效应。中药复方是多靶点、多层次、多环节的复合效应，是中药疗效的优势，更是中医学治病求本的根本所在。尽管单药的单效强度弱于西药，但细节决定成败。

纵观中医药学发展的光辉历程，传承创新发展无穷，催生名医、名方、名著无限。无论肿瘤顽疾还是新病艾滋病等，中医药学总是在人类面临重大病灾之际，显示出非凡的成效。基于传经维新的中医药学，依然生机勃勃。遵循道地药材，盘活针毒疗法，剖析国际整合态势，整合医学自当圆梦。"还看中医中药，风景这边独好"。中医药学一定会紧随中华民族呵护人类健康，高歌猛进。

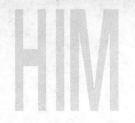

整合药学

整合药学之我见

◎杨宝峰

整合医学是樊代明院士近几年提出的理念。我的理解是要站在一个很高的高度，以广阔的视野，用整合的理念、思维去看待疾病、研究疾病、研究药物、发现药物。在研究创新药物上，首先要解决国家的急需、百姓的急需、行业的急需。例如，我国心脑血管疾病和肿瘤的发病率和死亡率总体都在逐年上升，这对医药工作者是一个巨大挑战。把我国的心脑血管疾病控制好，需要用整合思维去思考和研究。我国每年有60万人发生心源性猝死，多数是由心律失常诱发的，主要是膜上的离子通道紊乱所致。但只把研究集中在某个离子通道上，不是整合医学思维，因为最终解决不了问题；心源性猝死虽然和心律失常、离子通道相关，但实质是和多种疾病相关，最直接的如糖尿病、高脂血症、高血压引起的动脉粥样硬化，或是心肌梗死出现严重的心律失常。因此，从疾病来讲，心源性猝死是多因素、多靶点、多阶段的疾病。

药物研发也要考虑多因素、多靶点，要有整合思维，才能实现我们的目标。我们研究室十几年前在国际上首先发现微小核糖核酸（miRNAs）对严重心肌缺血、心律失常猝死有明显调控作用。该领域的前五篇文章都是我们引领的，现在大概有上万篇文章记载着miRNAs对重大心血管疾病有调控作用，包括心律失常、糖尿病、心肌纤维化、心肌肥厚、心肌梗死等。尽管这样，过去的理论认为miRNAs作用在基因上，不直接抑制蛋白质的合成，只抑制转录后蛋白质的翻译和表达。

现在看来并非如此，miRNAs 也是多靶点，作用于多部位，而且可被药物干预。β 受体阻滞剂，如卡维地洛，以及传统中药（单体或复方），如丹参、丹参酮等对心肌缺血、心肌梗死、心律失常都有作用，我们就集中在 β 受体阻滞剂上，它不仅阻断 β 受体，影响心脏功能，还可影响神经递质，如交感神经、副交感神经递质的释放、转运；对其他受体也有作用，且与剂量有关，和动物种群也有关；此外，它还影响 miRNAs，而 miRNAs 也影响它的作用。因此，如果单独寻找最佳靶点、重要靶点、关键靶点，而且是单靶点，就失去了许多研究和发现的机会。另外，miRNAs 现在也可作为重大疾病诊断的标志物，如肿瘤的 miRNAs 已有试剂盒出现。在心脏上，比如对猝死，miRNAs 也有望成为诊断标志物。miRNA133、328、590 等对严重心律失常、心肌缺血和猝死都有调控作用，将来有望成为治疗领域的生物标志物。miRNAs233 的调控作用影响细胞凋亡，心肌细胞凋亡和心肌肥厚相关。如果发生心肌肥厚，心脏的兴奋性、收缩性都要发生变化，会不会出现心律失常、心力衰竭？这需要思考。

miRNAs 在重大心脏疾病、心脑血管疾病甚至肿瘤中，可以调控许多靶点。但谁来调控 miRNAs 呢？有血清反应因子，还有各种转化它的酶、切割它的酶、转运它的酶。除此之外，我们发现 lncRNAs（长链非编码 RNA，通常大于 200 个核苷酸），可以影响 miRNAs，miRNAs 反过来也能影响 lncRNAs。也就是说 miRNAs 和 lncRNAs 互相影响，互相调节，影响心脏、血管的离子通道及其受体，继之引起心肌肥厚、心律失常，以及其他心血管疾病。这提示我们，miRNAs 不仅在心脑血管疾病可以作为药物调控靶点，还可作为疾病诊疗的生物标志物。制药业可以利用它合成或对 miRNAs 进行改构，或者嫁接，使其稳定；或者接上胆固醇使它能"跨门"。在制药业上，miRNAs 将来是有前途的；但相对复杂，近五年在心血管疾病上研究比较难，进展不大，有赖整合药学思维来解决。

lncRNAs 能编码一个小肽，而这个小肽对肌浆网的钙泵有调控作用，从而对心脏的收缩和舒张有调控作用。将来在制药业，找到某个 lncRNAs，有可能治疗心力衰竭、高血压、心律失常和心肌梗死。还有一个 lncRNAs，能编码小分子肽——SPAR，调控骨骼肌的再生，这又给我们留下思考。2017 年《自然》杂志发表文章，在心肌梗死、心肌缺血、心肌细胞凋亡中有一个肽在起作用，lncRNAs 能否调控这个肽来治疗心肌缺血、心肌梗死，或影响心脏的兴奋性、传导性，对心律失常产生调控作用呢？这同样值得我们思考。

我们在实验中发现，lncRNAs 在急性心肌梗死动物中发生变化；我们在临床心肌梗死、心律失常病人的循环中也发现了 lncRNAs 的这种变化，而且非常明显。这表明，lncRNAs 在未来作为预防、预测急性心肌梗死或猝死的生物标志物有前景。

在心血管疾病、心律失常领域，《自然通讯》（*Nature Communication*）杂志 2016 年有一个报道，就是用整合的理念，把心脏病病人心脏的三维结构，与生物信息学和影像学技术整合到一起，然后去分析哪种结构、什么样的病人容易出现心律失常，容易出现猝死，甚至把下一次要发生的时间都能预测出来，当然也有偏差。这提示我们，不管是研制药物，还是诊疗疾病，都要把身边的数据储存起来、整合起来，光靠一个人、一个团队不行，要学科交叉，兵团作战。

我们曾经做过心肌缺血模型，把小鼠、大鼠、犬的冠状动脉结扎，诱发心肌梗死后，不给药物或其他处理，结果发现，年轻动物恢复得好，老的动物自愈非常慢。这是为什么呢？当时解释不了，2016年和2017年，有几个科学家回答了这个问题。有一组发现，年轻的鼠或动物心肌梗死后的巨噬细胞很活跃。活跃者血管内壁增生、血管新生，能缩小梗死面积。这说明巨噬细胞很重要。如果巨噬细胞能够治疗心肌梗死，那对心力衰竭、心律失常都有意义。巨噬细胞可否作为药物（中药或西药）的靶点？能否刺激巨噬细胞，使它活化或活性增强，从而能减少心肌梗死的面积，改善心脏功能？同时发现，如果增加活性氧清除剂，使氧自由基下降，心肌再生更好。年轻动物的氧自由基活性下降，巨噬细胞活性增高。我们猜想，八九十岁的老人心脏功能不好，如果用孙子的血液，是否有利于他们心脏或其他功能的改善呢？

还有学者发现，Hedgehog、Reg3β 和 Pitx2 增加，能够使内皮细胞、氧自由基及巨噬细胞的活性改变，有利于心脏功能恢复，特别是对心肌再生、心肌梗死有调控作用。这些因子在药物研发、疾病防治方面可能成为一个调控因子或调控靶点。《自然通讯》杂志 2016 年有几篇报道，发现在心力衰竭中，TGF Reg3β 家族与心肌纤维化、钙的处理及 ATP 的产生有关。传统的观点认为 TGF Reg3β 家族受血管紧张素，交感、副交感神经及其递质的调控，也许 miRNAs 对它们也有调控作用。

最近发现两个因子，赖氨酰氧化酶样蛋白 2（LOXL2）和血管生成素样蛋白 2（ANGPTL2），对心力衰竭有调控作用，这两个因子有可能作为疾病诊断的标志物，也许还能作为药物研发的靶点。另外，这两个因子是蛋白，它们是否受 miRNAS 或 lncRNAs 调控，还有待研究。心脏病的实质都和动脉脂质代谢异常有关。最近《自然》杂志有一篇文章，发现两个因子，即 YAP 和 TAZ，有些人安放支架后，血流速度方向发生变化，这两个因子也发生变化。一旦去磷酸化后，这两个因子进入细胞核，使炎症因子活跃，加速动脉粥样硬化的形成。我们能否通过药物影响这两个因子？他汀类药物新的靶点就作用在 YAP，作用在去磷酸化过程上。所以阻断它进入细胞核，使炎症因子降低，动脉粥样硬化的斑块减少。这两个因子可以作为药物研发的靶点，也可用于预测动脉粥样硬化斑块的稳定性。

2017 年《科学》杂志报道，Tet2 和动脉粥样硬化的斑块相关，我们关于 Tet2 也做了好几年研究。看它对心律失常有无影响，发现 Tet2 和心律失常没什么关系，但它和动脉粥样硬化斑块关系非常密切。Tet2 活性下降，可增加炎症小体活性，动脉粥样硬化斑块增加，长到一定程度会造成心肌梗死。

最近CT技术发展非常快,能看到1μm的斑块。我们现在能看到1~10μm的动脉粥样硬化斑块,我们有全世界动脉粥样硬化斑块最大的储库,已有6000多例。近3年发表了7篇文章,全部是关于动脉粥样硬化斑块稳定性的。根据研究结果,我们可以考虑Tet2因子可否成为药物的靶点。糖脂代谢紊乱会致动脉粥样硬化,形成斑块,斑块脱落到脑,会造成卒中,卒中每年的死亡达100万人;堵在心脏造成心肌梗死,心脏猝死每年达60万人。所以动脉粥样硬化斑块不容忽视。

最近发现CD47也与脂质代谢有关。人体内细胞上多数都有CD47,它是细胞膜上的信号分子。本来衰老要凋亡的细胞,CD47应该消失,但它没有消失,不消失就无法处理掉,往往堆积在血管内皮,堵塞血管内皮,于是血小板聚集、脂质聚集,形成斑块。有人制成了抗CD47抗体,发现它能够治疗动脉粥样硬化。这又提示,有可能把CD47做成一个药;在疾病诊治预防上,有可能作为标志物。

T3是三碘甲状腺素原氨酸,能够加速脂质代谢和胆固醇的代谢,有利于减少动脉粥样硬化。但给予T3后,它的特异性并不专门在甲状腺,还会跑到肝、骨、心脏去。聪明的学者用一个载体把T3装进去。然后特异性转运到脂肪和肝脏,把它释放出来,能够消耗大量的胆固醇和脂肪,对治疗脂肪肝和动脉粥样硬化效果比较好。但这只是在2016年才报道,离成药到临床治疗还有相当的距离。T3能不能为我所用,用载体使T3实现靶向治疗?需要精准时就精准,需要整合时就整合,这是一个辩证观点。对肿瘤的治疗应该是靶向性、特异性更好的;对其他疾病如心脑血管疾病需要药剂学去创造性地思考和研究。所以T3在动脉粥样硬化、高脂血症有发展的空间。

我们实验室在十多年前研究了一个药物,叫大明胶囊。最早是治疗心肌梗死、心肌缺血。但临床应用后,发现降脂、降糖效果比较好。动物模型和人不一样,在动物模型包括小鼠、大鼠及犬中,大明胶囊治疗心肌梗死效果比较好;但到临床后,效果不明显。而其降脂有效率达80%甚至90%。我们二次对它进行开发研究,发现大黄素的降脂、降糖效果比较好,大黄素是它的主要有效成分,而大黄酸会刺激胃,所以我们进行了改构。改构后药效增强,毒副反应下降了。

我们还发现,不同波长的光对血糖、血脂、心脏病,甚至对肿瘤的影响是不一样的。我们最近发现有一种光,肿瘤细胞一经照射,就不动了。有的光照射后,肿瘤细胞活跃,有的没反应,但我们发现,这种光有不同的波长,对肿瘤细胞和肿瘤抑制比较好。但对其毒性还不清楚,比如治疗脑胶质瘤,穿透性行不行?会不会引起皮肤肿瘤等,还不明确。如果可行,可以做成帽子,把光的波谱调整好,让脑胶质瘤等病人戴上。现在主要是毒性研究,我们做了几个月没发现毒性,但这远远不够。这给我们很多启示,整合医学或整合药学,都得站在一个很高的高度,从不同视角,用整合思维去思考问题、发现问题和解决问题。

关于衰老,最近有几项进展。1959年哈尔滨医科大学的赵士杰教授在国际上做了第二例狗头移植实验,当时没有抗排异药,受体仅活了四天半。近年,哈佛大学的威格尔斯教授,把一只衰老的老鼠和一只年轻的老鼠连体以后,衰老的老鼠焕发了青春,毛发光泽,神经、肌肉、心脏功能都改善了,大家为之欢呼。他发现,生长分化因子11(GDF11)打入体内后,能使衰老动物焕发青春、返老还童,一时间炒得沸沸扬扬,当时还成了科技十大进展之一。

2016年,有实验室提出了反对意见。我们实验室也做过GDF11研究。我们的任晓平教授曾开展过小鼠的"换头"实验,小鼠活了几个小时。文章发表后,全世界都轰动了。但也有人说这样有悖伦理。将来一个90岁的人想活,正好一个20岁的人得了脑胶质瘤救不了了,怎么办?90岁的人换个20岁的身子,他可能再活几十年。我们也把GDF11用在神经康复、肌肉康复上观察效果,但只是做动物模型。两年前意大利做头移植的人员,跑到哈尔滨找到我和任晓平,我们仨坐到一起,讨论给俄罗斯自愿者做头移植,我说不行。第一,伦理问题没解决;第二,神经怎么接,脊髓的排斥反应怎么办?很多科学问题没有解决,所以不能做。我想科学有险阻,苦战能过关,或许有一天伦理问题、科学问题都能解决。人"长生不老"的那一天也许会到来。

清除衰老细胞可以延长寿命,这是《自然》杂志2016年的一个热点话题。怎么去除衰老细胞?运动是一个方法,人的生命在于运动;少吃也有利于清除衰老细胞,少吃还得运动。马儿要快跑,还不给草吃,这太难,也太残忍。但给我们一个思考,运动为什么能增加免疫力,有助于衰老细胞的清除?少吃又是为什么?Sitrl基因的表达物位于人类胃肠道,在几百万年进化过程中,在寻找食物中进化成了人类的胃肠道系统,这个系统适合饥饿,饱了不行,这是其中的一个解释。还有一些药物在衰老上有作用,比如孟鲁司特钠,2016年《自然》杂志有报道。另外日本发现3种因子,在离体、在体和衰老动物中,把相应基因剪切后,动物的器官会年轻化。所以未来人类在健康领域、长寿领域会得益于基因治疗。另外,老人伤口愈合后容易长疤,是因为成纤维细胞多了。脑神经递质(BNT)通路失活了,如果有一种药物能调控BNT通路,也可使人返老还童。至少在器官或皮肤已有证据。

胚胎干细胞、造血干细胞、间充质细胞、干细胞药物,以及其他一些因子和衰老密切相关。总之,生命在于运动,健康在于有规律的生活。

从整合医学角度看目前药物研发现状

◎刘昌孝

我一直在从事药物研究,知道药物研究的艰难,有过成功,也有过失败,失败很多,成功很少。新药研发,从发现到开发,到临床,一直到上市,甚至上市后再评价,这条研发链是一个艰辛的过程,每一步都非常困难。

一、新药研发是一个艰难的系统工程

1967年,美国食品药品监督管理局(FDA)开始以转化模式研究新药,从50年的发展来看,基本上是"万里挑一"的模式。就是跨一万步,最后只有一个跨步可能成功,走向市场。其间要经过十年八年时间,花几亿、十几亿,甚至几十亿,最后还是失败了,所以是"万里挑一"的模式。现在世界的药物研发还是沿用这条路线。20年前,当时研发新药的数量不是很多,10年后,每年研发药物的数量以3倍的速度在增长。大家认为美国FDA是研发、审评、审批最严格的国家,然而,虽经过临床考验还是有很多批准上市的新药不尽如人意,并未获得所想象的高疗效和高安全性。早在2013年美国FDA就自己评价自己批准的新药的情况,足以说明这个问题。

为什么数量越来越大,而开发新药的速度却没有加快,或没有增多?其中有很多原因。包括受研究思维的影响,对药物相互作用、毒副作用的理解,还有临床疾病诊断的水平提高。虽然开发了很多药,但临床上没有很大增加。近几十年来,大概最热的是抗癌药,其次是内分泌、抗感染疾病等方面的药,其他比较少。不同研究者有不同目标、不同的目的,选择的是不同途径。总体来说,抗癌药物在一段时间内都可能是一个研究的热点。

近20年来,候选化合物的数量翻了3番,但美国FDA批准的新药,平均每年只有30个左右。在30个以下的年份更多,1993—2016年的24年间,大概有15年是在 30 个以下，超过 30 个的年份只有 9 年，说明整个研发水平就在每年 30 个上下浮动。

这些药是哪些国家研发的？有人统计过，57% 是美国最早批准，瑞士虽然是一个小国家，但在世界创新药物方面占的比例很高，有 13%。其他像日本、英国、德国、法国也占一定比例。

中国究竟占多大比重？"十一五""十二五"期间，中国只有 19 种创新药。新药占创新药物的贡献估计小于 2%，也就 1% 左右，很少年份超过 2%。现在平均每年创新药物的产出量最多 5 亿美元，大概 30 亿人民币。一个新药超过 8 亿、10 亿的还很少。中国要想有大的突破，还需同行努力，需要整合医学在这方面起作用。从网上分析的数字看，世界药物创新的回报率在降低。2010 年，每批准一个新药差不多有 7 亿美元的收入，到 2016 年，过了 7 年，大概不到 2 亿，就是说回报率不到原来的 1/3。最近几年创制的新药在疾病治疗中能达到"重磅炸弹"级的很少，10 个中可能有一两个。回报率少说明新药研制投资的风险很大。

创新很难，仿制药的数量就在逐步增加。美国 FDA 统计 2008 年以来，每年仿制药的批准数，2008 年最少，有 400 多个；最多的是 2016 年，有 813 个，其中 12 月份就批了 99 个。说明美国药品的申请和批准还是以仿制药为主（美国批准上市的药物 95% 以上是仿制药），全世界都在做仿制药，不只中国在做仿制。我们一直在说中国是仿制药大国，真的是吗？2016 年中国批准了 22 个仿制药，创新药物一个也没有，其中原因很多，开发很难，中国连仿制都很难。回顾一下历史，20 世纪 60 年代沙利度胺即"反应停"事件引起世界医学界，特别是药学界的重视。在此之前，FDA 没有特别重视创新药物放到临床后的观察，它改变了过去对创新药物评价的指导路线，将安全放到第一位，将有效放在第二位，将质量放在第三位。这三个元素实际上是一个平行的元素，三大元素决定了一个新药能不能成为新药。该事件为世界敲了一个警钟，对转化研究的路径，临床研究和开发，包括方法学、统计学等都有重大意义。

美国批准的药物都很安全吗？2001 年至 2010 年间批准的 222 个产品中发现其中 32%（71 个）的药品批准后出现安全性问题，3 个药从市场上撤出，7 个出现有效性问题，要求 61 个用黑框警告安全性问题。共计 142 个，占这 222 个批准上市的药物的 64%。《美国医学会杂志》2017 年 5 月 9 日发布的一项研究显示，在美国 FDA 批准的药品中，近 1/3 的药品在获批之后发现安全性风险。研究表明在新治疗药品进入市场后需要开展持续监测。

美国和中国各自的用药安全水平如何？美国用药也不一定是安全的。从美国药品不良事件引起的病例数看，3 亿人口的国家每年发生不良反应的人数就有 220 万例，死于药物不良事件的有 10 万人以上。中国有 13 亿人口，不会比他们多很多。所以从数字来看，我国这方面更安全。特别是临床的安全，可能更多需要我们今后通过合理的临床方案、观察指标来去解决。同时，由于人权意识的提高、伦理意识的提高，我国对药品的安全也非常重视，对病人的保护也在逐步增强。

从学术药物向产业化药物发展，这个高代价的路径怎么走？前面发现了有苗头的化合物，或有活性的化合物，能不能成为药？这涉及有效性、安全性、质量和产业化，任何阶段都可能遇到失败。安全、有效、质量，这三个元素固然重要。但对产业来说，一个药做出来后，产业化不了，或有效性很短，或非常不稳定，经过3个月或半年储存期，药物含量就下降了10%或5%。这样的产品没有必要考虑产业化，它不可能成为商品，更不可能成为临床药品。

药物的研发过程确实有很多问题需要解决，需要很多学科知识，更需要把这些知识加以整合。整合非常需要有技巧的团队，按一般思维去做，整合不了。还要有广泛的管理经验，一个企业，不管是大公司还是小公司，对研究的东西，要从头到尾有一个很好的战略部署，否则很难成功。要想把理想变成现实，每一步都要付出巨大努力。首先学术上要有新发现，然后看有没有往下开发的价值，开发过程的每一步都要付出高昂的代价。说通俗一点：第一，能不能玩得起？需要一定条件；第二，能不能玩得转？第三，能不能玩成功？必须要有各方面的人才，所以除了学术的整合以外，还要产业各种条件的整合，各类人才的整合，没有人才解决不了这些问题。所以我们要整合，必须从多个管道下手。国内有的单位搞了转化研究院，成立了转化中心，但名不副实，还是那几条枪，还是那几个人，怎么能转化？我们要有跨界思想、跨界思维，要走出去。2013年，美国FDA发布了一个白皮书，提到新药治疗三大难题：疗效不好、安全性差、费用很高。九大类药物，疗效最好的是抗抑郁药，但无效率也达40%以上。疗效最差的是抗癌药物，75%无效。这些问题只靠转化医学解决不了。比如抗癌药，只要是肺癌，拿到药就治，肯定要失败。为什么会失败？这是一个很深层次的问题。不综合考虑问题，不靠整合解决问题，那就解决不了问题。

2016年，美国癌症研究所也发了个报告，统计了2009年1月1日到2014年12月31日美国FDA批准的83个抗癌药。很大比例是用"替代终点"来做药效评价的，这篇文章说不靠谱的东西很多，不靠谱的概率很高。文章发表在《美国医学会杂志》上，这篇文章提出一个问题，按照临床标准评价，药品的无效率为什么这么高？纯粹按照"替代终点"，从临床准指标评价，一个也没有。但按传统临床评价，结合临床准指标，有7个按临床标准统计还是一定疗效的，但是，其中不靠谱的东西很多。这些问题应该引起我们搞新药的、搞评价的、搞临床的人员的充分重视。

要提高疗效，除药物疗效外，还要考虑病人的生活质量是不是提高了，以及费用问题。比如13个抗癌药，各方面指标评价还比较好，但有12个没有达到要求，就是因为费用太高，每个药平均费用一年都超过10万美元。到中国就得30万美元，老百姓付不起。从专业看也有很多问题没有解决，如癌的转移问题、耐药问题，以及早期病变很难发现等。

耐药性、无效性、安全性是不是与癌细胞进化有关？这涉及"进化树"的概念，这一概念是2016年《自然》杂志上由一位意大利学者提出的。即癌细胞在转移过程中、在变异过程中，它的靶是变的，生物标志也在变。也就是按原来的方法治疗可能是无效的，癌细胞在变，研发概念不变行吗？

二、转化医学只是一种艺术，而非医学体系

转化医学只是一种艺术，不是医学体系。记得2009年《科学》杂志主编布鲁斯，在《科学转化医学》（Science Translation Medicine）杂志创刊时，写了一段前言，说转化医学是一种艺术。就像一个舞台，导演要导出一部好电影、一台好戏，缺少哪一个都不行。只有碰撞，才能发现，不碰撞还是各走各的路，各唱各的调，各吹各的号，都强调自己的优势，那就成功不了。需要高超的艺术，需要伟大的指挥者。其实这在一定程度上反映的就是整合医学的思维。这些路、调、号就是整合医学的加数，而这个伟大的指挥者就是整合医学的加号，加数选好了，加号当好了，就有最大的和，这就是樊代明院士常讲的整合医学的概念。美国国会有很多人对现代新药研发的路线，对FDA的效率提出了很多相关的建议。他们希望奥巴马的"21世纪治疗计划"，能够加快临床发展，加快新药发展，能够改变现在的政策导向。《科学新闻》（Science News）中说，美国生物医药"创新"首战告败，转化医学的概念受到质疑，这篇文章是2015年发表的，提出了大量的问题。由于这些问题，奥巴马在2015年提出了"精准医学"计划，精准医学不外乎是要搞创新药物，是针对老药研发的问题提出来的一些新路径。他提出计划，预算2亿美元来解决疾病的形成机制，来提升药物研发，来为"精准用药铺平道路"。概念震天响，但解决问题不多。

三、整合医学观念能否促进药物研发

整合医学把握四个方面：精确、适时、共享、个体化，最后落实到个体。通过大量基础研究，通过大数据工程，通过全过程的研究，最后指向精准治疗目标，药物在其中占很重要的位置。测序技术为此提供了很好保证。但从整合医学来看，基因测序不是精准医疗的全部。测序只驱动以下问题，包括基因组以外的某些因素、药物临床数据的分析，以及实际的标准问题，也包括药物联合应用、临床早期诊断及早期治疗，还包括长期随访等。这些都要给予重视。

基因组学告诉我们会发生什么，可能会发生什么。蛋白质组学告诉我们将要发生什么。代谢组学告诉我们已经发生什么，从而去改变。准确地说，不同组学有各自的特点和优势。我们可以认识组学、用好组学来推进发展，这是我们从事研究的重要使命。一个代谢组表型的出现，可以对很多人药物的剂量进行调整，也可以对很多人药物的有效性和安全性进行预测。

我们对乳腺癌等9种癌的基因组进行分析，很多肿瘤的发生和十五六个基因有

关，说明有共性问题。当然也有特殊问题，特殊问题和共同问题都对药物的靶向有用，可用作选择。我们从成千上万的样本中，确定肿瘤以后，发现有14个基因持续过度表达，可能对某些药物的开发、疗效预测有用。运用已有的东西，对一些老药或新基因，或表型进行分析，是一个很重要的途径。谁能把75%无效的抗癌药变成50%有效，功劳就很大了，老药被考虑在其中。从统计看，目前美国临床用得最多、最有疗效的不过10种药物，如二甲双胍、倍他乐克等。2015年开发的"重磅炸弹"级药物没有一个得到如此认可，说明还有很多问题需要解决。

精准药学要与精准诊断、精准治疗整合起来。只有把这三个整合起来，才能为个体化做出很好的方案。在这个过程中，精准基因是基础，应用的目标是个体化治疗。很多靶向药物，3个月或6个月有效，但之后就无效。这和现在用还原论思路来做药有关。还原论的思路是从疾病到器官，到组织、细胞，再到分子，最后还是搞分子。但不是某一个分子就能决定一切，有某个基因的人不一定就多长癌，没有那个基因的人也不一定不长癌，不是某一个因素决定的。

在新药研发，如在抗癌药物研发中需要全面认识发病机制和影响因素，癌症的遗传因素固然重要，但不可不考虑环境因素、个体差异、饮食、运动、体检发现等，应该对不同病人的状况、因素整合，设想研发前景，找到研发的挑战和解决问题的路径。先从自己的专业知识整合开始，再过渡到临床因素的整合。

在实验研究、临床试验研究及上市评价中，要抓住每个环节的关键问题。另外，抗体药物研究难度很大，整体研发周期长，成功率很低，从目前来看，还有临床局限性。当今药物开发最多的，是抗癌药和免疫药，其他的比如抗病毒药等都比较少。这一局限的研究方向，能否扩大到其他疾病，比如罕见病及常见病、多发病的治疗，这对搞抗体药物的人，是一项艰巨的任务。在已有的抗体药物中，年销售达到3亿美元的药物只有2%左右，其他都在3亿美元以下，从经济上还有很多问题需要解决。抗体的有效性、安全性、联合治疗，以及耐药、免疫、毒性问题等，都是抗体药物研发的难点和重点。

在临床试验中，其评价从传统模式向新模式转变，可能会提高研发效率。对癌症来说，之前在以"病"为核心的临床疗效评价模式中，找了病人，找靶点，再找药物。待完成"三找"后，癌已经转移了，靶点也变了，一切治疗方案又得从头再来。美国FDA批准了尼瓦卢单抗，批准后3年更换了7次临床适应证，能说明它前面的研究精准吗？暂不说药学研究，临床研究精准吗？还是摸着石头过河，这需要我们深思。

医疗是一项"救死扶伤"的服务，这种服务不能用简单的市场效益来衡量，用市场发展的规则来管理。现在中国有一种怪现象，大医院比病床数，比医院经济收入数字，医院成了卖药的市场，药占比越来越高。在中国看病，如果从市场经济交换角度来说，搞得不好就会因医患关系而产生经济纠纷，病人给了医院钱，就得治好，治不好就和医院打官司。药不是万能的，但没有药万万不能。

"4P"医疗模式（Preventive，Predictive，Personalized，Participatory；即预防性、预测性、个体化和参与性）中的参与性很重要，不能小看参与性在医疗中的作用。最近几年，随着医务人员对"4P"模式理解越来越深入和普及，在临床医疗中的价值也不断被实践和落实。由于网络信息技术的普及，医患之间医疗信息的不对称性在缩小，很多病人和家属会通过各种渠道了解与疾病相关的资料和文献，主动参与治疗过程的意愿也越来越强烈。这对疾病的治疗和病人康复是有积极作用的。因此，向群众、用户、病人宣传这种概念，普及这种概念，让病人正确理解，变成一条战壕里的战友，才能有益于提高治疗的效益和效率。

整合药学大有可为

◎王广基

整合医学的发展很快，南京中医药大学还专门成立了整合医学学院。整合医学发展这么快，我们整合药学该怎么发展？

现在学科分得太细太专，容易出现"只见树木，不见森林"的现象，常常"头痛医头，脚痛医脚"。临床急需解决整合的问题，所以提出了整合医学。现代医药学都源于西方的还原论，西方还原论把人体分成器官、组织、细胞，然后再到靶点，这样有好处，但问题已显而易见，且越来越严重，到了难以解决的程度。

药物的整合研究，我觉得可从两个方面着手：一方面要精准，一方面要整合。要用精准的技术去研究，要用整合的理论去探索，去探索整个疾病的发生发展过程，探索药物怎么去治疗疾病，就像中医理论提出的"整体调理，标本兼治"，最后达到恢复健康的目的。要有不同学科专家的参与，单打独斗不行。先精准，接着整合。

我是研究药代动力学的，在研究药代动力学时，首先要看的是药物在血浆中的浓度及其变化过程。研究深入后可以发现，血浆药物到组织或细胞，不是线性过程。所以我们要看清楚细胞中靶点药物浓度的变化过程。我们经过十多年研究，看到了药物在体内细胞中的分布，在亚细胞器的分布，靶点作用，浓度是多少，过程是什么，动力学过程又是什么。药学方面的研究要精准到这个程度，但到了这个程度后，又应该研究什么呢？我们要通过双光子激光显微镜，看到药物在组织里的分布过程，即药物从血浆向组织是怎么分布的。在认识世界的过程中，总是先粗后细，细后再粗，这就是整合药学。研究中药更具挑战性，因为它成分多且复杂，对机体的作用过程更复杂，更需要整合药学。

中药是多组分的，西药是单成分的，多组分的研究需要整合。基础与临床要整合，要把宏观与微观整合到一起；中药和西药在临床应用时也要整合，要把中医理论与现代医学和生物学整合到一起。所以对中药的研究要花大力气。中药具有多成分多靶点，代谢复杂，药效输出广泛。研究中药代谢和药效间的关系，是中药研究的重大科学问题。

在过去十几年中，对中药效应成分和物质基础研究了很多，药化的物质基础研究也很多，药效的研究已有很大进展，但它在体内的过程却是一个黑箱。对于药物在体内怎么代谢，药物在体内的成分是什么，还不很清楚。把体内的过程搞清楚，把作用机制搞清楚，是中药国际化和现代化的重要科学问题。以下从三个方面进行探讨。

一、中药的体内代谢

中药代谢与化学代谢的共通性，我们叫质变代谢。质变代谢和化学反应一样，产生一系列1相和2相的代谢反应，使结构出现变化。中药代谢有其特殊性，就是量变代谢。中药中同系成分很多，经过肠道和肠道菌群的水解降解反应，生成一些新的代谢产物。这些代谢产物不是新结构，它是原来中药里面的成分，但经过内部代谢后，整个成分比出现了变化。例如，五味子醇甲，在体外只占4.26%，但到了体内，经过代谢后，变成了6.67%；五味子乙素在体外只有0.32%，到体内后变成了0.19%，成分没变，比例变了，作用就发生了变化。这两个是机体对药物的代谢作用。

还有一个是内化代谢，内化代谢指长期服用后，中药会改变人体内源性小分子的代谢，导致人体生化过程发生改变，产生作用。人参有双向调节血压的作用——对低血压可以增高血压，对高血压可以降低血压。为什么会有双向调解作用？据西药研究工作者说，人参中一定同时存在升血压和降血压的物质，但大家研究了这么多年并没有发现。我们通过代谢组织的方法，经过组分分析，发现一个很有趣的现象。正常大鼠服药后6~8周，通过组分分析发现里面有十几个化合物的信息。高血压大鼠服药8周后，有36个化合物发生显著的变化，可把20只大鼠血压调至正常，8只接近正常。结果提示，人参总皂苷可调节代谢组向正常恢复。机体正常后，起到一个"纠偏"的作用，达到调节血压效用，它是调血压，而不是降血压和升血压，所以内化代谢是药物对机体产生的作用。

我们对体内胆汁酸进行代谢组学分析，也发现体内的胆汁酸FXR-FGF19，如果负反馈机制失灵，胆汁酸就会出现蓄积，从而诱发肠炎。

所以体内物质的变化，与体内疾病有关联，上述结果为揭示中药经体内代谢发生药效奠定了基础。我们正在做肠道菌群的影响，它会对体内某些物质组分产生影响，达到调节机体功能状态的作用。这个体内代谢的模式，一个质变代谢、一个量变代谢，都是药物产生的变化。内化代谢是内源性物质的变化，三者的改变都会影响药效。

二、中药的体外分析

我们建立了一系列分析方法,例如"特征诊断离子延伸""质量亏损过滤"等多种测定方法,解决了中药体内物质基础测定难的问题。可以测到几十个,甚至200多个化合物在体内的变化过程。脉络宁注射液是南京金陵制药厂生产的一个非常好的制剂,共由四味药组成。过去都认为脉络宁只含有机酸,它含有11种有机酸,比如绿原酸、咖啡酸。但绿原酸、咖啡酸怎么能产生这么好的疗效,大家都说不清楚。经过分析发现,脉络宁注射液在体外有87种成分,在体内有232个代谢产物。我们发现除了上述有机酸外,还有很多黄酮类、糖苷类,以及生物碱类等一系列化合物,里面还有石斛的成分。它们的共同作用产生了整合的药理效应,在治疗心血管疾病方面是非常好的药物。这个方法得到了国际认可,认为是复杂机制中未知成分的九大创新策略之一,可以通过这个方法来研究多组分中药的药物代谢问题。

Rg3参一胶囊在临床上已经应用了很多年,是一个肿瘤的辅助治疗药物。参一胶囊在体内经过代谢生效。我们发现在体外Rg3的含量有5%,它有一个脱糖的代谢产物Rh2,只有0.01%,经过体内肠胃的代谢后,Rg3的含量降到1.5%,Rh2的含量增加到0.5%。实际上这个药物是经过体内代谢,形成大量的Rh2后才有作用。Rh2是Pgp的抑制剂,与抗肿瘤药物合用后,可以增加肿瘤部位的药物浓度。当年参一胶囊在审批时,药物做出来的结果显示,Rg3的生物利用度只有0.48%。药厂的人想把它做成注射剂,药效不就会增加200倍吗?他们就用HPβ环糊精做成了注射剂,结果药效和Rg3口服是一模一样。问题出在哪里?问题是做成Rg3HPβ环糊精注射液后,Rg3还得通过胃肠道,从胆汁排泄到肠道,从肠道再脱一个葡萄糖,变成Rh2后才能发挥作用。这个参一注射液没有获批。

关于内化代谢,就是通过代谢组学研究药物在体内物质组方的变化。我们建立了一个质谱方法,即GC-TOF/MS方法,可以在15分钟鉴定出体内600个以上内源性小分子化合物。我们以人参皂苷内化代谢为例,研究人参为什么会有中枢药理活性。

从动力学角度而言,人参吸收差,体内的药物浓度低,血脑屏障也不容易通过。但它有中枢药理活性,它能抗抑郁,对脑卒中、焦虑都可以治疗。人参的作用机制在哪里?在脑组织中没办法找到人参皂苷中有脑保护的物质基础。我们就提了一个假设,是基于人参皂苷不相关的现象,提出了是通过调控代谢,发挥间接效应,即脑病外治的作用。我们假设人参皂苷是通过阻断外周炎症向脑部的传递来发挥中枢的治疗作用。基于这个假设,我们对外周和中枢的炎症通路进行了代谢组学的分析,对炎症通路相关物质进行了分析。结果发现,在正常组、模型组及干预组中,犬尿氨酸有很多变化。在正常组,犬尿氨酸的浓度比较低;在模型组,即制造抑郁状态的模型组,犬尿氨酸高了;但服用人参皂苷后该组犬尿氨酸的水平降低，即人参皂苷发挥了中枢作用。神经毒性的代谢产物3-HK犬尿氨酸增多，神经保护性的代谢物奎宁酸就降低。所以人参皂苷给药后，可使神经保护性代谢物浓度升高，神经毒性代谢物降低，可以调节中枢的炎症水平。

进一步研究发现人参皂苷不是直接进入脑内发挥作用，而是通过抑制外周的犬尿氨酸水平，减少进入脑内的犬尿氨酸量来阻断外周的炎症向脑部的传递，发挥脑神经的保护作用。脑病外治在中医理论上经常出现，脑病外治、外病肠治，以及脑病肠治等。脑病外治的作用机制，突破了西药脑病药物必须入脑的传统认识。

《细胞》杂志在2011年6月发表了一篇论文，研究者报道他们发现一个化合物，叫JM6，JM6可以通过抑制外周犬尿氨酸-3-加单氧化酶（KMO）间接升高脑内犬尿奎宁酸水平。犬尿奎宁酸是脑神经保护性物质，它发挥脑保护作用。《细胞》主编认为，这项研究首次突破了脑病药物必须入脑的传统认识，这篇文章比我们早一个月发表，我们的工作还一直在做。2014年《细胞》又发表了一篇文章，报道特异性调控外周的犬尿氨酸代谢可以实现间接的抗抑郁作用。作者提出，这项研究为从外周实现抑郁症治疗提供了一个新的靶点。我们的研究发现人参皂苷可以抑制3-HK犬尿氨酸的生成，就是毒性的代谢产物的生成，进而抑制外周炎症细胞的趋化和浸润作用，发挥脑保护的作用。我们还提取了人参总皂苷中的一个化合物叫RG1，发现它也有这个作用。而且这个作用可以与现代的神经内分泌免疫机制相联系，它抑制了神经内分泌系统。我们知道，生脉饮——人参、麦冬、五味子，是一个有800多年历史的著名古方，它有广泛的药理作用，能治疗心血管疾病，也能治疗脑血管疾病。根据中医理论，具有益气养阴、生津止渴的作用。我们说的"气"是什么？"阴"是什么？搞不清楚，能不能用神经内分泌免疫的方法来建立一个联系，然后用现在医学和生物技术方法解释博大精深的中医药理论？

三、中西药临床用药的整合研究

现代临床，中药和西药通常一起使用，此时，中药对西药有什么影响，西药对中药又有什么影响，双方对机体有什么影响？这是药学工作者需要解决的问题。首先，中药对代谢酶有没有影响？长期以来很多中药被认为是无毒的产品，西方人把中药当作保健品来管理。研究发现，中药对机体代谢酶系统的影响是很复杂的，比如五味子提取物，在单次给药后，可出现CYP3A酶的抑制作用；但长期给药后，出现CYP3A的诱导作用。为什么短期给药与长期给药产生的作用相反？五味子提取物首先具有抑制代谢酶的作用，抑制了代谢酶，机体有负反馈作用，就增加了它的表达。结果一表达又过度了，过度后，一方面有抑制过程，另一面有过度表达过程。净效应是什么？净效应就产生了这个酶系的变化，净效应有诱导的作用。中药五味子对P450 3A4酶可产生诱导作用，中西药联合用药时更为明显，如果西药是经P450 3A4酶代谢的，那就会增加这个西药的代谢过程。所以要保证中西医联合用药的安全和有效，必须研究它对这个酶系的影响，这也是一种整合关系。

此外，还有对转运体的影响。恩替卡韦是乙肝的一线用药，效果很好，但需要长期用药。长期用药有一定的肝损伤作用，肝损伤作用能不能用保肝药？甘草酸是一个比较经典的中药保肝药物，具有抗炎、抗氧化和免疫调节作用。两个药物能不能在一起合用？我们查了大量文献，发现恩替卡韦和甘草酸临床合用是有的。我们发现合用可使肝损伤降低 30%～50%，病毒的转阴率提高 50%。两个药物合用后，能增效减毒，减毒好理解，增效是怎么回事？恩替卡韦主要抑制病毒的多聚酶，作用于三个环节：一是启动乙肝病毒（HBV）多聚酶，多聚酶在细胞核内；二是形成前基因组 miRNA 逆转录的一个负链，存在于细胞质中；三是合成 HBV DNA 的正链，也在细胞质中。所以它主要作用于细胞质，另外也作用于细胞核，其中有 88% 分布在细胞质里，11% 分布在细胞核里。我们用细胞药物动力学技术，可以把它分离出来，分析恩替卡韦多少分布在细胞质，多少分布在细胞核里，然后看在不同时间药物浓度的变化过程。我们还发现甘草酸在体内的一个代谢产物叫甘草次酸，对多药耐药相关蛋白（MRP）、乳腺癌耐药蛋白（BCRP）外转运体具有强烈的抑制作用，恩替卡韦是一个外排转运体的底物。所以服用甘草酸后，它代谢成甘草次酸，甘草次酸在细胞质内的药物浓度就会增加，从 99.1nmol/L 增加到了 134.7nmol/L，在核内浓度也从 23.7nmol/L 增加到 36.8nmol/L。细胞里的药物浓度增加了，抗病毒的药效就增强了。

我们最近还观察了参麦注射液对肿瘤的影响，参麦注射液常与抗肿瘤药物合用，是一种整合的用法。说明书中说对于各种癌症病人配合化疗、放疗有明显的增效减毒作用，这是临床发现的作用，但对此没有科学数据支持。最近我们研究发现，在结肠癌裸鼠，参麦注射液能显著增加 5-氟尿嘧啶（5-FU）的抗瘤作用，瘤体下降明显，瘤组织 5-FU 的浓度增加 3.94 倍。在临床上发现，参麦注射液和 5-FU、奥沙利铂、亚叶酸钙合用，可使结肠癌病人瘤内的 5-FU 的浓度增加 2 倍。参麦注射液为什么会增加 5-FU 瘤内的浓度呢？我们发现，参麦注射液对肿瘤体内 5-FU 相关的酶、代谢酶和转运体都没有影响。我们提出一个假设——改善了肿瘤的微循环。从 1971 年 Folkman 提出抗肿瘤血管生成即"饿死肿瘤"的学说到现在，已有十几个血管生成药物获批并用到肿瘤治疗中，但很容易出现耐药和转移的现象。实际上越来越多的临床数据表明，那些能够从抗血管治疗获益的，大多数是联合放疗、化疗，在抑制肿瘤新生血管同时改善血流灌注。所以它不是抗血管生成，而是改善了血管的状况。我们在动物研究中发现参麦注射液能有效恢复肿瘤微循环中促、抑血管生成因子两者之间的平衡，抑制成纤维细胞生长因子、增加血管抑素的水平，使肿瘤血管重构而趋于正常化。趋于正常化后有利于药物向肿瘤的局部输送，从而提高化疗效果。简单地说，就是参麦注射液联合放疗、化疗可以增效，增效的可能机制是把杂乱无章的血管正常化，使抗肿瘤药物更容易进入肿瘤，使瘤体内 5－FU 浓度增加，从而改善了化疗药物的治疗效果。

最近我们提出了一个新观点，就是中药的反向药代动力学与新药的发现。化学药物在新药发现中有很大的不确定性，影响因素很多。通常是发现功能蛋白，然后从功能蛋白中找靶蛋白，再从针对靶蛋白的十几万或上百万个化合物中进行筛选，以发现新化合物，进而进行体外活性分析、体内药物浓度分析和进行成药性的分析。它先从新的靶蛋白出发来研制新药，所以成药性很差。

对于中药，我们有一个先天的良好条件，就是从大量临床有效的证据出发，反过来研究。临床有效了，再从中找出它的有效物质、作用机制、安全性等，这就是反向药代动力学。屠呦呦教授从青蒿中发现青蒿素，实际上就是一个反向药理学和反向药代动力学的例子。在文献中有青蒿治疗疟疾的记载，所以反过来研究，找它的活性成分，最终找到了青蒿素这一化合物。中药反向药代动力学，在发现新药或发现新药的组分中是一个重要的途径。

最近，我们基于反向药代动力学从天然药物中发现了新药，在著名杂志发表，还成了封面文章。我希望在中药临床的整合用药或从已经有效的药物中能找到更好、更多的类似于青蒿素的药物。现在有不少单位都在开展相关研究，希望在这方面有所突破。从还原论到整合论到整合医学、整合药学，再从整合药学反过来发现新的化合物、新的组分，这就是我们药学工作的重要任务。

以整合医学为导向的中药多组分代谢药效研究，已经迈出了可喜的一步，中药现代化虽任重道远，但绝对前途光明。

络病诊治理论及药物开发中的整合医学思维

◎吴以岭

21世纪生命科学的研究正经历由还原论向整体论的回归,钱学森教授一直在研究系统科学,他认为中医现代化可能会引起医学的革命,而医学革命可能会引起整个科学的革命。钱学森为什么把中药提到这样的高度?他是站在世界未来科学发展的高度,看到了蕴藏在中药研究中整体系统的思维方法及其对未来科学发展的引领作用。

中药创新大概在三个层面。单体药物应当借鉴天然药物的研究方法,从中药材中做有效成分的分离,从而产生新药物。复方中药在临床应用最广泛,是中药研发的基础,我重点就复方中药的研发和大家讨论。中医讲辨证论治,要把一个医学理论转化成新药,"理法方药"有四个关键环节。所谓"理",就是对疾病发生发展规律的新认识。只有对疾病发展规律有了新认识,才能有新的干预策略、新的治法,根据新的治法才有新的组方和用药的选择。这样一个过程,既是中医理论的原创过程,又是药物的发现过程。目前对理法方药,多数是轻理法,重方药,中医理论的创新不足,中药研发低水平重复,临床疗效难以提高,制约了中药产业的发展。

中医流传到现在,有十多万个处方,但临床医生常用的就几百个。这几百个处方,至今还在广泛应用,几乎都是当时重大创新理论的代表性方剂。比如没有张仲景的《六经辨证》,就不会有麻黄汤、桂枝汤、麻杏石甘汤、白虎汤、大承气汤、理中汤、四逆汤这些名方名药。同样,没有"金元四大家"的学术创新,也不会有防风通圣散、补中益气汤、大补阴丸。这些药方也不会到今天临床还在广泛应用。没有清代叶天士的卫气营学辨证论治,就不会有银翘散、黄连解毒汤、清营汤、犀角地黄汤的广泛应用,这样的规律对今天复方中药新药的研发,仍有现实指导意义。

中药是我国具有原创优势的资源,是发展潜力巨大的战略性新兴产业。但是,真正要把中医的学术研究,转化成创新中药和产业发展,我们就必须实现医学理论研究和临床重大疾病治疗研究,以及创新药物研发三者间的紧密整合。我们要以临床实践为基础,所有的中医理论或临床验证应当都来自临床。要做科研性的临床思维,不停地提出新的理论假说。但这种理论假说一定是落实在组方用药上,最终提高临床疗效。

在我们国家重点实验室中,建立了从理论创新到药物筛选、药效学研究、安全性评价、制剂、质量控制、临床评价等全套的技术体系。比如复方中药,从一个处方,最终会形成一个新药。对于有效实现市场转化,我们提出了理论、临床、新药、实验、循证这样一种转化模式。针对临床医生的辨证论治临床实践,不断提出新的理论假说,不断搞原创组方,提高疗效,同时也要研究临床有效的原创组方。然后把这样一个组方转化成新药,新药的投产不是科研的结束,而是一个新科研阶段的开始,同时,开展更广更严的研究。

络病理论的创新通过临床组方的原创来实现,基础研究通过临床循证研究加以证实,临床研究结果由基础研究数据加以诠释,一个创新理论的科学价值,要有广泛的实验和临床数据加以支撑。凡是我主持研究的新药,都会安排上市后的"随机双盲多中心"临床观察。这种临床循证评价应当采取国际公认,又能尽量体现中医特色的临床评价方法。随机双盲、安慰剂对照、多中心,要用第三方设盲和统计分析,提前进行国际注册,由中心实验室检测,三级质量检查。由国内的权威医院、权威专家完全按照国际标准进行质量控制,这样的研究才能被国内外医学界所认可。

早在《黄帝内经》中已经提出了经脉、经络、络脉、络病这些概念。汉代张仲景的《伤寒杂病论》中,已经有了一些通络治疗的处方,被后世称为"通络组方"。清代叶天士提出了"久病入络""久痛入络",络病成为中医很重要的疾病概念。久病,病程长,久痛,疼痛反复发作,临床上把难以治疗的这一类疾病称为络病。它不是一个独立的病种,许多疾病都可以存在这样一种病理过程或者病理状态。从古代文献看,包括胸痹、中风、消渴等,涵盖了现代医学的心脑血管病、恶性肿瘤、糖尿病等重大疾病。

现在科学发展这么快,这些疾病解决了吗?没有,而且发病率、死亡率还在大幅度增加。古人认为要用通络的方法提高这些疾病的疗效,可惜没有形成一个系统的理论。通过20多年的探索,我们首次建立起络病证治体系。对古人所讲的心脑血管病、糖尿病、恶性肿瘤等这些难治性疾病,用临床辨证论治方法,研究它们的发病机制、病理、临床症候类型、辨证方法、治疗原则,以及每一类症候的药物分类和用药加减规律等。到2004年这项工作基本完成,由国家中医药管理局组织专家委员会,鉴定认为,我们形成了系统研究结果,为络病学科的建立奠定了理论基础。此后学科的建设，学会的建设，重点研究室、重点实验室的建设，都是基于这样一种基础理论在进行研究。

此后我们转向络病学科的一个分支——脉络学说，专门指导血管病变的系统理论研究。脉络学说构建及其指导血管病变防治基础研究，是我主持的两项国家"973"计划项目，这个课题组以中医为主体，包括西医，是一支中西结合、学科交叉的研究队伍，很多研究成果都是这个团队共同的结果。

研究证实，在汉代前就已有脉络学说，脉络学说恰恰是指导血管病变的系统理论。只可惜在中医发展过程中，把经脉和经络概念等同起来，混为一谈，结果把脉络这样一个理论学说给偏废了，不能不说是中医学术的一个损失。我把脉络学说建立起来了，古代的文献中，张仲景《伤寒杂病论》对所有疾病的分析，都是按照经络病变和血脉病变。经络病变讲的是广泛的调控机制，调控机制发生了病变。血脉或脉络学说讲的是血液运行、营养代谢发生了病变。用这两个方面的病变概括所有疾病的发病是科学的，可惜的是脉络学说理论被丢弃了，张仲景的"三因学说"也被废掉了。

看一下汉代前的文献，那时就有指导血管病变的重大理论，古人对血管病变做过研究吗？脑血管病古代叫"中风"，现在西医学"脑中风"（卒中）的说法还是按照中医来命名的。心痛——心绞痛，真心痛——心肌梗死，心悸——心律失常，心积——心力衰竭，心痹——风湿性心脏病，支饮——肺心病，脱疽——周围血管闭塞症。所有的重大血管病变，在汉代前的文献中都有详细记载，许多理论非常有益，治疗方药的记载也很重要，可惜脉络学说被废除了，其中有好多论述没有得到系统的整理。

《易经》中说"形而上者谓之道"，"形而上"的研究是哲学层面上对疾病规律和防治的研究。"气"和"阴阳五行"是中国传统文化中的核心，"气论哲学"，本身不是中医学的，但中医学是用气论哲学来探讨疾病的发生发展及防治规律。"形而下者谓之器"，"器"的研究属于自然科学范畴。"化而裁之谓之变"，要解决方法路径。"推而行之谓之通"，要推广应用。最后"举而措之天下之民谓之事业"，当研究成果造福老百姓时，才能称之为"事业"。我们现在的研究大部分是在"器"和"变"的层面上，解决了一些方法，做了一些实验，有了一些数据，发表了一些论文，得了一些成果，拿了一些称号；但既没有上升到"道"的层面，也与"事业"有很大距离。中医药学术理论体系的建立，为中华民族的发展做出了重要贡献。

中医的解剖在2300年前的文献中已有明确记载，这比西方早了1000多年。古代的西方宗教不允许解剖人体，中国有明确的人体解剖学的记载。关于脉络的功能包括运行血液、渗灌濡养（组织的营养代谢）、津血互换（组织液和血液的交换），以及血气供应等，和现在的循环系统基本相似。但古人的研究并不局限在解剖学中，而是把视野伸向了哲学。在中华文化的"气论哲学"中，选了最具代表性的一个字"气"，哲学中的"气"和有形的解剖，成为中医理论的两大基石。

"气"在中医学中的运用，具有划时代的里程碑式的奠基意义，它既保留了哲学属性，天人相应、正气观念等都在"气"字中包含了；也被赋予了医学的内涵——广泛的调控机制。"道气"结合临床，建立起辨证论治的方法"道气变通"。整个脉络学说形成三要素——哲学、临床和解剖。中医认为血液在血脉中运行，受到气的推动。和血脉相关的"气"是什么？《黄帝内经》讲"营在脉中，卫在脉外"。《伤寒论》讲"营卫不通，血凝不流"。《金匮要略》讲"血脉相传，壅塞不通"。《难经》讲"损其心者，调其营卫"。

营卫之气，用以解释血管病变的生理、病理和治疗，古人已讲得很清楚，只可惜这些论述，由于脉络学说被丢掉了，无法整理。"气"的运行遵循了阴阳动态平衡和五行规律，所以我们从阴阳五行中，又概括出四个字："承"，生命运动稳态的内在调控机制；"制"，病理状态下机体自我代偿性调节能力；"调"，中医治疗学的最高境界；"平"中医治疗学的效应目标，也是效应规律。这四个字，从形而上的哲学层面概括了中医的生命观、疾病观、治疗观和预后观，把"营、卫"和"承、制、调、平"这两六个字放在一起，作为"973"项目的假说，揭示了人体作为一个复杂机体，血管病变作为复杂性疾病在生理、病理、治疗、转规中的内在规律。

这六个字提出后，实验方案都要做修改。过去研究血管内皮损伤导致动脉粥样硬化等，全世界研究太多了。"营在脉中，卫在脉外"，揭示了血管病变的发病机制有从外到内和从内到外两个层面的相互作用（血管外膜、神经体液调节）。为什么中医不叫"治"，叫"调"？《说文解字》讲"调者，和也"，"调"是用儒家"和为贵"的思维，用调理国家社会的思维来调理人体，追求人体内外环境的和谐与平衡。由"调"到"平"的过程是一个系统效应，实际上是一种自适应、自调节、自修复，最后重建自稳态的过程。

总结张仲景《伤寒杂病论》治疗心脑血管病处方的用药规律，并用之治疗心脑血管病。临床疗效会大幅度提高。再结合络病理论和冠心病、心律失常、心力衰竭三个具体的病种，从这个用药规律中研究出三个处方，通心络胶囊、参松养心胶囊和芪苈强心胶囊。通心络治疗缺血性心脑血管病。研究缺血性心脑血管病的最佳组方，规律是什么？四个字——搜、剔、疏、通。搜风解痉，解除血管痉挛；剔除络淤血、降脂抗凝；疏畅络气；通即调解内皮功能、外膜功能、神经体液调节功能。这实际上是动脉粥样硬化三个关键的病理环节。

中国医科大学的研究证实，损伤血管内皮和外膜可以诱发血管痉挛，但机制不一样。通心络可使痉挛的发生率由91%下降到17%，因为方中配了搜风解痉药。上海吴宗贵教授研究证实，不管内皮损伤，还是外膜损伤，都可诱发动脉粥样硬化，尽管机制不一样，但通心络都可有效减轻。张运院士研究证实，通心络大、中、小剂量抑制和稳定斑块的作用，与超大剂量的疗效没有差异。这些研究在国外杂志发表后，他们评论我们的研究未来可能为冠心病的高危病人点燃希望之灯。

张运院士的文章是复方中药在国外主流杂志发表的第一篇文章。

北京的学者研究证实,通心络可以保护急性心肌梗死后缺血微血管的完整性,从而有效改善心肌梗死的灌注,缩小心肌梗死的面积。同步进行的临床循证研究证实,两组急性心肌梗死病人,经绿色通道进入医院抢救,一组给通心络,24 小时内心电图回到等电位线的比例,比单纯西药组高 25 个百分点。核素扫描、心肌造影、超声心动图的结果一致。西医抢救一次可能需要几万块钱,吃一天中药只要 10 块钱,但临床疗效提高了 20%。

上海的学者研究证实,在急性脑梗死模型中,通心络可明显保护脑缺血区的微血管,保护血脑屏障和神经细胞,缩小脑梗死体积,改善神经功能。缩小脑梗死体积的效果优于丁苯酞。复方中药对血管病变病人带来的系统效应,从血液保护到血管保护到组织保护,这种整合的干预给病人带来更多的益处。

对心律失常治疗的整体状况不如动脉粥样硬化,因为现有的抗心律失常药物大多数副作用很大,20 多年来,该领域的进展集中在非药物治疗上。为什么出现这种状况?或许源于抗心律失常药的对抗性治疗思维。心律失常是非常复杂的疾病,把单一离子通道阻滞后,可能会有更多的不协调发生,所以很多抗心律失常药会产生更恶性的心律失常。我们提出整合调节的心律失常药物干预新策略,实现由"抗律"到"调律"的思维转变。同样以脉络学说为指导,运用络病理论中"络虚通补"这种独特的学术观点,总结了"温、清、补、通"这一组方规律。对 1476 例病人进行了参松养心胶囊的临床循证医学评价,发现它治疗室性早搏(期前收缩)的疗效优于美西律 15%,治疗阵发性房颤的疗效和普罗帕酮相当。研究发现可平均提高心室率每分钟 7 次以上。这样一种快慢兼治、整合调节的作用,恰巧符合"承制调"这种学术思想和整合医学理念。

心律失常同时伴有心力衰竭是临床治疗的难题。所有抗心律失常药都会损伤心功能,黄从新教授主持的一项临床循证研究证实:参松养心胶囊在有效治疗室性早搏的同时,可以明显改善心功能,这为解决世界性难题提供了一个新的药物选择。如果一个病人心率很慢,期前收缩很多,目前还缺乏有效的药物。循证研究证实,参松养心胶囊在提高心率的同时,可以有效治疗期前收缩。这个复方中药具有多离子通道阻滞作用,可用于治疗阵发性房颤;但又通过调节自主神经,促进窦房结恢复,改善心脏传导,可用于缓慢型心律失常,而且可改善心肌缺血和心脏功能。其改善微循环、心功能,抑制神经重构的作用优于丁苯酞,这是一种系统效应。这个中药可用于多种心律失常,特别是复杂性心律失常,到目前为止,还没有发现心脏的不良反应。

美国专家认为,慢性心力衰竭是人类心脏病最后的大战场。我们提出"络息成积"这一新的病理观点,解释慢性心力衰竭、心室重构、心脏扩大、心功能逐渐损伤的慢性病理过程。张仲景《金匮要略》中的"水气病篇",有水分、气分、血分之说,很有临床价值。气分——神经体液调节异常,中医讲气虚不能运血,则脉络淤堵，是水流动力学的概念。水分——钠水潴留，尿少水肿。因此，提出一个有效的治疗慢性心力衰竭的组方，旨在气血水同治分消，这一组方的药物叫芪苈强心胶囊。国内心力衰竭专家将该药与西药一线、二线治疗心力衰竭的药物分别进行对照研究，结果发现其强心作用和地高辛疗效相当，利尿作用和口服呋塞米相当。但它降低肾脏水通道蛋白的作用优于呋塞米，那些用利尿剂后水肿无减轻的心力衰竭病人，用这个药仍然有效。它抑制血管紧张素Ⅱ的作用优于了雷米普利，抑制心室重构的作用优于美托洛尔；它可以促进心肌细胞的增殖，改善心肌细胞的能量代谢，有效治疗心律失常。中华医学会心血管分会心力衰竭组的专家对该药做了一项循证评价。两组心力衰竭，都给西药标准化治疗，一组加中药芪苈强心胶囊，对照组给安慰剂。按明尼苏达生活质量评分，单纯西药标准化治疗组降低了 4 分，加用中药组降低了 12 分；按照 6 分钟步行距离，单纯西药标准化治疗组增加了 17 米，加用中药组增加了 40 米，疗效差距非常大。这项研究发表在《美国心脏病学会杂志》，编辑部评论："让衰竭的心脏更加强劲，中国传统医学给我们的启示。这项富有前景的研究已经打开了一扇利用最新科技研究与传统中药在心力衰竭治疗中协同作用的大门，这是一个挑战，应当热烈拥抱。"国外许多新闻媒体进行了报道。《美国心脏病学会杂志》把它列入了 2013 年度学术亮点，评述认为：芪苈强心胶囊治疗慢性心力衰竭多中心、随机、双盲、安慰剂平行对照的研究，证实了中药可靠的疗效，与西药联合治疗可获得协同效应，使心力衰竭病人获得更显著的效果。

现在国内外专家对复方中药形成了协同研究，包括基础研究、临床试验、药代动力学、代谢组学和药效学。一个复方的组方一定是中医特色，一旦成为一个新药，就可开展广泛研究，包括国内外专家都参与的协同攻关。《自然》杂志在心血管方面，对中国中成药的临床研究做了个评述，总共选了 1900 多篇论文，认为符合他们标准的是 68 篇，有 4 篇做得最好。其中通心络胶囊、芪苈强心胶囊、参松养心胶囊占了 3 篇，这是国际权威杂志首次关注中国中成药的临床研究，也说明国内专家这些年做的工作，已经引起国际医学界的关注。现在不管是美国 FDA，还是欧洲药监局，都非常欢迎复方中药去注册，这在过去是不可想象的。

这三个中药都分别纳入中华医学会心血管分会、心律失常学会、心力衰竭学组的冠状动脉痉挛、心肌梗死、室性心律失常、房颤、心力衰竭的诊疗指南和专家共识。我们把学术研究和专科、学科、学会、研究室平台建设整合起来，建立了络病研究与创新中药国家重点实验室，国家中医药管理局络病学重点学科和重点研究室，建立了国内遍布各省市的络病专委会。加拿大、欧洲也已建立了络病学会，络病学的教材在国内 40 多所高校开课，在国外有的学校，如新加坡的学校也开课。说明一个学术理论能够指导临床、提高疗效，学术是没有国界的。络病是老祖宗留给我们的宝贵遗产，应当把它传承好、发展好，不仅提高临床疗效，还可促进更多创新药物的研发。

从整合药学理念看中药安全性研究

◎肖小河

进入21世纪以来,人类疾病谱悄然改变,人类"回归自然"的热潮持续升温,以中医药为代表的传统医药在国际上受到越来越广泛的重视和青睐,以抗疟药物青蒿素、白血病治疗药物亚砷酸注射液等为代表的源自中医药的研究成果,也获得国际的广泛认可。特别是近年来,党中央和国务院高度重视中医药的继承、发展和利用,举世瞩目的《中华人民共和国中医药法》于2017年正式颁布实施,标志着我国中医药事业步入了前所未有的新时代。

与此同时,近年来在国内外相继发生了一些中药不良反应事件,如2014年香港《凤凰周刊》刊发了《大陆中草药肝损害调查》,文章认为,中草药是中国大陆药物性肝损伤的主要原因。该文被国内外媒体争相转载甚至大肆炒作,引发了人们对中药安全性的普遍关注和疑虑,给中医药事业的可持续发展及国际化蒙上一层阴影。可以说,中药安全性问题已成为高悬在中医药行业领域的"达摩克利斯之剑"。那么在新的形势下,如何看待我国中药安全性的形势及问题?如何为人民健康美好生活需求提供更加安全、高效的中药产品及服务,让中医药为实现"健康中国梦"做出更大的贡献?这是新时代中医药科技工作者必须认真思考和回答的大课题。

一、与时俱进地看待我国中药安全性形势及问题,既不要夸大,也不可轻视

随着中药现代化发展战略的实施,中药安全性研究取得了显著的成绩,构建了较为完善的中药安全性评价体系,丰富和发展了炮制减毒、配伍减毒、辨证减毒等具有中医药特点的防毒控毒理论和方法,为保证临床安全用药提供了科技支持。但是,由于中药品种繁多、成分复杂、基础研究薄弱,一些早期批准的中成药存在"先天不足,后天失养"的问题,质量控制水平不高、临床定位不准确、

不合理用药等现象较为突出,其安全用药问题存在较大隐患,一旦出现问题往往难以及时制定有效应对措施,加之媒体的过度解读和炒作,更加剧了人们对中药安全性形势的疑虑。面对新的形势,我们一方面要正视我国在中药安全及风险管理方面存在的问题,同时也要客观地看待我国中药安全性基本形势。

首先,随着中药在全球范围内的广泛应用,不同国家和地区对中草药/传统药物的使用方式及监管措施不尽一致,不可避免地出现了这样或那样的安全性问题。尤其是中草药产品多数在国外作为膳食补充剂广泛使用,甚至作为减肥保健品长期服用,缺少有效监管,往往容易引发不良反应发生。

其次,随着中医药的普及和中药产业化的发展,中成药已成为中药临床应用的主要形式之一;但由于缺少有针对性的中医药理论指导,药不对证、超适应证、超疗程、超剂量等不合理用药现象较为突出,不可避免地增加了中药临床安全用药风险。此外,临床上中西药合用现象十分普遍,其中既有中西药合并用药,也有中药与中药合并用药(如传统汤剂与中成药,中成药与中成药);但是目前还缺乏对合并用药安全性的科学认识和评价,这无疑会增加中药临床不良反应的风险。

与此同时,我国政府对中药安全性一直十分重视,药品安全性监测体系也日趋完善,一旦发生药物不良反应或事件,相关安全性风险信息能够迅速呈报上来,为国家药品监管部门对高风险中药的安全使用监管提供了及时有效的决策依据。从目前的上报数据来看,中药不良反应的上报频数确实呈逐年增加之势,一方面这与我国药品质量和安全性监管体系不断完善有关,另一方面与中药产业化规模不断扩大、临床应用日益广泛也有密切关系。但是中药不良反应上报频数增加并不代表中药不良反应的实际发生率也在增加。

再者,在统计分析中西药物不良反应时,无论是国内还是国外的科研人员和医生,往往将所有中药与某一类西药,甚至某一种西药进行比较,如把全部中药品种与抗生素进行比较,这种不平衡、欠科学的统计比较方式无疑会"凸显"中药不良反应的发生频数及中药在全部药物不良反应中的占比,很容易得出中药不良反应畸多的假象。同时由于缺少特异性诊断方法和标准,临床上对于大多数药源性损害诊断普遍存在"非西药,即中药"的片面思维,导致中药肝损伤等药源性疾病的误诊率普遍偏高。值得欣慰的是,中华中医药学会制定颁布了国际首个《中草药相关肝损伤临床诊疗指南》,该指南为避免药物肝损伤特别是中药肝损伤的误诊和误导提供了客观诊断策略和方法指导。

此外,随着我国物质生活水平的不断提升,人们对健康需求明显增加,中药使用也更为广泛,但是人们对包括中药在内的传统药物安全性认识还存在较大的误区。中药"天然、无毒副作用"的欠科学理念根深蒂固,导致滥用现象日益突出,增加了中药不良反应的风险,特别是一些传统认为"无毒"的中药一旦出现严重不良反应,极易引起各方面关注,加之部分媒体炒作和肆意解读,以偏概全,更增加了社会公众对中药整体安全性的疑虑甚至否定。

综上，尽管我国中药安全性形势存在种种问题，但总体来说是向好的和可控的。需要特别指出的是，面对中药的安全性形势及问题，无论政府主管部门还是社会媒体，无论是专业人士还是普通消费者，都应有科学和清醒的认识，既不要夸大，也不要轻视。随着《中医药法》的出台和实施，中医药准入门槛有所放宽，中医药的可及性将得到更加充分的保证，中药安全性风险管理无疑需要进一步加强。

二、中药安全性问题关系中医药事业的安危与发展，应该列入长期优先支持的研究领域

我国是全球中药/植物药最大的资源国、产业国、消费国，中医药也是我国最亮丽的"国际名片"之一。中药安全性问题不仅关系临床合理用药和病人利益，而且影响中药产业的健康发展和中医药的国际形象。在推动"健康中国"战略的进程中，为了进一步发挥中医药的作用和价值，为广大民众提供更加安全、高效的中药产品及服务，应加快推进以提升中药安全保证水平为核心的中药科技领域供给侧改革。

在几千年的发展历程中，中医药积累了较丰富的安全用药经验和理论，如"药以治病，因毒为能""炮制解毒""配伍减毒""辨证减毒""有故无殒亦无殒"等，但是这些中医药传统控毒理论和共性技术，至今缺少深入的系统研究，其现代科学内涵尚不清楚。此外，针对一些高风险中药品种，究竟其毒性靶器官是什么，毒性强度如何，主要毒性物质及损伤机制是什么，如何有效避免或减少其毒性等问题几乎都是一个"黑箱"。相比之下，化学药和生物药研究比较系统深入，其不良反应及注意事项等安全用药警示信息比较详尽，具有较好的可预测性、可防控性及较明确的风险-获益比，即使某种化学药和生物药出现了严重不良反应，也不会使消费者对该药物乃至化学药和生物药的总体安全性产生疑虑或恐慌，也不易被舆论媒体肆意炒作。

在过去数十年里，我国科学家对部分"有毒"中药的安全性问题分别进行过专题研究，也取得了一批重要科研成果，但研究多为片断式的，缺少系统性、连续性，且存在与临床脱节的现象，不少研究成果在临床上难以转化应用，也难以给监管决策形成强有力的科学支持。因此，建议今后相当长的时期内，要把中药安全性问题研究作为中医药科技发展的重中之重课题，设立"中药安全性评价与风险防控"科技专项，力争在 10～15 年，实现中药临床不良反应从"尚不明确"到基本明确。

三、创新中药安全性研究策略，加快建立符合中国国情和中医药特点的中药安全性评价与风险管理体系

我国是全球最大的发展中国家，幅员辽阔，人口众多，医药卫生资源存在供给不平衡、不充分的矛盾，在偏远地区和低教育人群中，药品安全风险识别与防

范意识相对较差,难以做到早发现、早诊治、早防控,同时中药往往起效缓慢、作用温和,安全性风险隐匿性强,风险-获益比不够明确。因此,亟须建立符合中国国情和中医药特点的中药安全性评价与风险防控技术体系,以期系统性地解决当今行业领域所面临的中药安全性问题与挑战。重点是要创新中药安全性评价策略与风险防控机制,尽快实现"五大"转变。

1. 对中药毒性的认识从"主观偏见"向"证据说话"方向转变 对中药毒性的认识,目前存在两种偏见:一是一旦某种中药出现了严重不良反应,以偏概全地认为中药整体不安全,或者中西药联用出现问题,中药往往因为说不清道不明而背上"黑锅";二是总以为中药是天然的、无毒副作用,即使出现毒副反应,常常以"不辨证论治""不合理用药"等为由而盲目否认中药的毒性。这两种"偏见"对中药的健康发展都是不利的。是药三分毒,中西药都一样。因此,亟须加强中药安全用药宣传和教育,科学理性地认识中药的"效"与"毒"。针对某一种或某一类中药,无论是否定其"有毒"还是肯定其"有毒",均应有客观证据作为支撑;同时不断提高临床医生和广大消费者的安全用药自觉性和自我保护意识,有效防止中药的滥用和误用。

2. 研究对象的重点从传统"有毒"中药向传统"无毒"中药转变 传统"有毒"中药,如古代文献记载的"大毒"中药,其毒性往往为具有明显的"量-时-毒"关系,我们称之为固有型毒性,临床上一般可预测、可防控,如附子、雷公藤;而传统"无毒"中药,如何首乌及其相关制剂,其肝毒性与服用剂量、时间等无较明显的关联关系,具有隐匿性、偶发性,往往难预测、难防控,这类毒性往往与机体状态有关,我们称之为特异质型毒性。目前对传统"无毒"中药的安全性缺乏研究,一旦出现问题往往难以有效应对,容易引起病人及公众的误解甚至恐慌,还有可能被媒体肆意炒作。因此,对于传统"无毒"中药在临床上或实验室出现安全性风险信号,应该予以足够的重视并加以研究。

3. 研究模式和方法从常规的系统毒理学向结合临床的"病证毒理学"方向转变 固有型毒性在临床前安全性评价阶段通过常规毒理学实验大多可以被发现,而特异质型毒性具有隐匿性、偶发性和难以预测的特点,往往在临床评价阶段才被发现,是当前药物上市后出现严重不良反应及导致药物退市的主要原因。评价和预测药物特异质型毒性是极具挑战的国际性难题。常规毒理学评价模式对传统"有毒"中药的安全性评价是有效的,但是对于近年来频发的传统"无毒"中药的安全性问题往往束手无策。传统"无毒"中药所致的肝损伤大多数与机体状态密切相关,亟须建立基于真实世界、关联临床病证的中药安全性评价体系。以临床真实世界和病证(理)模型为基础的"病证毒理学"评价模式和方法,能够对比刻画不同体质和病证(或病理)状态下机体对药物毒性的敏感性、耐受性及其差异规律,科学地认知和精准评价中药毒性的相对性、易感性及可控性。"病证毒理学"对中药特异质型毒性评价与防控具有重要的现实意义。

4. 中药质量安全性保证将从化学检测为主向化学检测和生物评价相结合方向转变　中药质量评价与控制一直是以定性定量地检测个别指标性成分为主要方式，其最大的局限性：一是难以密切关联临床功效和安全性，二是难以体现中药多成分及整合作用特点。这种局限性在中药安全性质量保证方面也同样存在。对此，中华中医药学会制定颁布了团体标准《中药品质评价方法指南》，建立了以生物评价为核心的中药质量整合控制策略和方法体系；2020版《中国药典》编制大纲也强调指出，将重点开展基于中医临床疗效的生物评价和测定方法研究，建立以活性成分与生物活性相结合的中药整体质量标准体系。针对高风险的中药，如临床有肝毒性、肾毒性、心脏毒性等的中药，以及中药注射剂，应加快探索建立以生物毒价、生物标志物和生物效应表达谱等为基础的中药质量生物评价与整合控制方法和标准，以保障中药临床使用的安全性。同时，对外源性有害物质如重金属、农药残留和微生物及其毒素污染制定严格的控制标准，亦是不可或缺的。

5. 中药安全性风险防控将从"碎片化"研究向"临床监测－科学评价－风险防控"一体化管理转变　针对当前中药安全性领域存在的研究片断式、碎片化、难转化等现象，以及中药安全风险信号难关联、难共享、难整合等问题，亟须建立"临床监测－科学评价－风险防控"一体化系统响应机制和措施，构建中药肝毒性、肾毒性等专业化的全国性药源性损害研究协作网络，尽快摸清我国中药严重不良反应的"家底"及动态变化，加紧制定符合中国国情和中药特点的药源性损害评价标准和方法，系统地评价重点中药品种的风险－获益比，实时发布权威的中药安全性数据和风险处置对策，助力政府主管部门更加科学、积极、主动地应对中药安全性突发事件，避免社会各界对中药不良反应或事件的误导和误判，也避免对中医药事业造成不必要的伤害和打击。

四、结　语

不忘初心，牢记使命。客观认识中药安全性形势和问题，进一步加强中药安全性研究，创新中药安全性研究策略，加快建立符合中国国情和中医药特点的中药安全性评价与风险防控体系，以最大限度地保护病人的健康和利益，同时促进中医药事业健康持续发展，科学维护中医药的国际声誉。不要抹黑、伤害中药，更不要"因噎废食"、规避使用中药。正如美国1966—1969年推行"药品有效性研究计划（DESI）"，不仅开创了现代医药工业的理念革命，而且成就了美国FDA在全球药品注册和监管领域的权威地位。

借鉴美国的DESI计划，对一些安全风险较高的中药，开展安全性和有效性再评价研究，也将是推动我国药品科学监管向着习主席提出的"四个最严"（以最严谨的标准、最严格的监管、最严厉的处罚、最严肃的问责）要求迈进的重要举措，也将为中药产业整装出发、重铸辉煌提供重要契机和抓手。笔者相信，补好中药安全性这一课，老祖宗留下来的中医药宝库必将为人类健康做出更加伟大的贡献。

进展期帕金森病的治疗

◎刘学东

　　帕金森病是常见的神经系统变性疾病。最主要的病因是中脑多巴胺神经元的减少，病理上有路易小体形成。体内多巴胺浓度减少就会引起多巴胺和胆碱能的平衡失调，从而导致相关临床症状。

　　临床表现主要有静止性震颤、肌强直、行动迟缓、姿势平衡障碍等运动症状。近年来，临床医生在关注运动症状的同时，还特别关注非运动症状，因为非运动症状有时对帕金森病病人的生活质量产生显著影响，甚至多于运动症状。非运动症状包括便秘、睡眠障碍、焦虑抑郁、疼痛等。我国的帕金森病病人大概有200万，全世界的帕金森病将近一半在中国。随着中国老龄化的进展，预计到2030年，中国的帕金森病将达500万人。

　　药物是帕金森病的基础治疗。近些年国内外陆续发现或研发了很多治疗帕金森病的药物。包括最早的颠茄类、左旋多巴类，以及多巴胺释放剂、多巴胺受体激动剂、单胺氧化酶抑制剂等，现在有很多治疗帕金森病的药物在进行临床试验。在这些药物中，左旋多巴类药物是任何时候都不能被替代的。20世纪60年代左旋多巴的出现，是帕金森病治疗的一个里程碑。它直接补充多巴胺到脑内，解决了多巴胺不足的问题。但长期使用左旋多巴会出现相关的副作用，早期会出现嗅觉减退。

　　从病人出现运动症状，如震颤、僵直、行动迟缓到开始治疗，有时会间隔很多年。因为帕金森病容易被误诊和漏诊，治疗刚开始时，效果非常好，随病情进展会出现相关的运动并发症，药物效果会越来越差。运动并发症包括运动波动。刚开始服用美多芭时，能维持4～5小时，甚至更长时间。随时间延长，只能维持1～2小时，甚至更短时间，疗效减退。还有"开关"现象，孩提时都知道电灯的开关，一关整个屋里一片漆黑，一开整个屋里一片光明。对帕金森病的药物治疗，药物起效时，活动非常好，一旦停药就会出现震颤、僵直、行动迟缓，严重影响病人的生活质量。还有一种运动并发症是异动症，就是帕金森病病人在服药症状控制良好时，会出现全身不自主的抖动。这种晃动可以是头部，也可以是肢体。这些运动并发症的出现，严重降低了病人的生活质量，增加了医疗支出。

我国首个帕金森病横断面调查，纳入了42个教学医院。发现随着病程的延长，运动并发症越来越多。病程大于11年的病人，症状波动的发生率为42.2%，异动症的发生率是18.1%。虽说比国外的发生率要低，但这与我国医生用美多芭比较保守，剂量比国外小有关。运动并发症对帕金森病病人的影响很大，所以运动并发症的控制与预防始终是帕金森病治疗的一个重要目标。

从2002年美国神经病学会（AAN）的指南，到2006年的，欧洲神经科学协会联盟（EFNS）指南，到2013年的国际障碍协会（MDS）指南，到2014年中国帕金森病的治疗指南，所有这些指南，除要改善运动症状外，都把降低运动并发症的发生作为一个很重要的目标。2014年中国的指南对帕金森病的运动并发症的处理给出了明确意见。症状波动主要是美多芭用量不足导致，可以增加次数，换用控释剂，加用多巴胺受体激动剂等治疗。异动症的处理最主要的是剂峰异动症，当然还有双相异动症，即左旋多巴不足时也异动，但大部分是剂峰异动。对此，我们要减少左旋多巴剂量，加用其他药物，比如多巴胺受体激动剂、COMT抑制剂、金刚烷胺等药物。其中多巴胺受体激动剂包括普拉克索、罗匹尼罗，都可作为一种救急推荐。

2013年EFNS/MDS的指南也指出，多巴胺受体激动剂是进展期帕金森病添加治疗的一线药物。多巴胺受体激动剂，特别是一些非麦角类多巴胺受体激动剂，作为一线药物的添加可以减少"关期"时间。尽管如此，进展期帕金森病的治疗还是面临很多挑战。很多治疗方案依然不能达到让病人和医生满意的临床疗效。因为帕金森病目前所用药物很多都是短半衰期的药物，造成的症状波动是导致帕金森病运动并发症一个很重要的原因。

帕金森病病人出现运动并发症后，生活质量会受到严重影响。帕金森病大部分都是老年病人，除帕金森病外，还要服用很多其他药物，比如降压药、降糖药等，很多病人每天要吃一大把药。能否提供每天一次的缓释药物，来减少服用次数，使之更方便服用，这是帕金森病病人很迫切的要求。

多巴胺受体激动剂分为麦角类和非麦角类，麦角类药物上市后，经过长期观察，发现它可以引起心脏瓣膜的纤维化，所以麦角类多巴胺受体激动剂目前已经退市，包括溴隐停等药物。现在临床更多的是用非麦角类多巴胺受体激动剂。罗匹尼罗最主要的是选择性激活第二和第三受体，速释片在中国并没有上市，缓释片2006年已经在美国上市，我国直到2015年8月才批准上市。

罗匹尼罗常和左旋多巴联用控制帕金森病症状，目前有2mg和4mg两种。起始剂量从2mg开始，每天一次，逐渐增加。最高剂量可达24mg。临床需要注意，这是国外研究的数据，中国很难用到这种极大量。中国人和外国人有体质差别，还会受经济条件限制。如果一天用 12 片，要上百元，病人很难承受。罗匹尼罗的药代动力学是一种缓释剂，相对达峰时间比较长。

临床更要关注的是，很多老年病人会有肝功肾功损害，这种药物对肝功能和肾功能影响实际上不明显。但对于肝功能不全的人需要谨慎，对于肾功不全者不需要调整剂量。对老年病人不需要调整剂量。临床医生特别关注药物之间的相互作用。很多老年病人服用多种药物，这个药物是通过细胞色素酶进行代谢的，所以不受 P450 酶影响，另外它对左旋多巴代谢也无明显影响。它是采用一种恒定渗透技术，持续缓慢释放，能保证药物的浓度，始终比较平稳。

比较速释片和缓释片的峰浓度和谷浓度，可以看到速释片的峰浓度和谷浓度之间相差 5 倍，但缓释片只有 2 倍，相对来说释放非常平稳。ESPD 研究是关于罗匹尼罗缓释片联合用药治疗帕金森病的临床研究，观察进展期帕金森病病人添加罗匹尼罗后，24 小时内各个时段"开期"时间的比例。可以看到，在夜间添加罗匹尼罗后，"开期"的比例得到明显提高，在清晨得到明显提高。将白天分成不同时段进一步观察，发现不论在哪个时段，"开期"时间都得到明显延长。

中国开展的多中心、随机、双盲、安慰剂对照研究，是在国家食品药品监督管理局批准上市之前进行的一项临床研究。将左旋多巴治疗不佳的病人随机分配到左旋多巴加罗匹尼罗组，和左旋多巴加安慰剂组。24 周时，罗匹尼罗缓释片"关期"时间平均减少了 2.1 小时，安慰剂组是 0.4 小时。无论是运动评分还是日常生活能力，基线改善均明显优于安慰剂组。罗匹尼罗对统一评定量表评分也有明显改善，但单纯用罗匹尼罗是否会改善焦虑抑郁，还需要做相关的临床研究。罗匹尼罗缓释片引起的异动明显高于安慰剂组，除此之外，其他如头晕、眩晕等不良反应，两组没有明显差别。相对来说罗匹尼罗价格比较低，整体讲，速释片价格要低于缓释片，而且剂量越大，相对价格会更低一些。

综上所述，减少和控制运动并发症，在国际和国内指南中，都作为帕金森病的一个首要目标。对于进展期帕金森病病人，推荐非麦角类多巴胺受体激动剂控制运动并发症。罗匹尼罗缓释片作为进展期帕金森病的添加治疗，可以显著改善运动症状，提高病人的生活质量，还有良好的耐受性。

整合高血压病学

我国高血压管理中的整合医学思考

◎孙宁玲

血压增高是导致脑血管或心血管事件死亡最重要的病因。2014年的报告显示，我国大概有2.7亿高血压病人。心血管疾病与高血压之间的关系已阐述得非常清楚。对高血压病人首先应进行血压管理。血压管理经历了几个时期。开始是人群防治，在20世纪50～70年代，有学者组织过"首钢模式"下的人群防治，受到世界卫生组织的称赞。在这样的防治过程中，我们知道了随机对照试验（RCT）。RCT是以随机对照及观察性对照研究作为主体的一种临床试验。在RCT的发展过程中，给临床带来了转化医学。现在已发展到整合医学，将贯穿中国高血压防治的全过程。

目前存在几个问题：第一，血压目标的确定，特别是高龄老年人，目前研究的结论不一致；第二，在生活方式干预中，除了一些基本的生活方式干预外，高食盐依然是一个重要的主题；第三，心脑血管事件下降后，除血压以外，还有血压和其他危险因素并存导致的问题；第四，在有效的高血压防治中，其关键性策略转移的问题。

高龄老年人的目标血压大家非常清楚，提出目标血压≤150mmHg的循证证据来源于HYVET研究。HYVET研究纳入的人群是平均年龄83岁的高血压病人。通过有效的降压，把血压降到150/80 mmHg以下，全因死亡和心血管死亡都可降低。正是由于在高龄老人中做的临床试验，故将高龄老人的血压定到150/90 mmHg以下（中国病人在此试验中占35%），并作为临床很多指南推荐的目标。但SPRINT

的研究又提出另一个思考，因为在 SPRINT 研究中有 25% 的病人年龄大于 75 岁，这个年龄组中如果强化降压，使收缩压低于 130mmHg 仍可以获益，那就意味着将 150 mmHg 的目标降到了 130 mmHg。这引起了很多人的关注、思考和讨论。因为 SPRINT 研究中 >75 岁的人群实际平均年龄达 81 岁，是一组相对低危的老人，他们没有糖尿病，没有卒中，也没有有症状的心力衰竭，以及老年性痴呆和体位低血压等，而且不需要家庭照顾，事实上这种情况在 >80 岁的人群中是较少见的。虽然 HYVET 的研究中 >80 岁的人群的相对危险稍高一些，但 2 个目标血压存在巨大差别。2017 年，美国 ACC/AHA 指南的高龄老人目标血压为 <130/80 mmHg，而美国 JNC 8 为 <150/90 mmHg。

2015 年公布的 SPRINT 研究的结果引起了欧洲心脏病学会（ESC）年会上大家对高龄老人管理问题的思考。SPRINT 研究入选的高龄老人很多是 80 岁以上的老人，血压是以 160mmHg 以上开始治疗。这类人群分为两种，一种是健康老人，一种是衰弱老人。用单药或联合方案。目标血压定到 150 mmHg 或更低作为主要观察指标。健康老人希望降到 130 mmHg 以下，要用两个以上药。衰弱老人要低到 150 mmHg以下，就得使用两个以上药物，而且还要看他们的一般状态。

另有研究提示，所有人群血压低到 130 mmHg 以下，生存曲线是低的。用一个药物就能使血压降至 130 mmHg 以下，生存曲线是高的。所以，高危老人要把血压降到 130 mmHg 以下，不一定要用很多药物。在临床上，老人的基本状态还是健康的。这组研究对象平均年龄达 87 岁，且体位性低血压达 17%~31%，心血管疾病达 52%，冠心病心力衰竭达 18%。与刚才提到的人群相比，有更多的风险。在这样的人群中，如用两个以上药才能降到 130 mmHg，病人状况是不好的，这和 SPRINT 研究形成了对照。当然，这组人群年龄更大，生活状态又不好，虚弱老人降到 150/90 mmHg 以下就可以了，能耐受者血压还可再低一些。要对这部分人采用个体化的治疗原则。

2017 年美国 ACC/AHA 公布了新的指南，对高龄老人的血压、降压问题提出一些新意见。因为在真实世界中，有心血管疾病的高龄老人血压是不能过低的，太低会导致一系列不良反应。在临床上，对于老人血压大于 140/90 mmHg，一般要降到 140/90 mmHg；对高龄老人在 150 mmHg 以上时，应降到 150 mmHg 以下。在这个过程中，还是要进行危险因素评估，包括血糖、血脂和肌酐的变化，器官损害状态的评估和疾病的评估。在评估的基础上，是高危人群就应该个体化，根据收缩压的高低来决定治疗方案。

基于高龄老人血压管理专家共识的建议，收缩压分为几种情况。收缩压在 150 mmHg 以上和 140~150 mmHg 之间的，在这两种状况下又分为舒张压在 60 mmHg 以上和 60 mmHg 以下的，治疗策略不完全一样。舒张压在 60 mmHg 以上，收缩压在 150 mmHg 以上的人，临床上应该是单药治疗；舒张压低于 60 mmHg 的老人，可以暂时不用药物。收缩压在 140~150 mmHg 要观察变化情况。临床上对收缩压达 150～180 mmHg，甚至大于 180 mmHg，舒张压低于 60 mmHg，治疗策略要慎重，先从低剂量单药开始，逐渐增加剂量，然后再考虑其他治疗。所以，对于老人，重要的是保证生活质量，不要产生不良反应，保证生活常态最重要。然后再分析风险，实施积极有效的管理。

高血压病人的生活方式管理是基础管理，其中控盐仍然是重点。世界卫生组织在全球高血压防控计划中提出了一个重要策略，就是食盐量减少 30%。血压水平没有达到要求的要再降低 25%。在临床治疗心脑血管疾病等慢病的过程中，要高度重视食盐减少及血压水平的稳定下降。从过去的研究中发现，如果食盐量每天大于 6g，全因死亡率上升，心血管死亡和卒中也上升。因此，我们应该有效管理食盐的摄入。随着摄盐增加，血压也升高，收缩压和舒张压都上升。中国的指南中已将盐摄入的目标定到每天小于 5g。高血压病人盐摄入每天小于 6g，会大大改善高血压及其他疾病的现状，但也不是越低越好。

对低盐摄入的病人，首先应当进行盐摄入的评估，通过评估后对每天摄盐量小于 6g 者不必限盐。对于盐摄入每天 6～12g 及每天大于 12g 的高血压病人限盐可以带来益处。自 2014 年《新英格兰医学杂志》连续公布了 3 篇摄盐量与心血管事件的关系文章，引发了大家对限盐的争议。PURE 研究显示盐摄入每天 2.8～7g 心血管终点事件率最低，每天大于 7g 和每天低于 2.8g 时，都会出现事件的上升。这就提出一个问题：盐摄入在每天 6～7g 时该不该限盐？按照世界卫生组织的标准（每天大于 6g）应当限盐，现在目标上调至每天 7g 合适吗？这需要研究者考虑。回顾文献，这项研究结论没有采用 24 小时尿钠测定这一评估盐摄入的金指标，而采用的是日本的清晨点尿法评估。点尿法实际上不准确，用于全球评估显然有不足的地方，所以还需要验证。

我们采用 24 小时尿钠排泄的金指标分析中国高血压人群的食盐摄入量，在 2016—2017 年至少做了 2100 例高血压病人。通过 24 小时尿钠排泄计算高血压人群盐的摄入量，结果显示：西北地区人群的平均盐摄入量每天可达 11.5g，东北地区达 11.3g。全部人群平均量是 9.7g。每天盐摄入低于 6g 的人为 25%～27%，这些病人其实不必充分限盐或过度限盐。而每天盐摄入大于 6g 的占高血压病人的 70%，对这些病人有效的限盐可以减少血压增高的趋势。

为了有效管理摄盐，应该有评估方法。常规的金指标是 24 小时尿钠评估，但由于这种方法繁琐，不易操作，并没有作为临床常规方法。所有应该建立良好的简易评估方法，推动高血压摄盐的评估，有针对性地限盐，才能有效改善我国血压的控制率。有效限盐对高盐地区人群的血压管理会带大更大的促进作用。

日本在 20 世纪 60 年代处于高速经济发展期，血压、血脂、血糖增高的人群都在上升。除了进行血压、血脂、血糖的管理，日本政府开展了全民限盐活动。北方限盐力度最大，从每天 18g 降到每天 14g。全国平均从每天 13.5g 降到 12.1g。结果血压管理得到了改善，卒中死亡率下降了 80%。

在高血压指南的制订中，我们仍面对一些挑战，比如在治疗中心率快的病人该不该管理？有研究发现，当血压从 140/90mmHg 降到 130/70mmHg 时，心率≥84 次/分和心率<84 次/分的病人相比，在心率快的情况下，仍然增加了心血管事件的风险，表现为心力衰竭、猝死及心肌梗死的增加。所以对高血压病人，如果心率偏快时就需要管理。除了血压达标，还应该进行心率管理。心率管理常用的药物是 β 受体阻滞剂，但在近年，包括日本、美国等在内的一些指南都将其降级，从第一线降到第四线。β 受体阻滞剂的争议之处在于：第一，它增加新发糖尿病的风险；第二，它增加老年人的中心动脉压；第三，它增加脑卒中的风险。这是 β 受体阻滞剂和其他药物相比不利的地方，但这种风险的增加大部分都是由以阿替洛尔为基础的治疗导致的。在阿替洛尔与利尿剂的对比中，老年人的死亡人数是增加的。同样在 META 研究中，和利尿剂比也发现死亡人数是增加的。但从另一项研究中看到美托洛尔和利尿剂相比，可降低心血管死亡、致死性冠心病及致死性卒中发生率，优于利尿剂。整体来看，美托洛尔和利尿剂相比降低了 22%的事件风险，死亡率也降低了 22%。同样是 β 受体阻滞剂，和利尿剂相比的结果却不一样。说明 β 受体阻滞剂具有一定的异质性，不同的 β 受体阻滞剂不一样。

在此基础上，我们进行了中国高血压病人的调研。在调研中发现，我国高血压病人的平均心率是 78 次/分，高血压合并有冠心病的病人是 76 次/分，高血压合并有心力衰竭的病人是 75 次/分，这是在 17 万人群中看到的结果。β 受体阻滞剂在冠心病病人中使用率最高，在心力衰竭中的使用率是 56%，而在高血压中的使用率只有 30%。因此临床上还是使用不足。2016 年欧洲高血压学会（ESH）有一个高血压心率增快病人的共识，推荐了对高血压、心率增快时使用 β 受体阻滞剂。提出高血压病人有心率增快，属于交感神经兴奋性增高，应该推荐 β 受体阻滞剂。因此，我们认为对 β 受体阻滞剂，还是应该进行讨论，所以在中国 2017 年指南制订时，对这个问题进行过多次讨论。我们认为在中国高血压病人中，仍然是可以应用的药物。

对高血压病人，降压是最主要的手段，但降压后仍有其他危险，这说明在心血管事件发生中，血压是一个重要因素，但还有其他危险因素并存，也需要管理。我国是卒中高发国家，哪些因素参与更多呢？传统的危险因素包括高血糖、高血脂、肥胖、吸烟。血糖、血脂确实是非常重要的，它们是传统的危险因素。我国 2016 年新的血脂指南强化了高血压病人心律紊乱后应当如何管理血脂，要多因素齐抓共管。新的危险因素包括尿酸增加、维生素 D 缺乏，以及同型半胱氨酸（HCY）增高。HCY 增高是近几年经常提到的，高血压如伴有高 HCY，有可能会导致心脑血管事件的发生。

在近 10 年里，做过各方面观察。如果把血压和 HCY 作为参数：单纯的高 HCY，卒中风险是 3.6；单纯的高血压，卒中风险是 8.2；如果是高 HCY 加上高血压，卒中风险是 12.1。提示高血压伴高 HCY，卒中的风险会大大增加。这要求我们要有效检测叶酸水平，因为叶酸水平与 HCY 增高相关，包括叶酸水平减少，或叶酸酶的代谢基因多态性异常。关注这一点对临床的目标管理非常关键。CSPPT 研究（2015 年发表在《美国医学会杂志》上）将高血压病人随机分为 2 组，一组使用依那普利 10mg，另一组为依那普利 10mg/叶酸 0.8mg。在随机随访 4.5 年后，两组血压都达到了目标血压（<140mmHg），2 组血压之间无差别；但临床的风险和结局并不完全相同，加用叶酸的这组病人，首发卒中和缺血性卒中，以及心血管病的终点与对照组相比下降了 21%。这提示临床上对高 HCY 血压增高的病人补充叶酸的重要性。我们的指南过去对 HCY 的重视不够。随着我们对 HCY 对卒中的影响理解的深入，已逐渐开始重视，开展了人群防治和综合性管理。

在临床试验中，我们做了大量的工作。在 20 世纪 70 年代和 80 年代，我国做了 Syst-China 研究的成都研究和 PAST 研究，在年龄为 65 岁以上的高血压病人中，把血压控制到 150 mmHg 以下，卒中的风险下降 38%~57%；对脑卒中病人血压控制在 140 mmHg 以下，脑卒中的再发下降了 29%。发现了高血压病人降压和不降压之间的差别，以及降到多少的差别。到了 90 年代初，我们开展了 FEVER 研究，结果显示：血压控制在 < 140/90 mmHg，不论是老年高血压人群还是糖尿病人群均获得了较好的终点改善的效果。另外，在 CSPPT 研究（随机对照性研究）中同样看到，年龄在 60 岁以上，高血压控制在 140/90 mmHg 以下，卒中的风险下降了 23%~26%。为我国 60 岁以上病人的血压应低于 140 mmHg 提供了证据。所以，中国新的指南要依据中国的证据。至少，我们在 60~80 岁把血压降低到 140 mmHg 是有证据支持的。对 80 岁以上，有可能降到 150 mmHg 以下为好。我们还需要回答到底降低到多少更合适。目前我国有 2 项老年高血压的目标血压试验，一项是 CSPPT2 研究，另一项是 SETP 研究，都是多中心随机开放平行对照试验，纳入人群年龄大于 60 岁。在 3 万多人群中随机研究 5 年，血压分到不同的组观察：一组是低于 130 mmHg，一组是 130~140 mmHg，一组是 141~150 mmHg。看什么样的血压水平在 60 岁以上病人中能获得减少卒中的证据，这项研究正在进行中。

高血压需要早期干预吗？高血压前期干预病人是否能获益？基于这一问题，我国也开展了 CHINOM 研究。CHINOM 研究实际是正常高值血压病人的试验，入选标准在 50~79 岁。收缩压在 130~139 mmHg，舒张血压在 80~89 mmHg。有一个或多个危险因素，在这个背景下分为 4 组：一组使用血管紧张素受体阻滞剂（ARB），一组使用利尿剂，一组使用联合方案，一组使用安慰剂，然后观察。目前已纳入上万例高血压病人，终点包括血压增高的比率和心血管事件（包括非急性心肌梗死、非急性卒中，以及心血管死亡）。该研究已经进入数据处理阶段。不管是阳性还是阴性，对于理解这类病人该不该治疗会提供证据。

联合治疗到底好不好？至少 HOPE-3 研究提示并没有获益，但对于高血压病人，或者有一个危险因素的病人，降脂治疗是可获益的。我国启动了卒中后的一项研究——ESH-CHL-SHOT 研究，这是由欧洲高血压协会和中国高血压联盟共同进行的试验。把卒中后的病人根据其收缩压分为3组：一组是低于120 mmHg，一组是120~130 mmHg，一组是131~140 mmHg。又把血脂分为两组：一组是低密度脂蛋白胆固醇≥1.8 mmol/L，一组<1.8 mmol/L，分别看它们的协同作用和单一作用。这项研究也在进行，中国已经纳入2000多例病人，还没有纳入完。这项研究也将为未来的目标血压的联合治疗提供根据，因为它是一项一级终点的研究，是卒中后血压和血脂应当如何管理的研究。

这些研究将为我国今后的高血压防治策略提出证据，2015年以来在中国高血压防控策略中，强调了近些年中国在高血压领域开展的一些大型RCT研究，包括FEVER、CSPPT、CHIEF、CHINOM及ESH-CHL-SHOT研究。这些已经发表和正在进行的研究，表明我国血压防治领域已经进入规范化临床研究时代。临床研究和临床实践是存在差别的，临床试验本身有其局限性。临床实践可能更真实，所以，在整体框架下要把科学研究、实验研究、RCT研究和临床试验与临床实践紧密整合起来，才能使血压得到有效管理。

中国的高血压防治近几十年走出了自己的道路。从目标上看基本是明确的，循证医学在逐渐增加，管理在逐渐规范，高血压的防治更注重本国的特点。从研发到创新，结合国际的临床研究结果，针对我国高血压的特点，实施准确的血压管理，目前已经成为我国高血压防治的重要策略。今后，要推广这种策略，开展更广泛的研究工作，使高血压的防治提升到一个更高的水平。

高血压合并血脂异常病人血压的整合管理

◎蔡 军

未来15年中国心脑血管疾病发展的趋势及其对社会经济的影响,是大家非常关注的问题。如果把35岁至75岁以上,按每10岁划分,共分为5个年龄组,这些人群在今后的15年中预计要发生7500万例心肌梗死,超过2亿例的脑卒中。根据2010年以后我国注册的确诊心肌梗死、脑卒中人数,加上人口老龄化过程,由此进行推论,估计将有近4000万例的心血管死亡。

2012年心肌梗死治疗的人均花费是4.6万元人民币,脑卒中为1万元人民币,按照这个数字,15年中仅这两种疾病的住院治疗将花掉5.4万亿,可以想象中国的心脑血管疾病是多大的负担和挑战。经皮冠状动脉介入治疗(PCI)总数从2002年全国的2.5万例到现在每年超过66万,是一个非常大的进步,但这个进步和年均250万例的心脏病发作相比,实际上是很少的。介入治疗对急性冠状动脉综合征,尤其是急性心肌梗死早期是最有效的策略。

心血管疾病的死亡率不断升高,我们现在已经成了世界上心血管病死亡率最高的国家。心血管疾病死亡中有一些呈下降趋势,如风湿性心脏病等,但心肌梗死和缺血性脑卒中导致的死亡呈显著增长的态势,动脉粥样硬化性心脑疾病已经变成导致中国人死亡最多的疾病。因此,对高血压的防控就显得非常重要。研究证明,降压可使心肌梗死、冠心病的事件明显降低。2002年的汇总分析提示,高血压人群如果降低10~12mmHg,维持4年,脑卒中可减少40%,冠心病可减少20%,死亡率可下降11%~14%。因此,对高血压病人的降压治疗带来的是净获益。

所有国家的心血管医生和高血压专家都有这样的共识,血压达115/75mmHg以上心血管风险就开始增加了,血压每增加20mmHg,心血管的风险就翻一番。降压治疗主要是为了减少心脑血管事件，而不仅仅是为了降低血压的数字。在高血压人群中降压带来的最大获益是心血管事件的减少。一定要首先将血压控制在140/90mmHg这一水平。要达到这个水平，70%的病人需要2种以上药物的联合治疗。

能否在高血压还没有出现时就开始降压治疗，使病人不发展到高血压。理论上是可以的，因为在血压还在120~130mmHg时，交感神经活性就增加了，肾脏和脑血管的重构就已经开始了。

2010年的流行病学研究证明，与收缩压在120mmHg以下人群相比，收缩压在130~140mmHg的人群，死亡率翻了一番。因此，尽早控制血压可能会带来益处。从动脉粥样硬化的病理生理过程也发现，随着年龄增加，动脉粥样硬化也在进展。有高血压、高脂血症家族遗传的病人这种概率大大增加。不论血压高不高，只要有两个危险因素，比如55岁以上、肥胖或抽烟，就可以开始降压治疗，或他汀降血脂和降压同时治疗。按照治疗前的极限值将受试者进行三等分，即120mmHg以下的，130~143mmHg的，以及143mmHg以上的，只有143mmHg以上的1/3人群，即达到高血压标准的一组能通过联合降压药物的治疗获得心血管事件的降低。没有达到高血压标准，哪怕是联合降压药物治疗，也并没有显示出这一获益。

什么时候开始治疗呢？是等到60岁以上，还是及早开始？临床数据告诉我们，在同样的血压增幅下，年纪较轻的病人其后发生心脑血管事件的风险比高龄人要大得多。不论是心肌梗死的死亡，还是脑卒中的死亡均如此。荟萃分析显示，67岁以下人群中，年龄在中位数以下和以上的相比，年纪较轻的病人，同样的降压治疗方案得到的临床结果不一样，治疗可以更多地减少冠心病事件、脑卒中事件、心血管死亡和心力衰竭。

年龄在75岁以上或75岁以下，都可以给予更强的血压管理，而对那些经降压药物治疗，血压已经在130mmHg左右的病人，严格管理也可得到明显的获益。我们常担心对血压已经控制比较低的病人再进一步降下去是否合适，通过对老年人的研究发现，那些虚弱的，但还能到医院去看病的病人，还能耐受、还能动的病人，从更严格的血压管理中的确也能获益。

降压要及早启动，要多长时间达标呢？2004年VALUE研究证实，半年内是否达标对今后5年的各种心血管事件及总死亡率有显著不同的影响。因此，半年内必须达标。2016年在欧洲高血压协会（ESH）年会上，FEVER研究的结果进一步提醒我们，不管是利尿剂治疗，还是利尿剂加钙拮抗剂（CCB）治疗，1月内达标和1个月后才达标，或仍然不达标的中国老年病人相比，6个月左右的死亡率、脑卒中和所有心血管事件率都显示出完全不同的结果，越早达标所有心血管事件就越少。当然要到3个月或半年后才能显示出事件发生率的差别。如果6个月才达标，要8个月甚至2年才能显示出这样的差别。达标早是病人获得益处，避免事件发生的提前。脑卒中事件也显示出同样的趋势。因此，高血压病人超过140/90mmHg

后，应及早启动降压治疗，使降压控制及早达标，能更好地避免在今后更长时间中发生心血管事件，更好地避免病残或死亡的风险。

用定量的数据可以看到，治疗1个月达标的病人脑卒中下降33%，而第2月达标的只有20%以上，如果所有的心脑血管事件加在一起，1月内达标的病人下降了39%，6个月达标者下降25%，因此尽早达标对中国病人非常重要。大多数研究告诉我们，要用2种或者3种以上药物的联合治疗才能尽早达标。

美国的临床实践强调达标管理的重要性，在2005年以后，对收缩压不超过160mmHg的高血压病人，就开始采取联合治疗抵御血压大幅度提升。有1/3的病人一开始就采用联合治疗，有1/4的研究得到了非常重要的结果，降压治疗能使总死亡率下降。研究认为，如果目标值定在120mmHg，降到140mmHg以下的病人的比例高达90%；而目标定在140mmHg，达标率只有71%。存在19%的显著差异，也就是说同样情况下的病人还有19%在140mmHg以上。如果将一组病人的血压降到120mmHg，就意味着一半的病人在120mmHg以上。那可能80%的病人都在140mmHg以下；而另一组定在140mmHg，也做到了140mmHg的平均血压，那么有50%的病人在140mmHg以下，从这个意义讲，那一半在140mmHg以上的病人是一种很高危的状态。而目标值定在120mmHg，就是再让30%的病人把血压降到比较安全的区间，这样可获得更大的益处。美国从20世纪90年代至今，整个社会高血压的达标率一直呈上升趋势。

米兰大学的Leaven教授推测过，当人群血压达标率达到50%或以上，整个社会心血管的死亡率一定是降低的。美国最近10年的心血管死亡率，包括脑卒中死亡率、冠心病死亡率降低了30%以上。2008年的另一项研究——ACCOMPLISH研究（联合降压治疗），一组用血管紧张素转化酶抑制剂（ACEI）和利尿剂，一组用CCB，到第3年，两组的血压达标率相差3个百分点。但这3个百分点带来了20%的心血管事件发生率的差异。特别是收缩压极限值达170mmHg或180mmHg的这组病人，如果也降到140mmHg，他们的风险也大大下降。

现在中国的血压达标率在13.8%。2014年国内研究机构和牛津大学合作，从2004年到2014年对几个地区进行了纵向随访，北方是哈尔滨、甘肃，南方是海口和柳州。对50万人群的纵向随访得到一个最终结果。在所有50万人群里，高血压的患病率并不高。但到医院诊断的病人中，医生给病人讲过高血压的只有30%。这30%中只有40%在吃药，在40%吃药的病人中，只有29.6%的血压控制达标。如果把所有这50万人中高血压的人群拿出来算，高血压得到控制的只有4%，远远低于国家卫计委估计的13%。因此，我们心血管的死亡率在飙升，血压控制不好，完全不可能使死亡率或发病率下降。血压是血流动力学的一个关键指标，太高易出现脑出血，太低意味着功能器官的衰竭和死亡。就高血压而言，即使是控制到120～130mmHg，也不能解决所有问题。研究结果提示，在任何一个血压水平上，血脂水平增加，心肌梗死的风险就显著增加。

同样，来自 HOPE-3 研究的结果提示，只要低密度脂蛋白胆固醇（LDL-C）水平升高就要开始用降胆固醇的药物，比如他汀（10mg）治疗。LDL-C 下降了 26%，在五六年中心血管事件下降了 25%。无论病人的极限 LDL-C 是多少，血压的水平是多少，年龄是多少，都能获得一致的获益。在这项研究中，中国病人占了 29%，取得了非常显著的临床获益，相对风险降低了 27%。如果把收缩压在 140mmHg 以上的这一组人群数据拿出来，可以看到，如果降压，能降低 24% 的心血管事件风险，如果再加上他汀治疗还能获得额外的 20% 获益，即总体获得心血管事件 44% 的下降率。如果对高血压病人仅控制血压，那就把另外 50% 左右非血压管理带来的获益放弃了。因此高血压病人，如果加上血脂管理，给予他汀治疗，使 LDL-C 下降 20%~30%，就能使心血管事件成倍降低。2004 年及其后几年的研究都已显示出这样的结果。对高血压病人，在控制血压的同时，加他汀治疗，总的心血管事件率降低了 36%，且这种降低在治疗 3 个月后就出现显著差异。如果降压更早达标（1 个月达标），再加他汀，这种获益就会更早显现出来。他汀的任何一个起始剂量，10~20mg 或 5~10mg 都能获得降脂作用。因此，中国 2016 年的血脂指南特别强调这一点。如果没有高血压，哪怕有两个危险因素，LDL-C 水平已在 2.6mmol/L，仍然只是中危病人；如果有高血压，只要抽烟，就是中危病人。如果有两个危险因素，抽烟、年龄超过 45 岁或 LDL-C 达 2.6mmol/L，那就成了高危病人，必须立即启动他汀治疗。如果高密度蛋白胆固醇（HDL-C）再偏低，甚至 LDL-C 值超过 1.8mmol/L，就已经是高危病人了。

高血压加抽烟、45 岁以上，以及 LDL-C≥1.8mmol/L，这样的病人应该立即启动他汀治疗。将 LDL-C 至少降到 2.6 mmol/L，LDL-C 已经在 2.6mmol/L 以下的也要给他汀药物，使 LDL-C 进一步降低 30% 左右。过去 30 年欧洲心血管死亡率下降了 50%，即得益于血压、血脂的降低和戒烟。他汀药物的成本-效益是非常合适的，从某种意义上讲生命无价、健康无价。

从目前来看，要及早对高血压病人启动降压药物治疗。中青年超过 140/90mmHg 时要更加重视，2~4 周要达标。其次才是联合降压药物治疗，降压达标的同时给予他汀药物治疗。只要是 45 岁以上的男性，抽烟、血压高就是他汀药物的适应证，能带来极大的心血管保护作用。美国的数据显示，控烟、降压、降脂，心血管死亡率连续降低，但中国还没有出现这个拐点。因此，以降压达标为基础，中危以上高血压病人启动他汀药物治疗，血压、血脂达标后，要长期维持血压、血脂的有效管理，是今后预防心脑血管事件的必由之路。

从整合医学角度看妊娠期高血压疾病

◎李玉明

关于妊娠期高血压疾病的概念，国内一些杂志发表的论文还有很多叫"妊娠期高血压综合征"或"妊毒症""妊高症"，叫法非常乱。美国妇产科学会在2000年做了明确的定义，把妊娠期间发现的高血压状态统一叫作"妊娠期高血压疾病"。目前国内第八版《内科学》教材使用的是"妊娠期高血压疾病"。

"妊娠期高血压疾病"可以分为几种情况：①慢性高血压，原来血压就高，然后怀孕；②原来血压不高，在怀孕20周后出现血压升高，但生完孩子12周以内血压正常，叫"妊娠期高血压"；③早发子痫前期或子痫，这既可出现在慢性高血压怀孕女性中，也可以是妊娠期的高血压病人，怀孕前血压不高，怀孕后血压高了，在某些特殊条件下同样可以出现早发子痫或子痫；④迟发子痫前期或子痫。需要说明的是，过去诊断子痫病人一定是要有蛋白尿，但现在不特别强调有蛋白尿，而是对合并的其他状态进行综合评估后再确定。

准备怀孕的女性，在血压管理上，如果已有慢性高血压，一定要进行综合评估，而不是单纯考虑血压水平，比如孕妇的年龄，年龄越大，孕后出现妊娠期高血压疾病及病理妊娠的概率也越大，当然血压水平也要考虑。如孕前血压就已经较高，假如未把血压控制在理想水平，建议最好还是不要怀孕，同时要看有无靶器官损坏，以及是否合并其他疾病，这都需要进行评估。

2015年美国妊娠期高血压指南特别提出一个问题，对我们也有非常重要的借鉴意义。有很多女性在妊娠期发现血压高，实际上是"白大衣高血压"，这一点需要特别注意。这时，最好做一个24小时动态血压监测，看动态的血压水平，假如在脱离医院或工作环境后，血压就正常了，就可以诊断为"白大衣高血压"，当然就不需要用什么降压药，怀孕了也没有任何问题。

对靶器官的损伤也要进行评估。大家可能觉得奇怪，妊娠期血压稍高一点就要进行靶器官评估吗？这是为了防止在妊娠期出现足以威胁生命的状态，比如先兆子痫和子痫。北大三院曾经接诊过一名先兆子痫的女博士，后来发生了死亡。如果女性在怀孕前血压已经比较高，一定要注意对靶器官损害的评估，包括踝臂指数（ABI）、中心动脉压（PWA）及血管舒张功能（FMD），有条件的医院一定要做。检查动脉僵硬度的金标准是脉搏波传导速度（PWV）。如果怀孕前血压就高，一定要筛查是否有继发性高血压。有条件的在自己医院完成，没条件的送上级医院。比如肾实质性病变、肾血管病变、原发性醛固酮增多症，以及甲状腺疾病等。在西北地区甲状腺疾病少一些，但在沿海地区非常多，一定要注意到。

如果妊娠期风险太大，比如年龄偏大，血压偏高，过去有先兆子痫，一定要建议暂缓妊娠或不要再考虑"二孩"了。这两年"二孩"政策放开，很多高龄女性四五十岁了还要生，一定要给她们一个合理的建议。此外是生活方式的干预，生活方式的干预大家都在讲，但事实上医生讲得不到位，病人也做得不到位。首先是盐的摄入，准备怀孕的女性，一定要控制盐摄入，只要每天不低于6g，对身体没问题。无论血压高与不高，把盐减下来都有好处，生理需要量每天只要1g，没有听说过哪个地方因为限盐出现了异常状态。控制盐的摄入非常重要，对孕妇尤为重要，如果在怀孕期间坚持低盐饮食习惯，孩子生下来后随母亲一块吃低盐饮食，毫无问题孩子日后盐的摄入自然比较低，对一生都有益。控制体重也尤为重要，只要体重指数（BMI）达到$25kg/m^2$，就应该在孕期注意体重增加的幅度，我们不给一个绝对值，而是强调把体重增加的幅度控制在一个合理范围，体重指数越大，怀孕后允许增加的体重范围就越小。当然叶酸、有氧运动、注意情绪等都是需要强调的。

特别提一点，除了注意母亲的体重外，父亲在育龄期间也得把体重控制好。根据2010年《循环》（*Circulation*）杂志上的资料，通过表观遗传，父亲肥胖对孩子今后的体重、血压也有影响，孩子未来出现其他心血管疾病的概率也会大大增加，所以父亲和母亲的体重都应当注意。

关于待孕及妊娠期女性高血压病人的降压策略，要强调四点：第一，如果是轻度高血压，尤其是年轻女性，首先建议通过饮食控制和运动来控制血压，只要用的方法适当，绝大多数都是有效的；第二，按照指南只有在收缩压达到150～160mmHg，舒张压大于100mmHg时才开始降压药物治疗，但在实际工作中，有很多相关的危险因素要进行评估，像刚提到的年龄、体重、既往病史，包括母亲原来怀孕期间是否发生过什么疾病或合并疾病，比如有无系统性红斑狼疮等都要考虑；第三，在待孕阶段，如果必须用药，用的药和孕后用的药最好一致，明确一点就是不要用甲基多巴，拉贝洛尔是可以的；第四，经过积极的生活方式干预和药物治疗后，血压不能降到150/100mmHg以下的，斩钉截铁地告诉病人不要怀孕，否则会出现意外，这是医生和病人家属都不能承受的。

对妊娠期重度高血压（160/110mmHg以上），在药物治疗上面，国内外高血压专家意见一致。但在轻中度高血压是否降压上分歧比较大。2015 年在《新英格兰医学杂志》上发表过加拿大的 CHIPS 研究，是一项由加拿大英属哥伦比亚大学主持进行的国际性多中心随机对照研究，纳入 981 例病例，该研究被认为是妊娠期高血压治疗领域的里程碑式研究。对于妊娠期血压处于轻度或中度的病人，把血压降到一个相对较低的水平：第一，不会增加不良妊娠的结局，如早产、低体重儿、死胎、流产等，大家可以放心地把血压降低；第二，此前由于妊娠期血压高引起的出血等，这些并发症会降低。以上结论非常重要。

关于待孕及妊娠期女性降压药物的选择，记住两句话就行了：第一，如果准备怀孕，用的药最好和孕后用的药一样；第二，可选的药物有三大类，目前可以用的实际上就两大类，拉贝洛尔和硝苯地平。如果用药控制不太理想，拉贝洛尔可达每天 2400mg，这个量非常大，这时必须注意药物的不良反应。一般不建议用这么大的量，到 1600mg 后可以合用其他的药物，比如硝苯地平。

在特殊情况下，比如有先兆子痫，血压控制非常困难，病情也很危重，可用硝普钠，当然时间不能长，一般在 3 天之内。换句话说，3 天血压还控制不下来，这种情况很危重了，就是先兆子痫或子痫了。拉贝洛尔有静脉用品，开始时还是口服。如果孕妇很快临产，血压水平比较高，为了防止分娩时出现意外，可以换成静脉用拉贝洛尔。

硝苯地平不主张舌下含服，即便情况危急，血压非常高，也不主张使用，基层有些医生喜欢把硝苯地平压成面状舌下含服，一般情况下确实管用，产妇用了血压也可以降下来，但有时会出现胎儿宫内窘迫，所以不主张把硝苯地平压碎后舌下含服。

利尿剂一般情况不建议使用，防止羊水破水。血管紧张素转化酶抑制剂/血管紧张素受体阻断剂（ACEI/ARB）绝对不能用，所有指南都这是这个要求，没有任何医生敢试，不要冒险。由于妊娠是一个很特殊的时期，对母亲、胎儿都是非常特殊的一个时期，选药要非常谨慎。目前推荐的药物，都是几十年前的老药，没有一个新药作为指南来推荐。这方面有很多工作要去研究，比如专门针对妊娠期高血压的随机对照研究，高血压整合医学专业委员会成立后，注册一个相关研究，有些临床实践实际上已走到了指南的前面，比如长效钙离子拮抗剂，临床给孕妇已经用得很多，但没有写入指南，大家在用的过程中发现是安全的，但要进入临床指南需要数据，需要拿出证据。

关于降压药物对男性生殖功能的影响，目前没有任何资料显示，六大类降压药对男性精子质量会有什么影响，包括引起畸形、数量减少、活力不足等。降压药物对男性生殖安全是没有问题的，ACE/ARB 不能用于女性，但男性可以用。但非常重要的是对男性的性欲和性功能有影响，这一点要为男性高血压病人考虑到，由于氧化应激引起的内皮功能不良等，在男性高血压病人中，特别容易出现勃起功能障碍（ED）。有些药物，如 β 受体阻滞剂又进一步加重 ED，引起性功能的障碍。

特别推荐一下奈必洛尔，这是第三代β受体阻滞剂，其生物学特性和其他β受体阻滞剂不同。有几个高血压病人，年龄也不大，找到我时非常不好意思地说，服用药物后出现性功能减退、性功能障碍等。我推荐他们买奈必洛尔，这个药物在国内没有，山东有一个药厂生产原料药，这是一个非常有卖点的药，但国内没有药厂生产。辉瑞生产这个药，有些男性用得非常好，它可以促进血管内皮一氧化氮的释放。国外有资料证实，包括我建议用这个药的几个病人，用了该药以后血压控制明显，性功能障碍没有了。国内药厂应该生产这个药，3亿多高血压病人中，有60%应该是男性，有很大的市场。氨氯地平、依那普利等药物在男性中都可以用，但奈必洛尔，对男性的性功能没有影响，在某种程度上反倒对男性的性功能还有改善。

综上所述：第一，我们要把概念改过来，要使用正确的叫法——妊娠期高血压疾病，不要再叫"妊高症""妊毒症"；第二，对准备怀孕或已经怀孕发现血压高的女性，一定要全面评估，排除"白大衣高血压"，看有无靶器官损坏，做好特殊情况的预防，比如先兆子痫等；第三，特别强调生活方式的干预；第四，对于女性高血压病人，孕后可选的药物非常有限，用得最多的是拉贝洛尔和硝苯地平，只在特殊情况下选用静脉给药。对男性病人，没有发现哪个药物对男性精子质量有影响，但对男性一定注意不要因长期用药影响到性功能。

难治性高血压合并 OSA 的整合诊治策略

◎冯颖青

关于难治性高血压，2002 年美国国家联合委员会（JNC）给出一个定义，即通过足量药物（至少 3 个，包括利尿剂），但血压控制不能达标。2013 年欧洲高血压指南又加了一条，即在改善生活方式的前提下，也用了足量利尿剂和其他药物，血压不达标或用 4 种药物血压才达标，就可称为难治性高血压。因此，难治性高血压的定义相对比较笼统，为什么说笼统？第一，对药物的种类、剂量，使用了多长时间，没有太多的定义。第二，病人有没有详细排查其他原因，或有没有进行很好的生活方式改善等，在这些不同情况下，难治性高血压的诊断很不具体。我们诊断的难治性高血压病例，实际上有一定缺陷，由于这些缺陷，对难治性高血压患病率的调查就存在一定问题，可以看到人群患病率是 5%～30%，相差很大。在自然人群中调查实际比较难，因为在人群中很难用到更好的设备和仪器进行假性难治性高血压的排除，因此，导致患病率有很大的差异。

在临床研究中评估难治性高血压的患病率，常常有差别，多数在 20% 左右，在高血压人群中难治性高血压的患病率大概是 20%，看到"难治"要分出是真难治还是假难治，现在文献认为 30%～50% 难治性高血压都是假的，为什么是假的？首先，血压可能没测准，比如测量方法不对，仪器设备不对，用一个不可靠的血压测量设备，导致了假性难治性高血压。有些病人每次测量血压都高，但通过家庭血压测量或动态血压测量，可能血压就正常了，存在"白大衣高血压"的情况。因此，不同血压设备、不同测量时间、过程、场所测量结果可能不一样。"白大衣高血压"的患病率到底有多少？国外 2011 年的数据显示，在 8000 多例难治性高血压中有 1/3 左右的高血压实际上是"白大衣高血压"，因此不能忽略，这部分人实际上是假性难治性高血压。因此，对于高血压人群来说，最好采用家庭测血压和动态测血压。

是不是真性难治性高血压,还要看病人的依从性。这类病人通常依从性很差,所以对于依从性的评估非常重要,尤其做临床研究,每一次随访都要算依从性。经典的就是数纸片,现在有更好的方法,通过量表评估人群,从而更好地确定药物疗效或看服药后到底是难治还是非难治,以更好地确定他是真难治还是假难治。在美国有一位成功的学者,他看到如果能简单地改善依从性,比如用单一复方制剂改善了依从性,大部分的难治病例就变成了不难治。

我们还要强调继发性高血压。比如,一个病人有继发性高血压,如果没有进行根源排查,没有针对病因,而是不断加药,这个个体的血压是降不下来的。因此,继发性高血压也是产生难治性高血压的重要原因。还有一些药物,比如最常用的甘草、类固醇激素等,都可能导致血压升高。因此,要排查血压控制不佳引起的各种难治性高血压,比如阻塞性睡眠呼吸暂停(OSA)及肾动脉狭窄等都是重要的原因。降压不当、药物使用不当,也影响血压的控制,最主要是联合药物不足。针对难治性高血压的定义,什么是足量?3种降压药物应该包括哪些?用利尿剂,到底是半剂量还是全剂量?利尿剂用不用醛固酮受体拮抗剂?这些都有待我们去思考和解决,从而完善难治性高血压的定义。

近年来有很多研究在探讨难治性高血压药物的治疗,比如经血管紧张素转化酶抑制剂(ACEI)、血管紧张素受体阻滞剂(ARB)或钙通道阻滞剂(CCB)、利尿剂治疗后,血压仍然不下降,可以给其他策略降压。目前看到的趋势是,可加用醛固酮受体拮抗剂,比如加用依普利酮,可以看到醛固酮受体拮抗剂可让难治性高血压病人的血压有进一步下降,也就进一步减少了难治性高血压的发生率。

因此,对诊断流程而言,如果在诊所发现是难治性的了,首先要进行设备的转换,比如改为家庭测血压还有动态测血压;经过测量,符合难治性高血压的标准了,就进一步排查,排查假性高血压,排查生活方式的改善等;然后进行干预,如果还是难治性高血压,那就进一步进行 OSA 的排查及继发性高血压的排查。

关于难治性高血压合并 OSA 的诊治,2016 年法国有一个专家共识提到,在难治性高血压病人中 OSA 的发生率超过 50%,因此在难治性高血压中,要重视合并这样的疾病,或者是由其导致的难治性高血压。OSA 合并难治性高血压的病人,在排查高血压时,要重视这个疾病的存在,它对难治性高血压的形成及持续存在有明显影响,为什么 OSA 的存在会与难治性高血压有关?最主要的影响就是夜间呼吸道阻塞引起的缺氧,缺氧造成高碳酸血症,由此导致儿茶酚胺明显升高,因此就产生血压升高,进一步导致难治性高血压。

高血压合并 OSA 的诊断需要结合临床表现及呼吸指标,还有其他相关的临床特点。2013 年美国睡眠医学会提出 OSA 的诊断,最重要的是睡眠时阻塞性睡眠呼吸混乱,包括呼吸暂停、低氧和努力呼吸相关性觉醒等指数,每小时发作 5 次或以上,同时具有以下两个表现,就可诊断 OSA:白天有嗜睡,夜间有打鼾或口干,白天还可能有注意力不集中或疲乏。OSA 相关的临床表现，夜间最主要是呼吸暂停，有间歇打鼾、口干舌燥，甚至睡眠片断化，也就是睡睡醒醒，因为缺氧，还有鼻塞。夜间缺氧了，白天最主要的表现是嗜睡、疲乏、注意力不集中，甚至头痛。

难治性高血压病人临床上有什么特点？首先是男性，第二是绝经后女性，男性或绝经后女性的难治性高血压要特别警惕他们有无合并 OSA，此外还有肥胖人群。2016 年公布的 SAFE 研究，大部分人群都来自肥胖人群，70% 来自高血压人群，可以看到 OSA 大部分发生在高血压或肥胖人群中。这些人群可能出现心血管事件，因此当病人有难治性高血压，又出现心力衰竭、冠心病、卒中等，要警惕有无 OSA 的存在。对这样的个体，要进行心血管、代谢性风险的评估，进行动态血压测定，发现有夜间血压增高，就要警惕有 OSA 的存在。此外，因为夜间缺氧，夜间血压升高，容易出现夜间心律失常，包括房颤、心动过缓等。这些人群有儿茶酚胺增加，容易合并代谢性疾病，这些人群应进行血压管理。首先是生活方式的改变，特别是针对肥胖，因为这一人群大部分是肥胖者，应改善生活方式，减体重，禁饮酒，饮酒后会使上呼吸道呼吸肌反应迟钝，因此要戒酒。缺乏锻炼会使呼吸睡眠混乱，要适时进行锻炼。对降压药而言，在高血压合并 OSA 人群中有很多降压的临床研究，对 OSA 事件的影响不一样。最主要的是 β 受体阻滞剂，β 受体阻滞剂可以抑制细胞肾素的分泌，增加体重，导致代谢异常，对这类病人不是合适的选择，尤其是高血压与 OSA 合并发生，不应首选 β 受体阻滞剂。此外，中枢抑制剂也不建议使用，因为它可引起中枢性睡眠呼吸暂停。

对难治性高血压合并 OSA 用得很多的是连续正压通气（CPAP）治疗。2016 年的 SAFE 研究结果发布后，CPAP 治疗引起了很多争议。SAFE 研究是以心血管事件为终点的临床研究。合并心血管疾病的人群，给予 CPAP 治疗后，与对照组相比，心血管事件的风险及死亡没有太大改善。但总体而言，我们认为，CPAP 持续使用 5 小时以上，对血压的下降尤其是重度高血压的降压作用是明显的，次日的疲劳及当夜的缺氧能有明显改善，因此生活质量有所提高。但 CPAP 在其他人群，包括 OSA 的人群及充血性心力衰竭的人群，获益并不明显。我们在临床中更多关注另一类病人，即难治性高血压卒中，这部分病人经常合并 OSA，这部分病人能不能获益呢？我们在临床中也观察过，这部分人群对于 CPAP 的接受程度非常低，不愿意接受这种治疗。提高 CPAP 的依从性难度很大，因此缺少长期随访研究。

2017 年，美国的专家共识提到了对于 OSA 人群的初筛，建议用调查问卷，现在已有部分研究采用了这种方法，经过几次问卷调查后再给予特别的筛查，从而把筛查人群的情况搞准确。至于用什么仪器设备更可获益及筛查出来的病人是否获益，目前没有太多证据证实。

对于 CPAP 治疗，已有 4 项 Meta 分析，实际上对动态取样的影响是少的，但对诊所取样，从 SAFE 研究可以看到有一定程度下降，最主要的原因是这部分病人对这种方法的依从性比较差,而且随访时间有限,能够数年每天都在使用这种仪器的病人非常少。

有些问题亟待回答,首先 OSA 会不会增加高血压病人心血管病的风险,会不会成为高血压病人重要的危险因素?如果是一个真正的危险因素,就应该积极给予筛查,积极地给予治疗。要积极进行人群筛查,积极进行人群的防控。此外,长期治疗能否纠正 OSA 的病状,包括血压、心血管事件的风险能不能降低,对此要积极研究。

总之,对于高血压合并 OSA 的人群,包括药物治疗、器械治疗,似乎没有太多的证据和充足的研究。对于难治性高血压伴发 OSA 的人群,第一是诊断,第二才是治疗。诊断中最重要的是要有一个血压的正确测量,对 OSA 病人漏诊率非常高,即便采用了家庭式测压,可能也没办法筛查出来,只有进行动态血压监测,找到夜间血压升高的证据,才能怀疑是 OSA。因此对于这些病人,血压测量后,给予生活方式改变,如果血压下降不理想,应该进行 OSA 的筛查。OSA 的筛查可以采用调查问卷,甚至是多档检测。筛查出来后可以进行生活方式改变、药物治疗,部分病人可以采用仪器治疗。

第三代钙拮抗剂拉西地平对高血压疗效的再评价

◎尹新华

  首先，追根溯源简要回顾一下钙拮抗剂（CCB）研发的历史足迹。1962年首个CCB（维拉帕米）问世，从此开启了CCB在心血管领域治疗的新时代。纵观整个CCB的研发历程，可以说是经历了从短效到长效发展的曲折历程。1995年，《循环》（Circulation）杂志发表了一个16项研究的荟萃分析，报告了短效CCB可以导致剂量依赖性地增加冠心病病人的心血管死亡，而随后的"心痛定风波"也把CCB的安全性推上了风口浪尖。

  通过研究人们发现，短效CCB可以导致血压快速下降，迅速激活交感神经，从而引发心血管死亡风险的增加。于是人们开始致力于研发能够达到长效作用的CCB。首先通过改善剂型如应用控释或缓释技术来达到长效作用，第二代CCB应运而生，如硝苯地平控释片和非洛地平缓释片等。被称为第三代长效CCB的制剂也不断涌现，主要有氨氯地平、拉西地平、贝尼地平、乐卡地平和马尼地平等。目前三代长效CCB广泛用于临床治疗是基于它的很多特点，比如氨氯地平，其半衰期长达40~50小时，是真正的长效CCB；拉西地平虽然半衰期不是很长，但由于它的膜控作用使得其药效半衰期大于清除半衰期，从而达到长效平稳降压作用。另外，第三代CCB不会造成血压突降导致的交感神经激活和无负性肌力等特点，可以安全用于冠心病和心力衰竭的病人。

  本文主要聚焦拉西地平，它是第三代口服的二氢吡啶类亲脂性CCB，主要阻断L型钙通道，是一个单通道阻滞剂。这个药物最重要的特点是基于独特的膜动力学结构，从而使药物分子可以缓慢释放和持久释放，对血管的选择性强，抗氧化活性高，耐受性好，从而实现了拉西地平长效、平稳降压和靶器官保护的优势，因此被指南推荐为轻中度高血压的首选药物。

目前国内上市的拉西地平主要有两种剂型：一种是进口的乐息平，1991年由葛兰素公司投放市场；另一种是国产的三精司乐平，1995年由哈尔滨制药三厂投放市场。在基层可能国产拉西地平用得更广泛一些。下面就以下几方面的问题，来重新认识和评价一下拉西地平在降压治疗中的地位和作用。

首先，回顾一下拉西地平独特的药理学特性。它主要经过肝脏细胞色素P450（CYP）代谢，它的首过效应较高，有研究发现最高可达90%；生物利用度范围很大，可达3%~59%，但与蛋白的结合率很高，大于90%，能够实现长效作用。拉西地平的半衰期是13.2~18.7小时，有人担心这种半衰期能否实现真正的24小时平稳有效的降压作用。回答是肯定的，原因是它具有独特的结构。这个结构的特殊性最主要的是在二氢吡啶类环上有一个比较大的叔丁基，使得药物分子具有强大的亲脂性，从而赋予了拉西地平两个重要特点：第一，它很容易进入脂质细胞膜的脂质双层，并与受体紧密结合，解离速度缓慢，持续作用时间长；第二，由于在脂质双层内不断储存，像一个仓库一样，不断储存又不断缓释，也形成了拉西地平分子的长效降压作用。

拉西地平和氨氯地平各有不同的特点，虽然拉西地平的半衰期没有氨氯地平那么长，但它与细胞膜受体结合时间长，这种不断缓慢释放实现了组织控相的长半衰期，也是它长效作用最重要的基础。正是由于这种独特的膜动力学作用，使得拉西地平具有平稳长效的降压作用，特别是它对交感神经激活的作用非常小，水肿的发生率也很低。

有研究发现，亲脂性导致拉西地平对血管的选择性强，且抗氧化作用好。有一项实验研究比较了不同CCB的抗氧化活性，其中应用维生素E为标准对照，结果发现拉西地平与维生素E相比，二者具有几乎相同的抗氧化作用，且抗氧化活性明显强于其他的CCB。正是这种强大的抗氧化活性使得拉西地平具有良好的抗动脉粥样硬化作用，成为高血压伴有动脉粥样硬化病人的优先选择。

拉西地平的这种长效平稳的降压作用在20世纪90年代观察比较多，很多研究证实，拉西地平可以有效降低收缩压和舒张压，还可降低运动和静息时的收缩压和舒张压，对心率的影响很小，可以对24小时血压达到平稳而有效的控制。法国的一项研究纳入了2000多例轻中度高血压病人，治疗4周后发现使用拉西地平后，无论是大于65岁还是小于65岁的病人，达标率都达90%以上，而且有效性、耐受性和接受程度都比较高。研究证实拉西地平的T:P比值（为降压药疗效最低时血压下降值：降压药疗效最大时血压下降值）一般都大于80%，4mg推荐剂量的拉西地平，收缩压的T:P比值为99%，舒张压达89%，这是它平稳降压的重要指标。

学者对拉西地平在特殊人群中的降压作用也进行过一些相关研究，特别是在老年高血压病人中的证据比较多。有一项荟萃研究分析了拉西地平对老年轻中度高血压的降压效果，结果发现2~4mg拉西地平与5~10mg氨氯地平降压效果等同，与常用的依那普利10~20mg也基本等同。而且拉西地平对老年人收缩压的变异度有显著改善，但对舒张压的变异度和心率却没有影响。

一项对于非洲尼日利亚黑人中轻度高血压的研究中，发现4~6mg拉西地平对黑人高血压有显著降压效果，有效率达80%左右，作用和氢氯噻嗪基本相似。在高血糖病人拉西地平也能有效降低收缩压和舒张压及24小时血压的变异度，从而实现平稳的降压效果。有研究比较了拉西地平与阿替洛尔对血脂、血糖的影响，结果显示应用阿替洛尔后，高密度脂蛋白胆固醇下降，甘油三酯升高；但拉西地平组对甘油三酯和高密度脂蛋白胆固醇都没影响。对代谢综合征的影响显示，与阿替洛尔相比，拉西地平也有效降低了代谢综合征的发生率。

CCB最重要的特征是抗动脉粥样硬化的作用，那么，拉西地平的抗动脉粥样硬化的作用如何呢？ELSA研究给了我们最好的答案。它是有欧洲7个国家参与、为期4年的前瞻性、随机、双盲的国际性研究，有23个研究中心，其中一组应用拉西地平4~6mg，另一组用阿替洛尔50~100mg，如果不达标，再加氢氯噻嗪12.5~25mg，观察4年间对颈动脉内膜中层厚度（IMT）和颈动脉内膜斑块的进展情况。结果发现无论是每年还是第4年，拉西地平组颈动脉斑块的形成均比阿替洛尔组减少40%，进展率也降低了40%，斑块的消退率增加了28%，而且斑块的消退是独立于降压之外的；特别是在主要心血管事件、心血管死亡和所有死亡的相对风险上，拉西地平都更具有优势。

2014年我国出版的《高血压合理用药指南》明确指出，长效二氢吡啶类CCB优选人群主要是两大类，一是容量性高血压，二是合并动脉粥样硬化的高血压，也就是说高血压如果合并动脉粥样硬化应该首选CCB，可见拉西地平在这方面也是很有优势的。

我们再看拉西地平对靶器官的保护作用。首屈一指的研究是SHELL研究，它是一项开放性前瞻性设计，观察了6年时间，比较拉西地平和氯噻酮对单纯收缩期高血压老年病人心血管事件和血压的影响。研究纳入了1882例病人，其中氯噻酮12.5mg，拉西地平4mg。结果同样看到，在第1年和最终的6年终点时发现，无论是60~80岁还是在80岁以上老年高血压人群中，拉西地平和氯噻酮一样，都能够显著降低收缩压，而且对心率的影响非常小。

我们一直在强调拉西地平的起始作用缓慢，可以实现平稳降压，但最大的担心是达标率如何呢？SHELL研究也给了我们很好的回答，研究显示拉西地平在第4周内血压下降了20mmHg，随后是一个血压平稳下降过程，这也符合《中国高血压防治指南》提出的血压在4~12周内逐渐达标的推荐。

另一个研究是比较拉西地平和氨氯地平对轻中度高血压的对照研究。结果发现在老年轻中度高血压人群，拉西地平的降压效果不亚于氨氯地平。拉西地平对冠状动脉的影响一直是关注焦点，一项研究应用拉西地平4~6mg，治疗3~6周后有效增加了冠状动脉血流，降低了冠状动脉血流的阻力。还有几项研究也显示拉西地平对舒张冠状动脉、增加冠状动脉血流和抗缺血等有很好的优势。

另外,拉西地平还可改善高血压病人的心功能和左室肥厚。有研究显示,在老年高血压病人中应用拉西地平 90 天后可以有效降低左心室后负荷,增加心输出量和左心射血分数,也有一些研究证明拉西地平能有效降低高血压左室肥厚。有关拉西地平对肾动脉硬化影响的一项动物实验发现,拉西地平能够有效增加肾动脉管腔的横截面积,可以抑制肾动脉粥样硬化的程度。对拉西地平对肾移植术后肾功能的作用也做过一项研究,118 例肾移植后以环孢素为治疗基础的病人应用拉西地平降压后,与对照组相比,肌酐清除率、肾小球滤过率、肾血浆流量都有显著增加,从而认为拉西地平对肾移植术后肾功能有良好的保护作用。有关长效 CCB 在肾病的应用,在中华医学会肾病分会 2008 年制定的指南中,专门提到了长效 CCB 在慢性肾脏病中有很多优势,并推荐长效 CCB 是优先选择的降压药物。

在联合用药方面,由于 CCB 具有广泛的联合潜能,其与另外四大类药物都可联合应用。在拉西地平与利尿剂联合治疗老年高血压的一项研究中,发现联合治疗的效果都要高于单药治疗效果;小剂量的拉西地平与血管紧张素转化酶抑制剂(ACEI)和血管紧张素受体抑制剂(ARB)联合,疗效都要强于较高剂量的单药治疗,所以联合应用降压效果更显著。

国内有关拉西地平的循证医学数据比较少,最权威的是去年发表在《中华高血压杂志》上的文章,就是拉西地平和氨氯地平对老年高血压病人踝臂指数(ABI)的影响,由全国 5 个中心来完成。主要纳入了老年高血压病人,一组是拉西地平(三精司乐平)4~8mg,一组是氨氯地平(络活喜)5~10mg,观察 2 年。结果显示拉西地平和氨氯地平均可使两组收缩压、舒张压和脉压显著下降,对肱动脉 - 踝动脉脉搏波传导速度(baPWV)都有显著改善作用,且效果没有差别。

有关拉西地平在国内的其他研究比较少,有一些基础研究,还有临床观察性研究,样本量都比较小。值得一提的是一篇有关拉西地平的 Meta 分析,纳入了在全国 5 个地方进行的多中心临床降压试验,结果显示,临床 6 周后,拉西地平组的收缩压和舒张压显著下降,有效率达到 92%,证明了拉西地平对我国高血压人群治疗的有效性,而且耐药性也相对较好。

大家非常关心拉西地平的不良反应和耐受性。很多研究证实拉西地平的不良反应和其他 CCB 出现的不良反应的种类基本相同,从发生反应的概率来看,拉西地平的不良反应最多的也是头痛,以及脸红、踝部水肿、头昏、心悸等,这些也是 CCB 共有的反应。但有一项 COHORT 研究,比较 3 种 CCB 的疗效及不良反应,结果发现在 6 个月及 24 个月时,拉西地平踝部水肿的发生率是最低的,低于氨氯地平和乐卡地平。拉西地平和其他降压药物比较,包括其他的 CCB、利尿剂、β 阻滞剂、ACEI、ARB 及安慰剂,同样看到拉西地平出现头疼和踝部水肿的概率低。

拉西地平会不会引起反射性心率加快呢?很多研究证明拉西地平一般不会引起反射性心率加快,对运动和休息的心率没有显著影响。也有研究发现,早期应用时会使心率有一过性的增高，但随着应用时间的延长，心率加快会逐渐消失，研究者把这种情况解释为压力感受器的"重置"。反映交感活性的增强最重要的指标是血浆去甲肾上腺素水平。有人做了一项研究，纳入 60 例轻中度高血压病人，给 4 种 CCB 4 周后检测血浆去甲肾上腺素水平。结果发现拉西地平和马尼地平组血浆去甲肾上腺素水平没有显著变化，但氨氯地平和非洛地平组血浆去甲肾上腺素水平却明显增加。

另外值得一提的是国产拉西地平还具有价格优势，可以说是物美价又廉。

综上所述，正是由于拉西地平具有独特膜控动力学优势，实现了缓慢释放和持久作用；众多医学证据证实了拉西地平的长效平稳降压作用，良好的抗动脉粥样硬化作用和靶器官保护作用，对血糖和血脂等代谢影响小，且耐受性良好，物美价廉，已经成为原发性高血压病人长期降压治疗的优先选择。

高血压合并肾功能不全的整合医学研究

◎蔡 军

高血压合并肾功能不全时，血压很难控制，而且难治性高血压的比例明显增加，这个问题以前关注很少。

我们做了一个全国22个城市、92家三甲医院、5086例成人高血压的调查，调查不只包括在心血管内科的高血压病人，还包括肾内科、内分泌科、老年病科、综合科的门诊病人。在中国总体的达标率是30.6%，如果高血压合并糖尿病或肾功能不全，达标率明显降低，只有13.2%，这说明有不同合并症的病人，会影响其血压的达标情况。

随着血压升高，我国肾病的发生率在明显增加。在重度高血压病人中，综合性肾病的发生率是正常血压人群的11倍以上，说明两者间互为因果、互相恶化、互相影响。在这种情况下，尤其要加强对血压的管理。在心血管内科或高血压病房，都会收治很多高血压合并肾功能不全的高危人群，一般都会进行详细的病史询问、详细的检查，评价高血压和肾功能不全谁是因谁是果。目前对于肾功能不全，我们还是推荐使用肾穿刺活检来明确是不是慢性肾脏病，比如肾小球肾炎、IgA肾病、慢性肾盂肾炎等，它们都会导致高血压，在这两种疾病之间，因为存在着"肾素—血管紧张素—醛固酮"系统（RASS）活性显著增加，还有容量负荷异常，因此，这些病人的血压往往达标非常困难。

目前欧洲的高血压指南、美国的JNC指南、中国高血压指南，AHA的高血压管理科学声明，以及澳大利亚、加拿大的指南，对于特殊的高血压合并肾功能不全的人群都提出了一些治疗和建议。2014年美国JNC指南委员会就高血压合并肾功能不全如何推荐治疗，提出了一个非常精简的版本，就是我们关注的三个问题——什么时候启动降压？降到什么样的目标？治疗的策略是什么？对于≥18岁的慢性肾脏病病人，收缩压≥140mmHg或舒张压＞90mmHg，就要启动药物治疗，要将血压降到收缩压低于140mmHg，或舒张压低于90mmHg。另外，在药物治疗方面，他们提出起始治疗应该使用血管紧张素转化酶抑制剂（ACEI）或者血管紧张素受体阻滞剂（ARB），单药应用或联合用其他药物。对于非黑人的高血压群体，指南推荐的起始用药包括ACEI、ARB、钙拮抗剂（CCB）、噻嗪类利尿剂；对于黑人高血压病人，包括合并有糖尿病的高血压病人推荐起始用药是CCB和噻嗪类利尿剂；合并有慢性肾脏病的高血压病人，起始治疗或继续抗高血压治疗，应该使用ACEI或ARB以延缓生命衰竭的程度。2016年加拿大高血压教育指南（CHEP）对这样一个特殊群体也提出了自己的推荐，2017年的加拿大高血压教育指南已经发布，这个指南对高血压合并肾功能不全的推荐没有变化，对合并有非糖尿病肾病的高血压治疗，降压目标是低于140/90mmHg，有尿蛋白或者蛋白肌酐比值大于30mg/mmol的慢性肾脏病的高血压病人，初始治疗应该选择ACEI（等级是A），或者是ARB（等级是B），噻嗪类利尿剂可以作为抗高血压药的协助治疗，存在容量负荷过重或慢性肾脏病的病人，襻利尿剂可以作为替代用药。大多数病人为了达到目标血压都需要联合用药，不推荐使用ACEI和ARB用于治疗没有蛋白尿的肾病病人（等级是B）。

2014年美国高血压学会、国际高血压学会推出了社区高血压指南，关注的是社区高血压病人，包括高血压的流行病学、分类、病因评估、治疗目标、药物治疗等，这是一个指导基层医生实践的一个很好的指南，在这个指南里同样对于合并肾功能不全的病人进行了关注：高血压合并慢性肾脏疾病，起始用药选择ARB或ACEI，在黑人群体中ACEI的肾脏保护效果更佳，如果单药不能降低血压，仍在140/90mmHg以上，需要加用第二种药物，可以配合使用CCB或噻嗪类利尿剂。

欧洲计划在2018年推出他们的指南。欧洲的高血压指南主要强调诊室外血压监测的重要性，对降压靶目标进行了一些调整，包括糖尿病的调整，以及其他老龄高血压的调整。同时提出对病人要有全方位、综合性、立体性的血压管理，包括多重危险因素的管理，以更好地控制达标，同时减少心脑血管事件。对于合并有糖尿病或非糖尿病的慢性肾脏病病人，降压的靶目标收缩压应该控制在140mmHg以下，这和美国的JNC8指南是吻合的。

当收缩压或舒张压在正常高值，即收缩压在130～139mmHg，舒张压在85～89mmHg时，还是推荐首先改善生活方式。对舒张压大于90mmHg时，在改善生活方式基础上，需要通过药物把血压控制在140/90mmHg以下，合并有肾脏病、肾功能不全的病人，目标也是在140/90mmHg以下，这是高血压合并肾病的治疗策略。对有蛋白尿的，目标应该提倡降得更低，降到130mmHg，但要检测估算肾小球滤过虑（eGFR），因为RASS受体阻断剂比其他药物减少蛋白尿更有效。因此，合并微量蛋白尿或蛋白尿的病人，应该选择RASS受体阻断剂。由于血压达标需要联合用药，推荐使用RASS受体阻断剂联合利用其他的如CCB或利尿剂。虽说联合应用两种阻断剂包括 ACEI 和 ARB 能更有效减少蛋白尿，但并不推荐，因为会增加不良反应。在两种不同的 RASS 受体阻断剂联用方面，有的科室比我们心血管科走得更快一些，理念也更超前些。他们认为两种药物使用能更彻底阻断 RASS 的激活，能更显著地改善蛋白尿。可能还需要更多的临床研究来证实这样一个理念，但目前在心血管领域对于两种 RASS 受体阻断剂的联合使用还有一些顾虑。

使用螺内酯，会进一步损害肾功能，同时增加高钾血症的风险，所以不提倡在慢性肾脏病中使用螺内酯。2015 年 Nacks 做了一个难治性高血压与慢性肾脏病的综述，特别讲了慢性肾脏病 III 期到 IV 期伴难治性高血压的患病率的病理生理和循证治疗。他认为目前国际指南关于慢性肾脏病高血压的规定有差别，有些指南包括慢性肾脏病管理指南，将非糖尿病的与糖尿病的分开，非糖尿病的慢性肾脏病要求降到 140/90mmHg 以下，而合并有糖尿病的慢性肾脏病的高血压要求降到 130/80mmHg 以下，但是美国的 JNC8 和欧洲的指南大多数还是 140/90mmHg。靶目标统一，对临床上应用起来比较合理。

慢性肾脏病降压治疗的目标：第一，通过降低血压，减少心血管事件风险，延缓慢性肾脏病的进展；第二，需要考虑个体化用药，要全面考虑心血管疾病和其他合并症、年龄、性别、蛋白尿及药物间的联合作用，同时还要考虑药物排泄的途径，根据 eGFR 的水平调整药物剂量。同时，慢性肾脏病合并难治性高血压应给予 2 种或 3 种以上不同类型的降压药物，包括 CCB、RASS 受体阻断剂、利尿剂、β 受体阻断剂。临床上和肾病医生沟通，肾病科慢性肾脏病病人 80% 有高血压，其中 50% 都是难治性高血压。对于难治性高血压他们用药有很多都是超指南、超适应证的。比如他们同时合用 CCB，还用大量的 β 受体阻断剂等，他们的用量比我们常规的、普通的、原发性高血压病人的用量要大，而且使用药物的种类更多。

慢性肾脏病合并高血压病人在治疗上目前有几个原则：第一，限盐，非透析的慢性肾脏病高血压病人要求限制钠摄入量，不超过每天 6g；第二，增加降压药的剂量，包括增加利尿剂剂量，使用吲达帕胺或氯噻酮，非保钾利尿剂可以降低高脂血症风险。对 eGFR 小于 30ml/（min·1.73m^2）的病人，NICE 指南和慢性肾脏病管理指南都推荐使用襻利尿剂，对重度的慢性肾脏病伴或不伴蛋白尿的病人，需要增加襻利尿剂剂量，实际上目前的数量在临床上可能都是不够的。

另外还要增加其他降压药，目前不提倡双重 RASS 阻断剂，因为它对控制血压或减少心血管事件的效果并不强于使用单一的阻断剂，且联合用药还增加高钾血症的风险，增加低血压或肾功能衰竭的风险，所以目前不提倡双重 RASS 阻断剂的联合应用。如果血压仍不达标，可能就要使用其他药物，包括 β 受体阻断剂，β 受体阻断剂首选的是经过肝脏代谢的药物，包括美托洛尔、卡维地洛、奈必洛尔、普萘洛尔，避免增加引起缓慢性心律失常的风险，β 受体阻断剂在目前应用非常多。另有新资料提示，经导管射频消融去肾交感神经（RDN）可治疗难治性高血压。2012 年开始启动 RDN，2014 年国外一个团队探索性用于慢性肾功不全性高血压的治疗，对患病 30 年的病人效果非常满意，但后来因为 HTN - 3 研究的失败，后续的研究据说也停掉了，所以很遗憾。对晚期肾功能衰竭的病人，靠降压药物获益很少，或很难控制，还是需要有新技术，除肾移植外，还要探索新技术，除了 RDN，还包括颈动脉窦刺激，通过刺激交感神经节减少交感神经系统的活性，用于减少血管张力，降低血压。小规模研究发现，颈动脉窦刺激能降低血压，改善肾功能，减少尿蛋白排泄量，但还需在更多中心进行大病例研究，需要包括心血管同道在内的临床及科研工作者齐心协力，想更多、更好的办法，研发更好的药物。为解决高血压合并肾功能不全的问题而共同奋斗。

冠心病合并高血压的整合医学观

◎王胜煌

一、冠心病合并高血压的流行病学

高血压是以动脉血压持续升高为特征的"心血管综合征",是我国心脑血管病最主要的危险因素,也是导致心脑血管病病人死亡的主要原因。冠心病是高血压病人临床常见的合并症之一,合并急性冠状动脉综合征(ACS)是高血压病人预后不良的预测指标。我国70%脑卒中和50%心肌梗死的发生与高血压有关;全国每年350万例心血管病死亡中至少50%与高血压有关。高血压加速冠状动脉粥样硬化病变进程,造成心肌耗氧量增加,心血管事件风险增加,可发生心绞痛、急性心肌梗死甚至心脏性猝死。因此,对冠心病合并高血压病人而言,不但要重视血压水平的长期、平稳达标,还要着眼于整体心血管病危险因素的管理,从而减少冠心病不良事件的发生。

高血压病人并发冠心病的风险受诸多因素影响,如年龄、性别、遗传、高血压、高脂血症、2型糖尿病等危险因素均可增加其患冠心病的风险;高血压是归因危险比最高的危险因素,荟萃分析表明,无论年龄大小,血压在115/75mmHg至185/115mmHg范围内,收缩压每升高20mmHg,或舒张压每升高10mmHg,冠心病事件风险增加1倍。

不同时期、不同国家和民族、不同人种高血压病人合并冠心病的比率不尽相同,按JNC 7定义[收缩压≥140mmHg和(或)舒张压≥90mmHg,或病人正服用降压药物治疗],目前美国大约有6500万高血压病人,或者说,大约1/4的美国成年人患有高血压病。另外,有大约1/4的美国成年人血压维持在120~140/80~90mmHg的高血压前期状态。2013年发表的一项中国高血压患病率调查研究结果表明,中国人群高血压患病率与美国类似,20岁以上成年人高血压患病率为 26.6%。

稳定性冠心病包括稳定劳力型心绞痛、冠状动脉微血管心绞痛及冠状动脉血运重建后心绞痛等临床类型。心绞痛发病率也因地域、民族和人种不同而有差异。北美和西欧国家稳定性冠心病患病率最高，而地中海沿岸国家和日本患病率最低。在中国，北方地区发病率高，南方地区发病率低。45～64 岁男性心绞痛患病率为 4%～7%，65～84 岁男性患病率为 12%～14%；45～64 岁女性心绞痛患病率为 5%～7%，65～84 岁女性患病率为 10%～12%。中年女性心绞痛发病率高于男性，但大多为"功能性"心绞痛（非冠状动脉阻塞性缺血性心脏病，如 X 综合征等）。高龄女性大多为严重冠状动脉粥样硬化狭窄所致"真性"心绞痛。

真实世界中稳定性冠心病病人中合并高血压的比例很难统计，一些临床研究中入组病人的临床资料可提供一部分数据供参考。2007 年发表的著名的 COURAGE 研究报告提示，稳定性冠心病病人中合并高血压的比例为 66%（PCI 组）～67%（药物治疗组）。2014 年发表的 FAME 2 临床研究中，稳定性冠心病病人中合并高血压的比例在不同的研究分组分别为 78% 和 83%。

高血压病人发生急性冠状动脉综合征的比率亦很难统计，但从某些大型临床试验中可窥探急性冠状动脉综合征人群中高血压的患病率。流行病学研究显示，ACS 病人合并高血压比例较高（36%～57%），急性非 ST 段抬高心肌梗死合并高血压比例高于急性 ST 段抬高型心肌梗死，女性 ACS 病人合并高血压的比例高于男性。年龄越大，ACS 病人合并高血压的比例越高，75 岁以上 ACS 病人合并高血压的比例是 45 岁以上 ACS 病人合并高血压的 2 倍。年龄越大，高血压患病率越高，患急性非 ST 段抬高型心肌梗死的比例要高于急性 ST 段抬高型心肌梗死。

二、高血压病人冠状动脉循环特点与自身调节

冠状动脉血管按照功能分类可以分成三部分：直径 500μm 至 5mm 的传导性动脉，主要是容积性功能，血管阻力很小。心脏收缩期时，心外膜冠状动脉扩张，血管弹性可以增加 25% 的血液容量。这些弹性势能在心脏舒张期时将冠状动脉内血液注入心肌间开放的血管腔内。直径在 100～500μm 的称前微动脉。前微动脉随着流量和压力变化，舒缩的能力最强，主要功能是控制到达微动脉的血流和血压。微动脉是直径在 100μm 以下的微血管，其特征性功能为代谢产物依赖的血管舒张，以保证血流量与心肌的耗氧量相匹配，微动脉前后血压差值最大。

由于冠状动脉循环的自身特点是血流量大，氧摄取接近饱和，收缩期心肌对心外膜冠状动脉的挤压，心肌的灌注主要取决于舒张压与室壁张力。高血压合并冠心病时由于左心室肥厚，室壁张力升高，故冠状动脉灌注压减低，导致冠状动脉血流储备减低，此时舒张压过低可严重影响心肌灌注。

冠状动脉循环有自身调节机制，舒张压降低时，冠状动脉血流量可在一定血压范围内保持恒定，原因是冠状动脉开放的主要调节机制是代谢调节。当心肌灌

注减少时，心肌缺血，局部释放腺苷、钾离子等代谢产物，这些物质均可扩张局部冠状动脉，增加心肌灌注。这一现象已在动物模型中得到证实，但在人体，目前仍不清楚舒张压究竟在何种血压范围内可使冠状动脉循环的自身调节发挥作用；并且在不同病变状态下，舒张压的自身调节范围不尽相同。研究表明，左室肥厚、冠状动脉粥样硬化狭窄、冠状动脉微血管病变均可能导致冠状循环自身调节所能耐受的最低舒张压水平上升。因此，在上述情况下，舒张压不应降得过低。

三、高血压促进冠状动脉粥样硬化的病理生理机制

流行病学研究表明，高血压是冠心病的一个独立危险因素。冠心病的发病率和死亡率均随血压水平升高而增加，整个人群的血压水平与冠心病发生危险呈连续线性关系。研究表明收缩压每升高 10mmHg，发生心肌梗死的风险可增加 31%，60%~70% 的冠状动脉粥样硬化者患有高血压，而高血压病人发生冠状动脉粥样硬化较血压正常者高出 3~4 倍。舒张压长期增高 5~6mmHg，冠心病危险性增加 20%~25%，舒张压 >110mmHg 者患冠心病的危险性是舒张压 <80mmHg 者的 5~6 倍。随着高血压病史的延长，出现一系列的靶器官损害和并发症，冠状动脉病变是高血压导致的全身血管病变的一个主要部分。

基础研究显示，高血压可损伤血管内皮功能，激活炎症反应，促进内皮下脂肪沉积，增加血管张力，促进和加速心外膜冠状动脉粥样硬化形成，增加粥样硬化斑块破裂概率；高血压促进左室肥厚的发生，增加室壁张力，促进心肌组织纤维化，降低单位心肌毛细血管密度，增加心肌氧供失衡。

高血压对冠状动脉循环的影响包括冠状动脉主干及其主要分支的粥样硬化病变，同时包括冠状动脉微血管病变，甚至有研究显示，高血压导致的冠状动脉微循环病变可先于传导性冠状动脉，微循环病变导致冠状动脉血流储备能力下降，心肌组织毛细血管密度减少，显著影响心肌的血供和营养代谢。高血压作为致病危险因素参与冠状动脉粥样硬化病变的发生、发展过程，高血压在其中的作用不仅仅只是血压升高，而是同时并存的交感神经系统活性增强、副交感神经系统活性减低、胰岛素抵抗、血小板活性亢进等因素共同参与，可促进动脉粥样硬化斑块破裂及血栓形成；并且这些病理生理改变参与冠状动脉粥样硬化病变的过程都独立于血压升高。如果冠状动脉已经存在严重狭窄，高血压可诱发心绞痛、心肌梗死等冠心病临床事件。

四、冠心病合并高血压的临床表现

冠心病合并高血压临床上可表现为慢性稳定性冠心病和 ACS 两大类型。由于冠心病起病隐匿、病程长、确诊复杂，其患病率很难统计。一般来说，年龄越大，高血压和冠心病的患病率越高，不同地区和种族也存在患病率的差异。男性患冠心病的平均年龄要比女性早 10 年。患冠心病的高血压病人与无冠心病的高血压病

人相比平均年龄更大，病人多在数年高血压病的基础上，被诊断为冠心病，合并高脂血症、2型糖尿病、冠心病家族史、慢性肾脏病、肥胖等其他冠心病高危因素的比例也明显增加。冠心病合并高血压的病人血压可以控制较好，但实际生活中因多数人服药不规律，血压控制不佳。合并稳定性冠心病的病人血压控制不佳可诱发心绞痛发作，血压过低也可能降低心肌灌注，诱发心绞痛。心绞痛发作时由于交感神经激活，多出现心率加快、血压明显升高，缓解后血压下降或者降至正常水平。心绞痛发作时血压不升或反而降低提示预后不佳。ACS发病急骤，ACS合并高血压的病人血压水平取决于平时血压控制情况，以及ACS病情的严重性。血压水平越高，提示存活心肌数量越多，远期预后越好。但由于ACS治疗需使用双联甚至三联抗血小板聚集和抗凝药物，合并ACS时，病人血压越高，出血风险越大。高血压合并冠心病临床上可表现为如下几种类型。

1. **以ACS表现为主合并高血压的临床表现**　主要表现为突发胸闷、胸痛，发作持续时间较长，常超过15分钟，发作无明显诱因，对硝酸甘油不敏感，心电图有ST段抬高、压低，T波高尖、双向、倒置等表现，心肌损伤标志物升高，临床诊断为ACS（不稳定性心绞痛、急性非ST段抬高心肌梗死和急性ST段抬高心肌梗死），既往有高血压病史，但血压控制尚可，胸痛发作时伴血压不同程度的升高，此类型较常见，容易诊断。

2. **以稳定性心绞痛表现为主合并高血压的临床表现**　主要表现为劳力诱发的胸闷、胸痛，发作的诱因较固定，发作时心电图可有缺血性ST-T改变，但心肌损伤标志物多在正常范围，含服硝酸甘油有效。病人多有高血压病史及降压治疗史，但血压控制尚可。该类型较多见。

3. **以高血压危象表现为主的冠心病临床表现**　主要表现为血压急剧升高，常高于180/120mmHg，多有头痛、头晕，恶心、呕吐，视力障碍，伴面色苍白、心悸、出汗，可合并心绞痛发作；因血压急剧升高多伴有心肌缺血导致胸闷、胸痛。合并靶器官损害时可出现偏瘫、失语、气促、泡沫样痰、进行性尿量减少等表现，该类型较少见。

4. **以高血压表现为主合并冠心病的临床表现**　主要表现为高血压，血压控制尚可，无急剧升高，但停药后血压控制不佳。无心绞痛发作或者表现为不典型的心绞痛发作，但相关辅助检查有心肌缺血或者冠状动脉狭窄依据，或有经皮冠状动脉介入或冠状动脉旁路移植手术治疗病史的病人，血压控制不佳，易波动。该类型较多见。

5. **以心律失常或者心力衰竭表现为主的冠心病合并高血压的临床表现**　主要临床表现为心律失常和心力衰竭，以室性早搏、阵发性心房颤动等心律失常多见；或者以劳力性气促、心悸、夜间阵发性呼吸困难为主，相关检查有心律失常和心肌缺血或者冠状动脉狭窄依据；或者表现为心脏舒张功能异常，酷似左心室功能不全，而无射血分数下降，无心绞痛发作，既往有高血压病史，血压控制尚可。

老年人或者高龄病人多见，易漏诊"冠心病"的诊断。

五、冠心病合并高血压的风险评估

诊断冠心病合并高血压病人，首先应通过病史询问、体格检查、心电图检查了解病人的大致病情，然后根据病人的具体病情、经济条件和所在医院的设备配备情况，综合选用运动平板、动态血压、负荷心脏超声、核素心肌显像、心脏磁共振、冠状动脉CT血管造影或选择性冠状动脉造影等检查手段，明确冠心病的诊断和临床类型，以及血压升高的水平和血压升高的紧急度，进行综合管理，以进一步指导治疗，提高血压管理水平。

冠心病合并高血压病人总体上来说是心脑血管事件风险极高危人群。但就每一个具体的冠心病合并高血压病人而言，其心脑血管事件风险又不尽相同。对于临床情况较稳定的病人，比如血压控制较好，且为稳定性冠心病的病人，临床危险主要取决于病人的左心功能情况和冠状动脉病变程度。可根据加拿大心绞痛分级、运动试验的结果，以及心绞痛发作时心电图的演变来进行危险度分层。择期进行冠状动脉造影或者冠状动脉CT血管造影检查，确诊并制订治疗与管理方案。对于高血压危象病人，即使其为稳定性冠心病，其发生心脑血管事件的风险也明显增加。对于急性冠状动脉综合征合并高血压病人而言，急性期血压水平越高，提示心功能越好，远期预后越好。但对于急性ST抬高心肌梗死病人而言，其远期预后还与梗死部位、面积、年龄、血流动力学稳定性、心电稳定性、性别、是否再梗死、梗死相关血管、是否早期行再灌注治疗等有关。一般来说，前壁梗死，梗死面积大，高龄，血流动力学不稳定，出现恶性室性心律失常，女性，再梗死，梗死血管为左主干、前降支近段或多支病变同时闭塞或狭窄，再灌注时间延长等因素均明显增加死亡风险。对非ST段抬高心肌梗死病人而言，影响因素类似，预后也与血压水平、血流动力学稳定性、心电稳定性、肾功能、心功能、梗死部位和面积、年龄、是否早期行介入干预等有关，可通过GRACE评分进行量化评估。

随着人口的老龄化，冠心病合并高血压病人会进一步增加。对于冠心病合并高血压病人的管理，随着我们的认识提高，特别是对冠心病合并高血压的血压目标值的探索，将更利于提升冠心病合并高血压病人的临床管理效果。

整合航空航天医学

整合航空航天医学发展之我见

◎罗永昌

首先,我代表中华医学会航空航天医学分会向首届整合航空航天医学论坛的成功举办表示热烈祝贺!

这次论坛由中华医学会航空航天医学分会、解放军航空航天医学专委会、陕西省医学会航空航天医学分会和第四军医大学(现空军军医大学)航空航天医学系共同举办。充分体现了航空航天医学整合医学观的新路子。

"2017中国整合医学大会",盛况空前、鼓舞人心,医学已经逐步走上整合的光明大道,我国整合医学的研究与实践取得了最新成果,充分展示了整合医学引领发展、推动变革的大趋势。整合是时代发展的客观要求,回顾航空航天医学走过的发展道路,特别是航空航天医学百年发展历程,整合相生相伴、贯穿始终。医学与工程技术、人与航空航天器、人与航空航天环境等,整合无处不在,无时不有。可以说,时代发展、技术进步,使得航空航天医学始终处在整合的前沿领域。整合的本质就是创新,航空航天医学具有人机一体化、系统化,与现代医学的工程技术高度交叉整合的特征,并突出强调人体的效果。这一特征决定了航空航天医学整合的本质就是一种创新,包括人机一体、空天一体,有人机、无人机等各个方面。这一切将在学科专业、理论技术等领域引发全面的创新变革和发展。

整合是立足现实、谋划长远的必由之路。航空航天整合医学展现的机遇与挑战,使我们再次站到一个新的历史起点,或许需要勇气和智慧,更需要解放思想、更新观念,不破不立、破字当头、立在其中。可以预见未来人机整合、空天一体,整合航空航天医学将发挥不可或缺的重要作用,必将会做出重要的历史贡献。

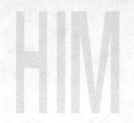

整合医学体系下的航空航天临床医学实践

◎王建昌

本文具体从以下几个方面讨论整合医学体系下的航空航天临床医学实践。

第一,对整合思维的认识。关于整合,包括整理、协调,以及重新组合,使碎片整体化,关键的是通过整合,获得有价值、有效率的整体,获得"1＋1＞2"的超值效益。谈到整合,就要涉及分化,分化和整合是对立的;但合久必分,分久必合。

整合的思维,需要有很多基础理论,包括对整体的还原及很多哲学的理念,还原论,是一个从大到小、从整体向个体深化、从繁到简的过程。

整体论的内涵实际上是方法论。哲学上特别讲整体与局部的内在联系,整体与局部相互依赖,各个局部相互协调,向着统一的方向发展。立足于整体来追求系统的最佳效应,发挥每一个局部整合在一起的积极作用。哲学也讲共性与个性,很多共性可以划分成不同的个性,个性组合在一起构成共性。例如,我们有不同颜色的笔,从个性来讲,它们是一支一支的笔,但这些笔用在一起就可以画出一幅非常美丽、却又不是简单组合的画卷。个性包含着共性,共性也包含了每一部分的个性。个性与共性之间互相转化、互相依存。人是一个完美的整体,从一个受精卵开始,只是一个细胞,但可以发育形成一个美丽的、具有个性的人体。实际上受精卵分化成了不同的细胞,但每一个细胞仍然像第一个细胞一样完整,形成的整体是相连的。

我们经常说到山,山是一个立体的概念,体现的是各个部分的整合。古人说的"中庸之道",中庸就是把极"左"的极"右"的都要剔除,找到最佳的立体,这个三维的立体,就是我们说的整体的整合。人与大自然也形成一个整体,人与大自然相互依存,人与万物,包括各种动物有共存的关系。我们都听过庸医治驼背、盲人摸象的故事，这些实际上都是局部和整体思维非常鲜活的例子。有一本书叫 *Touch for Health*，是将西医的神经医学、应激动力学、营养学与传统中医的阴阳，以及很多传统医学整合起来。用这种整合的方法来理解健康，也就是说通过心理、生理和解剖，来立体地理解、整体地思考什么是健康。

"整体"是一个名词，"整合"是一个动词。整合产生的效应不单是每个个体简单地相加，而是作为一个整体表现它的特性。樊代明院士讲，知识不一定是力量，知识不能直接变成力量，需要大脑去整合。整合过程中有赖于基础知识，即各种知识的背景，背景不全，就不能通过大脑将其整合，就不能指挥我们正确地行动。

几年前我到瑞典某大学医院去参观。这个医院要建立世界上唯一的、没有其他医院可以重复的一个医学模式，它未来的医院没有内科、外科。几年前我们去时还在建设，只有7个临床团队，有人甚至说这种模式可能成为一个闹剧式的丑闻，意思是极有可能失败。但这有整合医学的思想是在里面，将来结果如何我们拭目以待。

第二，谈谈我对整合医学的理解。整合医学实际上是将现代医学模式再往前推进，实现有效的整合，它是一个新的医学体系，而不是某一个专科，它可以指导我们按照这种思维去办事，去对待每天的日常工作。就是说，将生物因素、心理和社会因素、环境因素整合在一起，来指导我们日常的工作。樊院士讲过，人类的医学发展呈"N"字形，即波浪式前进，就是说，分了再合，合了再分，原来划分过细的学科需要整合。樊院士主编的一本书叫《医学发展考》，这本书的学科结构就是按照整合医学思维去写的。每个学科都包括三个部分：第一部分写历史，比如航空航天医学的产生；第二部分写现状，比如航空航天医学的成绩和存在的问题；第三部分写将来，比如航空航天医学如何去解决现存的困难和问题。

我们未来怎么解决"人"这个现存因素？就是要通过整合医学，产生一种创新的思想引导学科的发展。航空医学是研究人在大气层和外层空间飞行时，外界的环境因素及飞行因素对人体生理功能的影响，以及相应的保护措施等。航空临床医学研究的内容特别富有整合医学的特点。专科的细分是整合医学的基础，整合医学是专科划分的归宿。我们并不否定专科的细分，专科的细分为整合医学打下了基础，没有这种分就没有后面的合。

从全科医学角度看，我不认为全科医学是一个简单的学科，全科医学是分工不同，全科医生照样是专家。只是他所负的责任，和其他学科的专家是不一样的。他不一定做导管、做接骨，但他所会的东西我们不一定会，这就是全科医学。比如社区的医生，他要从出生管到死亡；在一个社区里，全科医生要负责所有疾病的预防，以及出现各种情况时与医院的联系。

航空临床医生也是非常好的专家。我认为，有相关的专科基础知识作为航空临床专家的基本技能，要有一个专科特别精通，但必须突出的是航空临床医学，而且是别的专科达不到的。所以我仍然认为航空临床医学的专家绝对是专家。从中医学角度看，中医把人当成一个整体，有整合的概念，航空临床医学也需要中医的理念。航空临床医生要用整合医学的思维把中医和西医整合起来，并应用到临床实践中去。维护飞行员的良好状态，实际都应与中医进行很好的整合。整合医学的逻辑不是简单的发发论文，而是通过专业间的整合降低医疗成本，提高总效能，这就是整合。专科诊治的模式，是站在各个角度，进行一些边际性分析，是在各局部均衡下求一个最优解。整合医学是新型的医学体系，我们航空临床医学是整合医学体系中一个最好的体现。

航空临床医学使用的绝大部分设备都要进行专门的适航性改造，重量要轻、强度要大。比如载客，按照民航CCAR25的要求，货载向前要达到9G（1G是地面标准重力环境），向下是6.5G，向上是3G，加速度要达到20G，这些严苛的标准对设计和设备带来很大考验。

航空环境的特殊性对地面医疗产生新的影响。比如空中的低气压、振动、冲击、电磁环境、电源等都对医疗设备有影响。根据CCAR25的标准要求，我们的单杠、支架的压力承受的强度，要达到1728 kg。医疗任务的复杂性对飞行操作安全有影响。在设备医疗救护的过程中，要用电、用气，还有很多医疗设备会产生各种各样的电磁，它们对飞行安全都会有影响，这些都需要用整合医学的思维来解决。

航天环境适应性共性特征的整合医学研究

◎李莹辉

整合医学的提出,让我感受到一种理念、一种思维的冲击。细想起来,其实航空航天从理念到设计一直就是在做整合。

1992年,我国确定了载人航天三步走的战略。"天宫一号"和"天宫二号"完成对接,标志着中国载人航天三步走的第二阶段圆满收官,也预示着我们在脱离地球引力后的失重环境下的短期飞行告一段落。2016年11月,我们看到了两名航天员神采奕奕登上太空,完成了大量的科学实验,也完成了从"神舟九号"11天飞行向"神舟十一号"30天飞行的跨越。此次明显的不同是宇航员是在轨的,宇航员景海涛一直在做跑台锻炼,为更长期的飞行做准备。我们同时也看到,"神舟十一号"回来的座椅和"神舟九号""神舟十号"完全是不一样的。

2015年,俄罗斯宇航员创造了累计879天非连续太空飞行的记录,美国宇航员创造了在太空空间站驻留340天的记录。2016年,美国在夏威夷岛上完成了"火星模拟生存"实验。6名志愿者在岛上共360天模拟火星生存,与外界几乎完全隔离,食物饮水由外界供给。这些标志着人类对特殊环境的适应从短期已走向长期。美国有两个明星航天员,是双胞胎兄弟。一个在天上,一个在地上,完成了著名的遗传学对比实验。明星航天员在天上停留了340天,发送了2000多条"推特",发回了一系列特别让人震撼的照片。比如在2016年的春节期间,他在空间站的第318天时向上海人民推送了一幅上海的夜景照片,祝大家新年快乐。可见,虽然航天环境对人有很多影响,人在轨会暴露在不良环境中,但经过长期的载人飞行,宇航员还可以处在良好的精神状态和生理状态中。

截至2016年年底,人类进入太空超过了1500人次,但我们对太空的认识,以及空间环境对人的影响,还在不断探索中。失重对骨骼、肌肉、心血管功能等的影响依然存在。在认识方面,我们从最早期关注的主动脉压力感受器的调节、水盐代谢的调节,逐渐走向了失重效应的基因调节。比如细胞作为重力的感受器,现在很难说是感受器还是效应器,也就是说对于失重相关的生理现象日趋明确了。

近几年,除了生理系统反应外,还观察到一些新的现象,比如组织器官的交互调控,对整个生理系统都有调控作用,包括 DNA 甲基化表观遗传学的作用,还有肠道微生态的作用等。因此,机体对变化的调控途径是多层次的响应,包括多途径偶合与稳态重建,这些机制是重力生理学的重要研究方向。我院学者一直在做神经递质对骨丢失的影响,通过某些刺激使神经递质紊乱,观察它对骨丢失的影响,结果很有意义。研究发现失重对生理的影响,不仅是由于重力的缺失,还是综合调节的结果。压力负荷可导致心肌重塑,长期卧床可导致心肌萎缩,高血压、心肌梗死及肺动脉高压可导致机体变化。航天飞行肺动脉高压导致的右心室肥大,和原发性高血压造成的心肌重塑部位不同,在循环上很明显。这反映了不同生物力学环境下,人体循环表达的特征及其调控的特点不同。

人类已进入大数据时代,但航天医学还会用"N 等于 1"来揭示人的很多生理现象。航天医学始终是一个小样本实践,大家老说"N 等于 4 或 3"。我们怎样用大数据更好地揭示人在特因环境下的生理变化,包括心理的变化特征,我想共性的人体组织学网络或许可以回答这个问题。我们最近一直在做密闭落地实验、卧床实验,还有一些空间飞行实验。通过实验,用每位收视点用的指标之间的重塑关联联系,能够很好地揭示出在组学变化中的一些节点性变化。

人体是心理、生理多层面的有机统一体。失重、辐射和狭小环境等在轨的自然环境条件,是我们进入太空要面对的问题。看似三个独立的环境,其实有很多共性特征。比如辐射对心理的影响,以及对心血管功能、糖脂代谢和五官神经的影响,不管在哪个模型,在氧化应激层面上都可以找到一些很好的共性模型。在航天航空、深海、极地这些看似完全不同的行业中,都有一些共性特征。人类目前形成了很多极限,有速度极限、百米极限、气压耐力极限,还有记忆极限(圆周率的记忆极限是万位数),以及低温维持极限等。我们要挖掘自身的潜能,拓展对特殊环境的适应性边界,还要更好地运用这些边界。科学锻炼可以增加后天储备。挖掘神经体液的调节潜能,可以引导一个明确的神经系统应激反应。我们也可以看到表观遗传学对人体环境适应性特征,大家也知道很火的微生态特征和共生环境的特征,以及很多还没有挖掘出来的、至今未启动基因的特征。这些提示我们,极端环境有共性特征。极端是相对的,当初做"火星 500"项目,是对人生理和心理的一个极端挑战。但"火星 500"完成后,6 名志愿者没有任何问题,经过一段时间的恢复,完全回归到正常的生活中。当然这一段恢复过程是我们认识人类对这种极端环境耐受过程的重要条件,所以对他们恢复过程中的心理表现,特别值得关注。

航天飞行缺氧或低氧所造成的表现和我们在高氧环境中的共性是什么?此外,低氧和骨丢失有无关系?不断有研究证明,低氧有导致骨丢失的趋向,但低氧有利于对抗辐射环境。人体的所有结构和功能是相匹配的，人在适应环境的过程中，一定不会有针对哪种环境的特殊的对应机制，一定有共性特征，这是我们去认识特殊环境的重要方向。

从载人航天的发展来看，未来人类会可能会实现轨道外飞行，一定会向更远方迈进。所以，在轨道飞行的下一步，不是月球就是火星。前一段对火星的探索非常热，奥巴马提出在他有生之年，要看到人类走向火星。不管走向火星还是走向月球，从长期飞行到驻留时间，人所面临的困难因素很多。这些因素的排序在近的轨道，和将来走向火星月球的轨道，权重期是不一样的。

在持续飞行过程中，我们要保证对人生命的探测，离不开生命的保障、健康的保障，也离不开绩效的保障。我们去年做过一个实验，其中含两个过程。第一个过程是探索构建适合长时间的物质保障系统，就是生命系统。短期飞行是用飞行器将所有的补给带上去，这是载人航天的第一步。第二步，人喝的水，吃的食物，呼吸的气体不全是从地面上带上去。而是在到空间站后，水和气体通过在轨的物理化学再生的方式产生，如果驻留消耗的量与再生能力不相匹配，怎么办？怎样实现在轨的食物、气体、水的自给自足，这要在实验里完成研究。也就是说，第三代系统，要实现在轨的供气、供水、供食物，同时实现废物的循环利用。

第二个过程是一个全封闭过程，探索长期密闭情况下，人体的相互作用规律，在载人阶段共进行了180天，是一个系统工程，是一个多学科的交叉过程，包括了生命保障过程、医学研究，以及对空间站的技术验证和一些前沿探索。实验有完整的程序，严格按照程序进行，就是说试验涉及的所有过程、内容及数据都完全达标。乘务组经历了多个环节，到出舱时是健康和谐的。有600多台设备运行稳定，一共有5类25种植物进入实验。进入实验第49天后，第一批蔬菜产生，他们在舱里面吃的所有蔬菜和水果等绝大部分都是他们自己种出来的，这个环境是一个长期隔离的综合环境。在这个实验中，我们专门设计了一个火星石，每天的时差比例长40分钟，是一个持续的应变过程。可以很好地了解人体生理的相互影响，同时还尝试了传统医学的干预作用。

实验中，对人的观察包括四个方面：第一，心理认知和脑功能的研究；第二，复杂环境下心血管特征的研究；第三，生物节律和睡眠的研究；第四，以从顶层设计的表观遗传学为核心，从基因层面看到人对环境的适应性。整个实验持续了255天，完成了15个项目，我们获得了在长期密闭条件下翔实的数据。这些数据在整合中，能够明显看到密闭的环境知识理论，就是生物节律的漂移。结合生理学认识，从航天医学角度看，对于这样的实验有几个认识：第一，从顶层布局牵引出科学问题，聚焦技术的提升。在整个实验过程中，既有系统层面的问题，也有科学原理的问题，还有人适应性的问题。人在太空时，心理学非常复杂，心理学上对任何密闭环境有一个"四分之三"现象（在密闭时间四分之三的时间点上，人的抑郁状态会达到极点），但复杂性和研究性远远不止四分之三。在这个实验中，我们看到乘务员的绝望期、崩溃期、无助期、冷漠期。

在整个实验中，配置了比较完备的心理支持，包括杨利伟的社会心理支持（杨利伟在北京进行心理支持），按照常规的"四分之三"现象，快到出来时，（在这个实验是倒数第10天时），到了崩溃期。个别的乘务员明确说挺不住了，不管什么情况，都一定要出去，如果出不去就觉得不行了。在这样的过程中，我们要通过医学的支持，让有过医生从业经验的人士从医学原理到生理功能等方面告诉他们不会发生生命危险，这样的心理支持帮他们挺过了崩溃期。

此外，我们发现，不同乘组的理解是完全不一样的，混合的乘组即男乘务组和女乘务组的心理反应、心理特征也是不一样的。我们还明确看到，4名志愿者乘员中有2名是航天乘务员，是航天中心的人，经过我们的训练，他们的心理状态和从社会上招来的2名乘员相比，虽然从表达到信心，以及进舱模式是一样的，但整个生理反应的特征完全不同。这样的发现，可以更好地帮我们理解航天环境的特殊性。这样的特殊性在顶层设计上可以获得更多的支持。这些对把握数据的源头、延长数据的使用寿命、解决样本的评定问题都非常重要。航天研究都是小样本，我们要把这些数据变成一个长寿命的活指标，而不只是一次实验，只分析这一套数据。我们整个实验有全程详细的影像学记录，还有连续监测。这样的数据，为分析环境对人的影响提供了很好的帮助。实验测到了人的二氧化碳代谢状态，这个结果是很难测得的，但在实验中，由于舱的特性、功能的特性，我们摸到了在不同状态下，比如5天的夜间睡眠，午餐后90%的代谢状态，这对理解人的生理行为有重要价值。

我们需要推进深度的融合，不仅要有学科背景的融合，还要有技术方法的融合。我们原来的整个体系中，靠植物提供氧气，提供气体的平衡。这个实验中，更好地发挥生态植物培养的保障作用，更多地用了一些保健型植物，发挥它们的保健型作用。

在未来的实验中，生物代谢物的利用是一个重要方向，比如排出粪便的重复利用，其潜能的发现也具有重要作用。

关于天地融合的利用，我们在空间站里，有一个明确的空间实验平台，围绕在天的骨丢失、肌肉萎缩和心血管功能障碍，大众健康中一些慢病如糖尿病，以及个体化的技术，进行了整合医学研究，推进了整个学科的更好发展。整个平台里包含6种功能，比如生理学研究、行为能力的研究、分子机制的研究、体液监测与辐射的研究。实现几大生理功能的完整监测。其中有几个特点：第一是同步采集，可以进行不同信号的同步采集，比如从心血管到肌肉的同步采集；第二是定性生物力学和生理的采集，我们希望在这里面同时进行心血管功能失调的整个生理学研究和骨骼系统的生理学协调研究，也就是说在整个设计中，强调顶层的系统性、采集的同步性和数据的共享性。我们希望有更多的同行参与这个实验。

利用科技推动极端环境适应性的共性特征研究，以及极端环境研究的系统设计与数据共享，是我们航空航天人的共同使命。

整合医学在民航医学中的重要性

◎李松林

我国飞行员的人数是5.2万多人,且快速增长。厦门航空有100多架飞机,2017年招收的飞行员达到1000多人。民航面临的挑战,首先是进入快速发展期,航空工业非常发达,电子设备引发的故障越来越少,人的因素造成的飞行不安全成了主要因素,达70%以上。其中,飞行员的健康引发的安全问题比较突出。其次是航空公司的商业化,空勤人员的健康管理和健康教育跟不上,人口老龄化、慢性疾病逐年上升。此外,飞行员不合格也引发了安全问题,又比如对飞行员用药的严格性是什么,目前的研究和实际有很大差距。最后还有飞行员的心理问题。

什么是航空医学?前几年,20多位专家开会,讨论航空医学的理论、概念、定义,字斟句酌。其实就是一个细分问题。整合的前提,必须有细分,没有细分就无所谓整合。航空航天医学最大的整合就是把医学与航空工程学、环境、机械和人的因素整合。

按照专业来分,航空医学可以分成基础航空医学、临床航空医学,以及体检鉴定和行为选拔。在航空医学中,体检鉴定应该是一个独立的学科,其涉及的问题非常多,完全不同于普通医学。例如,飞行员得了结石,到地方医院去,地方医院说这么小的结石什么表现都没有,回去上班吧,但根据航空医学的标准就得停飞了。冠心病确诊了,到普通医院没有问题,没有心律失常,也没有心力衰竭,可以回去上班,但根据航空医学的标准也得停飞。在普通医学中很多不是问题的问题,在民航医学就是非常严重的安全隐患。所以在体检鉴定和心理选拔中,都应该加进去,特别是不要忽略了心理。我们要重功能轻形态,要注重心理学变化。保障人员的健康管理,空勤人员的保障是一个特殊的任务、一道标准、一套体系,认真对待才能保障飞行的安全。

民航医学与军事航空医学有很大不同。首先从目标上不一样,民航医学要强调飞行安全，该返航就返航，该绕回就绕回，该取消航班就取消航班，这是老百姓抱怨最多的事情。但在军事航空医学中，完成任务是主要的。军事航空医学研究更多的是战伤。在保障人群上，军事航空医学更多的是保障飞行员，民航医学除飞行员外还有旅客。这些是民航医学的特点。航空医学应该有二级学科、三级学科、四级学科，应该思考学科之间如何整合。在整个航空医学中，民航医学的作用和地位是什么？

第一，民航医学是航空航天医学的一个重要组成部分，是航空航天医学的基础。因为民航医学涉及的人员数量大，与日常生活紧密，可实验的条件充裕。民航一天有几千架次在空中飞，上万个飞行员在实践。所以说民航医学是整个航空航天医学的基础。

第二，可以通过制订招飞的规范，也可以给出相关民航医学标准，为整个航空航天医学专业提供借鉴和基础。

第三，可以开展大量的航空研究，为航空航天医学的研究探索经验。比如我们已完成了1万人的脑部磁共振检测，这么大的数据，在全世界是没有的。经过脑部磁共振的筛查，我们获得了很重要的发现。我们发现，过去真正按照标准管理的人员不到1/3。现在飞行员做了磁共振，正常不正常，该飞不该飞，如果飞是否安全，像这样的问题都可通过我们大量的研究获得了结论，而且我们用的是一台机器、一组人马做一个队列研究。

还有数据的长期收集，为飞行员健康大数据的建立创造条件，民航医学的大数据，包括从18岁进航校一直到65岁停飞的所有数据。在这40多年的时间里，40岁以后每年的两次体检，以及得病的过程、疾病治疗的过程、用药的反应情况，全部包括在内，应该说是一个精品。

关于航空器制造、失航审定、人机功效方面的研究，我们国家的研究基本是照搬国外的。现在很多实验脱离实际，飞机是人来开的，飞机设计有很多原理，比如油门，起飞时是往上飞，但拉杆是往后拉。我们设计时没考虑到，就是拉杆时，是在推油门。在空飞时，落地落不了，需要紧急停飞就撞车了。这就是在设计时不合适，类似这样的问题很多。研究航空医学，特别是民航医学，是大有可为的。

所以除了理论研究、应用研究外，对航空医学本身我们还应进行深入研究，由此建立一套完整的航空航天医学理论。2015年美国空军提出，到2025年美国空军要成为美国军队中最高效最具有战斗力的部队。怎样达到最高效，最有战斗力呢？就是要有一套完整的东西，包括组织结构、绩效组、研究组，还有核查落实组，整合起来解决问题。他们现在已开始从单纯的管理飞行员到管理飞行员的家属，到管理空勤，到管理行政和地勤人员，普遍进行整合管理。

民航医学的本质就是风险评估，一是评估飞行员患病的风险，包括选拔、健康管理、治疗；二是评估飞行员患病后空中失能的风险，即停飞的标准，对一名患病的飞行员，他已经不符合规定，达不到标准了，民航医学有特权停止他们飞行。依据是什么？风险的评估。民航医学的重点在于健康管理。健康管理首先是以起点鉴定为导向，就像高考一样，高考考什么，高中就教什么。我们的起点标准对于飞行员的健康管理至关重要，标准放松了，疾病就会增加，标准过严了，疾病就会减少。但过于严格会造成很多人停飞，这个平衡关系、辩证关系和哲学思想要认真去把握。要以医生为依托，现在很多公司，都把航空医生纳入后勤保障，和司机是一个待遇、一个做法，这是不对的。

飞行员须有健康的自我认知，要让他们知道健康的重要性，他们才会自觉地维护健康。民航医学的使命是保障飞行安全，延长飞行年限。民航医学近几年有突飞猛进的发展。几年前，民航局做了一个决定，把原来的民航医学中心和民航总医院合并在一起，成为一个单位。当时的民航医学中心有体检队和研究室，他们是自娱自乐，在自己的圈子里搞搞体检、搞搞研究，对民航的事业影响不大。民航总医院就是治病、看病，根本不考虑航空医学，白挂了民航总医院的"民航"两个字。经过整合后，实现了一个机构两块牌子，对政府管理机构叫民航医学中心，对社会叫民航总医院。实行人、财、物统一管理，实现资源共享。形成了新的格局：一个临床医学部，就是总医院；一个航空研究所，里面有独立的研究室，包括药物研究室、公共卫生研究室，以及心理研究室（兴奋剂检测中心）；民航的疾控中心；还有一个培训部，承担了全民航航医的培训。组织结构的这种重大组合，使民航医学焕发出了新春。

关于飞行年限，国际民航组织已放到65岁，我们现在也是65岁，但65岁不是单纯的年龄延长，涉及健康的标准和鉴定问题。在脑磁共振的筛查中，我们有一个飞行员，而且是一个机长，他在降落时飞机突然迅速上升，在接近500米时，副驾驶两次传达口令他没有反应。副驾驶接过来，飞机重着陆，4个轮胎全爆了，幸好没有人员伤亡。后来经过检查是癫痫发作。这种病的预测和诊断是世界难题，目前没有解决办法，有另外一种观点，飞机乘务员的癫痫发作是继发性的。

我们现在做的工作会为今后的人做鉴定打基础。我们的研究包括各种临床情况，而且做的是活体研究，是动态研究。

空间微生物学的整合医学研究

◎刘长庭

空间微生物学伴随着载人航天的发展而诞生，是一个新兴的交叉学科，主要研究微生物在空间环境的变化规律，解决航天活动中空间微生物的感染问题，保护航天工程的正常开展。随着研究的深入，空间微生物学的研究也可以进入日常生活中，例如，人如何利用太空资源也是主要的研究内容之一。

在特种环境，比如空间特种环境下，微生物与人体间既共生，又有变化。在极端复杂的环境中，人体和微生物都可能发生基因的一些变化，影响航天员的健康。针对空间环境，空间微生物表型的变化表现出高度的适应性。我们在"天宫一号""天宫二号""神舟八号""神舟九号"都进行过微生物的搭载，取得了一定成果。

我们发现，飞行后克雷伯菌发生了突变，导致耐药性增加，这个发现对病原菌的治疗提供了潜在的药物靶标，通过控制这种突变，降低耐药的发生，从而促进治疗。我们曾在"神州"飞船上搭载过一些生产干扰素的菌株，19天后，出现了突变菌株，使耐药性增加了3倍。我们运用微生物学、材料学的方法，对一些结构材料进行了研究，发现辐射微生物对物质表面的腐蚀性增加。通过这些研究得出一个微生物的分子效应学说，即空间环境影响微生物的基因性质、分子结构，乃至功能，诱发表型的一些变化。空间环境对微生物的影响非常复杂，造成微生物突变的增加，对传统的微生物多种表型产生影响，如致病性、耐药性等。空间环境也会对飞行人体产生影响，比如对心血管、免疫功能等的影响。

微生物和航天员之间的共生是一个重要课题。如果二者间的平衡被打破，感染风险可能会增加，从而影响长期滞空个体的健康。有分析，航天员可出现皮肤短暂的真菌感染，以面部和胸部为主。随着时间的推移，真菌减弱了，这从侧面证实空间微生物和人体间的关系。飞行可以影响微生物的生长湿度，从而明显影响它们的生长速度，导致菌群失调，之后真菌恢复正常。我们也观察到肠道微生物的结构有类似变化，但到实验结束逐渐恢复。

20世纪70年代，美国航空航天局就利用空间生物环境效应产生的刺激代谢产物，解决地面药物贵、质量差的问题。1996年美国就空间飞行对抗生素的影响也进行过实验。2001年美国发现菌种经过空中飞行后，制备生产的疫苗是地面的115%。

微生物定植于材料表面会产生一些化学反应，影响这些材料的强度，因此，控制微生物腐蚀，是再认识航天重要的问题。我们从控制源头、流动性、过滤性三个方面开展了一些研究。发现空军的材料，可受微生物的腐蚀，从而降低其强度和航天器的时间。为提高材料抗菌腐蚀的性能，我们利用纳米银复合材料形成复合材料涂层，成功获得针对金属材料进行有效保护的抗菌性能。

空间微生物学的发展方向，是建立空间微生物学安全体系，保障国家航空体系健康任务的完成。研究各种微生物的规律，建立空间微生物安全评估体系，为感染包括地面感染，提供新证据。空间环境有辐射、重力等因素，可以加速微生物更多的诱变，可用来促进高产菌物的产生，为空间生物制药、酿造等提供技术手段。

通过对空间微生物的腐蚀机制研究，现提出了微生物的腐蚀预防策略，从而延长航天器材的寿命，为载人航天提供了技术支撑。国内外空间医学研究技术领域，为我们提供了搭载服务，主要以各种微生物为主，而且可以满足样本的个性化要求，包括温度、湿度、以及某些保护等。

微生物被真实飞行后，会发生前后变化，对其变化规律机制还在探索，我们提出空间微生物分子效应学说，空间环境影响微生物的基因性质、分子结构和功能、微生物表型的一些改变。建立安全评估体系、防治难治性感染、实现空间制药、航天器的防腐延长其运行时间，这些都需要整合医学研究。

关于整合技术解决航空医学问题的思考

◎胡文东

人类在进化过程中，已经习惯在地面生活。飞行作业环境和任务是人类所不熟悉或不习惯的，因此，需要用相应的航空装备进行对抗和弥补，以及特殊的选拔和训练。人类的本能反应是在地面习得的，飞行员在空中作业采用地面习得的反应往往会发生失误，因此，需要进行克服某些本能反应的心理训练。飞行员的加速度耐受是有极限的，要提高飞行员的抗荷能力必须依赖抗荷装备。现代科学技术的进步，使飞机的机动性本可以更强，但受到飞行员生理心理的限制。许多飞机设计指标必须权衡飞机机动性和飞行员操控的稳定性，因此，不可缺少航空航天工效学研究。"当代航空医学已发展成为一门横跨医学、工程技术和心理学等学科，充分体现'生物-心理-社会-工程-技术'医学模式的综合性学科"，整合技术是解决航空医学重大问题最重要的途径。

航空医学研究涉及飞机与武器系统、飞行员系统和作业任务等内容，因此，航空医学问题不是单纯的医学问题，需要围绕工效、选拔、训练和航空卫生保障等多个方面进行研究。

目前我军航空工效学研究取得很大成绩，但由于研究人员主要是医学和心理学专业人员。比较关注座舱光线颜色、仪表显示、按键布局、"杆不离手"等细节问题，关注飞行品质、人机任务分配、操控稳定性与灵活性平衡、飞行员诱发震荡、飞行作业流程等整体指标不足。飞行员需要瞬、短时做出反应，面对生命受到威胁或重大损失时，必然影响作业人员情绪。飞行作业具有高风险的特点，面对生命受到威胁时其反应可以分为全自动（本能）、半自动（潜意识）和决策（明意识）反应，而且受紧张情绪调控，因此航空工效研究时还要考虑紧张情绪等的影响，比如人手抖动会对飞行过程中的精细作业产生影响。飞行速度与灵活性和可控性是有矛盾的，必须通过航空工效学研究取得平衡。飞行员作业流程是否合理，涉及飞行负荷和人因失误问题，也需要航空工程师和航空心理学家协作研究，因此，航空工效学研究必须由航空工程师、航空心理学家和航空医学家共同研究，采用整合技术解决。

战斗机为了追求高性能，对飞行员的生理心理指标有明确的要求，这是在设计时就决定了的。飞行员的起步学历是本科，但高考成绩不等于飞行能力。高考成绩主要与考生长时记忆能力、思维能力、学习条件、学习习惯、努力程度等相关，与考生的情绪控制能力、空间认知能力、工作记忆和心理运动能力等飞行所需特殊能力关系不大，而这些能力恰恰与飞行关系密切，因此，飞行员的心理选拔是国内外公认提高飞行员培训效益的最有效的方法。战斗机飞行员需要在遇到生命危险和重大得失情况下进行作业。招录飞行员（简称"招飞"）的心理选拔系统很难模拟，我们研究如何模拟飞行任务和心理压力及如何客观评价飞行潜力，采用蹬力模拟飞行体力负荷、电击震动模拟心理压力。根据心理资源理论，应采用综合评价的方法反映考生的能力水平和培训潜力。同样的测验成绩，剩余能力多和消耗生理心理资源少的考生培养潜力更大。必须采用测验成绩、剩余能力和消耗生理心理资源的综合评价方法。招飞心理选拔也采用了航空工程、生物医学工程和应用心理学等方法，也是整合技术的成果。

驾驶战斗机被誉为在"刀尖上跳舞"，战斗机飞行员要习得人类不习惯的飞行环境和作业任务，必须经过系统的训练。为了对抗不良飞行环境，需要进行加压呼吸和抗加速度等航空生理训练；为了习惯空间运动和处理飞行特情，需要进行抗错觉、情绪控制能力和克服本能反应等心理训练。飞行技术训练、航空生理训练和航空心理训练等单项训练均十分重要，但飞行是一项综合、连续和精细的作业动作，单一项目的训练有时反而会产生技能的负迁移，这也是导致飞行员对某些心理生理训练不积极的原因，因此，综合飞行技术训练、航空生理训练和航空心理训练技术的模拟飞行训练是空军强国的通行做法，也只有整合技术才能解决。

在航空卫生保障技术方面。影响飞行员飞行能力的因素如自身的生物节律、时差、情绪和疾病等是变化的，而每天的飞行科目对飞行员的体力和脑力要求也不一样。飞行员的生理指标不等于飞行员的功能状态，飞行员的功能状态也不能完全反映飞行员的飞行能力。常规的医学手段检测飞行员的生理指标作为放飞标准，显然有不足之处，因此，必须直接检测飞行员的飞行能力并结合飞行任务确定放飞标准，其手段也必须是整合技术的方法。

以上从工效、选拔、训练和航空卫生保障等航空医学的主要内容论述了整合技术的重要性，下面谈一下航空医学的几个老大难问题。

飞行错觉问题。飞行错觉实际上是飞行员在以大地为参照系和以飞机本体为参照系转换过程中，特别是视觉定位信息不良造成的。发生的重要原因是飞行员自我空间感觉与仪表等指示的矛盾造成的。常规的航空医学方法是进行地面错觉体验和飞行员发生错觉时相信仪表，但实际上不时发生飞行员相信自己的感觉，导致飞行事故的情况。解决错觉问题需要从发生错觉后的被动措施向主动预防转变。现代虚拟现实技术，完全可以根据飞机实时飞行姿态，给飞行员与实际方位信息一致的视听觉刺激，从而彻底从源头上解决错觉问题。解决飞行错觉问题，需要在飞行时视听等设备上进行改进，纯医学手段难以很好地解决问题。

加速度防护问题。国内外的抗荷装备只能对抗正加速度，无法防护负加速度。飞行是三维空间运动，有正加速度就有负加速度，特别是"推拉效应"（指当 +Gz 暴露前受到 0Gz 或 −Gz 或小于 +1Gz 作用时，使 +Gz 耐力降低的效应。在推拉机动飞行中，飞行员先受到 −Gz 作用，紧接着受到 +Gz 作用，在较低 Gz 值下即可发生意识丧失，从而严重威胁飞行安全），在飞机俯冲攻击改出、舰载机着舰复飞和战术科目时容易发生。现有国内外的抗荷服均只有防护正加速度的功能，其原理是发生正加速度时通过挤压下肢和躯体使脑部保持一定的供血量，但负加速度时没有任何防护措施，因此，如何从装备上对抗负加速度是预防"推拉效应"比较好的解决办法。

飞行员腰痛问题。现行的方法是加强专项锻炼和事后治疗。飞行员体格良好，飞行作业负荷飞行员腰部完全可以耐受，问题出在飞行员被束缚在座椅上，需要承受较大外力，而人类大脑"认为"坐在座椅上腰部不需要发力，没有协调腰部肌肉进行对抗，导致飞行员腰部受伤。采用加强专项锻炼和事后治疗手段永远解决不了这个问题，可行的方法是"骗"过飞行员大脑在有加速度时依靠飞行员自身腰部肌肉的力量进行对抗。

航空医学的问题是不良环境作用和飞行作业带来的特殊问题，需要整合航空工程、医学工程、心理学和航空医学技术等才能较好地解决。飞行员人为因素是导致飞行事故主要原因，飞行错觉、飞行疲劳、心理训练和腰痛等重要性毋庸置疑，但一直没有很好地解决这些问题，其重要原因是采用多学科的整合技术研究不足。另一方面，也提示我们需要培养多学科技能背景的航空医学专门人才，并加强多学科协力攻关。